新编药物配伍禁忌速查手册

——基于 2000 组药物配伍研究结果

刘治军　闫美兴　曹建华　**主编**

U0264887

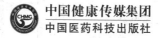

中国健康传媒集团

中国医药科技出版社

内 容 提 要

　　本书基于中国知网（CNKI）、PubMed 等数据库及药品说明书，通过汇总国内外注射剂配伍的临床和实验室研究成果，并引入最新的注射药物配伍变化和新药配伍信息，编写了临床常见注射剂 2000 余组配伍的物理相容性和化学稳定性的临床证据和建议，实用性强，收录的注射剂配伍合理性信息较为全面且易于检索，可作为医护人员必备的临床注射剂配伍工具书，也可供药学人员及相关企业查阅参考。

图书在版编目（CIP）数据

新编药物配伍禁忌速查手册：基于 2000 组药物配伍
研究结果 / 刘治军，闫美兴，曹建华主编 . -- 北京：
中国医药科技出版社，2024. 11. -- ISBN 978-7-5214
-4965-5

　　Ⅰ . R942-62

中国国家版本馆 CIP 数据核字第 20247T23G2 号

美术编辑　陈君杞
版式设计　也　在

出版　**中国健康传媒集团** | 中国医药科技出版社
地址　北京市海淀区文慧园北路甲 22 号
邮编　100082
电话　发行：010-62227427　邮购：010-62236938
网址　www.cmstp.com
规格　880×1230mm $\frac{1}{32}$
印张　26 $\frac{1}{4}$
字数　884 千字
版次　2024 年 11 月第 1 版
印次　2024 年 11 月第 1 次印刷
印刷　河北环京美印刷有限公司
经销　全国各地新华书店
书号　ISBN 978-7-5214-4965-5
定价　**98.00 元**

获取新书信息、投稿、
为图书纠错，请扫码
联系我们。

主编简介

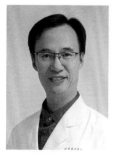

刘治军

首都医科大学附属北京安贞医院主任药师，北京协和医学院药理学博士。首届中国医院药学奖－青年药师优秀奖得主；原卫生部首批临床药师带教师资，资深临床药师。中国药学会首批赴美（UIMC）培训临床药师，原国家执业药师资格考试命审题专家。北京内分泌代谢病学会代谢性心血管病专业委员会秘书长，北京科普作协第八届理事。主编《药物相互作用基础与临床（第4版）》《循证临床药物配伍》等，参编《中国国家处方集》《临床用药须知》《新编药物学》。

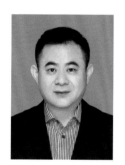

闫美兴

青岛大学附属妇女儿童医院总药师、药学部主任，主任药师。山东省药事管理质控中心副主任，国家卫生健康委能力建设和继续教育儿科学专家委员会药学组委员，中国药理学会药物临床试验专业委员会常委，中国药学会儿童药物专业委员会委员，山东省药学会儿科药学专业委员会主任委员，山东省医学会药物临床研究与评价分会主任委员，青岛市研究型医院学会副会长，青岛市医学会临床药学专科分会主任委员。

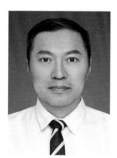

曹建华

青岛市第三人民医院总药师、药学部主任，主任药师，硕士研究生导师。兼任中国药学会第三届药物临床评价研究专业委员会PKPD学组成员，山东省医学会药物临床研究与评价分会委员，半岛基层医院临床药学专科联盟副理事长，山东省医院协会药事管理专业委员会常委等。

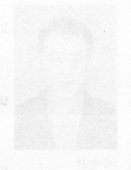

编　委

方振威　首都医科大学附属北京安贞医院

陈　頔　北京医院

李丹丹　首都医科大学附属北京友谊医院

牛梦溪　首都医科大学附属北京安定医院

张　凇　北京大学肿瘤医院

王　伟　内蒙古乌兰浩特市人民医院

安惠霞　新疆维吾尔自治区第三人民医院

张　媛　井冈山大学附属医院

关笑婵　北京燕化医院

前　言

　　《新编药物配伍禁忌速查手册——基于 2000 组药物配伍研究结果》的文献资料来源于三部分：①中文 CNKI、万方、维普收录的所有关于药物配伍相容性的临床观察和（或）实验研究（截至 2024 年 3 月）；②英文 PubMed 数据库收录的全部配伍相容性的实验研究（截至 2024 年 3 月）；③部分药品说明书中关于配伍相容性方面的信息。我们对上述 3 个方面的文献资料进行汇总、分析、评价，形成简明扼要的检索格式，供医师、药师、护士等医务工作者在输液 / 溶液配制时参考。

　　每个"药物配伍对"包括临床证据、临床建议、参考文献 3 个部分内容。其中"临床建议"包括 3 种情况：①可以配伍，即物理相容性和化学稳定性的研究结果显示，在特定临床和实验条件下，两种药物直接混合或在输液通路中混合不存在配伍禁忌；②谨慎配伍，是指文献研究只考察了物理相容性或化学稳定性的一部分内容，显示无配伍禁忌，但没有按照一般原则全面考察；或者研究发现配伍溶液在低浓度时无配伍禁忌，而高浓度混合后存在配伍禁忌；或者混合溶液在短期内无配伍禁忌，数小时后出现配伍禁忌；③配伍禁忌，即文献资料提示药物混合后存在物理不相容性或 / 和化学不稳定性。为了减少篇幅，本书将"参考文献"内容隐藏，如有需求，请扫描"个论"每个字母结尾处的二维码查阅相关文献。

　　本书使用中需要了解以下问题：

　　（1）由于配伍相容性与药物本身制剂特性（酸根、盐基、添加剂）、溶媒、溶液浓度、混合时间、混合温度等因素密切相关，因此本书中强调"具体的药品"在"特定条件下"配伍是否具有物理相容性和化学稳定性。但是为便于编排和读者查询，在目录中采用无酸根、盐基和剂型的非专利名称（类似 INN 名），不具体指明某种药物的剂型，如盐酸左氧氟沙星注射液、甲磺酸左氧氟沙星注射液和左氧氟沙星注射液，在目录中仅仅显示为"左氧氟沙星"，读者可以在"配伍药对"的个论正文内容中查看是哪种具体药品。同理，肝素钙和肝素钠也按相同的原则以"肝素"显示。

　　（2）因为混合溶液配伍相容性的研究主要涉及注射液、雾化吸入溶液、滴眼液、滴鼻液、乳剂等液体分散系，不包含固体制剂。为精简文字，有时会省略"输注溶液"或"注射液"，如"将灯盏花素 40mg 加入果糖溶液中"类似描述。

（3）某些中药注射剂品种因为没有规范或通用的英文名称，暂且用汉语拼音替代其英文名称，如"喜炎平"表示为"xiyanping"，"热毒宁"用"reduning"替代其英文名称。

本书力求内容全面，但是也考虑到我国目前的临床用药品种和习惯，对我国临床不应用的品种予以舍弃，但是增加了全部新药的配伍相容性资料。本版全书共收录 2000 余组药物配伍相容性信息。

编者力求尊重文献原文，准确表述实验的设计、结果和引申的结论，但是限于个人的能力和学识水平，难免存在纰漏或者不足之处，希望读者予以批评指正，以使更多的医务工作者受益。

编　者
2024 年 8 月

目录

上编
药物配伍基础知识

一、配伍禁忌发生机制···002
二、药物配伍稳定性和相容性研究·····································003
三、影响配伍相容性的因素···006
四、配伍禁忌的分类··010
五、配伍禁忌与药物相互作用的区别与联系·····················012

下编
药物配伍个论

A

阿地白介素＋丙氯拉嗪（aldesleukin+prochlorperazine）·············016
阿地白介素＋更昔洛韦（aldesleukin+ganciclovir）················016
阿地白介素＋劳拉西泮（aldesleukin+lorazepam）················016
阿地白介素＋喷他脒（aldesleukin+pentamidine）················017
阿地白介素＋异丙嗪（aldesleukin+promethazine）·············017
阿法链道酶＋沙丁胺醇（dornase alfa+albuterol）·············017
阿法链道酶＋妥布霉素（dornase alfa+tobramycin）···········017
阿法链道酶＋异丙托溴铵＋沙丁胺醇
（dornase alfa+ipratropium bromide+albuterol）················018
阿法链道酶＋异丙托溴铵（dornase alfa+ipratropium bromide）·····018
阿福特罗＋布地奈德（arformoterol+budesonide）·············019
阿福特罗＋乙酰半胱氨酸（arformoterol+acetylcysteine）·····019
阿福特罗＋异丙托溴铵（arformoterol+ipratropium bromide）····019
阿加曲班＋阿昔单抗（argatroban+abciximab）···················019
阿加曲班＋替罗非班（argatroban+tirofiban）····················020
阿加曲班＋依替巴肽（argatroban+eptifibatide）················020

阿洛西林 + 川芎嗪（azlocillin+ligustrazine）·················· 020
阿洛西林 + 地塞米松（azlocillin+dexamethasone）·········· 021
阿洛西林 + 多西环素（azlocillin+doxycycline）··············· 021
阿洛西林 + 酚磺乙胺（azlocillin+etamsylate）··············· 022
阿洛西林 + 吉西他滨（azlocillin+gemcitabine）·············· 022
阿洛西林 + 硫普罗宁（azlocillin+tiopronin）················ 022
阿洛西林 + 米力农（azlocillin+milrinone）················· 023
阿洛西林 + 维生素 B_6（azlocillin+vitamin B_6）············· 023
阿洛西林 + 西咪替丁（azlocillin+cimetidine）··············· 024
阿洛西林 + 依诺沙星（azlocillin+enoxacin）················ 024
阿米卡星 + 磺胺嘧啶（amikacin+sulfadiazine）············· 025
阿米卡星 + 两性霉素 B（amikacin+amphotericin B）········· 025
阿米卡星 + 四环素（amikacin+tetracycline）··············· 025
阿米卡星 + 头孢噻吩（amikacin+cephalothin）············· 025
阿莫西林氟氯西林 + 奥硝唑（amoxicillin flucloxacillin+ornidazole）······ 025
阿莫西林氟氯西林 + 酚磺乙胺（amoxicillin flucloxacillin+etamsylate）······ 026
阿莫西林氟氯西林 + 葡萄糖酸钙
　（amoxicillin flucloxacillin+calcium gluconate）·············· 026
阿莫西林克拉维酸 + 氨溴索（amoxicillin clavulanate+ambroxol）······ 026
阿莫西林克拉维酸 + 长春西汀（amoxicillin clavulanate+vinpocetine）······ 027
阿莫西林克拉维酸 + 帕珠沙星（amoxicillin clavulanate+pazufloxacin）······ 028
阿莫西林克拉维酸 + 舒血宁（amoxicillin clavulanate+shuxuening）······ 028
阿莫西林舒巴坦 + 氨溴索（amoxicillin sulbactam+ambroxol）······ 028
阿莫西林舒巴坦 + 长春西汀（amoxicillin sulbactam+vinpocetine）······ 029
阿莫西林舒巴坦 + 地塞米松（amoxicillin sulbactam+dexamethasone）······ 029
阿莫西林舒巴坦 + 培氟沙星（amoxicillin sulbactam+pefloxacin）······ 029
阿尼芬净 + 厄他培南（anidulafungin+ertapenem）·········· 030
阿尼芬净 + 两性霉素 B（anidulafungin+amphotericin B）····· 030
阿尼芬净 + 两性霉素 B 脂质体（anidulafungin+amphotericin B liposome）··· 030
阿尼芬净 + 碳酸氢钠（anidulafungin+sodium bicarbonate）··· 031
阿奇霉素 + 阿米卡星（azithromycin+amikacin）············· 031
阿奇霉素 + 氨曲南（azithromycin+aztreonam）············· 031
阿奇霉素 + 氨溴索（azithromycin+ambroxol）············· 031
阿奇霉素 + 法莫替丁（azithromycin+famotidine）··········· 032
阿奇霉素 + 芬太尼（azithromycin+fentanyl）·············· 032
阿奇霉素 + 呋塞米（azithromycin+furosemide）············ 032
阿奇霉素 + 环丙沙星（azithromycin+ciprofloxacin）········· 032
阿奇霉素 + 克林霉素（azithromycin+clindamycin）·········· 033

阿奇霉素 + 吗啡（azithromycin+morphine）·················· 033

阿奇霉素 + 哌拉西林他唑巴坦（azithromycin+piperacillin tazobactam）··· 033

阿奇霉素 + 庆大霉素（azithromycin+gentamicin）·············· 033

阿奇霉素 + 痰热清（azithromycin+tanreqing）·················· 034

阿奇霉素 + 替卡西林克拉维酸（azithromycin+ticarcillin clavulanic acid）··· 034

阿奇霉素 + 酮咯酸（azithromycin+ketorolac）·················· 034

阿奇霉素 + 头孢呋辛（azithromycin+cefuroxime）·············· 035

阿奇霉素 + 头孢曲松（azithromycin+ceftriaxone）·············· 035

阿奇霉素 + 头孢噻肟（azithromycin+cefotaxime）·············· 035

阿奇霉素 + 头孢他啶（azithromycin+ceftazidime）·············· 035

阿奇霉素 + 妥布霉素（azithromycin+tobramycin）·············· 035

阿奇霉素 + 亚胺培南西司他丁（azithromycin+imipene cilastatin）··· 036

阿奇霉素 + 转化糖（azithromycin+invert sugar）·············· 036

阿奇霉素 + 左氧氟沙星（azithromycin+levofloxacin）·········· 036

阿魏酸钠 + 木糖醇（sodiumferulate+xylitol）················· 037

阿昔洛韦 + 苯海拉明（acyclovir+diphenhydramine）·········· 037

阿昔洛韦 + 格拉司琼（acyclovir+granisetron）················ 037

阿昔洛韦 + 环孢素（acyclovir+cyclosporine）················ 037

阿昔洛韦 + 甲氧氯普胺（acyclovir+metoclopramide）·········· 038

阿昔洛韦 + 克林霉素（aciclovir+clindamycin）················ 038

阿昔洛韦 + 咪达唑仑（acyclovir+midazolam）················ 038

阿昔洛韦 + 庆大霉素（acyclovir+gentamicin）················ 039

阿昔洛韦 + 妥布霉素（aciclovir+tobramycin）················ 039

阿扎司琼 + 奥美拉唑（azasetron+omeprazole）··············· 039

阿扎司琼 + 地塞米松（azasetron+dexamethasone）············· 039

阿扎司琼 + 甘露醇（azasetron+mannitol）··················· 040

阿扎司琼 + 异环磷酰胺（azasetron+ifosfamide）·············· 040

艾司奥美拉唑 + 阿莫西林克拉维酸（esomeprazole+amoxicillin clavulanate）··· 041

艾司奥美拉唑 + 氨溴索（esomeprazole+ambroxol）············ 041

艾司奥美拉唑 + 白眉蛇毒血凝酶（esomeprazole+hemocoagulase）··· 041

艾司奥美拉唑 + 复方氨基酸（esomeprazole+compound amino acid）··· 042

艾司奥美拉唑 + 甘露醇（esomeprazole+mannitol）············ 042

艾司奥美拉唑 + 果糖二磷酸钠（esomeprazole+fructose diphosphate sodium）··· 043

艾司奥美拉唑 + 氯化钠（esomeprazole+sodium chloride）········ 043

艾司奥美拉唑 + 钠钾镁钙葡萄糖
（esomeprazole+sodium potassium magnesium calcium and glucose）········ 044

艾司奥美拉唑 + 生长抑素（esomeprazole+somatostatin）········ 044

艾司奥美拉唑 + 左氧氟沙星（esomeprazole+levofloxacin）········ 045

艾司洛尔＋芬太尼（esmolol+fentanyl）·················· 045

艾司洛尔＋吗啡（esmolol+morphine）······················ 045

安妥沙星＋氯化钠（antofloxacin+sodium chloride）·········· 045

安妥沙星＋葡萄糖（antofloxacin+dextrose）················· 046

安妥沙星＋葡萄糖氯化钠（antofloxacin+dextrose sodium chloride）··· 046

氨苄西林舒巴坦＋苦碟子（ampicillin sulbactam+kudiezi）····· 047

氨苄西林舒巴坦＋溴己新（ampicillin sulbactam+bromhexine）··· 047

氨茶碱＋甲泼尼龙（aminophylline+methylprednisolone）········ 047

氨茶碱＋莫西沙星（aminophylline+moxifloxacin）············· 047

氨茶碱＋维拉帕米（aminophylline+verapamil）··············· 048

氨基酸＋多种微量元素（aminoacid+multitrace elements）······ 048

氨力农＋地高辛（amrinone+digoxin）······················· 049

氨力农＋普鲁卡因胺（amrinone+procainamide）·············· 049

氨力农＋普萘洛尔（amrinone+propranolol）················· 049

氨力农＋碳酸氢钠（amrinone+sodium bicarbonate）··········· 049

氨力农＋维拉帕米（amrinone+verapamil）··················· 050

氨曲南＋奥硝唑（aztreonam+ornidazole）··················· 050

氨曲南＋氟罗沙星（aztreonam+fleroxacin）················· 051

氨曲南＋甲硝唑（aztreonam+metronidazole）················ 052

氨曲南＋聚明胶肽（aztreonam+polygeline）················· 052

氨曲南＋兰索拉唑（aztreonam+lansoprazole）··············· 052

氨曲南＋庆大霉素（aztreonam+gentamicin）················· 052

氨曲南＋头孢西丁（aztreonam+cefoxitin）·················· 053

氨曲南＋妥布霉素（aztreonam+tobramycin）················ 053

氨曲南＋万古霉素（aztreonam+vancomycin）················ 053

氨曲南＋转化糖（aztreonam+invert sugar）················· 054

氨溴索＋奥美拉唑（ambroxol+omeprazole）················· 054

氨溴索＋呋塞米（ambroxol+furosemide）··················· 054

氨溴索＋复方甘草酸苷（ambroxol+compound glycyrrhizin）···· 055

氨溴索＋复方氯化钠（ambroxol+compound sodium chloride）····· 056

氨溴索＋甘草酸二铵（ambroxol+diammonium glycyrrhizinate）··· 056

氨溴索＋果糖（ambroxol+fructose）······················· 056

氨溴索＋肌苷（ambroxol+inosine）························· 057

氨溴索＋甲泼尼龙（ambroxol+methylprednisolone）··········· 057

氨溴索＋林格液（ambroxol+Ringer's solution）·············· 057

氨溴索＋磷霉素（ambroxol+fosfomycin）··················· 057

氨溴索＋氯化钠（ambroxol+sodium chloride）··············· 058

氨溴索＋泮托拉唑（ambroxol+pantoprazole）··············· 058

氨溴索＋葡萄糖（ambroxol+dextrose）·· 058

氨溴索＋TPN（ambroxol+total parenteral nutrition）·························· 059

氨溴索＋痰热清（ambroxol+tanreqing）··· 059

氨溴索＋碳酸氢钠（ambroxol+sodium bicarbonate）·························· 060

氨溴索＋头孢孟多（ambroxol+cefamandole）···································· 060

氨溴索＋头孢曲松（ambroxol+ceftriaxone）······································ 060

氨溴索＋托拉塞米（ambroxol+torasemide）······································· 061

氨溴索＋胸腺肽（ambroxol+thymopeptide）······································ 061

胺碘酮＋氨苄西林舒巴坦（amiodarone+ampicillin sulbactam）·············· 061

胺碘酮＋奥扎格雷（amiodarone+ozagrel）··· 062

胺碘酮＋垂体后叶素（amiodarone+pituitrin）···································· 062

胺碘酮＋地高辛（amiodarone+digoxin）··· 063

胺碘酮＋法莫替丁（amiodarone+famotidine）···································· 063

胺碘酮＋呋塞米（amiodarone+furosemide）······································· 063

胺碘酮＋氟康唑（amiodarone+fluconazol）·· 064

胺碘酮＋肝素（amiodarone+heparin）·· 064

胺碘酮＋奎尼丁（amiodarone+quinidine）··· 064

胺碘酮＋利多卡因（amiodarone+lidocaine）······································ 065

胺碘酮＋磷酸钾（amiodarone+potassium phosphate）························ 065

胺碘酮＋磷酸钠（amiodarone+sodium phosphate）··························· 065

胺碘酮＋硫酸镁（amiodarone+magnesium sulfate）························· 065

胺碘酮＋氯化钾（amiodarone+potassium chloride）·························· 066

胺碘酮＋氯化钠（amiodarone+sodium chloride）···························· 066

胺碘酮＋美罗培南（amiodarone+meropenem）································· 066

胺碘酮＋哌拉西林（amiodarone+piperacillin）································· 067

胺碘酮＋哌拉西林三唑巴坦（amiodarone+piperacillin tazobactam）······· 067

胺碘酮＋葡萄糖（amiodarone+dextrose）··· 067

胺碘酮＋普鲁卡因胺（amiodarone+procainamide）··························· 067

胺碘酮＋顺铂（amiodarone+cisplatin）·· 067

胺碘酮＋碳酸氢钠（amiodarone+sodium bicarbonate）······················ 068

胺碘酮＋头孢呋辛（amiodarone+cefuroxime）································· 068

胺碘酮＋头孢哌酮（amiodarone+cefoperazone）······························ 069

胺碘酮＋头孢曲松（amiodarone+ceftriaxone）································· 069

胺碘酮＋头孢他啶（amiodarone+ceftazidime）································· 070

胺碘酮＋头孢唑肟（amiodarone+ceftizoxime）································· 070

胺碘酮＋维拉帕米（amiodarone+verapamil）··································· 070

胺碘酮＋亚胺培南西司他丁（amiodarone+imipenem cilastatin）··········· 070

昂丹司琼＋阿糖胞苷（ondansetron+cytarabine）····························· 071

昂丹司琼＋阿昔洛韦（ondansetron+acyclovir）·················· 071

昂丹司琼＋氨苄西林（ondansetron+ampicillin）··············· 071

昂丹司琼＋氨茶碱（ondansetron+aminophylline）··············· 072

昂丹司琼＋长春新碱（ondansetron+vincristine）·············· 072

昂丹司琼＋达卡巴嗪（ondansetron+dacarbazine）··············· 072

昂丹司琼＋地塞米松＋劳拉西泮（ondansetron+dexamethasone+lorazepam）··· 073

昂丹司琼＋多柔比星（ondansetron+doxorubicin）·············· 073

昂丹司琼＋呋塞米（ondansetron+furosemide）················ 073

昂丹司琼＋环磷酰胺（ondansetron+cyclophosphamide）·········· 074

昂丹司琼＋甲氨蝶呤（ondansetron+methotrexate）·············· 074

昂丹司琼＋甲泼尼龙（ondansetron+methylprednisolone）········ 074

昂丹司琼＋卡铂（ondansetron+carboplatin）················· 075

昂丹司琼＋两性霉素 B（ondansetron+amphotericin B）·········· 075

昂丹司琼＋吗啡（ondansetron+morphine）··················· 075

昂丹司琼＋美洛西林（ondansetron+mezlocillin）·············· 075

昂丹司琼＋哌替啶（ondansetron+meperidine）················ 076

昂丹司琼＋氢吗啡酮（ondansetron+hydromorphone）··········· 076

昂丹司琼＋顺铂（ondansetron+cisplatin）·················· 076

昂丹司琼＋碳酸氢钠（ondansetron+sodium bicarbonate）········ 076

昂丹司琼＋替加氟（ondansetron+tegafur）·················· 077

昂丹司琼＋头孢他啶（ondansetron+ceftazidime）·············· 077

昂丹司琼＋依托泊苷（ondansetron+etoposide）··············· 078

昂丹司琼＋左氧氟沙星（ondansetron+levofloxacin）············ 078

奥利万星＋氨茶碱（oritavancin+aminophylline）·············· 078

奥利万星＋氨曲南（oritavancin+aztreonam）················· 078

奥利万星＋苯妥英钠（oritavancin+phenytoin sodium）········· 079

奥利万星＋布美他尼（oritavancin+bumetanide）·············· 079

奥利万星＋多巴胺（oritavancin+dopamine）················· 079

奥利万星＋多巴酚丁胺（oritavancin+dobutamine）············· 079

奥利万星＋法莫替丁（oritavancin+famotidine）·············· 080

奥利万星＋芬太尼（oritavancin+fentanyl）················· 080

奥利万星＋呋塞米（oritavancin+furosemide）··············· 080

奥利万星＋氟康唑（oritavancin+fluconazol）··············· 080

奥利万星＋氟哌啶醇（oritavancin+haloperidol）············· 081

奥利万星＋肝素（oritavancin+heparin）··················· 081

奥利万星＋环丙沙星（oritavancin+ciprofloxacin）··········· 081

奥利万星＋甲硝唑（oritavancin+metronidazole）············· 081

奥利万星 + 甲氧苄啶磺胺甲异噁唑

（oritavancin+trimethoprim sulfamethoxazole）················· 082

奥利万星 + 克林霉素（oritavancin+clindamycin）················· 082

奥利万星 + 劳拉西泮（oritavancin+lorazepam）················· 082

奥利万星 + 雷尼替丁（oritavancin+ranitidine）················· 082

奥利万星 + 两性霉素 B（oritavancin+amphotericin B）··········· 083

奥利万星 + 氯化钾（oritavancin+potassium chloride）··········· 083

奥利万星 + 吗啡（oritavancin+morphine）················· 083

奥利万星 + 美罗培南（oritavancin+meropenem）················· 083

奥利万星 + 咪达唑仑（oritavancin+midazolam）················· 084

奥利万星 + 泮库溴铵（oritavancin+pancuronium bromide）········· 084

奥利万星 + 葡萄糖酸钙（oritavancin+calcium gluconate）········· 084

奥利万星 + 氢化可的松（oritavancin+hydrocortisone）··········· 084

奥利万星 + 庆大霉素（oritavancin+gentamicin）················· 085

奥利万星 + 去甲肾上腺素（oritavancin+norepinephrine）········· 085

奥利万星 + 去氧肾上腺素（oritavancin+phenylephrine）········· 085

奥利万星 + 肾上腺素（oritavancin+epinephrine）················· 085

奥利万星 + 碳酸氢钠（oritavancin+sodium bicarbonate）········· 085

奥利万星 + 妥布霉素（oritavancin+tobramycin）················· 086

奥利万星 + 西咪替丁（oritavancin+cimetidine）················· 086

奥利万星 + 硝普钠（oritavancin+sodium nitroprusside）········· 086

奥利万星 + 硝酸甘油（oritavancin+nitroglycerin）··········· 086

奥利万星 + 胰岛素（oritavancin+insulin）················· 087

奥利万星 + 右美托咪定（oritavancin+dexmedetomidine）········· 087

奥美拉唑 + 阿米卡星（omeprazole+amikacin）················· 087

奥美拉唑 + 氨甲苯酸（omeprazole+aminomethylbenzoic acid）····· 087

奥美拉唑 + 氨甲苯酸 + 酚磺乙胺

（omeprazole+aminomethylbenzoic+etamsylate）················· 088

奥美拉唑 + 氨溴索（omeprazole+ambroxol）················· 088

奥美拉唑 + 地西泮（omeprazole+diazepam）················· 089

奥美拉唑 + 酚磺乙胺（omeprazole+etamsylate）················· 089

奥美拉唑 + 复方氯化钠（omeprazole+compound sodium chloride）·········· 089

奥美拉唑 + 辅酶 Q10（omeprazole+coenzyme Q10）················· 090

奥美拉唑 + 果糖（omeprazole+fructose）················· 090

奥美拉唑 + 精氨酸（omeprazole+arginine）················· 090

奥美拉唑 + 硫酸镁（omeprazole+magnesium sulfate）··········· 091

奥美拉唑 + 氯化钠（omeprazole+sodium chloride）··········· 091

奥美拉唑 + 葡萄糖（omeprazole+dextrose）················· 092

奥美拉唑 + 葡萄糖氯化钠（omeprazole+dextrose sodium chloride）············ 092

奥美拉唑 + 头孢噻利（omeprazole+cefoselis）································· 093

奥美拉唑 + 维生素 C（omeprazole+vitamin C）································ 093

奥曲肽 + 艾司奥美拉唑（octreotide+esomeprazole）···························· 094

奥曲肽 + 二醋吗啡（octreotide+diamorphine）································· 094

奥沙利铂 + 地西泮（oxaliplatin+diazepam）··································· 094

奥硝唑 + 阿洛西林（ornidazole+azlocillin）··································· 095

奥硝唑 + 阿米卡星（ornidazole+amikacin）··································· 095

奥硝唑 + 氨茶碱（ornidazole+aminophylline）································· 096

奥硝唑 + 奥美拉唑（ornidazole+omeprazole）································· 096

奥硝唑 + 多烯磷脂酰胆碱（ornidazole+polyene phosphatidylcholine）········ 097

奥硝唑 + 伏立康唑（ornidazole+voriconazole）································ 097

奥硝唑 + 氟罗沙星（ornidazole+fleroxacin）·································· 098

奥硝唑 + 氟氯西林（ornidazole+flucloxacillin）······························ 098

奥硝唑 + 美洛西林舒巴坦（ornidazole+mezlocillin sulbactam）··············· 098

奥硝唑 + 莫西沙星（ornidazole+moxifloxacin）······························ 098

奥硝唑 + 泮托拉唑（ornidazole+pantoprazole）······························ 099

奥硝唑 + 头孢吡肟（ornidazole+cefepime）··································· 099

奥硝唑 + 头孢甲肟（ornidazole+cefmenoxime）······························ 100

奥硝唑 + 头孢米诺（ornidazole+cefminox）··································· 100

奥硝唑 + 头孢哌酮（ornidazole+cefoperazone）······························ 101

奥硝唑 + 头孢哌酮舒巴坦（ornidazole+cefoperazone sulbactam）············· 101

奥硝唑 + 头孢哌酮他唑巴坦（ornidazole+cefoperazone tazobactam）········· 102

奥硝唑 + 头孢噻肟（ornidazole+cefotaxime）································· 102

奥硝唑 + 头孢西丁（ornidazole+cefoxitin）··································· 102

奥硝唑 + 头孢唑肟（ornidazole+ceftizoxime）································· 103

奥硝唑 + 细辛脑（ornidazole+asarone）······································ 103

奥硝唑 + 左氧氟沙星（ornidazole+levofloxacin）····························· 103

奥扎格雷 + 长春西汀（ozagrel+vinpocetine）································· 104

奥扎格雷 + 泛酸钙（ozagrel+calcium pantothenate）·························· 104

奥扎格雷 + 氯化钙（ozagrel+calcium chloride）······························ 104

奥扎格雷 + 葡萄糖酸钙（ozagrel+calcium gluconate）························ 104

奥扎格雷 + 亚叶酸钙（ozagrel+calcium folinate）···························· 104

B

白蛋白 + 阿奇霉素（albumin+azithromycin）································· 105

白蛋白 + 吡硫醇（albumin+pyritinol）······································· 105

白蛋白 + 穿琥宁（albumin+chuanhuning）·················· 105

白蛋白 + 地西泮（albumin+diazepam）··················· 105

白蛋白 + 多西他赛（albumin+docetaxel）················· 105

白蛋白 + 氯霉素（albumin+chloramphenicol）············· 105

白蛋白 + 脑蛋白水解物（albumin+cerebroprotein hydrolysate）105

白蛋白 + 尼麦角林（albumin+nicergoline）··············· 106

白蛋白 + 尼莫地平（albumin+nimodipine）··············· 106

白蛋白 + 泼尼松龙（albumin+prednisolone）············· 106

白蛋白 + 前列腺素 E_2（albumin+prostaglandin E_2）······· 106

白蛋白 + 氢化可的松（albumin+hydrocortisone）········· 106

白蛋白 + 去乙酰毛花苷（albumin+deslanoside）········· 106

白蛋白 + 硝酸甘油（albumin+nitroglycerine）············ 106

白蛋白 + 溴己新（albumin+bromhexine）················ 106

白蛋白 + 血塞通（albumin+xuesaitong）················· 106

白蛋白 + 洋地黄毒苷（albumin+digitoxin）·············· 107

白蛋白 + 依托泊苷（albumin+etoposide）················ 107

白蛋白 + 银杏叶提取物（albumin+ginkgo biloba）········ 107

白蛋白 + 紫杉醇（albumin+paclitaxel）·················· 107

梧丙酯 + 灯盏花素（propylgallate+breviscapine）········ 107

梧丙酯 + 呋塞米（propylgallate+furosemide）··········· 107

苯磺顺阿曲库铵 + 氯化钠（cisatracurium besilate+sodium chloride）108

苯磺顺阿曲库铵 + 葡萄糖（cisatracurium besilate+dextrose）108

苯磺顺阿曲库铵 + 乳酸钠林格

（cisatracurium besilate+sodium lactate Ringer's）······· 108

苯磺顺阿曲库铵 + 注射用水

（cisatracurium besilate+sterile water for injection）····· 109

吡硫醇 + 维生素 C（pyritinol+vitamin C）··············· 109

吡柔比星 + 氯化钠（pirarubicin+sodium chloride）······· 109

吡柔比星 + 葡萄糖（pirarubicin+dextrose）············· 109

表柔比星 + 长春新碱 + 依托泊苷（epirubicin+vincristine+etoposide）110

表柔比星 + 复方甘草酸单铵 S

（epirubicin+compound ammonium glycynhetate S）····· 110

表柔比星 + 肝素（epirubicin+heparin）················· 111

丙氨酰谷氨酰胺 + 多种微量元素（alanylglutamine+multitrace elements）111

丙泊酚 + 阿芬太尼（propofol+alfentanil）··············· 111

丙泊酚 + 阿曲库铵（propofol+atracurium）············· 111

丙泊酚 + 多巴酚丁胺（propofol+dobutamine）·········· 111

丙泊酚 + 芬太尼 + 维库溴铵（propofol+fentanyl+vecuronium bromide）112

丙泊酚＋利多卡因（propofol+lidocaine）··············· 112

丙泊酚＋氯胺酮（propofol+ketamine）··················· 113

丙泊酚＋尼莫地平（propofol+nimodipine）·············· 113

丙泊酚＋葡萄糖（propofol+dextrose）···················· 114

丙泊酚＋顺阿曲库铵（propofol+cisatracurium）·········· 114

丙泊酚＋万古霉素（propofol+vancomycin）············· 114

丙泊酚＋依托咪酯（propofol+etomidate）··············· 115

丙泊酚＋鱼精蛋白（propofol+protamine）··············· 115

丙帕他莫＋美洛西林舒巴坦（propacetamol+mezlocillin sulbactam）····· 115

丙帕他莫＋萘普生（propacetamol+naproxen）··········· 116

丙帕他莫＋痰热清（propacetamol+tanreqing）··········· 116

丙戊酸钠＋咪达唑仑（valproatesodium+midazolam）····· 117

玻璃酸钠＋新洁尔灭（sodium hyaluronate+bromogeramine）····· 117

布比卡因＋氨茶碱（bupivacaine+aminophylline）········ 117

布比卡因＋可乐定（bupivacaine+clonidine）············ 117

布比卡因＋吗啡（bupivacaine+morphine）·············· 118

布比卡因＋氢吗啡酮（bupivacaine+hydromorphone）···· 118

布比卡因＋碳酸氢钠（bupivacaine+sodium bicarbonate）····· 118

布地奈德＋色甘酸钠（budesonide+cromolyn sodium）··· 118

布地奈德＋沙丁胺醇（budesonide+albuterol）·········· 118

布地奈德＋异丙托溴铵（budesonide+ipratropium bromide）····· 119

布地奈德＋左沙丁胺醇（budesonide+levosalbutamol）··· 119

布托啡诺＋硫酸镁（butorphanol+magnesium sulfate）···· 119

C

茶碱＋甲泼尼龙（theophylline+methylprednisolone）····· 121

茶碱＋维拉帕米（theophylline+verapamil）············· 121

长春瑞滨＋阿昔洛韦（vinorelbine+acyclovir）·········· 121

长春瑞滨＋氨苄西林（vinorelbine+ampicillin）········· 121

长春瑞滨＋氨茶碱（vinorelbine+aminophylline）······· 122

长春瑞滨＋呋塞米（vinorelbine+furosemide）·········· 122

长春瑞滨＋氟尿嘧啶（vinorelbine+fluorouracil）······· 122

长春瑞滨＋更昔洛韦（vinorelbine+ganciclovir）········ 122

长春瑞滨＋甲泼尼龙（vinorelbine+methylprednisolone）····· 123

长春瑞滨＋甲氧苄啶磺胺甲噁唑
（vinorelbine+trimethoprim sulfameth oxazole）········· 123

长春瑞滨＋两性霉素B（vinorelbine+amphotericin B）···· 123

长春瑞滨＋哌拉西林（vinorelbine+piperacillin）……………… 123

长春瑞滨＋塞替派（vinorelbine+thiotepa）……………………… 124

长春瑞滨＋丝裂霉素（vinorelbine+mitomycin）………………… 124

长春瑞滨＋碳酸氢钠（vinorelbine+sodium bicarbonate）……… 124

长春瑞滨＋头孢呋辛（vinorelbine+cefuroxime）………………… 124

长春瑞滨＋头孢雷特（vinorelbine+ceforanide）………………… 124

长春瑞滨＋头孢哌酮（vinorelbine+cefoperazone）……………… 125

长春瑞滨＋头孢曲松（vinorelbine+ceftriaxone）………………… 125

长春瑞滨＋头孢替坦（vinorelbine+cefotetan）…………………… 125

长春瑞滨＋头孢唑林（vinorelbine+cefazolin）…………………… 125

长春西汀＋丹参酮ⅡA（vinpocetine+tanshinone ⅡA）………… 126

长春西汀＋肌苷（vinpocetine+inosine）………………………… 126

长春西汀＋浓氯化钠（vinpocetine+concentrated sodium chloride）…… 126

长春西汀＋头孢哌酮舒巴坦（vinpocetine+cefoperazone sulbactam）…… 127

穿琥宁＋阿米卡星（chuanhuning+amikacin）…………………… 127

穿琥宁＋阿莫西林＋复方葡萄糖
（chuanhuning+amoxicillin+compound glucose）………………… 128

穿琥宁＋阿奇霉素（chuanhuning+azithromycin）……………… 128

穿琥宁＋地塞米松（chuanhuning+dexamethasone）…………… 128

穿琥宁＋氟罗沙星（chuanhuning+fleroxacin）………………… 129

穿琥宁＋果糖二磷酸钠（chuanhuning+fructose diphosphate sodium）…… 129

穿琥宁＋红霉素（chuanhuning+erythromycin）………………… 129

穿琥宁＋甲硝唑（chuanhuning+metronidazole）……………… 130

穿琥宁＋洛贝林（chuanhuning+lobeline）……………………… 130

穿琥宁＋氯化钠（chuanhuning+sodium chloride）……………… 130

穿琥宁＋葡萄糖（chuanhuning+dextrose）……………………… 130

穿琥宁＋庆大霉素（chuanhuning+gentamycin）………………… 131

穿琥宁＋头孢吡肟（chuanhuning+cefepime）…………………… 131

穿琥宁＋头孢唑林（chuanhuning+cefazolin）…………………… 131

穿琥宁＋妥布霉素（chuanhuning+tobramycin）………………… 132

穿琥宁＋维生素 B_6（chuanhuning+vitamin B_6）……………… 132

穿琥宁＋左氧氟沙星（chuanhuning+levofloxacin）…………… 132

川芎嗪＋奥美拉唑（ligustrazine+omeprazole）………………… 133

川芎嗪＋夫西地酸（ligustrazine+fusidic acid）………………… 133

川芎嗪＋复方氨基酸（ligustrazine+compound amino acid）…… 133

川芎嗪＋甲泼尼龙（ligustrazine+methylprednisolone）……… 134

川芎嗪＋美洛西林（ligustrazine+mezlocillin）………………… 134

川芎嗪＋美洛西林舒巴坦（ligustrazine+mezlocillin sulbactam）…… 134

川芎嗪 + 右旋糖酐 40 葡萄糖（ligustrazine+dextran 40 glucose）·············· 135

重组人干扰素 α2b+ 氨溴索
（recombinant human interferon α2b+ambroxol）················· 135

重组人干扰素 α2b+ 地塞米松磷酸钠注射液
（recombinant human interferon α2b+dexamethasone sodium
phosphate injection）················· 136

重组人干扰素 α2b+ 硫酸特布他林雾化液
（recombinant human interferon α2b+terbutaline sulphate
solution for nebulization）················· 136

重组人干扰素 α2b+ 吸入用布地奈德混悬液
（recombinant human interferon α2b+budesonide suspension for inhalation）··· 137

重组人干扰素 α2b+ 吸入用硫酸沙丁胺醇溶液
（recombinant human interferon α2b+salbutamol sulfate solution
for inhalation）················· 138

重组人干扰素 α2b+ 吸入用异丙托溴铵溶液
（recombinant human interferon α2b+ipratropium bromide
solution for inhalation）················· 138

D

达托霉素 + 氨曲南（daptomycin+aztreonam）················· 140

达托霉素 + 多巴胺（daptomycin+dopamine）················· 140

达托霉素 + 氟康唑（daptomycin+fluconazol）················· 140

达托霉素 + 肝素（daptomycin+heparin）················· 141

达托霉素 + 利多卡因（daptomycin+lidocaine）················· 141

达托霉素 + 庆大霉素（daptomycin+gentamicin）················· 141

达托霉素 + 头孢曲松（daptomycin+ceftriaxone）················· 141

达托霉素 + 头孢他啶（daptomycin+ceftazidime）················· 142

达托霉素 + 左氧氟沙星（daptomycin+levofloxacin）················· 142

丹参 + 倍他司汀（danshen+betahistine）················· 142

丹参 + 川芎嗪（danshen+ligustrazine）················· 143

丹参 + 多巴胺（danshen+dopamine）················· 143

丹参 + 葛根素（danshen+puerarin）················· 144

丹参 + 脉络宁 danshen+mailuoning）················· 144

丹参 + 维生素 B_6（danshen+vitamin B_6）················· 144

丹参 + 维生素 C（danshen+vitamin C）················· 145

丹参 + 西咪替丁（danshen+cimetidine）················· 145

丹参 + 血塞通（danshen+xuesaitong）················· 145

丹参 + 依诺沙星（danshen+enoxacin）·············· 146

丹参 + 左氧氟沙星（danshen+levofloxacin）·············· 146

丹参川芎嗪 + 呋塞米（danshen chuanxiongqin+furosemide）·············· 147

丹参多酚酸盐 + 氨茶碱（salvianolate+aminophylline）·············· 147

丹参多酚酸盐 + 地塞米松（salvianolate+dexamethasone）·············· 147

丹参多酚酸盐 + 法舒地尔（salvianolate+fasudil）·············· 148

丹参多酚酸盐 + 桂哌齐特（salvianolate+cinepazide）·············· 148

丹参多酚酸盐 + 氯化钠（salvianolate+sodium chloride）·············· 148

丹参多酚酸盐 + 碳酸氢钠（salvianolate+sodium bicarbonate）·············· 149

丹参多酚酸盐 + 罂粟碱（salvianolate+papaverine）·············· 149

丹参多酚酸盐 + 左氧氟沙星（salvianolate+levofloxacin）·············· 149

丹参酮ⅡA磺酸钠 + 氨溴索（tanshinone ⅡA silate sodium+ambroxol）····· 150

丹参酮ⅡA磺酸钠 + 法莫替丁（tanshinone ⅡA silate sodium+famotidine）··· 150

丹参酮ⅡA磺酸钠 + 泛酸钙

（tanshinone ⅡA silate sodium+calcium pantothenate）·············· 151

丹参酮ⅡA磺酸钠 + 复方氨基酸

（tanshinone ⅡA silate sodium+compound amino acid）·············· 151

丹参酮ⅡA磺酸钠 + 甲氯芬酯

（tanshinone ⅡA silate sodium+meclofenoxate）·············· 151

丹参酮ⅡA磺酸钠 + 克林霉素（tanshinone ⅡA silate sodium+clindamycin）··· 151

丹参酮ⅡA磺酸钠 + 硫酸镁

（tanshinone ⅡA silate sodium+magnesium sulfate）·············· 152

丹参酮ⅡA磺酸钠 + 硫酸锌（tanshinone ⅡA silate sodium+zinc sulfate）··· 152

丹参酮ⅡA磺酸钠 + 硫酸亚铁（tanshinone ⅡA silate sodium+ferrous sulfate）··· 152

丹参酮ⅡA磺酸钠 + 氯化钙（tanshinone ⅡA silate sodium+calcium chloride）··· 152

丹参酮ⅡA磺酸钠 + 氯化钾

（tanshinone ⅡA silate sodium+potassium chloride）·············· 152

丹参酮ⅡA磺酸钠 + 氯化钠（tanshinone ⅡA silate sodium+sodium chloride）··· 153

丹参酮ⅡA磺酸钠 + 门冬氨酸钾镁

（tanshinone ⅡA silate sodium+potassium magnesium aspartate）·············· 153

丹参酮ⅡA磺酸钠 + 莫西沙星（tanshinone ⅡA silate sodium+moxifloxacin）··· 153

丹参酮ⅡA磺酸钠 + 帕珠沙星（tanshinone ⅡA silate sodium+pazufloxacin）····· 154

丹参酮ⅡA磺酸钠 + 培氟沙星（tanshinone ⅡA silate sodium+pefloxacin）··· 154

丹参酮ⅡA磺酸钠 + 葡萄糖（tanshinone ⅡA silate sodium+dextrose）········· 154

丹参酮ⅡA磺酸钠 + 葡萄糖氯化钠

（tanshinone ⅡA silate sodium+dextrose sodium chloride）·············· 155

丹参酮ⅡA磺酸钠 + 葡萄糖酸钙

（tanshinone ⅡA silate sodium+calcium gluconate）·············· 155

丹参酮ⅡA磺酸钠 + 庆大霉素（tanshinone ⅡA silate sodium+gentamycin）··· 155

丹参酮ⅡA磺酸钠 + 乳酸钠林格

　（tanshinone ⅡA silate sodium+sodium lactate Ringer's）·············· 155

丹参酮ⅡA磺酸钠 + 妥布霉素（tanshinone ⅡA silate sodium+tobramycin）··· 156

丹参酮ⅡA磺酸钠 + 西咪替丁（tanshinone ⅡA silate sodium+cimetidine）··· 156

丹参酮ⅡA磺酸钠 + 依替米星（tanshinone ⅡA silate sodium+etimicin）········ 156

丹红 + 果糖（danhong+fructose）·· 156

丹红 + 氯化钾（danhong+potassium chloride）··························· 157

丹红 + 维生素B_6+ 氯化钠（danhong+vitamin B_6+sodium chloride）··········· 157

丹红 + 维生素B_6+ 葡萄糖（danhong+vitamin B_6+dextrose）············· 158

丹红 + 罂粟碱（danhong+papaverine）································· 158

丹红 + 转化糖（danhong+invert sugar）····························· 158

丹红 + 转化糖电解质（danhong+invert sugar and electrolytes）········· 159

丹香冠心 + 维生素B_1（danxiangguanxin+vitamin B_1）················· 159

灯盏花素 + 阿米卡星（breviscapine+amikacin）····················· 159

灯盏花素 + 阿莫西林克拉维酸（breviscapine+amoxicillin clavulanate）··· 159

灯盏花素 + 奥硝唑（breviscapine+ornidazole）····················· 160

灯盏花素 + 卡那霉素（breviscapine+kanamycin）··················· 160

灯盏花素 + 硫普罗宁（breviscapine+tiopronin）··················· 160

灯盏花素 + 氯化钠（breviscapine+sodium chloride）··············· 161

灯盏花素 + 脑蛋白水解物（breviscapine+cerebroprotein hydrolysate）··· 161

灯盏花素 + 葡萄糖（breviscapine+dextrose）····················· 161

灯盏花素 + 葡萄糖氯化钠（breviscapine+dextrose sodium chloride）··· 162

灯盏花素 + 庆大霉素（breviscapine+gentamicin）··················· 163

灯盏花素 + 碳酸氢钠（breviscapine+sodium bicarbonate）··········· 163

灯盏花素 + 妥布霉素（breviscapine+tobramycin）················· 163

灯盏细辛 + 氨茶碱（fleabane+aminophylline）····················· 163

灯盏细辛 + 依诺沙星（fleabane+enoxacin）························· 163

地尔硫䓬 + 氨茶碱（diltiazem+aminophylline）··················· 164

地塞米松 + 昂丹司琼（dexamethasone+ondansetron）············· 164

地塞米松 + 酚磺乙胺（dexamethasone+etamsylate）··············· 165

地塞米松 + 甘油果糖氯化钠

　（dexamethasone+glycerol fructose and sodium chloride）············ 166

地塞米松 + 氯胺酮（dexamethasone+ketamine）··················· 166

地塞米松 + 维生素B_6（dexamethasone+vitamin B_6）··············· 166

地塞米松 + 依诺沙星（dexamethasone+enoxacin）················· 167

地西泮 + 氯化钠（diazepam+sodium chloride）··················· 167

地西泮 + 葡萄糖（diazepam+dextrose）························· 168

地西泮 + 乳酸钠林格（diazepam+sodium lactate Ringer's）·············· 168

地西泮 + 异甘草酸镁（diazepam+magnesium isoglycyrrhizinate）··········· 169

地佐辛 + 兰索拉唑（dezocine+lansoprazole）······························· 169

低分子肝素 + 地塞米松（low molecular weight heparin+dexamethasone）··· 169

碘格利酸 + 罂粟碱（ioglicic acid+papaverine）····························· 170

碘克沙酸 + 妥拉唑啉（ioxaglate+tolazoline）······························· 170

碘克沙酸 + 罂粟碱（ioxaglate+papaverine）······························· 170

丁苯酞 + 奥硝唑（butylphthalide+ornidazole）····························· 170

丁苯酞 + 维生素 C（butylphthalide+vitamin C）··························· 171

丁二磺酸腺苷蛋氨酸 + 多烯磷脂酰胆碱
（ademetionine1,4-butanedisulfonate+polyene phosphatidylcholine）········· 171

丁二磺酸腺苷蛋氨酸 + 拉氧头孢
（ademetionine1,4-butanedisulfonate+latamoxef）························· 172

丁二磺酸腺苷蛋氨酸 + 美洛西林舒巴坦
（ademetionine1,4-butanedisulfonate+mezlocillin sulbactam）·············· 172

丁二磺酸腺苷蛋氨酸 + 哌拉西林舒巴坦
（ademetionine1,4-butanedisulfonate+piperacillin tazobactam）············· 173

丁二磺酸腺苷蛋氨酸 + 哌拉西林他唑巴坦
（ademetionine1,4-butanedisulfonate+piperacillin tazobactam）············· 174

丁二磺酸腺苷蛋氨酸 + 青霉素
（ademetionine1,4-butanedisulfonate+penicillin）························· 175

丁二磺酸腺苷蛋氨酸 + 头孢他啶
（ademetionine1,4-butanedisulfonate+ceftazidime）······················· 175

丁二磺酸腺苷蛋氨酸 + 依替米星
（ademetionine1,4-butanedisulfonate+etimicin）························· 176

丁二磺酸腺苷蛋氨酸 + 左氧氟沙星
（ademetionine1,4-butanedisulfonate+levofloxacin）····················· 176

对乙酰氨基酚 + 阿莫西林（acetaminophen+amoxicillin）··················· 177

对乙酰氨基酚 + 氯胺酮（acetaminophen+ketamine）······················· 177

对乙酰氨基酚 + 奈福泮（acetaminophen+nefopam）······················· 177

对乙酰氨基酚 + 酮洛芬（acetaminophen+ketoprofen）···················· 178

多巴胺 + 呋塞米（dopamine+furosemide）····························· 178

多巴胺 + 托拉塞米（dopamine+torasemide）····························· 179

多巴酚丁胺 + 多巴胺（dobutamine+dopamine）··························· 180

多巴酚丁胺 + 碳酸氢钠（dobutamine+sodium bicarbonate）··············· 181

多巴酚丁胺 + 托拉塞米（dobutamine+torasemide）······················· 181

多拉司琼 + 地塞米松（dolasetron+dexamethasonc）····················· 181

多利培南 + 丙泊酚（doripenem+propofol）····························· 181

多利培南 + 地西泮（doripenem+diazepam）·················· 182

多利培南 + 两性霉素 B（doripenem+amphotericin B）·········· 182

多利培南 + 两性霉素 B 胆甾醇硫酸盐混合物

（doripenem+amphotericin B cholesteryl sulfate complex）········· 182

多利培南 + 两性霉素 B 脂质复合物

（doripenem+amphotericin B lipid complex）················· 183

多利培南 + 两性霉素 B 脂质体（doripenem+amphotericin B liposome）······ 183

多利培南 + 磷酸钾（doripenem+potassium phosphate）············ 183

多柔比星 + 氨茶碱（doxorubicin+aminophylline）·············· 183

多柔比星 + 肝素（doxorubicin+heparin）··················· 184

多柔比星 + 碳酸氢钠（doxorubicin+sodium Bicarbonate）··········· 184

多柔比星脂质体 + 氯化钠

（doxorubicin hydrochloride liposome+sodium chloride）··········· 184

多柔比星脂质体 + 葡萄糖（doxorubicin hydrochloride liposome+dextrose）··· 184

多索茶碱 + 阿洛西林（doxofylline+azlocillin）··············· 184

多索茶碱 + 多烯磷脂酰胆碱（doxofylline+polyene phosphatidylcholine）··· 184

多索茶碱 + 酚妥拉明（doxofylline+phentolamine）············· 185

多索茶碱 + 呋塞米（doxofylline+furosemide）··············· 185

多索茶碱 + 头孢哌酮舒巴坦（doxofylline+cefoperazone sulbactam）···· 185

多西环素 + 氯化钠（doxycycline+sodium chloride）············· 186

多西环素 + 葡萄糖（doxycycline+dextrose）················· 186

多烯磷脂酰胆碱 + 氨茶碱（polyene phosphatidylcholine+aminophylline）··· 186

多烯磷脂酰胆碱 + 氨甲苯酸

（polyene phosphatidylcholine+aminomethyl benzoic acid）········· 187

多烯磷脂酰胆碱 + 氨甲环酸（polyene phosphatidylcholine+tranexamic acid）··· 187

多烯磷脂酰胆碱 + 氨溴索（polyene phosphatidylcholine+ambroxol）···· 188

多烯磷脂酰胆碱 + 川芎嗪（polyene phosphatidylcholine+ligustrazine）··· 188

多烯磷脂酰胆碱 + 丹参（polyene phosphatidylcholine+danshen）······ 188

多烯磷脂酰胆碱 + 地塞米松（polyene phosphatidylcholine+dexamethasone）··· 189

多烯磷脂酰胆碱 + 复方氨基酸

（polyene phosphatidylcholine+compound amino acid）··········· 190

多烯磷脂酰胆碱 + 酚磺乙胺（polyene phosphatidylcholine+etamsylate）····· 191

多烯磷脂酰胆碱 + 果糖二磷酸钠

（polyene phosphatidylcholine+fructose diphosphate sodium）········ 191

多烯磷脂酰胆碱 + 甲氧氯普胺

（polyene phosphatidylcholine+metoclopramide）·············· 191

多烯磷脂酰胆碱 + 利巴韦林（polyene phosphatidylcholine+ribavirin）····· 192

多烯磷脂酰胆碱 + 林格液（polyene phosphatidylcholine+Ringer's solution）··· 192

多烯磷脂酰胆碱 + 氯化钠（polyene phosphatidylcholine+sodium chloride）··· 192
多烯磷脂酰胆碱 + 木糖醇（polyene phosphatidylcholine+xylitol）·········· 192
多烯磷脂酰胆碱 + 葡萄糖（polyene phosphatidylcholine+dextrose）········ 193
多烯磷脂酰胆碱 + 葡萄糖酸钙
（polyene phosphatidylcholine+calcium gluconate）············· 193
多烯磷脂酰胆碱 + 山莨菪碱（polyene phosphatidylcholine+anisodamine）··· 193
多烯磷脂酰胆碱 + 头孢匹胺（polyene phosphatidylcholine+cefpiramide）··· 194
多烯磷脂酰胆碱 + 头孢曲松（polycne phosphatidylcholine+ceftriaxone）··· 194
多烯磷脂酰胆碱 + 维生素 B_6（polyene phosphatidylcholine+vitamin B_6）··· 195
多烯磷脂酰胆碱 + 维生素 C（polyene phosphatidylcholine+vitamin C）··· 195
多烯磷脂酰胆碱 + 维生素 K_1（polyene phosphatidylcholine+vitamin K_1）··· 195
多烯磷脂酰胆碱 + 腺苷蛋氨酸（polyene phosphatidylcholine+ademetionine）··· 196
多烯磷脂酰胆碱 + 左氧氟沙星（polyene phosphatidylcholine+levofloxacin）··· 196
多种微量元素 + 复方氨基酸（multitrace elements+compound amino acid）··· 196
多种微量元素 + 门冬氨酸钾镁
（multitrace elements+potassium magnesium aspartate）··············· 197
多种微量元素 + 维生素 C（multitrace elements+vitamin C）·············· 197
多种微量元素（Ⅱ）+ 辅酶 A（multitrace elements Ⅱ +coenzymeA）········ 198
多种微量元素（Ⅱ）+ 复合维生素
（multitrace elements Ⅱ +compound vitamins）·············· 198
多种微量元素（Ⅱ）+ 头孢甲肟（multitrace elements Ⅱ +cefmenoxime）··· 198
多种维生素 + 多种微量元素（Ⅱ）（multivitamin+multitrace elements Ⅱ）··· 199

E

二丁酰环磷腺苷钙 + 转化糖电解质
（calcium dibutyryladenosine cyclophosphate+invert sugar and electrolytes）··· 200
二乙酰氨乙酸乙二胺 + 奥美拉唑（ethylenediamine diaceturate+omeprazole）··· 200
二乙酰氨乙酸乙二胺 + 奥硝唑（ethylenediamine diaceturate+ornidazole）··· 201

F

法莫替丁 + 多种微量元素（famotidine+multitrace elements）·········· 202
法舒地尔 + 复方氨基酸（fasudil+compound amino acid）············· 202
法舒地尔 + 复方氯化钠（fasudil+compound sodium chloride）········· 203
法舒地尔 + 氯化钠（fasudil+sodium chloride）················ 203
法舒地尔 + 木糖醇（fasudil+xylitol）···················· 203
法舒地尔 + 葡萄糖（fasudil+dextrose）···················· 204

法舒地尔 + 葡萄糖氯化钠（fasudil+glucose and sodium chloride）·········· 205

法舒地尔 + 硝酸甘油（fasudil+nitroglycerin）·········· 205

泛影葡胺 + 地西泮（diatrizoate meglumine+diazepam）·········· 205

泛影葡胺 + 哌替啶（diatrizoate meglumine+meperidine）·········· 205

泛影酸钠 + 哌替啶（diatrizoate sodium+meperidine）·········· 206

泛影酸葡甲胺 / 泛影酸钠 + 罂粟碱

（diatrizoate meglumine diatrizoate sodium+papaverine）·········· 206

非格司亭 + 阿米卡星（filgrastim+amikacin）·········· 206

非格司亭 + 氟康唑（filgrastim+fluconazole）·········· 206

非格司亭 + 庆大霉素（filgrastim+gentamicin）·········· 206

非格司亭 + 头孢他啶（filgrastim+ceftazidime）·········· 207

非格司亭 + 妥布霉素（filgrastim+tobramycin）·········· 207

非格司亭 + 亚胺培南西司他丁（filgrastim+imipenem cilastatin）·········· 207

非诺多泮 + 氨苄西林（fenoldopam+ampicillin）·········· 208

非诺多泮 + 氨茶碱（fenoldopam+aminophylline）·········· 208

非诺多泮 + 苯妥英钠（fenoldopam+phenytoin sodium）·········· 208

非诺多泮 + 丙氯拉嗪（fenoldopam+prochlorperazine）·········· 208

非诺多泮 + 布美他尼（fenoldopam+bumetanide）·········· 209

非诺多泮 + 地塞米松（fenoldopam+dexamethasone）·········· 209

非诺多泮 + 地西泮（fenoldopam+diazepam）·········· 209

非诺多泮 + 呋塞米（fenoldopam+furosemide）·········· 210

非诺多泮 + 甲泼尼龙（fenoldopam+methylprednisolone）·········· 210

非诺多泮 + 两性霉素 B（fenoldopam+amphotericin B）·········· 210

非诺多泮 + 磷苯妥英钠（fenoldopam+fosphenytoin sodium）·········· 210

非诺多泮 + 硫喷妥钠（fenoldopam+thiopental sodium）·········· 211

非诺多泮 + 美索比妥（fenoldopam+methohexital）·········· 211

非诺多泮 + 碳酸氢钠（fenoldopam+sodium bicarbonate）·········· 211

非诺多泮 + 酮咯酸（fenoldopam+ketorolac）·········· 211

非诺多泮 + 头孢西丁（fenoldopam+cefoxitin）·········· 212

非诺多泮 + 戊巴比妥（fenoldopam+pentobarbital）·········· 212

酚磺乙胺 + 氨苄西林（etamsylate+ampicillin）·········· 212

酚磺乙胺 + 氨基己酸（etamsylate+aminocaproic acid）·········· 212

酚磺乙胺 + 更昔洛韦（etamsylate+ganciclovir）·········· 213

酚磺乙胺 + 肌苷（etamsylate+inosine）·········· 213

酚磺乙胺 + 氯化钠（etamsylate+sodium chloride）·········· 213

酚磺乙胺 + 氯诺昔康（etamsylate+lornoxicam）·········· 214

酚磺乙胺 + 泮托拉唑（etamsylate+pantoprazole）·········· 214

酚磺乙胺 + 葡萄糖（etamsylate+dextrose）·········· 215

酚磺乙胺＋碳酸氢钠（etamsylate+sodium bicarbonate）·················· 215

酚磺乙胺＋维生素 K（etamsylate+vitamin K）························· 216

酚磺乙胺＋胰岛素（etamsylate+insulin）···························· 216

芬太尼＋布比卡因（fentanyl+bupivacaine）························· 216

芬太尼＋利多卡因（fentanyl+lidocaine）··························· 216

酚妥拉明＋碘克沙酸（phentolamine+ioxaglic acid）·················· 217

酚妥拉明＋碘他拉酸（phentolamine+iothalamic acid）················ 217

酚妥拉明＋泛影葡胺（phentolamine+diatrizoate meglumine）··········· 217

酚妥拉明＋泛影酸（phentolamine+diatrizoate）····················· 217

酚妥拉明＋呋塞米（phentolamine+furosemide）····················· 217

呋布西林＋氟罗沙星（furbucillin+fleroxacin）······················ 218

呋布西林＋氟罗沙星甘露醇（furbucillin+fleroxacin mannitol）··········· 218

呋布西林＋依替米星（furbucillin+etimicin）······················· 218

呋塞米＋多巴酚丁胺（furosemide+dobutamine）···················· 218

呋塞米＋复方氨基酸（furosemide+compound amino acid）············· 219

呋塞米＋果糖二磷酸钠（furosemide+fructose diphosphate sodium）······ 219

呋塞米＋甲氧氯普胺（furosemide+metoclopramide）················· 219

呋塞米＋金纳多（furosemide+extract of ginkgo biloba）·············· 219

呋塞米＋葡萄糖（furosemide+dextrose）·························· 219

呋塞米＋舒血宁（furosemide+shuxuening）······················· 220

呋塞米＋氧氟沙星（furosemide+ofloxacin）······················· 220

呋塞米＋左氧氟沙星（furosemide+levofloxacin）···················· 220

夫西地酸＋阿米卡星＋转化糖（fusidic acid+amikacin+invert sugar）····· 220

夫西地酸＋氨基酸（fusidic acid+amino acid）····················· 221

夫西地酸＋氨溴索（fusidic acid+ambroxol）······················ 221

夫西地酸＋奥硝唑（fusidic acid+ornidazole）····················· 221

夫西地酸＋复方氨基酸（fusidic acid+compound amino acid）·········· 222

夫西地酸＋桂哌齐特（fusidic acid+cinepazide）···················· 223

夫西地酸＋果糖（fusidic acid+fructose）························· 224

夫西地酸＋果糖二磷酸钠（fusidic acid+fructose diphosphate sodium）····· 224

夫西地酸＋哈特曼液（fusidic acid+Hartmann's solution）·············· 224

夫西地酸＋环丙沙星（fusidic acid+ciprofloxacin）·················· 224

夫西地酸＋卡那霉素（fusidic acid+kanamycin）···················· 225

夫西地酸＋克林霉素（fusidic acid+clindamycin）··················· 225

夫西地酸＋赖氨匹林（fusidic acid+aspirin-DL-lysine）··············· 225

夫西地酸＋林格液（fusidic acid+Ringer's solution）················· 225

夫西地酸＋硫酸钙（fusidic acid+calcium sulfate）·················· 226

夫西地酸＋洛美沙星（fusidic acid+lomefloxacin）·················· 226

夫西地酸＋氯化钙（fusidic acid+calcium chloride）·············· 226

夫西地酸＋氯化钠（fusidic acid+sodium chloride）·············· 226

夫西地酸＋美洛西林舒巴坦（fusidic acid+mezlocillin sulbactam）··· 226

夫西地酸＋莫西沙星（fusidic acid+moxifloxacin）·············· 227

夫西地酸＋木糖醇（fusidic acid+xylitol）····················· 227

夫西地酸＋奈替米星（fusidic acid+netilmicin）················· 227

夫西地酸＋帕珠沙星（fusidic acid+pazufloxacin）·············· 228

夫西地酸＋葡萄糖（fusidic acid+dextrose）··················· 228

夫西地酸＋葡萄糖酸钙（fusidic acid+calcium gluconate）········ 229

夫西地酸＋羟苄青霉素（fusidic acid+carbenicillin）············ 229

夫西地酸＋庆大霉素（fusidic acid+gentamicin）··············· 230

夫西地酸＋全血（fusidic acid+whole blood）·················· 230

夫西地酸＋人免疫球蛋白（fusidic acid+human immunoglobulin）··· 230

夫西地酸＋舒血宁（fusidic acid+shuxuening）················· 230

夫西地酸＋羧苄西林（fusidic acid+carbenicillin）·············· 230

夫西地酸＋头孢地嗪（fusidic acid+cefodizime）··············· 231

夫西地酸＋头孢匹胺（fusidic acid+cefpiramide）·············· 231

夫西地酸＋头孢噻啶（fusidic acid+cefaloridine）·············· 231

夫西地酸＋头孢噻肟舒巴坦（fusidic acid+cefotaxime sulbactam）·· 231

夫西地酸＋头孢替安（fusidic acid+cefotiam）················· 231

夫西地酸＋万古霉素（fusidic acid+vancomycin）·············· 232

夫西地酸＋维生素 B_6（fusidic acid+vitamin B_6）·············· 232

夫西地酸＋维生素 C（fusidic acid+vitamin C）················ 233

夫西地酸＋氧氟沙星甘露醇（fusidic acid+ofloxacin mannitol）···· 233

夫西地酸＋依替米星（fusidic acid+etimicin）················· 233

夫西地酸＋转化糖（fusidic acid+invert sugar）················ 233

夫西地酸＋转化糖电解质（fusidic acid+multiple electrolytic invert sugar）··· 234

夫西地酸＋左氧氟沙星（fusidic acid+levofloxacin）············ 234

呋苄西林＋依替米星（furbencillin+etimicin）················· 235

呋塞米＋依诺沙星（furosemide+enoxacin）··················· 235

伏立康唑＋果糖（voriconazole+fructose）··················· 235

氟康唑＋氨茶碱（fluconazole+aminophylline）················ 236

氟康唑＋左氧氟沙星（fluconazol+levofloxacin）·············· 236

氟罗沙星＋丹参（fleroxacin+danshen）····················· 236

氟罗沙星＋夫西地酸（fleroxacin+fusidic acid）··············· 237

氟罗沙星＋复方甘草酸苷（fleroxacin+compound glycyrrhizin）··· 237

氟罗沙星＋冠心宁（fleroxacin+guanxinning）················ 237

氟罗沙星＋磷霉素（fleroxacin+fosfomycin）················· 238

氟罗沙星＋双黄连（fleroxacin+shuanghuanglian）·················· 238
氟罗沙星＋头孢哌酮舒巴坦（fleroxacin+cefoperazone sulbactam）········· 238
氟罗沙星＋头孢哌酮他唑巴坦
（fleroxacin+cefoperazone tazobactam）················· 239
氟罗沙星＋鱼腥草（fleroxacin+yuxingcao）················· 239
氟尿嘧啶＋TPN（fluorouracil+Total Parenteral Nutrition）··········· 239
氟尿嘧啶＋阿糖胞苷（fluorouracil+cytarabine）················ 240
氟尿嘧啶＋阿扎司琼（fluorouracil+azasetron）················· 240
氟尿嘧啶＋艾司美拉唑（fluorouracil+esomeprazole）·············· 241
氟尿嘧啶＋昂丹司琼（fluorouracil+ondansetron）··············· 241
氟尿嘧啶＋奥美拉唑（fluorouracil+omeprazole）··············· 242
氟尿嘧啶＋地塞米松（fluorouracil+dexamethasone）············· 242
氟尿嘧啶＋芬太尼（fluorouracil+fentanyl）·················· 243
氟尿嘧啶＋甘露醇（fluorouracil+mannitol）················· 243
氟尿嘧啶＋格拉司琼（fluorouracil+granisetron）··············· 243
氟尿嘧啶＋甲氨蝶呤（fluorouracil+methotrexate）·············· 244
氟尿嘧啶＋兰索拉唑（fluorouracil+lansoprazole）·············· 244
氟尿嘧啶＋雷贝拉唑（fluorouracil+rabeprazole）·············· 245
氟尿嘧啶＋吗啡（fluorouracil+morphine）·················· 245
氟尿嘧啶＋帕洛诺司琼（fluorouracil+palonosetron）············· 246
氟尿嘧啶＋泮托拉唑（fluorouracil+pantoprazole）·············· 246
氟尿嘧啶＋氢吗啡酮（fluorouracil+hydromorphone）············· 247
氟尿嘧啶＋托烷司琼（fluorouracil+tropisetron）·············· 247
氟尿嘧啶＋亚叶酸钙（fluorouracil+leucovorin calcium）··········· 248
氟尿嘧啶＋左亚叶酸钙（fluorouracil+levoleucovorin calcium）········ 248
氟哌啶醇＋丁溴东莨菪碱（haloperidol+hyoscine butylbromide）········· 248
氟哌利多＋地塞米松（droperidol+dexamethasone）·············· 248
氟替卡松＋异丙托溴铵＋沙丁胺醇
（fluticasone+ipratropium bromide+albuterol）·············· 249
福莫特罗＋布地奈德（formoterol+budesonide）··············· 249
福莫特罗＋色甘酸钠（formoterol+cromolyn sodium）············· 249
福莫特罗＋乙酰半胱氨酸（formoterol+acetylcysteine）··········· 250
福莫特罗＋异丙托溴铵（formoterol+ipratropium bromide）········· 250
复方氨基酸＋奥美拉唑（compound amino acid+omeprazole）········· 250
复方丹参＋阿洛西林（compound danshen+azlocillin）············· 251
复方丹参＋奥美拉唑（compound danshen+omeprazole）··········· 251
复方丹参＋川芎嗪（compound danshen+ligustrazine）············ 251
复方丹参＋氟罗沙星（compound danshen+fleroxacin）··········· 251

复方丹参 + 环丙沙星（compound danshen+ciprofloxacin）·············· 252

复方丹参 + 洛美沙星（compound danshen+lomefloxacin）·············· 252

复方丹参 + 泮托拉唑（compound danshen+pantoprazole）·············· 252

复方丹参 + 培氟沙星（compound danshen+pefloxacin）················· 252

复方丹参 + 西咪替丁（compound danshen+cimetidine）················· 253

复方丹参 + 氧氟沙星（compound danshen+ofloxacin）·················· 253

复方电解质 + 阿洛西林（multiple electrolytes+azlocillin）·············· 253

复方电解质 + 穿琥宁（multiple electrolytes+chuanhuning）············· 254

复方电解质 + 单唾液酸四己糖神经节苷脂

（multiple electrolytes+monosialotetrahexosyl ganglioside）·········· 254

复方电解质 + 多西他赛（multiple electrolytes+docetaxel）············· 254

复方电解质 + 夫西地酸（multiple electrolytes+fusidic acid）·········· 255

复方电解质 + 甘草酸二铵

（multiple electrolytes+diammonium glycyrrhizinate）·············· 255

复方电解质 + 吉西他滨（multiple electrolytes+gemcitabine）·········· 256

复方电解质 + 硫辛酸（multiple electrolytes+lipoic acid）············· 256

复方电解质 + 门冬氨酸钾镁

（multiple electrolytes+potassium magnesium aspartate）··········· 257

复方电解质 + 门冬氨酸鸟氨酸（multiple electrolytes+ornithineaspartate）··· 257

复方电解质 + 纳洛酮（multiple electrolytes+naloxone）·············· 257

复方电解质 + 纳美芬（multiple electrolytes+nalmefene）············· 258

复方电解质 + 尼莫地平（multiple electrolytes+nimodipine）·········· 258

复方电解质 + 哌拉西林舒巴坦（multiple electrolytes+piperacillin sulbactam）··· 259

复方电解质 + 前列地尔（multiple electrolytes+alprostadil）·········· 259

复方电解质 + 头孢硫脒（multiple electrolytes+cefathiamidine）······· 260

复方电解质 + 头孢替安（multiple electrolytes+cefotiam）············ 260

复方电解质 + 托烷司琼（multiple electrolytes+tropisetron）·········· 260

复方电解质 + 维库溴铵（multiple electrolytes+vecuroniumbromide）····· 261

复方电解质 + 维生素 C（multiple electrolytes+vitamin C）··········· 261

复方电解质 + 长春西汀（multiple electrolytes+vinpocetine）·········· 262

复方电解质 + 紫杉醇（multiple electrolytes+paclitaxel）············· 262

复方甘草酸单铵 S+ 转化糖电解质

（compound ammonium glycynhetate S+invert sugar and electrolytes）········ 263

复方骨肽 + 泮托拉唑（compound ossotide+pantoprazole）············ 263

复方苦参 + 甲氧氯普胺（compound kushen+metoclopramide）········ 263

复方苦参 + 氯化钠（compound kushen+sodium chloride）··········· 263

复方苦参 + 葡萄糖（compound kushen+dextrose）················· 264

复方苦参 + 托烷司琼（compound kushen+tropisetron）············· 264

复方苦参 + 西咪替丁（compound kushen+cimetidine）·················· 265

复方苦参 + 亚叶酸钙（compound kushen+calciumfolicacid）··········· 265

复方维生素（3）+ 甲泼尼龙

　　［compound vitamin（3）+methylprednisolone］················ 266

G

甘草酸二铵 + 昂丹司琼（diammonium glycyrrhizinate+ondansetron）········· 267

甘草酸二铵 + 氟罗沙星（diammonium glycyrrhizinate+fleroxacin）·········· 267

甘草酸二铵 + 氟罗沙星甘露醇

　　（diammonium glycyrrhizinate+fleroxacin mannitol）·············· 267

甘草酸二铵 + 环丙沙星（diammonium glycyrrhizinate+ciprofloxacin）······ 268

甘草酸二铵 + 葡萄糖酸钙（diammonium glycyrrhizinate+calcium gluconate）··· 268

甘露醇 + 地塞米松（mannitol+dexamethasone）····················· 268

肝水解肽 + 对氨基水杨酸（heparolysate+para-aminosalicylate）·········· 269

肝素 + 阿霉素（heparin+doxorubicin）··························· 269

肝素 + 阿米卡星（heparin+amikacin）·························· 269

肝素 + 氨苄西林（heparin+ampicillin）························· 269

肝素 + 多黏菌素 B（heparin+polymyxin B）····················· 270

肝素 + 芬太尼（heparin+fentanyl）·························· 270

肝素 + 红霉素（heparin+erythromycin）······················ 270

肝素 + 卡那霉素（heparin+kanamycin）······················· 270

肝素 + 氯丙嗪（heparin+chlorpromazine）····················· 270

肝素 + 氯喹（heparin+chloroquine）························· 271

肝素 + 吗啡（heparin+morphine）·························· 271

肝素 + 哌拉西林（heparin+piperacillin）······················ 271

肝素 + 氢化可的松（heparin+hydrocortisone）··················· 271

肝素 + 庆大霉素（heparin+gentamicin）······················ 272

肝素 + 头孢孟多（heparin+cefamandole）····················· 272

肝素 + 头孢哌酮（heparin+cefoperazone）····················· 272

肝素 + 头孢噻吩（heparin+cefalotin）······················· 272

肝素 + 头孢唑林（heparin+cefazolin）······················· 272

肝素 + 妥布霉素（heparin+tobramycin）······················ 273

肝素 + 万古霉素（heparin+vancomycin）······················ 273

肝素 + 异丙嗪（heparin+promethazine）······················ 273

葛根素 + 溴己新（puerarin+bromhexine）····················· 274

格拉司琼 + 地塞米松（granisetron+dexamethasone）··············· 274

格拉司琼 + 多柔比星（granisetron+doxorubicin）················ 274

格拉司琼 + 甲泼尼龙（granisetron+methylprednisolone）·················· 275
格拉司琼 + 碳酸氢钠（granisetron+sodium bicarbonate）·············· 275
更昔洛韦 + 丹参多酚酸盐（ganciclovir+salvianolate）·················· 275
更昔洛韦 + 果糖（ganciclovir+fructose）······························ 275
更昔洛韦 + 果糖二磷酸钠（ganciclovir+fructose diphosphate sodium）····· 276
更昔洛韦 + 木糖醇（ganciclovir+xylitol）······························ 276
更昔洛韦 + 泮托拉唑（ganciclovir+pantoprazole）······················ 276
更昔洛韦 + 葡萄糖（ganciclovir+dextrose）··························· 277
更昔洛韦 + 葡萄糖氯化钠（ganciclovir+dextrose sodium chloride）········· 277
更昔洛韦 + 乳酸钠林格（ganciclovir+sodium lactate Ringer's）·········· 277
冠心宁 + 环丙沙星（guanxinning+ciprofloxacin）····················· 278
桂哌齐特 + 多巴胺（cinepazide+dopamine）··························· 278
果糖 + 灯盏花素（fructose+breviscapine）··························· 278
果糖 + 头孢呋辛（fructose+cefuroxime）···························· 279
果糖 + 头孢硫脒（fructose+cefathiamidine）························· 279
果糖 + 头孢噻肟（fructose+cefotaxime）···························· 280
果糖二磷酸钠 + 奥美拉唑（fructose diphosphate sodium+omeprazole）····· 280
果糖二磷酸钠 + 脑蛋白水解物
　（fructose diphosphate sodium+cerebroprotein hydrolysate）·········· 280
果糖二磷酸钠 + 帕珠沙星（fructose diphosphate sodium+pazufloxacin）····· 281
果糖二磷酸钠 + 哌拉西林舒巴坦
　（fructose diphosphate sodium+piperacillin sulbactam）·············· 281
果糖二磷酸钠 + 头孢地嗪（fructose diphosphate sodium+cefodizime）····· 281
果糖二磷酸钠 + 头孢呋辛（fructose diphosphate sodium+cefuroxime）····· 282
果糖二磷酸钠 + 头孢唑肟（fructose diphosphate sodium+ceftizoxime）····· 282
果糖二磷酸钠 + 醒脑静（fructose diphosphate sodium+xingnaojing）······· 283
果糖二磷酸钠 + 异帕米星（fructose diphosphate sodium+isepamicin）····· 283

H

华蟾素 + 胰岛素 + 葡萄糖（huachansu+insulin+dextrose）·············· 284
汉防己甲素 + 呋塞米（tetrandrine+furosemide）····················· 284
核糖核酸Ⅱ + 阿米卡星（ribonucleic acid+amikacin）················· 285
核糖核酸Ⅱ + 依替米星（ribonucleic acid+etimicin）················· 285
红花黄色素 + 复方氯化钠（honghuahuangsesu+compound sodium chloride）··· 285
红花黄色素 + 氯化钠（honghuahuangsesu+sodium chloride）············· 286
红花黄色素 + 泮托拉唑（honghuahuangsesu+pantoprazole）············· 286
红花黄色素 + 葡萄糖（honghuahuangsesu+dextrose）·················· 287

红花黄色素＋葡萄糖氯化钠（honghuahuangsesu+dextrose sodium chloride）··· 287

红花＋氯化钠（honghua+sodium chloride）·············· 287

红花＋葡萄糖（honghua+dextrose）··············· 288

琥珀酰凝胶＋林格液（succinylated gelatin+Ringer's solution）············ 288

琥珀酰凝胶＋氯化钠（succinylated gelatin+sodium chloride）··········· 288

琥珀酰凝胶＋葡萄糖（succinylated gelatin+dextrose）············ 288

琥珀酰凝胶＋血液（succinylated gelatin+blood）·············· 288

琥珀酰凝胶＋脂肪乳（succinylated gelatin+fat emulsion）············ 288

还原型谷胱甘肽＋泛酸钙（reduced glutathione+calcium pantothenate）··· 289

还原型谷胱甘肽＋磺胺嘧啶（reduced glutathione+sulfadiazine）·········· 289

还原型谷胱甘肽＋磺胺异噁唑（reduced glutathione+sulfisoxazole）······ 289

还原型谷胱甘肽＋氯苯那敏（reduced glutathione+chlorpheniramine）····· 289

还原型谷胱甘肽＋四环素（reduced glutathione+tetracycline）·········· 289

还原型谷胱甘肽＋维生素 B_{12}（reduced glutathione+vitamin B_{12}）······ 289

还原型谷胱甘肽＋维生素 K_3（reduced glutathione+vitamin K_3）······· 290

环孢素＋脂肪乳剂（cyclosporine+fat emulsion）·············· 290

环丙沙星＋阿米卡星（ciprofloxacin+amikacin）·············· 290

环丙沙星＋阿曲库铵（ciprofloxacin+atracurium）············· 290

环丙沙星＋氨苄西林（ciprofloxacin+ampicillin）·············· 290

环丙沙星＋氨苄西林舒巴坦（ciprofloxacin+ampicillin sulbactam）··········· 291

环丙沙星＋氨曲南（ciprofloxacin+aztreonam）·············· 291

环丙沙星＋氨溴索（ciprofloxacin+ambroxol）·············· 291

环丙沙星＋白眉蛇毒血凝酶（ciprofloxacin+hemocoagulase）········· 291

环丙沙星＋穿琥宁（ciprofloxacin+chuanhuning）············· 292

环丙沙星＋丹参多酚酸盐（ciprofloxacin+salvianolate）·········· 292

环丙沙星＋多巴酚丁胺（ciprofloxacin+dobutamine）············ 293

环丙沙星＋呋布西林（ciprofloxacin+furbenicillin）············ 293

环丙沙星＋呋塞米（ciprofloxacin+furosemide）·············· 293

环丙沙星＋氟康唑（ciprofloxacin+fluconazole）·············· 293

环丙沙星＋复方丹参（ciprofloxacin+compound danshen）········· 294

环丙沙星＋甘草酸二胺（ciprofloxacin+diammonium glycyrrhizinate）······ 294

环丙沙星＋肝素（ciprofloxacin+heparin）·············· 294

环丙沙星＋冠心宁（ciprofloxacin+guanxinning）············· 295

环丙沙星＋甲硝唑（ciprofloxacin+metronidazole）············ 295

环丙沙星＋利福霉素（ciprofloxacin+rifamycin）·············· 295

环丙沙星＋两性霉素 B（ciprofloxacin+amphotericin B）········· 295

环丙沙星＋膦甲酸钠（ciprofloxacin+foscarnet sodium）·········· 296

环丙沙星＋磷霉素（ciprofloxacin+fosfomycin）·············· 296

环丙沙星＋氯化钾（ciprofloxacin+potassium chloride）·············· 296

环丙沙星＋美洛西林（ciprofloxacin+mezlocillin）······················ 297

环丙沙星＋美洛西林舒巴坦（ciprofloxacin+mezlocillin sulbactam） 297

环丙沙星＋咪达唑仑（ciprofloxacin+midazolam）······················ 297

环丙沙星＋哌拉西林（ciprofloxacin+piperacillin）···················· 297

环丙沙星＋泮库溴铵（ciprofloxacin+pancuronium bromide）········ 298

环丙沙星＋清开灵（ciprofloxacin+qingkailing）······················· 298

环丙沙星＋庆大霉素（ciprofloxacin+gentamicin）···················· 298

环丙沙星＋去甲肾上腺素（ciprofloxacin+norepinephrine）·········· 298

环丙沙星＋痰热清（ciprofloxacin+tanreqing）························· 299

环丙沙星＋碳酸氢钠（ciprofloxacin+sodium bicarbonate）·········· 299

环丙沙星＋替卡西林克拉维酸（ciprofloxacin+ticarcillin clavulanate） ···· 299

环丙沙星＋替考拉宁（ciprofloxacin+teicoplanin）···················· 300

环丙沙星＋头孢呋辛（ciprofloxacin+cefuroxime）···················· 300

环丙沙星＋头孢匹胺（ciprofloxacin+cefpiramide）··················· 300

环丙沙星＋头孢曲松（ciprofloxacin+ceftriaxone）··················· 300

环丙沙星＋头孢他啶（ciprofloxacin+ceftazidime）··················· 301

环丙沙星＋妥布霉素（ciprofloxacin+tobramycin）···················· 301

环丙沙星＋万古霉素（ciprofloxacin+vancomycin）··················· 302

环丙沙星＋维库溴铵（ciprofloxacin+vecuronium bromide）········· 302

环丙沙星＋曲克芦丁（ciprofloxacin+troxenrutin）···················· 302

环丙沙星＋西咪替丁（ciprofloxacin+cimetidine）···················· 302

环丙沙星＋异甘草酸镁（ciprofloxacin+magnesium isoglycyrrhizinate）···· 303

环磷酰胺＋多柔比星（cyclophosphamide+doxorubicin）············ 303

磺胺嘧啶＋川芎嗪（sulfadiazine+ligustrazine）····················· 303

磺苄西林＋氯化钠（sulbenicillin+sodium chloride）················· 304

磺苄西林＋葡萄糖（sulbenicillin+dextrose）························· 304

磺苄西林＋葡萄糖氯化钠（sulbenicillin+dextrose sodium chloride）······· 305

混合糖电解质＋氨曲南（carbohydrate electrolyte+aztreonam）······ 305

混合糖电解质＋混合电解质（carbohydrate electrolyte+multiple electrolytes）305

混合糖电解质＋脂溶性维生素Ⅱ＋混合电解质
〔carbohydrate electrolyte+fat soluble vitamin（Ⅱ）+multiple
electrolytes〕·················· 306

混合糖电解质＋脂溶性维生素Ⅱ／水溶性维生素＋混合电解质
〔carbohydrate electrolyte+fat soluble vitamin（Ⅱ）/
watersolublevitamin+multiple electrolytes〕············· 306

J

肌苷＋灯盏花素（inosine+breviscapine）……………………… 308

肌苷＋泮托拉唑（inosine+pantoprazole）……………………… 308

吉西他滨＋泮托拉唑（gemcitabine+pantoprazole）…………… 309

加替沙星＋奥硝唑（gatifloxacin+ornidazole）………………… 309

加替沙星＋复方甘草酸苷（gatifloxacin+compound glycyrrhizin）… 309

加替沙星＋甘草酸二铵（gatifloxacin+diammonium glycyrrhizinate）… 310

加替沙星＋冠心宁（gatifloxacin+guanxinning）……………… 310

加替沙星＋红花（gatifloxacin+honghua）……………………… 310

加替沙星＋清开灵（gatifloxacin+qingkailing）………………… 311

加替沙星＋头孢地嗪＋氯化钠（gatifloxacin+cefodizime+sodium chloride）… 311

加替沙星＋头孢哌酮他唑巴坦（gatifloxacin+cefoperazone tazobactam）… 311

加替沙星＋维生素C（gatifloxacin+vitamin C）………………… 312

加替沙星＋转化糖（gatifloxacin+invert sugar）………………… 312

加压素＋苯妥英（vasopressin+phenytoin）…………………… 312

加压素＋多巴胺（vasopressin+dopamine）…………………… 312

加压素＋氟康唑（vasopressin+fluconazole）………………… 313

加压素＋伏立康唑（vasopressin+voriconazole）……………… 313

加压素＋环丙沙星（vasopressin+ciprofloxacin）……………… 313

加压素＋加替沙星（vasopressin+gatifloxacin）……………… 313

加压素＋甲硝唑（vasopressin+metronidazole）……………… 314

加压素＋卡泊芬净（vasopressin+caspofungin）……………… 314

加压素＋利奈唑胺（vasopressin+linezolid）………………… 314

加压素＋美罗培南（vasopressin+meropenem）……………… 314

加压素＋莫西沙星（vasopressin+moxifloxacin）……………… 315

加压素＋哌拉西林他唑巴坦（vasopressin+piperacillin tazobactam）… 315

加压素＋庆大霉素（vasopressin+gentamicin）……………… 315

加压素＋去甲肾上腺素（vasopressin+norepinephrine）……… 315

加压素＋碳酸氢钠（vasopressin+sodium bicarbonate）……… 316

加压素＋亚胺培南西司他丁（vasopressin+imipenem cilastatin）… 316

加压素＋胰岛素（vasopressin+insulin）……………………… 316

甲氨蝶呤＋阿糖胞苷（methotrexate+cytarabine）…………… 316

甲磺酸加贝酯＋丁二磺酸腺苷蛋氨酸
（gabexatemesylate+ademetionine1,4-butanedisulfonate）… 316

甲氯芬酯＋奥美拉唑（meclofenoxate+omeprazole）………… 317

甲氯芬酯＋多烯磷脂酰胆碱（meclofenoxate+polyene phosphatidylcholine）… 317

甲氯芬酯＋肝素（meclofenoxate+heparin）················318

甲泼尼龙＋果糖二磷酸钠

（methylprednisolone+fructose diphosphate sodium）·········318

甲泼尼龙＋维生素 B_6（methylprednisolone+vitamin B_6）·······318

甲泼尼龙＋溴己新（methylprednisolone+bromhexine）·······318

甲泼尼龙＋转化糖（methylprednisolone+invert sugar）·······319

甲硝唑＋氨苄西林舒巴坦（metronidazole+ampicillin sulbactam）·····319

甲硝唑＋氢化可的松（metronidazole+hydrocortisone）·······320

甲硝唑磷酸二钠＋环丙沙星

（metronidazole disodium hydrogen phosphate+ciprofloxacin）·····320

甲硝唑磷酸二钠＋维生素 C

（metronidazole disodium hydrogenphosphate+vitamin C）·······320

甲氧苄啶＋呋塞米（trimethoprim+furosemide）·······321

甲氧氯普胺＋呋塞米（metoclopramide+furosemide）·······321

甲氧氯普胺＋雷尼替丁（metoclopramide+ranitidine）·······321

间苯三酚＋复方氯化钠（phloroglucinol+compound sodium chloride）·······321

间苯三酚＋氯化钠（phloroglucinol+sodium chloride）·······322

间苯三酚＋葡萄糖（phloroglucinol+dextrose）·······322

间苯三酚＋葡萄糖氯化钠（phloroglucinol+dextrose sodium chloride）·····323

间羟胺＋碳酸氢钠（metaraminol+sodium bicarbonate）·······323

精氨酸＋多烯磷脂酰胆碱（arginine+polyene phosphatidylcholine）·····323

精氨酸＋呋塞米（arginine+furosemide）·······323

枸橼酸钠＋达托霉素（sodium citrate+daptomycin）·······323

枸橼酸钠＋利奈唑胺（sodium citrate+linezolid）·······324

枸橼酸钠＋庆大霉素（sodium citrate+gentamicin）·······324

枸橼酸钠＋妥布霉素（sodium citrate+tobramycin）·······324

枸橼酸钠＋万古霉素（sodium citrate+vancomycin）·······325

K

咖啡因＋氯化钠（caffeine+sodium chloride）·······326

咖啡因＋葡萄糖（caffeine+dextrose）·······326

咖啡因＋葡萄糖酸钙（caffeine+calcium gluconate）·······326

卡铂＋氟尿嘧啶（carboplatin+fluorouracil）·······327

卡泊芬净＋阿糖胞苷（caspofungin+cytarabine）·······327

卡泊芬净＋阿昔洛韦（caspofungin+acyclovir）·······327

卡泊芬净＋氨苄西林（caspofungin+ampicillin）·······327

卡泊芬净＋厄他培南（caspofungin+ertapenem）·······328

卡泊芬净 + 呋塞米（caspofungin+furosemide）·······················328
卡泊芬净 + 肝素（caspofungin+heparin）····························328
卡泊芬净 + 更昔洛韦（caspofungin+ganciclovir）·················328
卡泊芬净 + 磺胺甲噁唑甲氧苄啶
　（caspofungin+sulfamethoxazole trimethoprim）················329
卡泊芬净 + 甲泼尼龙（caspofungin+methylprednisolone）········329
卡泊芬净 + 克林霉素（caspofungin+clindamycin）···············329
卡泊芬净 + 兰索拉唑（caspofungin+lansoprazole）···············330
卡泊芬净 + 两性霉素 B 胶体（caspofungin+amphotericin B colloid）···330
卡泊芬净 + 两性霉素 B 脂质复合物
　（caspofungin+amphotericin B lipid complex）················330
卡泊芬净 + 两性霉素 B 脂质体（caspofungin+amphotericin B liposomal）···330
卡泊芬净 + 磷酸钾（caspofungin+potassium phosphate）········331
卡泊芬净 + 萘夫西林（caspofungin+nafcillin）···················331
卡泊芬净 + 哌拉西林他唑巴坦（caspofungin+piperacillin tazobactam）···331
卡泊芬净 + 泮托拉唑（caspofungin+pantoprazole）···············331
卡泊芬净 + 替考拉宁（caspofungin+teicoplanin）···············332
卡泊芬净 + 头孢吡肟（caspofungin+cefepime）···················332
卡泊芬净 + 头孢哌酮他唑巴坦（caspofungin+cefoperazone tazobactam）···332
卡泊芬净 + 头孢曲松（caspofungin+ceftriaxone）···············332
卡泊芬净 + 头孢他啶（caspofungin+ceftazidine）···············333
卡泊芬净 + 头孢唑林（caspofungin+cefazolin）···················333
卡泊芬净 + 葡萄糖（caspofungin+dextrose）·····················333
卡络磺钠 + 加替沙星（carbazochrome sodium sulfonate+gatifloxacin）···333
卡络磺钠 + 头孢西丁（carbazochrome sodium sulfonate+cefoxitin）···334
抗胸腺细胞球蛋白 + 肝素（antithymocyte globulin+heparin）········334
克林霉素 + 萘普生（clindamycin+naproxen）·····················335
克林霉素 + 奈替米星（clindamycin+netilmicin）·················335
克林霉素 + 帕珠沙星（clindamycin+pazufloxacin）···············335
克林霉素 + 头孢噻肟（clindamycin+cefotaxime）·················336
苦参素 + 丹参（matrine+danshen）······························336

L

兰索拉唑 + 灯盏花素（lansoprazole+breviscapine）···············337
兰索拉唑 + 二乙酰胺乙酸二胺（lansoprazole+Ethylenediamine Diaceturate）···337
兰索拉唑 + 酚磺乙胺（lansoprazole+etamsylate）···············337
兰索拉唑 + 果糖二磷酸钠（lansoprazole+fructose diphosphate sodium）······338

兰索拉唑 + 钠钾镁钙葡萄糖
（lansoprazole+sodium potassium magnesium calcium and glucose） ········ 338

兰索拉唑 + 脱氧核苷酸钠（lansoprazole+sodium deoxyribonucleotide） ······· 339

兰索拉唑 + 血凝酶（lansoprazole+hemocoagulaseatrox） ···················· 339

兰索拉唑 + 左氧氟沙星（lansoprazole+levofloxacin） ························ 339

榄香烯乳 + 氯化钠（elemene emulsion+sodium chloride） ···················· 340

榄香烯乳 + 葡萄糖（elemene emulsion+dextrose） ·························· 340

榄香烯乳 + 葡萄糖氯化钠（elemene emulsion+dextrose sodium chloride） ··· 341

榄香烯乳 + 脂肪乳（elemene emulsion+fat emulsion） ······················ 342

利多卡因 + 氨苄西林（lidocaine+ampicillin） ···························· 342

利多卡因 + 磺胺嘧啶（lidocaine+sulfadiazine） ·························· 342

利多卡因 + 两性霉素 B（lidocaine+amphotericin B） ······················ 342

利多卡因 + 美索比妥（lidocaine+methohexital） ·························· 342

利福霉素 + 头孢匹胺（rifamycin+cefpiramide） ·························· 342

利福霉素 + 左氧氟沙星（rifamycin+levofloxacin） ························ 343

利福平 + 西咪替丁（rifampicin+cimetidine） ···························· 344

利奈唑胺 + 氨曲南（linezolid+aztreonam） ······························ 344

利奈唑胺 + 苯妥英钠（linezolid+phenytoin sodium） ······················ 344

利奈唑胺 + 地西泮（linezolid+diazepam） ······························ 344

利奈唑胺 + 环丙沙星（linezolid+ciprofloxacin） ························ 344

利奈唑胺 + 两性霉素 B（linezolid+amphotericin B） ······················ 345

利奈唑胺 + 氯丙嗪（linezolid+chlorpromazine） ·························· 345

利奈唑胺 + 哌拉西林（linezolid+piperacillin） ·························· 345

利奈唑胺 + 喷他脒（linezolid+pentamidine） ···························· 345

利奈唑胺 + 头孢曲松（linezolid+ceftriaxone） ·························· 346

利奈唑胺 + 头孢他啶（linezolid+ceftazidime） ·························· 346

利奈唑胺 + 头孢唑林（linezolid+cefazolin） ···························· 346

利奈唑胺 + 氧氟沙星（linezolid+ofloxacin） ···························· 347

利奈唑胺 + 左氧氟沙星（linezolid+levofloxacin） ························ 347

两性霉素 B+ 硫酸镁（amphotericin B+magnesium sulfate） ················ 347

两性霉素 B+ 葡萄糖（amphotericin B+glucose） ·························· 347

两性霉素 B+ 脂肪乳（amphotericin B+fat emulsion） ······················ 348

两性霉素 B 脂质体 + 地塞米松（amphotericin B liposome+dexamethasone）··· 348

两性霉素 B 脂质体 + 氯化钠（amphotericin B liposome+sodium chloride）··· 348

两性霉素 B 脂质体 + 氢化可的松
（amphotericin B liposome+hydrocortisone） ························· 348

磷甲酸钠 + 帕珠沙星（foscarnet sodium+pazufloxacin） ·················· 348

磷霉素 + 二乙酰氨乙酸乙二胺（fosfomycin+ethylenediamine diaceturate）··· 349

磷霉素 + 帕珠沙星（fosfomycin+pazufloxacin）·················· 349

磷霉素 + 培氟沙星（fosfomycin+pefloxacin）···················· 349

磷霉素 + 维生素 K_1（fosfomycin+vitamin K_1）··············· 349

磷酸肌酸 + 氯化钾 + 氯化钠

（creatine phosphate+potassium chloride+sodium chloride）·········· 350

磷酸肌酸 + 氯化钾 + 葡萄糖

（creatine phosphate+potassium chloride+dextrose）··············· 350

磷酸肌酸 + 氯化钾 + 葡萄糖氯化钠

（creatine phosphate+potassium chloride+dextrose sodium chloride）········ 351

磷酸肌酸 + 头孢哌酮舒巴坦（creatine phosphate+cefoperazone sulbactam）··· 351

膦甲酸钠 + 苦参素（foscarnet+oxymatrine）····················· 351

硫普罗宁 + 呋塞米（tiopronin+furosemide）····················· 352

硫普罗宁 + 肝得健（tiopronin+essentiale forte）················· 352

硫普罗宁 + 利福霉素（tiopronin+rifamycin）····················· 352

硫普罗宁 + 维生素 K（tiopronin+vitamin K）···················· 353

硫酸吗啡 + 布比卡因（morphine sulfate+bupivacaine）············· 353

硫酸吗啡 + 布比卡因 + 可乐定（morphine sulfate+bupivacaine+clonidine）··· 353

硫酸吗啡 + 可乐定（morphine sulfate+clonidine）················· 353

硫酸吗啡 + 哌替啶（morphine sulfate+meperidine）··············· 354

硫酸吗啡 + 左美丙嗪（morphine sulfate+levomepromazine）········· 354

硫酸镁 + 多巴酚丁胺（magnesium sulfate+dobutamine）··········· 354

硫酸镁 + 多黏菌素 B（magnesium sulfate+polymyxin B）··········· 354

硫酸镁 + 链霉素（magnesium sulfate+streptomycin）·············· 355

硫酸镁 + 萘夫西林（magnesium sulfate+nafcillin）················ 355

硫酸镁 + 普鲁卡因（magnesium sulfate+procaine）··············· 355

硫酸镁 + 青霉素（magnesium sulfate+penicillin）················· 355

硫酸镁 + 四环素（magnesium sulfate+tetracycline）·············· 355

硫辛酸 + 葡萄糖酸钙（lipoic acid+calcium gluconate）············· 355

罗库溴铵 + 阿芬太尼（rocuronium bromide+alfentanil）··········· 356

罗库溴铵 + 阿库氯铵（rocuronium bromide+alcuronium chloride）····· 356

罗库溴铵 + 阿莫西林（rocuronium bromide+amoxicillin）·········· 356

罗库溴铵 + 阿曲库铵（rocuronium bromide+atracurium）·········· 356

罗库溴铵 + 阿托品（rocuronium bromide+atropine）·············· 357

罗库溴铵 + 氨茶碱（rocuronium bromide+aminophylline）·········· 357

罗库溴铵 + 地塞米松（rocuronium bromide+dexamethasone）······· 357

罗库溴铵 + 地西泮（rocuronium bromide+diazepam）············· 357

罗库溴铵 + 多巴胺（rocuronium bromide+dopamine）············· 357

罗库溴铵 + 多巴酚丁胺（rocuronium bromide+dobutamine）········ 358

罗库溴铵＋法莫替丁（rocuronium bromide+famotidine）·············· 358

罗库溴铵＋呋塞米（rocuronium bromide+furosemide）·············· 358

罗库溴铵＋海脉素（rocuronium bromide+haemaccel）·············· 358

罗库溴铵＋红霉素（rocuronium bromide+erythromycin）·············· 359

罗库溴铵＋加拉碘铵（rocuronium bromide+gallamine triethiodide）········ 359

罗库溴铵＋甲泼尼龙（rocuronium bromide+methylprednisolone）········ 359

罗库溴铵＋可乐定（rocuronium bromide+clonidine）·············· 359

罗库溴铵＋克林霉素（rocuronium bromide+clindamycin）·············· 359

罗库溴铵＋两性霉素 B（rocuronium bromide+amphotericin B）········ 360

罗库溴铵＋硫喷妥钠（rocuronium bromide+thiopental sodium）·············· 360

罗库溴铵＋氯唑西林（rocuronium bromide+cloxacillin）·············· 360

罗库溴铵＋硫唑嘌呤（rocuronium bromide+azathioprine）·············· 360

罗库溴铵＋氯化钠（rocuronium bromide+sodium chloride）·············· 361

罗库溴铵＋氯硝西泮（rocuronium bromide+clonazepam）·············· 361

罗库溴铵＋麻黄碱（rocuronium bromide+ephedrine）·············· 361

罗库溴铵＋麦角胺（rocuronium bromide+ergotamine）·············· 361

罗库溴铵＋泼尼松龙（rocuronium bromide+prednisolone）·············· 361

罗库溴铵＋葡萄糖（rocuronium bromide+dextrose）·············· 362

罗库溴铵＋葡萄糖氯化钠（rocuronium bromide+dextrosesodium chloride）··· 362

罗库溴铵＋氢化可的松（rocuronium bromide+hydrocortisone）········ 362

罗库溴铵＋乳酸林格（rocuronium bromide+lactated Ringer's）········ 362

罗库溴铵＋肾上腺素（rocuronium bromide+epinephrine）·············· 362

罗库溴铵＋头孢呋辛（rocuronium bromide+cefuroxime）·············· 363

罗库溴铵＋头孢他啶（rocuronium bromide+ceftazidime）·············· 363

罗库溴铵＋头孢唑林（rocuronium bromide+cefazolin）·············· 363

罗库溴铵＋万古霉素（rocuronium bromide+vancomycin）·············· 363

罗库溴铵＋无菌注射用水（rocuronium bromide+sterile water for injection）364

罗库溴铵＋西咪替丁（rocuronium bromide+cimetidine）·············· 364

罗库溴铵＋血浆蛋白（rocuronium bromide+plasma albumin）·············· 364

罗库溴铵＋依诺昔酮（rocuronium bromide+enoximone）·············· 364

罗库溴铵＋胰岛素（rocuronium bromide+insulin）·············· 364

罗库溴铵＋脂肪乳（rocuronium bromide+fat emulsion）·············· 365

罗哌卡因＋氨茶碱（ropivacaine+aminophylline）·············· 365

罗哌卡因＋碳酸氢钠（ropivacaine+sodium bicarbonate）·············· 365

洛美沙星＋呋塞米（lomefloxacin+furosemide）·············· 365

洛美沙星＋利福霉素（lomefloxacin+rifamycin）·············· 365

洛美沙星＋头孢匹胺（lomefloxacin+cefpiramide）·············· 366

洛美沙星＋藻酸双酯钠（lomefloxacin+ alginic sodium diester）·············· 366

氯胺酮＋奈福泮（ketamine+nefopam）·················· 366

氯诺昔康＋昂丹司琼（lornoxicam+ondansetron）·········· 366

氯诺昔康＋芬太尼（lornoxicam+fentanyl)················ 367

氯诺昔康＋氟哌利多（lornoxicam+droperidol）············ 367

M

吗替麦考酚酯＋多巴胺（mycophenolate mofetil+dopamine）·········· 369

吗替麦考酚酯＋环孢素（mycophenolate mofetil+cyclosporine）········ 369

吗替麦考酚酯＋去甲肾上腺素（mycophenolate mofetil+norepinephrine）··· 369

吗替麦考酚酯＋他克莫司（mycophenolate mofetil+tacrolimus）········· 370

吗替麦考酚酯＋头孢吡肟（mycophenolate mofetil+cefepime）········· 370

吗替麦考酚酯＋万古霉素（mycophenolate mofetil+vancomycin）········ 370

脉络宁＋莫西沙星（mailuoning+moxifloxacin)·············· 370

美洛西林＋阿米卡星（mezlocillin+amikacin）··············· 371

美洛西林＋氨溴索（mezlocillin+ambroxol）··············· 371

美洛西林＋奥硝唑（mezlocillin+ornidazole）·············· 371

美洛西林＋苯妥英钠（mezlocillin+phenytoin sodium）········· 372

美洛西林＋丙氯拉嗪（mezlocillin+prochlorperazine）········· 372

美洛西林＋地塞米松（mezlocillin+dexamethasone）·········· 372

美洛西林＋多索茶碱（mezlocillin+doxofylline）············ 372

美洛西林＋氟罗沙星（mezlocillin+fleroxacin）············· 372

美洛西林＋琥乙红霉素（mezlocillin+erythromycin ethylsuccinate)······ 373

美洛西林＋间羟胺（mezlocillin+metaraminol）············· 373

美洛西林＋两性霉素 B（mezlocillin+amphotericin B）········· 373

美洛西林＋林可霉素（mezlocillin+lincomycin）············ 373

美洛西林＋硫普罗宁（mezlocillin+tiopronin）············· 373

美洛西林＋硫酸锌（mezlocillin+zinc sulfate）············· 374

美洛西林＋硫酸亚铁（mezlocillin+ferrous sulfate）·········· 374

美洛西林＋氯丙嗪＋异丙嗪（mezlocillin+chlorpromazine+promethazine)·· 374

美洛西林＋奈替米星（mezlocillin+netilmicin）············· 374

美洛西林＋庆大霉素（mezlocillin+gentamicin）············ 374

美洛西林＋去甲肾上腺素（mezlocillin+norepinephrine）········ 375

美洛西林＋四环素（mezlocillin+tetracycline）············· 375

美洛西林＋头孢噻吩（mezlocillin+cefalotin）············· 375

美洛西林＋妥布霉素（mezlocillin+tobramycin）············ 375

美洛西林＋万古霉素（mezlocillin+vancomycin）············ 375

美洛西林＋维生素 B_1（mezlocillin+vitamin B_1）·········· 375

美洛西林 + 维生素 B₁₂（mezlocillin+vitamin B₁₂）·········· 376

美洛西林 + 维生素 B₂（mezlocillin+vitamin B₂）············ 376

美洛西林 + 维生素 B₆（mezlocillin+vitamin B₆）············ 376

美洛西林 + 维生素 C（mezlocillin+vitamin C）·············· 376

美洛西林 + 盐酸羟嗪（mezlocillin+hydroxyzine dihydrochloride）376

美洛西林 + 依替米星（mezlocillin+etimicin）·············· 377

美洛西林 + 异丙嗪（mezlocillin+promethazine）············ 377

美洛西林 + 异帕米星（mezlocillin+isepamicin）············ 377

美洛西林舒巴坦 + 果糖（mezlocillin sulbactam+fructose）··· 377

美洛西林舒巴坦 + 甲氧苄啶（mezlocillin sulbactam+trimethoprim）377

美洛西林舒巴坦 + 氯化钠（mezlocillin sulbactam+sodium chloride）378

美洛西林舒巴坦 + 葡萄糖（mezlocillin sulbactam+dextrose）· 378

美洛西林舒巴坦 + 葡萄糖氯化钠

（mezlocillin sulbactam+dextrose sodium chloride）········· 378

美洛西林舒巴坦 + 腺苷蛋氨酸（mezlocillin sulbactam+ademetionine）379

美沙酮 + 双氯芬酸（methadone+diclofenac）·············· 379

美沙酮 + 酮咯酸（methadone+ketorolac）················· 379

美司钠 + 氮芥（mesna+chlormethine）··················· 380

美司钠 + 顺铂（mesna+cisplatin）······················ 380

美托洛尔 + 右旋糖酐（metoprolol+dextran）·············· 380

门冬氨酸钾 + 多种微量元素

（potassium magnesium aspartate+multitrace elements）····· 380

门冬氨酸鸟氨酸 + 维生素 K₁（ornithine aspartate+vitamin K₁）380

咪达唑仑 + 氨茶碱（midazolam+aminophylline）··········· 380

咪达唑仑 + 地塞米松（midazolam+dexamethasone）········· 381

咪达唑仑 + 芬太尼（midazolam+fentanyl）················ 381

咪达唑仑 + 葡聚糖（midazolam+glucan）················· 381

米卡芬净 + 氨茶碱（micafungin+aminophylline）··········· 381

米卡芬净 + 昂丹司琼（micafungin+ondansetron）·········· 381

米卡芬净 + 奥曲肽（micafungin+octreotide）·············· 382

米卡芬净 + 白蛋白（micafungin+albumin）··············· 382

米卡芬净 + 苯妥英钠（micafungin+phenytoin sodium）······ 382

米卡芬净 + 地尔硫䓬（micafungin+diltiazem）············· 382

米卡芬净 + 多巴酚丁胺（micafungin+dobutamine）········· 382

米卡芬净 + 拉贝洛尔（micafungin+labetalol）············· 383

米卡芬净 + 罗库溴铵（micafungin+rocuronium bromide）···· 383

米卡芬净 + 吗啡（micafungin+morphine）················ 383

米卡芬净 + 吗替麦考酚酯（micafungin+mycophenolate）····· 383

米卡芬净＋咪达唑仑（micafungin+midazolam）……………… 383

米卡芬净＋奈西立肽（micafungin+nesiritide）…………………… 384

米卡芬净＋尼卡地平（micafungin+nicardipine）………………… 384

米卡芬净＋哌替啶（micafungin+meperidine）…………………… 384

米卡芬净＋肾上腺素（micafungin+epinephrine）……………… 384

米卡芬净＋顺阿曲库铵（micafungin+cisatracurium）………… 384

米卡芬净＋维库溴铵（micafungin+vecuronium bromide）…… 385

米卡芬净＋胰岛素（micafungin+insulin）………………………… 385

米力农＋阿曲库铵（milrinone+atracurium）…………………… 385

米力农＋丙泊酚（milrinone+propofol）…………………………… 385

米力农＋布美他尼（milrinone+bumetanide）…………………… 386

米力农＋茶碱（milrinone+theophylline）………………………… 386

米力农＋地尔硫䓬（milrinone+diltiazem）……………………… 386

米力农＋多巴胺（milrinone+dopamine）………………………… 386

米力农＋多巴酚丁胺（milrinone+dobutamine）………………… 387

米力农＋芬太尼（milrinone+fentanyl）…………………………… 387

米力农＋肝素（milrinone+heparin）……………………………… 387

米力农＋劳拉西泮（milrinone+lorazepam）…………………… 387

米力农＋雷尼替丁（milrinone+ranitidine）……………………… 388

米力农＋硫酸镁（milrinone+magnesium sulfate）…………… 388

米力农＋罗库溴铵（milrinone+rocuronium bromide）……… 388

米力农＋吗啡（milrinone+morphine）…………………………… 388

米力农＋咪达唑仑（milrinone+midazolam）…………………… 389

米力农＋泮库溴铵（milrinone+pancuronium bromide）…… 389

米力农＋葡萄糖酸钙（milrinone+calcium gluconate）……… 389

米力农＋去甲肾上腺素（milrinone+norepinephrine）……… 389

米力农＋肾上腺素（milrinone+epinephrine）………………… 390

米力农＋碳酸氢钠（milrinone+sodium bicarbonate）……… 390

米力农＋头孢哌酮舒巴坦（milrinone+cefoperazone sulbactam）……… 390

米力农＋托拉塞米（milrinone+torasemide）…………………… 391

米力农＋维库溴铵（milrinone+vecuronium bromide）……… 391

米力农＋西咪替丁（milrinone+cimetidine）…………………… 391

米力农＋硝普钠（milrinone+sodium nitroprusside）……… 391

米力农＋硝酸甘油（milrinone+nitroglycerin）………………… 392

米力农＋胰岛素（milrinone+insulin）…………………………… 392

米力农＋异丙肾上腺素（milrinone+isoproterenol）………… 392

米诺环素＋利福平（minocyclinc+rifampin）…………………… 392

免疫球蛋白＋葡萄糖（immunoglobulin+dextrose）………… 393

免疫球蛋白 +TPN（immunoglobulin+total parenteral nutrient solutions）······ 393

莫西沙星 + 丹红（moxifloxacin+danhong）·················· 393

莫西沙星 + 丹参（moxifloxacin+danshen）·················· 394

莫西沙星 + 丹参多酚酸盐（moxifloxacin+salvianolate）·········· 394

莫西沙星 + 灯盏细辛（moxifloxacin+fleabane）··············· 395

莫西沙星 + 呋塞米（moxifloxacin+furosemide）·············· 395

莫西沙星 + 氟康唑（moxifloxacin+fluconazole）·············· 397

莫西沙星 + 氟氯西林（moxifloxacin+flucloxacillin）··········· 397

莫西沙星 + 米卡芬净（moxifloxacin+micafungin）············ 397

莫西沙星 + 痰热清（moxifloxacin+tanreqing）·············· 398

莫西沙星 + 异甘草酸镁（moxifloxacin+magnesium isoglycyrrhizinate）······ 399

木糖醇 + 参麦（xylitol+shenmai）···················· 399

木糖醇 + 丹参（xylitol+danshen）···················· 399

木糖醇 + 丹红（xylitol+danhong）···················· 400

木糖醇 + 灯盏花素（xylitol+breviscapine）··············· 400

木糖醇 + 复方苦参（xylitol+compoand kushen）············ 401

木糖醇 + 红花（xylitol+honghua）···················· 401

木糖醇 + 红花黄色素（xylitol+honghuahuangsesu）·········· 402

木糖醇 + 黄芪（xylitol+huangqi）···················· 402

木糖醇 + 苦碟子（xylitol+kudiezi）··················· 402

木糖醇 + 清开灵（xylitol+qingkailing）················· 403

木糖醇 + 热毒宁（xylitol+reduning）·················· 403

木糖醇 + 肾康（xylitol+shenkang）··················· 404

木糖醇 + 生脉（xylitol+shengmai）··················· 404

木糖醇 + 舒肝宁（xylitol+shuganning）················· 404

木糖醇 + 舒血宁（xylitol+shuxuening）················· 405

木糖醇 + 疏血通（xylitol+shuxuetong）················· 405

木糖醇 + 痰热清（xylitol+tanreqing）·················· 406

木糖醇 + 喜炎平（xylitol+xiyanping）·················· 406

木糖醇 + 香丹（xylitol+xiangdan）··················· 406

木糖醇 + 心脉隆（xylitol+xinmailong）················· 407

木糖醇 + 醒脑静（xylitol+xingnaojing）················ 407

木糖醇 + 血必净（xylitol+xuebijing）·················· 408

木糖醇 + 血塞通（xylitol+xuesaitong）················· 408

木糖醇 + 血栓通（xylitol+xueshuantong）··············· 409

木糖醇 + 益气复脉（xylitol+yiqifumai）················ 409

木糖醇 + 茵栀黄（xylitol+yinzhihuang）················ 409

木糖醇 + 银杏内酯（xylitol+ginkgolide）················ 410

N

钠钾镁钙葡萄糖＋奥美拉唑
（sodium potassium magnesium calcium and glucose+omeprazole）………… 411
纳洛酮＋氨茶碱（naloxone+aminophylline）……………………………… 411
纳洛酮＋硫酸氢钠（naloxone+sodium bisulfate）……………………… 411
纳洛酮＋亚硫酸氢钠（naloxone+sodium bisulfite）……………………… 411
萘夫西林＋奥硝唑（nafcillin+ornidazole）…………………………………… 411
萘夫西林＋胰岛素（nafcillin+insulin）……………………………………… 412
奈福泮＋艾司奥美拉唑（nefopam+esomeprazole）……………………… 412
奈福泮＋奥美拉唑（nefopam+omeprazole）……………………………… 412
奈福泮＋氯化钠（nefopam+sodium chloride）…………………………… 412
奈福泮＋泮托拉唑（nefopam+pantoprazole）…………………………… 413
奈福泮＋葡萄糖（nefopam+dextrose）……………………………………… 413
奈替米星＋奥美拉唑（netilmicin+omeprazole）………………………… 413
奈替米星＋丹香冠心（netilmicin+danxiangguanxin）………………… 414
奈替米星＋头孢哌酮（netilmicin+cefoperazone）……………………… 414
奈替米星＋头孢匹胺（netilmicin+cefpiramide）……………………… 414
萘普生＋丹参川芎嗪（naproxen+danshen chuanxiongqin）………… 414
凝血酶原复合物＋氨甲苯酸（prothrombin complex+aminomethylbenzoic）… 415
牛痘疫苗接种家兔炎症皮肤提取物＋阿米替林（neurotropin+amitriptyline）… 415
牛痘疫苗接种家兔炎症皮肤提取物＋地西泮（neurotropin+diazepam）…… 415
诺氟沙星＋地塞米松（norfloxacin+dexamethasone）…………………… 415

P

帕洛诺司琼＋阿托品（palonosetron+atropine）………………………… 417
帕洛诺司琼＋奥沙利铂（palonosetron+oxaliplatin）…………………… 417
帕洛诺司琼＋表柔比星（palonosetron+epirubicin）…………………… 417
帕洛诺司琼＋地塞米松（palonosetron+dexamethasone）……………… 418
帕洛诺司琼＋多柔比星（palonosetron+doxorubicin）………………… 418
帕洛诺司琼＋多西他赛（palonosetron+docetaxel）…………………… 418
帕洛诺司琼＋氢吗啡酮（palonosetron+hydromorphone）…………… 418
帕洛诺司琼＋法莫替丁（palonosetron+famotidine）………………… 419
帕洛诺司琼＋芬太尼（palonosetron+fentanyl）………………………… 419
帕洛诺司琼＋肝素（palonosetron+heparin）…………………………… 419
帕洛诺司琼＋格隆溴铵（palonosetron+glycopyrrolate）…………… 420

帕洛诺司琼 + 环磷酰胺（palonosetron+cyclophosphamide）·············· 420

帕洛诺司琼 + 甲硝唑（palonosetron+metronidazole）················· 420

帕洛诺司琼 + 甲氧氯普胺（palonosetron+metoclopramide）·········· 420

帕洛诺司琼 + 卡铂（palonosetron+carboplatin）······················· 421

帕洛诺司琼 + 利多卡因（palonosetron+lidocaine）···················· 421

帕洛诺司琼 + 氯化钾（palonosetron+potassium chloride）··········· 421

帕洛诺司琼 + 氯化钠（palonosetron+sodium chloride）·············· 422

帕洛诺司琼 + 吗啡（palonosetron+morphine）······················· 422

帕洛诺司琼 + 哌替啶（palonosetron+meperidine）··················· 422

帕洛诺司琼 + 葡萄糖（palonosetron+dextrose）····················· 422

帕洛诺司琼 + 葡萄糖乳酸林格（palonosetron+dextroselactated Ringer's）··· 423

帕洛诺司琼 + 葡萄糖氯化钠（palonosetron+dextrose sodium chloride）······ 423

帕洛诺司琼 + 庆大霉素（palonosetron+gentamicin）················· 423

帕洛诺司琼 + 舒芬太尼（palonosetron+sufentanil）················· 423

帕洛诺司琼 + 顺铂（palonosetron+cisplatin）······················· 424

帕洛诺司琼 + 万古霉素（palonosetron+vancomycin）··············· 424

帕洛诺司琼 + 新斯的明（palonosetron+neostigmine）··············· 424

帕洛诺司琼 + 异丙嗪（palonosetron+promethazine）················ 424

帕洛诺司琼 + 异环磷酰胺（palonosetron+ifosfamide）·············· 425

帕洛诺司琼 + 紫杉醇（palonosetron+paclitaxel）··················· 425

帕米膦酸 + 乳酸钠林格（pamidronate+Sodium Lactate Ringer's）····· 425

帕米膦酸 + 林格液（pamidronate+Ringer's solution）··············· 425

帕米膦酸 + 氯化钙（pamidronate+calcium chloride）················ 426

帕米膦酸 + 葡萄糖酸钙（pamidronate+calcium gluconate）·········· 426

帕米膦酸 + 亚叶酸钙（pamidronate+calcium folinate）·············· 426

帕瑞昔布 + 氯化钠（parecoxib+sodium chloride）··················· 426

帕瑞昔布 + 葡萄糖（parecoxib+dextrose）·························· 426

帕瑞昔布 + 葡萄糖氯化钠（parecoxib+dextrose sodium chloride）····· 427

帕瑞昔布 + 维生素 B_6（parecoxib+vitamin B_6）···················· 427

帕珠沙星 + 丹参多酚酸盐（pazufloxacin+salvianolate）············· 427

帕珠沙星 + 单磷酸阿糖腺苷（pazufloxacin+vidarabine monophosphate）···· 428

帕珠沙星 + 复方氯化钠（pazufloxacin+compound sodium chloride）···· 428

帕珠沙星 + 红花黄色素（pazufloxacin+honghuahuangsesu）·········· 429

帕珠沙星 + 氯化钠（pazufloxacin+sodium chloride）················ 429

帕珠沙星 + 泮托拉唑（pazufloxacin+pantoprazole）················ 429

帕珠沙星 + 葡萄糖（pazufloxacin+dextrose）······················ 430

帕珠沙星 + 葡萄糖氯化钠（pazufloxacin+dextrose sodium chloride）···· 430

帕珠沙星 + 碳酸氢钠（pazufloxacin+sodium bicarbonate）·········· 431

帕珠沙星＋头孢拉定（pazufloxacin+cefradine）·················· 431

帕珠沙星＋托拉塞米（pazufloxacin+torasemide）··············· 431

帕珠沙星＋万古霉素（pazufloxacin+vancomycin）·············· 432

帕珠沙星＋亚胺培南西司他丁（pazufloxacin+imipenem cilastatin）··· 432

帕珠沙星＋依替米星（pazufloxacin+etimicin）················· 432

帕珠沙星＋转化糖（pazufloxacin+invert sugar）··············· 433

哌拉西林＋阿米卡星（piperacillin+amikacin）················· 433

哌拉西林＋卡泊芬净（piperacillin+caspofungin）·············· 433

哌拉西林＋奈替米星（piperacillin+netilmicin）··············· 433

哌拉西林＋庆大霉素（piperacillin+gentamicin）·············· 433

哌拉西林＋碳酸氢钠（piperacillin+sodium bicarbonate）········ 433

哌拉西林＋妥布霉素（piperacillin+tobramycin）·············· 434

哌拉西林＋依替米星（piperacillin+etimicin）················· 434

哌拉西林＋异帕米星（piperacillin+isepamicin）··············· 434

哌拉西林舒巴坦＋阿米卡星（piperacillin sulbactam+amikacin）····· 434

哌拉西林舒巴坦＋奈替米星（piperacillin sulbactam+netilmicin）···· 434

哌拉西林舒巴坦＋庆大霉素（piperacillin sulbactam+gentamicin）··· 434

哌拉西林舒巴坦＋碳酸氢钠（piperacillin sulbactam+sodium bicarbonate）··· 434

哌拉西林舒巴坦＋妥布霉素（piperacillin sulbactam+tobramycin）··· 435

哌拉西林舒巴坦＋依替米星（piperacillin sulbactam+etimicin）···· 435

哌拉西林舒巴坦＋异帕米星（piperacillin sulbactam+isepamicin）··· 435

哌拉西林他唑巴坦＋阿米卡星（piperacillin tazobactam+amikacin）··· 435

哌拉西林他唑巴坦＋奥硝唑（piperacillin tazobactam+ornidazole）··· 435

哌拉西林他唑巴坦＋白蛋白（piperacillin tazobactam+albumin）····· 436

哌拉西林他唑巴坦＋奈替米星（piperacillin tazobactam+netilmicin）··· 436

哌拉西林他唑巴坦＋庆大霉素（piperacillin tazobactam+gentamicin）··· 436

哌拉西林他唑巴坦＋乳酸林格（piperacillin tazobactam+lactated Ringer's）··· 436

哌拉西林他唑巴坦＋水解蛋白

（piperacillin tazobactam+proteinum hydrolysatum）·············· 436

哌拉西林他唑巴坦＋碳酸氢钠

（piperacillin tazobactam+sodium bicarbonate）··············· 436

哌拉西林他唑巴坦＋妥布霉素（piperacillin tazobactam+tobramycin）··· 436

哌拉西林他唑巴坦＋依替米星（piperacillin tazobactam+etimicin）··· 437

哌拉西林他唑巴坦＋异帕米星（piperacillin tazobactam+isepamicin）··· 437

哌替啶＋美洛西林舒巴坦（meperidine+mezlocillin sulbactam）······· 437

泮托拉唑＋阿米卡星（pantoprazole+amikacin）··············· 438

泮托拉唑＋阿奇霉素（pantoprazole+azithromycin）············ 438

泮托拉唑＋阿柔比星（pantoprazole+aclarubicin）············· 438

泮托拉唑 + 氨曲南（pantoprazole+aztreonam）·················· 439

泮托拉唑 + 氨溴索（pantoprazole+ambroxol）·················· 439

泮托拉唑 + 昂丹司琼（pantoprazole+ondansetron）·············· 439

泮托拉唑 + 白眉蛇毒血凝酶（pantoprazole+hemocoagulase）········ 439

泮托拉唑 + 刺五加（pantoprazole+ciwujia）···················· 440

泮托拉唑 + 丹参川芎嗪（pantoprazole+danshen chuanxiongqin）···· 440

泮托拉唑 + 丹参多酚酸盐（pantoprazole+salvianolate）·········· 440

泮托拉唑 + 丹参酮 ⅡA（pantoprazole+tanshinone ⅡA）··········· 441

泮托拉唑 + 灯盏花素（pantoprazole+breviscapine）·············· 441

泮托拉唑 + 多巴胺（pantoprazole+dopamine）·················· 441

泮托拉唑 + 二乙酰氨乙酸乙二胺
（pantoprazole+Ethylenediamine Diaceturate）················ 442

泮托拉唑 + 复方氨基酸（pantoprazole+compound amino acid）······ 442

泮托拉唑 + 谷氨酸钠（pantoprazole+monosodium）·············· 442

泮托拉唑 + 还原型谷胱甘肽（pantoprazole+reduced glutathione）···· 443

泮托拉唑 + 环丙沙星（pantoprazole+ciprofloxacin）············· 443

泮托拉唑 + 甲硝唑磷酸二钠
（pantoprazole+metronidazole disodium hydrogen phosphate）····· 443

泮托拉唑 + 甲氧氯普胺（pantoprazole+metoclopramide）·········· 443

泮托拉唑 + 克林霉素（pantoprazole+clindamycin）·············· 444

泮托拉唑 + 氯化钾（pantoprazole+potassium chloride）··········· 444

泮托拉唑 + 培氟沙星（pantoprazole+pefloxacin）··············· 445

泮托拉唑 + 葡萄糖（pantoprazole+dextrose）·················· 445

泮托拉唑 + 葡萄糖酸钙（pantoprazole+calcium gluconate）········ 445

泮托拉唑 + 普萘洛尔（pantoprazole+propranolol）·············· 445

泮托拉唑 + 蛇毒血凝酶（pantoprazole+hemocoagulase）·········· 446

泮托拉唑 + 肾上腺素（pantoprazole+epinephrine）·············· 446

泮托拉唑 + 舒肝宁（pantoprazole+shuganning）················ 446

泮托拉唑 + 水溶性维生素（pantoprazole+watersoluble vitamin）····· 446

泮托拉唑 + 碳酸氢钠（pantoprazole+sodium bicarbonate）········ 447

泮托拉唑 + 酮咯酸氨丁三醇（pantoprazole+ketorolac tromethamine）·· 447

泮托拉唑 + 托烷司琼（pantoprazole+tropisetron）··············· 447

泮托拉唑 + 万古霉素（pantoprazole+vancomycin）·············· 448

泮托拉唑 + 维生素 B_6（pantoprazole+vitamin B_6）············· 448

泮托拉唑 + 维生素 C（pantoprazole+vitamin C）··············· 448

泮托拉唑 + 银杏达莫（pantoprazole+ginkgo leaf extract and dipyridamole）··· 449

泮托拉唑 + 银杏叶提取物（pantoprazole+ginkgo biloba extract）····· 449

泮托拉唑 + 胸腺肽（pantoprazole+thymopeptide）·············· 450

泮托拉唑＋溴己新（pantoprazole+bromhexine）……… 450

泮托拉唑＋转化糖电解质（pantoprazole+electrolyte invert sugar）……… 450

泮托拉唑＋左氧氟沙星（pantoprazole+levofloxacin）……… 450

培氟沙星＋美洛西林（pefloxacin+mezlocillin）……… 451

培氟沙星＋头孢曲松（pefloxacin+ceftriaxone）……… 451

培美曲塞＋昂丹司琼（pemetrexed+ondansetron）……… 452

培美曲塞＋丙氯拉嗪（pemetrexed+prochlorperazine）……… 452

培美曲塞＋多巴酚丁胺（pemetrexed+dobutamine）……… 452

培美曲塞＋多柔比星（pemetrexed+doxorubicin）……… 452

培美曲塞＋多西环素（pemetrexed+doxycycline）……… 453

培美曲塞＋氟哌利多（pemetrexed+droperidol）……… 453

培美曲塞＋环丙沙星（pemetrexed+ciprofloxacin）……… 453

培美曲塞＋吉西他滨（pemetrexed+gemcitabine）……… 454

培美曲塞＋甲硝唑（pemetrexed+metronidazole）……… 454

培美曲塞＋两性霉素 B（pemetrexed+amphotericin B）……… 454

培美曲塞＋异丙嗪（pemetrexed+ promethazine）……… 455

培美曲塞＋米诺环素（pemetrexed+minocycline）……… 455

培美曲塞＋米托蒽醌（pemetrexed+mitoxantrone）……… 455

培美曲塞＋纳布啡（pemetrexed+nalbuphine）……… 455

培美曲塞＋葡萄糖酸钙（pemetrexed+calcium gluconate）……… 456

培美曲塞＋庆大霉素（pemetrexed+gentamicin）……… 456

培美曲塞＋头孢噻肟（pemetrexed+cefotaxime）……… 456

培美曲塞＋头孢他啶（pemetrexed+ceftazidime）……… 457

培美曲塞＋头孢替坦（pemetrexed+cefotetan）……… 457

培美曲塞＋头孢西丁（pemetrexed+cefoxitin）……… 457

培美曲塞＋头孢唑林（pemetrexed+cefazolin）……… 458

培美曲塞＋托泊替康（pemetrexed+topotecan）……… 458

培美曲塞＋妥布霉素（pemetrexed+tobramycin）……… 458

培美曲塞＋伊立替康（pemetrexed+irinotecan）……… 458

泼尼松龙＋甲氨蝶呤（prednisolone+methotrexate）……… 459

葡萄糖酸钙＋地塞米松（calcium gluconate+dexamethasone）……… 459

葡萄糖酸钙＋枸橼酸钾（calcium gluconate+potassium citrate）……… 459

葡萄糖酸钙＋磷酸钠（calcium gluconate+sodium phosphate）……… 460

葡萄糖酸钙＋硫酸镁（calcium gluconate+magnesium sulfate）……… 460

葡萄糖酸钙＋碳酸锂（calcium gluconate+lithium carbonate）……… 460

葡萄糖酸钙＋头孢吡肟（calcium gluconate+cefepime）……… 460

葡萄糖酸钙＋炎琥宁（calcium gluconate+yanhuning）……… 460

普拉睾酮＋氯化钠（prasterone+sodium chloride）……… 461

普拉睾酮＋葡萄糖（prasterone+dextrose）·················· 461

普拉睾酮＋注射用水（prasterone+sterile water for Injection）········ 461

普鲁卡因＋氨茶碱（procaine+aminophylline）·················· 461

普鲁卡因＋苯巴比妥（procaine+phenobarbital）·················· 461

普鲁卡因＋地塞米松（procaine+dexamethasone）·················· 461

普鲁卡因＋甘露醇（procaine+mannitol）····················· 461

普鲁卡因＋肝素（procaine+heparin）······················· 462

普鲁卡因＋氢化可的松（procaine+hydrocortisone）··············· 462

普鲁卡因＋碳酸氢钠（procaine+sodium bicarbonate）·············· 462

普鲁卡因＋硝普钠（procaine+sodium nitroprusside）·············· 462

普鲁卡因＋新斯的明（procaine+neostigmine）·················· 462

普鲁卡因胺＋葡萄糖（procainamide+dextrose）·················· 462

普罗帕酮＋苦碟子（propafenone+kudiezi）·················· 463

Q

七叶皂苷钠＋氧氟沙星（sodium aescinate+ofloxacin）·············· 464

前列地尔＋海脉素（alprostadil+haemaccel）·················· 464

前列地尔＋羟乙基淀粉（alprostadil+hydroxyethyl starch）··········· 464

前列地尔＋肾康（alprostadil+shenkang）···················· 464

前列地尔＋右旋糖酐（alprostadil+dextran）·················· 465

羟喜树碱＋林格液（hydroxycamptothecine+Ringer's solution）·········· 465

羟喜树碱＋氯化钠（hydroxycamptothecine+sodium chloride）·········· 465

羟喜树碱＋葡萄糖（hydroxycamptothecine+dextrose）············· 465

羟喜树碱＋乳酸林格（hydroxycamptothecine+lactated Ringer's）········ 465

清开灵＋维生素 B_6（qingkailing+vitamin B_6）················ 465

清开灵＋胸腺肽（qingkailing+thymopeptide）·················· 466

氢吗啡酮＋布比卡因（hydromorphone+bupivacaine）·············· 466

氢吗啡酮＋布比卡因＋可乐定（hydromorphone+bupivacaine+clonidine）··· 466

氢吗啡酮＋可乐定（hydromorphone+clonidine）················· 466

青霉素＋阿米卡星（penicillin+amikacin）···················· 467

青霉素＋苯妥英钠（penicillin+phenytoin sodium）··············· 467

青霉素＋丙氯拉嗪（penicillin+prochlorperazine）··············· 467

青霉素＋长春西汀（penicillin+vinpocetine）·················· 467

青霉素＋琥乙红霉素（penicillin+erythromycin ethylsuccinate）········· 467

青霉素＋间羟胺（penicillin+metaraminol）··················· 468

青霉素＋两性霉素 B（penicillin+amphotericin B）··············· 468

青霉素＋林可霉素（penicillin+lincomycin）·················· 468

青霉素 + 硫酸锌（penicillin+zinc sulfate）·················· 468

青霉素 + 硫酸亚铁（penicillin+ferrous sulfate）·············· 468

青霉素 + 奈替米星（penicillin+netilmicin）················· 468

青霉素 + 庆大霉素（penicillin+gentamicin）················ 468

青霉素 + 去甲肾上腺素（penicillin+norepinephrine）········· 469

青霉素 + 四环素（penicillin+tetracycline）················· 469

青霉素 + 头孢噻吩（penicillin+cefalotin）················· 469

青霉素 + 妥布霉素（penicillin+tobramycin）················ 469

青霉素 + 万古霉素（penicillin+vancomycin）··············· 469

青霉素 + 维生素 B_1（penicillin+vitamin B_1）············· 469

青霉素 + 维生素 B_{12}（penicillin+vitamin B_{12}）··········· 470

青霉素 + 维生素 B_2（penicillin+vitamin B_2）············· 470

青霉素 + 维生素 B_6（penicillin+vitamin B_6）············· 470

青霉素 + 维生素 C（penicillin+vitamin C）················ 470

青霉素 + 盐酸羟嗪（penicillin+hydroxyzine dihydrochloride）··· 470

青霉素 + 依替米星（penicillin+etimicin）················· 470

青霉素 + 异丙嗪（penicillin+promethazine）··············· 471

青霉素 + 异帕米星（penicillin+isepamicin）··············· 471

青霉素 + 脂肪乳（penicillin+fat emulsion）··············· 471

庆大霉素 + 奥硝唑（gentamycin+ornidazole）·············· 471

曲马多 + 阿昔洛韦（tramadol+acyclovir）················· 472

曲马多 + 氨苄西林舒巴坦（tramadol+ampicillin sulbactam）···· 472

曲马多 + 昂丹司琼（tramadol+ondansetron）·············· 472

曲马多 + 地塞米松（tramadol+dexamethasone）············· 472

曲马多 + 地塞米松 + 氯化钠（tramadol+dexamethasone+sodium chloride）··· 473

曲马多 + 丁溴东莨菪碱（tramadol+hyoscine butylbromide）···· 473

曲马多 + 氟哌啶醇（tramadol+haloperidol）··············· 474

曲马多 + 氟哌啶醇 + 丁溴东莨菪碱
（tramadol+haloperidol+hyoscine butylbromide）··········· 474

曲马多 + 甲氧氯普胺（tramadol+metoclopramide）·········· 474

曲马多 + 甲氧氯普胺 + 雷尼替丁（tramadol+metoclopramide+ranitidine）··· 475

曲马多 + 克林霉素（tramadol+clindamycin）·············· 475

曲马多 + 雷尼替丁（tramadol+ranitidine）················ 475

曲马多 + 硫酸镁（tramadol+magnesium sulfate）··········· 475

曲马多 + 酮咯酸（tramadol+ketorolac）················· 476

曲马多 + 酮咯酸 + 甲氧氯普胺（tramadol+ketorolac+metoclopramide）··· 476

曲马多 + 酮咯酸 + 甲氧氯普胺 + 雷尼替丁
（tramadol+ketorolac+metoclopramide+ranitidine）········· 476

曲马多＋酮咯酸＋雷尼替丁（tramadol+ketorolac+ranitidine）·············· 476

去甲万古霉素＋果糖（norvancomycin+fructose）························· 477

去甲万古霉素＋琥珀酰明胶（norvancomycin+succinylated gelatin）····· 477

去甲万古霉素＋哌拉西林他唑巴坦

（norvancomycin+piperacillin tazobactam）························· 477

去甲万古霉素＋头孢他啶（norvancomycin+cefradine）················· 478

去乙酰毛花苷＋泛酸钙（deslanoside+calcium pantothenate）·········· 478

去乙酰毛花苷＋氯化钙（deslanoside+calcium chloride）·············· 478

去乙酰毛花苷＋葡萄糖酸钙（deslanoside+calcium gluconate）········ 478

去乙酰毛花苷＋碳酸氢钠（deslanoside+sodium bicarbonate）·········· 478

去乙酰毛花苷＋亚叶酸钙（deslanoside+calcium folinate）··········· 478

R

热毒宁＋西咪替丁（reduning+cimetidine）··························· 479

柔红霉素＋肝素（daunorubicin+heparin）···························· 479

乳酸林格液＋红细胞（Ringer's lactate solution+red blood cells）······ 479

瑞芬太尼＋两性霉素 B（remifentanil+amphotericin B）·············· 480

瑞芬太尼＋氯丙嗪（remifentanil+chlorpromazine）·················· 480

瑞芬太尼＋头孢哌酮（remifentanil+cefoperazone）·················· 480

S

噻替派＋米诺环素（thiotepa+minocycline）························· 481

噻替派＋顺铂（thiotepa+cisplatin）······························ 481

沙丁胺醇＋妥布霉素（albuterol+tobramycin）······················· 481

参附＋茶碱（shenfu+theophylline）······························· 481

参附＋辅酶 A（shenfu+coenzyme A）······························· 482

参附＋维生素 K_1（shenfu+vitamin K_1）······························ 482

参附＋维生素 K_3（shenfu+vitamin K_3）······························ 482

参麦＋果糖（shenmai+fructose）································· 482

参麦＋转化糖（shenmai+invert sugar）···························· 482

参麦＋转化糖电解质（shenmai+invert sugar and electrolytes）·········· 483

参芪扶正＋氟尿嘧啶（shenqifuzheng+fluorouracil）················· 483

生脉＋氯化钠（shengmai+sodium chloride）······················· 483

生脉＋葡萄糖（shengmai+dextrose）······························ 484

舒芬太尼＋左布比卡因（sufentanil+levobupivacaine）··············· 484

舒肝宁＋氯化钠（shuganning+sodium chloride）·················· 485

舒肝宁 + 葡萄糖（shuganning+dextrose）·······················485

舒血宁 + 阿昔洛韦（shuxuening+aciclovir）·······················485

舒血宁 + 环磷腺苷葡胺（shuxuening+meglumine adenosine cyclophosphate）485

舒血宁 + 前列地尔（shuxuening+alprostadil）·······················486

舒血宁 + 碳酸氢钠（shuxuening+sodium bicarbonate）·············486

舒血宁 + 脂肪乳（shuxuening+fat emulsion）·······················487

双黄连 + 阿米卡星（shuanghuanglian+amikacin）···············487

双黄连 + 庆大霉素（shuanghuanglian+gentamycin）·············487

双氯芬酸 + 维生素 B_1（diclofenac+vitamin B_1）·················488

顺铂 + 氟尿嘧啶（cisplatin+fluorouracil）·······················488

顺铂 + 氯化钠（cisplatin+sodium chloride）·······················488

顺铂 + 葡萄糖（cisplatin+dextrose）·······················489

顺铂 + 葡萄糖氯化钠（cisplatin+dextrose sodium chloride）·········489

顺铂 + 依托泊苷（cisplatin+etoposide）·······················490

T

TPN+ 钙磷（total parenteral nutrition+calcium phosphorus）··············491

TPN+ 钙磷酸盐（total parenteral nutrition+calciumphosphate salt）·········491

他克莫司 + 氟康唑（tacrolimus+fluconazole）·····················491

痰热清 + 阿米卡星（tanreqing+amikacin）·······················492

痰热清 + 阿莫西林舒巴坦（tanreqing+amoxicillin sulbactam）·········492

痰热清 + 氟罗沙星（tanreqing+fleroxacin）·······················492

痰热清 + 果糖二磷酸钠（tanreqing+fructose diphosphate sodium）·········492

痰热清 + 环丙沙星（tanreqing+ciprofloxacin）·····················492

痰热清 + 吉他霉素（tanreqing+kitasamycin）·····················493

痰热清 + 加替沙星（tanreqing+gatifloxacin）·····················494

痰热清 + 氯化钠（tanreqing+sodium chloride）···················494

痰热清 + 奈替米星（tanreqing+netilmicin）·······················494

痰热清 + 帕珠沙星（tanreqing+pazufloxacin）·····················494

痰热清 + 葡萄糖（tanreqing+glucose）·······················495

痰热清 + 葡萄糖氯化钠（tanreqing+glucose sodium chloride）·········495

痰热清 + 葡萄糖酸钙（tanreqing+calcium gluconate）·············495

痰热清 + 青霉素（tanreqing+penicillin）·······················496

痰热清 + 去甲万古霉素（tanreqing+norvancomycin）·············496

痰热清 + 头孢吡肟（tanreqing+cefepime）·······················496

痰热清 + 头孢硫脒（tanreqing+cefathiamidine）···················496

痰热清 + 头孢哌酮（tanreqing+cefoperazone）·····················497

痰热清 + 头孢哌酮舒巴坦（tanreqing+cefoperazone sulbactam）·············· 497
痰热清 + 头孢他啶（tanreqing+ceftazidime）······························· 498
痰热清 + 头孢替安（tanreqing+cefotiam）································· 498
痰热清 + 维生素 B_6（tanreqing+vitamin B_6）··························· 498
痰热清 + 维生素 C（tanreqing+vitamin C）······························· 499
痰热清 + 西咪替丁（tanreqing+cimetidine）······························ 499
痰热清 + 依替米星（tanreqing+etimicin）································· 500
痰热清 + 左氧氟沙星（tanreqing+levofloxacin）··························· 500
碳酸氢钠 + 胺碘酮（sodium bicarbonate+amiodarone）····················· 501
碳酸氢钠 + 地西泮（sodium bicarbonate+diazepam）······················ 501
碳酸氢钠 + 丁卡因（sodium bicarbonate+tetracaine）····················· 501
替拉凡星 + 艾司奥美拉唑（telavancin+esomeprazole）···················· 502
替拉凡星 + 丙泊酚（telavancin+propofol）······························· 502
替拉凡星 + 地高辛（telavancin+digoxin）································· 502
替拉凡星 + 多黏菌素（telavancin+colistimethate）······················· 502
替拉凡星 + 呋塞米（telavancin+furosemide）····························· 503
替拉凡星 + 肝素（telavancin+heparin）·································· 503
替拉凡星 + 环孢素（telavancin+cyclosporine）··························· 503
替拉凡星 + 甲泼尼龙（telavancin+methylprednisolone）··················· 503
替拉凡星 + 两性霉素 B 脂质体（telavancin+ amphotericin B liposome）······ 504
替拉凡星 + 两性霉素 B 脱氧胆酸（telavancin+amphotericin B deoxycholate）··· 504
替拉凡星 + 米卡芬净（telavancin+micafungin）··························· 504
替拉凡星 + 亚胺培南西司他丁（telavancin+imipenem cilastatin）············ 504
替拉凡星 + 左氧氟沙星（telavancin+levofloxacin）······················· 504
替加氟 + 维生素 C（tegafur+vitamin C）································· 505
替卡西林克拉维酸 + 阿米卡星（ticarcillin clavulanate+amikacin）··········· 505
替卡西林克拉维酸 + 白蛋白（ticarcillin clavulanate+albumin）············· 505
替卡西林克拉维酸 + 奈替米星（ticarcillin clavulanate+netilmicin）·········· 505
替卡西林克拉维酸 + 庆大霉素（ticarcillin clavulanate+gentamicin）·········· 505
替卡西林克拉维酸 + 水解蛋白
（ticarcillin clavulanate+proteinum hydrolysatum）······················· 506
替卡西林克拉维酸 + 碳酸氢钠（ticarcillin clavulanate+sodium bicarbonate）··· 506
替卡西林克拉维酸 + 妥布霉素（ticarcillin clavulanate+tobramycin）·········· 506
替卡西林克拉维酸 + 依替米星（ticarcillin clavulanate+etimicin）············ 506
替卡西林克拉维酸 + 异帕米星（ticarcillin clavulanate+isepamicin）·········· 506
替考拉宁 + 阿米卡星（teicoplanin+amikacin）···························· 506
替考拉宁 + 卡那霉素（teicoplanin+kanamycin）·························· 506
替考拉宁 + 奈替米星（teicoplanin+netilmicin）·························· 507

替考拉宁＋前列地尔（teicoplanin+alprostadil）··············507
替考拉宁＋庆大霉素（teicoplanin+gentamicin）··············507
替考拉宁＋妥布霉素（teicoplanin+tobramycin）··············507
替考拉宁＋新霉素（teicoplanin+neomycin）··············507
替考拉宁＋依替米星（teicoplanin+etimicin）··············507
替考拉宁＋异帕米星（teicoplanin+isepamicin）··············507
替罗非班＋阿托品（tirofiban+atropine）··············508
替罗非班＋地西泮（tirofiban+diazepam）··············508
替罗非班＋丹红（tirofiban+danhong）··············508
替罗非班＋灯盏细辛（tirofiban+fleabane）··············509
替罗非班＋多巴胺（tirofiban+dopamine）··············509
替罗非班＋多巴酚丁胺（tirofiban+dobutamine）··············509
替罗非班＋法莫替丁（tirofiban+famotidine）··············510
替罗非班＋呋塞米（tirofiban+furosemide）··············510
替罗非班＋肝素（tirofiban+heparin）··············511
替罗非班＋红花黄色素（tirofiban+honghuahuangsesu）··············511
替罗非班＋苦碟子（tirofiban+kudiezi）··············511
替罗非班＋利多卡因（tirofiban+lidocaine）··············512
替罗非班＋氯化钾（tirofiban+potassium chloride）··············512
替罗非班＋吗啡（tirofiban+morphine）··············512
替罗非班＋咪达唑仑（tirofiban+midazolam）··············513
替罗非班＋普萘洛尔（tirofiban+propranolol）··············513
替罗非班＋参麦（tirofiban+shenmai）··············514
替罗非班＋肾上腺素（tirofiban+epinephrine）··············514
替罗非班＋硝酸甘油（tirofiban+nitroglycerine）··············514
替罗非班＋银杏达莫（tirofiban+ginkgo leaf extract and dipyridamole）··············515
酮洛芬＋氯胺酮（ketoprofen+ketamine）··············515
酮洛芬＋奈福泮（ketoprofen+nefopam）··············515
酮咯酸＋地塞米松（ketorolac+dexamethasone）··············516
酮咯酸＋丁溴东莨菪碱（ketorolac+hyoscine butylbromide）··············516
酮咯酸＋氟哌啶醇（ketorolac+haloperidol）··············516
酮咯酸＋甲氧氯普胺（ketorolac+metoclopramide）··············517
酮咯酸＋甲氧氯普胺＋雷尼替丁（ketorolac+metoclopramide+ranitidine）···517
酮咯酸＋雷尼替丁（ketorolac+ranitidine）··············517
酮咯酸氨丁三醇＋地西泮（ketorolac tromethamine+diazepam）··············517
酮咯酸氨丁三醇＋地佐辛（ketorolac tromethamine+dezocine）··············517
酮咯酸氨丁三醇＋纳布啡（ketorolac tromethamine+nalbuphine）··············518
头孢吡肟＋阿米卡星（cefepime+amikacin）··············518

头孢吡肟 + 氨苄西林（cefepime+ampicillin）·················· 519

头孢吡肟 + 氨茶碱（cefepime+aminophylline）················ 519

头孢吡肟 + 氨基酸（cefepime+amino acid）··················· 519

头孢吡肟 + 氨甲环酸（cefepime+tranexamic acid）············ 519

头孢吡肟 + 氨溴索（cefepime+ambroxol）···················· 519

头孢吡肟 + 奥美拉唑（cefepime+omeprazole）················ 520

头孢吡肟 + 苯妥英（cefepime+phenytoin）···················· 520

头孢吡肟 + 丙泊酚（cefepime+propofol）····················· 520

头孢吡肟 + 丙戊酸（cefepime+valproic acid）················ 520

头孢吡肟 + 茶碱（cefepime+theophylline）··················· 521

头孢吡肟 + 多巴胺（cefepime+dopamine）···················· 521

头孢吡肟 + 多巴酚丁胺（cefepime+dobutamine）············· 521

头孢吡肟 + 非尼拉敏（cefepime+pheniramine）·············· 521

头孢吡肟 + 呋塞米（cefepime+furosemide）·················· 522

头孢吡肟 + 氟康唑（cefepime+fluconazole）················· 522

头孢吡肟 + 红霉素（cefepime+erythromycin）··············· 522

头孢吡肟 + 甲泼尼龙（cefepime+methylprednisolone）······· 523

头孢吡肟 + 甲硝唑（cefepime+metronidazole）·············· 523

头孢吡肟 + 甲氧氯普胺（cefepime+metoclopramide）········· 523

头孢吡肟 + 克拉霉素（cefepime+clarithromycin）··········· 523

头孢吡肟 + 氯胺酮（cefepime+ketamine）··················· 524

头孢吡肟 + 吗啡（cefepime+morphine）······················ 524

头孢吡肟 + 咪达唑仑（cefepime+midazolam）··············· 524

头孢吡肟 + 奈替米星（cefepime+netilmicin）················ 524

头孢吡肟 + 尼卡地平（cefepime+nicardipine）··············· 525

头孢吡肟 + 哌腈米特（cefepime+piritramide）·············· 525

头孢吡肟 + 七叶皂苷钠（cefepime+sodium aescinate）······· 525

头孢吡肟 + 庆大霉素（cefepime+gentamicin）··············· 525

头孢吡肟 + 屈他维林（cefepime+drotaverine）·············· 526

头孢吡肟 + 瑞芬太尼（cefepime+remifentanil）············· 526

头孢吡肟 + 沙丁胺醇（cefepime+salbutamol）··············· 526

头孢吡肟 + 舒芬太尼（cefepime+sufentanil）················ 527

头孢吡肟 + 妥布霉素（cefepime+tobramycin）··············· 527

头孢吡肟 + 万古霉素（cefepime+vancomycin）·············· 527

头孢吡肟 + 乌拉地尔（cefepime+urapidil）·················· 528

头孢吡肟 + 硝酸异山梨酯（cefepime+isosorbide dinitrate）··· 528

头孢吡肟 + 依替米星（cefepime+etimicin）················· 528

头孢吡肟 + 胰岛素（cefepime+insulin）····················· 528

头孢吡肟 + 乙酰半胱氨酸（cefepime+acetylcysteine）·············· 529

头孢地嗪 + 阿司匹林（cefodizime+aspirin）················· 529

头孢地嗪 + 氨茶碱（cefodizime+aminophylline）·············· 529

头孢地嗪 + 氨基酸（cefodizime+amino acid）················ 529

头孢地嗪 + 奥美拉唑（cefodizime+omeprazole）·············· 530

头孢地嗪 + 奥硝唑（cefodizime+ornidazole）················· 530

头孢地嗪 + 倍他米松（cefodizime+betamethasone）············ 530

头孢地嗪 + 地高辛（cefodizime+digoxin）·················· 531

头孢地嗪 + 地塞米松（cefodizime+dexamethasone）············ 531

头孢地嗪 + 地西泮（cefodizime+diazepam）················· 531

头孢地嗪 + 呋塞米（cefodizime+furosemide）················ 531

头孢地嗪 + 果糖（cefodizime+fructose）··················· 532

头孢地嗪 + 甲泼尼龙（cefodizime+methylprednisolone）·········· 532

头孢地嗪 + 甲硝唑磷酸二钠

（cefodizime+metronidazole disodium hydrogen phosphate）······· 532

头孢地嗪 + 甲氧氯普胺（cefodizime+metoclopramide）··········· 533

头孢地嗪 + 聚明胶肽（cefodizime+polygeline）··············· 533

头孢地嗪 + 可乐定（cefodizime+clonidine）················· 533

头孢地嗪 + 雷尼替丁（cefodizime+ranitidine）··············· 533

头孢地嗪 + 硫普罗宁（cefodizime+tiopronin）··············· 534

头孢地嗪 + 氯丙嗪（cefodizime+chlorpromazine）············· 534

头孢地嗪 + 氯米帕明（cefodizime+clomipramine）············· 534

头孢地嗪 + 喷他佐辛（cefodizime+pentazocine）·············· 534

头孢地嗪 + 氢化可的松（cefodizime+hydrocortisone）··········· 535

头孢地嗪 + 去甲氨基比林（cefodizime+noramidopyrine）·········· 535

头孢地嗪 + 酮洛芬（cefodizime+ketoprofen）················ 535

头孢地嗪 + 亚叶酸（cefodizime+folinic acid）··············· 535

头孢地嗪 + 乙酰半胱氨酸（cefodizime+acetylcysteine）·········· 536

头孢地嗪 + 转化糖电解质

（cefodizime+multiple electrolytic and invert sugar）··········· 536

头孢呋辛 + 阿米卡星（cefuroxime+amikacin）··············· 536

头孢呋辛 + 氨茶碱（cefuroxime+aminophylline）············· 537

头孢呋辛 + 氨溴索（cefuroxime+ambroxol）················ 537

头孢呋辛 + 苯巴比妥（cefuroxime+phenobarbital）············ 537

头孢呋辛 + 苯海拉明（cefuroxime+diphenhydramine）·········· 537

头孢呋辛 + 苯妥英钠（cefuroxime+phenytoin sodium）·········· 538

头孢呋辛 + 丙氯拉嗪（cefuroxime+prochlorperazine）·········· 538

头孢呋辛 + 多黏菌素 B（cefuroxime+polymyxin B）············ 538

头孢呋辛 + 多黏菌素 E（cefuroxime+polymyxin E）·················· 538

头孢呋辛 + 氟康唑（cefuroxime+fluconazole）····················· 538

头孢呋辛 + 更昔洛韦 + 葡萄糖氯化钠钾

（cefuroxime+ganciclovir+glucose and sodium chloride,potassium chloride）··· 539

头孢呋辛 + 果糖氯化钠（cefuroxime+fructose and sodium chloride）··· 539

头孢呋辛 + 红霉素（cefuroxime+erythromycin）················· 540

头孢呋辛 + 琥珀胆碱（cefuroxime+succinylcholine）············· 540

头孢呋辛 + 磺胺异噁唑（cefuroxime+sulfisoxazole）············· 540

头孢呋辛 + 甲氧西林（cefuroxime+methicillin）················· 540

头孢呋辛 + 间羟胺（cefuroxime+metaraminol）················· 541

头孢呋辛 + 金霉素（cefuroxime+chlortetracycline）············· 541

头孢呋辛 + 卡那霉素（cefuroxime+kanamycin）················· 541

头孢呋辛 + 利多卡因（cefuroxime+lidocaine）·················· 541

头孢呋辛 + 林可霉素（cefuroxime+lincomycin）················ 542

头孢呋辛 + 氯化钙（cefuroxime+calcium chloride）············· 542

头孢呋辛 + 哌甲酯（cefuroxime+methylphenidate）············· 542

头孢呋辛 + 葡萄糖酸钙（cefuroxime+calcium gluconate）········ 542

头孢呋辛 + 青霉素（cefuroxime+penicillin）··················· 542

头孢呋辛 + 氢化可的松（cefuroxime+hydrocortisone）·········· 543

头孢呋辛 + 庆大霉素（cefuroxime+gentamicin）··············· 543

头孢呋辛 + 去甲肾上腺素（cefuroxime+norepinephrine）········ 543

头孢呋辛 + 水解蛋白（cefuroxime+proteinum hydrolysatum）···· 543

头孢呋辛 + 四环素（cefuroxime+tetracycline）················· 543

头孢呋辛 + 碳酸氢钠（cefuroxime+sodium bicarbonate）········ 544

头孢呋辛 + 土霉素（cefuroxime+oxytetracycline）············· 544

头孢呋辛 + 妥布霉素（cefuroxime+tobramycin）··············· 544

头孢呋辛 + 维生素 B_1（cefuroxime+vitamin B_1）··········· 544

头孢呋辛 + 维生素 B_{12}（cefuroxime+vitamin B_{12}）······· 544

头孢呋辛 + 维生素 B_2（cefuroxime+vitamin B_2）··········· 545

头孢呋辛 + 维生素 B_6（cefuroxime+vitamin B_6）··········· 545

头孢呋辛 + 维生素 C（cefuroxime+vitamin C）················ 545

头孢呋辛 + 新霉素（cefuroxime+neomycin）·················· 545

头孢呋辛 + 溴己新（cefuroxime+bromhexine）················ 545

头孢甲肟 + 更昔洛韦（cefmenoxime+ganciclovir）············· 546

头孢甲肟 + 果糖（cefmenoxime+fructose）··················· 546

头孢甲肟 + 木糖醇（cefmenoxime+xylitol）··················· 547

头孢甲肟 + 木糖醇氯化钠（cefmenoxime+xylitol and sodium chloride）····· 547

头孢甲肟 + 帕珠沙星（cefmenoxime+pazufloxacin）············ 547

头孢甲肟 + 血栓通（cefmenoxime+xueshuantong）·················· 548

头孢甲肟 + 转化糖（cefmenoxime+invert sugar）·················· 548

头孢甲肟 + 转化糖电解质
（cefmenoxime+multiple electrolytic and invert sugar）·················· 549

头孢拉定 + 环丙沙星（cefradine+ciprofloxacin）·················· 549

头孢拉定 + 替硝唑（cefradine+tinidazole）·················· 550

头孢硫脒 + 阿昔洛韦（cefathiamidine+acyclovir）·················· 550

头孢洛林 + 地西泮（ceftaroline+diazepam）·················· 551

头孢洛林 + 非格司亭（ceftaroline+filgrastim）·················· 551

头孢洛林 + 卡泊芬净（ceftaroline+caspofungin）·················· 551

头孢洛林 + 拉贝洛尔（ceftaroline+labetalol）·················· 552

头孢洛林 + 两性霉素 B（ceftaroline+amphotericin B）·················· 552

头孢洛林 + 磷酸钾（ceftaroline+potassium phosphate）·················· 552

头孢洛林 + 磷酸钠（ceftaroline+sodium phosphate）·················· 553

头孢洛林 + 硫酸镁（ceftaroline+magnesium sulfate）·················· 553

头孢美唑 + 苯海拉明（cefmetazole+diphenhydramine）·················· 553

头孢美唑 + 丙氯拉嗪（cefmetazole+prochlorperazine）·················· 553

头孢美唑 + 丹参多酚酸盐（cefmetazole+salvianolate）·················· 554

头孢美唑 + 多巴酚丁胺（cefmetazole+dobutamine）·················· 554

头孢美唑 + 氟哌啶醇（cefmetazole+haloperidol）·················· 554

头孢美唑 + 氟哌利多（cefmetazole+droperidol）·················· 554

头孢美唑 + 红霉素（cefmetazole+erythromycin）·················· 555

头孢美唑 + 热毒宁（cefmetazole+reduning）·················· 555

头孢美唑 + 万古霉素（cefmetazole+vancomycin）·················· 555

头孢美唑 + 血栓通（cefmetazole+xueshuantong）·················· 555

头孢美唑 + 异丙嗪（cefmetazole+promethazine）·················· 556

头孢孟多 + 奥美拉唑（cefamandole+omeprazole）·················· 556

头孢孟多 + 酚磺乙胺（cefamandole+etamsylate）·················· 557

头孢孟多 + 果糖（cefamandole+fructose）·················· 557

头孢孟多 + 环丙沙星（cefamandole+ciprofloxacin）·················· 558

头孢孟多 + 甲氧苄啶（cefamandole+trimethoprim）·················· 558

头孢孟多 + 卡络磺钠（cefamandole+carbazochrome sodium sulfonate）······ 559

头孢孟多 + 泮托拉唑（cefamandole+pantoprazole）·················· 559

头孢米诺 + 氨茶碱（cefminox+aminophylline）·················· 559

头孢米诺 + 呋喃硫胺（cefminox+fursultiamine）·················· 559

头孢米诺 + 果糖（cefminox+fructose）·················· 560

头孢米诺 + 尖吻蝮蛇血凝酶（cefminox+haemocoagulase Agkistrodon）······ 560

头孢米诺 + 磷酸吡哆醛（cefminox+pyridoxal phosphate）·················· 560

头孢米诺 + 硫辛酸（cefminox+lipoic acid）⋯⋯⋯⋯⋯ 560

头孢米诺 + 木糖醇（cefminox+xylitol）⋯⋯⋯⋯⋯⋯ 561

头孢米诺 + 氢化可的松（cefminox+hydrocortisone）⋯⋯ 561

头孢米诺 + 腺苷钴胺（cefminox+cobamamide）⋯⋯⋯ 561

头孢米诺 + 依诺沙星（cefminox+enoxacin）⋯⋯⋯⋯ 561

头孢米诺 + 转化糖电解质（cefminox+multiple electrolytic and invert sugar）562

头孢尼西 + 果糖（cefonicid+fructose）⋯⋯⋯⋯⋯⋯ 562

头孢尼西 + 炎琥宁（cefonicid+yanhuning）⋯⋯⋯⋯ 562

头孢哌酮 + 阿米卡星（cefoperazone+amikacin）⋯⋯⋯ 563

头孢哌酮 + 氨溴索（cefoperazone+ambroxol）⋯⋯⋯ 563

头孢哌酮 + 吡硫醇（cefoperazone+pyritinol）⋯⋯⋯⋯ 563

头孢哌酮 + 丁二磺酸腺苷蛋氨酸

（cefoperazone+ademetionine1,4-butanedisulfonate）⋯⋯⋯ 564

头孢哌酮 + 多巴酚丁胺（cefoperazone+dobutamine）⋯ 564

头孢哌酮 + 氟罗沙星（cefoperazone+fleroxacin）⋯⋯ 564

头孢哌酮 + 环丙沙星（cefoperazone+ciprofloxacin）⋯⋯ 565

头孢哌酮 + 甲磺酸加贝酯（cefoperazone+gabexate mesilate）⋯⋯ 566

头孢哌酮 + 加替沙星（cefoperazone+gatifloxacin）⋯⋯ 567

头孢哌酮 + 硫普罗宁（cefoperazone+tiopronin）⋯⋯⋯ 567

头孢哌酮 + 培氟沙星（cefoperazone+pefloxacin）⋯⋯ 567

头孢哌酮 + 普罗帕酮（cefoperazone+propafenone）⋯⋯ 567

头孢哌酮 + 妥布霉素（cefoperazone+tobramycin）⋯⋯ 568

头孢哌酮 + 西咪替丁（cefoperazone+cimetidine）⋯⋯ 568

头孢哌酮 + 氧氟沙星（cefoperazone+ofloxacin）⋯⋯ 568

头孢哌酮 + 依替米星（cefoperazone+etimicin）⋯⋯⋯ 569

头孢哌酮 + 左氧氟沙星（cefoperazone+levofloxacin）⋯⋯ 569

头孢哌酮舒巴坦 + 阿米卡星（cefoperazone sulbactam+amikacin）⋯⋯ 570

头孢哌酮舒巴坦 + 氨溴索（cefoperazone sulbactam+ambroxol）⋯⋯ 570

头孢哌酮舒巴坦 + 穿琥宁（cefoperazone sulbactam+chuanhuning）⋯⋯ 572

头孢哌酮舒巴坦 + 丁二磺酸腺苷蛋氨酸

（cefoperazone sulbactam+ademetionine1,4-butanedisulfonate）⋯⋯⋯ 572

头孢哌酮舒巴坦 + 多巴酚丁胺（cefoperazone sulbactam+dobutamine）⋯ 573

头孢哌酮舒巴坦 + 法舒地尔（cefoperazone sulbactam+fasudil）⋯⋯ 574

头孢哌酮舒巴坦 + 氟罗沙星（cefoperazone sulbactam+fleroxacin）⋯⋯ 574

头孢哌酮舒巴坦 + 复方氨基酸

（cefoperazone sulbactam+compound amino acid）⋯⋯⋯ 575

头孢哌酮舒巴坦 + 果糖（cefoperazone sulbactam+fructose）⋯⋯⋯ 575

头孢哌酮舒巴坦 + 环丙沙星（cefoperazone sulbactam+ciprofloxacin）⋯⋯ 576

头孢哌酮舒巴坦＋加替沙星（cefoperazone sulbactam+gatifloxacin）········ 576
头孢哌酮舒巴坦＋利多卡因（cefoperazone sulbactam+lidocaine）········ 577
头孢哌酮舒巴坦＋洛美沙星（cefoperazone sulbactam+lomefloxacin）········ 577
头孢哌酮舒巴坦＋米力农（cefoperazone sulbactam+milrinone）········ 577
头孢哌酮舒巴坦＋奈替米星（cefoperazone sulbactam+netilmicin）········ 578
头孢哌酮舒巴坦＋帕珠沙星（cefoperazone sulbactam+pazufloxacin）········ 578
头孢哌酮舒巴坦＋培氟沙星（cefoperazone sulbactam+pefloxacin）········ 578
头孢哌酮舒巴坦＋庆大霉素（cefoperazone sulbactam+gentamycin）········ 578
头孢哌酮舒巴坦＋去甲万古霉素（cefoperazone sulbactam+norvancomycin）579
头孢哌酮舒巴坦＋乳酸钠林格
（cefoperazone sulbactam+Sodium Lactate Ringer's）············· 579
头孢哌酮舒巴坦＋妥布霉素（cefoperazone sulbactam+tobramycin）········ 579
头孢哌酮舒巴坦＋维生素 B$_6$（cefoperazone sulbactam+vitamin B$_6$）········ 580
头孢哌酮舒巴坦＋西咪替丁（cefoperazone sulbactam+cimetidine）········ 580
头孢哌酮舒巴坦＋依诺沙星（cefoperazone sulbactam+enoxacin）········ 580
头孢哌酮舒巴坦＋依替米星（cefoperazone sulbactam+etimicin）········ 580
头孢哌酮舒巴坦＋乙酰谷酰胺（cefoperazone sulbactam+aceglutamide）··· 581
头孢哌酮舒巴坦＋异帕米星（cefoperazone sulbactam+isepamicin）········ 581
头孢哌酮舒巴坦＋罂粟碱（cefoperazone sulbactam+papaverine）········ 581
头孢哌酮舒巴坦＋左氧氟沙星（cefoperazone sulbactam+levofloxacin）········ 582
头孢哌酮他唑巴坦＋氨溴索（cefoperazone tazobactam+ambroxol）········ 583
头孢哌酮他唑巴坦＋川芎嗪（cefoperazone tazobactam+ligustrazine）········ 583
头孢哌酮他唑巴坦＋法莫替丁（cefoperazone tazobactam+famotidine）····· 583
头孢哌酮他唑巴坦＋夫西地酸（cefoperazone tazobactam+fusidic acid）····· 584
头孢哌酮他唑巴坦＋诺氟沙星（cefoperazone tazobactam+norfloxacin）····· 584
头孢哌酮他唑巴坦＋甲砜霉素甘氨酸酯
（cefoperazone tazobaetam+thiamphenicol glycinate hydrochloride）········· 584
头孢哌酮他唑巴坦＋甲氧氯普胺
（cefoperazone tazobactam+metoclopramide）············· 585
头孢哌酮他唑巴坦＋莫西沙星（cefoperazone tazobactam+moxifloxacin）··· 585
头孢哌酮他唑巴坦＋帕珠沙星（cefoperazone tazobactam+pazufloxacin）··· 585
头孢哌酮他唑巴坦＋去甲万古霉素
（cefoperazone tazobactam+norvancomycin）············· 586
头孢哌酮他唑巴坦＋万古霉素（cefoperazone tazobactam+vancomycin）··· 586
头孢哌酮他唑巴坦＋依替米星（cefoperazone tazobactam+etimicin）········ 587
头孢匹胺＋阿米卡星（cefpiramide+amikacin）············· 587
头孢匹胺＋氨溴索（cefpiramide+ambroxol）············· 588
头孢匹胺＋奥美拉唑（cefpiramide+omeprazole）············· 589

头孢匹胺＋奥硝唑（cefpiramide+ornidazole）·················· 589

头孢匹胺＋丙帕他莫（cefpiramide+propacetamol）··········· 590

头孢匹胺＋多巴胺（cefpiramide+dopamine）················· 590

头孢匹胺＋多巴酚丁胺（cefpiramide+dobutamine）········· 590

头孢匹胺＋氟罗沙星（cefpiramide+fleroxacin）·············· 591

头孢匹胺＋诺氟沙星（cefpiramide+norfloxacin）············ 591

头孢匹胺＋果糖二磷酸钠（cefpiramide+fructose diphosphate sodium）······ 591

头孢匹胺＋加替沙星（cefpiramide+gatifloxacin）··········· 591

头孢匹胺＋甲氧氯普胺（cefpiramide+metoclopramide）····· 592

头孢匹胺＋洛美沙星（cefpiramide+lomefloxacin）·········· 593

头孢匹胺＋氯诺昔康（cefpiramide+lornoxicam）············ 593

头孢匹胺＋帕珠沙星（cefpiramide+pazufloxacin）·········· 593

头孢匹胺＋培氟沙星（cefpiramide+pefloxacin）············· 594

头孢匹胺＋葡萄糖酸钙（cefpiramide+calcium gluconate）·· 595

头孢匹胺＋去甲万古霉素（cefpiramide+norvancomycin）·· 595

头孢匹胺＋舒血宁（cefpiramide+shuxuening）··············· 595

头孢匹胺＋痰热清（cefpiramide+tanreqing）················· 596

头孢匹胺＋妥布霉素（cefpiramide+tobramycin）············ 596

头孢匹胺＋维生素 B_6（cefpiramide+vitamin B_6）········· 596

头孢匹胺＋西咪替丁（cefpiramide+cimetidine）············· 597

头孢匹胺＋腺苷蛋氨酸（cefpiramide+ademetionine）······· 597

头孢匹胺＋小诺霉素（cefpiramide+micronomicin）········· 597

头孢匹胺＋溴己新（cefpiramide+bromhexine）·············· 597

头孢匹胺＋氧氟沙星（cefpiramide+ofloxacin）·············· 598

头孢匹胺＋氧氟沙星甘露醇（cefpiramide+ofloxacin and mannitol）·· 598

头孢匹胺＋依诺沙星（cefpiramide+enoxacin）·············· 599

头孢匹胺＋左氧氟沙星（cefpiramide+levofloxacin）········ 599

头孢匹罗＋阿米卡星（cefpirome+amikacin）················ 600

头孢匹罗＋奥硝唑（cefpirome+ornidazole）················· 601

头孢匹罗＋地塞米松（cefpirome+dexamethasone）·········· 601

头孢匹罗＋多巴胺（cefpirome+dopamine）·················· 602

头孢匹罗＋氟康唑（cefpirome+fluconazole）················ 602

头孢匹罗＋两性霉素 B（cefpirome+amphotericin B）······· 602

头孢匹罗＋庆大霉素（cefpirome+gentamicin）·············· 602

头孢匹罗＋肾上腺素（cefpirome+epinephrine）············· 603

头孢匹罗＋替硝唑（cefpirome+tinidazole）················· 603

头孢匹罗＋头孢唑林（cefpirome+cefazolin）··············· 603

头孢匹罗＋万古霉素（cefpirome+vancomycin）············· 604

头孢曲松＋阿米卡星（ceftriaxone+amikacin）·················· 604

头孢曲松＋氨苯蝶啶（ceftriaxone+triamterene）·············· 604

头孢曲松＋奥硝唑（ceftriaxone+ornidazole）················· 604

头孢曲松＋氟康唑（ceftriaxone+fluconazole）················ 605

头孢曲松＋果糖（ceftriaxone+fructose）······················ 605

头孢曲松＋卡那霉素（ceftriaxone+kanamycin）··············· 606

头孢曲松＋林格液（ceftriaxone+Ringer's solution）········· 606

头孢曲松＋奈替米星（ceftriaxone+netilmicin）·············· 606

头孢曲松＋泮托拉唑（ceftriaxone+pantoprazole）············ 606

头孢曲松＋葡萄糖酸钙（ceftriaxone+calcium gluconate）····· 606

头孢曲松＋庆大霉素（ceftriaxone+gentamicin）·············· 607

头孢曲松＋乳酸林格液（ceftriaxone+lactated Ringer's solution）··· 607

头孢曲松＋妥布霉素（ceftriaxone+tobramycin）·············· 607

头孢曲松＋万古霉素（ceftriaxone+vancomycin）·············· 607

头孢曲松＋新霉素（ceftriaxone+neomycin）·················· 607

头孢曲松＋溴己新（ceftriaxone+bromhexine）················ 607

头孢曲松＋血栓通（ceftriaxone+xueshuantong）·············· 607

头孢曲松＋依替米星（ceftriaxone+etimicin）················· 608

头孢曲松＋异帕米星（ceftriaxone+isepamicin）·············· 608

头孢曲松＋转化糖电解质
（ceftriaxone+multiple electrolytic and invert sugar）········· 608

头孢噻利＋氨溴索（cefoselis+ambroxol）···················· 609

头孢噻利＋甲硝唑（cefoselis+metronidazole）··············· 609

头孢噻利＋替硝唑（cefoselis+tinidazole）·················· 610

头孢噻利＋维生素 C（cefoselis+vitamin C）················· 610

头孢噻肟＋氨茶碱（cefotaxime+aminophylline）············· 610

头孢噻肟＋地塞米松（cefotaxime+dexamethasone）·········· 611

头孢噻肟＋替硝唑（cefotaxime+tinidazole）················ 611

头孢噻肟＋维生素 B_6（cefotaxime+vitamin B_6）········· 611

头孢噻肟＋血栓通（cefotaxime+xueshuantong）············· 612

头孢他啶＋阿米卡星（ceftazidime+amikacin）·············· 613

头孢他啶＋氨茶碱（ceftazidime+aminophylline）··········· 613

头孢他啶＋氨基酸（ceftazidime+amino acid）·············· 613

头孢他啶＋苯妥英（ceftazidime+phenytoin）··············· 613

头孢他啶＋丙泊酚（ceftazidime+propofol）················ 614

头孢他啶＋丙戊酸（ceftazidime+valproic acid）············ 614

头孢他啶＋茶碱（ceftazidime+theophylline）·············· 614

头孢他啶＋多巴胺（ceftazidime+dopamine）··············· 614

头孢他啶 + 多巴酚丁胺（ceftazidime+dobutamine）……………… 615
头孢他啶 + 呋塞米（ceftazidime+furosemide）………………… 615
头孢他啶 + 氟康唑（ceftazidime+fluconazole）………………… 615
头孢他啶 + 果糖（ceftazidime+fructose）………………………… 616
头孢他啶 + 红霉素（ceftazidime+erythromycin）………………… 616
头孢他啶 + 甲泼尼龙（ceftazidime+methylprednisolone）……… 616
头孢他啶 + 克拉霉素（ceftazidime+clarithromycin）…………… 617
头孢他啶 + 氯胺酮（ceftazidime+ketamine）…………………… 617
头孢他啶 + 吗啡（ceftazidime+morphine）……………………… 617
头孢他啶 + 咪达唑仑（ceftazidime+midazolam）………………… 617
头孢他啶 + 尼卡地平（ceftazidime+nicardipine）……………… 618
头孢他啶 + 哌腈米特（ceftazidime+piritramide）……………… 618
头孢他啶 + 庆大霉素（ceftazidime+gentamicin）……………… 618
头孢他啶 + 瑞芬太尼（ceftazidime+remifentanil）……………… 619
头孢他啶 + 肾上腺素（ceftazidime+epinephrine）……………… 619
头孢他啶 + 舒芬太尼（ceftazidime+sufentanil）………………… 619
头孢他啶 + 妥布霉素（ceftazidime+tobramycin）……………… 619
头孢他啶 + 万古霉素（ceftazidime+vancomycin）……………… 620
头孢他啶 + 乌拉地尔（ceftazidime+urapidil）…………………… 620
头孢他啶 + 硝酸异山梨酯（ceftazidime+isosorbide dinitrate）… 620
头孢他啶 + 胰岛素（ceftazidime+insulin）……………………… 621
头孢他啶 + 乙酰半胱氨酸（ceftazidime+acetylcystein）……… 621
头孢他啶 + 异帕米星（ceftazidime+isepamicin）……………… 621
头孢替安 + 氯化钠（cefotiam+sodium chloride）……………… 621
头孢替安 + 诺氟沙星（cefotiam+norfloxacin）………………… 622
头孢替安 + 葡萄糖（cefotiam+dextrose）……………………… 622
头孢替安 + 血栓通（cefotiam+xueshuantong）………………… 623
头孢替唑 + 转化糖（ceftezole+invert sugar）………………… 623
头孢托罗 + 阿米卡星（ceftobiprole+amikacin）……………… 624
头孢托罗 + 阿奇霉素（ceftobiprole+azithromycin）…………… 624
头孢托罗 + 阿昔洛韦（ceftobiprole+acyclovir）……………… 624
头孢托罗 + 艾司奥美拉唑（ceftobiprole+esomeprazole）…… 625
头孢托罗 + 氨茶碱（ceftobiprole+aminophylline）…………… 625
头孢托罗 + 胺碘酮（ceftobiprole+amiodarone）……………… 625
头孢托罗 + 昂丹司琼（ceftobiprole+ondansetron）…………… 626
头孢托罗 + 苯海拉明（ceftobiprole+diphenhydramine）…… 626
头孢托罗 + 丙泊酚（ceftobiprole+propofol）…………………… 626
头孢托罗 + 布美他尼（ceftobiprole+bumetanide）…………… 626

头孢托罗 + 地尔硫草（ceftobiprole+diltiazem）·················· 627

头孢托罗 + 地高辛（ceftobiprole+digoxin）·················· 627

头孢托罗 + 地塞米松（ceftobiprole+dexamethasone）·················· 627

头孢托罗 + 地西泮（ceftobiprole+diazepam）·················· 628

头孢托罗 + 多巴胺（ceftobiprole+dopamine）·················· 628

头孢托罗 + 多巴酚丁胺（ceftobiprole+dobutamine）·················· 628

头孢托罗 + 多利培南（ceftobiprole+doripenem）·················· 628

头孢托罗 + 多种维生素（ceftobiprole+multivitamins）·················· 629

头孢托罗 + 氢吗啡酮（ceftobiprole+hydromorphone）·················· 629

头孢托罗 + 法莫替丁（ceftobiprole+famotidine）·················· 629

头孢托罗 + 非格司亭（ceftobiprole+filgrastim）·················· 630

头孢托罗 + 芬太尼（ceftobiprole+fentanyl）·················· 630

头孢托罗 + 呋塞米（ceftobiprole+furosemide）·················· 630

头孢托罗 + 伏立康唑（ceftobiprole+voriconazole）·················· 630

头孢托罗 + 氟康唑（ceftobiprole+fluconazole）·················· 631

头孢托罗 + 氟哌啶醇（ceftobiprole+haloperidol）·················· 631

头孢托罗 + 甘露醇（ceftobiprole+mannitol）·················· 631

头孢托罗 + 肝素（ceftobiprole+heparin）·················· 631

头孢托罗 + 格拉司琼（ceftobiprole+granisetron）·················· 632

头孢托罗 + 环孢素（ceftobiprole+cyclosporine）·················· 632

头孢托罗 + 环丙沙星（ceftobiprole+ciprofloxacin）·················· 632

头孢托罗 + 磺胺甲噁唑甲氧苄啶
（ceftobiprole+sulfamethoxazole trimethoprim）·················· 633

头孢托罗 + 加压素（ceftobiprole+vasopressin）·················· 633

头孢托罗 + 甲泼尼龙（ceftobiprole+methylprednisolone）·················· 633

头孢托罗 + 甲硝唑（ceftobiprole+metronidazole）·················· 633

头孢托罗 + 甲氧氯普胺（ceftobiprole+metoclopramide）·················· 634

头孢托罗 + 卡泊芬净（ceftobiprole+caspofungin）·················· 634

头孢托罗 + 克林霉素（ceftobiprole+clindamycin）·················· 634

头孢托罗 + 拉贝洛尔（ceftobiprole+labetalol）·················· 635

头孢托罗 + 赖脯胰岛素（ceftobiprole+insulin lispro）·················· 635

头孢托罗 + 劳拉西泮（ceftobiprole+lorazepam）·················· 635

头孢托罗 + 雷尼替丁（ceftobiprole+ranitidine）·················· 635

头孢托罗 + 利多卡因（ceftobiprole+lidocaine）·················· 636

头孢托罗 + 两性霉素 B（ceftobiprole+amphotericin B）·················· 636

头孢托罗 + 磷酸钾（ceftobiprole+potassium phosphates）·················· 636

头孢托罗 + 磷酸钠（ceftobiprole+sodium phosphate）·················· 637

头孢托罗 + 硫酸镁（ceftobiprole+magnesium sulfate）·················· 637

头孢托罗 + 氯化钾（ceftobiprole+potassium chloride）·············· 637

头孢托罗 + 氯化钠（ceftobiprole+sodium chloride）·············· 637

头孢托罗 + 吗啡（ceftobiprole+morphine）·············· 638

头孢托罗 + 美托洛尔（ceftobiprole+metoprolol）·············· 638

头孢托罗 + 咪达唑仑（ceftobiprole+midazolam）·············· 638

头孢托罗 + 米力农（ceftobiprole+milrinone）·············· 638

头孢托罗 + 莫西沙星（ceftobiprole+moxifloxacin）·············· 639

头孢托罗 + 哌替啶（ceftobiprole+meperidine）·············· 639

头孢托罗 + 泮托拉唑（ceftobiprole+pantoprazole）·············· 639

头孢托罗 + 葡萄糖酸钙（ceftobiprole+calcium gluconate）·············· 640

头孢托罗 + 氢化可的松（ceftobiprole+hydrocortisone）·············· 640

头孢托罗 + 庆大霉素（ceftobiprole+gentamicin）·············· 640

头孢托罗 + 去甲肾上腺素（ceftobiprole+norepinephrine）·············· 641

头孢托罗 + 瑞芬太尼（ceftobiprole+remifentanil）·············· 641

头孢托罗 + 顺阿曲库胺（ceftobiprole+cisatracurium）·············· 641

头孢托罗 + 碳酸氢钠（ceftobiprole+sodium bicarbonate）·············· 641

头孢托罗 + 妥布霉素（ceftobiprole+tobramycin）·············· 642

头孢托罗 + 盐酸羟嗪（ceftobiprole+hydroxyzine hydrochloride）·············· 642

头孢托罗 + 依那普利拉（ceftobiprole+enalaprilat）·············· 642

头孢托罗 + 胰岛素（ceftobiprole+insulin）·············· 643

头孢托罗 + 异丙嗪（ceftobiprole+promethazine）·············· 643

头孢托罗 + 左氧氟沙星（ceftobiprole+levofloxacin）·············· 643

头孢西丁 + 长春西汀（cefoxitin+vinpocetine）·············· 643

头孢西丁 + 地塞米松（cefoxitin+dexamethasone）·············· 644

头孢西丁 + 氟康唑（cefoxitin+fluconazole）·············· 644

头孢西丁 + 血栓通（cefoxitin+xueshuantong）·············· 644

头孢唑林 + 阿米卡星（cefazolin+amikacin）·············· 645

头孢唑林 + 氨茶碱（cefazolin+aminophylline）·············· 646

头孢唑林 + 氨溴索（cefazolin+ambroxol）·············· 646

头孢唑林 + 苯巴比妥（cefazolin+phenobarbital）·············· 646

头孢唑林 + 苯海拉明（cefazolin+diphenhydramine）·············· 647

头孢唑林 + 苯妥英钠（cefazolin+phenytoin sodium）·············· 647

头孢唑林 + 丙氯拉嗪（cefazolin+prochlorperazine）·············· 647

头孢唑林 + 丹皮酚磺酸钠（cefazolin+paeononlsilatie sodium）·············· 647

头孢唑林 + 多黏菌素 B（cefazolin+polymyxin B）·············· 648

头孢唑林 + 多黏菌素 E（cefazolin+polymyxin E）·············· 648

头孢唑林 + 红霉素（cefazolin+erythromycin）·············· 648

头孢唑林 + 琥珀胆碱（cefazolin+succinylcholine）·············· 648

头孢唑林＋磺胺异噁唑（cefazolin+sulfisoxazole）·································· 648

头孢唑林＋甲氧西林（cefazolin+methicillin）·································· 649

头孢唑林＋间羟胺（cefazolin+metaraminol）·································· 649

头孢唑林＋金霉素（cefazolin+chlortetracycline）·························· 649

头孢唑林＋卡那霉素（cefazolin+kanamycin）······························ 649

头孢唑林＋克林霉素＋庆大霉素（cefazolin+clindamycin+gentamicin）····· 650

头孢唑林＋利多卡因（cefazolin+lidocaine）·································· 650

头孢唑林＋林可霉素（cefazolin+lincomycin）······························ 651

头孢唑林＋氯化钙（cefazolin+calcium chloride）···························· 651

头孢唑林＋钠钾镁钙葡萄糖
（cefazolin+sodium potassium magnesium calcium and glucose）············· 651

头孢唑林＋哌甲酯（cefazolin+methylphenidate）···························· 651

头孢唑林＋葡萄糖酸钙（cefazolin+calcium Gluconate）···················· 652

头孢唑林＋青霉素（cefazolin+penicillin）···································· 652

头孢唑林＋氢化可的松（cefazolin+hydrocortisone）························ 652

头孢唑林＋庆大霉素（cefazolin+gentamicin）······························ 652

头孢唑林＋去甲肾上腺素（cefazolin+norepinephrine）······················ 652

头孢唑林＋水解蛋白（cefazolin+proteinum hydrolysatum）················ 653

头孢唑林＋四环素（cefazolin+tetracycline）································ 653

头孢唑林＋替硝唑（cefazolin+tinidazole）·································· 653

头孢唑林＋土霉素（cefazolin+oxytetracycline）···························· 653

头孢唑林＋妥布霉素（cefazolin+tobramycin）······························ 654

头孢唑林＋维生素 B_1（cefazolin+vitamin B_1）·························· 654

头孢唑林＋维生素 B_{12}（cefazolin+vitamin B_{12}）····················· 654

头孢唑林＋维生素 B_2（cefazolin+vitamin B_2）·························· 654

头孢唑林＋维生素 B_6（cefazolin+vitamin B_6）·························· 654

头孢唑林＋维生素 C（cefazolin+vitamin C）································ 655

头孢唑林＋新霉素（cefazolin+neomycin）·································· 655

头孢唑林＋脂肪乳（cefazolin+fat emulsion）································ 655

头孢唑肟＋维生素 B_6（ceftizoxime+vitamin B_6）························ 656

头孢唑肟＋西咪替丁（ceftizoxime+cimetidine）···························· 656

托烷司琼＋地塞米松（tropisetron+dexamethasone）························ 657

托烷司琼＋呋塞米（tropisetron+furosemide）······························ 657

W

万古霉素＋氨茶碱（vancomycin+aminophylline）···························· 658

万古霉素＋多烯磷脂酰胆碱（vancomycin+polyene phosphatidylcholine）··· 658

万古霉素＋氟尿嘧啶（vancomycin+fluorouracil）··········· 658

万古霉素＋果糖（vancomycin+fructose）··················· 658

万古霉素＋聚明胶肽（vancomycin+polygeline）··········· 659

万古霉素＋美洛西林（vancomycin+mezlocillin）··········· 659

万古霉素＋头孢哌酮舒巴坦（vancomycin+cefoperazone sulbactam）··· 659

万古霉素＋头孢匹胺（vancomycin+cefpiramide）········· 661

维生素 B_1＋枸橼酸钠（vitamin B_1+sodium citrate）········· 661

维生素 B_1＋碳酸氢钠（vitamin B_1+sodium bicarbonate）········· 661

维生素 B_6＋多种微量元素（Ⅱ）（vitamin B_6+multitrace elements Ⅱ）··· 661

维生素 C＋阿昔洛韦（vitamin C+aciclovir）··············· 662

维生素 C＋多种微量元素（Ⅱ）（vitamin C+multitrace elements Ⅱ）··· 662

维生素 C＋酚磺乙胺（vitamin C+etamsylate）············· 662

维生素 C＋氯化钾（vitamin C+potassium chloride）········· 663

维生素 C＋门冬氨酸钾镁（vitamin C+potassium magnesium aspartate）··· 663

维生素 C＋维生素 B_6（vitamin C+vitamin B_6）··········· 663

维生素 C＋小牛血去蛋白提取物

（vitamin C+deproteinized hemoderivative of calf blood）···· 664

维生素 K_1＋苯妥英钠（vitamin K_1+phenytoin sodium）········· 664

维生素 K_1＋复合磷酸氢钾

（vitamin K_1+compound potassium hydrogen phosphate）········· 664

维生素 K_1＋硫酸镁＋阿托品（vitamin K_1+magnesium sulfate+atropine）··· 665

维生素 K_1＋维生素 B_{12}（vitamin K_1+vitamin B_{12}）········· 665

维生素 K_1＋维生素 C（vitamin K_1+vitamin C）··········· 666

维生素 K_1＋右旋糖酐（vitamin K_1+dextran）··········· 666

乌拉地尔＋多巴酚丁胺（urapidil+dobutamine）········· 666

乌拉地尔＋碳酸氢钠（urapidil+sodium bicarbonate）········· 667

乌司他丁＋复方氨基酸（ulinastatin+compound amino acid）··· 667

五水头孢唑啉钠＋氨溴索

（cefazolin sodium pentahydrate+ambroxol）··············· 667

X

西咪替丁＋酚妥拉明（cimetidine+phentolamine）········· 668

西咪替丁＋两性霉素 B（cimetidine+amphotericin B）········· 668

西咪替丁＋头孢孟多（cimetidine+cefamandole）········· 668

西咪替丁＋头孢哌酮舒巴坦（cimetidine+cefoperazone sulbactam）··· 669

西咪替丁＋头孢噻吩（cimetidine+cephalothin）········· 669

西咪替丁＋头孢唑林（cimetidine+cefazolin）··········· 669

西咪替丁 + 维生素 B_6（cimetidine+vitamin B6） ················· 669

西咪替丁 + 维生素 C（cimetidine+vitamin C） ·················· 670

西咪替丁 + 异丙嗪（cimetidine+promethazine） ················· 670

吸入用盐酸氨溴索溶液 + 丙酸氟替卡松雾化吸入用混悬液
（ambroxol hydrochloride solution for inhalation+fluticasone
propionate nebuliser suspension） ·········· 671

吸入用盐酸氨溴索溶液 + 硫酸特布他林雾化液
（ambroxol hydrochloride solution for inhalation+terbutaline
sulfate nebulizer solution） ············· 671

吸入用盐酸氨溴索溶液 + 吸入用丙酸倍氯米松混悬液
（ambroxol hydrochloride solution for inhalation+beclometasone
dipropionate suspension for inhalation） ·········· 672

吸入用盐酸氨溴索溶液 + 吸入用布地奈德混悬液
（ambroxol hydrochloride solution for inhalation+budesonide
suspension for inhalation） ············· 672

吸入用盐酸氨溴索溶液 + 吸入用异丙托溴铵溶液
（ambroxol hydrochloride solution for inhalation+ipratropium
bromide solution for inhalation） ·········· 672

喜炎平 + 酚妥拉明（xiyanping+phentolamine） ··············· 673

喜炎平 + 氟罗沙星（xiyanping+fleroxacin） ················· 673

喜炎平 + 头孢拉定（xiyanping+cephradine） ················ 673

喜炎平 + 头孢曲松（xiyanping+ceftriaxone） ················ 674

喜炎平 + 头孢噻肟（xiyanping+cefotaxime） ················ 674

喜炎平 + 头孢他啶（xiyanping+ceftazidime） ················ 674

喜炎平 + 头孢替唑（xiyanping+ceftezole） ················· 675

喜炎平 + 依诺沙星（xiyanping+enoxacin） ················· 675

腺苷蛋氨酸 + 呋塞米（ademetionine+furosemide） ·············· 676

腺苷蛋氨酸 + 哌拉西林他唑巴坦（ademetionine+piperacillin tazobactam）··· 676

腺苷钴胺 + 氯丙嗪（cobamamide+chlorpromazine） ·············· 676

腺苷钴胺 + 葡萄糖（cobamamide+dextrose） ················ 676

腺苷钴胺 + 维生素 B_1（cobamamide+vitamin B_1） ·············· 676

腺苷钴胺 + 维生素 C（cobamamide+vitamin C） ··············· 677

腺苷钴胺 + 维生素 K（cobamamide+vitamin K） ··············· 677

香丹 + 氯化钠（xiangdan+sodium chloride） ················ 677

香丹 + 葡萄糖氯化钠（xiangdan+dextrose sodium chloride）············ 678

香菇多糖 + 维生素 A（lentinan+vitamin A） ················ 678

硝普钠 + 多巴酚丁胺 + 头孢哌酮
（sodium nitroprusside+dobutamine+cefoperazone） ·········· 678

硝普钠＋葡萄糖（sodium nitroprusside+dextrose）·················· 678
硝酸甘油＋复合磷酸氢钾
　（nitroglycerin+compound potassium dihydrogn phosphate）············ 679
硝酸甘油＋肝素（nitroglycerin+heparin）·················· 679
硝酸甘油＋甘露醇（nitroglycerin+mannitol）·················· 679
硝酸甘油＋左氧氟沙星（nitroglycerin+levofloxacin）·················· 680
小儿电解质补给注射液＋阿米卡星
　（pediatric electrolyte supplements injection+amikacin）·················· 680
小儿电解质补给注射液＋阿奇霉素
　（pediatric electrolyte supplements injection+azithromycin）·············· 680
小儿电解质补给注射液＋伏立康唑
　（pediatric electrolyte supplements injection+voriconazole）·············· 681
小儿电解质补给注射液＋拉氧头孢
　（pediatric electrolyte supplements injection+laoxycef）················ 681
小儿电解质补给注射液＋美罗培南
　（pediatric electrolyte supplements injection+meropenem）············ 681
小儿电解质补给注射液＋哌拉西林他唑巴坦
　（pediatric electrolyte supplements injection+piperacillin tazobactam）········ 682
小儿电解质补给注射液＋头孢呋辛
　（pediatric electrolyte supplements injection+cefuroxime）············· 683
小儿电解质补给注射液＋头孢美唑
　（pediatric electrolyte supplements injection+cefmetazole）·········· 683
小儿电解质补给注射液＋头孢哌酮舒巴坦
　（pediatric electrolyte supplements injection+cefoperazone sulbactam）····· 683
小儿电解质补给注射液＋头孢曲松
　（pediatric electrolyte supplements injection+ceftriaxone）··············· 685
小儿电解质补给注射液＋头孢他啶
　（pediatric electrolyte supplements injection+ceftazidime）············· 685
小儿电解质补给注射液＋万古霉素
　（pediatric electrolyte supplements injection+vancomycin）············· 685
小儿电解质补给注射液＋亚胺培南西司他丁
　（pediatric electrolyte supplements injection+imipenem cilastatin）········· 686
小儿复方氨基酸＋碳酸氢钠
　（pediatric compound amino acid+sodium bicarbonate）·············· 686
小牛血清去蛋白注射液＋果糖（deproteinised calf blood serum+fructose）··· 687
小牛血清去蛋白注射液＋氯化钠
　（deproteinised calf blood serum+sodium chloride）·············· 687
小牛血清去蛋白注射液＋葡萄糖（deproteinised calf blood serum+dextrose）··· 688

小牛血清去蛋白注射液＋葡萄糖氯化钠

（deproteinised calf blood serum+glucose and sodium chloride）·············· 688

小牛血清去蛋白注射液＋转化糖

（deproteinised calf blood serum+invert sugar）·········· 688

溴己新＋阿莫西林克拉维酸（bromhexine+amoxicillin clavulanate）····· 689

溴己新＋兰索拉唑（bromhexine+lansoprazole）········· 689

溴己新＋磷霉素（bromhexine+fosfomycin）·········· 690

溴己新＋美罗培南（bromhexine+meropenem）········· 690

溴己新＋痰热清（bromhexine+tanreqing）·········· 690

溴己新＋碳酸氢钠（bromhexine+sodium bicarbonate）········· 691

血塞通＋氨曲南（xuesaitong+aztreonam）········· 691

血塞通＋头孢曲松（xuesaitong+ceftriaxone）········· 691

血塞通＋头孢他啶（xuesaitong+ceftazidime）·········· 692

血塞通＋头孢西丁（xuesaitong+cefoxitin）········· 692

血塞通＋头孢唑林（xuesaitong+cefazolin）··········· 693

血栓通＋胞磷胆碱钠（xueshuantong+citicoline sodium）········· 693

血栓通＋刺五加（xueshuantong+ciwujia）·········· 693

血栓通＋果糖（xueshuantong+fructose）·········· 694

血栓通＋黄芪（xueshuantong+huangqi）·········· 694

血栓通＋克林霉素（xueshuantong+clindamycin）········· 695

血栓通＋转化糖（xueshuantong+invert sugar）········· 695

血栓通＋转化糖电解质

（xueshuantong+multiple electrolytic and invert sugar）·········· 696

Y

亚胺培南西司他丁＋氨溴索（imipenem cilastatin+ambroxol）········· 697

亚胺培南西司他丁＋奥美拉唑（imipenem cilastatin+omeprazole）····· 697

亚胺培南西司他丁＋复方氨基酸

（imipenem cilastatin+compound amino acid）·········· 697

亚胺培南西司他丁＋乳酸林格（imipenem cilastatin+lactated Ringer's）····· 698

亚叶酸钙＋葡萄糖（calciumfolicacid+dextrose）········· 698

炎琥宁＋阿米卡星（yanhuning+amikacin）·········· 698

炎琥宁＋阿奇霉素（yanhuning+azithromycin）········· 699

炎琥宁＋氨溴索（yanhuning+ambroxol）·········· 700

炎琥宁＋奥硝唑（yanhuning+ornidazole）········· 700

炎琥宁＋川芎嗪（yanhuning+ligustrazine）·········· 700

炎琥宁＋果糖二磷酸钠（yanhuning+fructose diphosphate sodium）········· 701

炎琥宁＋红霉素（yanhuning+erythromycin）·················· 701

炎琥宁＋吉他霉素（yanhuning+kitasamycin）················· 702

炎琥宁＋甲氧氯普胺（yanhuning+metoclopramide）··········· 702

炎琥宁＋卡那霉素（yanhuning+kanamycin）················· 702

炎琥宁＋克林霉素（yanhuning+clindamycin）················ 703

炎琥宁＋链霉素（yanhuning+streptomycin）················· 703

炎琥宁＋硫普罗宁（yanhuning+tiopronin）················· 703

炎琥宁＋奈替米星（yanhuning+netilmicin）················· 704

炎琥宁＋帕珠沙星（yanhuning+pazufloxacin）··············· 704

炎琥宁＋葡萄糖（yanhuning+dextrose）··················· 704

炎琥宁＋葡萄糖酸钙（yanhuning+calcium gluconate）········· 705

炎琥宁＋庆大霉素（yanhuning gentamycin）················· 705

炎琥宁＋头孢哌酮（yanhuning+cefoperazone）··············· 705

炎琥宁＋维生素 B$_6$（yanhuning+vitamin B$_6$）·············· 706

炎琥宁＋西索米星（yanhuning+sisomicin）················· 706

炎琥宁＋小诺霉素（yanhuning+micronomicin）·············· 707

炎琥宁＋溴己新（yanhuning+bromhexine）················· 707

炎琥宁＋依诺沙星（yanhuning+enoxacin）················· 707

盐酸吗啡＋阿立必利（morphine hydrochloride+alizapride）······· 708

盐酸吗啡＋阿托品（morphine hydrochloride+atropine）········· 708

盐酸吗啡＋奥曲肽（morphine hydrochloride+octreotide）········ 708

盐酸吗啡＋布比卡因（morphine hydrochloride+bupivacaine）····· 709

盐酸吗啡＋布比卡因＋可乐定

（morphine hydrochloride+bupivacaine+clonidine）··········· 709

盐酸吗啡＋地塞米松（morphine hydrochloride+dexamethasone）··· 709

盐酸吗啡＋丁溴东莨菪碱（morphine hydrochloride+hyoscine butylbromide）··· 710

盐酸吗啡＋氟哌啶醇（morphine hydrochloride+haloperidol）····· 710

盐酸吗啡＋氟哌啶醇＋丁溴东莨菪碱

（morphine hydrochloride+haloperidol+hyoscine butylbromide）····· 710

盐酸吗啡＋甲泼尼龙（morphine hydrochloride+methylprednisolone）········ 711

盐酸吗啡＋甲氧氯普胺（morphine hydrochloride+metoclopramide）····· 711

盐酸吗啡＋可乐定（morphine hydrochloride+clonidine）········ 711

盐酸吗啡＋雷尼替丁（morphine hydrochloride+ranitidine）······ 711

盐酸吗啡＋咪达唑仑（morphine hydrochloride+midazolam）····· 712

盐酸吗啡＋氢溴酸东莨菪碱（morphine hydrochloride+hyoscine hydrobromide）··· 712

盐酸吗啡＋双氯芬酸（morphine hydrochloride+diclofenac）······ 712

盐酸吗啡＋酮咯酸（morphine hydrochloride+ketorolac）······· 712

盐酸吗啡 + 酮咯酸 + 地塞米松

（morphine hydrochloride+ketorolac+dexamethasone）·················· 713

盐酸吗啡 + 酮咯酸 + 丁溴东莨菪碱

（morphine hydrochloride+ketorolac+hyoscine butylbromide）····· 713

盐酸吗啡 + 酮咯酸 + 氟哌啶醇

（morphine hydrochloride+ketorolac+haloperidol）··················· 714

盐酸吗啡 + 酮咯酸 + 甲氧氯普胺

（morphine hydrochloride+ketorolac+metoclopramide）·············· 714

氧氟沙星 + 利巴韦林（ofloxacin+ribavirin）······················· 714

依达拉奉 + 氨基酸（edaravone+amino acid）······················· 715

依达拉奉 + 苯妥英钠（edaravone+phenytoin sodium）·············· 715

依达拉奉 + 地西泮（edaravone+diazepam）························· 715

依达拉奉 + 坎利酸钾（edaravone+potassium canrenoate）··········· 715

依达拉奉 + 氯化钠（edaravone+sodium chloride）·················· 715

依达拉奉 + 葡萄糖（edaravone+dextrose）························· 715

依达拉奉 + 头孢呋辛（edaravone+cefuroxime）···················· 715

依达拉奉 + 头孢拉定（edaravone+cephradine）···················· 716

依达拉奉 + 头孢曲松（edaravone+ceftriaxone）···················· 716

依达拉奉 + 头孢噻肟（edaravone+cefotaxime）···················· 717

依达拉奉 + 头孢他啶（edaravone+ceftazidime）···················· 717

伊立替康 + 表柔比星（irinotecan+ epirubicin）···················· 718

依那普利拉 + 多巴胺（enalaprilat+dopamine）···················· 718

依那普利拉 + 多巴酚丁胺（enalaprilat+dobutamine）··············· 718

依那普利拉 + 肝素（enalaprilat+heparin）························· 718

依那普利拉 + 硝普钠（enalaprilat+nitroprusside）·················· 718

依那普利拉 + 硝酸甘油（enalaprilat+nitroglycerin）··············· 719

依诺沙星 + 丹参酮ⅡA（enoxacin+tanshinone ⅡA）··············· 719

依诺沙星 + 呋苄西林（enoxacin+furbenicillin）···················· 719

依诺沙星 + 青霉素（enoxacin+penicillin）························· 719

依替米星 + 复方甘草酸苷（etimicin+compound glycyrrhizin）········ 720

依替米星 + 头孢匹胺（etimicin+cefpiramide）····················· 720

依替米星 + 异甘草酸镁（etimicin+magnesium isoglycyrrhizinate）······ 720

依托泊苷 + 阿糖胞苷 + 柔红霉素（etoposide+cytarabine+daunorubicine）··· 721

依托泊苷 + 丙氯拉嗪（etoposide+prochlorperazine）················ 721

依托泊苷 + 长春地辛 + 吡柔比星（etoposide+vindesine+pirarubicin）··· 721

依托泊苷 + 长春地辛 + 表阿霉素（etoposide+vindesine+epirubicin）··· 722

依托泊苷 + 长春新碱 + 多柔比星（etoposide+vincristine+doxorubicin）··· 722

依托泊苷 + 甲泼尼龙（etoposide+methylprednisolone）·············· 723

依托泊苷 + 两性霉素 B（etoposide+amphotericin B）·············· 723

依托泊苷 + 氯丙嗪（etoposide+chlorpromazine）················ 723

依托泊苷 + 丝裂霉素（etoposide+mitomycin）·················· 724

依托泊苷 + 头孢吡肟（etoposide+cefepime）·················· 724

依托泊苷 + 亚胺培南西司他丁（etoposide+imipenem cilastatin）·········· 724

胰岛素 + 川芎嗪（insulin+ligustrazine）···················· 724

胰岛素 + 红花（insulin+honghua）······················ 725

胰岛素 + 黄芪（insulin+huangqi）······················ 725

胰岛素 + 肌苷（insulin+inosine）······················· 726

胰岛素 + 榄香烯乳（insulin+elemene emulsion）·············· 726

胰岛素 + 参麦（insulin+shenmai）······················ 727

胰岛素 + 生脉（insulin+shengmai）····················· 727

胰岛素 + 香丹（insulin+xiangdan）····················· 727

胰岛素 + 亚硝酸钠（insulin+sodium nitrite）················· 728

胰岛素 + 银杏达莫（insulin+ginkgo leaf extract and dipyridamole）········ 728

乙酰半胱氨酸 + 非诺特罗（acetylcysteine+fenoterol）············ 728

乙酰半胱氨酸 + 异丙托溴铵（acetylcysteine+ipratropium bromide）······· 729

乙酰谷酰胺 + 氨茶碱（aceglutamide+aminophylline）············ 729

乙酰左卡尼汀 + 倍他米松（acetyl-L-carnitine+betamethasone）········ 729

乙酰左卡尼汀 + 吡罗昔康（acetyl-L-carnitine+piroxicam）·········· 729

乙酰左卡尼汀 + 复方维生素 B（acetyl-L-carnitine+compound vitamin B）··· 730

乙酰左卡尼汀 + 硫秋水仙苷（acetyl-L-carnitine+thiocolchicoside）······ 730

乙酰左卡尼汀 + 曲马多（acetyl-L-carnitine+tramadol）··········· 730

乙酰左卡尼汀 + 双氯芬酸（acetyl-L-carnitine+diclofenac）·········· 730

乙酰左卡尼汀 + 酮咯酸（acetyl-L-carnitine+ketorolac）··········· 731

乙酰左卡尼汀 + 酮洛芬（acetyl-L-carnitine+ketoprofen）·········· 731

异丙嗪 + 氨茶碱（promethazine+aminophylline）·············· 731

异丙嗪 + 地塞米松（promethazine+dexamethasone）············ 731

异甘草酸镁 + 氨溴索（magnesium isoglycyrrhizinate+ambroxol）········ 731

异甘草酸镁 + 昂丹司琼（magnesium isoglycyrrhizinate+ondansetron）······ 732

异甘草酸镁 + 环磷腺苷葡胺

（magnesium isoglycyrrhizinate+meglumine adenosine cyclophosphate）····· 732

异甘草酸镁 + 甲磺酸加贝酯

（magnesium isoglycyrrhizinate+gabexatemesylate）··············· 733

异帕米星 + 氨苄西林（isepamicin+ampicillin）··············· 733

异帕米星 + 果糖（isepamicin+fructose）·················· 733

异帕米星 + 林格液（isepamicin+Ringer's solution）············· 733

异帕米星 + 木糖醇（isepamicin+xylitol）·················· 733

异帕米星 + 头孢呋辛（isepamicin+cefuroxime）·············· 734

异帕米星 + 头孢替安（isepamicin+cefotiam）················· 734

异帕米星 + 维生素 C（isepamicin+vitamin C）·············· 734

银杏达莫 + 阿昔洛韦（ginkgo leaf extract and dipyridamole+acyclovir）··· 734

银杏达莫 + 氨基酸（flavonoids+amino acid）················· 734

银杏达莫 + 脑蛋白水解物

（ginkgo leaf extract and dipyridamole+cerebroprotein hydrolysate）······· 735

银杏叶提取物 + 低分子右旋糖酐（ginkgo biloba extract+dextran 40）··· 735

银杏叶提取物 + 多巴胺（ginkgo biloba extract+dopamine）······· 735

银杏叶提取物 + 呋塞米（ginkgo biloba extract+furosemide）······· 735

银杏叶提取物 + 氯化钠（ginkgo biloba extract+sodium chloride）····· 736

银杏叶提取物 + 葡萄糖（ginkgo biloba extract+glucose）········· 736

银杏叶提取物 + 前列腺素 E_1（ginkgo biloba extract+ prostaglandin E_1）····· 736

银杏叶提取物 + 羟乙基淀粉（ginkgo biloba extract+hydroxyethyl starch）··· 736

银杏叶提取物 + 小牛血清去蛋白提取物

（ginkgo biloba extract+deproteinized calf blood extractives）·········· 736

罂粟碱 + 碘克沙酸（papaverine+ioxaglate）················· 737

罂粟碱 + 碘帕醇（papaverine+iopamidol）·················· 737

罂粟碱 + 泛影葡胺（papaverine+diatrizoate meglumine）········· 737

罂粟碱 + 泛影酸（papaverine+diatrizoate）················· 737

罂粟碱 + 冠心宁（papaverine+guanxinning）················ 737

罂粟碱 + 氯丙嗪（papaverine+chlorpromazine）·············· 738

罂粟碱 + 异丙嗪（papaverine+promethazine）··············· 738

荧光素钠 + 硫酸亚铁（fluorescein sodium+ferrous sulfate）········ 738

荧光素钠 + 转化糖电解质

（fluorescein sodium+multiple electrolytic and invert sugar）········· 738

右雷佐生 + 醋酸钠林格（dexrazoxane+sodium acetate Ringer's）····· 739

右雷佐生 + 氯化钠（dexrazoxane+sodium chloride）··········· 739

右雷佐生 + 葡萄糖（dexrazoxane+dextrose）··············· 739

右雷佐生 + 乳酸钠林格（dexrazoxane+sodium lactate Ringer's）···· 740

鱼精蛋白 + 碳酸氢钠（protamine+sodium bicarbonate）········· 740

Z

藻酸双酯钠 + 环丙沙星（alginic sodium diester+ciprofloxacin）····· 741

脂肪乳剂 + 鱼精蛋白（fat emulsion+protamine）············· 741

脂肪乳氨基酸（17）葡萄糖（11%）+ 多种微量元素

［fat emulsion, aminoacids（17）and glucose（11%）+multitrace elements］741

脂肪乳氨基酸（17）葡萄糖（11%）+氯化钾+浓氯化钠
　　［fat emulsion, amino acids（17）and glucose（11%）+potassium
　　chloride+concentrated sodium chloride］ ·· 742
脂肪乳氨基酸（17）葡萄糖（11%）+氯化钾、浓氯化钠、水溶性维生素、脂
　　溶性维生素、多种微量元素
　　［fat emulsion, aminoacids（17）and glucose（11%）+potassium
　　chloride、concentrated sodium chloride、water soluble vitamin、
　　fat soluble vitamin、multitrace elements］ ·· 742
脂肪乳氨基酸（17）葡萄糖（11%）+水溶性维生素+脂溶性维生素
　　［fat emulsion, amino acids（17）and glucose（11%）+water soluble
　　vitamin+fat soluble vitamin］ ·· 743
脂肪乳氨基酸（17）葡萄糖（11%）+痰热清
　　［fat emulsion, aminoacids（17）and glucose（11%）+tanreqing］ ··········· 743
脂溶性维生素Ⅱ+低分子右旋糖酐（fat soluble vitamin Ⅱ+dextran40）··· 744
转化糖+奥美拉唑（invert sugar+omeprazole）······································ 744
转化糖电解质+阿奇霉素
　　（multiple electrolytic and invert sugar+azithromycin）···················· 744
转化糖电解质+氨茶碱
　　（multiple electrolytic and invert sugar+aminophylline）················· 745
转化糖电解质+奥美拉唑
　　（multiple electrolytic and invert sugar+omeprazole）···················· 745
转化糖电解质+红霉素（multiple electrolytic and invert sugar+erythromycin）··· 745
转化糖电解质+磺胺嘧啶
　　（multiple electrolytic and invert sugar+sulfadiazine）·················· 745
转化糖电解质+磺胺异噁唑
　　（multiple electrolytic and invert sugar+sulfisoxazole）················ 746
转化糖电解质+氯化钙
　　（multiple electrolytic and invert sugar+calcium chloride）············· 746
转化糖电解质+葡萄糖酸钙
　　（multiple electrolytic and invert sugar+calcium gluconate）············ 746
转化糖电解质+碳酸锂
　　（multiple electrolytic and invert sugar+lithium carbonate）············ 746
转化糖电解质+头孢哌酮舒巴坦
　　（multiple electrolytic and invert sugar+cefoperazone sulbactam）············ 746
转化糖电解质+维生素C（multiple electrolytic and invert sugar+vitamin C）····· 747
紫杉醇+昂丹司琼（paclitaxel+ondansetron）·· 747
紫杉醇+多柔比星（paclitaxel+doxorubicin）·· 748
紫杉醇+卡铂（paclitaxel+carboplatin）·· 748

紫杉醇 + 雷尼替丁（paclitaxel+ranitidine）·················· 748
紫杉醇 + 氯化钠（paclitaxel+sodium chloride）·············· 748
紫杉醇 + 葡萄糖（paclitaxel+dextrose）···················· 749
紫杉醇 + 顺铂（paclitaxel+cisplatin）······················ 749
紫杉醇 + 头孢吡肟（paclitaxel+cefepime）·················· 749
紫杉醇 + 头孢拉定（paclitaxel+cephradine）················ 749
紫杉醇 + 头孢美唑（paclitaxel+cefmetazole）··············· 750
紫杉醇 + 头孢孟多（paclitaxel+cefamandole）··············· 750
紫杉醇 + 头孢哌酮（paclitaxel+cefoperazone）·············· 750
紫杉醇 + 头孢噻肟（paclitaxel+cefotaxime）················ 750
紫杉醇 + 头孢替唑（paclitaxel+ceftezole）·················· 751
紫杉醇 + 万古霉素（paclitaxel+vancomycin）··············· 751
左沙丁胺醇 + 色甘酸钠（levalbuterol+sodium cromoglicate）··· 751
左沙丁胺醇 + 乙酰半胱氨酸（levalbuterol+acetylcysteine）····· 752
左沙丁胺醇 + 异丙托溴铵（levalbuterol+ipratropium bromide）·· 752
左氧氟沙星 + 氨苄西林（levofloxacin+ampicillin）··········· 752
左氧氟沙星 + 氨基己酸（levofloxacin+aminocaproic acid）····· 752
左氧氟沙星 + 氨甲苯酸（levofloxacin+aminomethylbenzoic acid）· 753
左氧氟沙星 + 氨甲环酸（levofloxacin+tranexamic acid）······· 753
左氧氟沙星 + 氨溴索（ciprofloxacin+ambroxol）············· 753
左氧氟沙星 + 丹红（levofloxacin+danhong）················ 753
左氧氟沙星 + 酚磺乙胺（levofloxacin+etamsylate）··········· 754
左氧氟沙星 + 复方丹参（levofloxacin+compound danshen）····· 754
左氧氟沙星 + 肝素钠（levofloxacin+heparin sodium）········· 754
左氧氟沙星 + 冠心宁（levofloxacin+guanxinning）··········· 755
左氧氟沙星 + 果糖（levofloxacin+fructose）················ 755
左氧氟沙星 + 甲硝唑（levofloxacin+metronidazole）·········· 755
左氧氟沙星 + 甲氧氯普胺（levofloxacin+metoclopramide）····· 756
左氧氟沙星 + 氯化钾（levofloxacin+potassium chloride）······· 756
左氧氟沙星 + 米卡芬净（levofloxacin+micafungin）·········· 756
左氧氟沙星 + 帕瑞昔布（ciprofloxacin+parecoxib）··········· 756
左氧氟沙星 + 蛇毒血凝酶（levofloxacin+hemocoagulase atrox）·· 757
左氧氟沙星 + 替考拉宁（levofloxacin+teicoplanin）·········· 757
左氧氟沙星 + 硝酸甘油（levofloxacin+nitroglycerin）········· 758
左乙拉西坦 + 果糖（levetiracetam+fructose）··············· 758
左乙拉西坦 + 氯化钠（levetiracetam+sodium chloride）········ 758
左乙拉西坦 + 葡萄糖（levetiracetam+dextrose）············· 759
左乙拉西坦 + 乳酸钠林格（levetiracetam+sodium lactate Ringer's）··· 760

左乙拉西坦 + 转化糖（levetiracetam+invert sugar）·················· 760

唑来膦酸 + 乳酸林格（zoledronic acid+lactated Ringer's）·················· 761

唑来膦酸 + 林格液（zoledronic acid+Ringer's solution）·················· 761

唑来膦酸 + 氯化钙（zoledronic acid+calcium chloride）·················· 761

唑来膦酸 + 葡萄糖酸钙（zoledronic acid+calcium gluconate）·············· 761

唑来膦酸 + 亚叶酸钙（zoledronic acid+calcium folinate）·················· 761

新编药物配伍禁忌速查手册
——基于 2000 组药物配伍研究结果

上编

药物配伍基础知识

药物配伍相容是指 2 种或 2 种以上的肠外制剂（包括注射剂、雾化溶液、滴眼剂、洗剂或外用乳剂等）体外配伍时保持了化学稳定性和物理相容性，在一定的条件下使用不存在疗效降低和安全性隐患。**药物配伍禁忌**是指 2 种或 2 种以上的肠外制剂（尤其是注射剂、雾化溶液）配伍时出现化学不稳定（如主药含量显著降低、产生不明杂质等）和 / 或物理不相容性（外观变化、不溶性微粒超标等），这些变化影响治疗药物的安全性和有效性。一般来说，配伍的临床观察和实验室研究的结果包括 3 种情况：**可以配伍、谨慎配伍**和**配伍禁忌**。本书的推荐意见就采用这 3 种配伍情况。

注射液的配伍包括 3 种混合方式：**Y 型输液通路、静脉输液袋（瓶）混合和预混注射器**。在 Y 型输液通路（三通）中混合，如果不是原液，则药物浓度相对较低，混合时间短暂；静脉输液袋（瓶）中混合，药物的浓度低，但是混合时间可能从数分钟到数小时；预混注射器内混合，药物浓度相对高，存储时间久。因此，同样的两种（或以上）的注射药物在上述三种混合情况下可能有不同的配伍结果。

配伍禁忌是临床工作中需要重视和规避的重要问题。Rumma[1] 早在 1981 年就编辑了一本供护士参考的注射剂配伍的手册。5 年后，Zeller 等[2] 也基于当时的文献报道和标准参考书，为冠心病监护病房（CCU 病房）的药师和护士制作了一个药物配伍表格。但是真正把配伍禁忌研究和临床应用推上顶峰的则是 Lawrence A. Trissel。Trissel 是著名的药师和注射剂配伍相容性研究者，主编了著名的《注射药物手册》（*Handbook on Injectable Drugs*）、《制剂处方稳定性》（*Stability of Compounded Formulations*）、《肠外营养中钙和磷的相容性》（*Calcium and Phosphate Compatibility in Parenteral Nutrition*）、《HPLC 分析法在药物稳定性研究中的应用》（*Stability-Indicating HPLC Methods for Drug Analysis*）和《Trissel 物理相容性表》（*Trissel's Tables of Physical Compatibility*）等。为表彰他对医院药学特别是配伍禁忌研究方面的突出贡献，美国卫生系统药师协会（ASHP）在 2011 年丹佛（Denver）夏季会议上授予 Trissel 荣誉会员身份。

一、配伍禁忌发生机制

当 2 种或 2 种以上分散系混合后，可能破坏原有分散系的稳定性，发生以下理化方面的变化：①氧化还原反应、络合反应，导致主药含量变化，或产生新的物质 / 杂质（难溶性盐）；② pH 的改变，导致酸碱不稳定药物的水解，或者导致某些药物 pH 依赖性的溶解度发生变化，增加不溶性微粒数；③引入新的离子或改变离子强度，导致胶体、乳剂等稳定性的破坏；④渗透压的改变。上述理化反应引发的配伍禁忌可能导致药物疗效降低，产生新的安全性隐患。

二、药物配伍稳定性和相容性研究[3-4]

1. 化学稳定性

最常用的分析方法是高效液相色谱法（High Performance Liquid Chromatography，HPLC）和紫外光谱法（Ultraviolet，UV）。配伍药物的浓度变化，以时间零点的结果表示为 100% 药物浓度，所有其他时间点的浓度表示为与初始药物浓度的相对百分比。稳定性分析样品应一式 3 份，即 3 份独立的配制制剂，而不是将单个大批量配制溶液分成 3 个容器。应计算每个特定时间点的所有样本测量值（n=6 或 9）的平均值和标准差。配伍溶液主药含量应保持稳定，《中华人民共和国药典》（以下简称《中国药典》）没有统一的规定，而是对不同注射剂的含量占标示量有不同的规定，如注射用头孢哌酮钠舒巴坦钠的配伍溶液中含头孢哌酮与舒巴坦钠均应为标示量的 90.0%~110.0%；注射用奥美拉唑的配伍溶液，以奥美拉唑计应为标示量的 93.0%~107.0%。

2. 物理相容性

物理相容性研究的目的是确定两种或两种以上的肠外药物在（在特定容器或 Y 型输液通路中）混合后的短时间（一般是 4 小时）内是否具有**物理稳定性**。

（1）外观变化

配伍溶液在特定温度下、一定时间内的外观变化是物理相容性的主要考察内容。应该在**明亮的光线下**目视观察白色和黑色背景下的配伍溶液是否出现沉淀（颗粒）、颜色变化、气体（气泡）形成，是否存在相分离、破乳现象。

①浊度法是检测颗粒形成的首选方法，与时间零点测量相比，浊度单位（NTU）增加 0.5 或更大通常被认为是颗粒形成的阳性结果。目前《中国药典》（2020 年版）没有对**临床调配**的静脉混合输液的不溶性微粒有相关要求，参考对**静脉用注射剂**（溶液型注射液、注射用无菌粉末、注射用

浓溶液）及**供静脉注射用无菌原料药**中不溶性微粒的大小及数量的要求，采用光阻法或显微计数法检查配伍溶液中的不溶性微粒。

光阻法结果判定：标示装量为 100ml 或 100ml 以上的静脉用注射液，除另有规定外，每 1ml 中含 10μm 及 10μm 以上的微粒数不得过 25 粒，含 25μm 及 10μm 以上的微粒数不得过 3 粒。标示装量为 100ml 以下的静脉用注射液、静脉注射用无菌粉末、注射用浓溶液及供注射用无菌原料药除另有规定外，每个供试品容器（份）中含 10μm 及 10μm 以上的微粒数不得过 6000 粒，含 25μm 及 25μm 以上的微粒数不得过 600 粒。

显微计数法结果判定：标示装量为 100ml 或 100ml 以上的静脉用注射液，除另有规定外，每 1ml 中含 10μm 及 10μm 以上的微粒数不得过 12 粒，含 25μm 及 25μm 以上的微粒数不得过 2 粒。标示装量为 100ml 以下的静脉用注射液、静脉注射用无菌粉末、注射用浓溶液及供注射用无菌原料药除另有规定外，每个供试品容器（份）中含 10μm 及 10μm 以上的微粒数不得过 3000 粒，含 25μm 及 25μm 以上的微粒数不得过 300 粒。《中国药典》（2020 年版）四部同时要求，除另有规定外，混悬型注射液（禁止静脉注射，可以皮下或肌内注射）中原料药物粒径应控制在 15μm 以下，含 15~20μm（间有个别 20~50μm）者，不应超过 10%，若有可见沉淀，振摇时应容易分散均匀。乳状液型注射液，不得有相分离现象；静脉用乳状液型注射液中 90% 的乳滴粒径应在 1μm 以下，除另有规定外，不得有大于 5μm 的乳滴。

②肉眼目视可见的颜色变化，包括出现新的颜色或原有颜色的消退，都可能伴随着配伍溶液的不稳定性。

③肠外制剂混合如果有气泡形成，则可能发生了化学变化，视为配伍禁忌。

④配伍溶液出现相分离或破乳，可能带来严重的安全隐患，视为配伍禁忌。

（2）pH 测量

药物制剂的不稳定性有时伴随着 pH 的变化，或者说 pH 变化（酸碱性改变）显著改变药物稳定性，因此某些溶解度具有 pH 依赖性的药物在进行相容性研究时应包括 pH 测量（采用 pH 计、组合电极或温度探头测量）。由于小容量静脉注射液（≤ 20ml，依照国食药监注【2008】7 号《关于发布化学药品注射剂和多组分生化药注射剂基本技术要求的通知》作为区分标准）输注后可迅速被血浆强大的缓冲系统所调节，因此 pH 变化可以忽略，除非输注过程带来严重的血管刺激作用。大容量静脉注射剂（除另有规定外，一般不小于100ml，生物制品一般不小于50ml）的pH需要检测。《中国药典》（2020年版）对**注射液配伍的pH没有具体的要求**，但规定0.9%氯化钠注射液pH为4.5~7.0，5%葡萄糖注射液pH为3.2~5.5，因此注射剂混合后的输液pH允许有较大的变化，只要不引起药物发生化学稳定性和物理相容性变化即可。

（3）渗透压测定

高渗溶液的输注可能带来溶血等安全隐患。《中国药典》（2020年版）四部也强调，在制备注射剂、眼用液体制剂等药物制剂时，必须关注其渗透压。处方中添加了渗透压调节剂的制剂，均应控制其渗透压摩尔浓度。静脉输液、营养液、电解质或渗透利尿药（如甘露醇注射液）等制剂，应在药品说明书上标明其渗透压摩尔浓度，以便临床医生根据实际需要对所用制剂进行适当的处置（如稀释）。

《中国药典》（2020年版）四部要求，**静脉输液**及**椎管注射用注射液**需要按照渗透压摩尔浓度测定法测定渗透压。除另有规定外，输液应尽可能与血液等渗。

正常人体血液的渗透压摩尔浓度范围为285~310mOsmol/kg，0.9%氯化钠溶液或5%葡萄糖溶液的渗透压摩尔浓度与人体血液相当。临床上将小针剂/干粉制剂溶于上述溶媒中静脉输注，可以不测定渗透压，相容性研究也可以不考虑渗透压的改变。

3.生物制剂的稳定性

生物药物包括多肽、单克隆抗体、核酸和其他大分子。生物制品的稳定性定义比小分子药物更为复杂。例如多肽容易失去活性，代谢机制包括水解或氧化、糖基化、构象变化和聚集。需要建立一套分析方法，包括至少一种生物学活性测定，以评估生物药物稳定性，并且检测方法应经过验证。活性药物和降解产物的分析参考标准可能无法广泛用于生物药物，这进一步使分析验证过程复杂化。因此本书没有纳入包含生物制剂的配伍相容性信息。

需注意，**物理相容性并不是指是否发生物理变化**，而是特指混合后分散系的外观变化：氧化还原反应导致的颜色变化或气体的产生、形成不溶性盐导致的浑浊或沉淀等都属于化学变化。两种分散系混合后发生的物理变化包括：溶剂极性改变、盐析、破乳和吸附。混合分散系的渗透压变化往往与盐析导致胶体破坏有关，影响了药物原有的渗透压。**化学稳定性**主要涉及药物因水解或者氧化还原反应导致浓度降低，或者同时产生新的化合物；也包括间接的化学反应，如一种药物使另一种药物的分散系 pH 发生变化（酸化或碱化），导致另一种药物发生水解反应。

三、影响配伍相容性的因素

影响药物配伍结果的因素有很多，最常见的包括以下几种。

1. 温度

一般来说，温度过低或者过高都会影响药物的稳定性。对于不稳定的分散系，降低温度可能导致结晶或者乳剂破乳等，而温度升高也能加快药物理化性质的改变。临床配伍相容性研究所关注的温度主要是**冷藏温度**（4℃）、**室温**（23℃）和**体温**（37℃）。冷藏温度试验主要是为了考察在冰箱中暂时储存配制好的溶液的稳定性，室温试验主要为考察混合后的溶液在输注过程中是否发生配伍禁忌，而考察体温的情况比较少见，主要是用于考察植入体内泵系统（镇痛泵、胰岛素泵等）中的药物混合的稳定性。

2. 浓度

混合药物的浓度是影响配伍稳定性的重要因素。一般来说，浓度越低稳定性越好。对多种药物来说，在低浓度时混合可能具有很好的物理相容性，而浓度升高则往往表现出物理方面的不相容性，出现浑浊、分层甚至沉淀。例如盐酸吗啡、酮咯酸氨丁三醇和乳酸氟哌啶醇，氨曲南和万古霉素，利多卡因和丙泊酚彼此之间的配伍结果与药物浓度密切相关。比较典型的情形是两种药物**原液混合**后立即出现沉淀，而用其他**溶媒稀释**后混合则没有出现沉淀。

盐酸吗啡 + 酮咯酸氨丁三醇和乳酸氟哌啶醇 Destro 等[5] 在已经证明无配伍禁忌的盐酸吗啡（<4.70mg/ml）和酮咯酸氨丁三醇（<1.76mg/ml）的 0.9% 氯化钠注射液中，加入乳酸氟哌啶醇，考察其在 25℃混合 48 小时的物理相容性。结果发现，盐酸吗啡、酮咯酸氨丁三醇和低浓度的乳酸氟哌啶醇（0.12mg/ml）混合后具有物理相容性，但是与较高浓度的乳酸氟哌啶醇（0.23mg/ml）混合后出现乳白色浑浊，提示存在配伍禁忌。

氨曲南和万古霉素 Trissel 等[6] 考察了氨曲南（4mg/ml 和 40mg/ml）和盐酸万古霉素（1mg/ml 和 10mg/ml）按临床最低和最高浓度在 5% 葡

葡萄糖注射液和 0.9% 氯化钠注射液中混合的物理相容性和化学稳定性。混合物在 4℃、23℃和 32℃下混合 31 天，在荧光灯和廷德尔光（Tyndall beam）下观察混合物外观变化，测定浊度和微粒大小、含量，HPLC 法测定药物浓度。结果发现，混合物起始时是澄清的，但是高浓度的混合物（氨曲南 40mg/ml 和万古霉素 10mg/ml）随后出现了明显的微晶体沉淀，并在 24 小时内出现浑浊和沉淀。HPLC 法测定显示，氨曲南（4mg/ml）和万古霉素（1mg/ml）在 5% 葡萄糖注射液中于 32℃、23℃和 4℃下可以分别稳定 7、14 和 31 天，氨曲南（4mg/ml）和万古霉素（1mg/ml）在 0.9% 氯化钠溶液中于 32℃、23℃和 4℃下可以分别稳定 7、31 和 31 天；而高浓度的混合物（氨曲南 40mg/ml 和万古霉素 10mg/ml）在 0.9% 氯化钠溶液中于 32℃、23℃和 4℃下可以分别稳定 3、3 和 14 天。

利多卡因与丙泊酚 Masaki 等[7]考察了丙泊酚和利多卡因混合后的理化稳定性。将利多卡因 5mg、10mg、20mg 和 40mg 分别溶于 20ml 1% 的丙泊酚中，24 小时后应用气相色谱法测定丙泊酚的浓度，用扫描电镜在随机视野中测定最大微粒。结果发现，40mg 和 20mg 的利多卡因溶于丙泊酚后，分别在 3 小时和 24 小时后出现了肉眼可见的无色分层，但是 5mg 和 10mg 的利多卡因没有发现分层。与 40mg 利多卡因混合后，丙泊酚的浓度出现线性下降，特别是在混合后 4~24 小时内降低显著，而且在 30 分钟后出现了 ≥5μm 微粒的乳剂；与基线水平相比，与 5mg、10mg 和 20mg 的利多卡因混合没有导致丙泊酚浓度降低。这种高浓度的配伍随着时间的延长可出现理化不稳定性，增加导致肺栓塞的风险，临床应该避免配伍。Lilley 等[8]也考察了丙泊酚乳剂中加入不同浓度的利多卡因后的稳定性。结果发现，在 200mg（20ml）的丙泊酚乳剂中加入 20mg 利多卡因不会导致临床意义的配伍禁忌，但是如果加入的利多卡因量大于 20mg 则可能存在配伍禁忌。

因此，对于临床来说，研究药物配伍时一般选择**临床常用的最低浓度和最高浓度**，脱离临床意义的低浓度和甚高浓度虽然提示为可以配伍或配伍禁忌，但是对于临床来说意义不大。从这个角度来说，配伍禁忌一定要强调是否有临床意义。

3. 溶媒

溶媒对于药物配伍至关重要。与不同的溶媒混合可以导致完全不同的结果，特别是对于某些稳定性差的**脂质体制剂**，一旦与离子型的溶媒混合可以直接导致破乳。

抗胸腺细胞球蛋白和氯化钠注射液、葡萄糖注射液 Trissel 等[9] 考察了抗胸腺细胞球蛋白（终浓度 0.2mg/ml 和 0.3mg/ml）经 Y 型输液通路与肝素钠（2U/ml）按体积比 1∶1 分别于 0.9% 氯化钠注射液和 5% 葡萄糖注射液中混合的物理相容性。混合物在室温（23℃）下混合 4 小时，观察混合物的外观变化，测定浊度变化、微粒大小和数量。结果发现，肝素钠与 2 种浓度的抗胸腺细胞球蛋白在 5% 葡萄糖注射液中混合后，立即出现了白色浑浊（浊度增加 25~30 NTU）和沉淀，而在 0.9% 的氯化钠注射液中具有物理相容性。

头孢托罗酯与艾司奥美拉唑钠 Chan 等[10] 考察了头孢托罗酯与艾司奥美拉唑钠在不同溶媒中配伍的相容性。头孢托罗酯用无菌注射用水溶解为 2.67mg/ml（头孢托罗为 2mg/ml），加入 5% 葡萄糖注射液、0.9% 氯化钠注射液和乳酸林格氏液中，分别取 5ml 的头孢托罗酯和 5ml 的艾司奥美拉唑钠（0.4mg/ml）混合，测定室温条件下混合 4 小时后配伍相容性（外观、浊度、微粒大小和数量）。结果发现，头孢托罗酯与艾司奥美拉唑钠在 5% 葡萄糖溶液和 0.9% 氯化钠溶液中混合具有相容性；但是在乳酸林格氏液中混合后出现浊度增加和镜下微粒，提示头孢托罗酯和艾司奥美拉唑钠在不同的溶剂中混合具有不同的结果。与此类似的还有头孢托罗酯与阿昔洛韦钠，两者在 5% 葡萄糖注射液中和 0.9% 氯化钠注射液中具有很好的相容性，但在乳酸林格氏液中混合则出现镜下微粒。

4. 混合时间

一般来说，随着混合溶液时间延长，越容易出现配伍禁忌。除个别药物在混合瞬间即出现物理方面的不相容性外，其他的配伍禁忌，包括化学稳定性与混合时间密切相关。但是对于临床来说，输液时间一般为 30 分钟至 2 小时，对配伍禁忌的研究也多局限在数小时内，超过 4 小时的研究更多是针对配伍后暂存的溶液，或者预混后长期保存的溶液。

盐酸吗啡与地塞米松磷酸钠 Vermeire 等[11] 考察了盐酸吗啡（10mg/ml 和 50mg/ml）与地塞米松磷酸钠（0.83mg/ml、1.67mg/ml 和 3.33mg/ml）混合的稳定性。将盐酸吗啡注射液（50mg/ml）加入地塞米松磷酸钠溶液中，在 22℃ 下避光混合 28 天，观察外观变化，测定溶液 pH 和渗透压变化，用 HPLC 法测定药物浓度变化。结果发现，地塞米松磷酸钠和盐酸吗啡按体积比 10∶10、5∶10、1∶10 混合后具有物理相容性，渗透压没有明显变化，但是混合物 pH 在存储过程中显著降低（降至 3.5~6.5）。HPLC 法测定药物的浓度也显示地塞米松磷酸钠药物降解超过 10%。

如果脱离临床的需求，而盲目延长研究时间，耗费财力、物力且没有实用价值。比如 Trissel 等[6]考察了氨曲南（4mg/ml 和 40mg/ml）和盐酸万古霉素（1mg/ml 和 10mg/ml）的配伍稳定性，考察时间为 31 天。这种长时间的配伍研究没有太多的临床意义，其实只要考察 24 小时内是否稳定就足够临床做出决策了。

5. 制剂辅料

对于某些药物来说，制剂辅料是导致产生配伍禁忌的主要因素。①制剂辅料如添加剂或潜溶剂可能导致配伍禁忌。②中药注射剂本身就是一个极不稳定的分散体系，为了保证其稳定性而添加了大量的助溶剂或增溶剂，与其他药物混合容易破坏这个脆弱的稳定性而导致配伍禁忌。

Fournier 等[12]考察了氟尿嘧啶与顺铂在输液容器或管路中混合后对顺铂理化性质和药理活性的影响。用 HPLC 法测定顺铂的含量。结果发现，当氟尿嘧啶和顺铂混合 3.5 小时后，顺铂的含量降低了 75%。研究发现，顺铂含量的降低并不是与氟尿嘧啶发生反应，而是与氟尿嘧啶制剂中的辅料氨基丁三醇反应导致。氨基丁三醇也可完全抑制顺铂、人血清白蛋白与鼠源的 P388 白血病细胞的结合。当顺铂与不含氨基丁三醇的氟尿嘧啶混合后，仍可对白血病小鼠产生细胞毒性，提示含有氨基丁三醇的氟尿嘧啶制剂与顺铂混合存在配伍禁忌。

Nemec 等[13]考察了丙泊酚乳剂（1% 和 2%）与尼莫地平配伍的情况。通过显微镜测定混合当时和 20 小时后 >10μm 的油滴数量。结果发现，尼莫地平注射液与丙泊酚脂肪乳剂混合后出现油滴融合，最后出现明显的油层相分离。经进一步研究发现，尼莫地平注射剂中的聚乙二醇是导致配伍禁忌的重要成分。

Krämer 等[14]考察了阿法链道酶（Pulmozyme）雾化吸入溶液与沙丁胺醇（Sultanol）吸入溶液混合后的理化相容性。结果发现，混合物中沙丁胺醇的浓度没有显著变化，但是阿法链道酶的活性被沙丁胺醇吸入溶液中的辅料苯扎氯铵显著抑制，提示含相应辅料的沙丁胺醇和阿法链道酶这两种吸入溶液混合存在配伍禁忌。

6. 其他因素

理论上讲，配伍结果主要取决于化合物的稳定性。而其他影响配伍稳定性的因素还包括**光照**和不同药物的**制剂特性**等。此外，药物和直接接触的容器（如 PVC 或 PE 输液袋）也可能存在配伍问题，这些不在本书的讨论范围内。

Trissel 等[15]考察了得普利麻（丙泊酚原研药，pH7.0~8.5）和普通丙泊酚（仿制药）使用不同注射乳剂（pH4.5~6.5）与万古霉素配伍的相容性。万古霉素用 5% 的葡萄糖注射液稀释至 10mg/ml，然后与等体积的得普利麻（1%）或普通丙泊酚乳剂（1%）在 Y 型管路中混合，在室温下观察 4 小时。结果发现，得普利麻与万古霉素室温混合 30 天后仍然保持稳定；而万古霉素能导致普通丙泊酚乳剂破乳，最大破坏程度出现在室温下 12~14 小时。提示实验条件下，得普利麻和万古霉素配伍不存在物理方面的禁忌，但万古霉素与丙泊酚乳剂（仿制药）混合存在配伍禁忌。

四、配伍禁忌的分类

1. 注射用药物的配伍禁忌

这是临床最常见、最普遍的配伍禁忌，比如青霉素类药物与氨基糖苷类药物在同一容器中混合输注就存在配伍禁忌。

2. 外用药物的配伍禁忌

①外用凝胶、乳膏或软膏的混合使用也可能存在药物配伍禁忌。

Hecker 等[16]研究过外用抗斑块状银屑病药物他扎罗汀（tazarotene）0.05% 凝胶与其他 17 种皮肤外用制剂（0.05% 氟轻松软膏和乳膏；0.05% 丙酸倍他米松凝胶、软膏、乳膏和洗剂；0.05% 丙酸氯倍他索凝胶、软膏、乳膏和溶液；0.05% 二醋酸地氯松软膏和乳膏；0.05% 丙酸卤倍他索软膏和乳膏；0.005% 卡泊三醇软膏和乳膏；0.1% 糠酸莫米松乳膏）混合使用 2 周的配伍相容性问题。结果发现，与其他外用药物混合 48 小时后他扎罗汀的降解量低于起始量的 10%，其中有 15 种药物与他扎罗汀混合 2 周后他扎罗汀的降解量＜起始量的 10%。但是与丙酸倍他米松凝胶和丙酸氯倍他索凝胶混合 2 周后，他扎罗汀的活性成分分别降低 13.1% 至 18.8%。而且，与 0.05% 他扎罗汀凝胶混合后 0 小时就使 0.05% 丙酸倍他米松软膏在 0 小时活性成分降低 16.4%。他扎罗汀凝胶对其他外用制剂活性成分没有影响。该研究提示 0.05% 他扎罗汀凝胶与 0.05% 丙酸倍他米松软膏存在配伍禁忌；与 0.05% 丙酸倍他米松凝胶和 0.05% 丙酸氯倍他索凝胶应该谨慎配伍，混合时间不超过 48 小时；与常见的其他外用药物混合不存在配伍禁忌。

②临床也经常将多种**雾化吸入溶液**混合雾化使用，即节省雾化时间，也可以迅速缓解症状。如囊性纤维化的儿童每天需要接受多种雾化药物治疗，为缩短给药时间往往选择多种药物混合后吸入。慢性阻塞性肺疾病急性发作或哮喘急性发作的患者，也会接受沙丁胺醇、异丙托溴铵或/和吸入激素（布地奈德或氟替卡松等）的联合治疗。

Kamin 等[17] 考察了丙酸氟替卡松（Flutide forte）、异丙托溴铵（2ml 万托林）和硫酸沙丁胺醇（0.5ml 吸入溶液）3 种雾化溶液在室温普通光线下混合 5 小时的理化相容性。测定 pH 和渗透压的变化，并采用 HPLC 法测定 3 种药物的浓度变化。结果发现，5 小时后所有药物浓度几乎都是起始浓度的 100%，混合物的 pH 和渗透压没有显著变化。提示丙酸氟替卡松、异丙托溴铵和硫酸沙丁胺醇在实验条件下混合吸入无配伍禁忌。

Akapo 等[18] 考察了富马酸福莫特罗（20μg/2ml）与异丙托溴铵（0.5mg/2.5ml）室温下混合 60 分钟的理化相容性。观察混合物的外观变化，测定混合物 pH、渗透压和浊度变化；HPLC 法测定药物浓度变化。结果发现，混合物一直保持澄清无色，没有沉淀和浑浊；混合物的 pH、渗透压和浊度没有明显变化（与起始状态相比变化 <3%）；药物的浓度变化 <2%。提示在实验条件下富马酸福莫特罗与异丙托溴铵混合无配伍禁忌。

吴秀凤等[19] 总结了临床常用雾化吸入制剂配伍的相容性（见表 1）。

表 1　雾化吸入药物间的配伍相容性研究结果

药物名称	配伍药物	配伍条件	物理相容性	化学稳定性	空气动力学特性
布地奈德	左沙丁胺醇	室温，30min	相容	稳定	未考察
	沙丁胺醇	室温，30min	相容	稳定	未考察
	异丙托溴铵	室温，1h	相容	稳定	稳定
	复方异丙托溴铵	室温，24h	相容	稳定	稳定
氟替卡松	异丙托溴铵	2~8℃，48h	相容	稳定	未考察
	沙丁胺醇	2~8℃，48h	相容	稳定	未考察
	沙丁胺醇和异丙托溴铵	室温，5h	相容	稳定	未考察
倍氯米松	复方异丙托溴铵	室温，24h	相容	稳定	稳定
特布他林	异丙托溴铵	室温，1h	相容	稳定	稳定

药物名称	配伍药物	配伍条件	物理相容性	化学稳定性	空气动力学特性
沙丁胺醇	异丙托溴铵	室温，24h	相容	稳定	稳定
	乙酰半胱氨酸	室温，30min	相容	稳定	稳定
左沙丁胺醇	异丙托溴铵	室温，28d	相容	稳定	未考察
	乙酰半胱氨酸	室温，30min	相容	稳定	未考察
异丙托溴铵	乙酰半胱氨酸	室温，7h	相容	稳定(1h内)	稳定
复方异丙托溴铵	乙酰半胱氨酸	室温，24h	相容	稳定	稳定

③理论上，滴眼液的同时混合使用也可能存在配伍禁忌。

五、配伍禁忌与药物相互作用的区别与联系

从概念上来说，**配伍禁忌是一个体外过程**，是药物在体外混合后发生的一些理化性质的变化，而**药物相互作用**（drug interaction）**则是一个体内过程**，需要借助机体的因素如药物转运蛋白、药物代谢酶、药物作用的靶点或受体等机体因素，才可以导致不利的或者有益的药物相互作用后果。配伍禁忌主要产生于药物体外混合的过程，没有体外混合的过程就不会有配伍禁忌的出现；药物相互作用则是基于临床治疗需要合用药物时，为治疗一种或多种疾病而不得不合用某些药物。

美国食品药品管理局（美国 FDA）在 2017 年 10 月发布的《药品生产企业临床药物相互作用研究：试验设计、数据分析、临床应用指南（草稿）》[20]中特别指出：药物体外与其他药物混合或稀释相关的**药物配伍禁忌信息不属于药物相互作用范畴**，这些信息必须在说明书的【用法与用量】项下阐述，而不能置于【药物相互作用】项下。目前在中国，因为受到中药配伍禁忌的影响，很多学者把配伍相容性视为药物相互作用的一部分内容（即所谓的药剂学相互作用），但实际上这两个概念需要进行区分（见表 2）。

配伍禁忌可能影响药物的疗效和安全性，是一定要避免的。而药物相互作用要区别看待：无益的药物相互作用要尽量避免，而某些有益的药物相互作用则可以被临床主动利用，比如利托那韦对细胞色素 P4503A4 酶（简称 CYP3A4）有很强的抑制作用，从而可以减少其他被 CYP3A4 代谢的药物（如奈玛特韦、先诺特韦、洛匹那韦等）的剂量；比如发生丙戊酸钠过量服用中

毒时，可以尝试输注美罗培南进行解毒。

表 2　药物相互作用与配伍禁忌的区别

药物相互作用	配伍禁忌
体内过程	体外过程
有机体因素参与	无机体因素参与（仅仅是体外混合）
涉及代谢酶、转运体和基因多态性	涉及光、热等理化因素
导致疗效和毒副作用的改变	导致药物的理化性质变化

在某些特殊情况下，配伍禁忌和药物相互作用可能无法清晰区分，临床也没有必要区分。比如 Sankar 等[21]进行的异烟肼对利福平分解影响的研究：在 37℃和 pH1~3 的情况下，孵育 50 分钟（模拟胃内环境和平均滞留时间）。结果发现，随着 pH 由 1 升至 2，利福平的分解速度加快，然后随 pH 进一步升高而分解速度降低，显示 pH 对利福平分解作用的影响是一个钟型特性，即在异烟肼存在的情况下，pH 为 2 时利福平分解速度达峰值，在这个 pH 下经过 50 分钟，利福平/异烟肼复方制剂中大约 34% 的利福平被破坏，10% 的异烟肼被破坏。在这个 pH 下经胃内滞留 1.5 和 3 小时后，将分别有 11.94% 和 62.57% 的利福平被破坏，4.78% 和 11.12% 的异烟肼被破坏。对于这个实验，利福平和异烟肼虽然不是在"体外"混合，而是在"体内（模拟的胃内）"，而且借助了机体因素（胃酸提供的低 pH），但这确实是配伍禁忌，即应该避免异烟肼和利福平在 pH=2 的情况下合用或者过长时间的共存。再比如左氧氟沙星和含铁离子或钙离子的口服药物合用后，在胃肠道中可以发生络合反应（形成不溶性产物）而导致左氧氟沙星的生物利用度降低，影响其抗菌疗效。这个过程没有机体因素的参与，仅仅发生了一个在体外就可以发生的络合反应，理应是配伍禁忌，但是传统上我们还是把它作为一个药动学（发生在吸收过程）的药物相互作用例子来看待，因为它发生在体内，胃肠道提供了一个场所和液体分散系环境，而发生反应的药物可以是片剂或胶囊剂。

参考文献

下编
药物配伍个论
（按拼音排序）

A

阿地白介素 + 丙氯拉嗪（aldesleukin+prochlorperazine）

【临床证据】Alex 等[1]考察了重组白介素 -2 药物阿地白介素与乙二磺酸丙氯拉嗪在 Y 型输液管路中混合的相容性和生物活性的变化。阿地白介素溶于 5% 葡萄糖注射液中配制成 33 800IU/ml，取 5ml 与临床剂量的乙二磺酸丙氯拉嗪等量混合，通过目测和 HPLC 测定 0.5、1 和 2 小时的浓度，用生物测定法测定阿地白介素的活性。结果发现，阿地白介素和乙二磺酸丙氯拉嗪混合后不存在物理不相容性，但是乙二磺酸丙氯拉嗪使阿地白介素的生物活性降低，提示在实验条件下阿地白介素和乙二磺酸丙氯拉嗪存在配伍禁忌。

【临床建议】配伍禁忌

阿地白介素 + 更昔洛韦（aldesleukin+ganciclovir）

【临床证据】Alex 等[1]考察了重组白介素 -2 药物阿地白介素与更昔洛韦钠在 Y 型输液管路中混合的相容性和生物活性的变化。阿地白介素溶于 5% 葡萄糖注射液中配制成 33 800IU/ml，取 5ml 与临床剂量的更昔洛韦钠等量混合，通过目测和 HPLC 测定 0.5、1 和 2 小时的浓度，用生物测定法测定阿地白介素的活性。结果发现，阿地白介素和更昔洛韦钠混合后不存在物理方面的不相容性，但是更昔洛韦钠使阿地白介素的生物活性降低，提示在实验条件下阿地白介素和更昔洛韦钠存在配伍禁忌。

【临床建议】配伍禁忌

阿地白介素 + 劳拉西泮（aldesleukin+lorazepam）

【临床证据】Alex 等[1]考察了重组白介素 -2 药物阿地白介素与劳拉西泮在 Y 型输液管路中混合的相容性和生物活性的变化。阿地白介素溶于 5% 葡萄糖注射液中配制成 33 800IU/ml，取 5ml 与临床剂量的劳拉西泮等量混合，通过目测和 HPLC 测定 0.5、1 和 2 小时的浓度，用生物测定法测定阿地白介素的活性。结果发现，阿地白介素和劳拉西泮混合后存在可见的物理不相容性，同时使阿地白介素的生物活性降低，提示在实验条件下阿地白介素和劳拉西泮存在配伍禁忌。

【临床建议】配伍禁忌

阿地白介素 + 喷他脒（aldesleukin+pentamidine）

【临床证据】Alex 等[1]考察了重组白介素 -2 药物阿地白介素与羟乙磺酸喷他脒在 Y 型输液管路中混合的相容性和生物活性的变化。阿地白介素溶于 5% 葡萄糖注射液中配制成 33 800IU/ml，取 5ml 与临床剂量的羟乙磺酸喷他脒等量混合，通过目测和 HPLC 测定 0.5、1 和 2 小时的浓度，用生物测定法测定阿地白介素的活性。结果发现，阿地白介素和羟乙磺酸喷他脒混合后不存在物理不相容性，但是使阿地白介素的生物活性降低，提示在实验条件下阿地白介素和羟乙磺酸喷他脒存在配伍禁忌。

【临床建议】配伍禁忌

阿地白介素 + 异丙嗪（aldesleukin+promethazine）

【临床证据】Alex 等[1]考察了重组白介素 -2 药物阿地白介素与盐酸异丙嗪在 Y 型输液管路中混合的相容性和生物活性的变化。阿地白介素溶于 5% 葡萄糖注射液中配制成 33 800IU/ml，取 5ml 与临床剂量的盐酸异丙嗪等量混合，通过目测和 HPLC 测定 0.5、1 和 2 小时的浓度，用生物测定法测定阿地白介素的活性。结果发现，阿地白介素和盐酸异丙嗪混合后不存在物理不相容性，但是使阿地白介素的生物活性降低，提示在实验条件下阿地白介素和盐酸异丙嗪存在配伍禁忌。

【临床建议】配伍禁忌

阿法链道酶 + 沙丁胺醇（dornase alfa+albuterol）

【临床证据】囊性纤维化患者每天需要吸入多个剂量的药物，为缩短给药时间往往选择多种药物混合后吸入。Krämer 等[1]考察了阿法链道酶（别名 Pulmozyme）吸入溶液与沙丁胺醇（别名 Sultanol）吸入溶液混合后的理化相容性。阿法链道酶与 0.5ml 沙丁胺醇在室温不避光的情况下混合。观察混合物外观变化，测定混合液 pH 和渗透压的变化；阿法链道酶活性通过动态 DNA 酶活性色度法测定，沙丁胺醇的浓度通过 HPLC 法测定。结果发现，混合物中沙丁胺醇的浓度没有显著变化，但是阿法链道酶的活性被沙丁胺醇吸入溶液中的辅料苯扎氯铵（benzalkonium chloride）显著影响。提示含相应辅料的沙丁胺醇（sultanol）和阿法链道酶两种吸入溶液混合存在配伍禁忌。

【临床建议】配伍禁忌

阿法链道酶 + 妥布霉素（dornase alfa+tobramycin）

【临床证据】囊性纤维化患者需要每天吸入多种不同的雾化药物，为缩短时间，通常把几种雾化药物混合后应用。Krämer 等[1]考察了阿法链道酶（Pulmozyme）和妥布霉素（TOBI 或 GERNEBCIN 两种商品 80mg）

在室温普通光线下混合 24 小时后的理化相容性。观察混合物外观变化，测定混合物的 pH 和渗透压变化，阿法链道酶活性通过动态 DNA 酶活性色度法测定，妥布霉素的浓度通过荧光分析法测定。结果发现，混合物起始和 24 小时后无外观变化，pH 和渗透压无明显变化。但是混合物中阿法链道酶的活性下降明显，24 小时后，对照液、TOBI 和 GERNEBCIN 混合液中阿法链道酶的活性分别为起始时活性的（87.33±7.5）%、（77.46±31.4）% 和（66.97±10.1）%，进一步研究发现，GERNEBCIN 中的焦亚硫酸盐是造成酶活性下降的最主要因素，TOBI 中不含焦亚硫酸盐。提示在实验条件下，阿法链道酶和妥布霉素混合存在配伍禁忌。

【临床建议】配伍禁忌

阿法链道酶 + 异丙托溴铵 + 沙丁胺醇
（dornase alfa+ipratropium bromide+albuterol）

【临床证据】囊性纤维化患者每天需要吸入多个剂量的药物，为缩短给药时间往往选择多种药物混合后吸入。Krämer 等[1]考察了阿法链道酶（Pulmozyme）吸入溶液与异丙托溴铵（Atrovent）和沙丁胺醇（Sultanol）吸入溶液混合后的理化相容性。阿法链道酶与 2ml 异丙托溴铵（500µg）、0.5ml 沙丁胺醇在室温不避光的情况下混合。观察混合物外观变化，测定混合液 pH 和渗透压的变化；阿法链道酶活性通过动态 DNA 酶活性色度法测定，异丙托溴铵和沙丁胺醇的浓度通过 HPLC 法测定。结果发现，混合物中异丙托溴铵和沙丁胺醇的浓度没有显著变化，但是阿法链道酶的活性被异丙托溴铵和沙丁胺醇吸入溶液中的辅料苯扎氯铵（benzalkonium chloride）显著影响，也受异丙托溴铵溶液中的辅料依地酸二钠（disodium edetate）影响。提示含相应辅料的异丙托溴铵（Atrovent，万托林）和沙丁胺醇（Sultanol）与阿法链道酶存在配伍禁忌。

【临床建议】配伍禁忌

阿法链道酶 + 异丙托溴铵（dornase alfa+ipratropium bromide）

【临床证据】囊性纤维化患者每天需要吸入多个剂量的药物，为缩短给药时间往往选择多种药物混合后吸入。Krämer 等[1]考察了阿法链道酶（Pulmozyme）吸入溶液与异丙托溴铵（Atrovent）吸入溶液混合后的理化相容性。阿法链道酶与 2ml 异丙托溴铵（500µg）在室温不避光的情况下混合。观察混合物外观变化，测定混合液 pH 和渗透压的变化；阿法链道酶活性通过动态 DNA 酶活性色度法测定，异丙托溴铵的浓度通过 HPLC 法测定。结果发现，异丙托溴铵的浓度没有显著变化，但是阿法链道酶的活性被异丙托溴铵吸入溶液的辅料苯扎氯铵和依地酸二钠显著影响。提示含相应辅料的异丙托溴铵（Atrovent，万托林）和阿法链道酶存在配伍禁忌。

【临床建议】配伍禁忌

阿福特罗 + 布地奈德（arformoterol+budesonide）

【临床证据】Bonasia 等[1]考察了酒石酸阿福特罗（15μg/2ml）与布地奈德（0.25mg/2ml 和 0.5mg/2ml）室温混合 30 分钟的物理相容性和化学稳定性。观察混合物外观变化，测定 pH 变化，HPLC 法测定活性成分的浓度。结果发现，混合物没有明显的外观变化，pH 保持稳定（变化 < 0.1pH 单位），药物浓度稳定在起始浓度的 98.3%~101.4%。提示在实验条件下，酒石酸阿福特罗和布地奈德雾化液混合不存在配伍禁忌。

【临床建议】可以配伍

阿福特罗 + 乙酰半胱氨酸（arformoterol+acetylcysteine）

【临床证据】Bonasia 等[1]考察了酒石酸阿福特罗（15μg/2ml）与乙酰半胱氨酸（800mg/4ml）室温混合 30 分钟的物理相容性和化学稳定性。观察混合物外观变化，测定 pH 变化，HPLC 法测定活性成分的浓度。结果发现，混合物没有明显的外观变化，pH 保持稳定（变化 < 0.1pH 单位），药物浓度稳定在起始浓度的 98.3%~101.4%。提示在实验条件下，酒石酸阿福特罗和乙酰半胱氨酸雾化液混合不存在配伍禁忌。

【临床建议】可以配伍

阿福特罗 + 异丙托溴铵（arformoterol+ipratropium bromide）

【临床证据】Bonasia 等[1]考察了酒石酸阿福特罗（15μg/2ml）与异丙托溴铵（0.5mg/2.5ml）室温混合 30 分钟的物理相容性和化学稳定性。观察混合物外观变化，测定 pH 变化，HPLC 法测定活性成分的浓度。结果发现，混合物没有明显的外观变化，pH 保持稳定（变化 < 0.1pH 单位），药物浓度稳定在起始浓度的 98.3%~101.4%。提示在实验条件下，酒石酸阿福特罗和异丙托溴铵雾化液混合不存在配伍禁忌。

【临床建议】可以配伍

阿加曲班 + 阿昔单抗（argatroban+abciximab）

【临床证据】Patel 等[1]考察了阿加曲班（1mg/ml）和阿昔单抗（36μg/ml）溶于 5% 葡萄糖注射液或 0.9% 氯化钠注射液中，按体积比 1∶1 和 4∶1 在 Y 型输液通路中于 20~25℃混合 4 小时的物理相容性和化学稳定性。观察混合物的外观变化（颜色、微粒）和 pH 的变化；HPLC 法测定阿加曲班的药物浓度时，阿昔单抗因为本身不稳定和回收率低而无法测定。结果发现，混合物澄清无色，颗粒 > 10μm 的数量符合可接受范围，pH 没有明显变化（变化＜0.3pH单位），提示阿加曲班和阿昔单抗在实验条件下混合具有物理相容性。[编者注：仅有物理相容性结果，没有阿加曲班和阿昔单抗的化学稳定性数据。]

【临床建议】谨慎配伍

阿加曲班＋替罗非班（argatroban+tirofiban）

【临床证据】Patel 等[1]考察了阿加曲班（1mg/ml）和盐酸替罗非班（50μg/ml）溶于5%葡萄糖注射液或0.9%氯化钠注射液中，按体积比1∶1和8∶1在Y型输液通路中于20~25℃混合4小时的物理相容性和化学稳定性。观察混合物的外观变化（颜色、微粒）和pH的变化，HPLC法测定药物浓度。结果发现，混合物澄清无色，颗粒＞10μm的数量符合可接受的底线要求，pH没有明显变化（变化＜0.3pH单位），药物浓度变化在起始浓度的3%之内，提示在实验条件下阿加曲班和盐酸替罗非班混合无配伍禁忌。

【临床建议】可以配伍

阿加曲班＋依替巴肽（argatroban+eptifibatide）

【临床证据】Patel 等[1]考察了阿加曲班（1mg/ml）和依替巴肽（2mg/ml）溶于5%葡萄糖注射液或0.9%氯化钠注射液中，按体积比1∶1和16∶1在Y型输液通路中于20~25℃混合4小时的物理相容性和化学稳定性。观察混合物的外观变化（颜色、微粒）和pH的变化，HPLC法测定药物浓度。结果发现，混合物澄清无色，颗粒＞10μm的数量符合可接受的底线要求，pH没有明显变化（变化＜0.3pH单位），药物浓度变化在起始浓度的3%之内，提示在实验条件下阿加曲班和依替巴肽混合无配伍禁忌。

【临床建议】可以配伍

阿洛西林＋川芎嗪（azlocillin+ligustrazine）

【临床证据】钟素琼[1]在临床输液工作中发现，盐酸川芎嗪注射液输注完毕，在同一输液管路继续输注阿洛西林钠注射液时，输液管内出现乳白色浑浊。随后进行了验证实验：取盐酸川芎嗪注射液2ml与阿洛西林钠注射液2ml直接混合后，立即出现白色絮状物，振摇后不能消除，放置24小时絮状物不消失。王继君[2]在临床工作中发现，注射用阿洛西林(海南卫康制药，3g溶于0.9%氯化钠注射液100ml中）输注完毕，在同一输液管路继续输注川芎嗪注射液（合肥平光制药，160mg溶于5%葡萄糖溶液250ml中）时，莫菲氏滴管中液体立即变为蛋清样，静置1分钟后出现白色浑浊。随后进行了8个不同剂量、不同滴注顺序的验证实验：将这些液体混匀后1分钟内均出现白色浑浊，浑浊程度与阿洛西林的含量成正比，静置 2 小时后仍呈白色浑浊。临床观察和实验结果提示，两药在上述条件下混合存在配伍禁忌。

【临床建议】配伍禁忌

阿洛西林 + 地塞米松（azlocillin+dexamethasone）

【临床证据】潘丽珍等[1]模拟临床上治疗药物浓度，以 5% 葡萄糖注射液为溶媒，准确配制阿洛西林钠（浙江金华康恩贝生物制药，1g/瓶）成人用药浓度 20.06mg/ml 和儿童用药浓度 10.03mg/ml。取上述溶液各 5ml 置 50ml 容量瓶中，然后加入地塞米松磷酸钠注射液原液（浙江仙琚制药，1ml：5mg）20μl，室温混合 45 分钟，两混合液无明显变化。再将两混合液分别稀释 1000 倍和 500 倍得测定液 A 和 B。在室温继续放置 0、1、2、4、6 小时，观察测定液 A 和 B 的外观变化，检测 pH 变化，同时取样采用紫外分光光度法测定阿洛西林和地塞米松（以 0 小时的含量为100%）在各时间点的相对百分含量。结果发现，测定液 A 和 B 在 6 小时内保持澄清、透明，无明显的颜色变化，无气泡及沉淀生成。含量测定结果显示药物浓度没有显著变化，pH 无显著变化。作者继续模拟临床将地塞米松磷酸钠注射液直接加入滴管中（"入壶"）。取浓度为 10.03mg/ml 的阿洛西林钠溶液与 1ml 地塞米松磷酸钠注射液原液直接混合，15 分钟后有极少量晶体析出。提示在实验条件下，注射用阿洛西林钠与注射用地塞米松磷酸钠在 5% 葡萄糖注射液中配伍 6 小时，配伍溶液的外观、pH 及药物含量、紫外吸收峰形均无明显变化，没有发现配伍禁忌。但是不能将地塞米松磷酸钠注射液原液直接加入阿洛西林钠葡萄糖注射液（浓度为 10.03mg/ml）中。该研究未考察不溶性微粒数的变化及是否符合《中国药典》规定。建议谨慎配伍。

【临床建议】谨慎配伍

阿洛西林 + 多西环素（azlocillin+doxycycline）

【临床证据】罗舟燕[1]在临床工作中静脉滴注阿洛西林钠（2.0g 溶于 100ml 0.9% 氯化钠注射液中）完毕后，接续输注多西环素（0.1g 溶于 5% 葡萄糖注射液 500ml 中）。当多西环素注射液在莫菲氏滴管中与残留的阿洛西林钠溶液接触混合时，莫菲氏滴管内立刻出现了白色浑浊物。立即停止输液，更换输液器并观察患者病情变化，患者没有发生不良反应。作者随后进行了实验验证：将注射用阿洛西林钠（海南卫康制药）2.0g 溶于 100ml 0.9% 氯化钠注射液中，将注射用多西环素（广东卫伦生物制药）0.1g 溶于 500ml 5% 葡萄糖注射液中。用一次性注射器分别抽取上述两种注射溶液 2ml 和 3ml 在试管内直接混合，混合溶液立即出现乳白色浑浊絮状物。提示在临床和实验条件下，注射用阿洛西林钠与注射用多西环素的稀释溶液混合存在配伍禁忌。

【临床建议】配伍禁忌

阿洛西林 + 酚磺乙胺（azlocillin+etamsylate）

【临床证据】朱艳梅等[1]在临床工作中输注阿洛西林钠溶液（山东鲁抗医药，6.0g 溶入 250ml 0.9% 氯化钠注射液中）完毕后，接续输注酚磺乙胺注射液（扬州中宝制药，2g 溶于 250ml 5% 葡萄糖注射液中）时，莫菲氏滴管中混合溶液出现乳白色浑浊，轻摇有少许白色沉淀物。及时更换输液器，改为 0.9% 氯化钠注射液 100ml 输入，患者未发生输液不良反应。作者随后进行了实验验证：将酚磺乙胺注射液 2ml（0.5g）加至 0.9% 氯化钠注射液 100ml 中，将阿洛西林钠 1 支（1.0g）加至 0.9% 氯化钠注射液 100ml 中充分溶解。然后用 10ml 无菌空针分别抽取两种药液各 5ml 混合，随即出现白色浑浊液，并有少许白色沉淀物生成。提示在临床和实验室条件下，阿洛西林钠与酚磺乙胺注射液存在配伍禁忌，不能混合，也不能接续输注。

【临床建议】配伍禁忌

阿洛西林 + 吉西他滨（azlocillin+gemcitabine）

【临床证据】胡美春等[1]在临床实践中发现注射用阿洛西林和吉西他滨溶液接触混合时会出现白色浑浊物和沉淀物。随后作者进行了实验验证：按临床配制方法，将注射用阿洛西林钠 2g 溶于 100ml 0.9% 氯化钠注射液中，将注射用吉西他滨 0.2g 溶于 100ml 0.9% 氯化钠注射液中。用一次性注射器分别抽取阿洛西林钠溶液 5ml 和吉西他滨溶液 2ml，在试管内直接混合。结果发现，溶液混合 10 秒后立即出现白色浑浊液，35 秒后开始出现白色絮状物，摇动试管后白色絮状物不能消除，静置 1 小时后白色浑浊物和白色絮状物仍存在。提示在临床和实验条件下注射用阿洛西林和吉西他滨的稀释溶液混合存在配伍禁忌。

【临床建议】配伍禁忌

阿洛西林 + 硫普罗宁（azlocillin+tiopronin）

【临床证据】毕恒太等[1]在临床工作中发现，丁青（阿洛西林）滴完后续接凯西莱（硫普罗宁），大约 5 分钟后，发现莫菲氏滴管内出现白色絮状沉淀。随后进行实验验证：抽取 5ml 凯西莱注射液，注入丁青 3g 粉针瓶中，静置数分钟后瓶内出现大量白色絮状沉淀，放置 24 小时沉淀不消失。朴明玉等[2]在临床输注阿洛西林钠溶液（4g 溶于 250ml 0.9% 氯化钠注射液）完毕后，接续输注硫普罗宁注射液（0.2g 溶于 250ml 0.9%

氯化钠注射液），当两种输液在莫菲氏滴管内接触混合时，输液管中液体出现白色浑浊。立即停止输液，更换输液管，用 0.9% 氯化钠注射液冲管，再续点硫普罗宁，未再发生此种现象，患者无不良反应。作者随后进行了实验验证：在室温下将阿洛西林钠 1.0g 溶解于 250ml 0.9% 氯化钠注射液中，用注射器抽取 5ml 与硫普罗宁氯化钠注射液（0.2g 硫普罗宁溶于 5ml 0.9% 氯化钠注射液中）直接混合，混合液立即变成乳白色浑浊液，剧烈摇晃后放置 24 小时后变成橘黄色澄清溶液。张宜等[3] 在临床护理工作中发现注射用硫普罗宁与阿洛西林钠注射溶液混合存在配伍禁忌，随后进行了实验验证：取注射用硫普罗宁 0.1g 先用 2ml 5% 碳酸氢钠溶解后，再溶于 250ml 5% 或 10% 葡萄糖注射液或 0.9% 氯化钠注射液中，再取注射用阿洛西林钠 2g 溶于 100ml 0.9% 氯化钠注射液中。各取 50ml 上述稀释溶液直接混合，配伍溶液立即出现白色絮状沉淀，约 10 分钟后呈现乳白色浑浊，停留片刻后出现白色结晶颗粒，静置 24 小时后未澄清。提示在临床和实验条件下，阿洛西林钠溶液与硫普罗宁氯化钠注射液混合存在配伍禁忌。

【临床建议】配伍禁忌

阿洛西林 + 米力农（azlocillin+milrinone）

【临床证据】朱晓军等[1] 在临床发现，5% 葡萄糖液 100ml 加阿乐欣（阿洛西林）3g 静脉滴注，同时合用米力农溶液（5~10mg 加氯化钠注射液 40ml）静脉泵维持。在进针连接处有一小段共同的通路，产生乳白色沉淀物质，导致针头堵塞，输液不畅。为确定阿乐欣与米力农配伍产生沉淀物的原因，将该沉淀物送至实验室，采用傅里叶变换红外光谱、差热分析法及电喷雾质谱法进行了结构分析。结果提示沉淀物为阿乐欣钠盐。由于阿乐欣溶解度比较小，当加入米力农时，使阿乐欣被析出而形成沉淀物。临床观察和实验证实两药在上述条件下混合存在配伍禁忌。

【临床建议】配伍禁忌

阿洛西林 + 维生素 B_6（azlocillin+vitamin B_6）

【临床证据】潘丽珍等[1] 模拟临床治疗药物浓度。以 5% 葡萄糖注射液为溶剂，准确配制阿洛西林钠（浙江金华康恩贝，1g/ 瓶）成人用药浓度 12.06mg/ml，儿童用药浓度 10.97mg/ml。取上述溶液各 5ml 置 50ml 容量瓶中。然后在成人用药浓度中加入维生素 B_6 注射液原液（湖北天药药业，2mg∶0.1g）40μl，在小儿用药浓度中加入 50μl，室温混合 45 分钟后，两个混合液均有白色晶体析出。提示在实验条件下，注射用阿洛西林钠与注射用维生素 B_6 在 5% 葡萄糖注射液中混合存在配伍禁忌。

【临床建议】配伍禁忌

阿洛西林 + 西咪替丁（azlocillin+cimetidine）

【临床证据】杨淑霞[1]在临床输液中发现，在阿洛西林钠（2g 溶于 0.9% 氯化钠注射液中）溶液输注过程中，若经同一输液管路静推甲氰咪呱（西咪替丁）注射液时，输液管内出现白色浑浊物。随后进行了验证实验：注射用阿洛西林钠 2g 溶于 0.9% 氯化钠注射液 100ml 中，取 2ml 与甲氰咪呱注射液 2ml 直接混合后，混合液立即出现浑浊物。临床观察和实验结果提示两药在上述条件下混合存在配伍禁忌。

【临床建议】配伍禁忌

阿洛西林 + 依诺沙星（azlocillin+enoxacin）

【临床证据】田金满等[1]在临床应用中发现，阿乐欣（阿洛西林，武汉诺佳药业）与诺佳（葡萄糖酸依诺沙星，浙江金华康恩贝生物制药）两者混合时出现浑浊现象。研究发现，将阿乐欣用氯化钠注射液溶解后抽取 2ml 与诺佳注射液 2ml 直接混合摇匀，立即出现白色浑浊，放置 24 小时仍为浑浊液。诺佳注射液 200ml 直接加入 200ml 阿乐欣溶液中同样出现白色浑浊，放置 24 小时后亦然。刘淑芬[2]在临床工作中发现，当依诺沙星静脉输注完毕后，在同一输液管路连续输注阿洛西林钠时，输液管内立即出现乳白色浑浊液。随后进行验证实验：将阿洛西林钠 2g 和依诺沙星 0.2g 分别溶解于 0.9% 氯化钠注射液 5ml 中，取阿洛西林钠溶液 2ml 与依诺沙星溶液 2ml 直接混合后，混合液立刻变为乳白色浑浊液，放置 1 小时后变成乳白色胶冻状。何玉珍等[3]在临床工作中发现，当葡萄糖酸依诺沙星注射液（苏州第一制药，0.2g 溶于 5% 葡萄糖注射液 250ml 中）静脉输注完毕后，在同一输液管路中连续输注阿洛西林钠注射液（四川制药制剂有限公司）时，莫菲氏滴管内的液体立即出现白色浑浊，继而出现白色絮状物，堵塞针头。随后用 0.9% 氯化钠注射液 3ml 分别溶解 2 种药物，取 2 种药物溶液各 2ml 在注射器内直接混合后，发现溶液立刻变浑浊，呈絮状。张莉萍[4]在临床工作中发现，注射用阿洛西林钠（8g 溶于 0.9% 氯化钠注射液 250ml 中）和葡萄糖酸依诺沙星（0.4g 溶于 5% 葡萄糖注射液 250ml 中）通过 Y 型输液通路混合输注时，输液管中出现浑浊、沉淀现象。取阿洛西林钠溶液 5ml 与葡萄糖酸依诺沙星溶液 5ml 混合静置 2 分钟后，溶液出现浑浊现象，随后出现白色沉淀物。再次实验结果相同。肖一珍[5]在临床工作中输注阿洛西林钠溶液（2g 溶于 5% 葡萄糖氯化钠注射液 150ml 中）完毕后，接续输注葡萄糖酸依诺沙星葡萄糖注射液（远大医药，100ml：0.2g）100ml 时，输液管内阿洛西林钠溶液的余液与葡萄糖酸依诺沙星葡萄糖注射液混合时，输液管混合处立即出现白色沉淀物，甚至堵塞针头。振摇后不能消除，放置 24 小时后沉淀物不能消失。作者随后进行了实验验证：用一次性注射器吸取阿洛西林钠溶液 2ml 与葡萄糖酸依诺沙星葡萄糖注射液原液混合后，出现白色沉淀物，振摇后不能消除，放置 24 小时后沉淀物仍然存在。提示在临床和实验条件下，阿洛西林钠输液和葡萄糖酸依诺沙星葡萄糖注射液混合存在配伍禁忌。

【临床建议】配伍禁忌

阿米卡星 + 磺胺嘧啶（amikacin+sulfadiazine）

【临床证据】［药品说明书］"本品（硫酸阿米卡星）不宜与两性霉素 B、头孢噻吩、磺胺嘧啶、四环素等注射剂配伍，不在同一瓶中滴注。"

【临床建议】配伍禁忌

阿米卡星 + 两性霉素 B（amikacin+amphotericin B）

【临床证据】［药品说明书］"本品（硫酸阿米卡星）不宜与两性霉素 B、头孢噻吩、磺胺嘧啶、四环素等注射剂配伍，不在同一瓶中滴注。"

【临床建议】配伍禁忌

阿米卡星 + 四环素（amikacin+tetracycline）

【临床证据】［药品说明书］"本品（硫酸阿米卡星）不宜与两性霉素 B、头孢噻吩、磺胺嘧啶、四环素等注射剂配伍，不在同一瓶中滴注。"

【临床建议】配伍禁忌

阿米卡星 + 头孢噻吩（amikacin+cephalothin）

【临床证据】［药品说明书］"本品（硫酸阿米卡星）不宜与两性霉素 B、头孢噻吩、磺胺嘧啶、四环素等注射剂配伍，不在同一瓶中滴注。"

【临床建议】配伍禁忌

阿莫西林氟氯西林 + 奥硝唑（amoxicillin flucloxacillin+ornidazole）

【临床证据】李平[1]在临床输液时发现，注射用阿莫西林钠氟氯西林钠输注完毕，在同一输液管路继续输注奥硝唑氯化钠注射液时，输液器针头插入液体袋内 2 分钟后，液体变为白色浑浊。随后的验证实验显示：注射用阿莫西林钠氟氯西林钠 2g 溶于 0.9% 氯化钠注射液 250ml 中，取 5ml 与奥硝唑注射液 1ml 在干燥无菌试管中直接混合，2 分钟后出现白色浑浊，且颜色随时间延长而逐渐加深。提示在临床和实验条件下两药混合存在配伍禁忌。

【临床建议】配伍禁忌

阿莫西林氟氯西林 + 酚磺乙胺
（amoxicillin flucloxacillin+etamsylate）

【临床证据】张娟等[1]在临床工作中给予术后患者静脉输注阿莫西林钠氟氯西林钠溶液（3g 溶于 0.9% 氯化钠注射液 250ml 中），输注完毕后接续输注酚磺乙胺（3g 溶于 0.9% 氯化钠注射液 250ml 中）。当酚磺乙胺溶液在莫菲氏滴管中与残留的阿莫西林钠氟氯西林钠溶液接触混合时，莫菲氏滴管及下游输液管溶液呈现茶样色，无沉淀，澄清透明。立即停止输液，更换输液器，用 0.9% 氯化钠注射液冲管，再继续输注酚磺乙胺注射液，患者未发生不良反应。作者随后进行了实验验证：按照临床中的配制方法将注射用阿莫西林钠氟氯西林钠 3g 溶于 0.9% 氯化钠注射液 250ml 中，再将酚磺乙胺 3g 溶于 0.9% 氯化钠注射液 250ml 中，然后用一次性 10ml 注射器分别抽取两种注射溶液各 5ml 直接在注射器中混合，注射器内液体立即变成茶样色，放置 20 分钟后液体由茶样色变成铁锈色，无沉淀，澄清透明。多次实验结果一致。提示在临床和实验条件下，经 0.9% 氯化钠注射液溶解和稀释的注射用阿莫西林钠氟氯西林钠与酚磺乙胺混合存在配伍禁忌。

【临床建议】配伍禁忌

阿莫西林氟氯西林 + 葡萄糖酸钙
（amoxicillin flucloxacillin+calcium gluconate）

【临床证据】蔡秀惠[1]在临床工作中静脉输注阿莫西林钠氟氯西林钠溶液（1g 加入 5% 葡萄糖注射液 100ml 中）完毕后，接续输注葡萄糖酸钙注射溶液(5% 葡萄糖注射液 20ml 加 10% 葡萄糖酸钙注射液 10ml)时，输液管中立刻出现乳白色浑浊并有沉淀析出，立即更换输液器，用 0.9% 氯化钠注射液冲管后，患者未出现不良反应。作者随后进行了实验验证：将阿莫西林钠氟氯西林钠 1g 溶于 5% 葡萄糖注射液 100ml 中，用 10ml 注射器抽取 5ml 输液，直接与 10% 葡萄糖酸钙注射液 5ml 混合，注射器内立刻出现乳白色浑浊并有沉淀，放置 24 小时后无变化。提示在上述临床和实验条件下，阿莫西林钠氟氯西林钠输液与葡萄糖酸钙注射液存在配伍禁忌。临床应该避免配伍，更换输液时应用 0.9% 氯化钠注射液冲管，不能直接接续输注。

【临床建议】配伍禁忌

阿莫西林克拉维酸 + 氨溴索（amoxicillin clavulanate+ambroxol）

【临床证据】曹淑娜[1]在临床工作中观察到，在静脉输注阿莫西林钠克拉维酸钾（山东鲁抗医药，溶于 0.9% 氯化钠注射液中）的同时，将盐酸氨溴索经"小壶"（滴斗）注入时，输液管中液体立即出现乳白色浑浊物。随后进行了验证实验：将注射用阿莫西林钠克拉维酸钾 1.2g 溶于 0.9% 氯化钠 100ml 中，缓慢滴入盐酸氨溴索注射液中，药物交界处迅速形成乳白色浑浊，静置 24 小时后仍为乳白色，重复多次均出现相同反应。陈晓竹等[2]在临床工作中发现阿莫西林钠克拉维酸钾溶液与氨溴索注射液混合存在配伍禁忌，随后进行了实验验证：模拟临床使用的药物浓度，在常温下（20~24℃）将注射用阿莫西林钠克拉维酸钾 1.2g 溶于 0.9% 氯化钠注射液 100ml 中，抽取 2ml 的稀释液与氨溴索注射液原液 1ml 直接在试管中混合，结果发现配伍溶液呈现乳白色浑浊，用力振摇后无变化，静置 1 小时后仍为白色浑浊状，静置 12 小时后试管内可见少许淡黄色颗粒位于试管底部及管壁，振荡后为微黄色浑浊，试管内壁仍有淡黄色沉淀物黏附，较为牢固，经搅动后变为淡黄色浑浊。提示临床和实验条件下，注射用阿莫西林钠克拉维酸钾的稀释液与氨溴索注射液混合存在配伍禁忌。

【临床建议】配伍禁忌

阿莫西林克拉维酸 + 长春西汀
（amoxicillin clavulanate+vinpocetine）

【临床证据】胡玉霞等[1]在临床工作中输注阿莫西林克拉维酸钾溶液（2.4g 溶于 0.9% 氯化钠注射液 100ml 中）完毕后，接续输注长春西汀注射液（30mg 溶于 0.9% 氯化钠注射液 250ml 中），当两种溶液在莫菲氏滴管中接触混合时，输液器内即刻出现白色浑浊及絮状物。立即停止输液，更换输液器，给予 0.9% 氯化钠注射液冲洗后，再输注长春西汀组液体时，输液器内液体澄清透明，患者未出现不良反应。作者随后进行了实验验证：将 2.4g 阿莫西林克拉维酸钾溶于 0.9% 氯化钠注射液 100ml 中，将长春西汀 30mg 溶于 0.9% 氯化钠注射液 250ml 中，再用 10ml 注射器分别吸入阿莫西林克拉维酸钾溶液和长春西汀溶液各 5ml 混合，注射器内即刻出现白色浑浊，约 1 分钟后出现絮状物，且随时间延长絮状物不断增多。李琳等[2]在临床工作中输注阿莫西林克拉维酸钾注射液，完毕后接续输注长春西汀注射液，当长春西汀在莫菲氏滴管内与残留的阿莫西林克拉维酸钾混合时，输液管中液体变为乳白色。立即停止输液，更换输液器后继续输注，液体澄清，患者未发生输液不良反应。作者随后进行了实验验证：将注射用阿莫西林克拉维酸钾（华北制药）1.2g 溶于 0.9% 氯化钠注射液 100ml 中，将长春西汀（河南润弘制药）20mg 溶于 0.9% 氯化钠注射液 100ml 中，用 10ml 注射器分别抽取上述 2 种注射用溶液各 5ml 直接混合，注射器中迅速出现乳白色液体，重复数次均出现相同的结果。提示在临床和实验条件下，阿莫西林克拉维酸钾注射液与长春西汀注射液混合存在配伍禁忌，临床不能续贯输注。

【临床建议】配伍禁忌

阿莫西林克拉维酸 + 帕珠沙星
（amoxicillin clavulanate+pazufloxacin）

【临床证据】陈洁[1]在临床输液中发现，注射用阿莫西林钠克拉维酸钾（1.2g/2.4g 溶于 0.9% 氯化钠注射液 250ml 中）输注完毕，在同一输液管路继续输注 0.5g 甲磺酸帕珠沙星氯化钠注射液 100ml 时，在莫菲氏滴管中立即出现白色絮状沉淀。随后进行了验证实验：将 1.2g/2.4g 注射用阿莫西林钠克拉维酸钾溶于 0.9% 氯化钠注射液 250ml 中，取 5ml 溶液注入甲磺酸帕珠沙星氯化钠注射液中（100ml：0.5g），混合液立即出现白色絮状沉淀。临床观察和实验结果提示两药在上述条件下混合存在配伍禁忌。

【临床建议】配伍禁忌

阿莫西林克拉维酸 + 舒血宁
（amoxicillin clavulanate+shuxuening）

【临床证据】赵丽华[1]在临床输液中发现，阿莫西林钠克拉维酸钾静脉输注完毕后，经同一输液通路继续输注舒血宁注射液（上海新先锋药业）时，输液管内液体颜色发生改变（由白色变成黄色）。随后进行了验证实验：将阿莫西林钠克拉维酸钾 2.4g 溶于 0.9% 氯化钠注射液 250ml 中，舒血宁注射液 15ml 于 5% 葡萄糖注射液 250ml 中稀释，分别取上述两种药物溶液各 5ml 直接混合后，混合液体颜色即刻变成黄色。临床观察和实验结果提示两药在上述条件下混合存在配伍禁忌。

【临床建议】配伍禁忌

阿莫西林舒巴坦 + 氨溴索
（amoxicillin sulbactam+ambroxol）

【临床证据】刘奇玉[1]在临床工作中发现，在阿莫西林舒巴坦钠后接续输注盐酸氨溴索时，莫菲氏滴管内液体出现浑浊现象，随后在配制好的阿莫西林舒巴坦钠液组及盐酸氨溴索液组各抽取 2ml 后融合在一起，发现两种药物接触后立即出现浑浊，临床观察和实验证实两药在上述条件下混合存在配伍禁忌。

【临床建议】配伍禁忌

阿莫西林舒巴坦 + 长春西汀

（amoxicillin sulbactam+vinpocetine）

【临床证据】苏少蔚等[1]在临床工作中发现，长春西汀与阿莫西林钠舒巴坦钠接续输注时，在输液皮管及莫菲氏滴管中液体变成乳白色。研究发现，取注射用阿莫西林舒巴坦（氯化钠注射液 100ml+ 阿莫西林钠舒巴坦钠 2.25g）溶液 5ml 注入玻璃试管中，再取氯化钠注射液 100ml+ 长春西汀 60mg 溶液 5ml，在试管中混合后液体马上变成乳白色，放置 1 小时后颜色仍是乳白色。临床观察和实验证实两药在上述条件下混合存在配伍禁忌。

【临床建议】配伍禁忌

阿莫西林舒巴坦 + 地塞米松

（amoxicillin sulbactam+dexamethasone）

【临床证据】覃钟丽[1]在临床工作中输注阿莫西林钠舒巴坦钠注射液（3g 溶于 0.9% 氯化钠注射液 100ml 中），输注完毕后接续输注 10% 葡萄糖注射液 150ml+ 炎琥宁 + 地塞米松时，输注管内液体变成乳白色，内有絮状物。为证实三者间是否存在配伍禁忌，覃钟丽进行了实验研究：将注射用阿莫西林钠舒巴坦钠 3g 溶于 0.9% 氯化钠注射液 5ml 中（①号溶液），将注射用炎琥宁 80mg（1 支）溶于 10% 葡萄糖注射液 5ml 中（②号溶液），用注射器分别抽取①和②号溶液各 1ml 直接混合；用另一个注射器分别抽取①号溶液和地塞米松磷酸钠注射液（③号溶液）1ml 直接混合；再用另一个注射器分别抽取①、②、③号溶液各 1ml 直接混合。结果发现，阿莫西林钠舒巴坦钠和炎琥宁两种注射液混合无外观变化；阿莫西林钠舒巴坦钠注射液和地塞米松磷酸钠注射液直接混合出现乳白色，内有絮状物产生；阿莫西林钠舒巴坦钠溶液和炎琥宁注射液、地塞米松磷酸钠注射液三者混合同样出现乳白色，内有絮状物产生。作者推测注射用阿莫西林钠舒巴坦钠稀释溶液与地塞米松磷酸钠注射液混合存在配伍禁忌。

【临床建议】配伍禁忌

阿莫西林舒巴坦 + 培氟沙星（amoxicillin sulbactam+pefloxacin）

【临床证据】梅海芬等[1]在临床工作中发现，在静脉滴注力坦（阿莫西林钠舒巴坦钠）后接续输注典沙（甲磺酸培氟沙星葡萄糖）时，发现输液管路内液体立即变浑浊，产生许多乳白色絮状。经实验研究发现，将阿莫西林钠舒巴坦钠 10ml 与甲磺酸培氟沙星葡萄糖注射液 10ml 同时注入试管中，试管中液体立即变浑浊，2~3 秒后产生许多乳白色絮状物，放置 24 小时乳白色絮状物形成沉淀。临床观察和实验证实两药在上述条件下混合存在配伍禁忌。

【临床建议】配伍禁忌

阿尼芬净 + 厄他培南（anidulafungin+ertapenem）

【临床证据】Trissel 等[1]考察了阿尼芬净（溶于 5% 葡萄糖注射剂中，终浓度 0.5mg/ml）与厄他培南钠（溶于 0.9% 氯化钠注射剂中，终浓度 20mg/ml）按体积比 1∶1 在室温（23℃）下经 Y 型输液通路混合 4 小时的物理相容性。在普通荧光灯和廷德尔光下观察混合物外观变化，测定浊度，测定微粒大小和数量，混合物经 0.22μm 的滤膜过滤。混合物的浊度以比浊法测量，浊度单位（NTU）超过 0.5 则定义为不相容性。结果发现，阿尼芬净与厄他培南钠混合后立即出现了廷德尔光下可见的微粒，提示阿尼芬净与厄他培南钠在实验条件下混合存在配伍禁忌。

【临床建议】配伍禁忌

阿尼芬净 + 两性霉素 B（anidulafungin+amphotericin B）

【临床证据】Trissel 等[1]考察了阿尼芬净（溶于 5% 葡萄糖注射剂中，终浓度 0.5mg/ml）与两性霉素 B（溶于 5% 葡萄糖注射剂中，终浓度 0.6mg/ml）按体积比 1∶1 在室温（23℃）下经 Y 型输液通路混合 4 小时的物理相容性。在普通荧光灯和廷德尔光下观察混合物外观变化，测定浊度值，测定微粒大小和数量，混合物经 0.22μm 的滤膜过滤。混合物的浊度超过 0.5 NTU 则定义为不相容性。结果发现，阿尼芬净与两性霉素 B 混合后立即出现裸眼可见的浊度增大，呈云雾状。提示阿尼芬净与两性霉素 B 在实验条件下混合存在配伍禁忌。

【临床建议】配伍禁忌

阿尼芬净 + 两性霉素 B 脂质体
（anidulafungin+amphotericin B liposome）

【临床证据】Trissel 等[1]考察了阿尼芬净（溶于 5% 葡萄糖注射剂中，终浓度 0.5mg/ml）与两性霉素 B 脂质体（溶于 5% 葡萄糖注射剂中，终浓度 1mg/ml）按体积比 1∶1 在室温（23℃）下经 Y 型输液通路混合 4 小时的物理相容性。在普通荧光灯和廷德尔光下观察混合物外观变化，测定浊度，测定微粒大小和数量，混合物经 0.22μm 的滤膜过滤。混合物的浊度超过 0.5NTU 则定义为不相容性。结果发现，阿尼芬净与两性霉素 B 脂质体混合后立即出现裸眼可见的浊度增大，呈云雾状。提示阿尼芬净与两性霉素 B 脂质体在实验条件下混合存在配伍禁忌。

【临床建议】配伍禁忌

阿尼芬净 + 碳酸氢钠（anidulafungin+sodium bicarbonate）

【临床证据】Trissel 等[1]考察了阿尼芬净（溶于 5% 葡萄糖注射剂中，终浓度 0.5mg/ml）与碳酸氢钠（未稀释的 1mEq/ml 注射剂）按 1 : 1 体积比在室温（23℃）下经 Y 型输液通路混合 4 小时的物理相容性。在普通荧光灯和廷德尔光下观察混合物外观变化，测定浊度，测定微粒大小和数量，混合物经 0.22μm 的滤膜过滤。混合物的浊度超过 0.5NTU 则定义为不相容性。结果发现，阿尼芬净与碳酸氢钠混合后立即出现裸眼可见的浊度增大，呈云雾状，4 小时后出现了廷德尔光下可见的微粒。提示阿尼芬净与碳酸氢钠在实验条件下混合存在配伍禁忌。

【临床建议】配伍禁忌

阿奇霉素 + 阿米卡星（azithromycin+amikacin）

【临床证据】Voytilla 等[1]考察了阿奇霉素溶液（终浓度为 2mg/ml）和阿米卡星溶液（终浓度为 100mg/ml）在 0.9% 氯化钠或 5% 葡萄糖中经 Y 型输液通路中混合 60 分钟的相容性。混合物的配伍禁忌包括沉淀形成、气体产生、颜色变化。过滤混合物后通过显微镜观察滤膜（0.8μm）的变化。结果发现，阿奇霉素和阿米卡星混合后出现了白色和黄色结晶，提示在实验条件下两药混合具有配伍禁忌。

【临床建议】配伍禁忌

阿奇霉素 + 氨曲南（azithromycin+aztreonam）

【临床证据】Voytilla 等[1]考察了阿奇霉素溶液（终浓度为 2mg/ml）和氨曲南溶液（终浓度为 200mg/ml）在 0.9% 氯化钠或 5% 葡萄糖中经 Y 型输液通路中混合 60 分钟的相容性。混合物的配伍禁忌包括沉淀形成、气体产生、颜色变化。过滤混合物后通过显微镜观察滤膜（0.8μm）的变化。结果发现，阿奇霉素和氨曲南混合后出现了细微白色结晶，提示在实验条件下两药混合具有配伍禁忌。

【临床建议】配伍禁忌

阿奇霉素 + 氨溴索（azithromycin+ambroxol）

【临床证据】张修梅[1]在临床工作中输注阿奇霉素（0.5g 溶于 0.9% 氯化钠注射液 250ml 中）和氨溴索（30mg 溶于 0.9% 氯化钠注射液 100ml 中）。输注完阿奇霉素后，直接同一管路接续输注氨溴索溶液，当氨溴索溶液与阿奇霉素残余溶液在莫菲氏滴管内混合时，莫菲氏滴管内立即形成乳白色絮状物。立即停止输液，更换输液器，患者未发生不良反应。随后作者进行了实验验证：将阿奇霉素 0.25g 溶于 0.9% 氯化钠注射液 250ml 中，取 3ml 与氨溴索注射液（天津金耀氨基酸）1ml 直接混合，配伍溶液即刻呈现乳白色浑浊絮状物。将其放置 24 小时后，浑浊絮状物未溶解反而增加。提示在临床和实验条件下阿奇霉素与盐酸氨溴索注射液混合存在配伍禁忌。

【临床建议】配伍禁忌

阿奇霉素 + 法莫替丁（azithromycin+famotidine）

【临床证据】Voytilla 等[1]考察了阿奇霉素溶液（终浓度为 2mg/ml）和法莫替丁溶液（终浓度为 2mg/ml）在 0.9% 氯化钠或 5% 葡萄糖注射液中经 Y 型输液通路中混合 60 分钟的相容性。混合物的配伍禁忌包括沉淀形成、气体产生、颜色变化。过滤混合物后通过显微镜观察滤膜（0.8μm）的变化。结果发现，阿奇霉素和法莫替丁混合后出现了细微灰白色结晶，提示在实验条件下两药混合具有配伍禁忌。

【临床建议】配伍禁忌

阿奇霉素 + 芬太尼（azithromycin+fentanyl）

【临床证据】Voytilla 等[1]考察了阿奇霉素溶液（终浓度为 2mg/ml）和芬太尼溶液（终浓度为 0.05mg/ml）在 0.9% 氯化钠或 5% 葡萄糖注射液中经 Y 型输液通路中混合 60 分钟的相容性。混合物的配伍禁忌包括沉淀形成、气体产生、颜色变化。过滤混合物后通过显微镜观察滤膜（0.8μm）的变化。结果发现，阿奇霉素和芬太尼混合后出现了白色和黄色结晶，提示在实验条件下两药混合具有配伍禁忌。

【临床建议】配伍禁忌

阿奇霉素 + 呋塞米（azithromycin+furosemide）

【临床证据】Voytilla 等[1]考察了阿奇霉素溶液（终浓度为 2mg/ml）和呋塞米溶液（终浓度为 10mg/ml）在 0.9% 氯化钠或 5% 葡萄糖注射液中经 Y 型输液通路中混合 60 分钟的相容性。混合物的配伍禁忌包括沉淀形成、气体产生、颜色变化。过滤混合物后通过显微镜观察滤膜（0.8μm）的变化。结果发现，阿奇霉素和呋塞米混合后出现了细微白色结晶，提示在实验条件下两药混合具有配伍禁忌。

【临床建议】配伍禁忌

阿奇霉素 + 环丙沙星（azithromycin+ciprofloxacin）

【临床证据】Voytilla 等[1]考察了阿奇霉素溶液（终浓度为 2mg/ml）和环丙沙星溶液（终浓度为 2mg/ml）在 0.9% 氯化钠或 5% 葡萄糖注射液中经 Y 型输液通路中混合 60 分钟的相容性。混合物的配伍禁忌包括沉淀形成、气体产生、颜色变化。过滤混合物后通过显微镜观察滤膜（0.8μm）的变化。结果发现，阿奇霉素和环丙沙星混合后出现了大的琥珀色结晶，提示在实验条件下两药混合具有配伍禁忌。

【临床建议】配伍禁忌

阿奇霉素 + 克林霉素（azithromycin+clindamycin）

【临床证据】Voytilla 等[1]考察了阿奇霉素溶液（终浓度为 2mg/ml）和克林霉素溶液（终浓度为 30mg/ml）在 0.9% 氯化钠或 5% 葡萄糖注射液中经 Y 型输液通路中混合 60 分钟的相容性。混合物的配伍禁忌包括沉淀形成、气体产生、颜色变化。过滤混合物后通过显微镜观察滤膜（0.8μm）的变化。结果发现，阿奇霉素和克林霉素混合后出现了细微琥珀色和白色结晶，提示在实验条件下两药混合具有配伍禁忌。

【临床建议】配伍禁忌

阿奇霉素 + 吗啡（azithromycin+morphine）

【临床证据】Voytilla 等[1]考察了阿奇霉素溶液（终浓度为 2mg/ml）和硫酸吗啡溶液（终浓度为 1mg/ml）在 0.9% 氯化钠或 5% 葡萄糖注射液中经 Y 型输液通路中混合 60 分钟的相容性。混合物的配伍禁忌包括沉淀形成、气体产生、颜色变化。过滤混合物后通过显微镜观察滤膜（0.8μm）的变化。结果发现，阿奇霉素和硫酸吗啡混合后出现了细微白色结晶，提示在实验条件下两药混合具有配伍禁忌。

【临床建议】配伍禁忌

阿奇霉素 + 哌拉西林他唑巴坦

（azithromycin+piperacillin tazobactam）

【临床证据】Voytilla 等[1]考察了阿奇霉素溶液（终浓度为 2mg/ml）和哌拉西林 / 他唑巴坦溶液（终浓度为 112.5mg/ml）在 0.9% 氯化钠或 5% 葡萄糖注射液中经 Y 型输液通路中混合 60 分钟的相容性。混合物的配伍禁忌包括沉淀形成、气体产生、颜色变化。过滤混合物后通过显微镜观察滤膜（0.8μm）的变化。结果发现，阿奇霉素和哌拉西林他唑巴坦混合后出现了细微白色结晶，提示在实验条件下两药混合具有配伍禁忌。

【临床建议】配伍禁忌

阿奇霉素 + 庆大霉素（azithromycin+gentamicin）

【临床证据】Voytilla 等[1]考察了阿奇霉素溶液（终浓度为 2mg/ml）和庆大霉素溶液（终浓度为 21mg/ml）在 0.9% 氯化钠或 5% 葡萄糖注射液中经 Y 型输液通路中混合 60 分钟的相容性。混合物的配伍禁忌包括沉淀形成、气体产生、颜色变化。过滤混合物后通过显微镜观察滤膜（0.8μm）的变化。结果发现，阿奇霉素和庆大霉素混合后出现了白色和黄色结晶，提示在实验条件下两药混合具有配伍禁忌。

【临床建议】配伍禁忌

阿奇霉素 + 痰热清（azithromycin+tanreqing）

【临床证据】刘亚芹[1]在临床工作中发现，阿奇霉素注射剂（扬子江药业）静脉滴注完毕，直接换输痰热清注射剂（上海凯宝药业）时，滴斗中立即出现乳白色絮状沉淀。随后研究发现，用注射器取少许阿奇霉素溶液加入无菌试管中，再加入一滴痰热清注射液，试管中立即出现白色絮状沉淀；以 0.9% 氯化钠注射液代替 5% 葡萄糖注射液做同样实验，结果仍有白色絮状沉淀产生。蔡建英[2]在临床工作中也发现，输注完乳糖酸阿奇霉素（东北制药集团公司沈阳第一制药厂）更换痰热清（上海凯宝药业）时发现莫菲氏滴管出现浑浊现象，随后取痰热清 5ml 与乳糖酸阿奇霉素溶液混合，出现浑浊现象，静置后有黑色颗粒或块状物悬浮于瓶壁。齐艳丽等[3]同样发现这两种药物混合存在配伍禁忌。痰热清注射液 pH 在 7.0~8.0 之间，混合后由于 pH 值的改变导致出现沉淀而产生配伍禁忌[4]。临床观察和实验证实两药在上述条件下混合存在配伍禁忌。

【临床建议】配伍禁忌

阿奇霉素 + 替卡西林克拉维酸

（azithromycin+ticarcillin clavulanic acid）

【临床证据】Voytilla 等[1]考察了阿奇霉素（终浓度为 2mg/ml）和替卡西林克拉维酸（终浓度为 103.3mg/ml）在 0.9% 氯化钠或 5% 葡萄糖注射液中经 Y 型输液通路中混合 60 分钟的相容性。混合物的配伍禁忌包括沉淀形成、气体产生、颜色变化。过滤混合物后通过显微镜观察滤膜（0.8μm）的变化。结果发现，阿奇霉素和替卡西林克拉维酸混合后出现了细微白色和黄色结晶，提示在实验条件下两药混合具有配伍禁忌。

【临床建议】配伍禁忌

阿奇霉素 + 酮咯酸（azithromycin+ketorolac）

【临床证据】Voytilla 等[1]考察了阿奇霉素（终浓度为 2mg/ml）和酮咯酸（终浓度为 15mg/ml）在 0.9% 氯化钠或 5% 葡萄糖注射液中经 Y 型输液通路中混合 60 分钟的相容性。混合物的配伍禁忌包括沉淀形成、气体产生、颜色变化。过滤混合物后通过显微镜观察滤膜（0.8μm）的变化。结果发现，阿奇霉素和酮咯酸混合后出现了细微琥珀色结晶，提示在实验条件下两药混合具有配伍禁忌。

【临床建议】配伍禁忌

阿奇霉素 + 头孢呋辛 (azithromycin+cefuroxime)

【临床证据】Voytilla 等[1]考察了阿奇霉素（终浓度为 2mg/ml）和头孢呋辛（终浓度为 100mg/ml）在 0.9% 氯化钠或 5% 葡萄糖注射液中经 Y 型输液通路中混合 60 分钟的相容性。混合物的配伍禁忌包括沉淀形成、气体产生、颜色变化。过滤混合物后通过显微镜观察滤膜（0.8μm）的变化。结果发现，阿奇霉素和头孢呋辛混合后出现了大的白色和浅黄色结晶，提示在实验条件下两药混合具有配伍禁忌。

【临床建议】配伍禁忌

阿奇霉素 + 头孢曲松 (azithromycin+ceftriaxone)

【临床证据】Voytilla 等[1]考察了阿奇霉素（终浓度为 2mg/ml）和头孢曲松（终浓度为 66.7mg/ml）在 0.9% 氯化钠或 5% 葡萄糖注射液中经 Y 型输液通路中混合 60 分钟的相容性。混合物的配伍禁忌包括沉淀形成、气体产生、颜色变化。过滤混合物后通过显微镜观察滤膜（0.8μm）的变化。结果发现，阿奇霉素和头孢曲松混合后出现了白色和黄色结晶，提示在实验条件下两药混合具有配伍禁忌。

【临床建议】配伍禁忌

阿奇霉素 + 头孢噻肟 (azithromycin+cefotaxime)

【临床证据】Voytilla 等[1]考察了阿奇霉素（终浓度为 2mg/ml）和头孢噻肟（终浓度为 200mg/ml）在 0.9% 氯化钠或 5% 葡萄糖注射液中经 Y 型输液通路中混合 60 分钟的相容性。混合物的配伍禁忌包括沉淀形成、气体产生、颜色变化。过滤混合物后通过显微镜观察滤膜（0.8μm）的变化。结果发现，阿奇霉素和头孢噻肟混合后出现了细微白色结晶，提示在实验条件下两药混合具有配伍禁忌。

【临床建议】配伍禁忌

阿奇霉素 + 头孢他啶 (azithromycin+ceftazidime)

【临床证据】Voytilla 等[1]考察了阿奇霉素（终浓度为 2mg/ml）和头孢他啶（终浓度为 80mg/ml）在 0.9% 氯化钠或 5% 葡萄糖注射液中经 Y 型输液通路中混合 60 分钟的相容性。混合物的配伍禁忌包括沉淀形成、气体产生、颜色变化。过滤混合物后通过显微镜观察滤膜（0.8μm）的变化。结果发现，阿奇霉素和头孢他啶混合后出现了细微琥珀色和白色结晶，提示在实验条件下两药混合具有配伍禁忌。

【临床建议】配伍禁忌

阿奇霉素 + 妥布霉素 (azithromycin+tobramycin)

【临床证据】Voytilla 等[1]考察了阿奇霉素（终浓度为 2mg/ml）和妥

布霉素（终浓度为 21mg/ml）在 0.9% 氯化钠或 5% 葡萄糖注射液中经 Y型输液通路中混合 60 分钟的相容性。混合物的配伍禁忌包括沉淀形成、气体产生、颜色变化。过滤混合物后通过显微镜观察滤膜（0.8μm）的变化。结果发现，阿奇霉素和妥布霉素混合后出现了细微白色结晶，提示在实验条件下两药混合具有配伍禁忌。

【临床建议】配伍禁忌

阿奇霉素 + 亚胺培南西司他丁（azithromycin+imipene cilastatin）

【临床证据】Voytilla 等[1]考察了阿奇霉素（终浓度为 2mg/ml）和亚胺培南西司他丁（终浓度为 5mg/ml）在 0.9% 氯化钠或 5% 葡萄糖注射液中经 Y 型输液通路中混合 60 分钟的相容性。混合物的配伍禁忌包括沉淀形成、气体产生、颜色变化。过滤混合物后通过显微镜观察滤膜（0.8μm）的变化。结果发现，阿奇霉素和亚胺培南西司他丁混合后出现了细微白色结晶，提示在实验条件下两药混合具有配伍禁忌。

【临床建议】配伍禁忌

阿奇霉素 + 转化糖（azithromycin+invert sugar）

【临床证据】汪燕[1]考察了注射用阿奇霉素（海南斯达制药，0.25g/支）在 5% 转化糖注射液（四川康佳乐药业，250ml/ 瓶）中配伍稳定性和相容性。模拟临床用药剂量，将注射用阿奇霉素 0.25g 用适量溶媒溶解后，转移到 250ml 转化糖注射液中（质量浓度 1mg/ml），充分混匀。配伍溶液置于室温条件下避光保存 8 小时，分别在 0、1、2、4、8 小时观察溶液外观变化，测定溶液 pH 和阿奇霉素的含量变化百分比。结果发现，配伍溶液 8 小时内外观无明显变化，保持澄清、无色；pH 无明显变化（介于 9.54~10.52）；配伍溶液中阿奇霉素的含量保持稳定，8 小时时含量为99.6%。提示在实验条件下，注射用阿奇霉素在转化糖注射液中至少可以配伍 8h。

【临床建议】可以配伍

阿奇霉素 + 左氧氟沙星（azithromycin+levofloxacin）

【临床证据】Voytilla 等[1]考察了阿奇霉素（终浓度为 2mg/ml）和左氧氟沙星（终浓度为 5mg/ml）在 0.9% 氯化钠或 5% 葡萄糖注射液中经 Y型输液通路中混合 60 分钟的相容性。混合物的配伍禁忌包括沉淀形成、气体产生、颜色变化。过滤混合物后通过显微镜观察滤膜（0.8μm）的变化。结果发现，阿奇霉素和左氧氟沙星混合后出现了大的白色和琥珀色结晶，提示在实验条件下两药混合具有配伍禁忌。

【临床建议】配伍禁忌

阿魏酸钠 + 木糖醇（sodiumferulate+xylitol）

【临床证据】夏晓冰等[1]考察了注射用阿魏酸钠（山东罗欣药业，0.3g/支）在木糖醇注射液（南京正大天晴，250ml）中配伍的稳定性。在室温条件下放置6小时，观察6小时内配伍液的外观变化，测定pH及紫外吸光度的变化，并用紫外分光光度法测定配伍液中阿魏酸钠的含量。结果发现，配伍溶液在室温下6小时内外观无明显变化，无沉淀及气泡产生，无颜色变化；pH无明显变化，阿魏酸钠含量＞99.3%。提示在实验条件下注射用阿魏酸钠与木糖醇注射液至少可以配伍6小时。[**编者注：该研究未考察不溶性微粒数的变化及是否符合《中国药典》标准）建议谨慎配伍。**]

【临床建议】谨慎配伍

阿昔洛韦 + 苯海拉明（acyclovir+diphenhydramine）

【临床证据】Canann等[1]考察了阿昔洛韦钠（终浓度5mg/ml）与盐酸苯海拉明（终浓度50mg/ml）经Y型输液通路混合的物理相容性。药物在99cm长的管路中混合，然后经0.8μm滤膜过滤，裸眼和显微镜下观察滤膜残留物情况。如果混合物出现沉淀或者颜色改变，或者显微镜下每毫升混合液中直径＞10μm的颗粒多于12个，或者直径＞25μm的颗粒多于2个，则定义为物理不相容性。结果发现，混合物在输液管路中出现云状浑浊物，提示阿昔洛韦钠与盐酸苯海拉明在实验条件下混合存在配伍禁忌。

【临床建议】配伍禁忌

阿昔洛韦 + 格拉司琼（acyclovir+granisetron）

【临床证据】Canann等[1]考察了阿昔洛韦钠（终浓度5mg/ml）与盐酸格拉司琼（终浓度1mg/ml）经Y型输液通路混合的物理相容性。药物在99cm长的管路中混合，然后经0.8μm滤膜过滤，裸眼和显微镜下观察滤膜残留物情况。如果混合物出现沉淀或者颜色改变，或者显微镜下每毫升混合液中直径＞10μm的颗粒多于12个，或者直径＞25μm的颗粒多于2个，则定义为物理不相容性。结果发现，在滤膜的周边出现了针状结晶，提示阿昔洛韦钠与盐酸格拉司琼在实验条件下混合存在配伍禁忌。

【临床建议】配伍禁忌

阿昔洛韦 + 环孢素（acyclovir+cyclosporine）

【临床证据】Canann等[1]考察了阿昔洛韦钠（终浓度5mg/ml）与环孢素（终浓度1mg/ml）经Y型输液通路混合的物理相容性。药物在99cm长的管路中混合，然后经0.8μm滤膜过滤，裸眼和显微镜下观察滤膜残留物情况。如果混合物出现沉淀或者颜色改变，或者显微镜下每毫升混合液中直径＞10μm 的颗粒多于 12 个，或者直径＞25μm 的颗粒多于 2 个，则定义为物理不相容性。结果发现，在滤膜上出现类似轮子辐条的针状结晶。提示阿昔洛韦钠与环孢素在实验条件下混合存在配伍禁忌。

【临床建议】配伍禁忌

阿昔洛韦 + 甲氧氯普胺（acyclovir+metoclopramide）

【临床证据】Canann 等[1]考察了阿昔洛韦钠（终浓度 5mg/ml）与盐酸甲氧氯普胺（终浓度 5mg/ml）经 Y 型输液通路混合的物理相容性。药物在 99cm 长的管路中混合，然后经 0.8μm 滤膜过滤，裸眼和显微镜下观察滤膜残留物情况。结果发现，混合物在滤膜上出现了大量簇状的细微结晶层，提示阿昔洛韦钠与盐酸甲氧氯普胺在实验条件下混合存在配伍禁忌。

【临床建议】配伍禁忌

阿昔洛韦 + 克林霉素（aciclovir+clindamycin）

【临床证据】李桂兰[1]报道了 1 例病毒性脑炎伴上呼吸道感染的患者，给予阿昔洛韦注射液和克林霉素磷酸酯注射液。当输完阿昔洛韦更换克林霉素磷酸酯时，输液袋内出现白色浑浊液，提示阿昔洛韦与克林霉素磷酸酯在上述条件下混合存在配伍禁忌。

【临床建议】配伍禁忌

阿昔洛韦 + 咪达唑仑（acyclovir+midazolam）

【临床证据】李奇[1]在临床工作中泵入咪达唑仑溶液（江苏恩华，200mg 溶于 0.9% 氯化钠注射液 10ml 中，经微量泵 17ml/h 静脉注射）镇静止惊。同时给予阿昔洛韦注射溶液（湖北荷普药业，0.4g 溶于 0.9% 氯化钠注射液 60ml 中）q8h 静脉点滴抗病毒。由于咪达唑仑浓度高、泵速快，选用股静脉留置针输入。有文献报道阿昔洛韦经外周血管输入可引起药物外渗。因此把上述 2 种药物用 2 条单独泵管连接三通，经股静脉留置针同时泵入，5 分钟后三通内有白色浑浊出现。立即停止输液，用 5ml 注射器回抽输液通道内白色液体，更换输液泵管，将两组液体分别用不同的静脉通路输入。严密观察患儿病情变化，未发生不良反应。作者随后进行了实验验证：将咪达唑仑 1ml（5mg）溶于 4ml 0.9% 氯化钠注射液中，将 0.25g 阿昔洛韦溶于 5ml 0.9% 氯化钠注射液中，用一次性注射器抽取咪达唑仑稀释液 1ml，加入 1ml 阿昔洛韦溶液，注射器内立即出现白色浑浊，静置 2 小时后，浑浊仍未消退。作者认为是强酸性的咪达唑仑（pH2.9~3.7）与碱性的阿昔洛韦（pH10.5~11.5）混合导致白色浑浊。提示在上述临床和实验条件下，阿昔洛韦注射液与咪达唑仑注射液存在配伍禁忌，临床应该避免混合输注，也不能直接接续输注。

【临床建议】配伍禁忌

阿昔洛韦 + 庆大霉素（acyclovir+gentamicin）

【临床证据】Canann 等[1]考察了阿昔洛韦钠（终浓度 5mg/ml）与硫酸庆大霉素（终浓度 30mg/ml）经 Y 型输液通路混合的物理相容性。药物在 99cm 长的管路中混合，然后经 0.8μm 滤膜过滤，裸眼和显微镜下观察滤膜残留物情况。结果发现，两药混合后出现白色稠厚的糊状物，堵塞了滤膜。提示阿昔洛韦钠与硫酸庆大霉素在实验条件下混合存在配伍禁忌。

【临床建议】配伍禁忌

阿昔洛韦 + 妥布霉素（aciclovir+tobramycin）

【临床证据】许海棠[1]对阿昔洛韦与妥布霉素在 0.9% 氯化钠注射液中的配伍情况进行了实验，模拟临床用药浓度，取阿昔洛韦粉针剂 250mg，硫酸妥布霉素注射液 80mg，加入 0.9% 氯化钠注射液 100ml 中，平行配制 3 份。在室温 25℃不避光条件下放置 24 小时，在不同时间内观察药液外观变化，测定 pH 值及药物含量变化。含量测定时取混合液适量，稀释至含阿昔洛韦 10μg/ml，用紫外分光光度计测阿昔洛韦含量，妥布霉素的含量则可直接取混合液用旋光仪测定。结果发现，两药配伍后 24 小时内外观、pH、含量无明显变化，因此认为配伍是稳定的。

【临床建议】可以配伍

阿扎司琼 + 奥美拉唑（azasetron+omeprazole）

【临床证据】白志芳等[1]在临床工作中发现，在给予患者洛赛克（奥美拉唑，40mg 溶于 0.9% 氯化钠注射液 100ml 中）静脉滴注过程中，遵医嘱给予盐酸阿扎司琼注射液 10mg 从莫菲氏滴管中注入时，两种药物一经接触，输液管中立即出现白色絮状浑浊物。随后进行了验证实验：取阿扎司琼注射液与奥美拉唑注射液在针管内直接混合后，混合液立即出现白色絮状浑浊，静置 24 小时白色絮状浑浊液无改变。临床观察和实验结果提示两药在上述条件下混合存在配伍禁忌。

【临床建议】配伍禁忌

阿扎司琼 + 地塞米松（azasetron+dexamethasone）

【临床证据】何光照等[1]在室温（25±2）℃不避光的情况下，用注射器抽取单次常用量的盐酸阿扎司琼（南京正大天晴制药，2ml：10mg）2ml，加入 10ml 生理盐水稀释，混匀后再抽取 10mg（2ml）地塞米松磷酸钠注射液（广州白云山天心制药，1ml：5mg），混合均匀。观察配伍后 5 分钟、2.5 小时、5 小时的物理相容性（外观、不溶性微粒和 pH）、化学稳定性（药物浓度）。结果发现，配伍后 5 小时内溶液保持无色、澄清，未见有气泡、絮状物和沉淀产生，不溶性微粒、pH 与配伍液中两药浓度变化均符合配伍要求，且色谱图均未发现异常色谱峰。提示在室温（25℃）不避光时，盐酸阿扎琼与地塞米松磷酸钠注射液在注射器中直接配伍是相容的。杨金玉等[2]考察了盐酸阿扎司琼注射液（南京制药厂，2ml：10mg）和注射用地塞米松磷酸钠（马鞍山丰原制药，5mg/支）在 0.9% 氯化钠注射液中配伍相容性。取盐酸阿扎司琼注射液 10mg 溶于 0.9% 氯化钠注射液 100ml 中，然后将 2 支（10mg）或 4 支（20mg）注射用地塞米松磷酸钠用灭菌注射用水溶解，分别注入至上述盐酸阿扎司琼输液中混匀，于室温（25±2）℃避光或不避光的环境下放置 48 小时。分别在 0、3、6、24 和 48 小时观察混合溶液的外观变化，测定不溶性微粒数量、pH 和盐酸阿扎司琼、地塞米松磷酸钠的药物浓度。结果发现，配伍溶液在 48 小时内保持澄清，无浑浊，无变色，无沉淀和气体产生；不溶性微粒符合规定标准，pH 和两种药物相对百分含量保持恒定。提示在实验条件下，盐酸阿扎司琼注射液与注射用地塞米松磷酸钠在 0.9% 氯化钠注射液中可以配伍至少 48 小时。

【临床建议】可以配伍

阿扎司琼 + 甘露醇（azasetron+mannitol）

【临床证据】汪迎春[1]在临床工作中输注甘露醇注射液 150ml，完毕后接续输注盐酸阿扎司琼氯化钠注射液 50ml，在更换注射液 1 分钟后，观察到莫菲氏滴管内及以下有乳白色浑浊物，摇晃后不消失。迅速停止输液，更换输液管，用 0.9% 氯化钠注射液冲管后再继续输注阿扎司琼，患者无不良反应。随后作者进行了实验验证：用一次性注射器抽取盐酸阿扎司琼氯化钠注射液 5ml 与甘露醇注射液 5ml，直接在同一注射器内混合，注射器内即刻出现乳白色浑浊，经摇晃不消失，放置 24 小时后未变化。提示在临床和实验条件下，甘露醇注射液和盐酸阿扎司琼氯化钠注射液混合存在配伍禁忌。

【临床建议】配伍禁忌

阿扎司琼 + 异环磷酰胺（azasetron+ifosfamide）

【临床证据】刘玉魁等[1]考察了阿扎司琼与异环磷酰胺在 0.9% 氯化钠注射液中配伍的相容性和稳定性。准确吸取 0.8ml（1.6mg）阿扎司琼注射液（南京制药，2ml：10mg），准确称取 160.0mg 注射用异环磷酰胺（江苏连云港，1g/支），一起置于 50ml 容量瓶中，用 0.9% 氯化钠注射液稀释至刻度，摇匀得到临床用药浓度的配伍溶液。分别在 0~4℃、25℃

和 35℃ 3 种温度下放置 24 小时，观察溶液外观变化，测定 pH 变化和药物含量变化。结果发现，配伍溶液在 24 小时内外观澄明，未见气泡、沉淀、颜色变化，测定 pH 无明显变化。HPLC 法测定结果显示，3 种温度下，阿扎司琼和异环磷酰胺的出峰时间、峰形、峰面积均无明显变化，含量均在 98% 以上，说明配伍溶液在 24 小时内含量稳定。提示在实验条件下，阿扎司琼和异环磷酰胺在 0.9% 氯化钠注射液中可以配伍 24 小时。[**编者注：该研究未考察配伍溶液不溶性微粒数的变化及是否符合《中国药典》规定，建议谨慎配伍。**]

【临床建议】谨慎配伍

艾司奥美拉唑 + 阿莫西林克拉维酸
（ esomeprazole+amoxicillin clavulanate ）

【临床证据】黄润生等[1] 考察了艾司奥美拉唑钠（阿斯利康，40mg/支）与注射用阿莫西林克拉维酸钾（华北制药，0.6g/ 支）在 0.9% 氯化钠注射液（广东大冢制药）中配伍的稳定性。将注射用艾司奥美拉唑 40mg 溶于 0.9% 氯化钠注射液 100ml 中，将注射用阿莫西林 - 克拉维酸钾 0.6g 溶于 0.9% 氯化钠注射液 100ml 中，取 10ml 与艾司奥美拉唑稀释溶液 100ml 混合，在室温下放置 0、2、6、12、24 小时，观察配伍溶液颜色和澄明度变化。结果发现，配伍溶液在 24 小时内溶液颜色、澄明度无明显变化。[**编者注：本研究没有考察配伍溶液 pH、不溶性微粒变化和主要成分百分含量变化）临床应该谨慎配伍。**]

【临床建议】谨慎配伍

艾司奥美拉唑 + 氨溴索（ esomeprazole+ambroxol ）

【临床证据】黄润生等[1] 考察了艾司奥美拉唑钠（阿斯利康，40mg/支）与盐酸氨溴索注射液（通化谷红制药，2ml∶15mg）配伍的稳定性。将注射用艾司奥美拉唑 40mg 溶于 0.9% 氯化钠注射液 100ml 中，取盐酸氨溴索注射液 10ml 与艾司奥美拉唑稀释溶液 100ml 混合，在室温下放置 0、2、6、12、24 小时，观察配伍溶液颜色和澄明度变化。结果发现，混合溶液立即出现颜色和澄明度变化。提示艾司奥美拉唑和盐酸氨溴索注射液在实验条件下混合存在配伍禁忌。

【临床建议】配伍禁忌

艾司奥美拉唑 + 白眉蛇毒血凝酶（ esomeprazole+hemocoagulase ）

【临床证据】魏海霞等[1] 在临床工作中静脉注射白眉蛇毒血凝酶注射液（锦州奥鸿药业，2U 溶于 0.9% 氯化钠注射液 10ml 中）完毕，经同一静脉通路延长管再缓慢推注艾司奥美拉唑钠注射液（阿斯利康药业，

40mg 溶于 0.9% 氯化钠注射液 5ml 中）时，两种液体在延长管内混合处出现了白色浑浊样改变。随即停止推注并回抽药液，更换输液器，另建一条静脉通路于对侧肢体继续静脉注射艾司奥美拉唑钠，密切观察患者生命体征及病情变化，未出现不良反应。作者随后进行了实验验证：在常温下将注射用白眉蛇毒血凝酶 2U 溶于 0.9% 氯化钠注射液 10ml 中，将注射用艾司奥美拉唑钠 40mg 溶于 0.9% 氯化钠注射液 5ml 中，用 20ml 一次性无菌注射器抽取上述两种注射溶液各 5ml 直接混合，配伍溶液立即出现白色浑浊样改变，无白色絮状物产生，静置 10 分钟后振荡浑浊不消失，1 小时后逐渐变为浅黄色浑浊液体，1.5 小时后逐渐变为灰黄色，2 小时后逐渐变为浅灰色，6 小时后逐渐变为灰色浑浊液体。提示在临床和实验条件下注射用艾司奥美拉唑钠与注射用白眉蛇毒血凝酶在 0.9% 氯化钠注射液中稀释混合存在配伍禁忌。

【临床建议】配伍禁忌

艾司奥美拉唑 + 复方氨基酸（esomeprazole+compound amino acid）

【临床证据】黄润生等[1] 考察了艾司奥美拉唑钠（阿斯利康，40mg/支）与复方氨基酸注射液（白医制药，500ml∶50g）配伍的稳定性。将注射用艾司奥美拉唑 40mg 溶于 0.9% 氯化钠注射液 100ml 中，取复方氨基酸注射液 10ml 与艾司奥美拉唑稀释溶液 100ml 混合，在室温下放置 0、2、6、12、24 小时，观察配伍溶液颜色和澄明度变化。结果发现，混合溶液在 6 小时时颜色发生改变，出现溶液浑浊。[编者注：本研究也没有考察配伍溶液 pH、不溶性微粒变化和主要成分百分含量变化]临床应该谨慎配伍。

【临床建议】谨慎配伍

艾司奥美拉唑 + 甘露醇（esomeprazole+mannitol）

【临床证据】黄润生等[1] 考察了艾司奥美拉唑钠（阿斯利康，40mg/支）与甘露醇注射液（济生制药，250ml∶50g）配伍的稳定性。将注射用艾司奥美拉唑 40mg 溶于 0.9% 氯化钠注射液 100ml 中，取甘露醇注射液 10ml 与艾司奥美拉唑稀释溶液 100ml 混合，在室温下放置 0、2、6、12、24 小时，观察配伍溶液颜色和澄明度变化。结果发现，混合溶液在 6 小时时颜色发生改变，溶液出现浑浊。[编者注：本研究也没有考察配伍溶液 pH、不溶性微粒变化和主要成分百分含量变化]临床应该谨慎配伍。

【临床建议】谨慎配伍

艾司奥美拉唑 + 果糖二磷酸钠
（esomeprazole+fructose diphosphate sodium）

【临床证据】邹琴等[1]在临床工作中输注注射用果糖二磷酸钠溶液（5g 溶于 0.9% 氯化钠注射液 100ml）完毕后，接续输注艾司奥美拉唑注射溶液（40mg 溶于 0.9% 氯化钠注射液 20ml）。当艾司奥美拉唑注射溶液在莫菲氏滴管中与残余的果糖二磷酸钠溶液接触混合时，莫菲氏滴管内出现白色浑浊，立即停止输液，更换输液器，患者无不良反应。作者随后进行了实验验证：注射用果糖二磷酸钠 5g 溶于 0.9% 氯化钠注射液 100ml 中，将注射用艾司奥美拉唑钠 40mg 溶于 0.9% 氯化钠注射液 20ml 中，分别取两种稀释溶液 10ml 进行混合，10 秒内该液体出现少量浑浊，并逐渐有黑色沉淀物析出。黄润生等[2]考察了艾司奥美拉唑钠（阿斯利康，40mg/ 支）与注射用果糖二磷酸钠（博森生物制药，10g/ 支）在 0.9% 氯化钠注射液（广东大冢制药）中配伍的稳定性。将注射用艾司奥美拉唑 40mg 溶于 0.9% 氯化钠注射液 100ml 中，将注射用果糖二磷酸钠 10g 溶于 0.9% 氯化钠注射液 100ml 中，取 10ml 与艾司奥美拉唑稀释溶液 100ml 混合，在室温下放置 0、2、6、12、24 小时，观察配伍溶液颜色和澄明度变化。结果发现，混合溶液立即出现颜色和澄明度变化。提示艾司奥美拉唑和果糖二磷酸钠在临床和实验条件下混合存在配伍禁忌。

【临床建议】配伍禁忌

艾司奥美拉唑 + 氯化钠（esomeprazole+sodium chloride）

【临床证据】支旭然等[1]考察了艾司奥美拉唑钠（正大天晴药业）与 0.9% 氯化钠注射液（石家庄四药）在不同条件下的配伍稳定性和相容性。将不同浓度注射用艾司奥美拉唑钠与 0.9% 氯化钠注射液配伍，在室温或 40℃、遮光或光照条件下放置 48 小时，观察 0、2、4、6、8、12、24、48 小时时配伍溶液的外观，测定配伍溶液 pH、不溶性微粒数变化情况，测定艾司奥美拉唑的含量变化百分比。结果发现，配伍溶液的颜色变化与温度呈正相关；pH 保持相对稳定，在 12 小时内几乎无变化；室温下48 小时内配伍溶液中不溶性微粒的数量符合《中国药典》要求；注射用艾司奥美拉唑钠在低浓度配伍溶液（0.4mg/ml）中能够稳定 12 小时，在高浓度配伍溶液（1.6mg/ml）中能够稳定 8 小时。提示在实验条件下注射用艾司奥美拉唑在 0.9% 氯化钠注射液中至少可以配伍 8 小时。

【临床建议】可以配伍

艾司奥美拉唑 + 钠钾镁钙葡萄糖
（esomeprazole+sodium potassium magnesium calcium and glucose）

【临床证据】黄润生等[1]考察了艾司奥美拉唑钠（阿斯利康，40mg/支）与钠钾镁钙葡萄糖注射液（盛迪医药，500ml/瓶）配伍的稳定性。将注射用艾司奥美拉唑 40mg 溶于 0.9% 氯化钠注射液 100ml 中，取钠钾镁钙葡萄糖注射液 10ml 与艾司奥美拉唑稀释溶液 100ml 混合，在室温下放置 0、2、6、12、24 小时，观察配伍溶液颜色和澄明度变化。结果发现，混合溶液立即出现颜色和澄明度变化。提示艾司奥美拉唑和钠钾镁钙葡萄糖注射液在实验条件下混合存在配伍禁忌。

【临床建议】配伍禁忌

艾司奥美拉唑 + 生长抑素（esomeprazole+somatostatin）

【临床证据】临床在联合使用生长抑素和艾司奥美拉唑时，一般是将注射用生长抑素 6mg 溶于 0.9% 氯化钠注射液 50ml，注射用艾司奥美拉唑 80mg 溶于 0.9% 氯化钠注射液 50ml，使用双通道微量注射泵共用单个静脉通道持续泵入患者体内。庞国勋等[1]设计了 2 个实验，考察了两种药物体外配伍的相容性。实验 1：先用 0.9% 氯化钠注射液（石家庄四药）24ml 溶解注射用生长抑素（北京双鹭药业，3mg/支）3mg，再用 0.9% 氯化钠注射液 24ml 溶解注射用艾司奥美拉唑钠（苏州二叶制药，40mg/支）40mg。然后将两种输液使用双通道微量注射泵共用 1 个通道持续泵出药物，30 分钟后对配伍溶液进行灯检和观察。实验 2：考虑到艾司奥美拉唑溶液 pH 在 10.3~11.3 范围，生长抑素溶液的 pH 在 4.5~6.5 范围，在实验 1 的基础上，使用碳酸氢钠注射液（湖南康源制药，250ml：12.5g）调整生长抑素输液的 pH 至 8.5，其他同实验 1。结果发现，实验 1 中，配伍溶液在 30 分钟时灯检发现肉眼可见的微小结晶，1 小时后微小结晶较前增多，4 小时后微粒增多，颜色无变化。实验 2 与实验 1 结果相同，但微粒增多的情况更严重。黄润生等[2]考察了艾司奥美拉唑钠（阿斯利康，40mg/支）与注射用生长抑素（双成药业，3mg/支）在 0.9% 氯化钠注射液（广东大冢制药）中配伍的稳定性。将注射用艾司奥美拉唑 40mg 溶于 0.9% 氯化钠注射液 100ml 中，将注射用生长抑素 3mg 溶于 0.9% 氯化钠注射液 30ml 中，取 10ml 与艾司奥美拉唑稀释溶液 100ml 混合，在室温下放置 0、2、6、12、24 小时，观察配伍溶液颜色和澄明度变化。结果发现，混合溶液立即出现颜色和澄明度变化。提示艾司奥美拉唑与生长抑素在实验条件下混合存在配伍禁忌。

【临床建议】配伍禁忌

艾司奥美拉唑 + 左氧氟沙星（esomeprazole+levofloxacin）

【临床证据】黄润生等[1]考察了艾司奥美拉唑钠（阿斯利康，40mg/支）与左氧氟沙星注射液（海通药业，20ml：0.5g 配伍的稳定性。将注射用艾司奥美拉唑 40mg 溶于 0.9% 氯化钠注射液 100ml 中，取左氧氟沙星注射液 10ml 与艾司奥美拉唑稀释溶液 100ml 混合，在室温下放置 0、2、6、12、24 小时，观察配伍溶液颜色和澄明度变化。结果发现，配伍溶液在 24 小时内溶液颜色、澄明度无明显变化。[**编者注：本研究没有考察配伍溶液 pH、不溶性微粒变化和主要药物成分百分含量变化**]临床应该谨慎配伍。

【临床建议】谨慎配伍

艾司洛尔 + 芬太尼（esmolol+fentanyl）

【临床证据】Karnatz 等[1]考察了盐酸艾司洛尔和枸橼酸芬太尼在 Y 型输液通路中混合的相容性和稳定性。将 1ml 枸橼酸芬太尼（0.05mg/ml）注入盐酸艾司洛尔（终浓度 10mg/ml）5% 葡萄糖或 0.9% 氯化钠注射液中，观察外观变化。为考察化学稳定性，取 4ml（1g）盐酸艾司洛尔 5% 葡萄糖或 0.9% 氯化钠注射液和 100ml 枸橼酸芬太尼（0.05mg/ml）混合，在室温普通光下混合 8 小时。测定混合物 pH 变化。结果发现，两药混合后无沉淀和颜色变化，pH 变化不明显，药物浓度变化 < 4%。提示在实验条件下，两药在 5% 葡萄糖或 0.9% 氯化钠注射液中混合不存在配伍禁忌。

【临床建议】可以配伍

艾司洛尔 + 吗啡（esmolol+morphine）

【临床证据】Karnatz 等[1]考察了盐酸艾司洛尔和硫酸吗啡在 Y 型输液通路中混合的相容性和稳定性。将 1ml 的硫酸吗啡（15mg/ml）注入盐酸艾司洛尔（终浓度 10mg/ml）5% 葡萄糖或 0.9% 氯化钠注射液中，观察外观变化。为考察化学稳定性，取 4ml（1g）盐酸艾司洛尔 5% 葡萄糖或 0.9% 氯化钠注射液和 100ml 硫酸吗啡（15mg/ml）混合，在室温普通光下混合 8 小时。测定混合物 pH 变化。结果发现，两药混合后无沉淀和颜色变化，pH 变化不明显。药物浓度变化 < 4%，提示在实验条件下，两药在 5% 葡萄糖或 0.9% 氯化钠注射液中混合不存在配伍禁忌。

【临床建议】可以配伍

安妥沙星 + 氯化钠（antofloxacin+sodium chloride）

【临床证据】堵伟锋等[1]考察了盐酸安妥沙星注射液（安徽环球药业）与 0.9% 氯化钠注射液（安徽双鹤药业）配伍的相容性和稳定性。按照临床用药浓度，取 10ml 盐酸安妥沙星注射液与 0.9% 氯化钠注射液混匀定容在 250ml 容量瓶中。在室温下放置 6 小时，在 0、1、2、4、6 小时时观察各时间点配伍溶液外观变化，并测定其 pH 和安妥沙星含量变化。结果发现，配伍溶液为淡黄色，颜色无明显变化，澄明，无浑浊、沉淀、气体产生；pH 及安妥沙星含量均未发生明显变化。提示在实验条件下，盐酸安妥沙星注射液与 0.9% 氯化钠注射液可以配伍至少 6 小时。[**编者注：该研究未考察配伍溶液不溶性微粒数的变化及是否符合《中国药典》规定，建议临床谨慎配伍。**]

【临床建议】谨慎配伍

安妥沙星 + 葡萄糖（antofloxacin+dextrose）

【临床证据】堵伟锋等[1]考察了盐酸安妥沙星注射液（安徽环球药业）与 5% 葡萄糖注射液（安徽双鹤药业）、10% 葡萄糖注射液（安徽双鹤药业）配伍的相容性和稳定性。按照临床用药浓度，取 2 份 10ml 盐酸安妥沙星注射液分别与 5% 葡萄糖注射液、10% 葡萄糖注射液混匀定容在 250ml 容量瓶中，室温下放置 6 小时，在 0、1、2、4、6 小时时观察各时间点配伍溶液外观变化，并测定其 pH 和安妥沙星含量变化。结果发现，配伍溶液为淡黄色，颜色均无明显变化，均澄明，无浑浊、沉淀、气体产生；pH 及安妥沙星含量均未发生明显变化。提示在实验条件下，盐酸安妥沙星注射液与 5% 葡萄糖注射液、10% 葡萄糖注射液可以配伍至少 6 小时。[**编者注：该研究未考察配伍溶液不溶性微粒数的变化及是否符合《中国药典》规定，建议临床谨慎配伍。**]

【临床建议】谨慎配伍

安妥沙星 + 葡萄糖氯化钠（antofloxacin+dextrose sodium chloride）

【临床证据】堵伟锋等[1]考察了盐酸安妥沙星注射液（安徽环球药业）与 5% 葡萄糖氯化钠注射液（安徽双鹤药业）配伍的相容性和稳定性。按照临床用药浓度，取 10ml 盐酸安妥沙星注射液与 5% 葡萄糖氯化钠注射液混匀定容在 250ml 容量瓶中。在室温下放置 6 小时，在 0、1、2、4、6 小时时观察各时间点配伍溶液外观变化，并测定其 pH、安妥沙星含量变化。结果发现，配伍溶液为淡黄色，颜色无明显变化，澄明，无浑浊、沉淀、气体产生；pH 及安妥沙星含量均未发生明显变化。提示在实验条件下，盐酸安妥沙星注射液与 5% 葡萄糖氯化钠注射液可以配伍至少 6 小时。[**编者注：该研究未考察配伍溶液不溶性微粒数的变化及是否符合《中国药典》规定，建议临床谨慎配伍。**]

【临床建议】谨慎配伍

氨苄西林舒巴坦 + 苦碟子（ampicillin sulbactam+kudiezi）

【临床证据】赵丽华[1]在临床输液中发现，苦碟子注射液 30ml（沈阳双鼎制药有限公司，溶于 5% 葡萄糖注射液 250ml 中）静脉输注完毕后，经同一输液通路继续输注氨苄西林钠舒巴坦钠（3g 溶于 0.9% 氯化钠注射液 100ml 中，哈药集团制药总厂）时，输液管内液体由浅棕色变成黄色。临床观察提示两药在上述条件下混合存在配伍禁忌。

【临床建议】配伍禁忌

氨苄西林舒巴坦 + 溴己新（ampicillin sulbactam+bromhexine）

【临床证据】戴月英等[1]在临床工作中发现，当滴注完氨苄西林钠/舒巴坦钠直接更换溴己新注射液时，输液器莫菲氏滴管内立即出现白色浑浊。进一步研究发现，取配制好的氨苄西林钠舒巴坦钠和盐酸溴己新注射液各 5ml，在试管内直接混合，立即出现白色浑浊，静置 1 小时后，未出现沉淀，颜色未发生变化。临床观察和实验证实两药在上述条件下混合存在配伍禁忌。

【临床建议】配伍禁忌

氨茶碱 + 甲泼尼龙（aminophylline+methylprednisolone）

【临床证据】Johnson 等[1]考察了氨茶碱（终浓度 1mg/ml）和琥珀酸钠甲泼尼龙（终浓度 2 和 0.5mg/ml）在 5% 葡萄糖注射液和 0.9% 氯化钠注射液中室温混合 3 小时的相容性。混合后观察外观变化，测定 pH；过滤混合液，HPLC 法测定茶碱和甲泼尼龙的药物浓度。结果发现，混合后外观没有明显变化，加入氨茶碱后混合物 pH 升高，氨茶碱的浓度没有显著变化，0.5、2mg/ml 琥珀酸钠甲泼尼龙在混合 3 小时后的浓度均小于起始浓度的 90%，然而琥珀酸钠甲泼尼龙的活性成分甲泼尼龙乙醇在 1 小时后开始升高。提示在实验条件下，氨茶碱（浓度 1mg/ml）和琥珀酸钠甲泼尼龙（浓度 2 和 0.5mg/ml）在 5% 葡萄糖或 0.9% 氯化钠注射液中混合 3 小时无配伍禁忌。

【临床建议】可以配伍

氨茶碱 + 莫西沙星（aminophylline+moxifloxacin）

【临床证据】张丽梅等[1]研究了莫西沙星与氨茶碱配伍的情况。根据临床用药浓度，量取氨茶碱注射液 0.2ml 置于 25ml 的容量瓶中，用盐酸莫西沙星氯化钠注射液定容，得到的配伍溶液分别置于 25℃、37℃的电热培养箱中备用。取配伍液，于 0、1、2、4、6、8 小时时观察溶液外观并测定 pH。分别吸取配伍液 0.3ml，置于 50ml 容量瓶中以纯化水稀释，定容，并以纯化水为空白，在选定波长下测定吸光度，计算各时间点药物的相对百分含量；同时在 200~400nm 波长范围内进行紫外扫描，观察吸收峰位及峰形变化。结果发现，在 25℃及 37℃条件下，0~8 小时内配伍溶液颜色由黄色变浅，无气泡及沉淀生成；pH、含量没有显著性变化，吸收曲线无明显变化，无新的吸收峰产生。但是作者认为，氨茶碱注射液的 pH 为 9.06，在 25℃和 37℃避光条件下配伍后，混合液的 pH 分别为 7.50 和 7.35，两药配伍使盐酸莫西沙星氯化钠注射液 pH 发生较大变化，且两者混合时盐酸莫西沙星氯化钠注射液颜色立即变浅，虽然 8 小时内溶液含量、pH 等指标变化不大，但溶液配伍前后的 pH 变化较大，且莫西沙星在酸性介质中溶解性较好，如果与氨茶碱配伍，pH 发生了改变，盐酸莫西沙星就变成了莫西沙星，易使溶解度变小，继而导致微晶产生，虽然本实验没有发现浑浊等现象，但这种微晶可因 pH 变化而产生，导致对局部和静脉血管的刺激性加大等。[**编者注：该研究也未考察配伍溶液不溶性微粒数的变化及是否符合《中国药典》规定**] 因此建议避免配伍。

【临床建议】配伍禁忌

氨茶碱 + 维拉帕米（aminophylline+verapamil）

【临床证据】Johnson 等[1]考察了氨茶碱（终浓度 1mg/ml）和维拉帕米注射剂（0.1 和 0.4mg/ml）在 5% 葡萄糖注射液中混合后的化学稳定性和物理相容性。用 HPLC 法测定氨茶碱和维拉帕米的含量，溶液经 0.22μm 滤膜过滤。同时观察混合物外观变化，测定 pH。结果发现，混合 24 小时后茶碱浓度降低 < 10%，维拉帕米浓度降低 < 1%。0.4mg/ml 维拉帕米混合物出现了浑浊。滤膜在显微镜下观察可见沉淀。维拉帕米的 pH 大约为 4.09~4.36，氨茶碱 pH 为 8.35，混合物的 pH 平均为 8.14~8.06，pH 的变化是导致滤膜上出现沉淀的原因。提示在实验条件下，两药混合存在配伍禁忌。

【临床建议】配伍禁忌

氨基酸 + 多种微量元素（aminoacid+multitrace elements）

【临床证据】2015 年 4 月 10 日，加拿大卫生部[1]发布警示信息：10% 氨基酸注射液（百特公司，商品名普利美）与多种微量元素存在配伍禁忌。百特公司收到一份来自加拿大医疗保健机构的报告，涉及普利美溶液（10% 氨基酸注射液）与微量元素混合时产生的变色现象和沉淀问题。当在普利美（10%）溶液中加入某些微量元素时可能会形成沉淀。百特公司研究发现，普利美（10%）溶液在最终灭菌时半胱氨酸发生降解而形成硫化氢，再与微量元素混合时，硫化氢可与其中的铜离子发生相互作用，产生硫化铜沉淀。百特公司尚未获悉任何相关的患者不良事件或损伤。提示 10% 氨基酸注射液（普利美）与微量元素混合时可能存在配伍禁忌。该沉淀物可导致 TPN 溶液中半胱氨酸和微量元素浓度不足，由此可导致严重的健康问题，而输注沉淀物质可伴有严重不良反应，因此禁止将微量元素与 10% 氨基酸注射液（普利美）溶液混合。

【临床建议】配伍禁忌

氨力农 + 地高辛（amrinone+digoxin）

【临床证据】Riley 等[1]考察了氨力农（终浓度 1.25 或 2.5mg/ml）和地高辛在 0.45% 氯化钠注射液或 5% 葡萄糖注射液中混合，于 23℃下混合 4 小时的稳定性。在荧光灯下观察外观变化，测定 pH 变化，用 HPLC 法测定氨力农的药物浓度。结果发现，氨力农和地高辛混合后没有观察到明显的 pH 变化和外观变化。氨力农的药物浓度也没有显著变化。提示在实验条件下，氨力农和地高辛不存在配伍禁忌。

【临床建议】可以配伍

氨力农 + 普鲁卡因胺（amrinone+procainamide）

【临床证据】Riley 等[1]考察了氨力农（终浓度 1.25 或 2.5mg/ml）和盐酸普鲁卡因胺在 0.45% 氯化钠注射液或 5% 葡萄糖注射液中混合，于 23℃下混合 4 小时的稳定性。在荧光灯下观察外观变化，测定 pH 变化，用 HPLC 法测定氨力农的药物浓度。结果发现，氨力农和普鲁卡因胺在 5% 的葡萄糖注射液中混合 4 小时后两药都出现了明显的浓度降低，但在 0.45% 的氯化钠注射液中没有出现浓度降低。提示在实验条件下，氨力农和普鲁卡因胺在 5% 葡萄糖注射液中混合存在配伍禁忌，但在 0.45% 的氯化钠注射液中配伍是相容的稳定的。

【临床建议】谨慎配伍

氨力农 + 普萘洛尔（amrinone+propranolol）

【临床证据】Riley 等[1]考察了氨力农（终浓度 1.25 或 2.5mg/ml）和盐酸普萘洛尔在 0.45% 氯化钠注射液或 5% 葡萄糖注射液中混合，于 23℃下混合 4 小时的稳定性。在荧光灯下观察外观变化，测定 pH 变化，用 HPLC 法测定氨力农的药物浓度。结果发现，氨力农与盐酸普萘洛尔混合没有观察到 pH 变化、外观变化。氨力农的药物浓度也没有显著变化。提示在实验条件下，氨力农和盐酸普萘洛尔不存在配伍禁忌。

【临床建议】可以配伍

氨力农 + 碳酸氢钠（amrinone+sodium bicarbonate）

【临床证据】Riley 等[1]考察了氨力农（终浓度 1.25 或 2.5mg/ml）和碳酸氢钠（37.5mg/ml）在 0.45% 氯化钠注射液或 5% 葡萄糖注射液中混合，

于23℃下混合4小时的稳定性。在荧光灯下观察外观变化，测定pH变化，用HPLC法测定氨力农的药物浓度。结果发现，氨力农和碳酸氢钠混合后10分钟内出现了沉淀。提示在实验条件下，氨力农和碳酸氢钠混合存在配伍禁忌。

【临床建议】配伍禁忌

氨力农 + 维拉帕米（amrinone+verapamil）

【临床证据】Riley 等[1]考察了氨力农（终浓度 1.25 或 2.5mg/ml）和盐酸维拉帕米在 0.45% 氯化钠注射液或 5% 葡萄糖注射液中混合，于23℃下混合 4 小时的稳定性。在荧光灯下观察外观变化，测定 pH 变化，用 HPLC 法测定氨力农的药物浓度。结果发现，氨力农和盐酸维拉帕米混合没有观察到 pH 变化、外观变化。氨力农的药物浓度也没有显著变化。提示在实验条件下，氨力农和盐酸维拉帕米不存在配伍禁忌。

【临床建议】可以配伍

氨曲南 + 奥硝唑（aztreonam+ornidazole）

【临床证据】杨丽杰等[1]在临床输液过程中发现，氨曲南静脉输注完毕后，经同一管路再静脉连续输注奥硝唑时，溶液出现变色。遂取临床所用浓度的氨曲南（注射用氨曲南 2g+ 0.9% 氯化钠注射液 100ml）5ml加入 100ml 奥硝唑氯化钠注射液中。结果发现，在 20℃条件下放置 60 分钟后配伍液变成淡粉色；在 30℃条件下放置 40 分钟后配伍液变成淡粉色。王昕欣等[2]在工作中发现，氨曲南（重庆圣华曦药业）与奥硝唑两种药物先后接续静脉滴注混合后，在莫菲氏滴管及输液长管内可形成混悬液。随后将氨曲南与奥硝唑注射液抽至同一支注射器混合，立即出现白色絮状沉淀，放置 24 小时以上无变化；将氨曲南 0.5g 与奥硝唑 0.5g 先后注入氯化钠注射液 100ml 稀释后混合，同样立即出现白色絮状物，放置24 小时后无变化。马涵涛等[3]在临床工作中输注氨曲南注射液（1g 溶于 0.9% 氯化钠注射液 100ml 中）完毕后，接续输注奥硝唑氯化钠注射液250ml，不久发现奥硝唑氯化钠注射液瓶内液体由无色变为淡粉红色，立即停止输液，患者无不良反应。但是瓶内奥硝唑氯化钠注射液残留液久置后颜色加深，变为深粉红色。作者因此认为注射用氨曲南和奥硝唑氯化钠注射液混合存在配伍禁忌。王文娟[4]在临床工作中连续静脉输入氨曲南和奥硝唑氯化钠注射液（陕西金裕制药）时，输液管及输液瓶内药液出现浅红色。停止输液，重新更换输液器及药液，患者未发生输液不良反应。作者随后进行了实验验证：按照临床常用浓度，将氨曲南 1 支（0.5g）溶于 0.9% 氯化钠注射液 100ml 中，缓慢滴入奥硝唑氯化钠注射液中，溶液立即变成淡红色，随后变成红色，最后变为紫红色。将奥硝唑氯化钠注射液缓慢滴入氨曲南溶液（0.5g 溶于 0.9% 氯化钠溶液 100ml 中）中出现相同的反应。赵英等[5] 在临床工作中输注氨曲南（1.0g 溶于 0.9% 氯化钠注射液 100ml 中）完毕后直接输注奥硝唑氯化钠注射液（0.5g/100ml），当输注约 30 分钟（相当于输注奥硝唑氯化钠注射液约 80ml）时，发现输液管滴壶内药液变为淡粉色透明液体，立即停止输液，观察患者无不良反应出现。随后作者进行了实验验证：将注射用氨曲南 1g 加入 0.9% 的氯化钠注射液 100ml 中，用 10ml 注射器抽取 5ml 溶液与奥硝唑氯化钠注射液（0.5g/100ml）5ml 直接混合，室温放置。结果发现，注射用氨曲南氯化钠溶液与奥硝唑氯化钠注射液等量混合溶液 1.5 小时内颜色无明显变化，2 小时后变为淡粉色透明液体，4 小时后呈现淡红色并见少许细小颗粒状悬浮物。朱友红[6] 在临床工作中发现奥硝唑注射液与注射用氨曲南连续输注时，输液器莫菲氏滴管中出现变色和浑浊。随后进行了实验验证：用 20ml 的一次性注射器抽取奥硝唑注射液和氨曲南注射溶液各 5ml 混合，静置 10 分钟后混合溶液变成粉红色。何春涛[7] 在临床工作中输注氨曲南注射溶液（2.0g 溶于 0.9% 氯化钠注射液 250ml 中）完毕后接续输注奥硝唑注射液时，分装袋里的奥硝唑注射液与分装袋内残留的少许氨曲南注射液混合 20 分钟后，输液变成淡粉色，立即停止输液，密切观察，患者未出现不良反应。作者随后进行了实验验证：按照临床应用的配制方法，将 2.0g 注射用氨曲南加入 0.9% 氯化钠注射液 250ml 中，用 20ml 注射器抽取奥硝唑注射液 15ml，再抽取氨曲南注射液 1ml 直接混合，20 分钟后混合液体呈淡粉色，30、60 分钟后混合液体仍呈粉色，颜色有所加深。上述多个研究都提示在临床和实验条件下氨曲南注射液与奥硝唑注射液混合存在配伍禁忌，临床也不能连续输注。

【临床建议】 配伍禁忌

氨曲南 + 氟罗沙星（aztreonam+fleroxacin）

【临床证据】 梁丹[1] 在临床工作中输注氨曲南溶液（2.0g 溶于 0.9% 氯化钠注射液 250ml 中）完毕后，接续输注氟罗沙星葡萄糖注射液 0.2g。当氟罗沙星葡萄糖注射液与莫菲氏滴管内残留的氨曲南溶液混合 1 分钟后，莫菲氏滴管内液体呈白色浑浊，无絮状物。更换下来的输液管内液体放置约 30 分钟后仍呈白色浑浊，无絮状物。提示在临床条件下，氨曲南注射溶液与氟罗沙星葡萄糖注射液混合存在配伍禁忌。

【临床建议】 配伍禁忌

氨曲南 + 甲硝唑（aztreonam+metronidazole）

【临床证据】Bell 等[1]考察了氨曲南（10 和 20mg/ml）和甲硝唑在 0.9% 氯化钠注射液和 5% 葡萄糖注射液中混合后于 25℃和 4℃下分别储存 2 天和 7 天的稳定性。考察混合后的外观变化、测定 pH 变化，应用 HPLC 测定药物浓度。结果发现，混合物 pH 轻微降低，氨曲南和甲硝唑混合后出现樱桃红色。Thakur 等[2]研究发现，静脉用甲硝唑和氨曲南混合后产生粉红色。进一步研究发现，是由于甲硝唑溶液中的亚硝酸离子在酸性条件下与氨曲南的氨噻唑发生重氮化而产生颜色。提示在实验条件下两药混合存在配伍禁忌。

【临床建议】配伍禁忌

氨曲南 + 聚明胶肽（aztreonam+polygeline）

【临床证据】王艺敏[1]在临床工作中静脉滴注聚明胶肽注射液，完毕后接续输注氨曲南注射液，当两种溶液在莫菲氏滴管内混合时，输液管中出现乳白色浑浊。立即停止输液，更换输液器，患者未发生不良反应。作者随后进行了实验验证：将注射用氨曲南 0.5g 溶于 0.9% 氯化钠注射液 250ml 中，取 10ml 与聚明胶肽注射液 10ml 直接混合，配伍溶液立即变成乳白色浑浊液。提示在临床和实验条件下，注射用氨曲南与聚明胶肽注射液混合存在配伍禁忌。

【临床建议】配伍禁忌

氨曲南 + 兰索拉唑（aztreonam+lansoprazole）

【临床证据】赵建芳[1]在临床实践中发现，注射用氨曲南与注射用兰索拉唑注射溶液混合存在配伍禁忌。随后进行了实验验证：将注射用兰索拉唑 30mg 溶于灭菌注射用水 5ml 中，将注射用氨曲南 0.5g 溶于 5ml 灭菌注射用水中，用 10ml 无菌注射器分别抽取上述 2 种溶液各 5ml 直接混合，注射器内即出现乳白色浑浊液体，静置 30 分钟后浑浊液体内有白色颗粒。提示在临床和实验条件下，注射用兰索拉唑与注射用氨曲南的稀释溶液混合存在配伍禁忌。

【临床建议】配伍禁忌

氨曲南 + 庆大霉素（aztreonam+gentamicin）

【临床证据】Bell 等[1]考察了氨曲南（10 和 20mg/ml）和庆大霉素（在 0.9% 氯化钠注射液和 5% 葡萄糖注射液中混合后于 25℃和 4℃分别储存 2 天和 7 天的稳定性。观察混合后的外观变化，测定 pH 变化，应用 HPLC 测定药物浓度。结果发现，混合物 pH 轻微降低，氨曲南和庆大霉素在 25℃和 4℃下分别能稳定 8 小时和 24 小时。提示在实验条件下，两药可以在 8 小时内保持配伍稳定性和相容性。

【临床建议】可以配伍

氨曲南 + 头孢西丁（aztreonam+cefoxitin）

【临床证据】Bell 等[1]考察了氨曲南（10 和 20mg/ml）和头孢西丁钠在 0.9% 氯化钠和 5% 葡萄糖注射液中混合后于 25℃和 4℃下分别储存 2 天和 7 天的稳定性。观察混合后的外观变化，测定 pH 变化，应用 HPLC 测定药物浓度。结果发现，氨曲南与头孢西丁钠混合物 pH 下降不明显，在 25℃和 4℃下分别能稳定 12 小时和 7 天；提示两药在实验条件下混合 12 小时具有相容性和稳定性。

【临床建议】可以配伍

氨曲南 + 妥布霉素（aztreonam+tobramycin）

【临床证据】Bell 等[1]考察了氨曲南（10 和 20mg/ml）和妥布霉素（终浓度 0.2 和 0.8mg/ml）在 0.9% 氯化钠和 5% 葡萄糖注射液中混合后于 25℃和 4℃下分别储存 2 天和 7 天的稳定性。观察混合后的外观变化，测定 pH 变化，应用 HPLC 测定药物浓度。结果发现，混合物 pH 轻微降低；氨曲南和妥布霉素在 25℃和 4℃下分别能稳定 48 小时和 7 天；提示在实验条件下，两药可以在 48 小时内保持配伍稳定性和相容性。

【临床建议】可以配伍

氨曲南 + 万古霉素（aztreonam+vancomycin）

【临床证据】Trissel 等[1]考察了氨曲南（4 和 40mg/ml）和盐酸万古霉素（1 和 10mg/ml）按临床最低和最高浓度在 5% 葡萄糖注射液和 0.9% 氯化钠注射液中混合的物理相容性和化学稳定性。混合物在 4、23 和 32℃下混合 31 天，在荧光灯和廷德尔光下观察混合物外观变化，测定浊度和微粒大小数量，HPLC 法测定药物浓度。结果发现，混合物起始时是澄清的，但是高浓度的混合物（氨曲南 40mg/ml、万古霉素 10mg/ml）出现了明显的微晶体沉淀，24 小时内出现浑浊。HPLC 测定显示，氨曲南（4mg/ml）和万古霉素（1mg/ml）在 5% 葡萄糖注射液中于 32、23 和 4℃下可以分别稳定 7、14 和 31 天，氨曲南（4mg/ml）和万古霉素（1mg/ml）在 0.9% 氯化钠注射液中于 32、23 和 4℃下可以分别稳定 7、31 和 31 天；高浓度的混合物（氨曲南 40mg/ml、万古霉素 10mg/ml）于 32、23 和 4℃下可以分别稳定 3、3 和 14 天。提示低浓度的氨曲南（4mg/ml）和盐酸万古霉素（1mg/ml）混合无配伍禁忌，而高浓度混合存在配伍禁忌。

【临床建议】谨慎配伍

氨曲南 + 转化糖（aztreonam+invert sugar）

【临床证据】汪燕[1]考察了注射用氨曲南（海南中化联合制药，0.5g/支）在 5% 转化糖注射液（四川康佳乐药业，250ml/瓶）中的配伍稳定性和相容性。模拟临床用药剂量，将注射用氨曲南 0.5g 用适量溶媒溶解后，转移到 250ml 转化糖注射液中（质量浓度 2mg/ml），充分混匀。配伍溶液置于室温条件下避光保存 8 小时，分别在 0、1、2、4、8 小时观察溶液外观变化，测定溶液 pH 和氨曲南含量变化。结果发现，配伍溶液在 4 小时内外观无明显变化，保持澄清、无色，8 小时时配伍溶液变为微黄色，出现少量沉淀；pH 无明显变化（介于 6.24~6.71）；配伍溶液中氨曲南含量保持稳定，8 小时时含量为 97.25%。提示在实验条件下，注射用氨曲南在转化糖注射液中至少可以配伍 4 小时。[编者注：该研究未考察配伍溶液不溶性微粒数的变化及是否符合《中国药典》规定，建议临床谨慎配伍。]

【临床建议】谨慎配伍

氨溴索 + 奥美拉唑（ambroxol+omeprazole）

【临床证据】胡丹[1]在临床工作中发现同时静脉推注或"入壶"盐酸氨溴索（沈阳新马药业，15mg/支）与奥美拉唑（阿斯利康制药，40mg/支）溶液后，配伍溶液出现白色絮状物。作者随后进行了实验验证：将盐酸氨溴索 15mg 用 0.9% 氯化钠注射液 5ml 溶解稀释，将注射用奥美拉唑用 10ml 专用溶媒溶解，然后将两种药液直接混合，混合溶液变为乳白色，用力振荡或放置 1 小时后颜色可变浅甚至消退，2 小时后可澄清。提示在临床和实验条件下，注射用盐酸氨溴索与注射用奥美拉唑钠的稀释溶液混合存在配伍禁忌。

【临床建议】配伍禁忌

氨溴索 + 呋塞米（ambroxol+furosemide）

【临床证据】李焕梅等[1]报道了沐舒坦（盐酸氨溴索注射液）与呋塞米注射液两者配伍会出现白色浑浊。随后进行了实验验证：取沐舒坦 1ml 与呋塞米注射液 1ml 直接混合后，混合液迅速出现白色浑浊，放置 10 分钟后药液变澄清，但药液颜色发暗。李菁等[2]在临床工作中发现，静脉推注完盐酸氨溴索（90mg，2 次/日）后给予呋塞米（20mg，1 次/日）静脉推注时，输液管中出现白色浑浊样改变。随后进行了验证实验：取盐酸氨溴索（15mg，2ml）和呋塞米（20mg，2ml）按不同的体积比混合后，观察混合物的颜色、浑浊、沉淀、针头堵塞及 pH 等方面的变化。方法如下：①取盐酸氨溴索 1ml 与呋塞米 1ml 混合 2 小时后，浑浊及絮状物消失，注射器针头通畅但管壁有白色沉淀或点状结晶物；②取盐酸氨溴索 1ml 与呋塞米 2ml 混合静置 4 分钟后，絮状物消失，42 小时后药液中出现较多片状结晶物，针头部分堵塞，需用力才能推出药液；③取盐酸氨溴索 2ml 与呋塞米 1ml 混合静置 3 分钟后，针头堵塞感明显，2 小时后阻力大，42 小时后注射器管壁浑浊，针头完全堵塞，药液中出现颗粒状结晶物。罗坤[3] 在临床配药中也发现，盐酸氨溴索注射液与呋塞米注射液混合时立即出现白色浑浊物。李丽辉[4] 在临床工作中也发现，当呋塞米注射液与氨溴索混合时立即出现白色浑浊沉淀。昌文珺[5] 在临床工作发现，给予患者氨溴索（90mg 溶于 5% 葡萄糖注射液 100ml 中）静脉滴注时，遵医嘱给予呋塞米 20mg 经"小壶"（滴斗）静脉注射后，输液管内出现白色絮状沉淀物。随后进行了验证实验：将氨溴索 30mg 溶于 0.9% 氯化钠注射液 5ml 中，取 1ml 溶液与呋塞米 2ml 直接混合后，注射器内出现白色絮状沉淀物。盐酸氨溴索是一种强酸强碱盐类化合物，pH5.0，不能与 pH > 6.3 的其他溶液混合，否则会导致产生氨溴索游离碱沉淀。呋塞米在水溶液中呈碱性（pH7.0），当两种溶液混合时，氨溴索中盐酸部分被呋塞米中和，游离的氨溴索被置换出来，形成氨溴索游离碱沉淀，从而出现浑浊。临床观察和实验结果提示两药在上述条件下混合存在配伍禁忌。

【临床建议】配伍禁忌

氨溴索 + 复方甘草酸苷（ambroxol+compound glycyrrhizin）

【临床证据】白志芳[1] 在临床工作中发现，美能（复方甘草酸苷注射液，日本米诺发源制药株式会社）注射液静脉输注完毕后，经同一输液通路继续输注沐舒坦（氨溴索注射液，勃林格殷格翰药业）时，发现输液管内有白色浑浊物。随后进行了实验验证：将美能 20ml 稀释到 5% 葡萄糖 100ml 中，将沐舒坦 30mg 稀释到 0.9% 氯化钠注射液 100ml 中，分别取 2ml 美能溶液与沐舒坦溶液直接混合后，立即出现白色浑浊液，15 分钟后浑浊未变澄清。文静[2] 在临床工作中发现，在静脉输注甘草酸苷（海南益尔药业，20ml/ 支 [编者注：经查证，实际上此产品为日本产品"美能"即复方甘草酸苷注射液的分装产品，原文题有误] 注射液时，遵医嘱给予盐酸氨溴索（安徽省先锋制药，5ml/ 支）经同一输液管路的滴斗内注入，当盐酸氨溴索与甘草酸苷在莫菲氏滴管内混合时，滴管内出现白色混悬液。田姣龙[3] 在临床工作中静脉输注复方甘草酸苷注射液（日本米诺发源制药朱式会社，20ml 溶于 5% 葡萄糖注射液 100ml 中）完毕后，接续输注盐酸氨溴索注射液（天津药物研究院药业，2ml：15mg）30mg。当盐酸氨溴索注射液"入壶"后与复方甘草酸苷液体接触混合时，莫菲氏滴管中出现乳白色浑浊，但无沉淀。立即停止输液，更换输液器。重新用药时将复方甘草酸苷输入完毕后，用0.9%氯化钠注射液100ml冲管，然后输入盐酸氨溴索注射液，再未出现上述现象。随后作者进行了实验验证：取盐酸氨溴索注射液1ml加入5ml的0.9%氯化钠注射液中，取复方甘草酸苷注射液1ml与氨溴索的稀释液混合后立即出现乳白色浑浊状，静置30分钟后仍为乳白色浑浊状。提示在临床和实验条件下，盐酸氨溴索注射液和复方甘草酸苷注射液混合存在配伍禁忌。

【临床建议】配伍禁忌

氨溴索 + 复方氯化钠（ambroxol+compound sodium chloride）

【临床证据】潘燕等[1]考察了盐酸氨溴索注射液（浙江康恩贝，15mg∶2ml）与复方氯化钠注射液（浙江济民）配伍的稳定性。将盐酸氨溴索注射液适量溶于复方氯化钠注射液中得到含氨溴索为0.03%、0.12%和0.34%的3种配伍溶液。在室温下静置30小时，分别在0、4、6、8、24和30小时时观察配伍溶液外观性状，测定不溶性微粒、有关物质和pH，测定氨溴索含量变化。结果发现，配伍溶液各指标均无显著变化。提示在实验条件下，盐酸氨溴索注射液与复方氯化钠注射液混合（浓度范围0.03~0.34mg/ml）至少可以配伍30小时。

【临床建议】可以配伍

氨溴索 + 甘草酸二铵
（ambroxol+diammonium glycyrrhizinate）

【临床证据】叶慧[1]在临床工作中输注甘草酸二铵注射液（100mg溶于5%葡萄糖注射液250ml中）过程中，将盐酸氨溴索注射液（90mg溶于0.9%氯化钠注射液6ml中）经莫菲氏滴管内注入，结果莫菲氏滴管内出现乳白色浑浊液，振荡后不消失。立即停止输液，更换输液器，患者未出现不良反应。作者随后进行了实验验证：将注射用盐酸氨溴索（山东罗欣药业，30mg/支）30mg溶于0.9%氯化钠注射液4ml中，将甘草酸二铵100mg溶于5%葡萄糖注射液250ml中，取稀释液2ml置于干燥试管中，再滴入前述配制的盐酸氨溴索溶液，当滴入2~3滴时试管内的清亮液体变成了白色、乳白色。将剩余的氨溴索溶液与甘草酸二铵溶液8ml混合，振荡后静置10分钟，1小时后观察液体颜色仍为乳白色浑浊液，并发现试管底部有微小颗粒存在。提示在临床和实验条件下，注射用氨溴索与甘草酸二铵注射液的稀释溶液混合存在配伍禁忌。

【临床建议】配伍禁忌

氨溴索 + 果糖（ambroxol+fructose）

【临床证据】[药品说明书]"盐酸氨溴索（沐舒坦）注射液亦可与葡

萄糖、果糖、盐水或林格氏液混合静脉点滴使用。"

【临床建议】可以配伍

氨溴索 + 肌苷（ambroxol+inosine）

【临床证据】王武春[1]在临床工作中发现，含氨溴索的注射液输注完毕后，经同一输液通路继续输注能量合剂（维生素 C、维生素 B₆、肌苷）时，莫菲氏滴管可见微浑浊现象。随后进行了验证实验：用等量 5% 葡萄糖注射液稀释沐舒坦，可见外观澄明，再用含有等量 5% 葡萄糖溶液的沐舒坦分别与含有 5% 葡萄糖溶液的维生素 C、维生素 B₆、肌苷注射液在试管内两两混匀，发现氨溴索与维生素 C、维生素 B₆ 分别混合后试管外观澄明，而与肌苷注射液混合后出现浑浊现象。临床观察和实验结果提示氨溴索和肌苷在上述条件下混合存在配伍禁忌。

【临床建议】配伍禁忌

氨溴索 + 甲泼尼龙（ambroxol+methylprednisolone）

【临床证据】孙荣荣[1]在临床工作中发现，当盐酸氨溴索注射液输注完毕，在同一输液管路继续输注甲泼尼龙琥珀酸钠时，立即出现乳白色浑浊，经摇晃不消失。将注射用甲泼尼龙琥珀酸钠 40mg 溶于 20ml 氯化钠注射液中，与盐酸氨溴索注射液 5ml 混合后，迅速变为乳白色浑浊液，静置 30 分钟后，沉淀物不消失。孙敏杰[2]在临床工作中发现，当静脉给予甲泼尼龙输注，经"小壶"（滴斗）给予沐舒坦（盐酸氨溴索注射液，稀释于 100ml 氯化钠注射液中）时，输液器莫菲氏滴管内立刻出现白色浑浊絮状物沉淀，立即更换输液器并留置 30 分钟后白色沉淀仍未消失。临床观察和实验结果提示两药在上述条件下混合存在配伍禁忌。

【临床建议】配伍禁忌

氨溴索 + 林格液（ambroxol+Ringer's solution）

【临床证据】[药品说明书]"盐酸氨溴索（沐舒坦）注射液亦可与葡萄糖、果糖、盐水或林格氏液混合静脉点滴使用。"

【临床建议】可以配伍

氨溴索 + 磷霉素（ambroxol+fosfomycin）

【临床证据】刘英[1]在临床工作中发现，磷霉素（5g 溶于 0.9% 氯化钠注射液 250ml 中）静脉输注过程中，遵医嘱给予盐酸氨溴索 30mg"小壶"（滴斗）内注入，滴入第一滴时即出现白色沉淀。随后进行了验证实验：将磷霉素（山西仟源制药）1g 溶于 0.9% 氯化钠注射液中配制成 0.4、0.24、0.144 和 0.054g/ml 的浓度，将盐酸氨溴索（辽宁天龙药业）30mg 稀释到 0.9% 氯化钠注射液 5ml 中，然后取稀释后的盐酸氨溴索分别滴入不同浓度的磷霉素溶液中，均出现白色沉淀。临床观察和实验结果提示两药在上述条件下混合存在配伍禁忌。

【临床建议】配伍禁忌

氨溴索＋氯化钠（ambroxol+sodium chloride）

【临床证据】潘燕[1]考察了盐酸氨溴索注射液（浙江康恩贝，15mg：2ml）与0.9%氯化钠注射液（安徽双鹤）配伍的稳定性。将盐酸氨溴索注射液适量溶于0.9%氯化钠注射液中得到含氨溴索为0.03%、0.12%和0.34%的3种配伍溶液。在室温下静置30小时，分别在0、4、6、8、24和30小时时观察配伍溶液外观性状，测定不溶性微粒、有关物质和pH，测定氨溴索含量变化。结果发现，配伍溶液各指标均无显著变化。提示在实验条件下，盐酸氨溴索注射液与0.9%氯化钠注射液混合(浓度范围0.03~0.34mg/ml)至少可以配伍30小时。[药品说明书]提示："盐酸氨溴索（沐舒坦）注射液亦可与葡萄糖、果糖、盐水或林格氏液混合静脉点滴使用。"

【临床建议】可以配伍

氨溴索＋泮托拉唑（ambroxol+pantoprazole）

【临床证据】王美云[1]在临床用药过程中发现，溴环己胺醇（氨溴索）和韦迪（泮托拉唑钠）在同一静脉输液通路中先后连续静脉滴注时，当两种药物在输液管路中混合接触时，立即出现乳白色半透明浑浊。随后进行了验证实验：取溴环己胺醇15mg溶于0.9%氯化钠注射液20ml中，测定pH为4.5~6.0；取泮托拉唑钠40mg溶于0.9%氯化钠注射液20ml中，测定pH为9.5~11.0。将两种溶液直接混合后，混合液立即出现乳白色半透明浑浊，肉眼观察无絮状物沉淀。氨溴索注射液说明书提及不能与pH值大于6.3的其他溶液混合，若混合后会使溴环己胺醇产生游离碱沉淀。由于溴环己胺醇溶液的弱酸性与泮托拉唑钠溶液的弱碱性混合后发生酸碱中和反应，游离的氨溴索被置换出来，形成氨溴索游离碱沉淀，从而出现浑浊。临床观察和实验结果提示两药在上述条件下混合存在配伍禁忌。

【临床建议】配伍禁忌

氨溴索＋葡萄糖（ambroxol+dextrose）

【临床证据】潘燕等[1]考察了盐酸氨溴索注射液（浙江康恩贝，15mg：2ml）与5%葡萄糖注射液（安徽双鹤）配伍的稳定性。将盐酸氨溴索注射液适量溶于5%葡萄糖注射液中得到含氨溴索为0.03%、0.12%和0.34%的3种配伍溶液。在室温下静置30小时，分别在0、4、6、8、24和30小时时观察配伍溶液外观性状，测定不溶性微粒、有关物质和

pH，测定氨溴索含量变化。结果发现，除杂质在 8 小时后增加明显外，配伍溶液其他各指标均无显著变化。提示在实验条件下，盐酸氨溴索注射液与 5% 葡萄糖注射液混合（浓度范围 0.03~0.34mg/ml）至少可以配伍 8 小时。[药品说明书]"盐酸氨溴索注射液亦可与葡萄糖、果糖、盐水或林格氏液混合静脉点滴使用。"

【临床建议】可以配伍

氨溴索 +TPN（ambroxol+total parenteral nutrition）

【临床证据】金津等[1]考察了盐酸氨溴索注射液（Boehringer Ingelheim Espana,S.A., 2ml∶15mg）与 TPN（自行配制）的配伍稳定性。按照无菌操作规程配制盐酸氨溴索注射液（30mg）与 TPN（含氯化钠、氯化钾、硫酸镁、葡萄糖酸钙、多种微量元素、复方氨基酸、胰岛素、葡萄糖、脂溶性维生素、水溶性维生素、脂肪乳）的配伍溶液后，考察其在室温下放置 0、2、4、6、8、10、24 小时后的微生物限度、外观，同时采用 HPLC 测定各时间点盐酸氨溴索的含量。结果发现 24 小时内配伍液无菌落发育，外观无显著性变化，且盐酸氨溴索在 TPN 中的含量也未发生变化，作者认为在实验条件下盐酸氨溴索注射液在 TPN 中可以配伍至少 24 小时。

【临床建议】可以配伍

氨溴索 + 痰热清（ambroxol+tanreqing）

【临床证据】汤丽彬等[1]在临床工作中输注痰热清注射液（20ml 溶于 0.9% 氯化钠注射液 250ml 中）静脉滴注 10 分钟后，经莫菲氏滴管静脉推注盐酸氨溴索注射液（30mg 溶于 0.9% 氯化钠注射液 20ml 中），结果发现头皮针管内液体立即变浑浊并有沉淀物，立即停止输液，重新建立静脉通道。重新静脉推注氨溴索注射液，输液器未再出现变色反应，患者未出现任何不良反应。作者随后进行了实验验证：抽取痰热清注射液 1ml 加入氨溴索稀释溶液 1ml，混合液体立即变浑浊，放置 10 分钟后析出棕黄色沉淀物，摇晃即变成棕黄色浑浊液。提示在临床和实验条件下，注射用盐酸氨溴索的稀释溶液与痰热清注射溶液混合存在配伍禁忌。吴迪等[2]在临床工作中发现，脑梗死并发肺部感染患者连续使用多种药物（包括盐酸氨溴索及痰热清注射液）后出现经外周静脉置入中心静脉导管（PICC）堵管现象。取出 PICC 管发现管壁上沉积大量的黑色小颗粒，此黑色颗粒既不溶于稀盐酸、稀氢氧化钠，也不溶于浓盐酸。因此考察了注射用盐酸氨溴索（常州四药，30mg/ 支）与痰热清注射液（上海凯宝药业，10ml/ 支）在不同浓度下、不同溶剂中配伍的稳定性和相容性。根据临床常用药物浓度，将注射用盐酸氨溴索 1 支（30mg）溶于 0.9% 氯化钠注射液，质量体积比（$W : V$）分别为 90：10、30：10 和 30：50。用 0.9% 氯化钠注射液、5% 葡萄糖注射液和果糖注射液稀释为体积比（$V : V$）20：250 和 40：250 的痰热清溶液。分别取不同浓度 / 体积比的氨溴索稀释液和痰热清稀释液各 1ml，分别两两混合，观察溶液外观变化，测定配伍溶液 pH 变化。结果发现，盐酸氨溴索高浓度（90：10）、中浓度溶液（30：10）与两种浓度的痰热清溶液均产生棕灰色或灰白色沉淀，并完全沉积于试管壁，与使用哪种溶媒无关。氨溴索低浓度（30：50）溶液与痰热清溶液在不同时间点也产生了沉淀。提示在实验条件下，不同浓度、不同溶剂的盐酸氨溴索与痰热清注射液均存在配伍禁忌。

【临床建议】配伍禁忌

氨溴索 + 碳酸氢钠（ambroxol+sodium bicarbonate）

【临床证据】[药品说明书]"盐酸氨溴索（沐舒坦）注射液（pH5.0）不能与 pH > 6.3 的其他溶液混合，因为 pH 增高会导致本品产生游离碱沉淀。"

【临床建议】配伍禁忌

氨溴索 + 头孢孟多（ambroxol+cefamandole）

【临床证据】杨向亚等[1]在临床工作中发现，头孢孟多静脉推注完毕后，经同一管路再静脉推注盐酸氨溴索时，发现输液管中出现白色浑浊样改变。随后进行了验证实验：取盐酸氨溴索（15mg：2ml）和头孢孟多（0.5g）分别溶于 5% 葡萄糖 10ml 中溶解。①取盐酸氨溴索溶液 1ml 与头孢孟多溶液 1ml 直接混合后，药液出现白色浑浊样改变及絮状物，静置 1 分钟后浑浊消失，絮状物仍存留，2 分钟后絮状物消失；②取盐酸氨溴索溶液 1ml 与头孢孟多溶液 2ml 混合后，药液出现絮状物，30 秒后絮状物消失；③取盐酸氨溴索溶液 2ml 与头孢孟多溶液 1ml 混合后，药液出现白色浑浊样改变，静置 24 小时后浑浊不消失。盐酸氨溴索是一种强酸强碱盐类化合物，pH5.0，不能与 pH > 6.3 的其他溶液混合，否则会导致产生氨溴索游离碱沉淀。头孢孟多在水溶液中呈碱性（pH6.58），当两种溶液混合时，氨溴索中盐酸部分被头孢孟多溶液中和，游离的氨溴索被置换出来，形成氨溴索游离碱沉淀，从而出现浑浊。临床观察和实验结果提示两药在上述条件下混合存在配伍禁忌。

【临床建议】配伍禁忌

氨溴索 + 头孢曲松（ambroxol+ceftriaxone）

【临床证据】张东方[1]在临床工作中发现，在头孢曲松钠静脉输液过程中，将盐酸氨溴索注射液 2ml 从输液器"小壶"（滴斗）注入时，输液器壶部及下行输液管内立即出现乳白色浑浊物，摇动后不会消失。潘红梅等[2]在临床输液中也发现，头孢曲松钠注射液输注完毕，在同一输液管路继续输注盐酸氨溴索注射液时，输液袋内立即出现乳白色浑浊，随后出现絮状物，振摇输液袋絮状物消失，药液清澈。随后进行了验证实验：①用一次性注射器分别抽取头孢曲松钠溶液 5ml 和盐酸氨溴索溶液 5ml 直接混合后，混合液立即出现白色浑浊，随即又出现轻微絮凝，振摇后絮状物消失，药液澄清；②将头孢曲松钠用 10ml 溶媒溶解后，抽取 1ml 和盐酸氨溴索注射液 1ml 直接混合，配伍溶液立即出现白色浑浊，澄清度差，约 30 分钟后出现絮状物，振摇后药液澄清。临床观察和实验结果提示两药在上述条件下混合存在配伍禁忌。

【临床建议】配伍禁忌

氨溴索 + 托拉塞米（ambroxol+torasemide）

【临床证据】张金凤等[1]在临床工作中输注盐酸氨溴索（30mg 溶于 0.9% 氯化钠注射液 100ml 中），在输注过程中经莫菲氏滴管内注入托拉塞米注射溶液（40mg 溶于 0.9% 氯化钠注射液 10ml 中）后，莫菲管内立即呈乳白色，遂停止推注，更换输液器，报告医师，给予 0.9% 氯化钠注射液冲管，患者未出现不良反应。作者随后进行了实验验证：将注射用托拉塞米（常州金远药业，20mg/ 瓶）20mg 溶于 0.9% 氯化钠注射液 5ml 中，将盐酸氨溴索注射液（上海勃林格殷格翰药业，15mg/ 支）15mg 溶于 0.9% 氯化钠注射液 5ml 中，分别抽取上述 2 种溶液 2ml 直接在注射器中混合，配伍溶液均有乳白色絮状物出现，改变混合顺序，结果一致。提示在临床和实验条件下，注射用托拉塞米与盐酸氨溴索注射液混合存在配伍禁忌。

【临床建议】配伍禁忌

氨溴索 + 胸腺肽（ambroxol+thymopeptide）

【临床证据】周俊卿等[1]在临床护理工作中发现，将注射用盐酸氨溴索用 0.9% 氯化钠注射液溶解后，在静脉输注的注射用胸腺肽管路中通过"小壶"（滴斗）给药时，在莫菲氏滴管内立即出现白色浑浊，并有白色絮状沉淀产生。为进一步验证此现象，分别取同一批号的氨溴索和胸腺肽各 1ml 混合后，同样出现白色浑浊，放置 24 小时无变化。临床观察和实验结果提示两药在上述条件下混合存在配伍禁忌。

【临床建议】配伍禁忌

胺碘酮 + 氨苄西林舒巴坦（amiodarone+ampicillin sulbactam）

【临床证据】Chalmers 等[1]考察了盐酸胺碘酮（溶于 5% 葡萄糖，

终浓度 6mg/ml）与氨苄西林舒巴坦钠（溶于 0.9% 氯化钠注射剂，终浓度 30/30mg/ml）在 22℃ 混合 24 小时的物理相容性。观察混合物外观变化，即有无沉淀、颜色改变、浑浊和气体产生。结果发现，盐酸胺碘酮与氨苄西林舒巴坦钠混合后立即出现浑浊，1 分钟后出现不透明的白色云状物。高晶[2]考察了盐酸胺碘酮注射剂（3ml：0.15g，杭州赛诺菲圣德拉堡民生制药）与氨苄西林舒巴坦钠（沈阳中医大学药厂，浓度 30mg/ml，溶于 0.9% 氯化钠注射液中）在模拟临床情况下配伍的相容性。取氨苄西林舒巴坦钠注射液 5ml 加入装有盐酸胺碘酮注射液的试管中，用手振摇混匀完全。由 2 位研究者分别置黑白背景前，于荧光灯下观察 1 分钟至 24 小时内有无肉眼可见的沉淀、颜色改变、浑浊和气体产生。结果发现，盐酸胺碘酮注射液与氨苄西林舒巴坦钠注射液混合 1 分钟后出现白色絮状物，随后变成浑浊。结果提示两药在上述条件下混合存在配伍禁忌。

【临床建议】配伍禁忌

胺碘酮 + 奥扎格雷（amiodarone+ozagrel）

【临床证据】梁玉花[1]在临床工作中发现，奥扎格雷钠（160mg 溶于 5% 葡萄糖注射液 250ml 中）静脉输注完毕，在同一输液管路中继续输注盐酸胺碘酮（300mg 溶于 5% 葡萄糖注射液 250ml 中）时，莫菲氏滴管内立即出现乳白色浑浊物，随后进行了验证实验：将奥扎格雷钠 40mg 溶于 0.9% 氯化钠注射液 20ml 中，将 50mg 盐酸胺碘酮稀释于 5% 葡萄糖注射液 20ml 中，两种药物溶液各取 10ml 直接混合，混合液立即变为乳白色浑浊液，静置 2 小时后浑浊液仍无改变。临床观察和实验结果提示两药在上述条件下混合存在配伍禁忌。

【临床建议】配伍禁忌

胺碘酮 + 垂体后叶素（amiodarone+pituitrin）

【临床证据】高晶[1]考察了可达龙（盐酸胺碘酮注射剂，3ml：0.15g，杭州赛诺菲圣德拉堡民生制药）与垂体后叶素（上海第一生化，浓度 0.2U/ml）在模拟临床情况下配伍的相容性。取垂体后叶素注射液 5ml 加入装有盐酸胺碘酮注射液的试管中，用手振摇混匀完全。由 2 位研究者分别置黑白背景前，于荧光灯下观察 1 分钟至 24 小时内有无肉眼可见的沉淀、颜色改变、浑浊和气体产生。结果发现，盐酸胺碘酮注射液与垂体后叶素注射液混合后 24 小时内无明显外观变化。[**编者注：因为没有进行药物混合后化学稳定性的研究，建议临床谨慎配伍。**]

【临床建议】谨慎配伍

胺碘酮 + 地高辛（amiodarone+digoxin）

【临床证据】Chalmers 等[1]考察了盐酸胺碘酮（溶于 5% 葡萄糖，终浓度 6mg/ml）与地高辛（溶于 5% 葡萄糖，终浓度 0.25mg/ml）在 22℃混合 24 小时的物理相容性。观察混合物外观变化：沉淀、颜色改变、浑浊和气体产生。结果发现，盐酸胺碘酮与地高辛混合后立即出现不透明的白色云状物。提示在实验条件下两药混合存在配伍禁忌。

【临床建议】配伍禁忌

胺碘酮 + 法莫替丁（amiodarone+famotidine）

【临床证据】高晶[1]考察了可达龙（盐酸胺碘酮注射剂 3ml ∶ 0.15g，杭州赛诺菲圣德拉堡民生制药）与法莫替丁（沈阳药大制药，浓度 10mg/ml）在模拟临床情况下配伍的相容性。取法莫替丁注射液 5ml 加入装有盐酸胺碘酮注射液的试管中，用手振摇混匀完全。由 2 位研究者分别置黑白背景前，于荧光灯下观察 1 分钟至 24 小时内有无肉眼可见的沉淀、颜色改变、浑浊和气体产生。结果发现，盐酸胺碘酮注射液与法莫替丁注射液混合后 24 小时内无明显外观变化。[**编者注：因为没有进行药物混合后化学稳定性的研究，建议临床谨慎配伍。**]

【临床建议】谨慎配伍

胺碘酮 + 呋塞米（amiodarone+furosemide）

【临床证据】Chalmers 等[1]考察了盐酸胺碘酮（溶于 5% 葡萄糖，终浓度 6mg/ml）与呋塞米（溶于 5% 葡萄糖，终浓度 1 和 10mg/ml）在 22℃混合 24 小时的物理相容性。观察混合物外观变化：沉淀、颜色改变、浑浊和气体产生。结果发现，盐酸胺碘酮与低浓度的呋塞米（1mg/ml）混合后没有明显外观变化，但是与高浓度的呋塞米（10mg/ml）混合后立即出现不透明的白色云状物。Campbell 等[2]考察了盐酸胺碘酮与呋塞米配伍的稳定性。盐酸胺碘酮（终浓度 1.8mg/ml）900mg 溶入 500ml 5% 葡萄糖或 0.9% 氯化钠注射液中，同时加入呋塞米 100mg（0.2mg/ml）。混合物在 24℃下混合 24 小时，观察外观变化，测定 pH 变化，用 HPLC 测定胺碘酮浓度的变化。结果发现，24 小时后混合物没有出现外观变化，pH 无明显变化，胺碘酮的浓度与起始相比下降 < 10%。高晶[3]考察了可达龙（盐酸胺碘酮注射剂，3ml ∶ 0.15g，杭州赛诺菲圣德拉堡民生制药）与呋塞米（天津金耀氨基酸，高低两种浓度（10mg/ml、1mg/ml）在模拟临床情况下配伍的相容性。取呋塞米注射液 5ml 加入装有盐酸胺碘酮注射液的试管中，用手振摇混匀完全。由 2 位研究者分别置黑白背景前，于荧光灯下观察 1 分钟至 24 小时内有无肉眼可见的沉淀、颜色改变、浑浊和气体

产生。结果发现，胺碘酮与高浓度呋塞米（10mg/ml）混合后即刻出现白色絮状物，液体浑浊；与低浓度呋塞米（1mg/ml）混合24小时后无变化。结果提示应该根据呋塞米注射液的浓度谨慎配伍，低浓度的呋塞米（1mg/ml 或 1.8mg/ml）可以与胺碘酮（< 6mg/ml）配伍，而高浓度呋塞米（10mg/ml）与胺碘酮存在配伍禁忌。

【临床建议】谨慎配伍

胺碘酮 + 氟康唑（amiodarone+fluconazol）

【临床证据】高晶[1]考察了可达龙（盐酸胺碘酮注射剂，3ml：0.15g，杭州赛诺菲圣德拉堡民生制药）与氟康唑（法国辉瑞制药，浓度 2mg/ml 溶于 0.9% 氯化钠注射液中）在模拟临床情况下配伍的相容性。取氟康唑注射液 5ml 加入装有盐酸胺碘酮注射液的试管中，用手振摇混匀完全。由 2 位研究者分别置黑白背景前，于荧光灯下观察 1 分钟至 24 小时内有无肉眼可见的沉淀、颜色改变、浑浊和气体产生。结果发现，盐酸胺碘酮注射液与氟康唑注射液混合后 24 小时内无明显外观变化。[编者注：因为没有进行药物混合后化学稳定性的研究，建议临床谨慎配伍。]

【临床建议】谨慎配伍

胺碘酮 + 肝素（amiodarone+heparin）

【临床证据】Naccarelli 等[1]认为，静脉用胺碘酮和肝素钠体外配伍可以形成沉淀。Bronzetti 等[2]报道 1 例 1 月龄女婴（体重 2.87kg），因心房扑动静脉给予胺碘酮［负荷剂量 5mg/kg，30 分钟，维持剂量为 15mg/（kg·d）］，后行超声心动图提示前血栓阻塞性征兆，因此在同一外周静脉合用了肝素钠［500 IU/（kg·d）］而出现配伍禁忌。但是应用胺碘酮 3 小时后心房扑动没有缓解迹象，遂被诊断为顽固性心律失常，转到另一家医院。在给予患者右侧股静脉插管后，胺碘酮的输注通路转为中心静脉，而肝素钠仍然通过外周输注，患者心律失常迅速改善，心房扑动变为正常心脏节律。作者推测，胺碘酮和肝素钠的配伍禁忌导致胺碘酮疗效丧失，临床应该重视这种配伍禁忌，对同时有心房颤动和高凝血风险的患者避免两种药物在同一容器或静脉通路内配伍。

【临床建议】配伍禁忌

胺碘酮 + 奎尼丁（amiodarone+quinidine）

【临床证据】Campbell 等[1]考察了盐酸胺碘酮与奎尼丁葡萄糖酸配伍的稳定性。将盐酸胺碘酮 900mg 溶入 500ml 5% 葡萄糖或 0.9% 氯化钠注射液中，同时加入奎尼丁葡萄糖酸 500mg。混合物在 24℃下混合 24 小时，观察外观变化，测定 pH 变化，用 HPLC 测定胺碘酮浓度的变化。结

果发现，5% 葡萄糖注射液中与奎尼丁葡萄糖酸混合后出现了物理方面的
不相容性，而且胺碘酮的浓度与起始相比下降 > 10%。提示实验条件下
盐酸胺碘酮和奎尼丁葡萄糖酸混合存在配伍禁忌。

【临床建议】配伍禁忌

胺碘酮 + 利多卡因（amiodarone+lidocaine）

【临床证据】Campbell 等[1]考察了盐酸胺碘酮与盐酸利多卡因配伍
的稳定性。将盐酸胺碘酮 900mg 溶入 500ml 5% 葡萄糖或 0.9% 氯化钠注
射液中，同时加入盐酸利多卡因 2000mg。混合物在 24℃下混合 24 小时，
观察外观变化，测定 pH 变化，用 HPLC 测定胺碘酮浓度的变化。结果发
现，24 小时后混合物没有出现外观变化，pH 无明显变化，胺碘酮的浓度
与起始相比下降 < 10%。提示在实验条件下盐酸胺碘酮和盐酸利多卡因
混合无配伍禁忌。

【临床建议】可以配伍

胺碘酮 + 磷酸钾（amiodarone+potassium phosphate）

【临床证据】Chalmers 等[1]考察了盐酸胺碘酮（溶于 5% 葡萄糖，
终浓度 6mg/ml）与磷酸钾（溶于 5% 葡萄糖，终浓度 0.12mmol/ml）在
22℃混合 24 小时的物理相容性。观察混合物外观变化：沉淀、颜色改变、
浑浊和气体产生。结果发现，盐酸胺碘酮与磷酸钾混合后立即出现白色云
状物。提示在实验条件下两药混合存在配伍禁忌。

【临床建议】配伍禁忌

胺碘酮 + 磷酸钠（amiodarone+sodium phosphate）

【临床证据】Chalmers 等[1]考察了盐酸胺碘酮（溶于 5% 葡萄糖，
终浓度 6mg/ml）与磷酸钠（溶于 5% 葡萄糖，终浓度 0.12mmol/ml）在
22℃混合 24 小时的物理相容性。观察混合物外观变化：沉淀、颜色改变、
浑浊和气体产生。结果发现，盐酸胺碘酮与磷酸钠混合后立即出现白色云
状物。提示在实验条件下两药混合存在配伍禁忌。

【临床建议】配伍禁忌

胺碘酮 + 硫酸镁（amiodarone+magnesium sulfate）

【临床证据】Chalmers 等[1]考察了盐酸胺碘酮（溶于 5% 葡萄糖，
终浓度 6mg/ml）与硫酸镁（溶于 5% 葡萄糖，终浓度 500mg/ml）在 22℃
混合 24 小时的物理相容性。观察混合物外观变化：沉淀、颜色改变、浑
浊和气体产生。结果发现，盐酸胺碘酮与硫酸镁混合后立即出现白色云状
物，24 小时在瓶底出现黏稠沉淀。高晶[2]考察了可达龙（盐酸胺碘酮注
射剂，3ml∶0.15g，杭州赛诺菲圣德拉堡民生制药）与硫酸镁（天津金

耀氨基酸，高低两种浓度 20mg/ml、250mg/ml）在模拟临床情况下配伍的相容性。取硫酸镁注射液 5ml 加入装有盐酸胺碘酮注射液的试管中，用手振摇混匀完全。由 2 位研究者分别置黑白背景前，于荧光灯下观察 1 分钟至 24 小时内有无肉眼可见的沉淀、颜色改变、浑浊和气体产生。结果发现，低浓度的硫酸镁（20mg/ml）与胺碘酮配伍 24 小时无变化，可以配伍；胺碘酮与高浓度硫酸镁（250mg/ml）混合即刻出现白色絮状物，24 小时后试管底部出现黏稠沉淀物，提示存在配伍禁忌。提示应该根据硫酸镁注射液的浓度谨慎配伍，低浓度的硫酸镁（20mg/ml）可以与胺碘酮配伍，而高浓度硫酸镁（> 250mg/ml）与胺碘酮存在配伍禁忌。

【临床建议】谨慎配伍

胺碘酮 + 氯化钾（amiodarone+potassium chloride）

【临床证据】Campbell 等[1]考察了盐酸胺碘酮与氯化钾配伍的稳定性。盐酸胺碘酮 900mg 溶入 500ml 5% 葡萄糖或 0.9% 氯化钠注射液中，同时加入氯化钾 20meq，在 24℃下混合 24 小时，观察外观变化，测定 pH 变化，用 HPLC 测定胺碘酮浓度的变化。结果发现，24 小时后混合物没有出现外观变化，pH 无明显变化，胺碘酮的浓度与起始相比下降 < 10%。提示在实验条件下盐酸胺碘酮和氯化钾混合无配伍禁忌。

【临床建议】可以配伍

胺碘酮 + 氯化钠（amiodarone+sodium chloride）

【临床证据】[药品说明书]"盐酸胺碘酮（可达龙）仅使用等渗葡萄糖溶液配制，不要向输液中加入任何其他制剂。"

【临床建议】配伍禁忌

胺碘酮 + 美罗培南（amiodarone+meropenem）

【临床证据】王哲等[1]在临床工作中常规输注注射用美罗培南（1.0g 溶于 0.9% 氯化钠注射液 100ml 中），但是患者因突然出现快速房颤，首先给予盐酸胺碘酮注射液（0.3g 溶于 0.9% 氯化钠注射液 250ml 中），当盐酸胺碘酮组液体滴注完毕，接续输注美罗培南药液后，莫菲滴壶及下游输液管内液体立即出现白色浑浊，即刻停止输液，更换输液器，用 0.9% 氯化钠注射液冲管，观察 10 分钟后患者并无不良反应，继续给予静脉滴注美罗培南组液直至输液完毕，观察患者未出现不良反应。作者随后进行了实验验证：将注射用美罗培南 1.0g 溶于 0.9% 氯化钠注射液 100ml 中，将盐酸胺碘酮注射液 0.3g 溶于 0.9% 氯化钠注射液 250ml 中，用 20ml 注射器分别抽取上述 2 种稀释溶液各 5ml 直接混合，配伍溶液在注射器内立刻变为白色浑浊液，放置 24 小时后仍为白色浑浊液，无沉淀生成。提示在临床和实验条件下，注射用美罗培南和盐酸胺碘酮稀释溶液混合存在配伍禁忌。

【临床建议】配伍禁忌

胺碘酮 + 哌拉西林（amiodarone+piperacillin）

【临床证据】Chalmers 等[1]考察了盐酸胺碘酮（溶于 5% 葡萄糖，终浓度 6mg/ml）与哌拉西林钠（溶于 5% 葡萄糖，终浓度 60mg/ml）在 22℃混合 24 小时的物理相容性。观察混合物外观变化：沉淀、颜色改变、浑浊和气体产生。结果发现，盐酸胺碘酮与哌拉西林钠混合后立即出现半透明白色浑浊，4 小时后形成白色沉淀。提示在实验条件下两药混合存在配伍禁忌。

【临床建议】配伍禁忌

胺碘酮 + 哌拉西林三唑巴坦（amiodarone+piperacillin tazobactam）

【临床证据】Chalmers 等[1]考察了盐酸胺碘酮（溶于 5% 葡萄糖，终浓度 6mg/ml）与哌拉西林三唑巴坦钠（溶于 5% 葡萄糖，哌拉西林终浓度 60mg/ml）在 22℃混合 24 小时的物理相容性。观察混合物外观变化：沉淀、颜色改变、浑浊和气体产生。结果发现，盐酸胺碘酮与哌拉西林三唑巴坦钠混合 24 小时后出现白色浑浊，提示在实验条件下两药混合存在配伍禁忌。

【临床建议】配伍禁忌

胺碘酮 + 葡萄糖（amiodarone+dextrose）

【临床证据】[药品说明书]"盐酸胺碘酮（可达龙）仅使用等渗葡萄糖溶液配制，不要向输液中加入任何其他制剂。"

【临床建议】可以配伍

胺碘酮 + 普鲁卡因胺（amiodarone+procainamide）

【临床证据】Campbell 等[1]考察了盐酸胺碘酮与盐酸普鲁卡因胺配伍的稳定性。将盐酸胺碘酮 900mg 溶入 500ml 5% 葡萄糖或 0.9% 氯化钠注射液中，同时加入盐酸普鲁卡因胺 2000mg。混合物在 24℃下混合 24 小时，观察外观变化，测定 pH 变化，用 HPLC 测定胺碘酮浓度的变化。结果发现，24 小时后混合物没有出现外观变化，pH 无明显变化，胺碘酮的浓度与起始相比下降 < 10%。提示在实验条件下盐酸胺碘酮和盐酸普鲁卡因胺混合无配伍禁忌。

【临床建议】可以配伍

胺碘酮 + 顺铂（amiodarone+cisplatin）

【临床证据】朱高超等[1]考察了顺铂与胺碘酮在 0.9% 氯化钠注射液

中配伍的相容性。取顺铂注射液适量稀释于 0.9% 氯化钠注射液，得到浓度为 0.12mg/ml 的顺铂稀释液；取盐酸胺碘酮注射液（0.15g∶3ml）适量溶于 5% 葡萄糖注射液中，得到 3mg/ml 的胺碘酮稀释溶液。将 2 种溶液通过 Y 型输液器按照 1∶1 的比例混合，在室温（20~23℃）下避光放置 4 小时，分别在 0、0.5、1、2、4 小时观察配伍溶液的外观性状、丁达尔效应，测定溶液 pH、浊度和不溶性微粒数变化。结果发现，配伍溶液 4 小时内颜色无变化，未产生浑浊、沉淀、结晶或气体；pH 与 0 时相比变化幅度 < 1，不溶性微粒符合《中国药典》规定，但是顺铂与盐酸胺碘酮溶液混合时立即产生丁达尔效应，且浊度与 0 时相比变化 > 0.5NTU。提示顺铂与盐酸胺碘酮在实验条件下混合存在配伍禁忌。

【临床建议】配伍禁忌

胺碘酮 + 碳酸氢钠（amiodarone+sodium bicarbonate）

【临床证据】Chalmers 等[1]考察了盐酸胺碘酮（溶于 5% 葡萄糖，终浓度 6mg/ml）与碳酸氢钠（溶于 5% 葡萄糖，终浓度 84mg/ml）在 22℃混合 24 小时的物理相容性。观察混合物外观变化：沉淀、颜色、浑浊和气体产生。结果发现，盐酸胺碘酮与碳酸氢钠混合 1 小时后出现半透明的烟雾状浑浊。高晶[2]考察了可达龙（盐酸胺碘酮注射剂，3ml∶0.15g，杭州赛诺菲圣德拉堡民生制药）与碳酸氢钠注射液（天津金耀氨基酸，浓度 50mg/ml）在模拟临床情况下配伍的相容性。取碳酸氢钠注射液 5ml 加入装有盐酸胺碘酮注射液的试管中，用手振摇混匀完全。由 2 位研究者分别置黑白背景前，于荧光灯下观察 1 分钟至 24 小时内有无肉眼可见的沉淀、颜色改变、浑浊和气体产生。结果发现，盐酸胺碘酮注射液与碳酸氢钠注射液混合 1 小时后出现白色絮状物，随后变成浑浊。结果提示两药在上述条件下混合存在配伍禁忌。

【临床建议】配伍禁忌

胺碘酮 + 头孢呋辛（amiodarone+cefuroxime）

【临床证据】Chalmers 等[1]考察了盐酸胺碘酮（溶于 5% 葡萄糖，终浓度 6mg/ml）与头孢呋辛钠（溶于 5% 葡萄糖，终浓度 30mg/ml）在 22℃混合 24 小时的物理相容性。观察混合物外观变化：沉淀、颜色、浑浊和气体产生。结果发现，盐酸胺碘酮与头孢呋辛钠混合后颜色变成黄色。高晶[2]考察了可达龙（盐酸胺碘酮注射剂，3ml∶0.15g，杭州赛诺菲圣德拉堡民生制药）与头孢呋辛钠（深圳制药，浓度 30mg/ml）在模拟临床情况下配伍的相容性。取头孢呋辛钠注射液 5ml 加入装有盐酸胺碘酮注射液的试管中，用手振摇混匀完全。由 2 位研究者分别置黑白背景前，于荧光灯下观察 1 分钟至 24 小时内有无肉眼可见的沉淀、颜色改变、浑浊和气体产生。结果发现，盐酸胺碘酮注射液与头孢呋辛钠注射液混合 24 小时后，溶液颜色变黄。虽然也有研究[3]报道这两种药物单独存放时也有颜色变化，效价没有减低，但综合上述研究结果，提示在实验条件下两药混合存在配伍禁忌。

【临床建议】配伍禁忌

胺碘酮 + 头孢哌酮（amiodarone+cefoperazone）

【临床证据】孔芳等[1]在临床工作中输注注射用头孢哌酮钠（2g 溶于 0.9% 氯化钠注射液 100ml 中），但患者感心悸症状发作，心电监护示阵发性室上性心动过速伴快速房颤，故暂停头孢哌酮钠，输注盐酸胺碘酮（150mg 溶于 0.9% 氯化钠注射液 100ml 中）溶液。当胺碘酮溶液与莫菲管内残余的头孢哌酮溶液混合时，莫菲氏滴管及下游输液管内药液呈乳白色浑浊。立即停止输液、更换输液器，患者未发生不良反应。随后作者进行了实验验证：将注射用头孢哌酮钠（欧洲塞浦路麦道甘美大药厂）2g 溶于 0.9% 氯化钠注射液 100ml 中，将盐酸胺碘酮（杭州赛诺菲安万特制药）150mg（3ml）溶于 0.9% 氯化钠注射液 47ml 中，然后用 5ml 一次性注射器分别抽取头孢哌酮溶液和胺碘酮溶液各 1ml，直接在注射器中混合，配伍溶液立即变成白色浑浊液，放置 10 分钟浑浊加剧，再放置 10 分钟溶液没有变化。提示在临床和实验条件下，胺碘酮注射液与头孢哌酮钠稀释溶液混合存在配伍禁忌。

【临床建议】配伍禁忌

胺碘酮 + 头孢曲松（amiodarone+ceftriaxone）

【临床证据】高晶[1]考察了可达龙（盐酸胺碘酮注射剂，3ml：0.15g，杭州赛诺菲圣德拉堡民生制药）与头孢曲松钠（华北制药，浓度 20mg/ml）在模拟临床情况下配伍的相容性。取头孢曲松钠注射液 5ml 加入装有盐酸胺碘酮注射液的试管中，用手振摇混匀完全。由 2 位研究者分别置黑白背景前，于荧光灯下观察 1 分钟至 24 小时内有无肉眼可见的沉淀、颜色改变、浑浊和气体产生。结果发现，盐酸胺碘酮注射液与头孢曲松钠注射液混合 24 小时后，溶液颜色变黄。Chalmers 等[2]考察了盐酸胺碘酮（溶于 5% 葡萄糖，终浓度 6mg/ml）与头孢曲松钠（溶于 5% 葡萄糖，终浓度 20mg/ml）在 22℃混合 24 小时的物理相容性。观察混合物外观变化：沉淀、颜色、浑浊和气体产生。结果发现，盐酸胺碘酮与头孢曲松钠混合后颜色变成黄色。但也有研究[3]报道这两种药物单独存放时也有颜色变化，但是效价没有减低。提示两药在实验条件下应该谨慎配伍。

【临床建议】谨慎配伍

胺碘酮 + 头孢他啶（amiodarone+ceftazidime）

【临床证据】Chalmers 等[1]考察了盐酸胺碘酮（溶于 5% 葡萄糖，终浓度 6mg/ml）与头孢他啶钠（溶于 5% 葡萄糖，终浓度 40mg/ml）在 22℃混合 24 小时的物理相容性。观察混合物外观变化：沉淀、颜色、浑浊和气体产生。结果发现，盐酸胺碘酮与头孢他啶钠混合后立即出现浑浊，1 分钟后出现不透明的白色云状物。高晶[2]考察了可达龙（盐酸胺碘酮注射剂（3ml：0.15g）杭州赛诺菲圣德拉堡民生制药）与头孢他啶钠（丽珠集团丽株制药，浓度 40mg/ml）在模拟临床情况下配伍的相容性。取头孢他啶钠注射液 5ml 加入装有盐酸胺碘酮注射液的试管中，用手振摇完全混匀。由 2 位研究者分别置黑白背景前，于荧光灯下观察 1 分钟至 24 小时内有无肉眼可见的沉淀、颜色改变、浑浊和气体产生。结果发现，盐酸胺碘酮注射液与头孢他啶钠注射液混合 1 分钟后出现白色絮状物，随后变成浑浊。结果提示两药在上述条件下混合存在配伍禁忌。

【临床建议】配伍禁忌

胺碘酮 + 头孢唑肟（amiodarone+ceftizoxime）

【临床证据】Chalmers 等[1]考察了盐酸胺碘酮（溶于 5% 葡萄糖，终浓度 6mg/ml）与头孢唑肟钠（溶于 5% 葡萄糖，终浓度 40mg/ml）在 22℃混合 24 小时的物理相容性。观察混合物外观变化：沉淀、颜色、浑浊和气体产生。结果发现，盐酸胺碘酮与头孢唑肟钠混合后颜色变成黄色。提示在实验条件下两药混合存在配伍禁忌。

【临床建议】配伍禁忌

胺碘酮 + 维拉帕米（amiodarone+verapamil）

【临床证据】Campbell 等[1]考察了盐酸胺碘酮与盐酸维拉帕米配伍的稳定性。将盐酸胺碘酮 900mg 溶入 500ml 5% 葡萄糖或 0.9% 氯化钠注射液中，同时加入盐酸维拉帕米 25mg。混合物在 24℃下混合 24 小时，观察外观变化，测定 pH 变化，用 HPLC 测定胺碘酮浓度的变化。结果发现，24 小时后混合物没有出现外观变化，pH 无明显变化，胺碘酮的浓度与起始相比下降 < 10%。提示在实验条件下盐酸胺碘酮和盐酸维拉帕米混合无配伍禁忌。

【临床建议】可以配伍

胺碘酮 + 亚胺培南西司他丁（amiodarone+imipenem cilastatin）

【临床证据】Chalmers 等[1]考察了盐酸胺碘酮（溶于 5% 葡萄糖，终浓度 6mg/ml）与亚胺培南西司他丁钠（溶于 5% 葡萄糖，终浓度 5mg/

ml）在 22℃混合 24 小时的物理相容性。观察混合物外观变化：沉淀、颜色、浑浊和气体产生。结果发现，盐酸胺碘酮与亚胺培南西司他丁钠混合后立即出现白色浑浊，24 小时后变成黄色。高晶[2]考察了可达龙（盐酸胺碘酮注射剂（3ml：0.15g）杭州赛诺菲圣德拉堡民生制药）与亚胺培南西司他丁（杭州默沙东制药，浓度 5mg/ml）在模拟临床情况下配伍的相容性。取亚胺培南/西司他丁注射液 5ml 加入装有盐酸胺碘酮注射液的试管中，用手振摇完全混匀。由 2 位研究者分别置黑白背景前，于荧光灯下观察 1 分钟至 24 小时内有无肉眼可见的沉淀、颜色改变、浑浊和气体产生。结果发现，盐酸胺碘酮注射液与亚胺培南西司他丁注射液混合后立即出现浑浊，并在 24 小时内变成黄色。提示两药在上述实验条件下混合存在配伍禁忌。

【临床建议】配伍禁忌

昂丹司琼 + 阿糖胞苷（ondansetron+cytarabine）

【临床证据】Stewart 等[1]考察了盐酸昂丹司琼与阿糖胞苷在室温（23℃）下混合的稳定性。昂丹司琼（终浓度 0.03 和 0.3mg/ml）与阿糖胞苷（终浓度 0.2 和 40mg/ml）在 5% 葡萄糖注射剂中混合 48 小时。观察混合物颜色和澄明度，测定混合物颗粒大小和数量，测定 pH 变化，HPLC 法测定药物浓度。结果发现，盐酸昂丹司琼与阿糖胞苷混合后没有出现沉淀、颜色变化和澄明度变化，pH 保持稳定（变化 < 0.5pH 单位），两种药物的浓度也没有明显变化，提示在实验条件下盐酸昂丹司琼与阿糖胞苷混合不存在配伍禁忌。

【临床建议】可以配伍

昂丹司琼 + 阿昔洛韦（ondansetron+acyclovir）

【临床证据】Trissel 等[1]考察了昂丹司琼（1mg/ml）2ml 与阿昔洛韦钠在 0.9% 氯化钠注射液或 5% 葡萄糖注射液中经 Y 型管路于 22℃等体积混合 4 小时的稳定性。结果发现，盐酸昂丹司琼与阿昔洛韦钠混合后出现了沉淀或浑浊。提示两药在实验条件下混合存在配伍禁忌。

【临床建议】配伍禁忌

昂丹司琼 + 氨苄西林（ondansetron+ampicillin）

【临床证据】Prince 等[1]通过一个体外装置模拟双腔外周静脉，考察了昂丹司琼和临床浓度的氨苄西林钠的配伍情况。药物置于等张溶液中，静脉滴注 15 分钟，收集第 5、10、15 分钟和输注后 5 分钟的样品，目视配伍溶液外观变化，采用 HPLC 测定药物含量。配伍相容定义为：无可见沉淀，初始和终末浓度相差 < 15%。结果发现，昂丹司琼与氨苄西林钠

混合后立即出现了沉淀。提示两药在实验条件下混合存在配伍禁忌。

【临床建议】配伍禁忌

昂丹司琼 + 氨茶碱（ondansetron+aminophylline）

【临床证据】Trissel 等[1]考察了昂丹司琼（1mg/ml）2ml 与氨茶碱在 0.9% 氯化钠注射液或 5% 葡萄糖注射液中经 Y 型管路于 22℃等体积混合 4 小时的稳定性。结果发现，盐酸昂丹司琼与氨茶碱混合后出现了沉淀或 浑浊。Prince 等[2]通过一个体外装置模拟双腔外周静脉，考察了昂丹司琼和临床浓度的氨茶碱的配伍情况。药物置于等张溶液中，静脉滴注 15 分钟，收集第 5、10、15 分钟和输注后 5 分钟的样品，目视配伍溶液外观变化，采用 HPLC 测定药物含量。配伍相容定义为：无可见沉淀，初始和终末浓度相差 < 15%。结果发现，昂丹司琼与氨茶碱药物混合后立即出现了沉淀。提示两药在实验条件下混合存在配伍禁忌。

【临床建议】配伍禁忌

昂丹司琼 + 长春新碱（ondansetron+vincristine）

【临床证据】Stewart 等[1]考察了昂丹司琼和硫酸长春新碱在输液袋中混合的稳定性。结果发现，昂丹司琼和硫酸长春新碱在 4℃和 30℃下混合具有物理相容性和化学稳定性，提示两药混合在实验条件下无配伍禁忌。

【临床建议】可以配伍

昂丹司琼 + 达卡巴嗪（ondansetron+dacarbazine）

【临床证据】Stewart 等[1]考察了盐酸昂丹司琼与达卡巴嗪在室温（23℃）混合的稳定性。昂丹司琼（终浓度 0.03 和 0.3mg/ml）与达卡巴嗪（终浓度 1 和 3mg/ml）在 5% 葡萄糖注射剂中混合 48 小时。观察混合物颜色和澄明度，测定混合物颗粒大小和数量，测定 pH 变化，HPLC 法测定药物浓度。结果发现，盐酸昂丹司琼与达卡巴嗪混合后没有出现沉淀、颜色变化和澄明度变化，pH 保持稳定（变化 < 0.5pH 单位），混合物中的达卡巴嗪在 24 小时内保持稳定，48 小时后浓度降至起始浓度的 78.0%~86.4%，而达卡巴嗪对照组（无盐酸昂丹司琼）的浓度在 48 小时后也降至起始浓度的 74.3%~84.8%，说明达卡巴嗪本身在溶液中就不稳定。提示在实验条件下盐酸昂丹司琼与达卡巴嗪混合 24 小时不存在配伍禁忌。Stewart 等[2]后又考察了昂丹司琼和高浓度达卡巴嗪在输液袋中混合的稳定性。结果发现，昂丹司琼和达卡巴嗪（8mg/ml）混合只能稳定 4~8 小时。提示盐酸昂丹司琼与低浓度（< 8mg/ml）达卡巴嗪在实验条件下混合可以配伍至少 4 小时。

【临床建议】可以配伍

昂丹司琼 + 地塞米松 + 劳拉西泮
（ondansetron+dexamethasone+lorazepam）

【临床证据】McGuire 等[1]考察了昂丹司琼（终浓度 0.16mg/ml、0.64mg/ml）、劳拉西泮（0.04mg/ml）和地塞米松磷酸钠（0.4mg/ml）在 0.9% 氯化钠或 5% 葡萄糖注射液中于 23~25℃混合 24 小时的配伍相容性和稳定性。观察混合物外观变化，测定微粒大小和数量，HPLC 法测定药物浓度。结果发现，昂丹司琼、地塞米松磷酸钠和劳拉西泮混合 4 小时后，劳拉西泮的浓度降至起始浓度的 90% 以下，微粒计数增加。提示实验条件下三药混合具有配伍禁忌。

【临床建议】配伍禁忌

昂丹司琼 + 多柔比星（ondansetron+doxorubicin）

【临床证据】[药品说明书]"下列药物可通过枢复宁（盐酸昂丹司琼）给药装置的 Y 型管来给药：顺铂、5- 氟尿嘧啶、卡铂、依托泊苷、环磷酰胺、多柔比星及头孢噻甲羧肟（编者注：头孢他啶）等。"

Stewart 等[1]考察了盐酸昂丹司琼与盐酸多柔比星在室温（23℃）混合的稳定性。昂丹司琼（终浓度 0.03 和 0.3mg/ml）与盐酸多柔比星（终浓度 0.1 和 2mg/ml）在 5% 葡萄糖注射剂中混合 48 小时。观察混合物颜色和澄明度，测定混合物颗粒大小和数量，测定 pH 变化，HPLC 法测定药物浓度。结果发现，盐酸昂丹司琼与盐酸多柔比星混合后没有出现沉淀、颜色变化和澄明度变化，pH 保持稳定（变化< 0.5 pH 单位），两种药物的浓度也没有明显变化。Stewart 等[2]又考察了昂丹司琼和盐酸多柔比星在输液袋中混合的稳定性。结果发现，昂丹司琼和盐酸多柔比星在 4℃和 30℃下混合具有物理相容性和化学稳定性，提示两药在实验条件下混合无配伍禁忌。

【临床建议】可以配伍

昂丹司琼 + 呋塞米（ondansetron+furosemide）

【临床证据】Trissel 等[1]考察了昂丹司琼（1mg/ml）2ml 与呋塞米在 0.9% 氯化钠或 5% 葡萄糖注射液中经 Y 型管路于 22℃等体积混合 4 小时的稳定性。结果发现，盐酸昂丹司琼与呋塞米混合后出现了沉淀或浑浊。冀海锋[2]和刘娜[3]在临床工作中都发现，当输注盐酸昂丹司琼时，在滴斗内注入地塞米松磷酸钠时，莫菲氏滴管内会出现白色絮状物。何萍[4]在临床工作输注盐酸昂丹司琼注射液（哈尔滨三联药业，2ml 溶于 0.9% 氯化钠注射液 250ml），输注过程中经莫菲氏滴管注入呋塞米注射液（哈药集团三精制药）20mg。当呋塞米注射液进入莫菲氏滴管中时，滴管内立刻出现白色的絮状沉淀物，然后立刻关闭输液器的管道，更换输液器，用 0.9% 氯化钠注射液冲管之后，没有出现浑浊，患者没有出现明显的不良反应。作者随后进行了实验验证：用 5ml 注射器吸取盐酸昂丹司琼注射液 2ml 加入 0.9% 氯化钠注射液，当滴入呋塞米注射液 2ml 时，两药的交界处马上产生白色的混悬物或者白色的絮状沉淀。李洹[5] 在临床工作中输注呋塞米（60mg 溶于 0.9% 氯化钠注射液 100ml 中）的过程中，给予盐酸昂丹司琼注射液 8mg 经"小壶"注入，药物混合时立即产生白色浑浊，迅速停止输液，更换一次性输液器，患者没有出现不良反应。作者随后进行了实验验证：抽取盐酸昂丹司琼注射液（齐鲁制药海南）1ml 与呋塞米注射液（山西晋新双鹤药业）1ml 相互混合之后，溶液立即出现白色浑浊，5 分钟后产生白色絮状物，30 分钟后出现白色结晶块，放置 24 小时后的情况仍是如此。上述 5 项报道都提示昂丹司琼注射液和呋塞米注射液混合存在配伍禁忌。

【临床建议】配伍禁忌

昂丹司琼 + 环磷酰胺（ondansetron+cyclophosphamide）

【临床证据】［药品说明书］"下列药物可通过盐酸昂丹司琼（枢复宁）给药装置的 Y 型管来给药：顺铂、5- 氟尿嘧啶、卡铂、依托泊苷、环磷酰胺、多柔比星及头孢噻甲羧肟 [编者注：头孢他啶] 等。"

【临床建议】可以配伍

昂丹司琼 + 甲氨蝶呤（ondansetron+methotrexate）

【临床证据】Stewart 等[1] 考察了盐酸昂丹司琼与甲氨蝶呤钠在室温（23℃）混合的稳定性。昂丹司琼（终浓度 0.03 和 0.3mg/ml）与甲氨蝶呤钠（终浓度 0.5 和 6mg/ml）在 5% 葡萄糖注射剂中混合 48 小时。观察混合物颜色和澄明度，测定混合物颗粒大小和数量，测定 pH 变化，HPLC 法测定药物浓度。结果发现，盐酸昂丹司琼与甲氨蝶呤钠混合后没有出现沉淀、颜色变化和澄明度变化，pH 保持稳定（变化 < 0.5pH 单位），两种药物的浓度也没有明显变化，提示在实验条件下盐酸昂丹司琼与甲氨蝶呤钠混合不存在配伍禁忌。

【临床建议】可以配伍

昂丹司琼 + 甲泼尼龙（ondansetron+methylprednisolone）

【临床证据】Trissel 等[1] 考察了昂丹司琼（1mg/ml）2ml 与甲泼尼龙琥珀酸钠在 0.9% 氯化钠或 5% 葡萄糖注射液中经 Y 型管路于 22℃等体积混合 4 小时的稳定性。结果发现，盐酸昂丹司琼与甲泼尼龙琥珀酸钠混合後出現了沉淀或渾濁。但是 Bougouin 等[2]考察了盐酸昂丹司琼（0.16mg/ml）和甲泼尼龙琥珀酸钠（2.4mg/ml）在 5% 葡萄糖注射液和 0.9% 氯化钠注射液中配伍相容性的问题。4ml 昂丹司琼和 2ml 甲泼尼龙琥珀酸钠分别混合到 5% 葡萄糖或 0.9% 氯化钠注射液中，20~25℃保存 24 小时，或 4~8℃保存 48 小时。用 HPLC 法测定药物含量。结果发现，两种注射剂混合后在 20~25℃或 4~8℃下保存都能保持浓度稳定，没有外观变化。提示在不同的实验条件下（不同的盐酸昂丹司琼浓度），盐酸昂丹司琼和甲泼尼龙琥珀酸钠的配伍结果不同，可能低浓度（盐酸昂丹司琼 < 0.16mg/ml）下两者可以配伍，但是高浓度下存在配伍禁忌。

【临床建议】谨慎配伍

昂丹司琼 + 卡铂（ondansetron+carboplatin）

【临床证据】[药品说明书]"下列药物可通过盐酸昂丹司琼给药装置的 Y 型管来给药：顺铂、5- 氟尿嘧啶、卡铂、依托泊苷、环磷酰胺、多柔比星及头孢噻甲羧肟 [编者注：头孢他啶] 等。"

【临床建议】可以配伍

昂丹司琼 + 两性霉素 B（ondansetron+amphotericin B）

【临床证据】Trissel 等[1]考察了昂丹司琼（1mg/ml）2ml 与两性霉素 B 在 0.9% 氯化钠或 5% 葡萄糖注射液中经 Y 型管路于 22℃等体积混合 4 小时的稳定性。结果发现，盐酸昂丹司琼与两性霉素 B 混合后出现了沉淀或渾浊。提示两药在实验条件下混合存在配伍禁忌。

【临床建议】配伍禁忌

昂丹司琼 + 吗啡（ondansetron+morphine）

【临床证据】Trissel 等[1]考察了盐酸昂丹司琼（0.1 和 1mg/ml）和硫酸吗啡（1mg/ml）在 0.9% 氯化钠注射液中于 4、22 和 32℃混合 31 天的物理相容性和化学稳定性。在荧光灯和廷德尔光下观察混合物外观变化，测定浊度、微粒大小和数量，HPLC 法测定药物浓度。结果发现，盐酸昂丹司琼和硫酸吗啡混合后没有外观变化，浊度和微粒大小保持稳定，在 4、22 和 32℃下药物含量可以分别保持 31、31 和 7 天稳定。提示两药在实验条件下混合不存在配伍禁忌。

【临床建议】可以配伍

昂丹司琼 + 美洛西林（ondansetron+mezlocillin）

【临床证据】于春霞等[1]在临床更换输液过程中发现，当昂丹司琼注射液和注射用美洛西林钠在莫菲氏滴管混合时，滴管内液体颜色立即变为乳白色，放置 30 分钟后颜色仍不变。提示两药在实验条件下直接混合存在配伍禁忌。

【临床建议】配伍禁忌

昂丹司琼 + 哌替啶（ondansetron+meperidine）

【临床证据】Xu 等[1]考察了盐酸昂丹司琼（0.1 和 1mg/ml）和盐酸哌替啶（4mg/ml）在 0.9% 氯化钠注射液中于 4、22 和 32℃混合 31 天的相容性和稳定性。在荧光灯和廷德尔光（Tyndall beam）下观察混合物外观变化，测定浊度和微粒大小含量，HPLC 法测定药物浓度。结果发现，混合物没有外观变化，浊度和微粒没有显著变化，药物浓度在 4、22 和 32℃下能分别保持 31、31 和 7 天稳定。提示两药在实验条件下混合无配伍禁忌。

【临床建议】可以配伍

昂丹司琼 + 氢吗啡酮（ondansetron+hydromorphone）

【临床证据】Trissel 等[1]考察了盐酸昂丹司琼（0.1 和 1mg/ml）和盐酸氢吗啡酮（0.5mg/ml）在 0.9% 氯化钠注射液中于 4、22 和 32℃混合 31 天的物理相容性和化学稳定性。在荧光灯和廷德尔光（Tyndall beam）下观察混合物外观变化，测定浊度和微粒大小含量，HPLC 法测定药物浓度。结果发现，盐酸昂丹司琼和盐酸氢吗啡酮混合后没有外观变化，浊度和微粒大小保持稳定，药物含量在 4、22 和 32℃下可以分别保持 31、31 和 7 天稳定。提示两药在实验条件下混合无配伍禁忌。

【临床建议】可以配伍

昂丹司琼 + 顺铂（ondansetron+cisplatin）

【临床证据】[药品说明书]"下列药物可通过枢复宁（盐酸昂丹司琼）给药装置的 Y 型管来给药：顺铂、5- 氟尿嘧啶、卡铂、依托泊苷、环磷酰胺、多柔比星及头孢噻甲羧肟[编者注：头孢他啶]等。"

【临床建议】可以配伍

昂丹司琼 + 碳酸氢钠（ondansetron+sodium bicarbonate）

【临床证据】Jarosinski 等[1]报道了 1 例患者因大量应用甲氨蝶呤（4 小时内给予 12g/m²）而采用 5% 葡萄糖注射液水化和碳酸氢钠（50~100mmol/L）碱化尿液时，因恶心呕吐而同时混合应用盐酸昂丹司琼，结果发现混合液体出现了云雾状沉淀。作者随后用 5% 葡萄糖注射液配制了 0.32mg/ml 的昂丹司琼（pH 4.0）与 50mmol/L 的碳酸氢钠（pH 8.6），各取 5ml 在 24℃下混合，结果发现混合液迅速出现了白色沉淀，混合物 pH 为 7.8，用盐酸滴定至 6.2 后沉淀的晶体重新溶解。当用配制的碳酸氢钠溶液滴定 0.32mg/ml 的昂丹司琼时，pH 在 7.0 时出现了沉淀。Prince

等[2]通过一个体外装置模拟双腔外周静脉，考察了昂丹司琼和临床浓度的碳酸氢钠的配伍情况。药物置于等张溶液中，静脉滴注 15 分钟，收集第 5、10、15 分钟和输注后 5 分钟的样品，目视并经 HPLC 测定其含量。配伍相容定义为：无可见沉淀，初始和终末浓度相差 < 15%。结果发现，昂丹司琼与药物混合后立即出现了沉淀。刘娜[3]在临床工作中发现，在输注碳酸氢钠注射液时，同时在滴斗中注入盐酸昂丹司琼时，莫菲氏滴管内会立即出现白色絮状物。罗红等[4]在临床工作中先滴注盐酸昂丹司琼注射液（天津华津制药，8mg/100ml）100ml，输注完毕后接续输注碳酸氢钠溶液（安徽华源生物药业，250ml：12.5g），约 10 秒后在莫菲氏滴管内迅速出现乳白色浑浊，立即关闭调节器，更换输液器并用 0.9% 氯化钠注射液冲管后未再出现此反应，病人无任何症状及主诉。作者随后用注射器抽取少量盐酸昂丹司琼注射液与碳酸氢钠注射液混合，注射器内出现白色沉淀物，与输液器中的外观变化相同，以此判断两种药物存在配伍禁忌。赖金玲等[5]在临床工作中，在输注伊立替康前常规给予保肝护胃类药物，之后输入碳酸氢钠溶液（河北天成药业，2.5g 溶于 0.9% 氯化钠注射液 100ml 中），药液为无色透明液体。结束碳酸氢钠输液后，直接由莫菲滴壶加入盐酸昂丹司琼溶液（齐鲁制药）4mg。加壶后发现输液管路内产生大量白色沉淀，立即更换输液器，重新将盐酸昂丹司琼 4mg 入壶。患者未出现不良反应。作者随后进行了实验验证：用 5ml 注射器抽取少量盐酸昂丹司琼溶液，然后再抽取少量碳酸氢钠注射液，直接在注射器中混合，结果注射器内立即产生白色絮状沉淀。更换先后顺序仍产生白色絮状物沉淀，静置后沉淀未分解。提示在临床和实验条件下，碳酸氢钠溶液和盐酸昂丹司琼溶液混合存在配伍禁忌。

【临床建议】配伍禁忌

昂丹司琼 + 替加氟（ondansetron+tegafur）

【临床证据】李艳丽等[1]在对 1 例乳腺癌患者治疗过程中发现一组配伍禁忌，先输入昂丹司琼 100ml，待其快输入完毕时给予替加氟 100ml 持续输注，结果发现两种药液在莫菲氏滴管处迅速出现乳白色的浑浊；进一步研究发现，在模拟输液的情况下，交换两种药液输入顺序，仍迅速出现上述反应。临床观察和实验证实两药在上述条件下混合存在配伍禁忌。

【临床建议】配伍禁忌

昂丹司琼 + 头孢他啶（ondansetron+ceftazidime）

【临床证据】[药品说明书]"下列药物可通过枢复宁（盐酸昂丹司琼）给药装置的 Y 型管来给药：顺铂、5- 氟尿嘧啶、卡铂、依托泊苷、环磷酰胺、多柔比星及头孢噻甲羧肟［编者注：头孢他啶］等。"

【临床建议】可以配伍

昂丹司琼 + 依托泊苷（ondansetron+etoposide）

【临床证据】［药品说明书］"下列药物可通过枢复宁（盐酸昂丹司琼）给药装置的 Y 型管来给药：顺铂、5- 氟尿嘧啶、卡铂、依托泊苷、环磷酰胺、多柔比星及头孢噻甲羧肟［编者注：头孢他啶］等。"

Stewart 等[1]考察了盐酸昂丹司琼与依托泊苷在室温（23℃）混合的稳定性。昂丹司琼（终浓度 0.03 和 0.3mg/ml）与依托泊苷（终浓度 0.1 和 0.4mg/ml）在 5% 葡萄糖注射剂中混合 48 小时。观察混合物颜色和澄明度，测定混合物颗粒大小和数量，测定 pH 变化，HPLC 法测定药物浓度。结果发现，盐酸昂丹司琼与依托泊苷混合后没有出现沉淀、颜色变化和澄明度变化，pH 保持稳定（变化 < 0.5pH 单位），两种药物的浓度也没有明显变化，提示在实验条件下盐酸昂丹司琼与依托泊苷混合不存在配伍禁忌。

【临床建议】可以配伍

昂丹司琼 + 左氧氟沙星（ondansetron+levofloxacin）

【临床证据】杜春伟[1]在临床工作中为 2 例患者输注盐酸左氧氟沙星氯化钠（扬子江药业，100ml/ 瓶），同时经莫菲氏滴管静脉推注盐酸昂丹司琼注射液（齐鲁制药，4mg/ 支），发现莫菲氏滴管及输液器内立即出现白色浑浊，继而出现白色絮状物。立即停止输液，更换输液器，密切观察患者，未出现输液反应。作者认为临床条件下盐酸左氧氟沙星氯化钠和盐酸昂丹司琼注射液混合存在配伍禁忌。

【临床建议】配伍禁忌

奥利万星 + 氨茶碱（oritavancin+aminophylline）

【临床证据】Kumar 等[1]通过一个体外研究考察了奥利万星二磷酸（溶于 5% 葡萄糖注射液配制成 0.8、1.2 和 2mg/ml）与氨茶碱（1mg/ml）按体积比 1∶1 室温下混合 4 小时后的外观（颜色、浑浊或沉淀）和 pH 的变化。结果发现，氨茶碱与 0.8mg/ml 的奥利万星二磷酸溶液混合后随即出现雾状，60 分钟后出现沉淀，与 1.2mg/ml 的奥利万星二磷酸刚混合后就出现沉淀。氨茶碱具有碱性或中性的 pH，临床应该避免奥利万星二磷酸与氨茶碱在同一容器或管路中配伍。

【临床建议】配伍禁忌

奥利万星 + 氨曲南（oritavancin+aztreonam）

【临床证据】Kumar 等[1]通过一个体外研究考察了奥利万星二磷酸

（溶于 5% 葡萄糖注射液配制成 0.8、1.2 和 2mg/ml）与氨曲南（20mg/ml）按体积比 1：1 室温下混合 4 小时后的外观（颜色、浑浊或沉淀）和 pH 的变化。结果发现，奥利万星二磷酸与氨曲南混合后出现沉淀。提示临床应该避免奥利万星二磷酸与氨曲南在同一容器或管路中配伍。

【临床建议】配伍禁忌

奥利万星 + 苯妥英钠（oritavancin+phenytoin sodium）

【临床证据】Kumar 等[1] 通过一个体外研究考察了奥利万星二磷酸（溶于 5% 葡萄糖注射液配制成 0.8、1.2 和 2mg/ml）与苯妥英钠（6mg/ml）按体积比 1：1 室温下混合 4 小时后的外观（颜色、浑浊或沉淀）和 pH 的变化。结果发现，奥利万星二磷酸与苯妥英钠混合后随即出现雾状，并且一直持续存在。提示临床应该避免奥利万星二磷酸与苯妥英钠在同一容器或管路中配伍。

【临床建议】配伍禁忌

奥利万星 + 布美他尼（oritavancin+bumetanide）

【临床证据】Kumar 等[1] 通过一个体外研究考察了奥利万星二磷酸（溶于 5% 葡萄糖注射液配制成 0.8、1.2 和 2mg/ml）与布美他尼（0.1mg/ml）按体积比 1：1 室温下混合 4 小时后的外观（颜色、浑浊或沉淀）和 pH 的变化。结果发现，布美他尼与 0.8mg/ml 奥利万星二磷酸混合后随即出现雾状，60 分钟后出现沉淀；与 1.2mg/ml 的奥利万星二磷酸混合 60 分钟后出现沉淀。提示临床应该避免奥利万星二磷酸与布美他尼在同一容器或管路中配伍。

【临床建议】配伍禁忌

奥利万星 + 多巴胺（oritavancin+dopamine）

【临床证据】Kumar 等[1] 通过一个体外研究考察了奥利万星二磷酸（溶于 5% 葡萄糖注射液配制成 0.8、1.2 和 2mg/ml）与盐酸多巴胺（3.2mg/ml）按体积比 1：1 室温下混合 4 小时后的外观（颜色、浑浊或沉淀）和 pH 的变化。结果发现，奥利万星二磷酸与盐酸多巴胺混合后没有明显的理化特性的改变，提示实验条件下两者混合不存在物理相溶性方面的配伍禁忌，但是缺乏化学稳定性方面的数据。

【临床建议】谨慎配伍

奥利万星 + 多巴酚丁胺（oritavancin+dobutamine）

【临床证据】Kumar 等[1] 通过一个体外研究考察了奥利万星二磷酸（溶于 5% 葡萄糖注射液配制成 0.8、1.2 和 2mg/ml）与盐酸多巴酚丁胺（4mg/ml）按 1：1 室温下混合 4 小时后的外观（颜色、浑浊或沉淀）和

pH 的变化。结果发现，奥利万星二磷酸与盐酸多巴酚丁胺混合后没有明显的理化特性的改变，提示实验条件下两者混合不存在物理相容性方面的配伍禁忌，但是缺乏化学稳定性方面的数据。

【临床建议】谨慎配伍

奥利万星 + 法莫替丁（oritavancin+famotidine）

【临床证据】Kumar 等[1]通过一个体外研究考察了奥利万星二磷酸（溶于 5% 葡萄糖注射液配制成 0.8、1.2 和 2mg/ml）与法莫替丁（0.2mg/ml）按 1∶1 室温下混合 4 小时后的外观（颜色、浑浊或沉淀）和 pH 的变化。结果发现，奥利万星二磷酸与法莫替丁混合后没有明显的理化特性的改变，提示实验条件下两者混合不存在物理相容性方面的配伍禁忌，但是缺乏化学稳定性方面的数据。

【临床建议】谨慎配伍

奥利万星 + 芬太尼（oritavancin+fentanyl）

【临床证据】Kumar 等[1]通过一个体外研究考察了奥利万星二磷酸（溶于 5% 葡萄糖注射液配制成 0.8、1.2 和 2mg/ml）与枸橼酸芬太尼（0.05mg/ml）按 1∶1 室温下混合 4 小时后的外观（颜色、浑浊或沉淀）和 pH 的变化。结果发现，奥利万星二磷酸与枸橼酸芬太尼混合后没有明显的理化特性的改变，提示实验条件下两者混合不存在物理相容性方面的配伍禁忌，但是缺乏化学稳定性方面的数据。

【临床建议】谨慎配伍

奥利万星 + 呋塞米（oritavancin+furosemide）

【临床证据】Kumar 等[1]通过一个体外研究考察了奥利万星二磷酸（溶于 5% 葡萄糖注射液配制成 0.8、1.2 和 2mg/ml）与呋塞米（5mg/ml）按 1∶1 室温的混合 4 小时后的外观（颜色、浑浊或沉淀）和 pH 的变化。结果发现，呋塞米与 0.8mg/ml 的奥利万星二磷酸混合后随即出现雾状，60 分钟后出现沉淀；与 1.2mg/ml 的奥利万星二磷酸混合 60 分钟后出现沉淀。提示临床应该避免奥利万星二磷酸与呋塞米在同一容器或管路中配伍。

【临床建议】配伍禁忌

奥利万星 + 氟康唑（oritavancin+fluconazol）

【临床证据】Kumar 等[1]通过一个体外研究考察了奥利万星二磷酸（溶于 5% 葡萄糖注射液配制成 0.8、1.2 和 2mg/ml）与氟康唑（2mg/ml）按 1∶1 室温下混合 4 小时后的外观（颜色、浑浊或沉淀）和 pH 的变化。结果发现，奥利万星二磷酸与氟康唑混合后没有明显的理化特性的改变，提示实验条件下两者混合不存在物理相容性方面的配伍禁忌，但是缺乏化学稳定性方面的数据。

【临床建议】谨慎配伍

奥利万星 + 氟哌啶醇（oritavancin+haloperidol）

【临床证据】Kumar 等[1]通过一个体外研究考察了奥利万星二磷酸（溶于 5% 葡萄糖注射液配制成 0.8、1.2 和 2mg/ml）与乳酸氟哌啶醇（1mg/ml）按 1∶1 室温下混合 4 小时后的外观（颜色、浑浊或沉淀）和 pH 的变化。结果发现，奥利万星二磷酸与乳酸氟哌啶醇混合后没有明显的理化特性的改变，提示实验条件下两者混合不存在物理相容性方面的配伍禁忌，但是缺乏化学稳定性方面的数据。

【临床建议】谨慎配伍

奥利万星 + 肝素（oritavancin+heparin）

【临床证据】Kumar 等[1]通过一个体外研究考察了奥利万星二磷酸（溶于 5% 葡萄糖注射液配制成 0.8、1.2 和 2mg/ml）与肝素钠（100U/ml）按 1∶1 室温下混合 4 小时后的外观（颜色、浑浊或沉淀）和 pH 的变化。结果发现，肝素钠与 0.8mg/ml 的奥利万星二磷酸混合后随即出现雾状；与 1.2mg/ml 的奥利万星二磷酸混合后随即出现雾状，混合 4 小时后出现沉淀。提示临床应该避免奥利万星二磷酸与肝素钠在同一容器或管路中配伍。

【临床建议】配伍禁忌

奥利万星 + 环丙沙星（oritavancin+ciprofloxacin）

【临床证据】Kumar 等[1]通过一个体外研究考察了奥利万星二磷酸（溶于 5% 葡萄糖注射液配制成 0.8、1.2 和 2mg/ml）与乳酸环丙沙星（2mg/ml）按 1∶1 室温下混合 4 小时后的外观（颜色、浑浊或沉淀）和 pH 的变化。结果发现，奥利万星二磷酸与乳酸环丙沙星混合后没有明显的理化特性的改变，提示实验条件下两者混合不存在物理相容性方面的配伍禁忌，但是缺乏化学稳定性方面的数据。

【临床建议】谨慎配伍

奥利万星 + 甲硝唑（oritavancin+metronidazole）

【临床证据】Kumar 等[1]通过一个体外研究考察了奥利万星二磷酸（溶于 5% 葡萄糖注射液配制成 0.8、1.2 和 2mg/ml）与甲硝唑（5mg/ml）按 1∶1 室温下混合 4 小时后的外观（颜色、浑浊或沉淀）和 pH 的变化。结果发现，甲硝唑与 0.8mg/ml 和 1.2mg/ml 的奥利万星二磷酸混合后是澄清的，但是与 2mg/ml 的奥利万星二磷酸混合后随即出现沉淀。提示临床应该避免奥利万星二磷酸与甲硝唑在同一容器或管路中配伍。

【临床建议】配伍禁忌

奥利万星 + 甲氧苄啶磺胺甲异噁唑

（oritavancin+trimethoprim sulfamethoxazole）

【临床证据】Kumar 等[1]通过一个体外研究考察了奥利万星二磷酸（溶于 5% 葡萄糖注射液配制成 0.8、1.2 和 2mg/ml）与复方磺胺甲噁唑（0.8~4mg/ml）注射液按 1:1 室温下混合 4 小时后的外观（颜色、浑浊或沉淀）和 pH 的变化。结果发现，复方磺胺甲噁唑与 0.8mg/ml 的奥利万星二磷酸混合后随即出现雾状，30 分钟后出现沉淀或雾状加重；与 1.2mg/ml 的奥利万星二磷酸混合后随即出现雾状，混合 30 分钟后出现沉淀或雾状加重。提示临床应该避免奥利万星二磷酸与复方磺胺甲噁唑注射液在同一容器或管路中配伍。

【临床建议】配伍禁忌

奥利万星 + 克林霉素（oritavancin+clindamycin）

【临床证据】Kumar 等[1]通过一个体外研究考察了奥利万星二磷酸（溶于 5% 葡萄糖注射液配制成 0.8、1.2 和 2mg/ml）与克林霉素磷酸盐（12mg/ml）按 1:1 室温下混合 4 小时后的外观（颜色、浑浊或沉淀）和 pH 的变化。结果发现，克林霉素磷酸盐与 0.8mg/ml 奥利万星二磷酸混合后随即出现雾状，60 分钟后出现沉淀，与 1.2mg/ml 混合 60 分钟后出现沉淀。提示临床应该避免奥利万星二磷酸与克林霉素磷酸盐在同一容器或管路中配伍。

【临床建议】配伍禁忌

奥利万星 + 劳拉西泮（oritavancin+lorazepam）

【临床证据】Kumar 等[1]通过一个体外研究考察了奥利万星二磷酸（溶于 5% 葡萄糖注射液配制成 0.8、1.2 和 2mg/ml）与劳拉西泮（1mg/ml）按 1:1 室温下混合 4 小时后的外观（颜色、浑浊或沉淀）和 pH 的变化。结果发现，奥利万星二磷酸与劳拉西泮混合后没有明显的理化特性的改变，提示实验条件下两者混合不存在物理相容性方面的配伍禁忌，但是缺乏化学稳定性方面的数据。

【临床建议】谨慎配伍

奥利万星 + 雷尼替丁（oritavancin+ranitidine）

【临床证据】Kumar 等[1]通过一个体外研究考察了奥利万星二磷酸（溶于 5% 葡萄糖注射液配制成 0.8、1.2 和 2mg/ml）与盐酸雷尼替丁（2mg/ml）按 1:1 室温下混合 4 小时后的外观（颜色、浑浊或沉淀）和 pH 的变化。

结果发现，奥利万星二磷酸与盐酸雷尼替丁混合后没有明显的理化特性的改变，提示实验条件下两者混合不存在物理相容性方面的配伍禁忌，但是缺乏化学稳定性方面的数据。

【临床建议】谨慎配伍

奥利万星 + 两性霉素 B（oritavancin+amphotericin B）

【临床证据】Kumar 等[1]通过一个体外研究考察了奥利万星二磷酸（溶于 5% 葡萄糖注射液配制成 0.8、1.2 和 2mg/ml）与两性霉素 B（0.1mg/ml）按 1∶1 室温下混合 4 小时后的外观（颜色、浑浊或沉淀）和 pH 的变化。结果发现，奥利万星二磷酸与两性霉素 B 混合后出现雾状并一直持续，提示临床应该避免奥利万星二磷酸与两性霉素 B 在同一容器或管路中配伍。

【临床建议】配伍禁忌

奥利万星 + 氯化钾（oritavancin+potassium chloride）

【临床证据】Kumar 等[1]通过一个体外研究考察了奥利万星二磷酸（溶于 5% 葡萄糖注射液配制成 0.8、1.2 和 2mg/ml）与氯化钾（0.2mEq/ml）按 1∶1 室温下混合 4 小时后的外观（颜色、浑浊或沉淀）和 pH 的变化。结果发现，奥利万星二磷酸与氯化钾混合后没有明显的理化特性的改变，提示实验条件下两者混合不存在物理相容性方面的配伍禁忌，但是缺乏化学稳定性方面的数据。

【临床建议】谨慎配伍

奥利万星 + 吗啡（oritavancin+morphine）

【临床证据】Kumar 等[1]通过一个体外研究考察了奥利万星二磷酸（溶于 5% 葡萄糖注射液配制成 0.8、1.2 和 2mg/ml）与硫酸吗啡（1mg/ml）按 1∶1 室温下混合 4 小时后的外观（颜色、浑浊或沉淀）和 pH 的变化。结果发现，奥利万星二磷酸与硫酸吗啡混合后没有明显的理化特性的改变，提示实验条件下两者混合不存在物理相容性方面的配伍禁忌，但是缺乏化学稳定性方面的数据。

【临床建议】配伍禁忌

奥利万星 + 美罗培南（oritavancin+meropenem）

【临床证据】Kumar 等[1]通过一个体外研究考察了奥利万星二磷酸（溶于 5% 葡萄糖注射液配制成 0.8、1.2 和 2mg/ml）与美罗培南（10mg/ml）按 1∶1 室温下混合 4 小时后的外观（颜色、浑浊或沉淀）和 pH 的变化。结果发现，美罗培南与 0.8mg/ml 的奥利万星二磷酸混合后随即出现雾状，4 小时后出现沉淀；与 1.2mg/ml 的奥利万星二磷酸混合后随即出现雾状，混合 4 小时后出现沉淀。提示临床应该避免奥利万星二磷酸与美罗培南在同一容器或管路中配伍。

【临床建议】配伍禁忌

奥利万星 + 咪达唑仑（oritavancin+midazolam）

【临床证据】Kumar 等[1]通过一个体外研究考察了奥利万星二磷酸（溶于 5% 葡萄糖注射液配制成 0.8、1.2 和 2mg/ml）与盐酸咪达唑仑（1mg/ml）按 1∶1 室温下混合 4 小时后的外观（颜色、浑浊或沉淀）和 pH 的变化。结果发现，奥利万星二磷酸与盐酸咪达唑仑混合后没有明显的理化特性的改变，提示实验条件下两者混合不存在物理相容性方面的配伍禁忌，但是缺乏化学稳定性方面的数据。

【临床建议】谨慎配伍

奥利万星 + 泮库溴铵（oritavancin+pancuronium bromide）

【临床证据】Kumar 等[1]通过一个体外研究考察了奥利万星二磷酸（溶于 5% 葡萄糖注射液配制成 0.8、1.2 和 2mg/ml）与泮库溴铵（0.1mg/ml）按 1∶1 室温下混合 4 小时后的外观（颜色、浑浊或沉淀）和 pH 的变化。结果发现，奥利万星二磷酸与泮库溴铵混合后没有明显的理化特性的改变，提示实验条件下两者混合不存在物理相容性方面的配伍禁忌，但是缺乏化学稳定性方面的数据。

【临床建议】谨慎配伍

奥利万星 + 葡萄糖酸钙（oritavancin+calcium gluconate）

【临床证据】Kumar 等[1]通过一个体外研究考察了奥利万星二磷酸（溶于 5% 葡萄糖注射液配制成 0.8、1.2 和 2mg/ml）与葡萄糖酸钙（40mg/ml）按 1∶1 室温下混合 4 小时后的外观（颜色、浑浊或沉淀）和 pH 的变化。结果发现，奥利万星二磷酸与葡萄糖酸钙混合后没有明显的理化特性的改变，提示实验条件下两者混合不存在物理相容性方面的配伍禁忌，但是缺乏化学稳定性方面的数据。

【临床建议】谨慎配伍

奥利万星 + 氢化可的松（oritavancin+hydrocortisone）

【临床证据】Kumar 等[1]通过一个体外研究考察了奥利万星二磷酸（溶于 5% 葡萄糖注射液配制成 0.8、1.2 和 2mg/ml）与琥珀酸氢化可的松（1mg/ml）按 1∶1 室温下混合 4 小时后的外观（颜色、浑浊或沉淀）和 pH 的变化。结果发现，琥珀酸氢化可的松与 0.8 和 1.2mg/ml 的奥利万星二磷酸混合后随即出现雾状，4 小时后出现沉淀。提示临床应该避免奥利万星二磷酸与琥珀酸氢化可的松在同一容器或管路中配伍。

【临床建议】配伍禁忌

奥利万星 + 庆大霉素（oritavancin+gentamicin）

【临床证据】Kumar 等[1]通过一个体外研究考察了奥利万星二磷酸（溶于 5% 葡萄糖注射液配制成 0.8、1.2 和 2mg/ml）与硫酸庆大霉素（5mg/ml）按 1∶1 室温下混合 4 小时后的外观（颜色、浑浊或沉淀）和 pH 的变化。结果发现，奥利万星二磷酸与硫酸庆大霉素混合后没有明显的理化特性的改变，提示实验条件下两者混合不存在物理相容性方面的配伍禁忌，但是缺乏化学稳定性方面的数据。

【临床建议】谨慎配伍

奥利万星 + 去甲肾上腺素（oritavancin+norepinephrine）

【临床证据】Kumar 等[1]通过一个体外研究考察了奥利万星二磷酸（溶于 5% 葡萄糖注射液配制成 0.8、1.2 和 2mg/ml）与去甲肾上腺素（0.12mg/ml）按 1∶1 室温下混合 4 小时后的外观（颜色、浑浊或沉淀）和 pH 的变化。结果发现，奥利万星二磷酸与去甲肾上腺素混合后没有明显的理化特性的改变，提示实验条件下两者混合不存在物理相容性方面的配伍禁忌，但是缺乏化学稳定性方面的数据。

【临床建议】谨慎配伍

奥利万星 + 去氧肾上腺素（oritavancin+phenylephrine）

【临床证据】Kumar 等[1]通过一个体外研究考察了奥利万星二磷酸（溶于 5% 葡萄糖注射液配制成 0.8、1.2 和 2mg/ml）与盐酸去氧肾上腺素（0.2mg/ml）按 1∶1 室温下混合 4 小时后的外观（颜色、浑浊或沉淀）和 pH 的变化。结果发现，奥利万星二磷酸与盐酸去氧肾上腺素混合后没有明显的理化特性的改变，提示实验条件下两者混合不存在物理相容性方面的配伍禁忌，但是缺乏化学稳定性方面的数据。

【临床建议】谨慎配伍

奥利万星 + 肾上腺素（oritavancin+epinephrine）

【临床证据】Kumar 等[1]通过一个体外研究考察了奥利万星二磷酸（溶于 5% 葡萄糖注射液配制成 0.8、1.2 和 2mg/ml）与盐酸肾上腺素（0.04mg/ml）按 1∶1 室温下混合 4 小时后的外观（颜色、浑浊或沉淀）和 pH 的变化。结果发现，奥利万星二磷酸与盐酸肾上腺素混合后没有明显的理化特性的改变，提示实验条件下两者混合不存在物理相容性方面的配伍禁忌，但是缺乏化学稳定性方面的数据。

【临床建议】谨慎配伍

奥利万星 + 碳酸氢钠（oritavancin+sodium bicarbonate）

【临床证据】Kumar 等[1]通过一个体外研究考察了奥利万星二磷酸

（溶于 5% 葡萄糖注射液配制成 0.8、1.2 和 2mg/ml）与碳酸氢钠（1meq/ml）
按 1：1 室温下混合 4 小时后的外观（颜色、浑浊或沉淀）和 pH 的变化。
结果发现，奥利万星二磷酸与碳酸氢钠混合后随即出现雾状，并且一直持
续存在。提示临床应该避免奥利万星二磷酸与碳酸氢钠在同一容器或管路
中配伍。

【临床建议】配伍禁忌

奥利万星 + 妥布霉素（oritavancin+tobramycin）

【临床证据】Kumar 等[1] 通过一个体外研究考察了奥利万星二磷酸
（溶于 5% 葡萄糖注射液配制成 0.8、1.2 和 2mg/ml）与硫酸妥布霉素（5mg/ml）
按 1：1 室温下混合 4 小时后的外观（颜色、浑浊或沉淀）和 pH 的变化。
结果发现，奥利万星二磷酸与硫酸妥布霉素混合后没有明显的理化特性的
改变，提示实验条件下两者混合不存在物理相容性方面的配伍禁忌，但是
缺乏化学稳定性方面的数据。

【临床建议】谨慎配伍

奥利万星 + 西咪替丁（oritavancin+cimetidine）

【临床证据】Kumar 等[1] 通过一个体外研究考察了奥利万星二磷酸
（溶于 5% 葡萄糖注射液配制成 0.8、1.2 和 2mg/ml）与盐酸西咪替丁（12mg/ml）
按 1：1 室温下混合 4 小时后的外观（颜色、浑浊或沉淀）和 pH 的变化。
结果发现，奥利万星二磷酸与盐酸西咪替丁混合后没有明显的理化特性的
改变，提示实验条件下两者混合不存在物理相容性方面的配伍禁忌，但是
缺乏化学稳定性方面的数据。

【临床建议】谨慎配伍

奥利万星 + 硝普钠（oritavancin+sodium nitroprusside）

【临床证据】Kumar 等[1] 通过一个体外研究考察了奥利万星二磷酸
（溶于 5% 葡萄糖注射液配制成 0.8、1.2 和 2mg/ml）与硝普钠（0.4mg/ml）
按 1：1 室温下混合 4 小时后的外观（颜色、浑浊或沉淀）和 pH 的变化。
结果发现，硝普钠与 0.8 和 1.2mg/ml 的奥利万星二磷酸混合后随即出现
雾状，4 小时后出现沉淀。提示临床应该避免奥利万星二磷酸与硝普钠在
同一容器或管路中配伍。

【临床建议】配伍禁忌

奥利万星 + 硝酸甘油（oritavancin+nitroglycerin）

【临床证据】Kumar 等[1] 通过一个体外研究考察了奥利万星二磷酸
（溶于 5% 葡萄糖注射液配制成 0.8、1.2 和 2mg/ml）与硝酸甘油（0.4mg/ml）
按 1：1 室温下混合 4 小时后的外观（颜色、浑浊或沉淀）和 pH 的变化。

结果发现，奥利万星二磷酸与硝酸甘油混合后没有明显的理化特性的改变，提示实验条件下两者混合不存在物理相容性方面的配伍禁忌，但是缺乏化学稳定性方面的数据。

【临床建议】谨慎配伍

奥利万星 + 胰岛素（oritavancin+insulin）

【临床证据】Kumar 等[1]通过一个体外研究考察了奥利万星二磷酸（溶于 5% 葡萄糖注射液配制成 0.8、1.2 和 2mg/ml）与正规人胰岛素（1U/ml）按 1∶1 室温下混合 4 小时后的外观（颜色、浑浊或沉淀）和 pH 的变化。结果发现，奥利万星二磷酸与正规人胰岛素混合后没有明显的理化特性的改变，提示实验条件下两者混合不存在物理相容性方面的配伍禁忌，但是缺乏化学稳定性方面的数据。

【临床建议】谨慎配伍

奥利万星 + 右美托咪定（oritavancin+dexmedetomidine）

【临床证据】Kumar 等[1]通过一个体外研究考察了奥利万星二磷酸（溶于 5% 葡萄糖注射液配制成 0.8、1.2 和 2mg/ml）与右美托咪定（0.004mg/ml）按 1∶1 室温下混合 4 小时后的外观（颜色、浑浊或沉淀）和 pH 的变化。结果发现，奥利万星二磷酸与右美托咪定混合后没有明显的理化特性的改变，提示实验条件下两者混合不存在物理相容性方面的配伍禁忌，但是缺乏化学稳定性方面的数据。

【临床建议】谨慎配伍

奥美拉唑 + 阿米卡星（omeprazole+amikacin）

【临床证据】尤芸芸[1]在临床工作中输注奥美拉唑钠溶液完毕后，接续输注硫酸阿米卡星注射溶液，当两种溶液在莫菲氏滴管内混合时，莫菲氏滴管内溶液先出现乳白色浑浊，然后出现白色絮状物，观察 30 秒后输液管内出现小块的白色絮状物。提示在临床条件下，注射用奥美拉唑钠与硫酸阿米卡星注射液混合存在配伍禁忌。

【临床建议】配伍禁忌

奥美拉唑 + 氨甲苯酸（omeprazole+aminomethylbenzoic acid）

【临床证据】邵庆花等[1]在临床工作中发现，当氨甲苯酸注射液输注完毕，在同一输液管路继续输注奥美拉唑钠时，输液管中出现淡红色现象。随后进行了验证实验：取奥美拉唑钠注射液与氨甲苯酸注射液直接混合，立即出现乳白色浑浊，并逐渐转为淡黄色或褐色，之后略显淡红色，放置 48 小时后为褐色浑浊沉淀物。刘建梅等[2]在临床护理工作中也发现，将注射用奥美拉唑加入 0.9% 氯化钠注射液 100ml 中静脉滴注，滴注完毕更换第 2 组液体（5% 葡萄糖 + 氨甲苯酸注射液 0.2g+ 酚磺乙胺注射液 1.0g）静脉滴注，巡视过程中发现第 2 组液体在滴管内变成淡红色。为了验证此现象，分别取上述刚配好的液体各 5ml 混匀，静置 25 分钟后，发现混合后的液体出现淡红色。注射用奥美拉唑钠 pH 为 10.3~11.3，氨甲苯酸 pH 为 3.5~4.5，两者混合后出现 pH 的显著改变，可能导致发生化学变化。临床观察和实验结果提示注射用奥美拉唑钠与氨甲苯酸注射液在上述条件下混合存在配伍禁忌。

【临床建议】配伍禁忌

奥美拉唑 + 氨甲苯酸 + 酚磺乙胺
（omeprazole+aminomethylbenzoic+etamsylate）

【临床证据】刘建梅等[1] 在临床工作中输注奥美拉唑溶液（40mg 溶于 0.9% 氯化钠注射液 100ml 中）完毕后，接续输注第 2 组溶液（氨甲苯酸注射液 0.2g、酚磺乙胺注射液 1.0g 先后溶于 5% 葡萄糖注射液 100ml 中），发现两组溶液在莫菲氏滴管内混合后并没有变色，但是 30 分钟后在护士巡视时发现第 2 组液体在滴管内变成淡红色，立即停止输液，患者未出现不良反应。作者随后进行了实验验证：按照临床配制方法，分别取上述 2 种新鲜配制的液体各 5ml 充分混匀，静置 25 分钟后，发现混合后的液体变为淡红色。应特别注意的是，此种变色现象不是立刻发生的。提示在临床和实验条件下，注射用奥美拉唑溶液与氨甲苯酸、酚磺乙胺在 5% 葡萄糖溶液中混合存在配伍禁忌。

【临床建议】配伍禁忌

奥美拉唑 + 氨溴索（omeprazole+ambroxol）

【临床证据】粟海燕[1] 在临床工作中发现，莱美（奥美拉唑，重庆莱美药业，40mg 溶于 100ml 0.9% 氯化钠注射液）输注完毕，在同一输液管路继续输注伊诺舒（盐酸氨溴索，天津药物研究院药业有限责任公司，（16ml 稀释到 100ml 0.9% 氯化钠注射液中）时，输液器管路内的液体变为澄清的淡红色。随后进行了验证实验：分别取注射用奥美拉唑和盐酸氨溴索（已经稀释或配制好）液体各 10ml 直接混合，30 分钟后混合液变成淡红色。商江丽[2] 在临床工作中发现，当奥美拉唑注射液静注完毕后，在同一管路中静脉滴注盐酸氨溴索时，两者在输液管内接触混合数秒内，整个输液管道有大量的白色絮状物，随后将奥美拉唑 40mg 用灭菌注射用水 10ml 稀释后，分别取奥美拉唑溶液及盐酸氨溴索注射液原液（每支 2ml，15mg）各 0.1ml 直接混合后，立即出现乳白色絮状物，振荡后不消失。临床观察和实验结果提示两药在上述条件下混合存在配伍禁忌。

【临床建议】配伍禁忌

奥美拉唑 + 地西泮（omeprazole+diazepam）

【临床证据】王金峰等[1]在临床工作中输注奥美拉唑溶液（广州八达制药，40mg 溶于 0.9% 氯化钠注射液 100ml 中）过程中，经莫菲氏滴管注射地西泮注射液，莫菲氏滴管及下游输液管路中立即出现白色浑浊物，迅速停止输液，更换输液器，用 0.9% 氯化钠注射液冲洗管路，患者未发生不良反应。作者随后进行了实验验证：将注射液奥美拉唑钠 80mg溶于 0.9% 氯化钠注射液 250ml 中，先模拟输注奥美拉唑，然后在莫菲氏滴管内注射地西泮注射液，结果输液管内药液中出现白色浑浊物。提示在临床和实验条件下注射用奥美拉唑与地西泮注射液在 0.9% 氯化钠注射液中混合存在配伍禁忌。

【临床建议】配伍禁忌

奥美拉唑 + 酚磺乙胺（omeprazole+etamsylate）

【临床证据】田金满等[1]在临床工作中发现，止血敏（酚磺乙胺）与洛赛克（奥美拉唑）配伍会出现浑浊现象，随后进行了验证实验：将酚磺乙胺注射液溶于 5% 葡萄糖注射液中，抽取 5ml 与奥美拉唑 5ml 直接混合摇匀后，立即出现白色浑浊，放置 24 小时仍为浑浊液；奥美拉唑溶解后直接与酚磺乙胺注射液 2ml 混匀，同样出现白色浑浊，放置 24 小时无变化。杨福兰等[2]研究了奥美拉唑钠与酚磺乙胺配伍情况。注射用奥美拉唑钠 40mg 用专用溶媒 10ml 溶解后，取奥美拉唑钠 2ml 与酚磺乙胺注射液（0.5g，泗水希尔康制药）2ml（粉针剂用专用溶媒或 0.9% 氯化钠注射液溶解）在试管内混合后，发现随着时间推移试管中混合液颜色发生变化：0 小时无色，0.5 小时变为淡黄色，2 小时变为黄绿色，4 小时后变为黄绿色。刘建梅等[3]在临床护理工作中发现，将注射用奥美拉唑加入0.9% 氯化钠注射液 100ml 中静脉滴注，滴注完毕更换第 2 组液体（5% 葡萄糖 + 氨甲苯酸注射液 0.2g+ 酚磺乙胺注射液 1g）静脉滴注，巡房过程中发现第 2 组液体在滴管内变成淡红色。随后进行了验证实验：分别取上述配好的新鲜注射液各 5ml 直接混匀，静置 25 分钟后，发现混合后的液体出现淡红色。临床观察和实验结果提示两药在上述条件下混合存在配伍禁忌。

【临床建议】配伍禁忌

奥美拉唑 + 复方氯化钠（omeprazole+compound sodium chloride）

【临床证据】李军等[1]考察了注射用奥美拉唑钠在临床常用溶媒——复方氯化钠注射液中的稳定性以及 pH 对注射用奥美拉唑钠溶液稳定性的

影响。实验结果表明，注射用奥美拉唑钠在复方氯化钠注射液中溶解后，pH 在 9.0~10 之间，4 小时内可保持稳定，颜色、澄明度、紫外最大吸收及含量测定均无显著变化。pH 对注射用奥美拉唑钠溶液的稳定性影响很大。pH 小于 7.0 时，奥美拉唑溶解度明显降低，并出现变色及棕色沉淀，紫外最大吸收波长改变，降解速度加快；pH 大于 7.0 而小于 8.0 时，虽然可溶解且含量变化不明显，但含奥美拉唑的注射液在 4 小时内随时间延长可出现变色；pH8.0~10 时，在 4 小时内是稳定的。实验结果提示两药在实验条件下混合 4 小时无配伍禁忌。

【临床建议】可以配伍

奥美拉唑 + 辅酶 Q10（omeprazole+coenzyme Q10）

【临床证据】魏霞等[1]考察了注射用奥美拉唑钠（山东罗欣药业，20mg/ 支）与辅酶 Q10 氯化钠注射液（西南药业，250ml 中含 5mg 辅酶 Q10 和 2.25g 氯化钠）配伍的稳定性和安全性。将注射用奥美拉唑钠 40mg 溶于 0.9% 氯化钠注射液（对照组）或辅酶 Q10 氯化钠注射液 100ml 中，室温下放置 4 小时，采用 HPLC 法测定 0 和 4 小时的药物含量和有关物质，考察药物的稳定性；进行配伍溶液的过敏性、溶血性、血管刺激性实验研究，考察配伍溶液在 0 和 4 小时外观变化。结果发现，4 小时溶液外观无明显变化；奥美拉唑的含量分别为 95.7%（对照组）和 99.9%（辅酶 Q10 组）；有关物质均未出现显著改变；2 种配伍溶液过敏反应、血管刺激性试验均为阴性，体外溶血试验结果均为阴性。提示在实验条件下，注射用奥美拉唑钠和辅酶 Q10 氯化钠注射液至少可以配伍 4 小时。

【临床建议】可以配伍

奥美拉唑 + 果糖（omeprazole+fructose）

【临床证据】霍惠子等[1]考察了注射用奥美拉唑与果糖配伍的稳定性和相容性。将 40mg 注射用奥美拉唑溶于果糖注射液 250ml 中，室温（25℃）下遮光放置 6 小时，分别在 0、1、3、6 小时时观察配伍溶液的外观变化，测定 pH 及奥美拉唑浓度的变化。结果发现，注射用奥美拉唑与果糖溶液配伍 1 小时后出现微黄色；配伍后溶液 pH 保持稳定；配伍后药物浓度轻微下降，6 小时时的浓度 > 98.9%（0 时为 100%）。提示在实验条件下注射用奥美拉唑与果糖注射液配伍存在禁忌。

【临床建议】配伍禁忌

奥美拉唑 + 精氨酸（omeprazole+arginine）

【临床证据】张大幸[1]在临床工作中发现，当精氨酸静脉输注完毕，在同一输液通路中继续输注奥美拉唑时，输液管内即出现白色雾状浑浊，这种浑浊不像絮状那样明显，但和正常的透明液体对比，就会看出有颗粒样沉淀。杨福兰等[2]研究了奥美拉唑钠与盐酸精氨酸配伍的情况：注射用奥美拉唑钠 40mg 用专用溶媒 10ml 溶解，取奥美拉唑钠溶液 2ml 与盐酸精氨酸注射液（5g，上海信谊金朱药业）2ml（粉针剂用专用溶媒或 0.9%氯化钠注射液溶解）在试管内直接混合，发现混合液立刻变浑浊，0.5~4小时后试管中混合液变清晰。临床观察和实验结果提示两药在上述条件下混合存在配伍禁忌。

【临床建议】配伍禁忌

奥美拉唑 + 硫酸镁（omeprazole+magnesium sulfate）

【临床证据】霍惠子等[1]考察了注射用奥美拉唑与 25% 硫酸镁溶液配伍的稳定性和相容性。将 40mg 注射用奥美拉唑溶于 25% 硫酸镁注射液 10ml 中，室温（25℃）下遮光放置 6 小时，分别在 0、1、3、6 小时时观察配伍溶液的外观变化，测定 pH 及奥美拉唑浓度的变化。结果发现，注射用奥美拉唑与 25% 硫酸镁溶液配伍后随即出现溶液浑浊；配伍后溶液 pH 保持稳定；配伍后药物浓度轻微下降，6 小时时的浓度为 97.13%（0时为 100%）。提示在实验条件下注射用奥美拉唑与与 25% 硫酸镁溶液配伍存在禁忌。

【临床建议】配伍禁忌

奥美拉唑 + 氯化钠（omeprazole+sodium chloride）

【临床证据】李军等[1]考察了注射用奥美拉唑钠在临床常用输液——0.9%氯化钠注射液中的稳定性以及 pH 对注射用奥美拉唑钠溶液稳定性的影响。实验结果表明，注射用奥美拉唑钠在 0.9%氯化钠注射液中溶解后，pH 在 9.0~10，4 小时内可保持稳定，颜色、澄明度、紫外最大吸收及含量测定均无显著变化。实验表明，pH 对注射用奥美拉唑钠溶液的稳定性影响很大。pH 小于 7.0 时，奥美拉唑溶解度明显降低，并出现变色及棕色沉淀，紫外最大吸收波长改变，降解速度加快；pH 大 7.0 而小于 8.0时，虽然可溶解且含量变化不明显，但含奥美拉唑的注射液在 4 小时内随时间延长可出现变色；pH8.0~10 时，在 4 小时内是稳定的。实验结果提示，两药在实验条件下混合 4 小时无配伍禁忌。霍惠子[2]等考察了注射用奥美拉唑与 0.9% 氯化钠溶液配伍的稳定性和相容性。将 40mg 注射用奥美拉唑溶于 0.9% 氯化钠溶液 250ml 中，室温（25℃）下遮光放置 6 小时，分别在 0、1、3、6 小时时观察配伍溶液的外观变化，测定 pH 及奥美拉唑的浓度变化。结果发现，注射用奥美拉唑与 0.9% 氯化钠注射液配伍后 6 小时内保持无色澄清；配伍后溶液 pH 保持稳定；配伍后药物浓度轻微下降，6 小时时的浓度＞ 98.24%（0 时为 100%）。作者认为在实验条件下注射用奥美拉唑与 0.9% 氯化钠注射液混合至少可以配伍 6 小时。[编者注：该研究没有考察配伍溶液不溶性微粒数的变化及是否符合《中国药典》规定。]

【临床建议】可以配伍

奥美拉唑 + 葡萄糖（omeprazole+dextrose）

【临床证据】李军等[1]考察了注射用奥美拉唑钠在临床常用输液——5% 葡萄糖注射液中的稳定性及 pH 对注射用奥美拉唑钠溶液稳定性的影响。实验结果表明，注射用奥美拉唑钠在 5% 葡萄糖注射液中溶解后，pH 在 9.0~10 之间，4 小时内可保持稳定，颜色、澄明度、紫外最大吸收及含量测定均无显著变化。实验表明，pH 对注射用奥美拉唑钠溶液的稳定性影响很大。pH 小于 7.0 时奥美拉唑溶解度明显降低，并出现变色及棕色沉淀，紫外最大吸收波长改变，降解速度加快；pH 大于 7.0 而小于 8.0 时，虽然可溶解且含量变化不明显，但含奥美拉唑溶液在 4 小时内随时间延长可出现变色；pH8.0~10 时，在 4 小时内是稳定的。实验结果提示两药在实验条件下混合 4 小时无配伍禁忌。霍惠子[2]等考察了注射用奥美拉唑与 5% 葡萄糖注射液、10% 葡萄糖注射液配伍的稳定性和相容性。将40mg 注射用奥美拉唑溶于 5% 葡萄糖注射液或 10% 葡萄糖注射液 250ml中，室温（25℃）下遮光放置 6 小时，分别在 0、1、3、6 小时时观察配伍溶液的外观变化，测定 pH 变化及奥美拉唑的浓度变化。结果发现，注射用奥美拉唑与 5% 葡萄糖注射液、10% 葡萄糖注射液配伍 6 小时内保持无色澄清；配伍后溶液 pH 保持稳定；配伍后药物浓度轻微下降，6 小时时的浓度＞ 98.5%（0 时为 100%）。作者认为在实验条件下注射用奥美拉唑与 5% 葡萄糖注射液、10% 葡萄糖注射液至少可以配伍 6 小时。[编者注：该研究没有考察配伍溶液不溶性微粒数的变化及是否符合《中国药典》规定。]

【临床建议】可以配伍

奥美拉唑 + 葡萄糖氯化钠（omeprazole+dextrose sodium chloride）

【临床证据】李军等[1]考察了注射用奥美拉唑钠在临床常用输液——5% 葡萄糖氯化钠注射液中的稳定性以及 pH 对注射用奥美拉唑钠溶液稳定性的影响。实验结果表明，注射用奥美拉唑钠在 5% 葡萄糖氯化钠注射液中溶解后，pH 在 9.0~10 之间，4 小时内可保持稳定，颜色、澄明度、紫外最大吸收及含量测定均无显著变化。pH 对注射用奥美拉唑钠溶液的稳定性影响很大。pH 小于 7.0 时，奥美拉唑溶解度明显降低，并出现变色及棕色沉淀，紫外最大吸收波长改变，降解速度加快；pH 大于 7.0 而小于 8.0 时，虽然可溶解且含量变化不明显，但含奥美拉唑溶液在 4 小时内随时间延长可出现变色；pH8.0~10 时，在 4 小时内是稳定的。实验结果提示两药在实验条件下混合 4 小时无配伍禁忌。

【临床建议】可以配伍

奥美拉唑 + 头孢噻利（omeprazole+cefoselis）

【临床证据】叶伟红等[1]考察了头孢噻利和奥美拉唑合用的相容性和稳定性。取注射用奥美拉唑钠（浙江金华康恩贝生物制药，40mg/ 瓶）40mg，用氯化钠注射液溶解后，加入注射用硫酸头孢噻利（江苏恒瑞医药，0.5g/ 瓶）0.5g，并用氯化钠注射液稀释定容至 100ml，混匀后观察外观为微黄色澄清溶液。在避光条件下分别置于 4、25 和 37℃环境中放置，分别于 0、1、2、4、6、8 小时观察外观变化，并测定 pH，采用 HPLC 法测定药物含量，以 0 小时含量为 100%，计算不同时间点的药物相对百分含量。结果发现，硫酸头孢噻利与奥美拉唑钠配伍后，在 4℃放置 8 小时、25℃放置 3 小时、37℃放置 8 小时，配伍溶液的外观、pH、药物含量基本无变化。但是配伍溶液于 37℃放置 2 小时后，奥美拉唑钠与硫酸头孢噻利相对百分含量分别为 95.8% 和 99.2%；37℃放置 8 小时后，奥美拉唑钠与硫酸头孢噻利相对百分含量分别为 78.9% 和 99.8%。作者认为，硫酸头孢噻利与奥美拉唑钠的配伍溶液在高温环境中 1 小时内稳定，但 2 小时后稳定性差，临床应该谨慎配伍。但是如果需要输液接瓶，无需更换输液管路或冲管。[编者注：该研究没有考察配伍溶液不溶性微粒数的变化及是否符合《中国药典》规定。]

【临床建议】谨慎配伍

奥美拉唑 + 维生素 C（omeprazole+vitamin C）

【临床证据】黄月明[1]在临床工作中静脉输注奥美拉唑钠和维生素 C 的混合溶液，将奥美拉唑 40mg 溶于 0.9% 氯化钠注射液 250ml 中，再加入维生素 C 1.0g。在药物配制时发现，加入维生素 C 后溶液变浑浊，静置 5 分钟后仍无变澄清，报告医生更改医嘱。作者随后进行了实验验证：将注射用奥美拉唑钠 40mg 溶于 0.9% 氯化钠注射液 5ml 中，溶液无色澄清，当再加入维生素 C 1g 后，混合溶液变浑浊。将维生素 C 1 g 溶于 0.9% 氯化钠注射液 5ml 中，溶液无色澄清，再加入奥美拉唑钠 40mg 后，混合溶液变浑浊。提示在临床和实验条件下，注射用奥美拉唑钠与维生素 C 在 0.9% 氯化钠注射液中混合存在配伍禁忌。

【临床建议】配伍禁忌

奥曲肽 + 艾司奥美拉唑（octreotide+esomeprazole）

【临床证据】颜雷雷等[1]在临床工作中微泵静脉注射艾司奥美拉唑钠溶液（AstraZenecaAB，Sweden，120mg溶于0.9%氯化钠注射液50ml中），同时微泵静注醋酸奥曲肽注射液（NovartisPharmanSteinAG，0.3mg溶于0.9%氯化钠注射液50ml）。两种药物使用三通连接，泵入同一条静脉通路中。当日患者转床时，醋酸奥曲肽微量泵的剩余量为30ml，重新连接微泵出现微泵尾部卡槽未卡紧但机器未报警情况。1小时后当班护士发现醋酸奥曲肽微量泵液体量增多至34ml，提示注射用艾司奥美拉唑钠微泵组液进入，立刻取下微量泵，并重新配制醋酸奥曲肽微量泵组液，更换延长管，监测患者生命体征。而混有艾司奥美拉唑的醋酸奥曲肽药液2小时后出现颜色变化，随着时间推移，颜色加深最终为黑色，并保持不变。作者随后进行了实验验证：将0.1mg醋酸奥曲肽注射液稀释到17ml 0.9%氯化钠注射液中。将注射用艾司奥美拉唑钠40mg溶于0.9%氯化钠注射液17ml中。抽取2.3ml醋酸奥曲肽氯化钠稀释液，缓慢注入艾司奥美拉唑氯化钠稀释液试管内，此时溶液为澄清无色液体。静置1.5小时后出现浅灰色，2小时后浅灰色程度加深，5.5小时后药物接近黑色，12小时后药物维持黑色不变。重复实验3次，结果一致。提示在临床和实验条件下，艾司奥美拉唑氯化钠稀释液和醋酸奥曲肽氯化钠稀释液混合存在配伍禁忌。

【临床建议】配伍禁忌

奥曲肽 + 二醋吗啡（octreotide+diamorphine）

【临床证据】Fielding等[1]考察了醋酸奥曲肽（终浓度300、600和900μg/8ml）与盐酸二醋吗啡（50、100和200mg/8ml）在聚丙烯注射器（8ml）中37℃下混合48小时的稳定性。观察混合物外观变化，测定混合物pH变化，通过HPLC法测定混合物中奥曲肽浓度变化。结果发现，混合物一直保持澄清无色，没有出现沉淀，pH稳定在3.8左右（3.8±0.2）。醋酸奥曲肽的浓度保持稳定，大于起始浓度的95%。提示在实验条件下，醋酸奥曲肽与盐酸二醋吗啡混合无配伍禁忌。

【临床建议】可以配伍

奥沙利铂 + 地西泮（oxaliplatin+diazepam）

【临床证据】Trissel等[1]考察了5ml奥沙利铂（终浓度0.5mg/ml）和等体积的地西泮（5mg/ml）在5%葡萄糖注射液中通过Y型输液通路中混合4小时的物理相容性。在普通荧光灯或廷德尔光下观察外观变化、浊度测定和电子微粒计数考察物理相容性，对于无外观变化的混合物测定颗粒大小和数量。结果发现，地西泮与奥沙利铂混合出现了沉淀，提示在实验条件下两药混合存在配伍禁忌。

【临床建议】配伍禁忌

奥硝唑 + 阿洛西林（ornidazole+azlocillin）

【临床证据】张瑞珍等[1]在临床输液中发现，注射用奥硝唑溶液输注完毕，在同一输液管路继续输注阿洛西林钠溶液时，莫菲氏滴管及以上输液管内液体出现白色浑浊，继而出现絮状物。随后进行了验证实验：将注射用奥硝唑0.5g加入0.9%氯化钠注射液250ml中，阿洛西林钠3g加入0.9%氯化钠注射液250ml中。分别取注射用奥硝唑溶液和阿洛西林钠溶液2ml混合，混合液立刻出现白色浑浊，继而出现大小不等的片状、絮状物，放置1小时后絮状物仍存在。肖一珍[2]在临床工作中先输注阿洛西林钠溶液（2g溶于5%葡萄糖盐水150ml中），然后接续输注奥硝唑注射液100ml时，输液管内阿洛西林钠溶液残留液与奥硝唑注射液接触混合时，莫菲氏滴管内立即出现白色沉淀物，甚至堵塞针头。振摇后不能消除，放置24小时后沉淀物不能消失。作者随后进行了实验验证：用一次性注射器吸取阿洛西林钠溶液2ml与奥硝唑注射液原液2ml混合后，出现白色沉淀物，振摇后不能消除。提示在临床和实验条件下，阿洛西林钠注射液与奥硝唑注射液混合存在配伍禁忌。

【临床建议】配伍禁忌

奥硝唑 + 阿米卡星（ornidazole+amikacin）

【临床证据】李凤华等[1]考察了奥硝唑氯化钠注射液和硫酸阿米卡星注射液配伍的物理相容性和化学稳定性。精密吸取50.00ml奥硝唑氯化钠注射液（四川科伦药业，100ml：0.25g）置于100ml容量瓶中，加入硫酸阿米卡星注射液（山东方明药业，2ml：0.2g）1.00ml，然后加入蒸馏水稀释至刻度，摇匀，于25℃放置8小时。观察0~8小时配伍溶液外观变化。结果发现，8小时内奥硝唑与硫酸阿米卡星的配伍液均为无色澄明液体，配伍液8小时内无颜色改变，无沉淀、气体产生。在溶液配伍后0、2、4、6、8小时按照《中国药典》pH测定法测定各配伍液的pH，结果显示pH没有显著变化。在溶液配伍后0、2、4、6、8小时采用紫外可见分光光度法测定药物浓度，以0时浓度为100%，结果发现奥硝唑含量均为配伍0时的95%以上。作者认为，在实验条件下，奥硝唑氯化钠注射液与硫酸卡米星注射液在25℃时可配伍应用。[**编者注：该研究没有考察配伍溶液不溶性微粒数的变化及是否符合《中国药典》规定。**]

【临床建议】可以配伍

奥硝唑 + 氨茶碱（ornidazole+aminophylline）

【临床证据】李凤华等[1]考察了奥硝唑氯化钠注射液与氨茶碱注射液配伍的化学稳定性和物理相容性。精密吸取 50.00ml 奥硝唑氯化钠注射液（四川科伦药业，100ml：0.25g）置于 100ml 容量瓶中，加入氨茶碱注射液（山西晋新双鹤药业，2ml：0.25g）1.00ml，然后加入蒸馏水稀释至刻度，摇匀，于 25℃放置 8 小时。观察 0~8 小时配伍溶液外观变化。结果发现，8 小时内奥硝唑与氨茶碱的配伍液均为无色澄明液体，配伍液 8 小时内无颜色改变，无沉淀、气体产生。在溶液配伍后 0、2、4、6、8 小时按照《中国药典》pH 测定法测定配伍液的 pH，结果发现 pH 没有显著变化。在溶液配伍后 0、2、4、6、8 小时采用紫外可见分光光度法测定奥硝唑浓度，以 0 时浓度为 100%，结果发现，奥硝唑含量均为配伍 0 时的 95% 以上。作者认为，在实验条件下，奥硝唑氯化钠注射液与氨茶碱注射液在 25℃时可配伍应用。[编者注：该研究没有考察配伍溶液不溶性微粒数的变化及是否符合《中国药典》规定。]

【临床建议】可以配伍

奥硝唑 + 奥美拉唑（ornidazole+omeprazole）

【临床证据】李维等[1]在临床工作中发现，输注完奥硝唑氯化钠注射液（四川科伦药业），再接续输注 0.9% 氯化钠注射液 100ml 和奥美拉唑钠（苏州二业）40mg 时并未出现明显异常，但 15~30 分钟后在莫菲氏滴管内出现茶色浑浊的液体。随后取奥美拉唑钠溶液 2ml 与奥硝唑氯化钠注射液 2ml 液体混合，混合后液体仍为澄清，未出现明显异常，将此混合液静置 15~30 分钟后，澄清的液体变为茶色的浑浊液，静置 1 小时后仍浑浊。段雪云等[2]考察了注射用奥美拉唑钠（江苏奥赛康药业，40mg/ 支）与奥硝唑氯化钠注射液（四川科伦药业，100ml：0.5g）配伍的稳定性和相容性。模拟临床用药浓度，将注射用奥美拉唑钠 40mg 溶于 0.9% 氯化钠注射液 100ml 中（质量浓度 0.4mg/ml），取等量的奥美拉唑氯化钠溶液和 0.5% 奥硝唑氯化钠注射液混合，在避光条件下分别置于 4、25、37℃环境中放置 6 小时，分别在 0、0.5、1、2、4、6 小时观察溶液外观变化，测定配伍溶液 pH 变化，采用 HPLC 法测定奥美拉唑和奥硝唑的相对含量（0 时为 100%）变化。结果发现，4、25、37℃环境下注射用奥美拉唑钠与奥硝唑配伍溶液在 6 小时内由无色或浅黄色澄明液体逐渐变为深黄色乃至黄褐色，无异物产生；pH 保持相对稳定；配伍溶液在 0.5 小时内奥美拉唑的相对含量分别降至 45.23%、38.26 和 30.58%，奥硝唑的含量保持稳定，6 小时内均 > 93.08%（《中国药典》规定奥硝唑应为标示量的 93.0%~107.0%）。提示在实验条件下，奥美拉唑氯化钠注射溶液与奥硝唑氯化钠注射液混合存在配伍禁忌。

【临床建议】配伍禁忌

奥硝唑 + 多烯磷脂酰胆碱
（ornidazole+polyene phosphatidylcholine）

【临床证据】李翠荣[1]在临床工作中发现，多烯磷脂酰胆碱 465mg（溶于 5% 葡萄糖 250ml 中）输注完毕，在同一输液管路继续输注奥硝唑 0.5g（溶于 10% 葡萄糖 250ml 中）时，输液器莫菲氏滴管内出现白色浑浊沉淀现象。随后进行了验证实验：将多烯磷脂酰胆碱 232.5mg 溶于 5% 葡萄糖 100ml 中，将奥硝唑 0.25g 溶于 10% 葡萄糖 100ml 中，分别取多烯磷脂酰胆碱溶液和奥硝唑溶液各 2ml 直接混合。结果发现，混合后立即出现白色浑浊。陈学华[2]在临床工作中观察到，当奥硝唑注射液滴完更换注射用多烯磷脂酰胆碱时，输液管内立即出现乳白色浑浊液。进一步的体外研究发现，将多烯磷脂酰胆碱注射液 20ml（930mg）溶于 0.9% 的氯化钠注射液 100ml 中，分别取多烯磷脂酰胆碱溶液和奥硝唑注射液（250mg/100ml）各 5ml 直接混合，立即出现乳白色浑浊液。罗小燕等[3]在临床工作中输注多烯磷脂酰胆碱（德国安万特 - 罗纳普朗克乐，10ml 稀释到 5% 葡萄糖注射液 250ml 中）完毕后，未更换输液器，接续输注奥硝唑氯化钠注射液（南京圣和药业）400mg 时，莫菲氏滴管内两种药物交汇处出现乳白色浑浊，2~4 分钟后输液管内出现白色颗粒状物，输液器过滤处堵塞。立即停止输液，更换输液器，患者未诉异常不适。作者随后进行了实验验证：将多烯磷脂酰胆碱 10ml 稀释于 5% 葡萄糖注射液 250ml 中，溶液呈淡黄色清亮液体，取 2ml 稀释液与奥硝唑氯化钠注射液 2ml 充分混合，配伍溶液出现白色浑浊，放置 10 分钟后出现白色颗粒状物，2 小时后仍未转为透明液体。提示在临床和实验条件下，多烯磷脂酰胆碱注射液和奥硝唑注射液存在配伍禁忌。

【临床建议】配伍禁忌

奥硝唑 + 伏立康唑（ornidazole+voriconazole）

【临床证据】郑三丽[1]在临床工作中发现奥硝唑氯化钠与伏立康唑混合存在配伍禁忌，作者随后进行了实验验证：用注射器抽取少量奥硝唑氯化钠注射液，加入伏立康唑注射剂原液中，混匀。结果发现，混合溶液出现淡红色絮状物。临床实践和实验结果提示，奥硝唑氯化钠与伏立康唑注射液直接混合存在配伍禁忌。临床应该避免混合输注，也不能直接以原输液通路接续输注，建议更换输液管，或者用 5% 葡萄糖注射液冲管。

【临床建议】配伍禁忌

奥硝唑 + 氟罗沙星（ornidazole+fleroxacin）

【临床证据】许丽贞等[1]在临床工作中发现，奥硝唑注射液静脉滴注后，接续输注氟罗沙星时，输液器内出现白色浑浊及絮状物。随后进行的研究发现，抽取奥硝唑注射液1ml与氟罗沙星注射液1ml于同一注射器内，注射器内均出现白色浑浊及絮状物，经摇晃不消失，放置24小时后不变化。临床观察和实验证实两药在上述条件下混合存在配伍禁忌。

【临床建议】配伍禁忌

奥硝唑 + 氟氯西林（ornidazole+flucloxacillin）

【临床证据】王海蓉等[1]在临床工作中发现，注射用氟氯西林钠输注完毕，在同一输液管路继续输注奥硝唑时，发现输液管及莫菲氏滴管内出现浑浊或白色沉淀。随后进行验证实验：将注射用奥硝唑2g和注射用氟氯西林钠2g分别溶于2瓶0.9%氯化钠注射液100ml中。取2种稀释药液各2ml混合，结果发现30分钟后出现白色沉淀和浑浊。临床观察和实验结果提示两药在上述条件下混合存在配伍禁忌。

【临床建议】配伍禁忌

奥硝唑 + 美洛西林舒巴坦（ornidazole+mezlocillin sulbactam）

【临床证据】袁红英等[1]研究发现，普司立（奥硝唑注射液，山西普德药业）2mg/ml与注射用美洛西林钠/舒巴坦钠（山东瑞阳制药）2.5mg/ml等体积混合后，溶液中立即出现乳白色浑浊。周梁云[2]在临床工作中输注美洛西林钠舒巴坦钠溶液（1.25g溶于0.9%氯化钠注射液100ml中）完毕后，接续输注奥硝唑溶液（0.5g溶于5%葡萄糖注射液250ml中）。当两种溶液在莫菲氏滴管中接触混合时，输液管内药液变为淡乳白色。作者随后进行了实验验证：将注射用美洛西林钠舒巴坦钠（山东瑞阳制药）2g溶于0.9%氯化钠注射液100ml中，将注射用奥硝唑（武汉长联来福制药）0.5g溶于5%葡萄糖注射液250ml中，然后各抽取10ml溶液直接混合，混合溶液颜色呈现淡乳白色，静置一段时间后有少许细小白色絮状物。提示在临床和实验条件下注射用美洛西林钠舒巴坦钠注射液与奥硝唑注射液混合存在配伍禁忌。

【临床建议】配伍禁忌

奥硝唑 + 莫西沙星（ornidazole+moxifloxacin）

【临床证据】贺芳等[1]在临床工作中发现，奥硝唑注射液（山西普德药业，0.25g/支）和莫西沙星氯化钠注射液（德国拜耳医药，250ml : 0.4g）混合存在配伍禁忌。作者随后进行了实验验证：将0.5g奥硝唑加入 0.9% 氯化钠注射液 100ml 中，用注射器抽取 5ml；另取一个注射器抽取莫西沙星氯化钠注射液 5ml，将两药注入无菌干燥试管内，混合液立即出现白色浑浊及絮状沉淀物。提示在临床和实验条件下，奥硝唑注射液和莫西沙星氯化钠注射液存在配伍禁忌。

【临床建议】配伍禁忌

奥硝唑 + 泮托拉唑（ornidazole+pantoprazole）

【临床证据】阮贤妹等[1]在临床工作中发现，静脉滴注注射用泮托拉唑钠（杭州中美华东，80mg/瓶）后更换奥硝唑氯化钠注射液（四川科伦药业，250ml：0.25g），挤压莫菲氏滴管，2 分钟后发现液体变为粉红色，立即更换 0.9% 氯化钠注射液。未再发现变色反应，观察患者病情变化，未发现不良反应。作者随后进行了实验验证：将 1 瓶注射用泮托拉唑钠用 0.9% 氯化钠注射液溶解，加入 0.9% 氯化钠注射液 250ml 中，用 5ml 注射器抽取奥硝唑氯化钠注射液 1ml，再抽取注射用泮托拉唑钠溶液 1ml，二者在注射器中混合后即刻变成粉红色。注射用泮托拉唑钠输注完毕后更换为奥硝唑氯化钠注射液随即发现液体变为粉红色；注射用泮托拉唑钠输注完毕后间隔输入其他溶液，再输入奥硝唑氯化钠注射液则无变色。提示在临床和实验条件下，奥硝唑氯化钠注射液与注射用泮托拉唑钠存在配伍禁忌。

【临床建议】配伍禁忌

奥硝唑 + 头孢吡肟（ornidazole+cefepime）

【临床证据】袁红英等[1]在临床用药过程中发现，当奥硝唑注射液输注完毕，在同一输液管路继续输注头孢吡肟时，输液管内溶液变成粉红色。随后进行了实验研究，取普司立（奥硝唑注射液，山西普德药业）2mg/ml 与头孢吡肟（华北制药凯瑞特药业）20mg/ml 等体积混合，10 分钟后颜色变为微红色，随着时间延长颜色加深，1 小时左右颜色变为粉红色。李杰等[2]在输液过程中也发现类似现象：当奥硝唑注射液输注完毕，在同一输液管路继续输注头孢吡肟时，输液管内溶液变成粉红色。随后进行了验证实验：将头孢吡肟（信立威，1g/支）1 支加入 0.9% 氯化钠注射液 100ml 中，取 2ml 稀释溶液与 2ml 奥硝唑注射液（普司立，2mg/ml）直接混合，结果溶液立即变为粉红色。放置 2 小时颜色不变。俞亚萍等[3]在临床工作中输注盐酸头孢吡肟溶液（2g 溶于 0.9% 氯化钠注射液 100ml 中）完毕后，接续输注奥硝唑溶液（0.5g 溶于 5% 葡萄糖注射液 250ml 中）。当奥硝唑注射液（输入约 20ml）与莫菲氏滴管内残留的头孢吡肟注射液接触混合时，输液管中液体呈现粉红色，立即停止输液，更换输液器，患者未发生输液不良反应。作者随后进行了实验验证：将注射用盐酸头孢吡肟（深圳立健药业，0.5g/支）2g稀释于0.9%氯化钠注射液100ml中，将奥硝唑注射液（山西普德药业，5ml：0.25g）0.5g稀释于5%葡萄糖注射液250ml中，用无菌注射器抽取10ml稀释的头孢吡肟溶液加入稀释的奥硝唑溶液中，混合溶液颜色呈粉红色，放置10小时无变化，但是随着放置时间越长，颜色会逐渐变深。提示在临床和实验条件下，注射用盐酸头孢吡肟和奥硝唑注射液的稀释溶液混合存在配伍禁忌。

【临床建议】配伍禁忌

奥硝唑 + 头孢甲肟（ornidazole+cefmenoxime）

【临床证据】黄林莺[1]在临床工作中静脉输注奥硝唑氯化钠溶液（山西普德药业，0.5g奥硝唑溶于0.9%氯化钠注射液100ml中）完毕后，接续输注头孢甲肟氯化钠溶液（2.0g溶于0.9%氯化钠注射液100ml中）时，发现两种药物在莫菲氏滴管内混合后立即由澄清无色变成深黄色。立即更换输液器，患者未出现不良反应。作者随后进行了实验验证：取0.5g奥硝唑注射液溶于0.9%氯化钠注射液100ml中，溶液澄清。将头孢甲肟2.0g溶于0.9%氯化钠注射液5ml中，再稀释到0.9%氯化钠注射液100ml中，溶液澄清。用5ml注射器分别抽取奥硝唑溶液和头孢甲肟溶液各2ml，将两者混合后，配伍溶液立即变成深黄色，放置30分钟后颜色未见明显变化。提示在临床和实验条件下，奥硝唑氯化钠溶液与头孢甲肟氯化钠溶液混合存在配伍禁忌。

【临床建议】配伍禁忌

奥硝唑 + 头孢米诺（ornidazole+cefminox）

【临床证据】李杰等[1]在输液过程中发现，当普司立（奥硝唑注射液，山西普德药业）输注完毕，在同一输液管路继续输注头孢米诺钠时，输液管内溶液变成粉红色。随后进行了验证实验：将头孢米诺钠溶于0.9%氯化钠注射液100ml中，取2ml溶液与2ml奥硝唑注射液（2mg/ml）直接混合，结果溶液立即变为粉红色。放置2小时颜色不变。郁正芸[2]在临床工作中输注头孢米诺钠溶液（3g溶于5%葡萄糖注射液250ml中）完毕后，接续输注奥硝唑注射液（0.5g溶于5%葡萄糖注射液250ml中），当两种输液在莫菲氏滴管内接触混合时，滴管及输液管内液体出现白色浑浊样变，立即停止输液，更换输液器，患者未出现不良反应。作者随后进行了实验验证：将注射用头孢米诺钠（海南美好西林生物制药，1.5g/支）1.5g溶于0.9%氯化钠注射液100ml中得到澄明液体，将奥硝唑注射液（山西普德药业，10ml：0.5g）10ml与头孢米诺钠输液混合均匀，配伍溶液出现乳白色浑浊，并有小块状结晶体沉积。放置 1 小时后，混合液上层为淡黄绿色澄明液体，下层为白色粉末沉淀物。提示在临床和实验条件下，注射用头孢米诺钠的稀释溶液与奥硝唑注射液混合存在配伍禁忌。

【临床建议】配伍禁忌

奥硝唑 + 头孢哌酮（ornidazole+cefoperazone）

【临床证据】郝园园[1]在临床工作中静脉输注 0.5% 奥硝唑氯化钠注射液 100ml，并取注射用头孢哌酮钠 1g 入液静脉滴注。在配制过程中将头孢哌酮钠加入奥硝唑氯化钠注射液中时，混合溶液产生浑浊。随后进行了实验验证：将注射用头孢哌酮酮 1g 再次加入 0.5% 的奥硝唑氯化钠注射液 100ml 中，溶液立即出现浑浊，放置 4 小时后出现头孢哌酮钠析出结晶。提示在临床和实验条件下，0.5% 奥硝唑氯化钠注射液和注射用头孢哌酮钠混合存在配伍禁忌。

【临床建议】配伍禁忌

奥硝唑 + 头孢哌酮舒巴坦（ornidazole+cefoperazone sulbactam）

【临床证据】王海蓉等[1]在临床输液中发现，头孢哌酮钠舒巴坦钠（辉瑞制药）输注完毕，在同一输液管路继续输注注射用奥硝唑（武汉长联来福生化药业）时，输液管及莫菲氏滴管内出现乳白色絮状物或浑浊，经摇晃不消失。随后进行验证实验：将奥硝唑溶液（2g 溶于 0.9% 氯化钠注射液 100ml 中）与头孢哌酮钠舒巴坦钠溶液（3g 溶于 0.9% 氯化钠注射液 100ml 中）各取 2ml 混合后，出现乳白色絮状物，静置 24 小时后呈淡黄色，容器壁上附着黄色油滴状液体及白色沉淀。李敏等[2]在临床工作中输注注射用头孢哌酮钠舒巴坦钠（辉瑞制药，3g 溶于 0.9% 氯化钠注射液 100ml 中）完毕后，接续输注注射用奥硝唑溶液（武汉长联来福制药，0.5g 溶于 0.9% 氯化钠注射液 100ml 中）。当两种注射液在莫菲氏滴管内接触混合时，莫菲氏滴管内立即出现乳白色浑浊絮状物。立即关闭调节器，更换输液器，报告医师，患者未出现不良反应。作者随后进行了实验验证：将注射用头孢哌酮舒巴坦钠 1.5g 溶于 0.9% 氯化钠注射液 20ml 中，将注射用奥硝唑 0.25g 溶于 0.9% 氯化钠注射液 20ml 中。各抽取上述两种注射液 10ml 在无色透明玻璃杯内混合，混合溶液立即出现浓稠乳白色浑浊絮状物，静置 2 小时仍不消失。提示在临床和实验条件下，注射用头孢哌酮钠舒巴坦钠与注射用奥硝唑在 0.9% 氯化钠注射液中混合存在配伍禁忌。

【临床建议】配伍禁忌

奥硝唑 + 头孢哌酮他唑巴坦
（ornidazole+cefoperazone tazobactam）

【临床证据】许丽贞等[1]在临床工作中发现，奥硝唑注射液静脉滴注后，接头孢哌酮钠他唑巴坦钠续滴时，输液器内出现白色浑浊及絮状物。随后进行的研究发现，抽取奥硝唑注射液1ml与溶解后的头孢哌酮钠他唑巴坦钠1ml于同一注射器内混合，出现白色浑浊及絮状物，经摇晃不消失，放置24小时后无变化。赖宏伟[2]在临床工作中输注头孢哌酮钠他唑巴坦钠溶液（2.25g溶于0.9%氯化钠注射液100ml中）完毕后，直接接续输注奥硝唑注射液100mg时，发现输液管及莫菲氏滴管内有白色浑浊及絮状物，立即停止输液，重新更换输液器及三通管，患者未发生任何不良反应。作者随后进行了实验验证：用一次性注射器抽取奥硝唑注射液1ml与溶解后的头孢哌酮钠他唑巴坦钠1ml直接在注射器中混合，注射器内即刻会出现白色浑浊及絮状物。提示在临床和实验条件下，奥硝唑注射液与头孢哌酮钠他唑巴坦钠溶液混合存在配伍禁忌。临床使用时应该分别输注，中间用0.9%氯化钠注射液冲管，或者更换输液器。

【临床建议】配伍禁忌

奥硝唑 + 头孢噻肟（ornidazole+cefotaxime）

【临床证据】欧阳升等[1]在给患者输液中发现，静注头孢噻肟钠完毕后继续输注奥硝唑注射液，挤压莫菲氏滴管，5~10分钟后发现液体渐渐变为粉红色。随后验证实验发现，用5ml注射器抽取奥硝唑注射液1ml（250mg/250ml），再抽取头孢噻肟钠溶液（3g溶于0.9%的氯化钠注射液250ml中）1ml，混合后即变成粉红色。刘虎军[2]考察了注射用头孢噻肟钠（华北制药河北华民药业，1.0g/支）与奥硝唑注射液（山西普德药业，5ml：0.25g）配伍的相容性和稳定性。称取注射用头孢噻肟钠冻干粉100mg置于25ml容量瓶中，加入奥硝唑注射液0.5ml，用0.9%氯化钠注射液稀释并定容至刻度。在室温放置4小时，分别在0、1、2、4小时观察外观变化，测定溶液pH变化和奥硝唑浓度（以0时为100%）变化。结果发现，头孢噻肟钠与奥硝唑注射液配伍2小时后溶液外观发生了变化，在4小时时溶液变成了粉红色，2小时时百分含量降至92.91%[编者注：**该研究未考察配伍溶液不溶性微粒数变化及是否符合《中国药典》规定**]。提示临床和实验条件下头孢噻肟钠注射液与奥硝唑注射液混合存在配伍禁忌。

【临床建议】配伍禁忌

奥硝唑 + 头孢西丁（ornidazole+cefoxitin）

【临床证据】张敬阳[1]等模拟临床用药浓度，对奥硝唑氯化钠注射液（四川科伦药业，100ml：0.5g）与注射用头孢西丁钠（扬子江药业，1g/支）的配伍稳定性进行考察。取注射用头孢西丁钠1支加入100ml奥硝唑氯化钠注射液中，摇匀即得配伍溶液。在室温（20±1）℃、不避光条件下，分别于0、1、2、3、4、5、6小时用纳氏比色管观察外观变化，测定pH，采用HPLC法测定奥硝唑与头孢西丁钠的浓度变化百分比（以0时浓度为100%）。结果发现，奥硝唑氯化钠注射液与头孢西丁钠配伍后外观呈微黄色澄明，无沉淀、气泡产生，pH无明显变化（＜0.04），奥硝唑与头孢西丁钠含量百分比都在97.9%以上，色谱图峰形及保留时间均与其对照品一致，紫外扫描光谱图的最大吸收峰无位移，吸收曲线形状未发生改变，表明配伍液未发生明显的化学反应；其色谱峰DAD匹配值均不低于999.9，表明各色谱峰无杂质干扰，均为单一纯峰。提示实验条件下，注射用头孢西丁钠和奥硝唑氯化钠注射液配伍6小时内基本稳定，根据临床需要可以配伍。[**编者注：该研究没有考察配伍溶液不溶性微粒数的变化及是否符合《中国药典》规定。**]

【临床建议】可以配伍

奥硝唑＋头孢唑肟（ornidazole+ceftizoxime）

【临床证据】李杰等[1]在输液过程中发现，当奥硝唑注射液输注完毕，在同一输液管路继续输注头孢唑肟钠时，输液管内溶液变成粉红色。随后进行了验证实验：将头孢唑肟钠加入0.9%氯化钠注射液100ml中，取2ml稀释溶液与2ml奥硝唑注射液（2mg/ml）直接混合，结果溶液立即变为粉红色，放置2小时颜色不变。临床观察和实验结果提示两药在上述条件下混合存在配伍禁忌。

【临床建议】配伍禁忌

奥硝唑＋细辛脑（ornidazole+asarone）

【临床证据】袁红英等[1]等研究发现，普司立（奥硝唑注射液，山西普德药业）2mg/ml与细辛脑注射液（海南利能康泰制药）0.32mg/ml等体积混合，30分钟后溶液出现轻微浑浊。实验结果提示两药在上述条件下混合存在配伍禁忌。

【临床建议】配伍禁忌

奥硝唑＋左氧氟沙星（ornidazole+levofloxacin）

【临床证据】李凤华等[1]考察了奥硝唑氯化钠注射液与左氧氟沙星注射液配伍的稳定性和相容性。精密吸取50.00ml奥硝唑氯化钠注射液（四川科伦药业，100ml：0.25g）置于100ml容量瓶中，精密加入盐酸左氧氟沙星注射液（扬子江药业，2ml：0.2g）1.00ml，然后加入蒸馏水稀释至刻度，摇匀后 25℃放置 8 小时。观察 0~8 小时配伍溶液的外观变化。结果发现，奥硝唑与盐酸左氧氟沙星的配伍液为淡黄色澄明液体，8 小时内无颜色改变，无沉淀、气体产生。配伍溶液在 0、2、4、6、8 小时，其 pH 没有显著变化；紫外可见分光光度法测定药物浓度，以 0 时浓度为 100%，结果发现，奥硝唑含量为配伍 0 时的 95% 以上，提示在实验条件下，奥硝唑氯化钠注射液与盐酸左氧氟沙星注射液在 25℃时可配伍应用。

[编者注：该研究没有考察配伍溶液不溶性微粒数的变化及是否符合《中国药典》规定。]

【临床建议】可以配伍

奥扎格雷 + 长春西汀（ozagrel+vinpocetine）

【临床证据】朴今花[1]在临床工作中发现，奥扎格雷钠（溶于 0.9% 氯化钠注射液中）输注完毕，在同一输液管路继续输注长春西汀（溶于 0.9% 氯化钠注射液中）时，莫菲氏滴管内液体立即出现白色浑浊。随后进行验证实验：取两种药液在注射器中直接混合后，立即出现白色浑浊，放置 30 分钟后白色浑浊不消失。临床观察和实验结果提示两药在上述条件下混合存在配伍禁忌。

【临床建议】配伍禁忌

奥扎格雷 + 泛酸钙（ozagrel+calcium pantothenate）

【临床证据】[药品说明书]"注射用奥扎格雷钠避免与含钙溶液混合使用。"

【临床建议】配伍禁忌

奥扎格雷 + 氯化钙（ozagrel+calcium chloride）

【临床证据】[药品说明书]"注射用奥扎格雷钠避免与含钙溶液混合使用。"

【临床建议】配伍禁忌

奥扎格雷 + 葡萄糖酸钙（ozagrel+calcium gluconate）

【临床证据】[药品说明书]"注射用奥扎格雷钠避免与含钙溶液混合使用。"

【临床建议】配伍禁忌

奥扎格雷 + 亚叶酸钙（ozagrel+calcium folinate）

【临床证据】[药品说明书]"注射用奥扎格雷钠避免与含钙溶液混合使用。"

【临床建议】配伍禁忌

扫码看参考文献

B

白蛋白 + 阿奇霉素（albumin+azithromycin）

【临床证据】［药品说明书］"人血白蛋白溶液不得与蛋白质水解产物或含乙醇的溶液混合"，阿奇霉素注射剂中含有乙醇。

【临床建议】配伍禁忌

白蛋白 + 吡硫醇（albumin+pyritinol）

【临床证据】［药品说明书］"人血白蛋白溶液不得与蛋白质水解产物或含乙醇的溶液混合"，吡硫醇注射剂中含有乙醇。

【临床建议】配伍禁忌

白蛋白 + 穿琥宁（albumin+chuanhuning）

【临床证据】［药品说明书］"人血白蛋白溶液不得与蛋白质水解产物或含乙醇的溶液混合"，穿琥宁注射剂中含有乙醇。

【临床建议】配伍禁忌

白蛋白 + 地西泮（albumin+diazepam）

【临床证据】［药品说明书］"人血白蛋白溶液不得与蛋白质水解产物或含乙醇的溶液混合"，地西泮注射剂中含有乙醇。

【临床建议】配伍禁忌

白蛋白 + 多西他赛（albumin+docetaxel）

【临床证据】［药品说明书］"人血白蛋白溶液不得与蛋白质水解产物或含乙醇的溶液混合"，多西他赛注射剂中含有乙醇。

【临床建议】配伍禁忌

白蛋白 + 氯霉素（albumin+chloramphenicol）

【临床证据】［药品说明书］"人血白蛋白溶液不得与蛋白质水解产物或含乙醇的溶液混合"，氯霉素注射剂中含有乙醇。

【临床建议】配伍禁忌

白蛋白 + 脑蛋白水解物（albumin+cerebroprotein hydrolysate）

【临床证据】［药品说明书］"人血白蛋白溶液不得与蛋白质水解产物或含乙醇的溶液混合。"

【临床建议】配伍禁忌

白蛋白 + 尼麦角林（albumin+nicergoline）

【临床证据】［药品说明书］"人血白蛋白溶液不得与蛋白质水解产物或含乙醇的溶液混合"，尼麦角林注射剂中含有乙醇。

【临床建议】配伍禁忌

白蛋白 + 尼莫地平（albumin+nimodipine）

【临床证据】［药品说明书］"人血白蛋白溶液不得与蛋白质水解产物或含乙醇的溶液混合"，尼莫地平注射剂中含有乙醇。

【临床建议】配伍禁忌

白蛋白 + 泼尼松龙（albumin+prednisolone）

【临床证据】［药品说明书］"人血白蛋白溶液不得与蛋白质水解产物或含乙醇的溶液混合"，泼尼松龙注射剂中含有乙醇。

【临床建议】配伍禁忌

白蛋白 + 前列腺素 E_2（albumin+prostaglandin E_2）

【临床证据】［药品说明书］"人血白蛋白溶液不得与蛋白质水解产物或含乙醇的溶液混合"，前列腺素 E_2 注射剂中含有乙醇。

【临床建议】配伍禁忌

白蛋白 + 氢化可的松（albumin+hydrocortisone）

【临床证据】［药品说明书］"人血白蛋白溶液不得与蛋白质水解产物或含乙醇的溶液混合"，氢化可的松注射剂中含有乙醇。

【临床建议】配伍禁忌

白蛋白 + 去乙酰毛花苷（albumin+deslanoside）

【临床证据】［药品说明书］"人血白蛋白溶液不得与蛋白质水解产物或含乙醇的溶液混合"，去乙酰毛花苷注射剂中含有乙醇。

【临床建议】配伍禁忌

白蛋白 + 硝酸甘油（albumin+nitroglycerine）

【临床证据】［药品说明书］"人血白蛋白溶液不得与蛋白质水解产物或含乙醇的溶液混合"，硝酸甘油注射剂中含有乙醇。

【临床建议】配伍禁忌

白蛋白 + 溴己新（albumin+bromhexine）

【临床证据】［药品说明书］"人血白蛋白溶液不得与蛋白质水解产物或含乙醇的溶液混合"，盐酸溴己新注射剂中含有乙醇。

【临床建议】配伍禁忌

白蛋白 + 血塞通（albumin+xuesaitong）

【临床证据】［药品说明书］"人血白蛋白溶液不得与蛋白质水解产物

或含乙醇的溶液混合"，血塞通注射剂中含有乙醇。

【临床建议】配伍禁忌

白蛋白 + 洋地黄毒苷（albumin+digitoxin）

【临床证据】［药品说明书］"人血白蛋白溶液不得与蛋白质水解产物或含乙醇的溶液混合"，洋地黄毒苷注射剂中含有乙醇。

【临床建议】配伍禁忌

白蛋白 + 依托泊苷（albumin+etoposide）

【临床证据】［药品说明书］"人血白蛋白溶液不得与蛋白质水解产物或含乙醇的溶液混合"，依托泊苷注射剂中含有乙醇。

【临床建议】配伍禁忌

白蛋白 + 银杏叶提取物（albumin+ginkgo biloba）

【临床证据】［药品说明书］"人血白蛋白溶液不得与蛋白质水解产物或含乙醇的溶液混合"，银杏叶提取物注射剂中含有乙醇。

【临床建议】配伍禁忌

白蛋白 + 紫杉醇（albumin+paclitaxel）

【临床证据】［药品说明书］"人血白蛋白溶液不得与蛋白质水解产物或含乙醇的溶液混合"，紫杉醇注射剂中含有乙醇。

【临床建议】配伍禁忌

棓丙酯 + 灯盏花素（propylgallate+breviscapine）

【临床证据】胡琦[1]在临床工作中发现，棓丙酯氯化钠注射液与灯盏花素2种药物混合时是黄色澄清溶液，静脉滴注45分钟时，过滤网处出现黄色絮状沉淀物，瓶颈处有黄色沉淀附着。进一步验证实验发现，灯盏花素与棓丙酯氯化钠注射液混合后为澄清淡黄色液体，静置15分钟后仍为澄清淡黄色液体；30分钟时出现细小悬浮颗粒，振荡后液体澄清；45分钟时悬浮颗粒增多，振荡后液体内形成黄绿色絮状物；静置1小时后瓶底出现黄绿色沉淀，上层为澄清液体。临床观察和实验证实两药在上述条件下混合存在配伍禁忌。

【临床建议】配伍禁忌

棓丙酯 + 呋塞米（propylgallate+furosemide）

【临床证据】翟桂芳[1]在临床输液中发现，棓丙酯氯化钠注射液250ml静脉滴注时，遵医嘱给予呋塞米注射液20mg"小壶"（滴斗）内注入，莫菲氏滴管内立即出现白色沉淀。为进一步验证这个现象，取呋塞米20mg和10mg分别加入棓丙酯氯化钠注射液250ml中，均立即出现不同程度的浑浊、沉淀，放置30分钟后无变化。临床观察和实验结果提示两药在上述条件下混合存在配伍禁忌。

【临床建议】配伍禁忌

苯磺顺阿曲库铵 + 氯化钠

（cisatracurium besilate+sodium chloride）

【临床证据】张丽等[1]探讨了 3 个厂家的苯磺顺阿曲库铵与 0.9% 氯化钠注射液配伍的稳定性和相容性。模拟临床配伍用药情况，将 3 个厂家的苯磺顺阿曲库铵（深圳万乐药业、东英江苏药业、葛兰素史克）溶于 0.9% 氯化钠注射液（江西科伦药业）中，形成质量浓度为 0.1mg/ml 的配伍溶液。在室温条件下放置 24 小时，观察配伍溶液在 0 和 24 小时的外观变化，测定配伍溶液 pH、渗透压、不溶性微粒、杂质及苯磺顺阿曲库铵和 5- 羟甲基糠醛含量。结果发现，在 24 小时内 3 个厂家的药品与 0.9% 氯化钠注射液的配伍溶液的 pH、渗透压、不溶性微粒及杂质、苯磺顺阿曲库铵和 5- 羟甲基糠醛含量变化值均无统计学意义的差异，提示苯磺顺阿曲库铵与 0.9% 氯化钠注射液混合可以配伍至少 24 小时。

【临床建议】可以配伍

苯磺顺阿曲库铵 + 葡萄糖（cisatracurium besilate+dextrose）

【临床证据】张丽等[1]探讨了 3 个厂家的苯磺顺阿曲库铵与 5% 葡萄糖注射液配伍的稳定性和相容性。模拟临床配伍用药情况，将 3 个厂家的苯磺顺阿曲库铵（深圳万乐药业、东英江苏药业、葛兰素史克）溶于 5% 葡萄糖注射液（江西科伦药业）中，形成质量浓度为 0.1mg/ml 的配伍溶液。在室温条件下放置 24 小时，观察配伍溶液在 0 和 24 小时的外观变化，测定配伍溶液 pH、渗透压、不溶性微粒、杂质及苯磺顺阿曲库铵和 5- 羟甲基糠醛含量。结果发现，在 24 小时内 3 个厂家的药品与 5% 葡萄糖注射液的配伍溶液的 pH、渗透压、不溶性微粒及杂质、苯磺顺阿曲库铵和 5- 羟甲基糠醛含量变化值均无统计学意义的差异，提示苯磺顺阿曲库铵与 5% 葡萄糖注射液混合可以配伍至少 24 小时。

【临床建议】可以配伍

苯磺顺阿曲库铵 + 乳酸钠林格

（cisatracurium besilate+sodium lactate Ringer's）

【临床证据】张丽等[1]探讨了 3 个厂家的苯磺顺阿曲库铵与乳酸钠林格注射液配伍的稳定性和相容性。模拟临床配伍用药情况，将 3 个厂家的苯磺顺阿曲库铵（深圳万乐药业、东英江苏药业、葛兰素史克）溶于乳酸钠林格注射液（湖南科伦药业）中，形成质量浓度为 0.1mg/ml 的配伍溶液。在室温条件下放置 24 小时，观察配伍溶液在 0 和 24 小时的外观变化，测定配伍溶液的 pH、渗透压、不溶性微粒、杂质及苯磺顺阿曲库铵和 5- 羟甲基糠醛含量。结果发现，在 24 小时内 3 个厂家的药品与乳酸钠林格注射液的配伍溶液的 pH、渗透压、不溶性微粒及杂质、苯磺顺阿曲库铵和 5- 羟甲基糠醛含量变化值均无统计学意义的差异，提示苯磺顺阿曲库铵与乳酸钠林格注射液混合可以配伍至少 24 小时。

【临床建议】可以配伍

苯磺顺阿曲库铵 + 注射用水
（ cisatracurium besilate+sterile water for injection ）

【临床证据】张丽等[1] 探讨了 3 个厂家的苯磺顺阿曲库铵与注射用水配伍的稳定性和相容性。模拟临床配伍用药情况，将 3 个厂家的苯磺顺阿曲库铵（深圳万乐药业、东英江苏药业、葛兰素史克）溶于注射用水中，形成质量浓度为 0.1mg/ml 的配伍溶液。在室温条件下放置 24 小时，观察配伍溶液在 0 和 24 小时的外观变化，测定配伍溶液 pH、渗透压、不溶性微粒、杂质及苯磺顺阿曲库铵和 5- 羟甲基糠醛含量。结果发现，在 24 小时内 3 个厂家的药品与注射用水的配伍溶液的 pH、渗透压、不溶性微粒及杂质、苯磺顺阿曲库铵和 5- 羟甲基糠醛含量变化值均无统计学意义的差异，提示苯磺顺阿曲库铵与注射用水混合可以配伍至少 24 小时。

【临床建议】可以配伍

吡硫醇 + 维生素 C（ pyritinol+vitamin C ）

【临床证据】房永红等[1] 在临床工作中发现，当脑复新（吡硫醇）静脉输注完毕后，经同一输液通路继续输注维生素 C，20 分钟后莫菲氏滴管内可见白色结晶。随后进行了验证实验：取吡硫醇注射液少许与维生素 C 注射液直接混合后，20 分钟后出现细小结晶附着于管壁，静置 24 小时后结晶不消失。临床观察和实验结果提示两药在上述条件下混合存在配伍禁忌。

【临床建议】配伍禁忌

吡柔比星 + 氯化钠（ pirarubicin+sodium chloride ）

【临床证据】［药品说明书］"溶解本品（盐酸吡柔比星）只能用 5% 葡萄糖注射液或注射用水，以免 pH 的原因影响效价或导致浑浊。"

【临床建议】配伍禁忌

吡柔比星 + 葡萄糖（ pirarubicin+dextrose ）

【临床证据】［药品说明书］"溶解本品（盐酸吡柔比星）只能用 5% 葡萄糖注射液或注射用水，以免 pH 的原因影响效价或导致浑浊。"

【临床建议】可以配伍

表柔比星 + 长春新碱 + 依托泊苷
（epirubicin+vincristine+etoposide）

【临床证据】刘维等[1]考察了临床常用剂量的注射用盐酸表柔比星（浙江海正药业，10mg/支；辉瑞制药，10mg/支）、注射用硫酸长春新碱（深圳万乐药业；1mg/支）和依托泊苷注射液（江苏恒瑞医药，5ml：0.1g）在室温非避光的情况下混合24小时的配伍稳定性。根据临床可能使用的 EPOCH 方案剂量范围，使用国产和进口2个注射用盐酸表柔比星品种，选择低、中、高3个浓度进行配制，配制后终浓度范围覆盖临床常用浓度范围：将长春新碱 0.5mg（1μg/ml），依托泊苷 0.05g（0.1mg/ml）、0.074g（0.148mg/ml）和 0.10g（0.2mg/ml），表柔比星 10mg（0.02mg/ml）、50mg（0.1mg/ml）和 80mg（0.16mg/ml）溶于 500ml 的 0.9% 氯化钠注射液中。根据美国 NIH 研究定义，将配伍稳定性定义为考察期间没有颜色变化、无沉淀生成以及药品含量保持在 90% 以上（含量计算方法为：3 种药物配伍放置 24 小时后色谱峰面积占放置 0 小时色谱峰面积 ≥ 90% 认为配伍稳定）。结果发现，3 种药物在不同浓度下，在室温未避光条件下放置 24 小时后，各组混合配制溶液性状均未发生肉眼可见的改变，未出现沉淀、浑浊、结晶和颜色改变。分别使用 HPLC 和 HPLC-MS 方法进行检测，含量均在 90% 以上。提示在实验条件下，注射用盐酸表柔比星、注射用硫酸长春新碱、依托泊苷注射液在 0.9% 氯化钠注射液 500ml 中混合时是相容的、稳定的，临床可以配伍。**[编者注：该研究未考察配伍溶液不溶性微粒数变化及是否符合《中国药典》规定。]**

【临床建议】可以配伍

表柔比星 + 复方甘草酸单铵 S
（epirubicin+compound ammonium glycynhetate S）

【临床证据】陈国华等[1]在临床工作中输注复方甘草酸单铵 S 氯化钠注射液（四川奇力制药，100ml/瓶），滴注完毕后，接续输注表柔比星溶液（0.1g 溶于 0.9% 氯化钠注射液 100ml 中），5 分钟后输液管内出现红色絮状物，立即停止输液，更换输液器后继续输入表柔比星注射液，待输入完毕，患者未出现不良反应。作者随后进行了实验验证：用 5ml 一次性注射器抽取复方甘草酸单铵 S 氯化钠注射液 2ml，与表柔比星注射液（5ml：10mg）2ml 直接混合，5 分钟后注射器内出现红色絮状物。提示在临床条件下，复方甘草酸单铵 S 氯化钠注射液与表柔比星注射液混合存在配伍禁忌。

【临床建议】配伍禁忌

表柔比星 + 肝素（epirubicin+heparin）

【临床证据】[药品说明书]"盐酸表柔比星不可与肝素混合注射，因为两者配伍化学性质不稳定，在一定浓度时会发生沉淀反应。"

【临床建议】配伍禁忌

丙氨酰谷氨酰胺 + 多种微量元素（alanylglutamine+multitrace elements）

【临床证据】苏素红等[1]在静脉药物配制中心进行药物调配时，在3L营养袋中加入丙氨酰-谷氨酰胺（山东鲁抗辰欣药业）和安达美（多种微量元素（Ⅱ），华瑞制药），当两者直接混合配制时形成浅绿色浑浊，但未见沉淀。随后进一步研究，抽取1支10ml多种微量元素注射液直接注入50ml丙氨酰-谷氨酰胺注射液中振荡摇匀，混合药液立即出现浅绿色浑浊，放置24小时，颜色仍为浅绿色。许娟[2]在临床工作中发现，多蒙特（丙氨酰-谷氨酰胺注射液，四川科伦药业）和多种微量元素注射液（Ⅱ）（四川美大康佳乐药业）两者直接混合时颜色发生变化，2种无色透明的液体变成了浅绿色，无沉淀、浑浊。随后，抽取1支多种微量元素注射液（Ⅱ）2ml和等量的丙氨酰-谷氨酰胺注射液混合，立即出现浅绿色，放置24小时，颜色仍是浅绿色。临床观察和实验结果提示两药在上述条件下混合存在配伍禁忌。

【临床建议】配伍禁忌

丙泊酚 + 阿芬太尼（propofol+alfentanil）

【临床证据】[药品说明书]"除了与5%葡萄糖注射液(不超过1∶4)、0.5%或1%的利多卡因（20∶1）和阿芬太尼（500μg/ml 按20∶1~50∶1的体积混合）注射液直接混合外，使用前不应与其他注射液混合。"

【临床建议】可以配伍

丙泊酚 + 阿曲库铵（propofol+atracurium）

【临床证据】Trissel等[1]考察了通用丙泊酚不同注射乳剂（pH在4.5~6.5）与苯磺阿曲库铵配伍的相容性。苯磺阿曲库铵用5%葡萄糖注射液稀释至0.5mg/ml，然后与等体积的通用丙泊酚乳剂（1%）在Y型管路中混合，在室温下观察4小时。结果发现，苯磺阿曲库铵能导致通用丙泊酚乳剂破乳。提示实验条件下两者混合存在配伍禁忌。

【临床建议】配伍禁忌

丙泊酚 + 多巴酚丁胺（propofol+dobutamine）

【临床证据】李艳[1]遵医嘱微泵注射盐酸多巴酚丁胺注射液（浙江瑞新药业，20mg/2ml）。由于患者行气管插管，使用呼吸机辅助呼吸致躁动，遵医嘱予丙泊酚中长链脂肪乳（北京费森尤斯卡比，0.2g/20ml）静脉推注，然后再微泵持续注射（10~50mg/h）。遵医嘱在同一通路（延迟管）中微泵静脉维持使用此两种药物时，延迟管内出现白色细小密集絮状颗粒沉积于管壁，立即停止用药，更换延迟管，严密观察患者病情变化，未发生不良反应。作者随后进行了验证实验：抽取不同厂家的丙泊酚中长链脂肪乳和盐酸多巴酚丁胺注射液各5ml，充分混匀后出现白色细小絮状颗粒沉积于管壁下方，振荡后不消失，放置24小时后白色细小絮状颗粒增多。提示在临床和实验条件下，丙泊酚中长链脂肪乳和盐酸多巴酚丁胺注射液混合存在配伍禁忌。

【临床建议】配伍禁忌

丙泊酚 + 芬太尼 + 维库溴铵
（propofol+fentanyl+vecuronium bromide）

【临床证据】Isert 等[1] 考察了麻醉中常用的丙泊酚乳剂、芬太尼和维库溴铵混合后的相容性和稳定性。将3种药物的混合液静脉滴注90分钟，或在4、22和30℃下保存33天，测定药物的浓度、pH变化；乳剂中乳滴大小和电位。结果发现，静脉滴注过程中3种药物浓度没有变化；储存过程中，4℃和22℃下3种药物可以稳定2周，30℃下可以稳定多天。虽然乳滴电位有下降，但是乳滴大小没有变化，储存中也没有微生物生长。提示实验条件下，丙泊酚乳剂、芬太尼和维库溴铵混合数天内具有相容性。

【临床建议】可以配伍

丙泊酚 + 利多卡因（propofol+lidocaine）

【临床证据】[药品说明书] 提示"除了与5%葡萄糖注射液（不超过1∶4）、0.5%或1%的利多卡因（20∶1）和阿芬太尼（500μg/ml 按20∶1~50∶1的体积比混合）注射液直接混合外，使用前不应与其他注射液混合。"

Masaki 等[1] 考察了丙泊酚和利多卡因混合后的理化稳定性。将利多卡因5、10、20、40mg溶于20ml 1%的丙泊酚中，24小时后应用气相色谱法测定丙泊酚的浓度，用扫描电镜在随机视野中测定最大微粒。结果发现，40mg和20mg的利多卡因溶于丙泊酚后分别在3小时和24小时后出现了肉眼可见的无色分层，但是5mg和10mg的利多卡因没有发现分层。与40mg利多卡因混合的丙泊酚的浓度随时间延长出现线性下降，特别是在混合后4~24小时内显著降低；与基线水平相比，混合其他剂量的利多卡因没有导致丙泊酚浓度降低。40mg利多卡因混合的丙泊酚溶液在30分钟后出现了≥5μm微粒的乳剂。结果提示40mg的利多卡因和1%的丙泊酚合用先出现了乳剂融合最后出现分层，这个过程与利多卡因剂量和混合时间相关。这种配伍随着时间的延长可出现理化不稳定性，增加导致肺栓塞的风险，临床应该避免配伍。Lilley 等[2]考察了丙泊酚乳剂中加入不同浓度的利多卡因后的稳定性。通过裸眼、显微镜观察乳剂大小，通过电声学测定 zeta 电位。结果发现，在 200mg 的丙泊酚乳剂（20ml）中加入 20mg 利多卡因不会导致临床意义的配伍禁忌，但是如果加入＞20mg 的利多卡因要考虑可能存在配伍禁忌。马爱玲等[3]考察了丙泊酚中长链脂肪乳注射液（费森尤斯卡比，20ml：0.2g）与小剂量盐酸利多卡因注射液（北京朝晖药业，5ml：0.1g）配伍的相容性和稳定性。分别将盐酸利多卡因注射液 0.25、0.5、1ml（分别含盐酸利多卡因 5、10、20mg）加入丙泊酚中长链脂肪乳注射液 20ml 中，室温（25±1）℃非避光的情况下放置 6 小时，肉眼观察 6 小时内配伍溶液的外观变化。结果发现，配伍溶液为乳白色的均一乳剂，肉眼观察无絮状物、无乳剂分层或脂肪凝聚现象，6 小时内颜色未见改变。同时测定配伍溶液的 pH，6 小时内无明显变化。HPLC 法测定丙泊酚与利多卡因含量，结果显示配伍溶液室温放置 6 小时内均无明显变化。综合上述报道和研究，在实验条件下，丙泊酚脂肪乳注射液和小剂量（≤20mg）盐酸利多卡因注射液混合 6 小时不存在配伍禁忌。

【临床建议】可以配伍

丙泊酚 + 氯胺酮（propofol+ketamine）

【临床证据】丙泊酚和氯胺酮合用被认为具有镇静和止痛作用。Calimaran 等[1]考察了丙泊酚和氯胺酮按质量比 1:1 混合的相容性和稳定性。20ml 丙泊酚（1%）和 2ml 盐酸氯胺酮（10%）室温混合 48 小时，在不同时间点取样采用 GCMS 法进行含量测定，采用盲法让 3 个观察者观察荧光灯下白背景中对照液和混合液的颜色差异。结果发现，与丙泊酚和氯胺酮单成分相比，混合液的颜色没有变化，也没有分层和油滴形成，药物的含量也没有显著变化，提示两药在实验条件下混合无配伍禁忌。

【临床建议】可以配伍

丙泊酚 + 尼莫地平（propofol+nimodipine）

【临床证据】Nemec 等[1]考察了丙泊酚脂肪乳剂（1% 和 2%）与尼莫地平配伍后对乳剂脂肪物理稳定性（油滴大小）的影响。通过显微镜测定混合时和混合 20 小时后＞10μm 的油滴数量。结果发现，尼莫地平注射液与丙泊酚脂肪乳剂混合后出现油滴融合，最后出现明显的油层相分离，提示两药混合存在配伍禁忌。尼莫地平注射剂中的聚乙二醇是导致出现配伍禁忌的成分。

【临床建议】配伍禁忌

丙泊酚 + 葡萄糖（propofol+dextrose）

【临床证据】[药品说明书]"除了与5%葡萄糖注射液（不超过1:4）、0.5%或1%的利多卡因（20:1）和阿芬太尼（500μg/ml按20:1~50:1的体积混合）注射液直接混合外，使用前不应与其他注射液混合。"

【临床建议】可以配伍

丙泊酚 + 顺阿曲库铵（propofol+cisatracurium）

【临床证据】Trissel等[1]考察了得普利麻（丙泊酚原研药，pH7.0~8.5）与苯磺顺阿曲库铵配伍的相容性。苯磺顺阿曲库铵用5%葡萄糖注射液稀释至0.5mg/ml，然后与等体积的得普利麻（1%）在Y型管路中混合，在室温下观察4小时。结果发现，苯磺顺阿曲库铵和得普利麻乳剂混合后保持稳定，但当增大苯磺顺阿曲库铵的浓度到5和10mg/ml时将导致得普利麻乳剂破乳。提示实验条件下，得普利麻和低浓度的苯磺顺阿曲库铵配伍不存在物理方面的禁忌。Trissel同时考察了通用丙泊酚（仿制药）不同注射乳剂（pH4.5~6.5）与苯磺顺阿曲库铵配伍的相容性。苯磺顺阿曲库铵用5%葡萄糖注射液稀释至0.5mg/ml，然后与等体积的通用丙泊酚乳剂（1%）在Y型管路中混合，在室温下观察4小时。结果发现，苯磺顺阿曲库铵能导致通用丙泊酚乳剂破乳。[编者注：两个研究都缺乏稳定性结果，建议苯磺顺阿曲库铵与得普利麻（原研药）低浓度合用时可以配伍，禁忌与丙泊酚仿制药混合输注。]

【临床建议】谨慎配伍

丙泊酚 + 万古霉素（propofol+vancomycin）

【临床证据】Trissel等[1]考察了得普利麻（丙泊酚，pH7.0~8.5）与万古霉素配伍的相容性。万古霉素用5%葡萄糖注射液稀释至10mg/ml，然后与等体积的得普利麻（1%）在Y型管路中混合，在室温下观察4小时。结果发现，得普利麻与万古霉素室温混合30天后仍然保持稳定。提示实验条件下，得普利麻和万古霉素配伍不存在物理方面的禁忌。Trissel同时又考察了丙泊酚仿制药不同注射乳剂（pH4.5~6.5）与万古霉素配伍的相容性。万古霉素用5%葡萄糖注射液稀释至10mg/ml，然后与等体积的丙泊酚乳剂（1%）在Y型管路中混合，在室温下观察4小时。结果发现，万古霉素能导致通用丙泊酚乳剂破乳，最大破坏程度出现在室温下12~14小时。提示实验条件下两者混合存在配伍禁忌。[编者注：建议丙泊酚原研药（得普利麻）可以配伍，而仿制药存在配伍禁忌。]

【临床建议】谨慎配伍

丙泊酚 + 依托咪酯（**propofol+etomidate**）

【临床证据】马爱玲等[1]考察了丙泊酚注射液（阿斯利康，200mg∶20ml）与依托咪酯脂肪乳注射液（江苏恩华药业，20mg∶10ml）的配伍稳定性。分别量取丙泊酚注射液（200mg∶20ml）和注射用依托咪酯脂肪乳注射液（20mg∶10ml）适量，按体积比1∶1混合，在室温（25±1）℃、不避光条件下，观察6小时内配伍溶液的外观变化，测定配伍溶液的pH、乳剂粒径分布及ζ电位，并采用HPLC法测定两种药物的含量。结果发现，两种药物配伍6小时内，配伍溶液为乳白色的均一乳剂，肉眼观察无絮状物，无乳剂分层或脂肪凝聚现象，6小时内颜色未见改变。配伍溶液的pH、乳剂粒径分布及ζ电位均无显著变化；HPLC法测定两种药物的含量变化（以0小时为100%相比）小于3%。提示在实验条件下，丙泊酚注射液与依托咪酯脂肪乳注射液在室温、非避光条件下可以配伍6小时。

【临床建议】可以配伍

丙泊酚 + 鱼精蛋白（**propofol+protamine**）

【临床证据】Lamontagne等[1]在一个心脏手术者输液中发现，给予丙泊酚乳剂（得普利麻）输注后在同一静脉通路中继续输入鱼精蛋白后液体中出现了大量的小球。在体外试管对两种药物等体积混合实验中再次出现大量小球，随后出现水相和油相的分离，即使是少量鱼精蛋白加入丙泊酚乳剂中也会出现。提示丙泊酚乳剂和鱼精蛋白在同一容器或同一输液通路中混合存在配伍禁忌。

【临床建议】配伍禁忌

丙帕他莫 + 美洛西林舒巴坦
（**propacetamol+mezlocillin sulbactam**）

【临床证据】张润平等[1]在临床工作中发现，注射用美洛西林钠舒巴坦钠（山西仟源制药，溶于0.9%氯化钠注射液100ml中）输注完毕，在同一输液管路继续输注盐酸丙帕他莫（江苏吴中医药集团，溶于0.9%氯化钠注射液中）时，输液管内出现白色絮状物。随后进行了验证实验：将注射用美洛西林钠舒巴坦钠0.625g溶于0.9%的氯化钠注射液100ml中，将注射用盐酸丙帕他莫1g溶于0.9%氯化钠注射液100ml中，分别取两种溶液5ml直接混合后，立即出现白色絮状物，重复多次结果一致。杨舜娟等[2]遵医嘱术后给予微量镇痛泵（含哌替啶、氢溴酸高乌甲素、丙帕他莫）镇痛，同时输注注射用美洛西林舒巴坦钠输液预防感染。采用双通道的留置针进行输液，一通道微量泵以25ml/h的速度泵入镇痛药，另一通道输注注射用美洛西林舒巴坦钠。输注美洛西林舒巴坦钠溶液完毕后，护士换药时发现双通道叉管接口处出现大量白色结晶。随后作者进行了实验验证：①取剩余镇痛泵液体（pH2.12）2ml 与美洛西林舒巴坦钠溶液 1ml 混合，配伍溶液立即出现白色结晶沉淀。②模拟临床应用方法实际配制镇痛泵溶液：将哌替啶注射液 200mg、注射用氢溴酸高乌甲素 24mg 和注射用丙帕他莫 3g 溶于 0.9% 氯化钠注射液 100ml 中，镇痛泵液体透明澄清，pH 为 5.34，装于一次性镇痛泵内。将注射用美洛西林舒巴坦 2g 溶于 0.9% 氯化钠注射液 100ml 中。镇痛泵液体以 2.5ml/h 的速度泵出，美洛西林舒巴坦钠溶液以 60 滴 / 分钟流出，同时进入双通道输液管中，未见到白色结晶。但是将镇痛泵配伍溶液放置 24 小时后，与新鲜配制的美洛西林舒巴坦钠溶液在双通道输液管混合，输液管中立即出现白色结晶。为明确输液管里如何发生配伍禁忌，将镇痛泵里的药品溶液分别与美洛西林舒巴坦混合：取哌替啶注射液 200mg、注射用氢溴酸高乌甲素 24mg、注射用丙帕他莫 3g 分别溶解于 0.9% 氯化钠注射液 100ml 中。分别取上述 3 种溶液 2ml 与美洛西林舒巴坦钠溶液 2ml 在试管中混合，结果发现 2 小时内注射用丙帕他莫溶液的试管无肉眼可见的变化。4 小时后再与新鲜配制的美洛西林舒巴坦钠溶液混合，结果注射用丙帕他莫的试管立即出现白色浑浊。经 pH 检测发现，随着水溶液放置时间的延长，丙帕他莫易分解，导致配伍液 pH 降低：溶液配伍的 pH 在 0、2、4 小时分别为 5.37、4.12 和 2.89。因此丙帕他莫不宜放在输液泵中长时间慢速滴注，应单独使用输液管路。提示在临床和实验条件下，丙帕他莫与注射用美洛西林舒巴坦钠混合存在配伍禁忌。

【临床建议】配伍禁忌

丙帕他莫 + 萘普生（propacetamol+naproxen）

【临床证据】张帅[1]在临床工作中输完注射用盐酸丙帕他莫药液后接续输注萘普生钠注射液时，输液器莫菲氏滴管内液体混合时出现乳白色浑浊，摇动后不消失，且越来越多的白色沉淀沉积于莫菲氏滴管内及输液管内，立即停止输液，更换输液器，患者未发生不良反应。提示在临床条件下，注射用盐酸丙帕他莫溶液与萘普生钠注射液混合存在配伍禁忌。

【临床建议】配伍禁忌

丙帕他莫 + 痰热清（propacetamol+tanreqing）

【临床证据】朱淑芳[1]在临床工作中输注盐酸丙帕他莫溶液（2g 溶于 0.9% 氯化钠注射液 100ml 中），输注完毕后接续输注痰热清溶液（30ml 溶于 0.9% 氯化钠注射液 250ml 中），当两种液体在莫菲氏滴管中混合约 1

分钟后，滴管及输液管中出现白色浑浊。立即停止输液，更换输液器继续输注，病人未出现不良反应。作者随后进行了实验验证：将盐酸丙帕他莫1g 溶于 0.9% 氯化钠注射液 100ml 中，用 10ml 注射器抽取 5ml 稀释液，然后与痰热清注射液 5ml 直接混合，配伍溶液立刻出现白色浑浊物，提示在临床和实验条件下，盐酸丙帕他莫与痰热清混合存在配伍禁忌。

【临床建议】配伍禁忌

丙戊酸钠 + 咪达唑仑（valproatesodium+midazolam）

【临床证据】陈苗等[1]在临床工作中配制咪达唑仑注射溶液（100mg溶于 0.9% 氯化钠注射液 30ml 中）和丙戊酸钠注射溶液（0.8g 溶于 0.9% 氯化钠注射液 50ml 中），然后将两种注射溶液同时从右锁骨下深静脉泵入，深静脉管道内迅速出现白色浑浊，立即停止两种药物的泵入，回抽深静脉管道内白色液体，给予 0.9% 氯化钠注射液冲管，患者未出现不良反应。作者随后进行了实验验证：按照临床常用浓度配制上述两种注射溶液，用一次性注射器抽取咪达唑仑注射液 1ml 与丙戊酸钠注射液 1ml 直接在注射器内混合，注射器内立即出现白色浑浊及沉淀物，反复实验，结果均出现相同现象。提示在临床和实验条件下，丙戊酸钠注射液与咪达唑仑注射液混合存在配伍禁忌。

【临床建议】配伍禁忌

玻璃酸钠 + 新洁尔灭（sodium hyaluronate+bromogeramine）

【临床证据】[药品说明书]"玻璃酸钠与新洁尔灭[编者注：苯扎溴铵]接触可出现浑浊。"

【临床建议】配伍禁忌

布比卡因 + 氨茶碱（bupivacaine+aminophylline）

【临床证据】[药品说明书]"（盐酸布比卡因）与碱性药物配伍会产生沉淀失去作用。"

【临床建议】配伍禁忌

布比卡因 + 可乐定（bupivacaine+clonidine）

【临床证据】Wulf 等[1]考察了盐酸布比卡因（终浓度 3mg/ml）和盐酸可乐定（终浓度 30pg/ml）在慢性疼痛患者的便携泵中室温避光混合储存 90 天的稳定性。观察混合物的外观变化和测定 pH 变化，HPLC 法测定盐酸布比卡因和盐酸可乐定的浓度变化。结果发现，混合物没有出现沉淀和颜色变化，pH 保持稳定。两种药物的浓度都保持稳定（＞初始浓度的99%）。Bianchi 等[2]考察了在植入人体的泵系统中混合使用的布比卡因和盐酸可乐定两种药物，在 37℃下混合 90 天的相容性和稳定性。每月抽取样品进行药物浓度检测并观察外观变化。结果发现，两个药物混合后无外观变化，药物浓度与起始浓度相比无明显变化，提示在实验条件下布比卡因和盐酸可乐定混合不存在配伍禁忌。

【临床建议】可以配伍

布比卡因 + 吗啡（bupivacaine+morphine）

【临床证据】Donnelly 等[1]考察了布比卡因（终浓度 0.01~37.5mg/ml）与吗啡（终浓度 0.01~43mg/ml）在 0.9% 氯化钠注射液中于 22℃和 37℃混合的物理相容性。结果发现，混合物都是澄清和无色的，pH 仅仅有轻微降低。提示在 22℃和 37℃时布比卡因和吗啡混合具有物理相容性。[编者注：研究缺乏稳定性结果。]

【临床建议】谨慎配伍

布比卡因 + 氢吗啡酮（bupivacaine+hydromorphone）

【临床证据】Donnelly 等[1]考察了布比卡因（终浓度 0.01~37.5mg/ml）与氢吗啡酮（终浓度 0.01~43.0mg/ml）在 0.9% 氯化钠注射液中于 22℃和 37℃混合的物理相容性。结果发现，混合物都是澄清和无色的，pH 仅仅有轻微降低。提示在 22℃和 37℃时布比卡因和氢吗啡酮混合具有物理相容性。[编者注：研究缺乏稳定性结果。]

【临床建议】谨慎配伍

布比卡因 + 碳酸氢钠（bupivacaine+sodium bicarbonate）

【临床证据】[药品说明书]"（盐酸布比卡因）与碱性药物配伍会产生沉淀失去作用。"

【临床建议】配伍禁忌

布地奈德 + 色甘酸钠（budesonide+cromolyn sodium）

【临床证据】McKenzie 等[1]考察了布地奈德雾化溶液（0.25mg/2ml 和 0.5mg/2ml）与 2ml 的色甘酸钠（20mg/2ml）室温混合 30 分钟后的物理相容性和化学稳定性。测定混合物 pH 的变化，用 HPLC 法测定混合物中药物浓度。结果发现，混合物外观保持稳定，没有颜色变化，没有沉淀，pH 无显著变化。HPLC 测定混合物没有出现新的物质峰，布地奈德和色甘酸钠的药物浓度都稳定在起始浓度的 97% 以上。提示在实验条件下布地奈德和色甘酸钠雾化液混合无配伍禁忌。

【临床建议】可以配伍

布地奈德 + 沙丁胺醇（budesonide+albuterol）

【临床证据】McKenzie 等[1]考察了布地奈德雾化溶液（0.25mg/2ml 和 0.5mg/2ml）与 0.5ml 的硫酸沙丁胺醇（5mg/ml）室温混合 30 分钟后的

物理相容性和化学稳定性。测定混合物 pH 的变化，用 HPLC 法测定混合物中药物浓度。结果发现，混合物外观保持稳定，没有颜色变化，没有沉淀，pH 无显著变化。HPLC 测定混合物没有出现新的物质峰，布地奈德和硫酸沙丁胺醇的药物浓度都稳定在起始浓度的 97% 以上。提示在实验条件下布地奈德和硫酸沙丁胺醇雾化液混合无配伍禁忌。

【临床建议】可以配伍

布地奈德 + 异丙托溴铵（budesonide+ipratropium bromide）

【临床证据】McKenzie 等[1]考察了布地奈德雾化溶液（0.25mg/2ml 和 0.5mg/2ml）与 2.5ml 的异丙托溴铵（0.2mg/ml）室温混合 30 分钟后的物理相容性和化学稳定性。测定混合物 pH 的变化，用 HPLC 法测定混合物中药物浓度。结果发现，混合物外观保持稳定，没有颜色变化，没有沉淀，pH 无显著变化。HPLC 测定混合物没有出现新的物质峰，异丙托溴铵的药物浓度稳定在起始浓度的 93% 以上，布地奈德的药物浓度都稳定在起始浓度的 97% 以上。提示在实验条件下异丙托溴铵和布地奈德雾化液混合无配伍禁忌。

【临床建议】可以配伍

布地奈德 + 左沙丁胺醇（budesonide+levosalbutamol）

【临床证据】McKenzie 等[1]考察了布地奈德雾化溶液（0.25mg/2ml 和 0.5mg/2ml）与 3ml 盐酸左沙丁胺醇（0.63mg/3ml 和 1.25mg/3ml）室温混合 30 分钟后的物理相容性和化学稳定性。测定混合物 pH 的变化，用 HPLC 法测定混合物中药物浓度。结果发现，混合物外观保持稳定，没有颜色变化，没有沉淀，pH 无显著变化。HPLC 测定混合物没有出现新的物质峰，盐酸左沙丁胺醇和布地奈德的药物浓度都稳定在起始浓度的 97% 以上。提示在实验条件下盐酸左沙丁胺醇和布地奈德混合无配伍禁忌。Bonasia 等[2]考察了左沙丁胺醇与布地奈德在雾化液中混合的物理化学相容性。左沙丁胺醇（1.25mg/0.5ml）与布地奈德（0.5mg/2ml）室温混合 30 分钟，观察混合物外观变化，测定混合物 pH 变化，HPLC 法测定两种药物浓度。结果发现，药物混合后没有物理方面的不相容性，含量测定显示两种药物的浓度也没有显著变化，为起始浓度的 93.2%~102.6%。

【临床建议】可以配伍

布托啡诺 + 硫酸镁（butorphanol+magnesium sulfate）

【临床证据】李鹏等[1]考察了酒石酸布托啡诺注射液（江苏恒瑞医药，1ml：1mg）与硫酸镁注射液（扬州中宝制药，10ml：2.5g）在 0.9% 氯化钠注射液中混合的相容性和稳定性。按照临床常用药物浓度，配制两种静脉自控镇痛液：①取酒石酸布托啡诺注射液 8mg、硫酸镁注射液 10ml，用 0.9% 氯化钠注射液稀释至 100ml；②取酒石酸布托啡诺注射液 15mg、硫酸镁注射液 10ml，用 0.9% 氯化钠注射液稀释至 100ml。将上述 2 种配伍溶液在室温下放置 168 小时。观察配伍溶液在 0、2、4、8、24、48、72、120、168 小时的外观变化，测定 pH 及不溶性微粒（采用激光注射液微粒分析仪测定）的变化，采用 HPLC 法测定配伍液中酒石酸布托啡诺不同时间点的含量变化。结果发现，配伍溶液在 0~168 小时外观均无色澄清，无沉淀产生；不溶性微粒和 pH 变化符合《中国药典》规定，酒石酸布托啡诺含量百分比没有显著变化。提示在实验条件下，酒石酸布托啡诺注射液与硫酸镁注射液在 0.9% 氯化钠注射液中可以稳定配伍 168 小时。

【临床建议】可以配伍

扫码看参考文献

C

茶碱 + 甲泼尼龙（theophylline+methylprednisolone）

【临床证据】Johnson 等[1]考察了茶碱（4 和 0.4mg/ml）和琥珀酸钠甲泼尼龙（终浓度 0.5 和 2mg/ml）室温混合 24 小时的稳定性和相容性。观察混合后的外观变化，测定 pH 变化，HPLC 法测定药物浓度，并与只含一种药物的对照溶液比较。结果发现，两药混合后没有明显的外观变化，茶碱加入甲泼尼龙溶液后导致 pH 轻微下降。与起始浓度相比，茶碱浓度没有显著变化，混合 24 小时后甲泼尼龙的浓度为起始浓度的 90% 左右。提示在实验条件下，两药混合 24 小时内不存在配伍禁忌。

【临床建议】可以配伍

茶碱 + 维拉帕米（theophylline+verapamil）

【临床证据】Johnson 等[1]考察了盐酸维拉帕米（终浓度 0.4 和 0.1mg/ml）和茶碱（终浓度 4.0 和 0.4mg/ml）在 5% 的葡萄糖注射液中混合 24 小时的稳定性。观察混合物的外观，测定 pH 变化，滤膜过滤混合物后用 HPLC 法测定两药的浓度。结果发现，两药混合后没有明显的外观变化，0.4 和 0.1mg/ml 的盐酸维拉帕米的 pH 分别从对照组的 4.80 和 4.90 降至 4.29 和 4.37；茶碱和维拉帕米的药物浓度没有显著变化。提示在实验条件下茶碱和维拉帕米混合不存在配伍禁忌。

【临床建议】可以配伍

长春瑞滨 + 阿昔洛韦（vinorelbine+acyclovir）

【临床证据】Trissel 等[1]考察了酒石酸长春瑞滨与阿昔洛韦钠在 Y 型输液通路中混合的稳定性。5ml 酒石酸长春瑞滨（1mg/ml）与等体积的阿昔洛韦钠在 0.9% 氯化钠注射液中于 22℃混合 4 小时，在廷德尔光下观察混合物外观变化，测定混合物浊度。结果发现，酒石酸长春瑞滨与阿昔洛韦钠混合后外观出现明显变化，提示两药在实验条件下混合存在配伍禁忌。

【临床建议】配伍禁忌

长春瑞滨 + 氨苄西林（vinorelbine+ampicillin）

【临床证据】Trissel 等[1]考察了酒石酸长春瑞滨与氨苄西林钠在 Y

型输液通路中混合的稳定性。5ml 酒石酸长春瑞滨（1mg/ml）与等体积的氨苄西林钠在 0.9% 氯化钠注射液中于 22℃混合 4 小时，在廷德尔光下观察混合物外观变化，测定混合物浊度。结果发现，酒石酸长春瑞滨与氨苄西林钠混合后外观出现明显变化，提示两药在实验条件下混合存在配伍禁忌。

【临床建议】配伍禁忌

长春瑞滨 + 氨茶碱（vinorelbine+aminophylline）

【临床证据】Trissel 等[1] 考察了酒石酸长春瑞滨与氨茶碱在 Y 型输液通路中混合的稳定性。5ml 酒石酸长春瑞滨（1mg/ml）与等体积的氨茶碱在 0.9% 氯化钠注射液中于 22℃混合 4 小时，在廷德尔光下观察混合物外观变化，测定混合物浊度。结果发现，酒石酸长春瑞滨与氨茶碱混合后外观出现明显变化，提示两药在实验条件下混合存在配伍禁忌。

【临床建议】配伍禁忌

长春瑞滨 + 呋塞米（vinorelbine+furosemide）

【临床证据】Trissel 等[1] 考察了酒石酸长春瑞滨与呋塞米在 Y 型输液通路中混合的稳定性。5ml 酒石酸长春瑞滨（1mg/ml）与等体积的呋塞米在 0.9% 氯化钠注射液中于 22℃混合 4 小时，在廷德尔光下观察混合物外观变化，测定混合物浊度。结果发现，酒石酸长春瑞滨与呋塞米混合后外观出现明显变化，提示两药在实验条件下混合存在配伍禁忌。

【临床建议】配伍禁忌

长春瑞滨 + 氟尿嘧啶（vinorelbine+fluorouracil）

【临床证据】Trissel 等[1] 考察了酒石酸长春瑞滨与氟尿嘧啶在 Y 型输液通路中混合的稳定性。5ml 酒石酸长春瑞滨（1mg/ml）与等体积的氟尿嘧啶在 0.9% 氯化钠注射液中于 22℃混合 4 小时，在廷德尔光下观察混合物外观变化，测定混合物浊度。结果发现，酒石酸长春瑞滨与氟尿嘧啶混合后外观出现明显变化，提示两药在实验条件下混合存在配伍禁忌。

【临床建议】配伍禁忌

长春瑞滨 + 更昔洛韦（vinorelbine+ganciclovir）

【临床证据】Trissel 等[1] 考察了酒石酸长春瑞滨与更昔洛韦钠在 Y 型输液通路中混合的稳定性。5ml 酒石酸长春瑞滨（1mg/ml）与等体积的更昔洛韦钠在 0.9% 氯化钠注射液中于 22℃混合 4 小时，在廷德尔光下观察混合物外观变化，测定混合物浊度。结果发现，酒石酸长春瑞滨与更昔洛韦钠混合后外观出现明显变化，提示两药在实验条件下混合存在配伍禁忌。

【临床建议】配伍禁忌

长春瑞滨 + 甲泼尼龙（vinorelbine+methylprednisolone）

【临床证据】Trissel 等[1]考察了酒石酸长春瑞滨与甲泼尼龙琥珀酸钠在 Y 型输液通路中混合的稳定性。5ml 酒石酸长春瑞滨（1mg/ml）与等体积的甲泼尼龙琥珀酸钠在 0.9% 氯化钠注射液中于 22℃混合 4 小时，在廷德尔光下观察混合物外观变化，测定混合物浊度。结果发现，酒石酸长春瑞滨与甲泼尼龙琥珀酸钠混合后外观出现明显变化，提示两药在实验条件下混合存在配伍禁忌。

【临床建议】配伍禁忌

长春瑞滨 + 甲氧苄啶磺胺甲噁唑

（vinorelbine+trimethoprim sulfameth oxazole）

【临床证据】Trissel 等[1]考察了酒石酸长春瑞滨与甲氧苄啶 / 磺胺甲噁唑在 Y 型输液通路中混合的稳定性。5ml 酒石酸长春瑞滨（1mg/ml）与等体积的甲氧苄啶 / 磺胺甲噁唑在 0.9% 氯化钠注射液中于 22℃混合 4 小时，在廷德尔光下观察混合物外观变化，测定混合物浊度。结果发现，酒石酸长春瑞滨与甲氧苄啶 / 磺胺甲噁唑混合后外观出现明显变化，提示两药在实验条件下混合存在配伍禁忌。

【临床建议】配伍禁忌

长春瑞滨 + 两性霉素 B（vinorelbine+amphotericin B）

【临床证据】Trissel 等[1]考察了酒石酸长春瑞滨与两性霉素 B 在 Y 型输液通路中混合的稳定性。5ml 酒石酸长春瑞滨（1mg/ml）与等体积的两性霉素 B 在 0.9% 氯化钠注射液中于 22℃混合 4 小时，在廷德尔光下观察混合物外观变化，测定混合物浊度。结果发现，酒石酸长春瑞滨与两性霉素 B 混合后外观出现明显变化，提示两药在实验条件下混合存在配伍禁忌。

【临床建议】配伍禁忌

长春瑞滨 + 哌拉西林（vinorelbine+piperacillin）

【临床证据】Trissel 等[1]考察了酒石酸长春瑞滨与哌拉西林钠在 Y 型输液通路中混合的稳定性。5ml 酒石酸长春瑞滨（1mg/ml）与等体积的哌拉西林钠在 0.9% 氯化钠注射液中于 22℃混合 4 小时，在廷德尔光下观察混合物外观变化，测定混合物浊度。结果发现，酒石酸长春瑞滨与哌拉西林钠混合后外观出现明显变化，提示两药在实验条件下混合存在配伍禁忌。

【临床建议】配伍禁忌

长春瑞滨 + 塞替派（vinorelbine+thiotepa）

【临床证据】Trissel 等[1]考察了酒石酸长春瑞滨与塞替派在 Y 型输液通路中混合的稳定性。5ml 酒石酸长春瑞滨（1mg/ml）与等体积的塞替派在 0.9% 氯化钠注射液中于 22℃混合 4 小时，在廷德尔光下观察混合物外观变化，测定混合物浊度。结果发现，酒石酸长春瑞滨与塞替派混合后外观出现明显变化，提示两药在实验条件下混合存在配伍禁忌。

【临床建议】配伍禁忌

长春瑞滨 + 丝裂霉素（vinorelbine+mitomycin）

【临床证据】Trissel 等[1]考察了酒石酸长春瑞滨与丝裂霉素在 Y 型输液通路中混合的稳定性。5ml 酒石酸长春瑞滨（1mg/ml）与等体积的丝裂霉素在 0.9% 氯化钠注射液中于 22℃混合 4 小时，在廷德尔光下观察混合物外观变化，测定混合物浊度。结果发现，酒石酸长春瑞滨与丝裂霉素混合后外观出现明显变化，提示两药在实验条件下混合存在配伍禁忌。

【临床建议】配伍禁忌

长春瑞滨 + 碳酸氢钠（vinorelbine+sodium bicarbonate）

【临床证据】Trissel 等[1]考察了酒石酸长春瑞滨与碳酸氢钠在 Y 型输液通路中混合的稳定性。5ml 酒石酸长春瑞滨（1mg/ml）与等体积的碳酸氢钠在 0.9% 氯化钠注射液中于 22℃混合 4 小时，在廷德尔光下观察混合物外观变化，测定混合物浊度。结果发现，酒石酸长春瑞滨与碳酸氢钠混合后外观出现明显变化，提示两药在实验条件下混合存在配伍禁忌。

【临床建议】配伍禁忌

长春瑞滨 + 头孢呋辛（vinorelbine+cefuroxime）

【临床证据】Trissel 等[1]考察了酒石酸长春瑞滨与头孢呋辛钠在 Y 型输液通路中混合的稳定性。5ml 酒石酸长春瑞滨（1mg/ml）与等体积的头孢呋辛钠在 0.9% 氯化钠注射液中于 22℃混合 4 小时，在廷德尔光下观察混合物外观变化，测定混合物浊度。结果发现，酒石酸长春瑞滨与头孢呋辛钠混合后浊度明显增加。提示两药在实验条件下混合存在配伍禁忌。

【临床建议】配伍禁忌

长春瑞滨 + 头孢雷特（vinorelbine+ceforanide）

【临床证据】Trissel 等[1]考察了酒石酸长春瑞滨与头孢雷特在 Y 型输液通路中混合的稳定性。5ml 酒石酸长春瑞滨（1mg/ml）与等体积的头孢雷特在 0.9% 氯化钠注射液中于 22℃混合 4 小时，在廷德尔光下观察混合物外观变化，测定混合物浊度。结果发现，酒石酸长春瑞滨与头孢雷特混合后浊度明显增加，外观也出现明显变化。提示两药在实验条件下混合存在配伍禁忌。

【临床建议】配伍禁忌

长春瑞滨 + 头孢哌酮（vinorelbine+cefoperazone）

【临床证据】Trissel 等[1]考察了酒石酸长春瑞滨与头孢哌酮钠在 Y 型输液通路中混合的稳定性。5ml 酒石酸长春瑞滨（1mg/ml）与等体积的头孢哌酮钠在 0.9% 氯化钠注射液中于 22℃混合 4 小时，在廷德尔光下观察混合物外观变化，测定混合物浊度。结果发现，酒石酸长春瑞滨与头孢哌酮钠混合后外观出现明显变化，提示两药在实验条件下混合存在配伍禁忌。

【临床建议】配伍禁忌

长春瑞滨 + 头孢曲松（vinorelbine+ceftriaxone）

【临床证据】Trissel 等[1]考察了酒石酸长春瑞滨与头孢曲松钠在 Y 型输液通路中混合的稳定性。5ml 酒石酸长春瑞滨（1mg/ml）与等体积的头孢曲松钠在 0.9% 氯化钠注射液中于 22℃混合 4 小时，在廷德尔光下观察混合物外观变化，测定混合物浊度。结果发现，酒石酸长春瑞滨与头孢曲松钠混合后外观出现明显变化，提示两药在实验条件下混合存在配伍禁忌。

【临床建议】配伍禁忌

长春瑞滨 + 头孢替坦（vinorelbine+cefotetan）

【临床证据】Trissel 等[1]考察了酒石酸长春瑞滨与头孢替坦钠在 Y 型输液通路中混合的稳定性。5ml 酒石酸长春瑞滨（1mg/ml）与等体积的头孢替坦钠在 0.9% 氯化钠注射液中于 22℃混合 4 小时，在廷德尔光下观察混合物外观变化，测定混合物浊度。结果发现，酒石酸长春瑞滨与头孢替坦钠混合后外观出现明显变化，提示两药在实验条件下混合存在配伍禁忌。

【临床建议】配伍禁忌

长春瑞滨 + 头孢唑林（vinorelbine+cefazolin）

【临床证据】Trissel 等[1]考察了酒石酸长春瑞滨与头孢唑林钠在 Y 型输液通路中混合的稳定性。5ml 酒石酸长春瑞滨（1mg/ml）与等体积的头孢唑林钠在 0.9% 氯化钠注射液中于 22℃混合 4 小时，在廷德尔光下观察混合物外观变化，测定混合物浊度。结果发现，酒石酸长春瑞滨与头孢唑林钠混合后浊度明显增加。提示两药在实验条件下混合存在配伍禁忌。

【临床建议】配伍禁忌

长春西汀 + 丹参酮ⅡA（vinpocetine+tanshinone ⅡA）

【临床证据】崔欣等[1]在临床工作中输注长春西汀（郑州羚锐制药，20mg溶于0.9%氯化钠注射液250ml）完毕后，接续输注丹参酮ⅡA磺酸钠注射液（上海第一生化药业，60mg溶于0.9%氯化钠注射液250ml），当两种药液在莫菲氏滴管内混合时，输液器管道中立即出现乳白色雪花样浑浊，立即停止输液，更换输液器及液体，用0.9%氯化钠注射液冲洗管道，患者未出现不良反应。作者随后进行了实验验证：将长春西汀20mg溶于0.9%氯化钠注射液250ml中，将丹参酮ⅡA磺酸钠注射液60mg溶于0.9%氯化钠注射液250ml中，用20ml注射器分别抽取上述两种溶液各10ml，直接在注射器中混合，注射器内立即出现乳白色雪花样浑浊。提示在临床和实验条件下，长春西汀与丹参酮ⅡA磺酸钠稀释溶液混合存在配伍禁忌。

【临床建议】配伍禁忌

长春西汀 + 肌苷（vinpocetine+inosine）

【临床证据】林慧等[1]在工作中发现，长春西汀注射液（郑州羚锐制药）与肌苷注射液（湖北天药药业）先后在同一输液管路中使用时，莫菲氏滴管中出现浑浊。进一步研究发现：①取长春西汀注射液，用0.9%氯化钠注射液250ml将长春西汀分别稀释为0.83、0.45、0.24和0.12mg/ml，各溶液pH约6.0；②取肌苷注射液，用0.9%氯化钠注射液250ml分别稀释为8.33、4.54、2.37和1.19mg/ml，各溶液pH约9.0；③将两种药物溶液高浓度与高浓度、低浓度与低浓度混合后，均可见到乳白色浑浊，浓度越高，乳白色浑浊现象越明显。陈淑明[2]在临床工作中配制输液，将注射用长春西汀10mg加入肌苷氯化钠注射液100ml中，肌苷氯化钠注射液呈现乳白色浑浊并有细沙样沉淀物。作者随后进行了实验验证：将注射用长春西汀（哈尔滨三联药业，10mg/瓶）10mg用0.9%氯化钠10ml溶解，抽10ml加入肌苷氯化钠注射液（福州福药制药）100ml中，结果发现混合溶液即刻出现白色浑浊，稍后出现细沙样沉淀物。常温放置1小时后，肌苷氯化钠注射液仍为白色浑浊。提示在临床和实验条件下，注射用长春西汀与肌苷氯化钠注射液混合存在配伍禁忌。

【临床建议】配伍禁忌

长春西汀 + 浓氯化钠（vinpocetine+concentrated sodium chloride）

【临床证据】张莉娟[1]在临床工作中静脉输注长春西汀注射液（河南润弘制药，20mg溶于0.9%氯化钠注射液100ml中），输注完毕后接续输注浓氯化钠注射液（40ml溶于0.9%氯化钠注射液250ml中），当两种液体在莫菲氏滴管内混合时，滴管内立即出现白色浑浊并有絮状物，立即停止液体输入并更换输液器及液体。严密观察患者的病情变化，发现未给患者带来不良反应。作者随后进行了实验验证：用一次注射器抽取长春西汀注射液和浓氯化钠注射液直接混合，注射器内混合液体立即出现白色絮状物，静止一会后液体仍未澄清，静置24小时，浑浊和白色絮状物仍不消失。提示在临床和实验条件下，长春西汀注射液与浓氯化钠注射液混合存在配伍禁忌。

【临床建议】配伍禁忌

长春西汀 + 头孢哌酮舒巴坦

（vinpocetine+cefoperazone sulbactam）

【临床证据】孙雪琼[1]在临床治疗过程中输注头孢哌酮舒巴坦钠药液完毕后，接续输注长春西汀注射溶液，当两种溶液在莫菲氏滴管内混合时，滴管及以下输液管内液体迅速出现浑浊。立即关闭输液器调节开关，更换输液器，未发生不良反应。作者随后进行了实验验证：长春西汀注射液为无色澄明液体，每支规格为2ml∶10mg；注射用头孢哌酮舒巴坦钠每支1.5g，为白色或类白色粉末。将长春西汀注射液2ml溶解于0.9%氯化钠注射液500ml中，再把注射用头孢哌酮钠舒巴坦钠（头孢哌酮0.75g、舒巴坦0.75g）溶于0.9%氯化钠注射液5ml，最后加入0.9%氯化钠注射液至500ml。用5ml注射器抽取长春西汀溶液1ml，再用5ml注射器抽取头孢哌酮舒巴坦溶液1ml，二者充分混合后溶液立即变成白色浑浊液，将上述白色浑浊液放置10分钟，仍未转为无色透明液体。重复多次反应一致。提示在临床和实验条件下，长春西汀注射液与头孢哌酮钠舒巴坦钠注射溶液混合存在配伍禁忌。

【临床建议】配伍禁忌

穿琥宁 + 阿米卡星（chuanhuning+amikacin）

【临床证据】纪敏芳等[1]在临床工作中发现，穿琥宁静脉滴注完毕后换接阿米卡星注射液输注约1分钟即发现输液管中出现乳白色浑浊现象，且沉淀越来越多，针头甚至被堵塞。输完红霉素、阿米卡星液体后，再换穿琥宁时，同样出现上述现象。进一步研究发现，穿琥宁注射液分别与红霉素、阿米卡星注射液直接混合后，溶液立即出现乳白色沉淀，放置24小时后仍为白色沉淀。薛金红等[2]将未稀释的穿琥宁注射液与阿米卡星注射液混合后出现乳白色浑浊，产生沉淀。临床观察和实验结果提示两药在上述条件下混合存在配伍禁忌。

【临床建议】配伍禁忌

穿琥宁 + 阿莫西林 + 复方葡萄糖
（chuanhuning+amoxicillin+compound glucose）

【临床证据】赵铁等[1]报道，穿琥宁（四川宜宾制药厂）与阿莫西林（哈尔滨制药三厂）加入复方葡萄糖注射液中进行配伍时溶液可产生白色絮状沉淀物。随后进行了配伍溶液稳定性的考察：1）不同 pH 的影响：取 50ml 复方葡萄糖注射液 7 份，分别加入氢氧化钠或稀盐酸调解 pH 至 4.0、4.5、5.0、5.1、5.5、6.0、6.5。在上述溶液中加入穿琥宁 80mg、阿莫西林 200mg 制成配伍溶液，观察溶液外观变化。重复上述实验 2 次，其中一次实验只加入穿琥宁，另一次实验只加入阿莫西林。2）不同温度的影响：取 50ml 复方葡萄糖注射液 8 份，加入穿琥宁 80mg、阿莫西林 200mg，于 5、10、15、20、25、30、35、40℃条件下观察溶液外观变化。3）不同时间的影响：取 50ml 复方葡萄糖注射液 8 份，加入穿琥宁 80mg、阿莫西林 200mg 制成配伍溶液，在室温下放置，于 1、2、3、4、5、6、7 和 8 小时观察溶液外观变化。4）不同浓度的影响：取 50ml 复方葡萄糖注射液 8 份，加入 50、100、150、200、250、300、350 和 400mg 阿莫西林，同时加入穿琥宁 80mg 制成配伍溶液，观察溶液外观变化。结果表明：不同温度、浓度以及放置时间对配伍溶液无影响，均无沉淀产生。溶液外观受 pH 影响较大，单独加入阿莫西林的溶液稳定性不受 pH 变化影响，单独加入穿琥宁的溶液稳定性随着 pH 的降低而产生沉淀。复方葡萄糖注射液与穿琥宁和阿莫西林配伍溶液的 pH ≤ 5.10 时产生沉淀。穿琥宁与复方葡萄糖注射液配伍后的 pH 为 5.5~7.0，产生沉淀药液的 pH 为 4.31，推测溶液 pH 过低导致穿琥宁吸出沉淀而出现配伍禁忌。临床观察和实验结果提示三药在实验条件下混合存在配伍禁忌风险。

【临床建议】配伍禁忌

穿琥宁 + 阿奇霉素（chuanhuning+azithromycin）

【临床证据】尹立岩等[1]探讨了穿琥宁与阿奇霉素的配伍相容性。用 10% 葡萄糖分别稀释穿琥宁和阿奇霉素至不同稀释浓度，将稀释后溶液两两混合，用肉眼观察各管结果。结果发现，0.05%~5% 不同稀释度的阿奇霉素与 0.05%~5% 不同稀释度的注射用穿琥宁溶液混合后未产生浑浊。实验证实穿琥宁与阿奇霉素混合具有物理相容性，但缺乏化学稳定性研究结果。

【临床建议】谨慎配伍

穿琥宁 + 地塞米松（chuanhuning+dexamethasone）

【临床证据】林兰[1]考察了注射用穿琥宁与地塞米松磷酸钠配伍的

稳定性和相容性。取穿琥宁注射液（成都通德药业）100mg，置于100ml容量瓶中，加入地塞米松磷酸钠注射液（河南润弘制药）并稀释定容至100ml，混合均匀。室温（25℃左右）下放置8小时，分别在0、1、2、4、8小时观察配伍液体的外观变化，测定配伍溶液的pH、不溶性微粒、主药成分含量变化和溶液紫外光吸收曲线变化。结果发现，配伍溶液在8小时内外观澄清，无沉淀产生；pH、不溶性微粒数无明显变化，符合《中国药典》规定；配伍溶液在251nm波长下吸收度维持稳定，在8小时内均未发生明显波动，表明配伍液稳定，且无新物质形成。提示在实验条件下，注射用穿琥宁与地塞米松磷酸钠注射液混合至少可以配伍8小时。

【临床建议】可以配伍

穿琥宁＋氟罗沙星（chuanhuning+fleroxacin）

【临床证据】刘应婷等[1]在临床工作中观察到，给予穿琥宁氯化钠注射液输完后，换上氟罗沙星（千乐安），莫菲氏滴管立刻出现白色絮状浑浊。研究发现，取穿琥宁5ml与千乐安5ml混合后迅速出现白色絮状浑浊，放置后未见澄清，临床观察和实验结果提示两药在上述条件下混合存在配伍禁忌。

【临床建议】配伍禁忌

穿琥宁＋果糖二磷酸钠
（chuanhuning+fructose diphosphate sodium）

【临床证据】刘粤梅等[1]在临床输液工作中发现，穿琥宁输注完毕，在同一输液管路继续输果糖二磷酸钠时，输液管及莫菲氏滴管中的液体立即出现乳白色浑浊和沉淀。随后进行了验证实验：将注射用穿琥宁0.2g溶于0.9%氯化钠注射液50ml中稀释，再取果糖二磷酸钠10ml缓慢滴入穿琥宁稀释溶液中，两药混合后迅速变成乳白色，静置5分钟后变成胶状透明液体（似胶冻样），重复操作数次均出现上述反应。临床观察和实验结果提示两药在上述条件下混合存在配伍禁忌。

【临床建议】配伍禁忌

穿琥宁＋红霉素（chuanhuning+erythromycin）

【临床证据】纪敏芳等[1]在临床工作中发现，穿琥宁静脉滴注完毕后换接红霉素注射液输注约1分钟即发现输液管中出现乳白色浑浊现象，且沉淀越来越多，针头甚至被堵塞。输完红霉素注射液后再换穿琥宁时，同样出现上述现象。进一步研究发现，穿琥宁注射液与红霉素注射液直接混合立即出现乳白色沉淀，放置24小时后仍为白色沉淀。临床观察和实验结果提示两药在上述条件下混合存在配伍禁忌。

【临床建议】配伍禁忌

穿琥宁 + 甲硝唑（chuanhuning+metronidazole）

【临床证据】林兰[1]考察了注射用穿琥宁与甲硝唑配伍的稳定性和相容性。取穿琥宁注射液（成都通德药业）100mg，置于100ml容量瓶中，加入甲硝唑注射液（湖南科伦药业）并稀释定容至100ml，混合均匀。室温（25℃左右）下放置8小时，分别在0、1、2、4、8小时观察配伍液体的外观变化，测定配伍溶液的pH、不溶性微粒、主药成分含量变化和溶液紫外光谱吸收曲线变化。结果发现，配伍溶液在8小时内外观澄清，无沉淀产生；pH、不溶性微粒数无明显变化，符合《中国药典》规定；配伍溶液在251nm波长下吸收度维持稳定，在8小时内均未发生明显波动，表明配伍液稳定，且无新物质形成。提示在实验条件下，注射用穿琥宁与甲硝唑注射液混合至少可以配伍8小时。

【临床建议】可以配伍

穿琥宁 + 洛贝林（chuanhuning+lobeline）

【临床证据】薛金红等[1]将未稀释的穿琥宁注射液与洛贝林注射液混合后出现乳白色浑浊，最后形成沉淀。临床观察和实验结果提示两药在上述条件下混合存在配伍禁忌。

【临床建议】配伍禁忌

穿琥宁 + 氯化钠（chuanhuning+sodium chloride）

【临床证据】林兰[1]考察了注射用穿琥宁与0.9%氯化钠注射液配伍的稳定性和相容性。取穿琥宁注射液（成都通德药业）100mg，置于100ml量瓶中，加入0.9%氯化钠注射液（湖南金健）中并稀释定容至100ml，混合均匀。室温（25℃左右）下放置8小时，分别在0、1、2、4、8小时观察配伍液体的外观变化，测定配伍溶液的pH、不溶性微粒、主药成分含量变化和溶液紫外光谱吸收曲线变化。结果发现，配伍溶液在8小时内外观澄清，无沉淀产生；pH、不溶性微粒数无明显变化，符合《中国药典》规定；配伍溶液在251nm波长下吸收度维持稳定，在8小时内均未发生明显波动，表明配伍液稳定，且无新物质形成。提示在实验条件下，注射用穿琥宁与0.9%氯化钠注射液混合至少可以配伍8小时。

【临床建议】可以配伍

穿琥宁 + 葡萄糖（chuanhuning+dextrose

【临床证据】林兰[1]考察了注射用穿琥宁与5%葡萄糖注射液配伍的稳定性和相容性。取穿琥宁注射液（成都通德药业）100mg，置于100ml量瓶中，加入5%葡萄糖注射液（安徽双鹤药业）并稀释定容至100ml，混合均匀。室温（25℃左右）下放置 8 小时，分别在 0、1、2、4、8 小时观察配伍液体的外观变化，测定配伍溶液的 pH、不溶性微粒、主药成分含量变化和溶液吸收曲线变化。结果发现，配伍溶液在 8 小时内外观澄清，无沉淀产生；pH、不溶性微粒数无明显变化，符合《中国药典》规定；配伍溶液在 251nm 波长下吸收度维持稳定，在 8 小时内均未发生明显波动，表明配伍液稳定，且无新物质形成。提示在实验条件下，注射用穿琥宁与 5% 葡萄糖注射液混合至少可以配伍 8 小时。

【临床建议】可以配伍

穿琥宁 + 庆大霉素（chuanhuning+gentamycin）

【临床证据】温琼丽[1]在临床工作中观察到输注穿琥宁以后继续输妥布霉素注射液时，输液管内出现白色絮状物，留置样本观察 24 小时后仍为白色絮状物，并且有沉淀。取剩余穿琥宁注射液少许，与庆大霉素注射液混合，结果发现，穿琥宁与庆大霉素注射液混合后立即出现浑浊现象。邱萍[2]和薛金红等[3]在临床工作中也发现穿琥宁与硫酸庆大霉素合用时存在配伍禁忌，随后进行实验：分别取配制好的穿琥宁与硫酸庆大霉素输液在试管中混合后，立刻出现肉眼可见浑浊；加大穿琥宁与硫酸庆大霉素的浓度，或两药直接混合则立即出现白色絮状沉淀。临床观察和实验结果提示两药在上述条件下混合存在配伍禁忌。

【临床建议】配伍禁忌

穿琥宁 + 头孢吡肟（chuanhuning+cefepime）

【临床证据】尉鹏飞[1]在临床工作中发现，在注射用穿琥宁（0.17g 溶于 0.9% 氯化钠注射液中）静脉输注过程中，遵医嘱给予注射用盐酸头孢吡肟 0.8g 经同一输液管"入壶"（滴斗）静脉滴注时，莫菲氏滴管中出现白色浑浊物。随后进行验证实验：取少量注射用穿琥宁（用 0.9% 氯化钠注射液溶解）和注射用盐酸头孢吡肟直接混合后，混合液立即出现白色沉淀物，静置 30 分钟后白色沉淀物无改变。临床观察和实验结果提示两药在上述条件下混合存在配伍禁忌。

【临床建议】配伍禁忌

穿琥宁 + 头孢唑林（chuanhuning+cefazolin）

【临床证据】林兰[1]考察了注射用穿琥宁与头孢唑林配伍的稳定性和相容性。取穿琥宁注射液（成都通德药业）100mg，置于 100ml 容量瓶中，加入注射用头孢唑林钠（深圳市制药厂）并稀释定容至 100ml，混合均匀。室温（25℃左右）下放置 8 小时，分别在 0、1、2、4、8 小时观察配伍液体的外观变化，测定配伍溶液的 pH、不溶性微粒、主药成分含量变化和溶液吸收曲线变化。结果发现，配伍溶液在 8 小时内外观澄清，无沉淀产生；pH、不溶性微粒数无明显变化，符合《中国药典》规定；配伍溶液在 251nm 波长下吸收度维持稳定，在 8 小时内均未发生明显波动，表明配伍液稳定，且无新物质形成。提示在实验条件下，注射用穿琥宁与注射用头孢唑林钠溶液混合至少可以配伍 8 小时。

【临床建议】可以配伍

穿琥宁 + 妥布霉素（chuanhuning+tobramycin）

【临床证据】温琼丽[1]在临床工作中观察到输注穿琥宁以后继续输妥布霉素注射液时，输液管内出现白色絮状物，留置样本观察 24 小时后仍为白色絮状物，并且有沉淀。取剩余穿琥宁注射液少许，与妥布霉素注射液混合，结果发现，穿琥宁与妥布霉素注射液混合后立即出现浑浊现象。临床观察和实验结果提示两药在上述条件下混合存在配伍禁忌。

【临床建议】配伍禁忌

穿琥宁 + 维生素 B_6（chuanhuning+vitamin B_6）

【临床证据】尹立岩等[1]探讨了穿琥宁与维生素 B_6 配伍相容性情况，用 10% 葡萄糖注射液分别稀释穿琥宁和维生素 B_6 至不同稀释浓度，将稀释后溶液两两混合，用肉眼观察各管结果。结果发现，0.05%~5% 不同稀释度的穿琥宁与 1：5~1：80 不同稀释度的维生素 B_6 溶液混合后均产生乳白色浑浊。庄桂莲等[2]在临床工作中发现穿琥宁注射液与维生素 B_6 同时混合在 0.9% 氯化钠注射液静脉滴注，出现透明胶体状物致静脉滴注不畅和拉丝样点滴。薛金红等[3]在临床中发现穿琥宁液体与维生素 B_6 在输液管中混合后出现白色浑浊，随后取穿琥宁注射液和维生素 B_6 注射液混合，立即出现乳白色浑浊，静置 4 小时后无变化。杨雅琴[4]同样发现，输完穿琥宁药液后用同一输液管路接输维生素 B_6 时，输液器莫菲氏滴管中出现乳白色浑浊，摇动后不消失，且越来越多的白色沉淀沉积于莫菲氏滴管内及输液管内。临床观察和实验结果提示两药在上述条件下混合存在配伍禁忌。

【临床建议】配伍禁忌

穿琥宁 + 左氧氟沙星（chuanhuning+levofloxacin）

【临床证据】夏秀梅等[1]在临床工作中发现，当输左氧氟沙星注射液后，接输穿琥宁液体约 10 秒即发现输液管中出现白色浑浊现象，而且沉淀越来越多，甚至阻塞了针头。调换输入药品顺序，当输完穿琥宁液体，接输左氧氟沙星液体，同样出现上述现象。取左氧氟沙星注射液直接与穿琥宁溶液混合，立即出现白色浑浊，放置 24 小时后，出现白色沉淀，临床观察和实验结果提示两药在上述条件下混合存在配伍禁忌。

【临床建议】配伍禁忌

川芎嗪 + 奥美拉唑（ligustrazine+omeprazole）

【临床证据】文晓红[1]在临床静脉输注磷酸川芎嗪0.1g（力络新，福建省闽东力捷迅药业）过程中，通过同一输液管路输注注射用奥美拉唑钠40mg（上海第一生化药业）时，输液管中出现棕色絮状物。随后将注射用磷酸川芎嗪0.1g溶于0.9%氯化钠100ml，充分溶解后取10ml与注射用奥美拉唑钠5ml直接混合后，迅速出现棕色絮状物，静置5分钟后絮状物仍未消失。临床观察和实验结果提示两药在上述条件下混合存在配伍禁忌。

【临床建议】配伍禁忌

川芎嗪 + 夫西地酸（ligustrazine+fusidic acid）

【临床证据】李子怡[1]在临床输液中发现，注射用夫西地酸钠输注完毕时在同一输液管路继续输注注射用盐酸川芎嗪时出现乳白色浑浊、沉淀现象，随后将输注用的夫西地酸钠溶液10ml与注射用盐酸川芎嗪溶液10ml直接混合，混合液立即出现乳白色浑浊，静置30分钟后有沉淀析出，放置24小时后仍有沉淀析出。马芸等[2]在临床工作中发现，注射用夫西地酸钠输注完毕，在同一输液管路继续输注盐酸川芎嗪注射液时，输液管及莫菲氏滴管中立即出现乳白色浑浊和沉淀。随后进行了验证实验：将盐酸川芎嗪120mg溶于250ml 0.9%氯化钠中，将夫西地酸钠500mg溶于100ml 0.9%氯化钠中，各取上述药液10ml直接混合后，溶液迅速变成乳白色并有沉淀形成，静置24小时后混合液仍呈乳白色浑浊并有沉淀。临床观察和实验结果提示两药在上述条件下混合存在配伍禁忌。

【临床建议】配伍禁忌

川芎嗪 + 复方氨基酸（ligustrazine+compound amino acid）

【临床证据】马超等[1]考察了注射用盐酸川芎嗪（湖南中南科伦药业，40mg/支）和复方氨基酸（18AA）注射液（四川科伦药业，500ml/瓶）配伍的相容性和稳定性。模拟临床浓度和使用方法，将川芎嗪40mg溶于复方氨基酸（18AA）注射液500ml中，混匀后在室温下放置6小时，分别在0、1、2、4、6小时观察配伍溶液外观，测定pH和不溶性微粒数变化；测定配伍溶液中川芎嗪的百分含量变化。结果发现，在6小时内配伍溶液外观颜色和性状无明显变化，保持透明澄清；pH在4.4~4.0变化；不溶性微粒数符合《中国药典》规定；6小时时川芎嗪的含量为99%。提示在实验条件下，注射用盐酸川芎嗪直接在复方氨基酸（18AA）注射液中混合至少可以配伍 6 小时。

【临床建议】可以配伍

川芎嗪 + 甲泼尼龙（ligustrazine+methylprednisolone）

【临床证据】安珍霞[1]在临床工作中输注甲泼尼龙注射液（0.5g 溶于 5% 葡萄糖注射液 250ml 中）完毕后，接续输注盐酸川芎嗪注射液（0.36g 溶于 0.9% 氯化钠注射液 250ml 中）。当两种输液在莫菲氏滴管内接触混合时，滴管内液体变为乳白色，几分钟后出现乳白色沉淀。立即停止输液，更换输液器，继续输入盐酸川芎嗪注射液，患者未诉不适。作者随后进行了实验验证：将甲泼尼龙（辉瑞药业，0.5g/ 支）1g 溶于 5% 葡萄糖注射液或 0.9% 氯化钠注射液 100ml 中，将盐酸川芎嗪（哈尔滨三联药业，0.12g/ 支）0.24g 溶于 5% 葡萄糖注射液或 0.9% 氯化钠注射液 100ml 中，分别取上述溶液 5ml/5ml 或 3ml/7ml、7ml/3ml 混合，结果发现，混合溶液即刻出现乳白色，渐变为肉眼无色，静置 3 小时后出现少量乳白色沉淀，无论何种溶媒何种混合比例，都出现相似的反应。提示在临床和实验条件下，注射用盐酸川芎嗪与注射用甲泼尼龙琥珀酸钠的稀释溶液混合存在配伍禁忌。

【临床建议】配伍禁忌

川芎嗪 + 美洛西林（ligustrazine+mezlocillin）

【临床证据】刘瑜等[1]在临床工作中输注注射用盐酸川芎嗪溶液（哈尔滨三联药业，240mg 溶于 5% 葡萄糖注射液中）完毕后，接续输注注射用美洛西林钠（山东瑞阳制药，3g 溶于 0.9% 氯化钠注射液中），当两种溶液在莫菲氏滴管内接触混合时，输液管及莫菲氏滴管内药液出现白色絮状物，立即停止输液，更换输液器，用 0.9% 氯化钠注射液冲管，患者未出现不良反应。作者随后进行了实验验证：将注射用盐酸川芎嗪 120mg 溶于 5% 葡萄糖注射液 100ml 中，将注射用美洛西林钠 1.5g 溶于 0.9% 氯化钠注射液 100ml 中，用 10ml 一次性注射器分别抽取上述两种注射液各 5ml 直接混合，注射器内立即出现白色絮状沉淀物，放置 24 小时后有白色颗粒状沉淀物形成。提示在临床和实验条件下注射用盐酸川芎嗪与注射用美洛西林钠稀释溶液混合存在配伍禁忌。

【临床建议】配伍禁忌

川芎嗪 + 美洛西林舒巴坦（ligustrazine+mezlocillin sulbactam）

【临床证据】陶爱莲[1]在临床输液工作中发现，美洛西林舒巴坦钠（3.75g 溶于 0.9% 氯化钠注射液 100ml 中）静脉输注完毕后，在同一输液管路连续输注磷酸川芎嗪注射剂（0.1g 溶于 0.9% 氯化钠注射液 100ml 中）

时，5分钟后输液器管道中出现乳白色浑浊。随后进行了验证实验：分别用0.9%氯化钠注射液10ml将磷酸川芎嗪粉剂和美洛西林舒巴坦钠粉剂溶化，取5ml美洛西林舒巴坦钠溶液和5ml磷酸川芎嗪溶液直接混合，2分钟后出现类似牛奶样的溶液，并且随时间延长沉淀物越来越多。临床观察和实验结果提示两药在上述条件下混合存在配伍禁忌。

【临床建议】配伍禁忌

川芎嗪 + 右旋糖酐40葡萄糖（ligustrazine+dextran 40 glucose）

【临床证据】莫秋菊等[1]将盐酸川芎嗪注射液（广东南国药业，2ml：40mg）80mg溶于右旋糖酐40葡萄糖注射液（江苏正大丰海制药）500ml中，室温下放置8小时，分别在0、1、2、4、6、8小时观察配伍溶液的外观，测定溶液pH，测定川芎嗪相对百分含量（0时为100%）的变化。结果发现，配伍溶液在各时间点外观均无色透明，无沉淀及异物产生。pH无明显变化，不溶性微粒数符合《中国药典》规定。川芎嗪的含量有较大增加，但是未见新物质产生。作者认为，在实验条件下盐酸川芎嗪注射液与右旋糖酐40葡萄糖注射液可以配伍至少8小时。

【临床建议】可以配伍

重组人干扰素 α2b+ 氨溴索

（recombinant human interferon α2b+ambroxol）

【临床证据】王兵等[1]考察了重组人干扰素α2b注射液（安徽安科生物，每支6×104IU/ml）与临床常用儿童雾化药物注射用盐酸氨溴索(海南卫康制药，30mg/支）配伍的相容性和稳定性。取1ml重组人干扰素α2b注射液与1ml注射用盐酸氨溴索(30mg溶于5ml注射用水中）或0.9%氯化钠注射液（对照组）混合均匀，观察配伍溶液及对照组在室温下混合0、30、60分钟时溶液外观变化（颜色、沉淀物、气泡等），检测两组配伍溶液的pH变化，检测配伍溶液雾化前及雾化后冷凝液中重组人干扰素α2b的生物学活性，采用HPLC法测定配伍溶液及雾化后冷凝液中是否有新物质生成，同时测定配伍溶液中重组人干扰素α2b（蛋白）的含量。结果发现，配伍溶液在混合后0、30、60分钟时均未发现沉淀物、气泡和颜色改变；pH基本保持恒定。雾化前配伍溶液、雾化后冷凝液中重组人干扰素α2b的生物学活性与对照组相比无统计学意义；HPLC法检测结果显示重组人干扰素α2b与注射用盐酸氨溴索溶液配伍雾化溶液的冷凝液中未发现新物质生成，并且重组人干扰素α2b和氨溴索分子结构均未发生改变。与对照组配伍溶液雾化后冷凝液中重组人干扰素α2b蛋白成分含量（90.1%）相比，盐酸氨溴索配伍溶液雾化后冷凝液中重组人干扰

素 α2b 蛋白成分含量为 97.2%；提示重组人干扰素 α2b 注射液和注射用盐酸氨溴索（30mg 溶于 5ml 注射用水中）在实验条件下可以配伍 1 小时。

【临床建议】可以配伍

重组人干扰素 α2b+ 地塞米松磷酸钠注射液

（recombinant human interferon α2b+dexamethasone sodium phosphate injection）

【临床证据】王兵等[1]考察了重组人干扰素 α2b 注射液（安徽安科生物，每支 6×104IU/ml）与临床常用儿童雾化药物地塞米松磷酸钠注射液（华中药业，1ml：5mg）配伍的相容性和稳定性。取 1ml 重组人干扰素 α2b 注射液与 1ml 地塞米松磷酸钠注射液或 0.9% 氯化钠注射液（对照组）混合均匀，观察配伍溶液及对照组在室温下混合 0、30、60 分钟时溶液外观变化（颜色、沉淀物、气泡等），检测两组配伍溶液 pH，检测配伍溶液雾化前及雾化后冷凝液中重组人干扰素 α2b 的生物学活性，采用 HPLC 法测定配伍溶液及雾化后冷凝液中是否存在新物质生成，同时测定配伍溶液中重组人干扰素 α2b（蛋白）的含量。结果发现，配伍溶液在混合后 0、30、60 分钟时均未发现沉淀物、气泡和颜色改变；pH 基本保持恒定。雾化前配伍溶液、雾化后冷凝液中重组人干扰素 α2b 的生物学活性与对照组相比无统计学意义；HPLC 法检测结果显示重组人干扰素 α2b 与地塞米松磷酸钠注射液配伍雾化后冷凝液中均未发现新物质生成，并且重组人干扰素 α2b 和地塞米松磷酸钠分子结构均未发生改变。与对照组配伍溶液雾化后冷凝液的重组人干扰素 α2b 蛋白成分含量（90.1%）相比，地塞米松磷酸钠配伍溶液雾化后冷凝液中重组人干扰素 α2b 蛋白成分含量为 79.5%。提示重组人干扰素 α2b 注射液和地塞米松磷酸钠注射液在实验条件下应该谨慎配伍。

【临床建议】谨慎配伍

重组人干扰素 α2b+ 硫酸特布他林雾化液

（recombinant human interferon α2b+terbutaline sulphate solution for nebulization）

【临床证据】王兵等[1]考察了重组人干扰素 α2b 注射液（安徽安科生物，每支 6×104IU/ml）与临床常用儿童雾化药物硫酸特布他林雾化液（瑞典 AZ，5ml：2mg）配伍的相容性和稳定性。取 1ml 重组人干扰素 α2b 注射液与 1ml 硫酸特布他林雾化液或 0.9% 氯化钠注射液（对照组）混合均匀，观察配伍溶液及对照组在室温下混合 0、30、60 分钟时溶液外观变化（颜色、沉淀物、气泡等），检测两组配伍溶液 pH，检测配伍溶液雾化前及雾化后冷凝液中重组人干扰素 α2b 的生物学活性，采用 HPLC 法测定配伍溶液及雾化后冷凝液中是否存在新物质生成，同时测定配伍溶液中重组人干扰素 α2b（蛋白）的含量。结果发现，配伍溶液在混合后 0、30、60 分钟时均未发现沉淀物、气泡和颜色改变；pH 基本保持恒定。雾化前配伍溶液、雾化后冷凝液中重组人干扰素 α2b 的生物学活性与对照组相比无统计学意义；HPLC 法检测结果显示重组人干扰素 α2b 与硫酸特布他林雾化液配伍雾化后冷凝液中均未发现新物质生成，并且重组人干扰素 α2b 和硫酸特布他林分子结构均未发生改变。与对照组配伍溶液雾化后冷凝液中重组人干扰素 α2b 蛋白成分含量（90.1%）相比，硫酸特布他林配伍溶液雾化后冷凝液中重组人干扰素 α2b 蛋白成分含量为 90.2%。提示重组人干扰素 α2b 注射液和硫酸特布他林雾化液在实验条件下可以配伍 1 小时。

【临床建议】可以配伍

重组人干扰素 α2b＋吸入用布地奈德混悬液
（recombinant human interferon α2b+budesonide suspension for inhalation）

【临床证据】王兵等[1] 考察了重组人干扰素 α2b 注射液（安徽安科生物，每支 6×104IU/ml）与临床常用儿童雾化药物吸入用布地奈德混悬液（澳大利亚 AZ，2ml：1mg）配伍的相容性和稳定性。取 1ml 重组人干扰素 α2b 注射液与 1ml 吸入用布地奈德混悬液或 0.9% 氯化钠注射液（对照组）混合均匀，观察配伍溶液及对照组在室温下混合 0、30、60 分钟时溶液外观变化（颜色、沉淀物、气泡等），检测两组配伍溶液 pH，检测配伍溶液雾化前及雾化后冷凝液中重组人干扰素 α2b 的生物学活性，采用 HPLC 法测定配伍溶液及雾化后冷凝液中是否存在新物质生成，同时测定配伍溶液中重组人干扰素 α2b（蛋白）的含量。结果发现，配伍溶液在混合后 0、30、60 分钟时均未发现沉淀物、气泡和颜色改变；pH 基本保持恒定。雾化前配伍溶液、雾化后冷凝液中重组人干扰素 α2b 的生物学活性与对照组相比无统计学意义；HPLC 法检测结果显示重组人干扰素 α2b 与吸入用布地奈德混悬液配伍雾化后冷凝液中均未发现新物质生成，并且重组人干扰素 α2b 和布地奈德分子结构均未发生改变。与对照组配伍溶液雾化后冷凝液中重组人干扰素 α2b 蛋白成分含量（90.1%）相比，布地奈德配伍溶液雾化后冷凝液中重组人干扰素 α2b 蛋白成分含量为 72.9%。提示重组人干扰素 α2b 注射液和吸入用布地奈德混悬液在实验条件下应该谨慎配伍。

【临床建议】谨慎配伍

重组人干扰素 α2b+ 吸入用硫酸沙丁胺醇溶液
（recombinant human interferon α2b+salbutamol sulfate solution for inhalation）

【临床证据】王兵等[1]考察了重组人干扰素 α2b 注射液（安徽安科生物，每支 6×104IU/ml）与临床常用儿童雾化药物吸入用硫酸沙丁胺醇溶液（英国 GSK，20ml：5mg）配伍的相容性和稳定性。取 1ml 重组人干扰素 α2b 注射液与 1ml 吸入用硫酸沙丁胺醇溶液或 0.9% 氯化钠注射液（对照组）混合均匀，观察配伍溶液及对照组在室温下混合 0、30、60 分钟时溶液外观变化（颜色、沉淀物、气泡等），检测两组配伍溶液 pH，检测配伍溶液雾化前及雾化后冷凝液中重组人干扰素 α2b 的生物学活性，采用 HPLC 法测定配伍溶液及雾化后冷凝液中是否有新物质生成，同时测定配伍溶液中重组人干扰素 α2b（蛋白）的含量。结果发现，配伍溶液在混合后 0、30、60 分钟时均未发现沉淀物、气泡和颜色改变；pH 基本保持恒定。雾化前配伍溶液、雾化后冷凝液中重组人干扰素 α2b 的生物学活性与对照组相比无统计学意义；HPLC 法检测结果显示重组人干扰素 α2b 与吸入用硫酸沙丁胺醇溶液配伍雾化后冷凝液中均未发现新物质生成，并且重组人干扰素 α2b 和沙丁胺醇分子结构均未发生改变。与对照组配伍溶液雾化后冷凝液的重组人干扰素 α2b 蛋白成分含量（90.1%）相比，硫酸沙丁胺醇配伍溶液雾化后冷凝液中重组人干扰素 α2b 蛋白成分含量为 94.5%；提示重组人干扰素 α2b 注射液和吸入用硫酸沙丁胺醇溶液在实验条件下可以配伍 1 小时。

【临床建议】可以配伍

重组人干扰素 α2b+ 吸入用异丙托溴铵溶液
（recombinant human interferon α2b+ipratropium bromide solution for inhalation）

【临床证据】王兵等[1]考察了重组人干扰素 α2b 注射液（安徽安科生物，每支 6×104IU/ml）与临床常用儿童雾化药物吸入用异丙托溴铵溶液（勃林格殷格翰制药，2ml：500μg）配伍的相容性和稳定性。取 1ml 重组人干扰素 α2b 注射液与 1ml 吸入用异丙托溴铵溶液或 0.9% 氯化钠注射液（对照组）混合均匀，观察配伍溶液及对照组在室温下混合 0、30、60 分钟时溶液外观变化（颜色、沉淀物、气泡等），检测两组配伍溶液 pH，检测配伍溶液雾化前及雾化后冷凝液中重组人干扰素 α2b 的生物学活性，采用 HPLC 法测定配伍溶液及雾化后冷凝液中是否有新物质生成，同时测定配伍溶液中重组人干扰素 α2b（蛋白）的含量。结果发现，配伍溶液在混合后 0、30、60 分钟时均未发现沉淀物、气泡和颜色改变；pH 基本保持恒定。但是重组人干扰素 α2b 与吸入用异丙托溴铵溶液配伍雾化后冷凝液的 HPLC 图谱结果显示，重组人干扰素 α2b 和异丙托溴铵的图谱峰均消失，推测二者可能发生反应生成新的物质。与对照组配伍溶液雾化后冷凝液的重组人干扰素 α2b 蛋白成分含量（90.1%）相比，异丙托溴铵配伍溶液的雾化后冷凝液中重组人干扰素 α2b 及其异构体蛋白成分含量基本为 0。提示重组人干扰素 α2b 注射液和吸入用异丙托溴铵溶液在实验条件下混合存在配伍禁忌。

【临床建议】配伍禁忌

扫码看参考文献

D

达托霉素 + 氨曲南（daptomycin+aztreonam）

【临床证据】Lai 等[1]考察了达托霉素（20mg/ml）与氨曲南在 Y 型输液管中配伍的物理相容性（目视和浊度测定）和化学稳定性（HPLC 测定含量）。取适量达托霉素和氨曲南分别溶于 0.9% 氯化钠注射液中配制成 20mg/ml 和 100mg/ml 的终浓度，取 50ml 达托霉素溶液与 10ml 氨曲南溶液在室温下混合 2 小时。结果发现，达托霉素与氨曲南混合后溶液保持澄清，无可见微粒，溶液浊度无变化，与基线水平相比 pH 变化 < 0.06，2 小时后 HPLC 测定结果显示药物含量变化 < 4%。提示实验条件下达托霉素和氨曲南在 Y 型输液管中混合无配伍禁忌。

【临床建议】可以配伍

达托霉素 + 多巴胺（daptomycin+dopamine）

【临床证据】Lai 等[1]考察了达托霉素（20mg/ml）与多巴胺在 Y 型输液管中配伍的物理相容性（目视和浊度测定）和化学稳定性（HPLC 测定含量）。取达托霉素和多巴胺适量分别溶于 0.9% 氯化钠注射液中配制成 20mg/ml 和 40mg/ml 的终浓度，取 50ml 达托霉素溶液与 5ml 多巴胺溶液在室温下混合 2 小时。结果发现，达托霉素与多巴胺混合后溶液保持澄清，无可见微粒，溶液浊度无变化，与基线水平相比 pH 变化 < 0.06，2 小时后 HPLC 测定结果显示药物含量变化 < 4%。提示实验条件下达托霉素和多巴胺在 Y 型输液管中混合无配伍禁忌。

【临床建议】可以配伍

达托霉素 + 氟康唑（daptomycin+fluconazol）

【临床证据】Lai 等[1]考察了达托霉素（20mg/ml）与氟康唑在 Y 型输液管中配伍的物理相容性（目视和浊度测定）和化学稳定性（HPLC 测定含量）。取达托霉素和氟康唑适量分别溶于 0.9% 氯化钠注射液中配制成 20mg/ml 和 2mg/ml 的终浓度，取 50ml 达托霉素溶液与 100ml 氟康唑溶液在室温下混合 2 小时。结果发现，达托霉素与氟康唑混合后溶液保持澄清，无可见微粒，溶液浊度无变化，与基线水平相比 pH 变化 < 0.06，2 小时后 HPLC 测定结果显示达托

霉素和氟康唑在 Y 型输液管中混合无配伍禁忌。

【临床建议】可以配伍

达托霉素 + 肝素（daptomycin+heparin）

【临床证据】Lai 等[1]考察了达托霉素（20mg/ml）与肝素在 Y 型输液管中配伍的物理相容性（目视和浊度测定）和化学稳定性（HPLC 测定含量）。取达托霉素和肝素适量分别溶于 0.9% 氯化钠注射液中配制成 20mg/ml 和 5000U/ml 的终浓度，取 50ml 达托霉素溶液与 1ml 肝素溶液在室温下混合 2 小时。结果发现，达托霉素与肝素混合后溶液保持澄清，无可见微粒，溶液浊度无变化，与基线水平相比 pH 变化 < 0.06，2 小时后 HPLC 测定结果显示药物含量变化 < 4%。提示实验条件下达托霉素和肝素在 Y 型输液管中混合无配伍禁忌。

【临床建议】可以配伍

达托霉素 + 利多卡因（daptomycin+lidocaine）

【临床证据】Lai 等[1]考察了达托霉素（20mg/ml）与利多卡因在 Y 型输液管中配伍的物理相容性（目视和浊度测定）和化学稳定性（HPLC 测定含量）。取达托霉素和利多卡因适量分别溶于 0.9% 氯化钠注射液中都配制成 20mg/ml 的终浓度，取 50ml 达托霉素溶液与 10ml 利多卡因溶液在室温下混合 2 小时。结果发现，达托霉素与利多卡因混合后溶液保持澄清，无可见微粒，溶液浊度无变化，与基线水平相比 pH 变化 < 0.06，2 小时后 HPLC 测定结果显示药物含量变化 < 4%。提示实验条件下达托霉素和利多卡因在 Y 型输液管中混合无配伍禁忌。

【临床建议】可以配伍

达托霉素 + 庆大霉素（daptomycin+gentamicin）

【临床证据】Lai 等[1]考察了达托霉素（20mg/ml）与庆大霉素在 Y 型输液管中配伍的物理相容性（目视和浊度测定）和化学稳定性（HPLC 测定含量）。取达托霉素和庆大霉素适量分别溶于 0.9% 氯化钠注射液中配制成 20mg/ml 和 40mg/ml 的终浓度，取 50ml 达托霉素溶液与 2ml 庆大霉素溶液在室温下混合 2 小时。结果发现，达托霉素与庆大霉素混合后溶液保持澄清，无可见微粒，溶液浊度无变化，与基线水平相比 pH 变化 < 0.06，2 小时后 HPLC 测定结果显示药物含量变化 < 4%。提示实验条件下达托霉素和庆大霉素在 Y 型输液管中混合无配伍禁忌。

【临床建议】可以配伍

达托霉素 + 头孢曲松（daptomycin+ceftriaxone）

【临床证据】Lai 等[1]考察了达托霉素（20mg/ml）与头孢曲松在 Y

型输液管中配伍的物理相容性（目视和浊度测定）和化学稳定性（HPLC测定含量）。取达托霉素和头孢曲松适量分别溶于 0.9% 氯化钠注射液中配制成 20mg/ml 和 100mg/ml 的终浓度，取 50ml 达托霉素溶液与 10ml 头孢曲松溶液在室温下混合 2 小时。结果发现，达托霉素与头孢曲松混合后溶液保持澄清，无可见微粒，溶液浊度无变化，与基线水平相比 pH 变化 < 0.06，2 小时后 HPLC 测定结果显示药物含量变化 < 4%。提示实验条件下达托霉素和头孢曲松在 Y 型输液管中混合无配伍禁忌。

【临床建议】可以配伍

达托霉素 + 头孢他啶（daptomycin+ceftazidime）

【临床证据】Lai 等[1] 考察了达托霉素（20mg/ml）与头孢他啶在 Y 型输液管中配伍的物理相容性（目视和浊度测定）和化学稳定性（HPLC测定含量）。取达托霉素和头孢他啶适量分别溶于 0.9% 氯化钠注射液中配制成 20mg/ml 和 100mg/ml 的终浓度，取 50ml 达托霉素溶液与 10ml 头孢他啶溶液在室温下混合 2 小时。结果发现，达托霉素与头孢他啶混合后溶液保持澄清，无可见微粒，溶液浊度无变化，与基线水平相比 pH 变化 < 0.06，2 小时后 HPLC 测定结果显示药物含量变化 < 4%。提示实验条件下达托霉素和头孢他啶在 Y 型输液管中混合无配伍禁忌。

【临床建议】可以配伍

达托霉素 + 左氧氟沙星（daptomycin+levofloxacin）

【临床证据】Lai 等[1] 考察了达托霉素（20mg/ml）与左氧氟沙星在 Y 型输液管中配伍的物理相容性（目视和浊度测定）和化学稳定性（HPLC测定含量）。取达托霉素和左氧氟沙星适量分别溶于 0.9% 氯化钠注射液中配制成 20mg/ml 和 25mg/ml 的终浓度，取 50ml 达托霉素溶液与 20ml 左氧氟沙星溶液在室温下混合 2 小时。结果发现，达托霉素与左氧氟沙星混合后溶液保持澄清，无可见微粒，溶液浊度无变化，与基线水平相比 pH 变化 < 0.06，2 小时后 HPLC 测定结果显示药物含量变化 < 4%。提示实验条件下达托霉素和左氧氟沙星在 Y 型输液管中混合无配伍禁忌。

【临床建议】可以配伍

丹参 + 倍他司汀（danshen+betahistine）

【临床证据】马媛媛等[1] 模拟临床用药浓度和方法，将丹参注射液（山东华信制药）20ml 与盐酸倍他司汀注射液（广东邦民制药）6ml 混合置于 250ml 容量瓶中，用 5% 葡萄糖注射液稀释至刻度，混匀。在室温、非避光条件下放置 6 小时，观察 0、2、4、6 小时配伍溶液的外观变化，结果发现配伍溶液无明显颜色变化，也无气体或沉淀生成。参照《中国药典》（2010年版）的方法检查异物、不溶性微粒、pH稳定性，均符合《中国药典》规定。采用HPLC法测定丹参主要成分丹参素钠、原儿茶醛、迷迭香酸和丹酚酸B的含量均无明显变化。提示在实验条件下，丹参注射液与盐酸倍他司汀注射液配伍后6小时内稳定，临床可以配伍。

【临床建议】可以配伍

丹参 + 川芎嗪（danshen+ligustrazine）

【临床证据】马媛媛等[1]模拟临床用药浓度和方法，将丹参注射液（山东华信制药）20ml与盐酸川芎嗪注射液（河南辅仁怀庆堂）2ml混合置于250ml量瓶中，用5%葡萄糖注射液稀释至刻度，混匀。在室温、非避光条件下放置6小时，观察0、2、4、6小时配伍溶液的外观变化，结果发现配伍溶液无明显颜色变化，也无气体或沉淀生成。参照《中国药典》（2010年版）的方法检查异物、不溶性微粒、pH稳定性，均符合《中国药典》规定。采用HPLC法测定丹参主要成分丹参素钠、原儿茶醛、迷迭香酸和丹酚酸B的含量均无明显变化。提示在实验条件下，丹参注射液与盐酸川芎嗪注射液配伍后6小时内稳定，临床可以配伍。

【临床建议】可以配伍

丹参 + 多巴胺（danshen+dopamine）

【临床证据】汤姝等[1]考察了丹参注射液（四川升和药业，10mL/支）与多巴胺注射液（上海禾丰制药，2ml：20mg）在5%葡萄糖注射液中的配伍稳定性。模拟临床用药浓度，将丹参注射液30ml与多巴胺注射液20mg分别溶于5%葡萄糖注射液250ml中，摇匀。将配伍液分别在避光或光照下于5、25、35℃储存。在0、1、2、4、6小时检查溶液外观，测定配伍溶液pH、不溶性微粒数，采用HPLC法测定丹参素、原儿茶醛、迷迭香酸、丹酚酸B和盐酸多巴胺的含量。结果发现，在避光条件下，6小时内配伍溶液的外观、pH均无明显变化，不溶性微粒均符合《中国药典》的要求，配伍液中丹参素、原儿茶醛、迷迭香酸、丹酚酸B和盐酸多巴胺的相对百分含量均在99%以上（以0时含量为100%）。但是在光照条件下，随着温度的升高、放置时间的延长，配伍液中盐酸多巴胺的含量无明显下降，6小时后丹参素、原儿茶醛、迷迭香酸及丹酚酸B的含量下降至95%以下。提示丹参注射液与多巴胺注射液在5%葡萄糖注射液中避光时可以配伍，但是光照及温度升高会影响丹参注射液与多巴胺注射液配伍的稳定性。建议临床配伍后4小时内输注完毕，且尽量避光。

【临床建议】可以配伍

丹参 + 葛根素（danshen+puerarin）

【临床证据】马媛媛等[1]模拟临床用药浓度和方法，取丹参注射液（山东华信制药）20ml 与葛根素注射液（山东华信制药集团）8ml 混合置于 250ml 量瓶中，用 5% 葡萄糖注射液稀释至刻度，混匀。在室温、非避光条件下放置 6 小时，观察 0、2、4、6 小时配伍溶液的外观变化，结果发现配伍溶液无明显颜色变化，也无气体或沉淀生成。参照《中国药典》（2010 年版）的方法检查异物、不溶性微粒、pH 稳定性，均符合《中国药典》规定。采用 HPLC 法测定丹参主要成分丹参素钠、原儿茶醛、迷迭香酸和丹酚酸 B 的含量均无明显变化。提示在实验条件下，丹参注射液与葛根素注射液配伍后 6 小时内稳定，临床可以配伍。

【临床建议】可以配伍

丹参 + 脉络宁 danshen+mailuoning）

【临床证据】马媛媛等[1]模拟临床用药浓度和方法，取丹参注射液（山东华信制药）20ml 与脉络宁注射液（金陵药业南京金陵制药）10ml 混合置于 250ml 量瓶中，用 5% 葡萄糖注射液稀释至刻度，混匀。在室温、非避光条件下放置 6 小时，观察 0、2、4、6 小时配伍溶液的外观变化，结果发现配伍溶液无明显颜色变化，也无气体或沉淀生成。参照《中国药典》（2010 年版）的方法检查异物、不溶性微粒、pH 稳定性，均符合《中国药典》规定。采用 HPLC 法测定丹参主要成分丹参素钠、原儿茶醛、迷迭香酸和丹酚酸 B 的含量均无明显变化。提示在实验条件下，丹参注射液与脉络宁注射液配伍后 6 小时内稳定，临床可以配伍。

【临床建议】可以配伍

丹参 + 维生素 B_6（danshen+vitamin B_6）

【临床证据】马媛媛等[1]模拟临床用药浓度和方法，取丹参注射液（山东华信制药）20ml 与维生素 B_6 注射液（山东华信制药）2ml 混合置于 250ml 量瓶中，用 5% 葡萄糖注射液稀释至刻度，混匀。在室温、非避光条件下放置 6 小时，观察 0、2、4、6 小时配伍溶液的外观变化，结果发现配伍溶液无明显颜色变化，也无气体或沉淀生成。参照《中国药典》（2010 年版）的方法检查异物、不溶性微粒、pH 稳定性，均符合《中国药典》规定。采用 HPLC 法测定丹参主要成分丹参素钠、原儿茶醛、迷迭香酸和丹酚酸 B 的含量均无明显变化。提示在实验条件下，丹参注射液与维生素 B_6 注射液配伍后 6 小时内稳定，临床可以配伍。

【临床建议】可以配伍

丹参 + 维生素 C（danshen+vitamin C）

【临床证据】马媛媛等[1]模拟临床用药浓度和方法，取丹参注射液（山东华信制药）20ml 与维生素 C 注射液（山东华信制药集团）8ml 混合置于 250ml 量瓶中，用 5% 葡萄糖注射液稀释至刻度，混匀。在室温、非避光条件下放置 6 小时，观察 0、2、4、6 小时配伍溶液的外观变化，结果发现配伍溶液无明显颜色变化，也无气体或沉淀生成。参照《中国药典》（2010 年版）的方法检查异物、不溶性微粒、pH 稳定性，均符合《中国药典》规定。采用 HPLC 法测定丹参主要成分丹参素钠、原儿茶醛、迷迭香酸和丹酚酸 B 的含量均无明显变化。提示在实验条件下，丹参注射液与维生素 C 注射液配伍后 6 小时内稳定，临床可以配伍。

【临床建议】可以配伍

丹参 + 西咪替丁（danshen+cimetidine）

【临床证据】马媛媛等[1]模拟临床用药浓度和方法，取丹参注射液（山东华信制药）20ml 与西咪替丁注射液（徐州莱恩药业）2ml 混合置于 250ml 量瓶中，用 5% 葡萄糖注射液稀释至刻度，混匀。在室温、非避光条件下放置 6 小时，观察 0、2、4、6 小时配伍溶液的外观变化，结果发现配伍溶液无明显颜色变化，也无气体或沉淀生成。参照《中国药典》（2010 年版）的方法检查异物、不溶性微粒、pH 稳定性，均符合《中国药典》规定。采用 HPLC 法测定丹参主要成分丹参素钠、原儿茶醛、迷迭香酸和丹酚酸 B 的含量均无明显变化。提示在实验条件下，丹参注射液与西咪替丁注射液配伍后 6 小时内稳定，临床可以配伍。

【临床建议】可以配伍

丹参 + 血塞通（danshen+xuesaitong）

【临床证据】马媛媛等[1]模拟临床用药浓度和方法，取丹参注射液（山东华信制药）20ml 与血塞通注射液（云南白药集团兴中制药）4ml 混合置于 250ml 量瓶中，用 5% 葡萄糖注射液稀释至刻度，混匀。在室温、非避光条件下放置 6 小时，观察 0、2、4、6 小时配伍溶液的外观变化，结果发现配伍溶液无明显颜色变化，也无气体或沉淀生成。参照《中国药典》（2010 年版）的方法检查异物、不溶性微粒、pH 稳定性，均符合《中国药典》规定。采用 HPLC 法测定丹参主要成分丹参素钠、原儿茶醛、迷迭香酸和丹酚酸 B 的含量无明显变化。提示在实验条件下，丹参注射液与血塞通注射液配伍后 6 小时内稳定，临床可以配伍。

【临床建议】可以配伍

丹参 + 依诺沙星（danshen+enoxacin）

【临床证据】李欣[1]在临床工作中发现，丹参注射液输注完毕，在同一输液管路继续输注依诺沙星注射液时，输液管内立即出现黄色浑浊，随后出现深黄色絮状物和沉淀。作者随后进行了实验验证：将注射用丹参冻干粉针 400mg 溶于 5% 葡萄糖 250ml 中（颜色为深黄色），将依诺沙星注射液 0.4g 溶于 5% 葡萄糖 100ml 中（无色透明液体），分别取两种药物的溶液 10ml 直接混合，混合液立刻出现深黄色絮状物质、沉淀。临床观察和实验结果提示两药在上述条件下混合存在配伍禁忌。

【临床建议】配伍禁忌

丹参 + 左氧氟沙星（danshen+levofloxacin）

【临床证据】冯卫群[1]在临床工作中观察到在丹参注射液与盐酸左氧氟沙星注射液连续输注时，在输液管中出现悬浮微小结晶颗粒和深咖啡色沉淀物。随后进行了验证实验：取丹参 5ml 与左氧氟沙星 2ml 混合后，放置 20 分钟，可观察到液体中悬浮微小结晶颗粒，底部有深咖啡色沉淀物积聚。梅珍等[2]在临床观察到丹参注射液（安徽天洋药业）与来立信（乳酸左氧氟沙星，浙医药股份有限公司新昌制药）连续静脉滴注时会产生浑浊和絮状沉淀，随后取不同比例的丹参注射液与左氧氟沙星混合，都出现浑浊及絮状沉淀物。荆树先等[3]在临床治疗中发现，静脉输注注射用左氧氟沙星完毕后，在同一输液通路中接续输注丹参注射液时，莫菲氏滴管内出现乳白色浑浊和絮状物。许正锦等[4]在临床工作时发现在左氧氟沙星静脉滴注完后直接续用丹参注射剂，3 分钟左右即发现管路中出现淡黄色絮状沉淀，以致管路堵塞，随后进行了验证实验：①将丹参粉 0.4g 稀释后加入 5% 葡萄糖 150ml；②将丹参粉 0.8g 稀释后加入 5% 葡萄糖 150ml；分别按输液程序滴入经消毒处理过的容器中，待管路充满液体后续以左氧氟沙星注射液 20 滴 / 分钟滴注，3 分钟后两组丹参注射液均在莫菲氏滴管内出现浑浊和淡黄色沉淀。张玲等[5]将左氧氟沙星注射液与丹参注射液混合后，出现黑色浑浊。秦新玲等[6]在临床工作中也发现左氧氟沙星注射液（海南爱科药业）滴完后，续滴丹参注射液（江苏安格药业），输液管内液体出现浑浊及黑色颗粒状物质，随后抽取 5ml 左氧氟沙星注射液，加入 10ml 丹参注射液中，立即出现浑浊及黑色颗粒状物质，加热无变化。李惠民[7]也在临床发现相同的现象，随后进行实验验证：将注射用左氧氟沙星 0.3g 加入 0.9% 氯化钠 100ml 中，将冻干丹参 400mg 加入 0.9% 氯化钠 100ml 中，用 10ml 注射器抽取上述溶液各 5ml 混合，立即出现白色絮状物。临床观察和实验结果提示两药在上述条件下混合存在配伍禁忌。

【临床建议】配伍禁忌

丹参川芎嗪 + 呋塞米（danshen chuanxiongqin+furosemide）

【临床证据】韩晓云[1]在临床工作中输注丹参川芎嗪注射液（10ml溶于 5% 葡萄糖注射液 250ml 中）静脉滴注，然后将呋塞米 20mg 入壶注射。结果发现，两种药物在莫菲氏滴管中混合后产生白色浑浊，立即停止输注，报告医生调整医嘱，患者没有出现不良反应。随后作者进行了实验验证：将丹参川芎嗪注射液 5ml 溶于 5% 葡萄糖注射液 250ml 中，抽取此溶液 1ml 与呋塞米注射液 1ml 直接混合后，立即出现白色浑浊，放置 24小时后没有变化。提示在临床和实验条件下，丹参川芎嗪葡萄糖输液和呋塞米混合存在配伍禁忌。

【临床建议】配伍禁忌

丹参多酚酸盐 + 氨茶碱（salvianolate+aminophylline）

【临床证据】张庆莉等[1]考察了注射用丹参多酚酸盐与氨茶碱注射液配伍的相容性。按照临床实际配制方法，将注射用丹参多酚酸盐 200mg溶于 5% 葡萄糖注射液 250ml 中，将氨茶碱注射液 0.5g 溶于 5% 葡萄糖注射液 250ml 中。用 5ml 注射器抽取丹参多酚酸盐溶液 2ml，与氨茶碱稀释溶液及 5% 葡萄糖注射液（空白对照组）2ml 在试管中分别混合，观察丹参多酚酸盐溶液混合前后外观变化。结果发现，混合前丹参多酚酸盐溶液为棕黄色，氨茶碱稀释液为无色，配伍后溶液呈淡黄色（稀释的颜色），与空白对照溶液相似。[编者注：由于没有测定 pH、不溶性微粒、主药含量变化，临床应该谨慎配伍。]

【临床建议】谨慎配伍

丹参多酚酸盐 + 地塞米松（salvianolate+dexamethasone）

【临床证据】张庆莉等[1]考察了注射用丹参多酚酸盐与地塞米松注射液配伍的相容性。按照临床实际配制方法，将注射用丹参多酚酸盐200mg 溶于 5% 葡萄糖注射液 250ml 中，将地塞米松注射液 10mg 溶于 5%葡萄糖注射液 100ml 中。用 5ml 注射器抽取丹参多酚酸盐溶解液 2ml，与地塞米松稀释液及 5% 葡萄糖注射液(空白对照组)2ml 在试管中分别混合，观察丹参多酚酸盐溶液混合前后外观变化。结果发现，混合前丹参多酚酸盐溶液为棕黄色，地塞米松稀释液为无色，配伍后溶液呈淡黄色（稀释的颜色），与空白对照溶液相似。[编者注：由于没有测定 pH、不溶性微粒、主药含量变化，临床应该谨慎配伍。]

【临床建议】谨慎配伍

丹参多酚酸盐 + 法舒地尔（salvianolate+fasudil）

【临床证据】李爽等[1]将注射用丹参多酚酸盐 200mg 溶于 5% 葡萄糖注射液或 0.9% 氯化钠注射液 100ml 中，配伍溶液都是浅棕色澄清液体。用 20ml 无菌注射器分别抽取上述两种稀释溶液 10ml，与 1ml 盐酸法舒地尔注射液直接混合，注射器中立即出现明显的白色浑浊物，静置 24 小时后浑浊仍未消失。提示在实验条件下注射用丹参多酚酸盐的稀释溶液与盐酸法舒地尔注射液（原液）混合存在配伍禁忌。

【临床建议】配伍禁忌

丹参多酚酸盐 + 桂哌齐特（salvianolate+cinepazide）

【临床证据】张红柳[1]在临床工作中输注丹参多酚酸盐溶液完毕后，接续输注马来酸桂哌齐特注射液，当两种溶液在输液器莫菲氏滴管内混合时，立即出现乳白色絮状物。迅速停止输液，更换输液器，患者未发生输液反应。作者随后进行了实验验证：将注射用丹参多酚酸盐 40mg 溶于 5% 葡萄糖注射液 100ml 中，将马来酸桂哌齐特注射液 80mg 溶于 0.9% 氯化钠注射液 100ml 中，然后将马来酸桂哌齐特溶液缓慢滴入丹参多酚酸盐溶液中，两液交界处迅速变成乳白色，静置 30 分钟后浑浊现象不变，按上述方法重复多次，均出现相同反应。提示在临床和实验条件下，注射用丹参多酚酸盐的稀释溶液与马来酸桂哌齐特注射液稀释溶液混合存在配伍禁忌。

【临床建议】配伍禁忌

丹参多酚酸盐 + 氯化钠（salvianolate+sodium chloride）

【临床证据】李莉等[1]考察了注射用丹参多酚酸盐（天士力之骄药业，0.13g/支）与 0.9% 氯化钠注射液（石家庄四药）配伍的稳定性。模拟临床实际应用情况，取注射用丹参多酚酸盐 1 支（0.13g），用 5ml 0.9% 氯化钠注射液溶解，然后溶于 0.9% 氯化钠注射液 250ml 中，分别在室温（25±2）℃、高温（35±2）℃、日光（300lx）、避光（铝箔密封）4 种条件下放置 6 小时，在 0、2、4、6 小时观察配伍溶液外观、性状，测定 pH、不溶性微粒的变化，HPLC 法测定丹酚酸 B 含量、丹参多酚酸含量、指纹图谱、特征峰峰面积百分比和非共有峰峰面积百分比的变化。结果发现配伍溶液在 6 小时内，在室温、高温、日光、避光 4 种条件下，其颜色及外观、pH 变化不明显，不溶性微粒均符合《中国药典》（2020 年版）规定；丹酚酸 B 和丹参多酚酸含量变化的相对标准偏差（RSD）不超过 1.6% 和 0.9%；且各时间点指纹图谱与 0 小时相比，相似度均为 1.000；特征峰峰面积百分比 RSD 不超过 5%。提示在实验条件下，注射用丹参多酚酸与

0.9% 氯化钠注射液混合至少可以配伍 6 小时。

【临床建议】可以配伍

丹参多酚酸盐 + 碳酸氢钠（salvianolate+sodium bicarbonate）

【临床证据】张庆莉等[1]考察了注射用丹参多酚酸盐与碳酸氢钠注射液配伍的相容性。按照临床实际配制方法，将注射用丹参多酚酸盐 200mg 溶于 5% 葡萄糖注射液 250ml 中。用 5ml 注射器抽取丹参多酚酸盐溶液 2ml，分别与碳酸氢钠注射液（原液）及 5% 葡萄糖注射液（空白对照组）2ml 在试管中混合，观察丹参多酚酸盐溶液混合前后外观变化。结果发现，混合前丹参多酚酸盐溶液为棕黄色，碳酸氢钠注射液为无色，配伍后溶液呈淡黄色（稀释的颜色），与空白对照溶液相似。[编者注：由于没有测定 pH、不溶性微粒、主药含量变化，临床应该谨慎配伍。]

【临床建议】谨慎配伍

丹参多酚酸盐 + 罂粟碱（salvianolate+papaverine）

【临床证据】黄玲玲[1]输注盐酸罂粟碱注射液（30mg 溶于 0.9% 氯化钠注射液 100ml 中）完毕后，接续输注丹参多酚酸盐（上海绿谷，200mg 溶于 5% 葡萄糖注射液 250ml 中），当丹参多酚酸盐溶液与莫菲氏滴管内残留的罂粟碱注射液接触混合时，莫菲氏滴管内液体呈现白色浑浊。立即夹闭输液器并更换输液器，冲管后继续输注注射用丹参多酚酸盐，直至液体输毕，患者未发生不良反应。作者随后进行了实验验证：将注射用丹参多酚酸盐（上海绿谷制药）200mg 溶于 5% 葡萄糖注射液 250ml 中，将盐酸罂粟碱（东北制药集团沈阳第一制药）30mg 溶于 0.9% 氯化钠注射液 100ml 中。用一次性注射器改变次序分别抽取上述两种注射溶液各 2ml 直接混合，配伍溶液均立即出现白色浑浊，剧烈振荡无变化。提示在临床和实验条件下注射用丹参多酚酸盐与盐酸罂粟碱的稀释溶液混合存在配伍禁忌。

【临床建议】配伍禁忌

丹参多酚酸盐 + 左氧氟沙星（salvianolate+levofloxacin）

【临床证据】张艳萍[1]在临床工作中输注左氧氟沙星注射液完毕后，接续输注丹参多酚酸盐注射液时，两种输液在莫菲氏滴管中接触混合时，药液出现乳状浑浊，立即停止输液，更换输液器，患者未发生不良反应。作者随后进行了实验验证：将溶解后的丹参多酚酸盐少许直接注入到已经配制好的左氧氟沙星注射溶液中，发现混合溶液立即出现乳白色浑浊现象，室温放置 30 分钟后溶液呈现白色絮状团物。吴青佩等[2]在临床工作中输注丹参多酚酸盐（200mg 溶于 5% 葡萄糖注射液 250ml 中）完毕后，接续输注盐酸左氧氟沙星注射液(0.2g 溶于 0.9% 氯化钠注射液 100ml 中),当左氧氟沙星与莫菲氏滴管中残余的丹参多酚酸盐接触混合时,输液管内即刻出现白色浑浊,振荡输液管后浑浊不消失,立即停止输液,更换输液器,用 0.9% 氯化钠注射液冲管,病人无不良反应出现。作者随后进行了实验验证:将注射用丹参多酚酸盐 200mg 溶于 5% 葡萄糖注射液 250ml 中,将盐酸左氧氟沙星注射液 0.2g 溶于 0.9% 氯化钠注射液 100ml 中,用 20ml 的一次性注射器分别抽取上述两种稀释溶液 5ml 直接混合,注射器内混合溶液立即出现白色浑浊,静置 24 小时后浑浊仍未消失。张庆莉等[3]考察了注射用丹参多酚酸盐与左氧氟沙星配伍的相容性。按照临床实际配制方法,将注射用丹参多酚酸盐 200mg 溶于 5% 葡萄糖注射液 250ml 中,将左氧氟沙星注射液 0.4g 溶于 5% 葡萄糖注射液 250ml 中。用 5ml 注射器抽取丹参多酚酸盐溶解液 2ml,分别与左氧氟沙星稀释液及 5% 葡萄糖注射液(空白对照组)2ml 在试管中混合,观察丹参多酚酸盐溶液混合前后外观变化。结果发现,混合前丹参多酚酸盐溶液为棕黄色,左氧氟沙星注射液为淡黄色,混合后溶液出现白色絮状物。提示在临床和实验条件下注射用丹参多酚酸盐与左氧氟沙星注射液的稀释溶液混合存在配伍禁忌。

【临床建议】配伍禁忌

丹参酮 IIA 磺酸钠 + 氨溴索
(tanshinone IIA silate sodium+ambroxol)

【临床证据】[药品说明书]"本品(丹参酮 IIA 磺酸钠)不可与盐酸氨溴索、西咪替丁、法莫替丁、盐酸甲氯芬酯、硫酸镁、盐酸克林霉素、甲磺酸帕珠沙星、甲磺酸培氟沙星、硫酸依替米星、硫酸妥布霉素配伍使用,否则会使溶液产生浑浊或沉淀。"

【临床建议】配伍禁忌

丹参酮 IIA 磺酸钠 + 法莫替丁
(tanshinone IIA silate sodium+famotidine)

【临床证据】[药品说明书]"本品(丹参酮 IIA 磺酸钠)不可与盐酸氨溴索、西咪替丁、法莫替丁、盐酸甲氯芬酯、硫酸镁、盐酸克林霉素、甲磺酸帕珠沙星、甲磺酸培氟沙星、硫酸依替米星、硫酸妥布霉素配伍使用,否则会使溶液产生浑浊或沉淀。"

【临床建议】配伍禁忌

丹参酮 IIA 磺酸钠 + 泛酸钙
（ tanshinone IIA silate sodium+calcium pantothenate ）

【临床证据】［药品说明书］"本品(丹参酮 IIA 磺酸钠)忌与含镁、铁、钙、铜、锌等重金属的药物配伍使用，混合后发生类似蛋白质样变性反应，使溶液变黏稠。"

【临床建议】配伍禁忌

丹参酮 IIA 磺酸钠 + 复方氨基酸
（ tanshinone IIA silate sodium+compound amino acid ）

【临床证据】马超[1]考察了丹参酮 IIA 磺酸钠注射液（上海第一生化药业，10mg：2ml）和复方氨基酸（18AA）注射液（四川科伦药业）配伍的稳定性。根据临床用法与用量，将丹参酮 IIA 磺酸钠注射液 80mg 溶于复方氨基酸（18AA）注射液 500ml 中。配伍溶液在室温条件下储存 6 小时。分别在 0、1、2、4、6 小时按《中国药典》方法进行目视观察及不溶性微粒检查，同时测定配伍溶液的 pH，结果发现配伍溶液在整个观察期间内透明澄清，无颜色变化，均未见结晶、沉淀，外观无任何变化，pH 也没有明显改变（< 0.3）。在各时间点配伍溶液中丹参酮 IIA 磺酸钠的含量百分比(以 0 时浓度为 100%)都在 99% 以上。提示在实验条件下，丹参酮 IIA 磺酸钠注射液与复方氨基酸（18AA）注射液可以配伍。

【临床建议】可以配伍

丹参酮 IIA 磺酸钠 + 甲氯芬酯
（ tanshinone IIA silate sodium+meclofenoxate ）

【临床证据】［药品说明书］"本品（丹参酮 IIA 磺酸钠）不可与盐酸氨溴索、西咪替丁、法莫替丁、盐酸甲氯芬酯、硫酸镁、盐酸克林霉素、甲磺酸帕珠沙星、甲磺酸培氟沙星、硫酸依替米星、硫酸妥布霉素配伍使用，否则会使溶液产生浑浊或沉淀。"

【临床建议】配伍禁忌

丹参酮 IIA 磺酸钠 + 克林霉素
（ tanshinone IIA silate sodium+clindamycin ）

【临床证据】［药品说明书］"本品（丹参酮 IIA 磺酸钠）不可与盐酸氨溴索、西咪替丁、法莫替丁、盐酸甲氯芬酯、硫酸镁、盐酸克林霉素、甲磺酸帕珠沙星、甲磺酸培氟沙星、硫酸依替米星、硫酸妥布霉素配伍使用，否则会使溶液产生浑浊或沉淀。"

【临床建议】配伍禁忌

丹参酮ⅡA磺酸钠 + 硫酸镁

（tanshinone ⅡA silate sodium+magnesium sulfate）

【临床证据】［药品说明书］"本品（丹参酮ⅡA磺酸钠）不可与盐酸氨溴索、西咪替丁、法莫替丁、盐酸甲氯芬酯、硫酸镁、盐酸克林霉素、甲磺酸帕珠沙星、甲磺酸培氟沙星、硫酸依替米星、硫酸妥布霉素配伍使用，否则会使溶液产生浑浊或沉淀。"

【临床建议】配伍禁忌

丹参酮ⅡA磺酸钠 + 硫酸锌

（tanshinone ⅡA silate sodium+zinc sulfate）

【临床证据】［药品说明书］"本品（丹参酮ⅡA磺酸钠）忌与含镁、铁、钙、铜、锌等重金属的药物配伍使用，混合后发生类似蛋白质样变性反应，使溶液变黏稠。"

【临床建议】配伍禁忌

丹参酮ⅡA磺酸钠 + 硫酸亚铁

（tanshinone ⅡA silate sodium+ferrous sulfate）

【临床证据】［药品说明书］"本品（丹参酮ⅡA磺酸钠）忌与含镁、铁、钙、铜、锌等重金属的药物配伍使用，混合后发生类似蛋白质样变性反应，使溶液变黏稠。"

【临床建议】配伍禁忌

丹参酮ⅡA磺酸钠 + 氯化钙

（tanshinone ⅡA silate sodium+calcium chloride）

【临床证据】［药品说明书］"本品（丹参酮ⅡA磺酸钠）忌与含镁、铁、钙、铜、锌等重金属的药物配伍使用，混合后发生类似蛋白质样变性反应，使溶液变黏稠。"

【临床建议】配伍禁忌

丹参酮ⅡA磺酸钠 + 氯化钾

（tanshinone ⅡA silate sodium+potassium chloride）

【临床证据】阮淑琼等[1]在临床工作中发现，在丹参酮（上海第一生化药业）与氯化钾（徐州莱恩药业）两种输液的先后接替输注中，出现输液滴速明显减慢、调节滴速并无改善的现象。随后进行了实验研究：取丹参酮注射液2ml与氯化钾注射液2ml在试管中缓慢混合，当混合约1ml左右时开始出现少量红色混悬颗粒，当继续滴入剩余1ml时混悬颗粒更为明显，静置5分钟后在试管底部有少量红色沉淀。崔英惠[2]在临床输液中也发现氯化钾与丹参酮ⅡA磺酸钠注射液存在配伍禁忌，丹参酮磺酸注射液与氯化钾混合时出现红色絮状沉淀。王振宇等[3]在临床配制注射液时发现，20ml注射器抽吸15%氯化钾注射液（中国大冢制药）5ml后再抽吸丹参酮ⅡA磺酸钠（上海第一生化药业）2ml，在注射器中出现红色絮状沉淀。随后将丹参酮ⅡA磺酸钠10、20、30、40mg分别与15%氯化钾注射液混合后均出现絮状物，静置30分钟后无变化。曹教育[4]在临床工作中同样发现，丹参酮ⅡA磺酸钠注射液与10%氯化钾用同一注射器加药，在注射器内出现红色絮状物，随后用同一注射器抽吸两种药物，不论剂量大小均会出现红色絮状物，放置10、20、30分钟后，均未转为透明液体。临床观察和实验结果提示两药在上述条件下混合存在配伍禁忌。

【临床建议】配伍禁忌

丹参酮ⅡA磺酸钠 + 氯化钠

（tanshinone ⅡA silate sodium+sodium chloride）

【临床证据】任汝仙等[1]考察了丹参酮ⅡA磺酸钠注射液在0.9%氯化钠注射液中配伍的稳定性和相容性。在室温、非避光情况下，将丹参酮ⅡA磺酸钠注射液（上海第一生化药业，2ml∶10mg）40mg溶于250ml的0.9%氯化钠注射液（上海长征富民金山制药）中，摇匀，室温下放置12小时。在0、1、2、4、8、12小时观察配伍溶液的外观变化、pH变化、不溶性微粒情况，同时测定不同时间点丹参酮ⅡA的含量变化百分比（以0时的浓度为100%）。结果发现，12小时内丹参酮ⅡA磺酸钠与0.9%氯化钠注射液的配伍溶液澄明，颜色无变化，无气泡产生。按《中国药典》（2010年版）测定，溶液pH无明显变化，不溶性微粒检测符合《中国药典》要求。丹参酮ⅡA的浓度在配伍4小时内无明显改变，但是4小时后药物浓度有明显下降，但均大于95%，符合质量要求。提示在实验条件下，丹参酮ⅡA磺酸钠注射液与0.9%氯化钠注射液可以配伍至少4小时。

【临床建议】可以配伍

丹参酮ⅡA磺酸钠 + 门冬氨酸钾镁

（tanshinone ⅡA silate sodium+potassium magnesium aspartate）

【临床证据】[药品说明书]"本品(丹参酮ⅡA磺酸钠)忌与含镁、铁、钙、铜、锌等重金属的药物配伍使用，混合后发生类似蛋白质样变性反应，使溶液变黏稠。"

【临床建议】配伍禁忌

丹参酮ⅡA磺酸钠 + 莫西沙星

（tanshinone ⅡA silate sodium+moxifloxacin）

【临床证据】孟祥云[1]在临床应用发现，丹参酮ⅡA磺酸钠与莫西沙星存在配伍禁忌。随后用一支 5ml 注射器分别抽 2ml 丹参酮ⅡA 磺酸钠注射液和 2ml 盐酸莫西沙星混合，3 秒钟后注射器上层出现白色泡沫，10 秒钟后有乳白色浑浊物，半个小时后浑浊物产生沉淀。临床观察和实验结果提示两药在上述条件下混合存在配伍禁忌。

【临床建议】配伍禁忌

丹参酮ⅡA 磺酸钠 + 帕珠沙星

（tanshinone ⅡA silate sodium+pazufloxacin）

【临床证据】［药品说明书］"本品（丹参酮ⅡA 磺酸钠）不可与盐酸氨溴索、西咪替丁、法莫替丁、盐酸甲氯芬酯、硫酸镁、盐酸克林霉素、甲磺酸帕珠沙星、甲磺酸培氟沙星、硫酸依替米星、硫酸妥布霉素配伍使用，否则会使溶液产生浑浊或沉淀。"

【临床建议】配伍禁忌

丹参酮ⅡA 磺酸钠 + 培氟沙星

（tanshinone ⅡA silate sodium+pefloxacin）

【临床证据】［药品说明书］"本品（丹参酮ⅡA 磺酸钠）不可与盐酸氨溴索、西咪替丁、法莫替丁、盐酸甲氯芬酯、硫酸镁、盐酸克林霉素、甲磺酸帕珠沙星、甲磺酸培氟沙星、硫酸依替米星、硫酸妥布霉素配伍使用，否则会使溶液产生浑浊或沉淀。"

【临床建议】配伍禁忌

丹参酮ⅡA 磺酸钠 + 葡萄糖

（tanshinone ⅡA silate sodium+dextrose）

【临床证据】任汝仙等[1]考察了丹参酮ⅡA 磺酸钠注射液在 10% 葡萄糖注射液中配伍的稳定性和相容性。在室温、非避光情况下，将丹参酮ⅡA 磺酸钠注射液（上海第一生化药业，2ml：10mg）40mg 溶于 250ml 的 10% 葡萄糖注射液（上海长征富民金山制药）中，摇匀，室温下放置 12 小时。在 0、1、2、4、8、12 小时观察配伍溶液的外观变化、pH 变化、不溶性微粒情况，同时测定不同时间点丹参酮ⅡA 的含量变化百分比（以 0 时的浓度为 100%）。结果发现，12 小时内丹参酮ⅡA 磺酸钠与 10% 葡萄糖注射液的配伍溶液澄明，颜色无变化，无气泡产生。按《中国药典》（2010 年版）测定，溶液 pH 无明显变化，不溶性微粒检测符合《中国药典》要求。丹参酮ⅡA 的浓度在配伍 4 小时内无明显改变，但是 4 小时后药物浓度有明显下降，但均大于 95%，符合质量要求。提示在实验条件下，丹参酮ⅡA 磺酸钠注射液与 10% 葡萄糖注射液可以配伍至少 4 小时。

【临床建议】可以配伍

丹参酮ⅡA磺酸钠 + 葡萄糖氯化钠

（tanshinone ⅡA silate sodium+dextrose sodium chloride）

【临床证据】任汝仙等[1]考察了丹参酮ⅡA磺酸钠注射液在葡萄糖氯化钠注射液中配伍的稳定性和相容性。在室温、非避光情况下，将丹参酮ⅡA磺酸钠注射液（上海第一生化药业，2ml：10mg）40mg溶于250ml的葡萄糖氯化钠注射液（上海长征富民金山制药）中，摇匀，室温下放置12小时。在0、1、2、4、8、12小时观察配伍溶液的外观变化、pH变化、不溶性微粒情况，同时测定不同时间点丹参酮ⅡA的含量变化百分比（以0时的浓度为100%）。结果发现，12小时内丹参酮ⅡA磺酸钠与葡萄糖氯化钠注射液的配伍溶液澄明，颜色无变化，无气泡产生。按《中国药典》（2010年版）测定，溶液pH无明显变化，不溶性微粒检测符合《中国药典》要求。丹参酮ⅡA的浓度在配伍4小时内无明显改变，但是4小时后药物浓度有明显下降，但均大于95%，符合质量要求。提示在实验条件下，丹参酮ⅡA磺酸钠注射液与葡萄糖氯化钠注射液可以配伍至少4小时。

【临床建议】可以配伍

丹参酮ⅡA磺酸钠 + 葡萄糖酸钙

（tanshinone ⅡA silate sodium+calcium gluconate）

【临床证据】［药品说明书］"本品(丹参酮ⅡA磺酸钠)忌与含镁、铁、钙、铜、锌等重金属的药物配伍使用，混合后发生类似蛋白质样变性反应，使溶液变黏稠。"

【临床建议】配伍禁忌

丹参酮ⅡA磺酸钠 + 庆大霉素

（tanshinone ⅡA silate sodium+gentamycin）

【临床证据】王珍玉[1]在临床工作中发现，庆大霉素注射液输注完毕后直接输注丹参酮ⅡA磺酸钠注射液，1分钟后输液器莫菲氏滴管内出现肉眼可见的红色絮状物。随后在体外进行了验证：取配制好的丹参酮ⅡA磺酸钠注射液1ml和庆大霉素注射液3ml混合，混合物立即出现红色絮状物。临床观察和实验结果提示两药在上述条件下混合存在配伍禁忌。

【临床建议】配伍禁忌

丹参酮ⅡA磺酸钠 + 乳酸钠林格

（tanshinone ⅡA silate sodium+sodium lactate Ringer's）

【临床证据】任汝仙等[1]考察了丹参酮ⅡA磺酸钠注射液在乳酸钠林格注射液中配伍的稳定性和相容性。在室温、非避光情况下，将丹参酮ⅡA磺酸钠注射液（上海第一生化药业，2ml：10mg）40mg溶于250ml

的乳酸钠林格注射液（四川科伦药业）中，摇匀，室温下放置12小时。在0、1、2、4、8、12小时观察配伍溶液的外观变化、pH变化、不溶性微粒情况，同时测定不同时间点丹参酮ⅡA的含量变化百分比（以0时的浓度为100%）。结果发现，12小时内丹参酮ⅡA磺酸钠与乳酸钠林格注射液的配伍溶液澄明，颜色无变化，无气泡产生。按《中国药典》（2010年版）测定，溶液pH无明显变化，不溶性微粒检测符合《中国药典》要求。丹参酮ⅡA的浓度在配伍4小时内无明显改变，但是4小时后药物浓度有明显下降，但均大于95%，符合质量要求。提示在实验条件下，丹参酮ⅡA磺酸钠注射液与乳酸钠林格注射液可以配伍至少4小时。

【临床建议】可以配伍

丹参酮ⅡA 磺酸钠 + 妥布霉素

（ tanshinone ⅡA silate sodium+tobramycin ）

【临床证据】［药品说明书］"本品（丹参酮ⅡA磺酸钠）不可与盐酸氨溴索、西咪替丁、法莫替丁、盐酸甲氯芬酯、硫酸镁、盐酸克林霉素、甲磺酸帕珠沙星、甲磺酸培氟沙星、硫酸依替米星、硫酸妥布霉素配伍使用，否则会使溶液产生浑浊或沉淀。"

【临床建议】配伍禁忌

丹参酮ⅡA 磺酸钠 + 西咪替丁

（ tanshinone ⅡA silate sodium+cimetidine ）

【临床证据】［药品说明书］"本品（丹参酮ⅡA磺酸钠）不可与盐酸氨溴索、西咪替丁、法莫替丁、盐酸甲氯芬酯、硫酸镁、盐酸克林霉素、甲磺酸帕珠沙星、甲磺酸培氟沙星、硫酸依替米星、硫酸妥布霉素配伍使用，否则会使溶液产生浑浊或沉淀。"

【临床建议】配伍禁忌

丹参酮ⅡA 磺酸钠 + 依替米星

（ tanshinone ⅡA silate sodium+etimicin ）

【临床证据】［药品说明书］"本品（丹参酮ⅡA磺酸钠）不可与盐酸氨溴索、西咪替丁、法莫替丁、盐酸甲氯芬酯、硫酸镁、盐酸克林霉素、甲磺酸帕珠沙星、甲磺酸培氟沙星、硫酸依替米星、硫酸妥布霉素配伍使用，否则会使溶液产生浑浊或沉淀。"

【临床建议】配伍禁忌

丹红 + 果糖（danhong+fructose）

【临床证据】黄华等[1]考察了丹红注射液（山东丹红制药）与果糖注射液（安徽丰原药业，安徽双鹤药业）配伍的相容性和稳定性。将丹红注射液按照说明书中最大临床使用浓度，与果糖注射液进行配伍（体积浓度为 20%）。配伍溶液于室温条件静置 5 小时，分别在 0、1、2、3、4、5 小时时观察配伍溶液外观性状，测定 pH、不溶性微粒含量变化，测定溶液紫外光谱及最大吸收波长、主要成分含量百分比变化。结果发现配伍溶液 5 小时内澄清度与颜色均未发生改变，pH 在正常范围内略有变化（RSD < 2.0%），且 pH 仍在静脉输液允许范围内。0~5 小时内紫外图谱无显著变化，最大吸收波长波动在 ±2nm 内。0~5 小时内不溶性微粒未发生显著变化，且在《中国药典》允许范围内。按照"中药注射剂法定标准项下含量"采用 HPLC 法测定丹红注射液主要成分含量无明显变化。提示在实验条件下，丹红注射液与果糖注射液可以配伍 5 小时。

【临床建议】可以配伍

丹红 + 氯化钾（danhong+potassium chloride）

【临床证据】王保丽[1] 模拟临床用药浓度，考察丹红注射液（济南步长制药）与 10% 氯化钾在 0.9% 氯化钠注射液中配伍的稳定性和相容性。吸取丹红注射液 4ml 于 50ml 容量瓶中，加入 10% 氯化钾注射液 2ml，用 0.9% 氯化钠注射液稀释至刻度。在非避光、恒温 25℃ 条件下放置 24 小时。观察配伍溶液在 0、1、2、3、4、6、8、12、24 小时外观变化，测定配伍溶液 pH 变化和主要药效成分的含量变化。结果发现，配伍溶液在 6 小时内均为浅黄棕色澄明液体，颜色无变化，无浑浊、沉淀及气泡产生，pH 无显著变化。HPLC 法测定丹参素、原儿茶醛、丹酚酸 B 含量百分比（以 0 时浓度为 100%）变化，3 种有效成分的峰形、含量和保留时间均无明显变化。提示在实验条件下，丹红注射液与 10% 氯化钾在 0.9% 氯化钠注射液中可以配伍，时间不宜超过 6 小时。[**编者注：该研究未考察配伍溶液不溶性微粒数变化及是否符合《中国药典》规定。**]

【临床建议】可以配伍

丹红 + 维生素 B₆+ 氯化钠

（danhong+vitamin B₆+sodium chloride）

【临床证据】赵娅等[1] 考察了丹红注射液（山东丹红制药，10ml/ 支）与维生素 B$_6$ 注射液（山东方明药业，2ml∶0.1g）在 0.9% 氯化钠注射液中的配伍稳定性。将丹红注射液 40ml 与维生素 B$_6$ 注射液 2ml 分别加入 0.9% 氯化钠注射液 250ml 中，混合均匀，室温下保存。观察 4 小时内配伍溶液的外观变化，测定 pH 变化和的含量变化。结果发现，配伍溶液在 4 小时内保持黄褐色，澄清透明，无浑浊，无沉淀，无气泡产生，颜色在 4 小时内没有明显变化。pH 均保持在 4.85 左右；不溶性微粒数符合《中国药典》要求。HPLC 法配伍溶液中丹红的 6 种成分（丹参素钠、原儿茶醛、咖啡酸、对香豆酸、迷迭香酸、丹酚酸 B）含量均稳定，但是维生素 B_6 的含量在 1 小时后检测不到，同时出现了另一个色谱峰，推测可能生成了新物质。提示在实验条件下，丹红注射液与维生素 B_6 注射液在 0.9% 氯化钠注射液中混合存在配伍禁忌。

【临床建议】配伍禁忌

丹红 + 维生素 B_6+ 葡萄糖（danhong+vitamin B_6+dextrose）

【临床证据】赵娅等[1]考察了丹红注射液（山东丹红制药，10ml/ 支）与维生素 B_6 注射液（山东方明药业，2ml：0.1g）在 5% 葡萄糖注射液中的配伍稳定性。将丹红注射液 40ml 与维生素 B_6 注射液 2ml 分别加入 5% 葡萄糖注射液 250ml 中，混合均匀，室温下保存。观察 4 小时内配伍溶液的外观变化，测定 pH 变化和主要成分的含量变化。结果发现，配伍溶液在 4 小时内保持黄褐色，澄清透明，无浑浊，无沉淀，无气泡产生，颜色在 4 小时内没有明显变化。pH 均保持在 4.85 左右；不溶性微粒数符合《中国药典》要求。HPLC 法检测的配伍溶液中丹红的 6 种成分（丹参素钠、原儿茶醛、咖啡酸、对香豆酸、迷迭香酸、丹酚酸 B）含量均稳定，4 小时内维生素 B_6 的含量在 5% 葡萄糖注射液中保持稳定（以 0 时浓度为 100%，维持在 94%~103%）。提示在实验条件下，丹红注射液与维生素 B_6 注射液可以在 5% 葡萄糖注射液中配伍使用。

【临床建议】可以配伍

丹红 + 罂粟碱（danhong+papaverine）

【临床证据】张奇芳等[1]在临床输液过程发现，当给予丹红注射液静脉滴注时，将盐酸罂粟碱注射液入滴斗同时输注，输液管内立刻出现白色絮状物。提示两药混合存在配伍禁忌。

【临床建议】配伍禁忌

丹红 + 转化糖（danhong+invert sugar）

【临床证据】黄华等[1]考察了丹红注射液（山东丹红制药）与转化糖注射液（上海长征富民金山制药，四川美大康佳乐药业）配伍的相容性和稳定性。将丹红注射液按说明书中最大临床使用浓度，与转化糖注射液进行配伍（体积浓度为 20%）。配伍溶液于室温条件静置 5 小时，分别在 0、1、2、3、4、5 小时时观察配伍溶液外观性状，测定 pH、不溶性微粒含量变化，测定溶液紫外光谱及最大吸收波长、主要成分含量百分比变化。结果发现配伍溶液 5 小时内澄清度与颜色均未发生改变，pH 在正常范围内略有变化（RSD ＜ 2.0%），且 pH 仍在静脉输液允许的范围内。0~5小时内紫外图谱无显著变化，最大吸收波长波动在 ±2nm 范围内。0~5 小时内不溶性微粒未发生显著变化，且在《中国药典》允许范围内。按照"中药注射剂法定标准项下含量"，采用 HPLC 法测定丹红注射液主要成分含量无明显变化。提示在实验条件下，丹红注射液与转化糖注射液可以配伍 5 小时。

【临床建议】可以配伍

丹红 + 转化糖电解质（danhong+invert sugar and electrolytes）

【临床证据】黄华等[1]考察了丹红注射液（山东丹红制药）与转化糖电解质注射液（扬子江药业集团上海海尼药业）配伍的相容性和稳定性。将丹红注射液按照说明书中最大临床使用浓度，与转化糖电解质注射液进行配伍（体积浓度为 20%）。配伍溶液于室温条件静置 5 小时，分别在 0、1、2、3、4、5 小时时观察配伍溶液外观性状，测定 pH、不溶性微粒含量变化，测定溶液紫外光谱及最大吸收波长、主要成分含量百分比变化。结果发现配伍溶液 5 小时内澄清度与颜色均未发生改变，pH 在正常范围内略有变化（RSD < 2.0%），且 pH 仍在静脉输液允许的范围内。0~5 小时内紫外图谱无显著变化，最大吸收波长波动在 ±2nm 范围内。0~5 小时内不溶性微粒未发生显著变化，且在《中国药典》允许范围内。按照"中药注射剂法定标准项下含量"，采用 HPLC 法测定丹红注射液主要成分含量无明显变化。提示在实验条件下丹红注射液与转化糖电解质注射液可以配伍 5 小时。

【临床建议】可以配伍

丹香冠心 + 维生素 B_1（danxiangguanxin+vitamin B_1）

【临床证据】陈慧琴等[1]在临床工作中发现，丹香冠心注射液与维生素 B_1 在注射器中混合后立即出现淡黄色絮状悬浮物。临床观察和实验结果提示两药在上述条件下混合存在配伍禁忌。

【临床建议】配伍禁忌

灯盏花素 + 阿米卡星（breviscapine+amikacin）

【临床证据】[药品说明书]"本品（灯盏花素注射剂）与氨基糖苷类药物（如硫酸庆大霉素）反应产生沉淀，避免与氨基糖苷类药物接触。"

【临床建议】配伍禁忌

灯盏花素 + 阿莫西林克拉维酸
（breviscapine+amoxicillin clavulanate）

【临床证据】范勤梅[1]在临床工作中输注注射用阿莫西林钠克拉维酸钾溶液（2.4g 溶于 0.9% 氯化钠注射液 100ml 中）完毕后，接续输注注射用灯盏花素溶液（50mg 溶于 5% 葡萄糖溶液 250ml 中），大约在更换输液 1 分钟后，莫菲氏滴管内迅速出现白色絮状物。立即停止输液，更换输液器，用 0.9% 氯化钠溶液冲管 10 分钟后，再输注 5% 灯盏花素葡萄糖溶液，患者无不良反应。作者随后进行了实验验证：将注射用阿莫西林钠克拉维酸钾 1.2g 溶于 0.9% 氯化钠注射液 10ml 中，将注射用灯盏花素 50mg 溶于 5% 葡萄糖注射液 2ml 中。取以上两种药液各 1ml 在试管中混匀后，试管内立即出现白色浑浊絮状液，放置 2 小时后仍呈白色浑浊絮状液。提示在临床和实验条件下，阿莫西林钠克拉维酸钾氯化钠溶液和灯盏花素葡萄糖溶液混合存在配伍禁忌。

【临床建议】配伍禁忌

灯盏花素 + 奥硝唑（breviscapine+ornidazole）

【临床证据】欧阳素英等[1]考察了注射用灯盏花素（万生联合制药）与奥硝唑氯化钠注射液（南京圣和药业）配伍的稳定性。模拟两种药物的临床用药浓度，将 5mg 奥硝唑溶于 0.9% 氯化钠注射液 100ml 中，将 25mg 灯盏花素溶于 0.9% 氯化钠注射液 250ml 中，然后将两种溶液等量混合，室温下静置。结果发现配伍溶液 3 分钟内仍然是澄明液体，5 分钟后开始出现白色絮状物。随着静置时间延长，配伍溶液的 pH 逐渐升高，从 3.3 升至 4.1，在 5 分钟出现白色絮状物时 pH 达到 3.9。提示在实验条件下，注射用灯盏花素的稀释液与奥硝唑氯化钠注射液混合存在配伍禁忌。

【临床建议】配伍禁忌

灯盏花素 + 卡那霉素（breviscapine+kanamycin）

【临床证据】[药品说明书]"本品（灯盏花素注射剂）与氨基糖苷类药物（如硫酸庆大霉素）反应产生沉淀，避免与氨基糖苷类药物接触。"

【临床建议】配伍禁忌

灯盏花素 + 硫普罗宁（breviscapine+tiopronin）

【临床证据】李丽琼等[1]在临床工作中发现，注射用灯盏花素（50mg 溶于 5% 葡萄糖注射液 500ml 中）输注完毕，在同一输液管路继续输注硫普罗宁（0.2g 溶于 5% 葡萄糖注射液 250ml 中）时，在莫菲氏滴管及滴管下约 5 厘米的输液管内出现淡黄色浑浊及絮状物，随后进行如下实验：分别用 5% 葡萄糖注射液 250ml 溶解或稀释注射用灯盏花素 25mg 和注射用硫普罗宁 0.1g，再各取 10ml 灯盏花素溶液和 10ml 硫普罗宁溶液直接在注射器中混合，混合液立刻变浑浊，10 分钟后有淡黄色絮状物形成，静置 60 分钟后浑浊及絮状物仍未消失。临床观察和实验结果提示两药在上述条件下混合存在配伍禁忌。

【临床建议】配伍禁忌

灯盏花素 + 氯化钠（breviscapine+sodium chloride）

【临床证据】宋红磊等[1]考察了灯盏花素注射液（石药银湖制药 5ml：20mg）与 0.9% 氯化钠注射液（青岛华仁制药，500ml/瓶）配伍的相容性和稳定性。用一次性无菌注射液抽吸 10ml 灭菌注射用水注入 50mg 灯盏花素注射液内摇匀，然后全部溶于 500ml 的 0.9% 氯化钠注射液中混合均匀，18℃下放置 8 小时。分别在 0、1、2、4、8 小时时观察溶液外观变化，测量 pH 和不溶性微粒变化，测定灯盏花素的百分含量（以 0 时为 100%）变化。结果发现，配伍溶液在 8 小时内保持澄明，均呈极淡的微黄色，且无沉淀、气泡生成；各时间点 pH 无显著变化；不溶性微粒直径符合标准；灯盏花素含量无显著变化（RSD < 3%）。提示在实验条件下，灯盏花素注射液与 0.9% 氯化钠注射液混合至少可以配伍 8 小时。

【临床建议】可以配伍

灯盏花素 + 脑蛋白水解物

（breviscapine+cerebroprotein hydrolysate）

【临床证据】蒋琼华[1]在临床工作中发现，注射用灯盏花素（20mg）输注完毕，在同一输液管路继续输注脑蛋白水解物时，在输液管中会出现乳白色絮状物，调换液体先后输注顺序仍存在上述现象。临床观察提示两药在临床条件下混合存在配伍禁忌。

【临床建议】配伍禁忌

灯盏花素 + 葡萄糖（breviscapine+dextrose）

【临床证据】谢来芬[1]在临床用药中发现，注射用灯盏花素（昆明龙津药业）加入 10% 葡萄糖注射液（武汉滨湖双鹤药业）中会出现颗粒状乳黄色沉淀物，随后取灯盏花素 20mg 分别加入 10% 葡萄糖注射液 100ml 及 0.9% 氯化钠注射液 100ml（山东鲁抗辰欣药业）中，在室温下放置 0~4 小时。结果发现，在 10% 葡萄糖注射液中，30 分钟后开始出现颗粒状乳黄色沉淀物，4 小时后颗粒状乳黄色沉淀物更多；在 0.9% 氯化钠注射液中未出现颗粒状乳黄色沉淀物，液体澄清。提示灯盏花素与 10% 葡萄糖注射液在上述条件下混合存在配伍禁忌。唐晓冰等[2]考察了注射用灯盏花素（昆明龙津制药）与 10% 葡萄糖注射液（四川科伦药业）配伍的相容性。用一次性注射器抽取注射用水 10ml 溶解注射用灯盏花素 50mg，然后全部转移到 10% 葡萄糖注射液 500ml 中，混合均匀后室温放置 8 小时，观察配伍溶液在 0、1、4、8 小时时外观变化。结果发现，不同批次的注射用灯盏花与批号为 B17082410 的 10% 葡萄糖注射液 500ml 配伍均出现浑浊现象，但与批号 T17053801-2 的 10% 葡萄糖注射液未发生浑浊现象。进一步研究发现，与注射用灯盏花素发生配伍禁忌的的 10% 葡萄糖注射液（批号为 B17082410）pH 低于 4.2，但是临床在与注射用灯盏花素配伍时无法确认 10% 葡萄糖注射液的准确 pH，因此临床应该避免配伍，建议优先选择 0.9% 氯化钠注射液作为溶媒。宋红磊[3] 考察了灯盏花素注射液（石药银湖制药 5ml ： 20mg）与 5% 葡萄糖注射液（青州尧王制药，100ml/ 瓶）、10% 葡萄糖注射液（华鲁制药，200ml/ 瓶）配伍的相容性和稳定性。用一次性无菌注射液抽吸 10ml 灭菌注射用水注入 50mg 灯盏花素注射液内摇匀，然后全部溶于 500ml 的 5% 葡萄糖注射液、10% 葡萄糖注射液中混合均匀，18℃下放置 8 小时。分别在 0、1、2、4、8 小时时观察溶液外观变化，测量 pH 和不溶性微粒变化，测定灯盏花素的百分含量（以 0 时为 100%）变化。结果发现，与 10% 葡萄糖注射液混合的配伍溶液在 0~4 小时内一直呈淡黄色，无颗粒，但 8 小时时开始出现轻微浑浊；与 5% 葡萄糖注射液的配伍溶液保持澄明，均呈极淡的微黄色，且无沉淀、气泡生成；各时间点 pH 无显著变化；与 5% 葡萄糖注射液混合的配伍溶液在 0~8 小时内不溶性微粒直径符合标准；与 10% 葡萄糖注射液混合的配伍溶液在 0~4 小时内不溶性微粒直径符合标准，但在 8 小时时超过《中国药典》标准规定；配伍溶液中灯盏花素含量无显著变化（RSD < 3%）。提示在实验条件下，灯盏花素注射液与 5% 葡萄糖注射液混合至少可以配伍 8 小时，与 10% 葡萄糖注射液混合至少可以配伍 4 小时。[**编者注：上述研究结论不一致，灯盏花素注射液能否与 10% 葡萄糖配伍取决于葡萄糖溶液的 pH 和混合时间，建议避免配伍。**]

【临床建议】配伍禁忌

灯盏花素 + 葡萄糖氯化钠（breviscapine+dextrose sodium chloride）

【临床证据】宋红磊[1] 考察了灯盏花素注射液（石药银湖制药 5ml ： 20mg）与 5% 葡萄糖氯化钠注射液（科伦制药，500ml/ 瓶）配伍的相容性和稳定性。用一次性无菌注射液抽吸 10ml 灭菌注射用水注入 50mg 灯盏花素注射液内摇匀，然后全部溶于 500ml 5% 葡萄糖氯化钠注射液中混合均匀，18℃下放置 8 小时。分别在 0、1、2、4、8 小时时观察溶液外观变化，测量 pH 和不溶性微粒变化，测定灯盏花素的百分含量（以 0 时为 100%）变化。结果发现，配伍溶液在 8 小时内保持澄明，均呈极淡微黄色，且无沉淀、气泡生成；各时间点 pH 无显著变化；在 0~4 小时内不溶性微粒直径符合标准，8 小时时超过《中国药典》标准规定；灯盏花素含量无显著变化（RSD < 3%）；提示在实验条件下，灯盏花素注射液与 5% 葡萄糖氯化钠注射液至少可以配伍 4 小时。

【临床建议】可以配伍

灯盏花素 + 庆大霉素（breviscapine+gentamicin）

【临床证据】［药品说明书］"本品（灯盏花素注射剂）与氨基糖苷类药物（如硫酸庆大霉素）反应产生沉淀，避免与氨基糖苷类药物接触。"

【临床建议】配伍禁忌

灯盏花素 + 碳酸氢钠（breviscapine+sodium bicarbonate）

【临床证据】唐爱当等[1]在临床工作中发现，灯盏花素与碳酸氢钠接续输注时在莫菲氏滴管内产生变色反应，原淡黄色澄清液体颜色明显变为深黄色。随后取配制好的灯盏花素注射液 2ml 与 5% 碳酸氢钠 2ml 在玻璃无菌试管中混合，立即由淡黄色变为深黄色，12 小时后出现沉淀物。按上述方法重复多次，均出现相同反应。临床观察和实验结果提示两药在上述条件下混合存在配伍禁忌。

【临床建议】配伍禁忌

灯盏花素 + 妥布霉素（breviscapine+tobramycin）

【临床证据】［药品说明书］"本品（灯盏花素注射剂）与氨基糖苷类药物（如硫酸庆大霉素）反应产生沉淀，避免与氨基糖苷类药物接触。"

【临床建议】配伍禁忌

灯盏细辛 + 氨茶碱（fleabane+aminophylline）

【临床证据】李梅云等[1]在临床配液过程中发现，使用同一注射器先配制氨茶碱（扬州中宝制药）溶液，注射器未用无菌液冲洗，接着抽吸灯盏细辛注射液（云南生物谷灯盏花药业）加入氯化钠注射液中，灯盏细辛溶液由茶色转变为暗草绿色。随后取配制好的灯盏细辛和氨茶碱以不同浓度混合，注射液变成浑浊的深草绿和淡黄色，冰箱内静置 24 小时后溶液颜色无变化。临床观察和实验结果提示两药在上述条件下混合存在配伍禁忌。

【临床建议】配伍禁忌

灯盏细辛 + 依诺沙星（fleabane+enoxacin）

【临床证据】陈玉皇等[1]在临床工作中发现，静脉滴注完灯盏细辛注射液（云南生物谷灯盏花药业），未用无菌液冲洗输液管，直接输注依诺沙星（山西普德药业）时，滴斗中立即出现淡黄色絮状沉淀。随后取依诺沙星注射液 5ml 分别注入两试管各 2.5ml，用另一注射器取两种浓度灯盏细辛注射液混合后分别出现棕褐色絮状沉淀和淡黄色絮状沉淀，冰箱放置 24 小时后均无变化。临床观察和实验结果提示两药在上述条件下混合存在配伍禁忌。

【临床建议】配伍禁忌

地尔硫䓬 + 氨茶碱（diltiazem+aminophylline）

【临床证据】[药品说明书]"盐酸地尔硫䓬（合贝爽）与其他药剂混合时，若 pH 超过 8.0，盐酸地尔硫䓬可能析出。"[编者注：氨茶碱的 pH 在 9.0 以上。]

【临床建议】配伍禁忌

地塞米松 + 昂丹司琼（dexamethasone+ondansetron）

【临床证据】McGuire 等[1]考察了昂丹司琼（终浓度 0.16mg/ml、0.64mg/ml）和地塞米松磷酸钠（终浓度 0.4mg/ml）在 0.9% 氯化钠或 5% 葡萄糖注射液中于 23~25℃混合 24 小时的配伍相容性和稳定性。观察混合物外观变化，测定微粒数量，HPLC 法测定药物浓度。结果发现，实验条件下昂丹司琼和地塞米松磷酸钠混合 24 小时无外观变化，药物浓度没有明显变化。Hagan 等[2]和 Evrard 等[3]也研究发现，昂丹司琼（浓度 0.1~0.76mg/ml）和地塞米松磷酸钠（浓度 0.2~0.43mg/ml）在 0.9% 氯化钠或 5% 葡萄糖注射液中混合，具有物理相容性，室温或冰箱 4℃保存 1~32 天也具有化学稳定性。杨丽娜[4]在临床应用中发现，输注昂丹司琼（8mg 溶于 5% 葡萄糖注射液 250ml 中）时给予地塞米松（5mg/ml）于莫菲氏滴管内注入，立即出现乳白色絮状物。随后抽取昂丹司琼注射液（2mg/ml）2ml，再抽取地塞米松磷酸钠注射液（5mg/ml）1ml 混合，注射器内立即出现絮状沉淀物。冀海锋等[5]在临床输液中发现，当在输液器滴斗内注入盐酸昂丹司琼后紧接着注入地塞米松磷酸钠注射液后，莫菲氏滴管内会出现白色絮状物。刘娜[6]也同样发现：在输注盐酸昂丹司琼后紧接着在滴斗内注入地塞米松磷酸钠注射液时，莫菲氏滴管内会立即出现白色絮状物。纪春青[7]在输注盐酸昂丹司琼注射液时，给予地塞米松磷酸钠注射液，经莫菲氏滴管（入壶）注射时，在莫菲氏滴管内会出现白色浑浊物沉淀，立即停止输液，更换输液管，患者未发生输液不良反应。作者随后进行了实验验证：按照临床实际配制方法，将盐酸昂丹司琼注射液 2ml（4mg）溶于 0.9% 氯化钠注射液 250ml 中，缓慢滴入地塞米松磷酸钠注射液时，两药交界处迅速变成乳白色，把药液充分混匀后出现白色絮状物。何萍[8]在临床工作中输注盐酸昂丹司琼注射液（哈尔滨三联药业，4mg 溶于 0.9% 氯化钠注射液 250ml 中，浓度 16mg/L），在输注过程中经莫菲氏滴管推注地塞米松注射液（泗水希尔康制药）20mg（浓度 5000mg/L），滴管内液体立刻出现白色的絮状沉淀物。立刻停止输液，更换输液器，用0.9% 氯化钠注射液冲管之后，患者没有出现不良反应。作者随后进行了实验验证：用 5ml 注射器吸取盐酸昂丹司琼注射液 2ml 加入 0.9% 氯化钠注射液 250ml 中，将地塞米松磷酸钠注射液 1ml（5mg）滴入，两种药液的交界处即刻变成乳白色。但是也有不同的研究结果，雷凯等[9]考察了盐酸昂丹司琼注射液和注射用地塞米松磷酸钠配伍的相容性和稳定性。模拟临床输液实际情况，在室温（25℃）不避光环境下，将临床常用量的盐酸昂丹司琼（宁波天衡药业，8mg：4ml）8mg 溶于 5% 葡萄糖注射液或 0.9% 氯化钠注射 100ml 液输液袋中（80mg/L），将注射用地塞米松磷酸钠（马鞍山丰原制药，5mg/ 支）10mg 或 20mg 先溶于注射用水中，然后稀释到上述昂丹司琼输液中（分别为 100mg/L 和 200mg/L），配伍溶液室温放置 24 小时。分别在 0、3、6、24 小时观察配伍溶液外观变化，测定不溶性微粒、pH 以及盐酸昂丹司琼和地塞米松磷酸钠的药物浓度变化。结果发现配伍溶液在 24 小时内的各个时间点均无浑浊、无变色、无沉淀和气体产生等，不溶性微粒符合标准规定，pH 和两种药物浓度保持恒定。提示临床条件下，盐酸昂丹司琼氯化钠输液和地塞米松磷酸钠高浓度原液（5000mg/L）混合存在配伍禁忌，但是盐酸昂丹司琼稀释溶液与地塞米松磷酸钠稀释溶液（如 200mg/L）可以配伍，建议临床谨慎配伍。

【临床建议】谨慎配伍

地塞米松 + 酚磺乙胺（dexamethasone+etamsylate）

【临床证据】孔小玉等[1]对一例眼科患者接受 0.9% 氯化钠注射液 250ml+ 地塞米松磷酸钠 5.0mg+ 酚磺乙胺 3.0g 静脉滴注的配伍合理性产生质疑，建议分开输液，并进行实验验证：将酚磺乙胺 3g 溶于 0.9% 氯化钠注射液 250ml 中，溶液呈澄明状；再将地塞米松磷酸钠溶液 1ml（5mg）加入上述酚磺乙胺稀释溶液中，室温放置 6 小时，观察配伍溶液的外观变化。结果发现 6 小时后溶液仍为澄明液体。作者所在基层单位没有测定 pH 的条件，但是理论分析认为：酚磺乙胺为对苯二酚结构，酚羟基具有一定弱酸性，查其 pH 为 5。因此与地塞米松磷酸钠注射液混合可能发生酸碱中和反应而影响药物的疗效。此外在碱性环境中酚磺乙胺容易被氧化，发生结构变化，导致酚磺乙胺止血作用下降。虽然没有相应的 pH 检测结果和地塞米松磷酸钠、酚磺乙胺的含量测定结果，但作者认为地塞米松磷酸钠和酚磺乙胺溶液混合存在配伍禁忌。[编者注：建议谨慎配伍。]

【临床建议】谨慎配伍

地塞米松 + 甘油果糖氯化钠
（dexamethasone+glycerol fructose and sodium chloride）

【临床证据】周海峰等[1]考察了地塞米松磷酸钠注射液（辰欣药业，1ml：5mg）和甘油果糖氯化钠注射液（四川科伦药业，250ml：25g）配伍的稳定性和相容性。用注射器吸取地塞米松磷酸钠注射液5mg注入250ml甘油果糖氯化钠注射液中，摇匀。配伍溶液室温下放置4小时，分别在0、0.5、1、2、4小时观察外观变化（有无沉淀、絮凝物、气泡生成，是否有颜色变化），按《中国药典》（2020年版）不溶性微粒检查法中的光阻法进行不溶性微粒测定，测定pH（每个时间点平行检测2次，取均值作为结果），采用HPLC法测定地塞米松磷酸钠的含量。结果发现，配伍溶液在4小时内未发生沉淀或产生气泡，颜色无明显变化，外观检查符合质量标准要求，且pH、不溶性微粒以及地塞米松磷酸钠的含量百分比（以0时为100%）均没有明显的变化，提示在实验条件下地塞米松磷酸钠注射液和甘油果糖氯化钠注射液至少可以配伍4小时。

【临床建议】可以配伍

地塞米松 + 氯胺酮（dexamethasone+ketamine）

【临床证据】Watson等[1]考察了地塞米松磷酸钠和盐酸氯胺酮在聚丙烯注射器中混合皮下注射时的相容性和稳定性。地塞米松磷酸钠（1mg）和盐酸氯胺酮（50mg和600mg）溶于14ml 0.9%氯化钠注射液中，分别于4、23和37℃下混合8天，考察混合物颜色、颗粒和pH变化，HPLC法测定药物浓度。结果发现，两药混合后保持澄清和无色，pH变化在0.05个单位内，两种药物浓度保持在起始浓度的98%。提示在实验条件下，地塞米松磷酸钠和盐酸氯胺酮混合8天不存在配伍禁忌。

【临床建议】可以配伍

地塞米松 + 维生素 B_6（dexamethasone+vitamin B_6）

【临床证据】柴静等[1]对地塞米松磷酸钠和维生素 B_6 配伍后不同时间、不同温度下的pH值及外观变化情况，以及在其他治疗药物不变的情况下，两药混合静脉滴注和分开静脉滴注时，对同一化疗方案疗效、胃肠道反应（恶心、呕吐）及有无配伍禁忌现象进行观察。地塞米松注射液（广州白云山制药厂）和维生素 B_6 注射液（蚌埠生化制药厂）的pH分别为8.20和2.85，两组pH梯度差大，从理论上两药配伍可能产生浑浊或沉淀、变色等现象，但实验结果显示，除pH有变化外，无其他异常现象产生。将其他厂生产的两药直接混合，在比色管中放置72小时（室温下密封）也未出现变色、浑浊和沉淀。经临床十几年的应用观察，亦未见异常反应，说明地塞米松注射液和维生素 B_6 注射液可配伍使用。临床观察和实验结果提示两药在上述条件下混合不存在配伍禁忌。[**编者注：此研究仅仅考察了物理相容性，未对化学稳定性进行考察，所以提示为谨慎配伍**]

【临床建议】谨慎配伍

地塞米松 + 依诺沙星（dexamethasone+enoxacin）

【临床证据】石兰[1]在临床应用葡萄糖酸依诺沙星静脉滴注过程中，给予地塞米松 5mg 入莫菲氏滴管混合滴注，发现两种药物混合后莫菲氏滴管中立即出现白色絮状沉淀物。随后取葡萄糖酸依诺沙星 5ml，再抽取地塞米松 1ml 直接在注射器内混合，立即出现白色絮状沉淀物，放置 24 小时无改变。李桂琴[2]在临床工作中发现，在输入依诺沙星（诺佳）过程中，地塞米松 5mg 经"小壶"（滴斗）内加入，当时无异常改变，约 7 分钟后莫菲氏滴管中呈现乳白色絮状沉淀。随后进行了验证实验：用 5ml 注射器抽取依诺沙星原液 3ml，抽出针栓（模拟莫菲氏滴管），插入橡胶塞封住针尖，用另一只注射器抽取地塞米松 5mg 加入依诺沙星溶液中，结果发现开始 1~2 分钟外观无变化，3~4 分钟后管内呈微乳白色半透明颗粒状，7~8 分钟后完全呈乳白色且均匀、浑浊，9~10 分钟后针管内出现大片乳白色胶冻状团块，静置 1 小时后无变化。临床观察和实验结果提示两药在上述条件下混合存在配伍禁忌。

【临床建议】配伍禁忌

地西泮 + 氯化钠（diazepam+sodium chloride）

【临床证据】安定（地西泮）注射液临床常常以肌内或缓慢静脉注射方式给药，但地西泮与氯化钠注射液混合经静脉注射时可产生白色浑浊。徐永昭等[1]研究发现，白色浑浊现象与氯化钠注射液的 pH（4.5~7.0）、温度（10~40℃）和存放时间（1~8 小时）无关。地西泮为白色或类白色结晶性粉末，微溶于水（1∶400），其注射液的溶剂含 10% 丙二醇、40% 乙醇、5% 苯甲酸钠和苯甲酸、15% 苯甲醇以及少量注射用水，当与 5% 葡萄糖或 0.9% 氯化钠或乳酸钠注射液配伍时析出沉淀，是因为地西泮在水中溶解度低所致。地西泮注射液与氯化钠注射液配伍时，氯化钠注射液的量小于 60ml 则会产生白色浑浊，不宜静脉注射。卢佳燕[2]在临床工作中遵医嘱将地西泮注射液 5mg 加入正在输注 0.9% 氯化钠注射液的输液器莫菲氏滴管中，结果发现莫菲氏滴管内溶液混合处即刻出现白色絮状物。立即停止输液，患者未出现不良后果。作者随后进行了实验验证：用一次性注射器抽取 2ml 地西泮注射液加入 0.9% 氯化钠注射液的输液器莫菲氏滴管中，液体混合处立即出现白色絮状物。絮状物静置 24 小时无改变，晃动后仍存在。提示在临床和实验条件下，地西泮注射液与 0.9% 氯化钠注射液混合时存在配伍禁忌，应避免在输注 0.9% 氯化钠注射液时经莫菲氏滴管内加入地西泮注射液。

【临床建议】配伍禁忌

地西泮 + 葡萄糖（diazepam+dextrose）

【临床证据】袁萍[1] 在临床工作中输注地西泮注射溶液（天津金耀氨基酸，100mg 或 80mg 注入 5% 葡萄糖注射液 500ml 中）。在配制输液时，将地西泮注射液 100mg 或 80mg 用 20ml 注射器抽吸后快速注入 5% 葡萄糖注射液中，观察到有 5 例患者的输液管路中出现了不同程度的乳白色浑浊物或浅黄色块状物、乳白色浑浊物、浅黄色块状物。作者随后进行了实验验证，发现：①将地西泮注射液小剂量（10、20、30mg）快速注入 5% 葡萄糖注射液 500ml 中，溶液是无色透明液体，而注入较大剂量（40~100mg）则会出现不同程度的乳白色浑浊物或浅黄色块状物；②将地西泮注射液小剂量（10~50mg）缓慢注入 5% 葡萄糖注射液 500ml 中，溶液是无色透明液体，而注入较大剂量（60~100mg）则会出现不同程度的乳白色浑浊物或浅黄色块状物；③将地西泮注射液（10~90mg）分次（每次 10mg）缓慢注入 5% 葡萄糖注射液 500ml 中，并在注射过程中摇晃，溶液是无色透明液体，而用 100mg 分次缓慢注入会出现浅黄色块状物。作者认为地西泮与葡萄糖注射液的配伍相容性与地西泮的浓度和混合速度相关，避免与大剂量（>100mg）地西泮配伍。卢佳燕[2] 在临床工作中将地西泮注射液 5mg 加入正在输注 5% 葡萄糖注射液的输液器莫菲氏滴管中，结果莫菲氏滴管内溶液接触混合后即刻出现白色絮状物。立即停止输液，患者未出现不良后果。作者随后进行了实验验证：用一次性注射器抽取 2ml 地西泮注射液加入 5% 葡萄糖注射液的输液器莫菲氏滴管中，液体混合处立即出现白色絮状物。絮状物静置 24 小时无改变，晃动后仍存在。提示在临床和实验条件下，地西泮注射液与 5% 葡萄糖注射液混合时存在配伍禁忌，应避免在输注 5% 葡萄糖注射液时经莫菲氏滴管内快速加入地西泮注射液。

【临床建议】配伍禁忌

地西泮 + 乳酸钠林格（diazepam+sodium lactate Ringer's）

【临床证据】孙媛等[1] 在临床工作中静脉输注乳酸钠林格液，然后通过三通器推注地西泮注射液时，发现管腔内出现白色絮状物，随后变为乳白色浑浊物，迅速蔓延至整个管腔，立即关闭调节夹，更换输液器，监测生命体征，患者无不适感。作者随后进行了实验验证：取 5ml 乳酸钠林格液加入无菌干燥试管中，再取 1ml 地西泮注射液加入盛有 5ml 乳酸钠林格液的试管中，试管中的液体立即出现白色晶体絮状物，30 秒后变为乳白色浑浊物，静置 5、15、30 分钟后颜色仍未消失。临床实践和实验证实地西泮注射液和乳酸钠林格液混合存在配伍禁忌，临床应该避免配伍或在同一管路输注。

【临床建议】配伍禁忌

地西泮 + 异甘草酸镁
（ diazepam+magnesium isoglycyrrhizinate ）

【临床证据】王金峰等[1]在临床工作中输注异甘草酸镁注射液（江苏正大天晴药业）完毕后，接续输注安定（地西泮）注射液时，地西泮与莫菲氏滴管内残余的异甘草酸镁注射液混合时出现白色浑浊物。立即暂停输液，更换输液器和输液，或在两种输液之间使用 0.9% 氯化钠注射液冲管，则不会出现上述白色浑浊物。作者随后进行了实验验证：按照临床应用方法实际配制，将 0.1g 异甘草酸镁注射液加入 5% 葡萄糖注射液 250ml 中稀释。用 20ml 注射器抽取 15ml 异甘草酸镁稀释液，然后用该注射器再抽取少量地西泮注射液原液。结果发现，注射器中即刻出现白色浑浊物，重复多次，反应一致。临床实践和实验研究均提示，在上述条件下地西泮注射液与异甘草酸镁输液混合存在配伍禁忌。

【临床建议】配伍禁忌

地佐辛 + 兰索拉唑（ dezocine+lansoprazole ）

【临床证据】王慧娟等[1]在临床工作中给予患者地佐辛注射液 5mg 静脉注射，注射用兰索拉唑 30mg（溶于 0.9% 氯化钠注射液 2ml 中）静脉注射，当抽取第 2 种液体时，在地佐辛余液与兰索拉唑输液混合交界处迅速出现乳白色絮状沉淀物，立即回抽，并用生理盐水冲管，重新更换液体再次静脉注射，患者未出现不良反应。随后作者进行了实验验证：将地佐辛注射液 5mg 加 0.9% 氯化钠注射液 1ml 稀释，将注射用兰索拉唑 30mg 加 0.9% 氯化钠注射液 2ml 稀释。将两种注射液置于同一容器内混合，混合溶液立即出现乳白色絮状沉淀物，静置 30 分钟、1 小时后变为白色，沉淀物保持原态，摇晃后不消失。提示在临床和实验条件下，地佐辛注射液与兰索拉唑输液混合存在配伍禁忌。

【临床建议】配伍禁忌

低分子肝素 + 地塞米松
（ low molecular weight heparin+dexamethasone ）

【临床证据】曾竹[1]在临床工作中遵医嘱在血液净化治疗前 30 分钟

给予低分子量肝素钙注射液 6000IU 和地塞米松磷酸钠注射液 5mg 通过留置针缓慢静脉注射。在注射完低分子量肝素钙注射液后，接续注射地塞米松磷酸钠时，在留置针内出现白色浑浊液体。立即拔出留置针，并重新建立静脉通道，患者未出现不良反应。作者随后进行了实验验证：直接用 5ml 注射器抽取低分子量肝素钙注射液（6000IU/ 支）和地塞米松磷酸钠注射液（5mg/ 支）在注射器内混合，针筒内立即出现白色浑浊物，振荡后不消失，静置 24 小时后该浑浊物仍未澄清并逐渐凝固。提示在临床和实验条件下，低分子量肝素钙注射液与地塞米松磷酸钠注射液原液直接混合存在配伍禁忌。

【临床建议】配伍禁忌

碘格利酸 + 罂粟碱（ioglicic acid+papaverine）

【临床证据】Irving 等[1]通过体外研究发现，盐酸罂粟碱和造影剂碘格利酸混合后可出现沉淀，临床应该避免血管造影时在同一容器或同一输液通路中配伍盐酸罂粟碱和碘格利酸。

【临床建议】配伍禁忌

碘克沙酸 + 妥拉唑啉（ioxaglate+tolazoline）

【临床证据】Zagoria 等[1]考察了低渗显影碘克沙酸葡胺钠和扩血管药物妥拉唑啉混合后的化学相容性。结果发现，两者混合后出现了短暂性的不混溶性，临床应该避免在同一容器或同一通路配伍使用。

【临床建议】配伍禁忌

碘克沙酸 + 罂粟碱（ioxaglate+papaverine）

【临床证据】Zagoria 等[1]考察了低渗显影碘克沙酸葡胺钠和扩血管药物盐酸罂粟碱混合后的化学相容性。结果发现，两者混合后出现了白色晶体沉淀，临床应该避免在同一容器或同一通路配伍使用。Shah[2] 等也报道了 1 例行血管造影时合用低渗显影碘克沙酸葡胺钠与罂粟碱导致血管短暂性栓塞的案例。

【临床建议】配伍禁忌

丁苯酞 + 奥硝唑（butylphthalide+ornidazole）

【临床证据】张淑慧等[1]考察了丁苯酞氯化钠注射液与奥硝唑氯化钠注射液在临床常用浓度下等体积（10ml）混合后的稳定性。配伍溶液在 25℃静置 4 小时，观察 0、1、2、3.5 和 4 小时各比色管的外观变化，测定 pH 变化，用 HPLC 法测定丁苯酞的含量变化。结果发现，丁苯酞氯化钠溶液与奥硝唑氯化钠注射液配伍后 3.5 小时内外观无明显变化，溶液澄清透明，无气体或沉淀产生，各时间段 pH 变化微小，各时间段配伍溶液中丁苯酞峰面积变化微小。丁苯酞和奥硝唑含量变化的百分比（以0时浓度为100%）均小于5%。提示在实验条件下，丁苯酞氯化钠注射液与奥硝唑氯化钠注射液可以在3.5小时内配伍 [**编者注：该研究未考察配伍溶液不溶性微粒数变化及是否符合《中国药典》规定。**]

【临床建议】可以配伍

丁苯酞 + 维生素 C（butylphthalide+vitamin C）

【临床证据】张淑慧等[1]考察了丁苯酞氯化钠注射液与维生素 C 注射液在临床常用浓度下等体积 10ml 混合后的稳定性。配伍溶液在 25℃静置 4 小时，观察 0、1、2、4 小时各比色管的外观变化，测定 pH 变化，用 HPLC 法测定丁苯酞的含量变化。结果发现，丁苯酞氯化钠注射液与维生素 C 注射液配伍 4 小时内外观无明显变化，溶液澄清透明，无气体或沉淀产生，各时间段 pH 变化微小，配伍溶液中丁苯酞峰面积变化微小，丁苯酞和维生素 C 含量变化百分比（以 0 时浓度为 100%）均小于 5%。提示在实验条件下，丁苯酞氯化钠注射液与维生素 C 注射液可以在 4 小时内保持配伍相容和稳定。[**编者注：该研究未考察配伍溶液不溶性微粒数变化及是否符合《中国药典》规定。**]

【临床建议】可以配伍

丁二磺酸腺苷蛋氨酸 + 多烯磷脂酰胆碱

（ademetionine1,4-butanedisulfonate+polyene phosphatidylcholine）

【临床证据】邹炜炜等[1]在临床工作中输注多烯磷脂酰胆碱注射溶液(意大利 HospiraS.P.A，465mg 溶于 5% 葡萄糖注射液 250ml 中)完毕后，接续输注丁二磺酸腺苷蛋氨酸（北京 AventisPharmaS，0.5g 溶于 5% 葡萄糖注射液 250ml 中），当两种溶液在莫菲氏滴管内混合时即刻形成白色絮状浑浊物。立即关闭输液调节器，更换输液器，用 0.9% 氯化钠注射液冲管，患者未发生不良反应。作者随后进行了实验验证：将注射用丁二磺酸腺苷蛋氨酸 0.5g 用专用溶剂 5ml 溶解后，稀释于 5% 葡萄糖注射液 250ml 中，将多烯磷脂酰胆碱注射液 232.5mg 溶于 5% 葡萄糖注射液 250ml 中。用 5ml 一次性注射器分别抽取上述两种注射液各 1ml，直接在输液器中混合，立即出现白色絮状浑浊物。提示在临床和实验条件下，注射用丁二磺酸腺苷蛋氨酸与多烯磷脂酰胆碱注射液在 5% 葡萄糖注射液中混合存在配伍禁忌。

【临床建议】配伍禁忌

丁二磺酸腺苷蛋氨酸 + 拉氧头孢

（ademetionine1,4-butanedisulfonate+latamoxef）

【临床证据】徐红等[1]考察了注射用丁二磺酸腺苷蛋氨酸（浙江海正药业）与注射用拉氧头孢钠（海南海灵化学制药）配伍相容性的情况。验证实验：①将注射用丁二磺酸腺苷蛋氨酸 0.5g 用专用溶剂溶解，然后加入 5% 葡萄糖注射液 100ml 中（此时溶液 pH=7.1）；②不用专用溶媒溶解，而是直接溶解到 5% 葡萄糖注射液 100ml 中（pH=1.8）。再将注射用拉氧头孢钠 0.25g 溶于 0.9% 氯化钠注射液 100ml。取 5ml 丁二磺酸腺苷蛋氨酸葡萄糖稀释液加入拉氧头孢钠稀释溶液中，观察是否有浑浊出现；再依次将配伍溶液碱化至 pH=12，再酸化至 pH=2，再碱化至 pH=12。结果发现，用专用溶剂溶解丁二磺酸腺苷蛋氨酸配制的配伍溶液保持澄清，碱化后仍然保持澄清，酸化保持澄清，再次碱化后仍保持澄清。注射用丁二磺酸腺苷蛋氨酸直接溶于 5% 葡萄糖注射液后形成的配伍溶液(pH=1.8)加入注射用拉氧头孢中形成的配伍溶液是澄清的，再碱化后保持澄清。进一步研究发现，含酶抑制剂（舒巴坦钠、他唑巴坦钠）的抗菌药物产生浑浊可能是由于在酸性条件下舒巴坦钠、他唑巴坦钠变成了舒巴坦、他唑巴坦而析出沉淀或浑浊，加碱后恢复成舒巴坦钠、他唑巴坦钠而复溶。而注射用丁二磺酸腺苷蛋氨酸专用溶剂为碱性（包含 L- 赖氨酸、氢氧化钠、注射用水），使用专用溶剂溶解后再溶于 5% 葡萄糖注射液后是中性（pH=7.1）。因此必须按照说明书的要求 "注射用冻干粉针须在临用前用所附溶剂溶解"。考虑到该研究未考察配伍溶液的不溶性微粒数、拉氧头孢等主要成分含量的变化，临床应该谨慎配伍。

【临床建议】谨慎配伍

丁二磺酸腺苷蛋氨酸 + 美洛西林舒巴坦

（ademetionine1,4-butanedisulfonate+mezlocillin sulbactam）

【临床证据】徐红等[1]在工作中发现注射用美洛西林钠舒巴坦钠与注射用丁二磺酸腺苷蛋氨酸在连续输注时（未冲管），输液管路中会有白色浑浊出现。因此考察了注射用丁二磺酸腺苷蛋氨酸（浙江海正药业）与两种厂家的注射用美洛西林钠舒巴坦钠（海南通用三洋药业和瑞阳制药）配伍相容性的情况。①将注射用丁二磺酸腺苷蛋氨酸 0.5g 用专用溶剂溶解，然后加入 5% 葡萄糖注射液 100ml 中（此时溶液 pH=7.1），或者②不用专用溶媒溶解，而是直接溶解到 5% 葡萄糖注射液 100ml 中（pH=1.8）。再将注射用美洛西林钠舒巴坦钠（两个品种，0.625g 或 1.25g）溶于 0.9% 氯化钠注射液 100ml。取 5ml 丁二磺酸腺苷蛋氨酸葡萄糖稀释液加入美洛西林钠舒巴坦钠稀释溶液中，观察是否有浑浊出现；再依次将配伍溶液碱化至 pH=12，再酸化至 pH=2，再碱化至 pH=12。结果发现，用专用溶剂溶解丁二磺酸腺苷蛋氨酸配制的配伍溶液保持澄清，碱化后仍然保持澄清，但是酸化后出现了浑浊，再次碱化后重新变澄清。但是注射用丁二磺酸腺苷蛋氨酸直接溶于 5% 葡萄糖注射液后形成的配伍溶液（pH=1.8）加入注射用美洛西林钠舒巴坦钠中形成的配伍溶液出现浑浊，再碱化后浑浊消失。进一步研究发现，加酶抑制剂（舒巴坦钠、他唑巴坦钠）的抗菌药物产生浑浊可能是由于此类药物中舒巴坦钠、他唑巴坦钠在酸性条件下变成了舒巴坦、他唑巴坦而析出或浑浊，加碱后又恢复成舒巴坦钠、他唑巴坦钠而复溶。而注射用丁二磺酸腺苷蛋氨酸专用溶剂为碱性（包含 L- 赖氨酸、氢氧化钠、注射用水），使用专用溶剂溶解后再溶于 5% 葡萄糖注射液后是中性（pH=7.1）。因此必须按照说明书的要求"注射用冻干粉针须在临用前用所附溶剂溶解"。考虑到该研究未考察配伍溶液不溶性微粒数、主要成分含量的变化，临床应该谨慎配伍。

【临床建议】谨慎配伍

丁二磺酸腺苷蛋氨酸 + 哌拉西林舒巴坦

（ademetionine1,4-butanedisulfonate+piperacillin tazobactam）

【临床证据】徐红等[1]考察了注射用丁二磺酸腺苷蛋氨酸（浙江海正药业）与注射用哌拉西林钠舒巴坦钠（哈药集团制药总厂）配伍相容性的情况。验证实验：①将注射用丁二磺酸腺苷蛋氨酸 0.5g 用专用溶剂溶解，然后加入 5% 葡萄糖注射液 100ml 中（此时溶液 pH=7.1）；②不用专用溶媒溶解，而是直接溶解到 5% 葡萄糖注射液 100ml 中（pH=1.8）。再将注射用哌拉西林钠舒巴坦钠 1.25g 溶于 0.9% 氯化钠注射液 100ml。取 5ml 丁二磺酸腺苷蛋氨酸葡萄糖稀释液加入哌拉西林钠舒巴坦钠稀释溶液中，观察是否有浑浊出现；再依次将配伍溶液碱化至 pH=12，再酸化至 pH=2，再碱化至 pH=12。结果发现，用专用溶剂溶解丁二磺酸腺苷蛋氨酸配制的配伍溶液保持澄清，碱化后仍然保持澄清，酸化后出现了浑浊，再次碱化后重新变澄清。但是注射用丁二磺酸腺苷蛋氨酸直接溶于 5% 葡萄糖注射液后（pH=1.8）加入注射用哌拉西林钠舒巴坦钠中形成的配伍溶液出现浑浊，再碱化后浑浊消失。进一步研究发现，加酶抑制剂（舒巴坦钠、他唑巴坦钠）的抗菌药物产生浑浊可能是由于此类药物中舒巴坦钠、他唑巴坦钠在酸性条件下变成了舒巴坦、他唑巴坦而析出沉淀或浑浊，加碱后恢复成舒巴坦钠、他唑巴坦钠而复溶。而注射用丁二磺酸腺苷蛋氨酸专用溶剂为碱性（包含 L- 赖氨酸、氢氧化钠、注射用水），使用专用溶剂溶解后再溶于 5% 葡萄糖注射液后是中性（pH=7.1）。因此必须按照说明书的要求"注射用冻干粉针须在临用前用所附溶剂溶解"。考虑到该研究未考察配伍溶液的不溶性微粒数、主要成分含量的变化，临床应该谨慎配伍。

【临床建议】谨慎配伍

丁二磺酸腺苷蛋氨酸 + 哌拉西林他唑巴坦
（ademetionine1,4-butanedisulfonate+piperacillin tazobactam）

【临床证据】张彬娥等[1]在临床工作中连续静脉滴注丁二磺酸腺苷蛋氨酸注射液与哌拉西林钠他唑巴坦钠注射液，当两种输液在莫菲氏滴管中混合时，输液管中出现乳白色浑浊。立即停止输液，更换输液器，用 0.9% 氯化钠注射液冲管后，患者未发生输液反应。作者随后进行了实验验证：将注射用丁二磺酸腺苷蛋氨酸 0.5g 溶于 0.9% 氯化钠注射液 100ml中，将注射用哌拉西林钠他唑巴坦钠 4.5g 溶于 0.9% 氯化钠注射液 100ml中，用一次性注射器分别抽取上述两种输液 10ml 注入无菌玻璃试管中混合，试管中配伍溶液立即变成乳白色浑浊液。徐红等[2]考察了注射用丁二磺酸腺苷蛋氨酸（浙江海正药业）与注射用哌拉西林钠他唑巴坦钠（齐鲁制药）配伍相容性的情况。①将注射用丁二磺酸腺苷蛋氨酸 0.5g 用专用溶剂溶解，然后加入 5% 葡萄糖注射液 100ml 中（此时溶液 pH=7.1），或者②不用专用溶媒溶解，而是直接溶解到 5% 葡萄糖注射液 100ml 中（pH=1.8）。再将注射用哌拉西林钠他唑巴坦钠 0.5625g 溶于 0.9% 氯化钠注射液 100ml。取 5ml 丁二磺酸腺苷蛋氨酸葡萄糖稀释液加入哌拉西林钠他唑巴坦钠稀释溶液中，观察是否有浑浊出现；再依次将配伍溶液碱化至 pH=12，再酸化至 pH=2，再碱化至 pH=12。结果发现，用专用溶剂溶解丁二磺酸腺苷蛋氨酸配制的配伍溶液保持澄清，碱化后仍然保持澄清，但是酸化后出现了浑浊，再次碱化后重新变澄清。但是注射用丁二磺酸腺苷蛋氨酸直接溶于 5% 葡萄糖注射液后（pH=1.8）加入注射用哌拉西林钠他唑巴坦钠后形成的配伍溶液出现浑浊，再碱化后浑浊消失。进一步研究发现，加酶抑制剂（舒巴坦钠、他唑巴坦钠）的抗菌药物产生浑浊可能是由于此类药物中舒巴坦钠、他唑巴坦钠在酸性条件下变成了舒巴坦、他唑巴坦而析出或浑浊，加碱后恢复成舒巴坦钠、他唑巴坦钠而复溶。而注射用丁二磺酸腺苷蛋氨酸专用溶剂为碱性（包含 L- 赖氨酸、氢氧化钠、注射用水），使用专用溶剂溶解后再溶于 5% 葡萄糖注射液后是中性（pH=7.1）。因此必须按照说明书的要求"注射用冻干粉针须在临用前用所附溶剂溶解"。考虑到该研究未考察配伍溶液的不溶性微粒数、主要成分含量的变化，临床应该谨慎配伍。

【临床建议】谨慎配伍

丁二磺酸腺苷蛋氨酸 + 青霉素
（ademetionine1,4-butanedisulfonate+penicillin）

【临床证据】徐红等[1]考察了注射用丁二磺酸腺苷蛋氨酸（浙江海正药业）与注射用青霉素钠（山东鲁抗医药）配伍相容性的情况。①将注射用丁二磺酸腺苷蛋氨酸 0.5g 用专用溶剂溶解，然后加入 5% 葡萄糖注射液 100ml 中（此时溶液 pH=7.1），或者②不用专用溶媒溶解，而是直接溶解到 5% 葡萄糖注射液 100ml 中（pH=1.8）。再将注射用青霉素钠 0.96g 溶于 0.9% 氯化钠注射液 100ml。取 5ml 丁二磺酸腺苷蛋氨酸葡萄糖稀释液加入青霉素钠稀释溶液中，观察是否有浑浊出现；再依次将配伍溶液碱化至 pH=12，再酸化至 pH=2，再碱化至 pH=12。结果发现，用专用溶剂溶解丁二磺酸腺苷蛋氨酸配制的配伍溶液保持澄清，碱化后仍然保持澄清，但是酸化后出现了浑浊，再次碱化后重新变澄清。但是注射用丁二磺酸腺苷蛋氨酸直接溶于 5% 葡萄糖注射液后（pH=1.8）加入青霉素钠中形成的配伍溶液出现浑浊，再碱化后浑浊消失。进一步研究发现，青霉素钠可能在酸性条件下不稳定，生成青霉酸和青霉醛酸而出现浑浊，加碱后复溶。而注射用丁二磺酸腺苷蛋氨酸专用溶剂为碱性（包含 *L*- 赖氨酸、氢氧化钠、注射用水），使用专用溶剂溶解后再溶于 5% 葡萄糖注射液后是中性（pH=7.1）。因此必须按照说明书的要求"注射用冻干粉针须在临用前用所附溶剂溶解"。考虑到该研究未考察配伍溶液的不溶性微粒数、主要成分含量的变化，临床应该谨慎配伍。

【临床建议】谨慎配伍

丁二磺酸腺苷蛋氨酸 + 头孢他啶
（ademetionine1,4-butanedisulfonate+ceftazidime）

【临床证据】徐红等[1]考察了注射用丁二磺酸腺苷蛋氨酸（浙江海正药业）与注射用头孢他啶（海南海灵化学制药）配伍相容性的情况。①将注射用丁二磺酸腺苷蛋氨酸 0.5g 用专用溶剂溶解，然后加入 5% 葡萄糖注射液 100ml 中（此时溶液 pH=7.1），或者②不用专用溶媒溶解，而是直接溶解到 5% 葡萄糖注射液 100ml 中（pH=1.8）。再将注射用头孢他啶 1.0g 溶于 0.9% 氯化钠注射液 100ml。取 5ml 丁二磺酸腺苷蛋氨酸葡萄糖稀释液加入稀释溶液中，观察是否有浑浊出现；再依次将配伍溶液碱化至 pH=12，再酸化至 pH=2，再碱化至 pH=12。结果发现，用专用溶剂溶解丁二磺酸腺苷蛋氨酸配制的配伍溶液保持澄清，碱化后仍然保持澄清，酸化后仍然澄清，再次碱化后仍然澄清。注射用丁二磺酸腺苷蛋氨酸直接溶于 5% 葡萄糖注射液后形成的配伍溶液（pH=1.8）加入头孢他啶中形成的配伍溶液保持澄清，再碱化后仍然澄清。进一步研究发现含酶抑制剂（舒巴坦钠、他唑巴坦钠）的抗菌药物产生浑浊可能是由于此类药物在酸性条件下舒巴坦钠、他唑巴坦钠变成了舒巴坦、他唑巴坦而析出或浑浊，加碱后恢复成舒巴坦钠、他唑巴坦钠而复溶。而注射用丁二磺酸腺苷蛋氨酸专用溶剂为碱性（包含 L- 赖氨酸、氢氧化钠、注射用水），使用专用溶剂溶解后再溶于 5% 葡萄糖注射液后是中性（pH=7.1）。因此必须按照说明书的要求"注射用冻干粉针须在临用前用所附溶剂溶解"。考虑到该研究未考察配伍溶液的不溶性微粒数、头孢他啶等主要成分含量的变化，临床应该谨慎配伍。

【临床建议】谨慎配伍

丁二磺酸腺苷蛋氨酸 + 依替米星
（ademetionine1,4-butanedisulfonate+etimicin）

【临床证据】徐红等[1]考察了注射用丁二磺酸腺苷蛋氨酸（浙江海正药业）与硫酸依替米星注射液（济民可信山禾药业）配伍相容性的情况。①将注射用丁二磺酸腺苷蛋氨酸 0.5g 用专用溶剂溶解，然后加入 5% 葡萄糖注射液 100ml 中（此时溶液 pH=7.1），或者②不用专用溶媒溶解，而是直接溶解到 5% 葡萄糖注射液 100ml 中（pH=1.8）。再将硫酸依替米星注射液 0.1g 溶于 0.9% 氯化钠注射液 100ml。取 5ml 丁二磺酸腺苷蛋氨酸葡萄糖稀释液加入硫酸依替米星稀释溶液中，观察是否有浑浊出现；再依次将配伍溶液碱化至 pH=12，再酸化至 pH=2，再碱化至 pH=12。结果发现，用专用溶剂溶解丁二磺酸腺苷蛋氨酸配制的配伍溶液保持澄清，碱化后仍然保持澄清，酸化后保持澄清，再次碱化后仍保持澄清。注射用丁二磺酸腺苷蛋氨酸直接溶于 5% 葡萄糖注射液后（pH=1.8）加入依替米星中形成的配伍溶液保持澄清，再碱化后仍保持澄清。考虑到该研究未考察配伍溶液的不溶性微粒数、依替米星等主要成分含量的变化，临床应该谨慎配伍。

【临床建议】谨慎配伍

丁二磺酸腺苷蛋氨酸 + 左氧氟沙星
（ademetionine1,4-butanedisulfonate+levofloxacin）

【临床证据】徐红等[1]考察了注射用丁二磺酸腺苷蛋氨酸（浙江海正药业）与盐酸左氧氟沙星注射液（扬子江药业）配伍相容性的情况。①将注射用丁二磺酸腺苷蛋氨酸 0.5g 用专用溶剂溶解，然后加入 5% 葡萄糖注射液 100ml 中（此时溶液 pH=7.1），或者②不用专用溶媒溶解，而是直接溶解到 5% 葡萄糖注射液 100ml 中（pH=1.8）。再将盐酸左氧氟沙星注射液 0.2g 溶于 0.9% 氯化钠注射液 100ml。取 5ml 丁二磺酸腺苷蛋氨酸葡萄糖稀释液加入左氧氟沙星稀释溶液中，观察是否有浑浊出现；再依次将配伍溶液碱化至 pH=12，再酸化至 pH=2，再碱化至 pH=12。结果发现，用专用溶剂溶解丁二磺酸腺苷蛋氨酸配制的配伍溶液保持澄清，碱化后仍然保持澄清，酸化后保持澄清，再次碱化后仍保持澄清。注射用丁二磺酸腺苷蛋氨酸直接溶于 5% 葡萄糖注射液后（pH=1.8）加入左氧氟沙星中形成的配伍溶液保持澄清，再碱化后仍保持澄清。考虑到该研究未考察配伍溶液的不溶性微粒数、左氧氟沙星等主要成分含量的变化，临床应该谨慎配伍。

【临床建议】谨慎配伍

对乙酰氨基酚 + 阿莫西林（acetaminophen+amoxicillin）

【临床证据】Bernard 等[1] 体外考察了注射用对乙酰氨基酚（10mg/ml）与阿莫西林（20mg/ml）注射剂在模拟输液通路中混合 24 小时的配伍稳定性（目视观察、测定 pH、渗透压和药物含量）。结果发现，对乙酰氨基酚注射剂和阿莫西林注射剂混合存在配伍禁忌，临床应该避免在同一容器或同一管路配伍使用。

【临床建议】配伍禁忌

对乙酰氨基酚 + 氯胺酮（acetaminophen+ketamine）

【临床证据】Hamdi 等[1] 考察了对乙酰氨基酚（1g/100ml）和氯胺酮（50mg/100ml）混合的稳定性和相容性。药物在 25℃ 下混合 24 小时，HPLC 法测定药物浓度变化，与起始浓度相比，降低 5% 即定义为显著降低。结果发现，对乙酰氨基酚和氯胺酮混合后 pH 保持稳定，没有药物浓度的损失，也没有降解产物产生。提示在实验条件下两药混合不存在配伍禁忌。

【临床建议】可以配伍

对乙酰氨基酚 + 奈福泮（acetaminophen+nefopam）

【临床证据】Hamdi 等[1] 考察了对乙酰氨基酚（1g/100ml）和奈福泮（20mg/100ml）混合的稳定性和相容性。药物在 25℃ 下混合 24 小时，HPLC 法测定药物浓度变化，与起始浓度相比，降低 5% 即定义为显著降低。结果发现，对乙酰氨基酚和奈福泮混合后 pH 保持稳定，没有药物浓度的损失，也没有降解产物产生。提示在实验条件下两药混合不存在配伍禁忌。

【临床建议】可以配伍

对乙酰氨基酚 + 酮洛芬（acetaminophen+ketoprofen）

【临床证据】Kambia 等[1]考察了对乙酰氨基酚注射剂（perfalgan，1g/100ml）与酮洛芬注射剂（profenid，100mg）室温混合48小时后的稳定性和相容性。观察混合物外观（沉淀、颜色）变化，测定 pH 变化，HPLC 法测定药物浓度变化。结果发现，混合物没有出现明显的沉淀、气体和颜色变化，pH 没有变化；混合物中对乙酰氨基酚的浓度为起始浓度的92.7%以上，酮洛芬的浓度为起始浓度的93.0%以上。Hamdi 等[2]考察了对乙酰氨基酚（1g/100ml）和酮洛芬（50mg/100ml）混合的稳定性和相容性。药物在25℃下混合24小时，HPLC 法测定药物浓度变化，与起始浓度相比，降低5%即定义为显著降低。结果发现，对乙酰氨基酚和酮洛芬混合后 pH 保持稳定，没有药物浓度的损失，也没有降解产物产生。Bernard 等[3]体外考察了注射用对乙酰氨基酚（10mg/ml）与酮洛芬（1mg/ml）注射剂在模拟输液通路中混合24小时过程中的配伍稳定性（目视观察、测定 pH、渗透压和药物含量）。结果发现，对乙酰氨基酚注射剂可以和酮洛芬在同一输液管路中混合。提示在实验条件下两药混合无配伍禁忌。

【临床建议】可以配伍

多巴胺 + 呋塞米（dopamine+furosemide）

【临床证据】酚妥拉明、多巴胺、呋塞米联合应用被临床上称为"利尿合剂"，但是近来临床报道，在输入5%葡萄糖注射液250ml+多巴胺20mg+呋塞米200mg+酚妥拉明10mg时，当输入液体量达到120ml（约2小时）后发现瓶内药液变成黑棕色。蔡向阳等[1]进行了实验验证：用一次性注射器分别取酚妥拉明注射液20mg、多巴胺注射液20mg 和呋塞米注射液200mg，依次注入5%葡萄糖注射液250ml 中，混匀混合。结果发现，放置30分钟后混合物变为浅红色，随着时间延长颜色加深，12小时后液体变成深黑棕色。毕绮丽等[2]考察了常温下临床常用剂量的呋塞米注射液与盐酸多巴胺注射液在葡萄糖注射液中配伍的稳定性，观察混合物的外观变化、微粒数量、药物的含量变化。结果发现，混合后溶液外观、不溶性微粒、pH 和药物含量均无显著变化，提示在实验条件下两药混合无配伍禁忌。但是，陆晓弊等[3]认为，盐酸多巴胺是一种弱酸性物质（pH 3.0~4.5），分子中带有两个游离的酚羟基，在碱性条件下易被氧化为醌类，形成黑色聚合物。而呋塞米注射液呈弱碱性（在制备过程中加入 NaOH 以维持稳定，《中国药典》规定呋塞米注射液 pH 为 8.5~9.5），与盐酸多巴胺配伍后溶液亦呈碱性，促使盐酸多巴胺氧化而形成黑色聚合物。唐曦婷等[4]在临床工作中将注射用盐酸多巴胺 40mg、呋塞米注射液 40mg 与 0.9% 氯化钠注射液 100ml 配伍时，发现配伍溶液变成浓茶色。随后进行了实验验证：模拟临床用药浓度及输液配制操作，在常温下取呋塞米注射液（天津金耀药业）40mg、注射用盐酸多巴胺（国药集团国瑞药业）40mg 加入 100ml 0.9% 氯化钠注射液（四川科伦药业）中，配伍溶液在室温下观察。结果发现在 5 分钟时液体为澄清透明，10 分钟后药液开始变色，呈淡茶色，随时间增加颜色越来越深（深红色），在常温下放置 24 小时，肉眼可见有黑色聚合物生成。提示临床和实验条件下，呋塞米注射液与盐酸多巴胺注射液在 0.9% 氯化钠中混合存在配伍禁忌。冯云霞[5]等考察了盐酸多巴胺注射液与呋塞米注射液在输液泵中按不同比例配伍的稳定性。模拟临床用药浓度，先用 50ml 无菌注射器分别抽取 0.9% 氯化钠注射液或 5% 葡萄糖注射液适量，再抽取盐酸多巴胺注射液 20、80、160mg 溶于其中，混匀。用注射器抽取呋塞米注射液 20、80、200mg 溶于上述稀释液，最后用相应的溶媒定容为 50ml。配伍溶液在室温放置 24 小时，在 0、6、12、18、24 小时观察溶液外观性状，测定 pH 变化，HPLC 法测定多巴胺和呋塞米的相对百分含量（以 0 时为 100%）变化。结果发现，虽然所有比例的配伍溶液在 24 小时内外观澄亮，pH 波动范围在 0.5 之内，盐酸多巴胺与呋塞米药物相对百分含量均≥ 90%，但是当配伍溶液中呋塞米与盐酸多巴胺的药物浓度比值＞ 1 时，配伍液中盐酸多巴胺含量随着时间延长逐渐下降，溶液颜色随着呋塞米剂量的增加也由无色澄清逐渐加深至红色。[**编者注：呋塞米的说明书中建议避免与葡萄糖注射液配伍，而毕绮丽的研究偏偏选择葡萄糖注射液，而且没有发现明显的配伍禁忌，说明实验条件对实验结果的影响显著。考虑到上述研究未考察不溶性微粒数量的变化，且呋塞米与盐酸多巴胺药物浓度比＞ 1 时，强碱性环境会加快多巴胺的降解，建议避免配伍。**]

【临床建议】配伍禁忌

多巴胺 + 托拉塞米（dopamine+torasemide）

【临床证据】李红等[1]在临床工作中静脉输注托拉塞米（南京海辰药业）40mg+ 盐酸多巴胺（国药集团国瑞药业）20mg（共同溶于 0.9% 氯化钠注射液 100ml 中），结果输注约 2 小时时发现瓶内的配伍溶液变成棕色，未见絮状物，剩余药液约 50ml，立即停止输液，患者无胸闷心悸、皮肤瘙痒等不良反应。随后作者进行了实验验证：①将同等剂量的多巴胺（20mg）和托拉塞米（20mg）分别溶于 5% 葡萄糖注射液 50ml、100ml

和 250ml 中，或溶于 0.9% 氯化钠注射液 50ml、100ml 和 250ml 中；或将多巴胺 20mg 与托拉塞米 10mg、20mg、40mg 溶于 0.9% 氯化钠注射液 100ml 中。室温下放置 12 小时，观察各时间点配伍溶液的颜色变化。结果发现多巴胺和托拉塞米在 5% 葡萄糖注射液中的浓度越低，颜色改变越迟（5% 葡萄糖注射液最快 7 小时出现浅灰色，0.9% 氯化钠注射液最快 5 小时出现浅灰色），甚至未出现颜色变化，说明化学反应与浓度相关；与 5% 葡萄糖注射液相比，在 0.9% 氯化钠注射液中更容易发生颜色变化；在固定多巴胺的剂量下，托拉塞米的浓度越高，颜色变化越快（最快 2 小时出现浅灰色），推测多巴胺的酚羟基在托拉塞米的碱性环境下被氧化形成黑色聚合物。覃槐英[1] 在临床工作中输注托拉塞米（40mg）+ 多巴胺（5mg）（同时溶于 0.9% 氯化钠注射液 50ml 中），输注时间大于 1 小时以上。当输液 1 小时时护士巡视病房时发现该组液体变为深灰色，立即停止输液，严密观察患者生命体征及意识状态，患者未出现不良反应，事后观察 3 天患者无不适。作者随后进行了实验验证：将托拉塞米 20mg 溶于 0.9% 氯化钠注射液 20ml 中，再加入多巴胺注射液 2.5mg，混匀后为无色的澄明液体。但是静置 30 分钟后颜色慢慢变为灰色，到 1 小时后变为深灰色。提示在临床和实验条件下，托拉塞米注射液和盐酸多巴胺注射液在 0.9% 氯化钠注射液和 5% 葡萄糖注射液中混合存在配伍禁忌。

【临床建议】配伍禁忌

多巴酚丁胺 + 多巴胺（dobutamine+dopamine）

【临床证据】谢小丽等[1] 在临床工作中抽取盐酸多巴酚丁胺注射液（浙江瑞新药业）10 支和盐酸多巴胺注射液（亚邦医药）5 支，准备混合于 0.9% 氯化钠注射液 50ml 中供泵入治疗用。当用 50ml 注射器先抽取盐酸多巴胺注射液，再抽取盐酸多巴酚丁胺注射液时，发现注射器内出现乳白色浑浊伴沉淀物，立即停止加药，更换注射器，改成先抽取 0.9% 氯化钠注射液，再抽取盐酸多巴胺注射液，最后抽取盐酸多巴酚丁胺注射液，未再出现乳白色浑浊和沉淀物，顺利完成输注，患者无不良反应。随后作者进行了实验验证：①用一次性注射器先抽取 0.9% 氯化钠注射液 10ml，再抽取盐酸多巴酚丁胺注射液 2ml，再抽取盐酸多巴胺注射液 2ml，无乳白色浑浊及沉淀物产生；②用一次性注射器抽取 0.9% 氯化钠注射液 10ml，再抽取盐酸多巴胺注射液 2ml，再抽取盐酸多巴酚丁胺注射液 2ml，无乳白色浑浊及沉淀物产生；③用一次性注射器先抽取盐酸多巴酚丁胺注射液 2ml，再抽取盐酸多巴胺注射液 2ml，立即呈现乳白色浑浊，伴沉淀物，轻摇不消失，静置 1 小时后仍有乳白色絮状沉淀物，放置

24 小时后无改变。提示盐酸多巴酚丁胺注射液和盐酸多巴胺注射液直接混合存在配伍禁忌,先稀释到 0.9% 氯化钠注射液中,然后再配伍具有相容性,药物浓度是否变化以及是否产生新的物质未知。

【临床建议】谨慎配伍

多巴酚丁胺 + 碳酸氢钠(dobutamine+sodium bicarbonate)

【临床证据】[药品说明书]"本品(盐酸多巴酚丁胺)不得与碳酸氢钠等碱性药物混合使用。"

【临床建议】配伍禁忌

多巴酚丁胺 + 托拉塞米(dobutamine+torasemide)

【临床证据】洪云[1] 在临床工作中发现,将多巴酚丁胺注射液 180mg 加入氯化钠注射液 32ml 中,以 10ml/h 微量泵控制静脉注射,托拉塞米注射液 100mg 加入氯化钠注射液 30ml 中,以 10ml/h 微量泵控制静脉注射,当两者通过三通开关连接后经中心静脉导管输注,即见两组液体交汇处有乳白色浑浊液产生,随后将多巴酚丁胺注射液 20mg 和托拉塞米注射液 10mg 一起抽吸入 5ml 注射器内,可见注射器内有白色沉淀产生,静置 1 小时后沉淀未见消失。临床观察和实验证实两药在上述条件下混合存在配伍禁忌。

【临床建议】配伍禁忌

多拉司琼 + 地塞米松(dolasetron+dexamethasone)

【临床证据】何光照等[1] 考察了甲磺酸多拉司琼注射液(辽宁海思科制药)与注射用地塞米松磷酸钠(马鞍山丰原制药)在 0.9% 氯化钠注射液和 5% 葡萄糖注射液中配伍的稳定性。模拟临床配液情况,在室内室温(25℃)不避光的环境下,取 8 支甲磺酸多拉司琼注射液溶于 0.9% 氯化钠注射液或 5% 葡萄糖注射液 100ml 中,然后将 2 支地塞米松磷酸钠注射液分别溶于上述两种溶液中混匀,配伍溶液在室温放置 24 小时,观察混合后 0、3、6、24 小时配伍液的外观、不溶性微粒数变化、pH 和两药两浓度的变化。结果发现,配伍液在 24 小时内保持无色、澄清,未见气泡、絮状物和沉淀产生,不溶性微粒、pH 与配伍液中两药浓度变化符合配伍要求,且色谱图均未发现异常色谱峰。提示在实验条件下,甲磺酸多拉司琼注射液和注射用地塞米松磷酸钠在 0.9% 氯化钠注射液或 5% 葡萄糖注射液中可以配伍 24 小时。

【临床建议】可以配伍

多利培南 + 丙泊酚(doripenem+propofol)

【临床证据】Brammer 等[1] 考察了多利培南(5mg/ml)葡萄糖溶液

（5%）或氯化钠注射液（0.9%）5ml 分别与丙泊酚（10mg/ml）5ml 在 Y 型输液通路中配伍 4 小时的相容性，包括室内荧光灯和廷德尔光下的颜色、浊度、微粒大小的变化。结果发现，多利培南与丙泊酚混合后立即出现沉淀并在 4 小时内持续存在。提示应该避免多利培南和丙泊酚在同一容器或同一管路中输注。

【临床建议】配伍禁忌

多利培南 + 地西泮（doripenem+diazepam）

【临床证据】Brammer 等[1]考察了多利培南（5mg/ml）葡萄糖溶液（5%）或氯化钠注射液（0.9%）5ml 分别与地西泮（5mg/ml）5ml 在 Y 型输液通路中配伍 4 小时的相容性，包括室内荧光灯和廷德尔光下的颜色、浊度、微粒大小的变化。结果发现，多利培南与地西泮混合后立即出现白色浑浊沉淀，并在 4 小时内持续存在。提示应该避免多利培南和地西泮在同一容器或同一管路中输注。

【临床建议】配伍禁忌

多利培南 + 两性霉素 B（doripenem+amphotericin B）

【临床证据】Brammer 等[1]考察了多利培南（5mg/ml）葡萄糖溶液（5%）或氯化钠注射液（0.9%）5ml 分别与两性霉素 B（0.6mg/ml）5ml 在 Y 型输液通路中配伍 4 小时的相容性，包括室内荧光灯和廷德尔光下颜色、浊度、微粒大小的变化。结果发现，多利培南（5mg/ml）氯化钠注射液（0.9%）与两性霉素 B 混合后立即出现黄色沉淀，提示应该避免多利培南氯化钠注射液和两性霉素 B 在同一容器或同一管路中输注。**[编者注：两性霉素 B 和氯化钠注射液本身存在配伍禁忌。]**

【临床建议】谨慎配伍

多利培南 + 两性霉素 B 胆甾醇硫酸盐混合物
（doripenem+amphotericin B cholesteryl sulfate complex）

【临床证据】Brammer 等[1]考察了多利培南（5mg/ml）葡萄糖溶液（5%）或氯化钠注射液（0.9%）5ml 分别与两性霉素 B 胆甾醇硫酸盐混合物（0.83mg/ml）5ml 在 Y 型输液通路中配伍 4 小时的相容性，包括室内荧光灯和廷德尔光下的颜色、浊度、微粒大小的变化。结果发现，多利培南（5mg/ml）氯化钠注射液（0.9%）与两性霉素 B 胆甾醇硫酸盐混合物混合后出现大量的微粒，微粒数量和大小超过规定。提示应该避免多利培南氯化钠注射液和两性霉素 B 胆甾醇硫酸盐混合物在同一容器或同一管路中输注。**[编者注：两性霉素 B 和氯化钠注射液本身存在配伍禁忌。]**

【临床建议】谨慎配伍

多利培南 + 两性霉素 B 脂质复合物

（doripenem+amphotericin B lipid complex）

【临床证据】Brammer 等[1]考察了多利培南（5mg/ml）葡萄糖溶液（5%）或氯化钠注射液（0.9%）5ml 分别与两性霉素 B 脂质复合物（1mg/ml）5ml 在 Y 型输液通路中配伍 4 小时的相容性，包括室内荧光灯和廷德尔光下颜色、浊度、微粒大小的变化。结果发现，多利培南（5mg/ml）氯化钠注射液（0.9%）与两性霉素 B 脂质复合物混合后立即出现浊度增加。提示应该避免多利培南氯化钠注射液和两性霉素 B 脂质复合物在同一容器或同一管路中输注。[编者注：**两性霉素 B 和氯化钠注射液本身存在配伍禁忌。**]

【临床建议】谨慎配伍

多利培南 + 两性霉素 B 脂质体

（doripenem+amphotericin B liposome）

【临床证据】Brammer 等[1]考察了多利培南（5mg/ml）葡萄糖溶液（5%）或氯化钠注射液（0.9%）5ml 分别与两性霉素 B 脂质体（1mg/ml）5ml 在 Y 型输液通路中配伍 4 小时的相容性，包括室内荧光灯和廷德尔光下颜色、浊度、微粒大小的变化。结果发现，多利培南（5mg/ml）氯化钠注射液（0.9%）与两性霉素 B 脂质体混合后立即出现浊度增加。提示应该避免多利培南氯化钠注射液和两性霉素 B 脂质体在同一容器或同一管路中输注。[编者注：**两性霉素 B 脂质体和氯化钠注射液本身存在配伍禁忌。**]

【临床建议】谨慎配伍

多利培南 + 磷酸钾（doripenem+potassium phosphate）

【临床证据】Brammer 等[1]考察了多利培南（5mg/ml）葡萄糖溶液（5%）或氯化钠注射液（0.9%）5ml 分别与磷酸钾（0.5mmol/ml）5ml 在 Y 型输液通路中配伍 4 小时的相容性，包括室内荧光灯和廷德尔光下颜色、浊度、微粒大小的变化。结果发现，多利培南与磷酸钾混合 1 小时后出现浊度增加，并在 4 小时内持续存在。提示应该避免多利培南和磷酸钾在同一容器或同一管路中输注。

【临床建议】配伍禁忌

多柔比星 + 氨茶碱（doxorubicin+aminophylline）

【临床证据】[药品说明书]"本品（盐酸多柔比星）应避免与碱性溶液长期接触。"[编者注：**氨茶碱为强碱性，pH 在 9.6 左右。**]

【临床建议】配伍禁忌

多柔比星 + 肝素（doxorubicin+heparin）

【临床证据】［药品说明书］"因会产生沉淀，速溶型多柔比星不可与肝素混用，亦不建议速溶型多柔比星与其他药物混合。"

【临床建议】配伍禁忌

多柔比星 + 碳酸氢钠（doxorubicin+sodium Bicarbonate）

【临床证据】［药品说明书］"本品（盐酸多柔比星）应避免与碱性溶液长期接触。"

【临床建议】配伍禁忌

多柔比星脂质体 + 氯化钠

（doxorubicin hydrochloride liposome+sodium chloride）

【临床证据】［药品说明书］"除 5% 葡萄糖注射液外的其他稀释剂或任何抑菌剂都可能使本品（盐酸多柔比星脂质体，楷莱）产生沉淀。"

【临床建议】配伍禁忌

多柔比星脂质体 + 葡萄糖

（doxorubicin hydrochloride liposome+dextrose）

【临床证据】［药品说明书］"除 5% 葡萄糖注射液外的其他稀释剂或任何抑菌剂都可能使本品（盐酸多柔比星脂质体，楷莱）产生沉淀。"

【临床建议】可以配伍

多索茶碱 + 阿洛西林（doxofylline+azlocillin）

【临床证据】陈青华等[1]考察了注射用多索茶碱（瑞阳制药，0.2g/支）与注射用阿洛西林钠（康恩贝生物制药，1g/支）配伍的相容性和稳定性。模拟临床常用剂量，将注射用多索茶碱 300mg 和阿洛西林钠 4g 置于 100ml 容量瓶中，用 0.9% 氯化钠注射液稀释至刻度。在室温条件下放置 6 小时，分别在 0.5、1、2、4、6 小时时观察配伍溶液的外观变化，测定溶液 pH、多索茶碱和阿洛西林的浓度变化百分比（以 0 时为 100%）。结果发现，在 6 小时内配伍溶液透明澄清，无颜色变化、无沉淀和气体产生；pH 保持相对稳定；6 小时时多索茶碱的百分含量为 102.5%，阿洛西林含量为 99.2%。提示在实验条件下，注射用多索茶碱与注射用阿洛西林在 0.9% 氯化钠注射液中可以配伍至少 6 小时。[编者注：该研究未考察配伍溶液不溶性微粒数变化及是否符合《中国药典》规定。]

【临床建议】可以配伍

多索茶碱 + 多烯磷脂酰胆碱

（doxofylline+polyene phosphatidylcholine）

【临床证据】张靖[1]在临床工作中输注多索茶碱（0.3g 溶于 5% 葡萄

糖注射液 100ml 中）完毕后，接续输注多烯磷脂酰胆碱（465mg 溶于 5%
葡萄糖注射液 250ml 中），当多烯磷脂酰胆碱注射液在莫菲氏滴管内接触
到残余的多索茶碱注射液后，莫菲氏滴管内原无色澄清的药液出现黄白色
浑浊，产生结晶状细小的不溶性颗粒。立即停止输液，更换输液器同时给
予 5% 葡萄糖注射液冲管，患者未发生不良反应。作者随后进行了实验验
证：在室温下将多烯磷脂酰胆碱 232.5mg（1 支）溶于 5% 葡萄糖注射液
125ml 中，再将多索茶碱 0.1g（1 支）溶于 5% 葡萄糖注射液 33.3ml 中。
用 5ml 注射器先抽取多烯磷脂酰胆碱注射液 2ml，再抽取多索茶碱注射液
2ml，两者混合后立即出现黄白色浑浊，产生结晶状细小的不溶性悬浮颗
粒，放置 24 小时无变化。提示在临床和实验条件下，注射用多烯磷脂酰
胆碱与多索茶碱在 5% 葡萄糖注射液中混合存在配伍禁忌。

【临床建议】配伍禁忌

多索茶碱 + 酚妥拉明（doxofylline+phentolamine）

【临床证据】Xu 等[1]考察了多索茶碱（终浓度 0.74mg/ml）和甲磺
酸酚妥拉明（终浓度 36.9μg/ml）在 250ml 0.9% 氯化钠和 5% 葡萄糖注射
液中室温下混合 24 小时的物理相容性和化学稳定性。观察混合物的外观
变化，HPLC 法测定药物浓度。结果发现，混合物在普通荧光灯下澄清
无色，pH 没有变化，多索茶碱和甲磺酸酚妥拉明的浓度均为起始浓度的
97%~105%。提示两药在实验条件下混合无配伍禁忌。

【临床建议】可以配伍

多索茶碱 + 呋塞米（doxofylline+furosemide）

【临床证据】李肖霞[1]在临床输液过程中发现，在多索茶碱 0.2g（溶
于 0.9% 氯化钠注射液 100ml 中）静脉输液中经"小壶"（滴斗）注入呋
塞米 10mg 时，输液管中出现浑浊现象，保留输液管剩余液体放置 10 分
钟后，液体变为乳白色絮状物。乔晓娇[2]在临床工作中发现，在静脉输
注多索茶碱药液的同时，遵医嘱经同一输液通路中的"小壶"（滴斗）内
注入呋塞米注射液后，莫菲氏滴管内立即出现白色浑浊现象。临床观察提
示两药在临床条件下混合存在配伍禁忌。

【临床建议】配伍禁忌

多索茶碱 + 头孢哌酮舒巴坦（doxofylline+cefoperazone sulbactam）

【临床证据】秦晓娜等[1]在临床输液过程中发现，头孢哌酮舒巴坦
钠（舒普深，1.5g 溶于 0.9% 氯化钠注射液 100ml 中）输注完毕，在同一
输液管路继续输注多索茶碱注射液（0.3g 溶于 5% 葡萄糖 100ml 中）时，
输液管内出现白色浑浊现象。临床观察和实验结果提示两药在上述条件下

混合存在配伍禁忌。

【临床建议】配伍禁忌

多西环素 + 氯化钠（doxycycline+sodium chloride）

【临床证据】黄宗文[1]考察了注射用盐酸多西环素仿制药（海口奇力制药，0.1g/支）与0.9%氯化钠注射液（安徽双鹤药业，250ml/瓶）配伍的稳定性。用一次性无菌注射器抽取0.9%氯化钠注射液（共250ml）10ml，加入1瓶注射用盐酸多西环素中，溶解后将溶液转移至原0.9%氯化钠注射液中（多西环素浓度为0.4mg/ml），摇匀，密闭，于25±2℃放置14小时。分别在0、7、14小时时考察配伍溶液外观性状和可见异物，测定pH、不溶性微粒、有关物质和多西环素含量变化。结果发现，配伍溶液在14小时内保持无色澄清，pH、渗透压、不溶性微粒数、有关物质（β-多西环素、美他环素等）和多西环素百分含量都没有显著变化，符合《中国药典》标准。提示在实验条件下，注射用盐酸多西环素与0.9%氯化钠注射液混合至少可以配伍14小时。

【临床建议】可以配伍

多西环素 + 葡萄糖（doxycycline+dextrose）

【临床证据】黄宗文[1]考察了注射用盐酸多西环素仿制药（海口奇力制药，0.1g/支）与5%葡萄糖注射液（广西裕源药业，500ml/瓶）配伍的稳定性。用一次性无菌注射器抽取5%葡萄糖注射液（共500ml）10ml，加入1瓶注射用盐酸多西环素中，溶解后将溶液转移至原5%葡萄糖注射液中（多西环素浓度为0.2mg/ml），摇匀，密闭，于25±2℃放置14小时。分别在0、7、14小时时考察配伍溶液外观性状和可见异物，测定pH、不溶性微粒、有关物质和多西环素含量变化。结果发现，配伍溶液在14小时内保持无色澄清，pH、渗透压、不溶性微粒数、有关物质（β-多西环素、美他环素等）和多西环素百分含量都没有显著变化，符合《中国药典》标准。提示在实验条件下，注射用盐酸多西环素与5%葡萄糖注射液混合至少可以配伍14小时。

【临床建议】可以配伍

多烯磷脂酰胆碱 + 氨茶碱
（polyene phosphatidylcholine+aminophylline）

【临床证据】刘晓鸿等[1]参照临床常用浓度，将多烯磷脂酰胆碱（赛诺菲安万特）5mg溶于5%葡萄糖注射液（中国大冢制药）50ml中，混匀；同样将氨茶碱注射液（上海信谊金朱药业）10ml溶于5%葡萄糖注射液50ml中。分别抽取上述两种溶液各5ml混合于烧杯中，观察配伍溶液的外观变化，测定 pH。结果发现，配伍溶液外观澄清，没有气体产生，没有不溶性微粒产生。当直接把多烯磷脂酰胆碱注射液和氨茶碱注射液的原液混合时，配伍溶液保持澄清。但是该研究缺乏配伍溶液化学稳定性数据，也没有考察配伍溶液不溶性微粒数的变化。在有确切的配伍溶液药物浓度稳定性的证据之前，建议临床谨慎配伍稀释后的多烯磷脂酰胆碱葡萄糖溶液与氨茶碱葡萄糖溶液。

【临床建议】谨慎配伍

多烯磷脂酰胆碱 + 氨甲苯酸

（polyene phosphatidylcholine+aminomethyl benzoic acid）

【临床证据】刘晓鸿等[1]参照临床常用浓度，将多烯磷脂酰胆碱（赛诺菲安万特）5mg 溶于 5% 葡萄糖注射液（中国大冢制药）50ml 中混匀，将氨甲苯酸注射液（上海信谊金朱药业）10ml 溶于 5% 葡萄糖注射液 50ml 中。分别抽取上述两种溶液各 5ml 混合于烧杯中，观察配伍溶液的外观变化，测定 pH。结果发现，氨甲苯酸与多烯磷脂酰胆碱稀释液混合后立即出现浑浊，不能消散。陈春燕[2]在临床工作中输注多烯磷脂酰胆碱注射液（赛诺菲安万特，15ml 溶于 10% 葡萄糖注射液 100ml 中）完毕后，接续输注氨甲苯酸注射液（上海信谊金朱药业，0.4g 溶于 10% 葡萄糖注射液 100ml 中）。当两种输液在莫菲氏滴管中接触混合时，莫菲氏滴管和输液管路中液体立即出现浑浊和乳白色絮状物。立即停止输液，更换输液器，用 5% 葡萄糖注射液冲管，患者未出现不良反应。作者随后进行了实验验证：在非密闭清洁容器内加入氨甲苯酸注射液 10ml，再加入多烯磷脂酰胆碱注射液 10ml，容器内出现浑浊和乳白色絮状物，摇晃或放置 24 小时后无改变，反复实验多次，结果相同。提示在临床和实验条件下，多烯磷脂酰胆碱和氨甲苯酸注射液配伍存在配伍禁忌，两种药物不能直接连续输注。有研究认为，多烯磷脂酰胆碱注射液 pH 较高，当配伍溶液 pH 低于 6.5 时，多烯磷脂酰胆碱注射液会产生不可逆转的白色沉淀，与氨甲苯酸葡萄糖溶液（混合溶液 pH5.25）配伍后出现沉淀一致。

【临床建议】配伍禁忌

多烯磷脂酰胆碱 + 氨甲环酸

（polyene phosphatidylcholine+tranexamic acid）

【临床证据】陈美花[1]在临床工作中输注多烯磷脂酰胆碱注射液（Aventis PhannanS. A）完毕后，接续输注氨甲环酸（山东瑞阳制药）注射液时，莫菲氏滴管内出现浑浊，立即报告医生，更换输液器后继续用药未见不良反应。随后作者进行了实验研究，在室温下模拟临床常用药物浓度配制配伍溶液。将多烯磷脂酰胆碱 465mg（2 支）溶于 5% 葡萄糖注射液 250ml 中（浓度 1.86mg/ml）。将氨甲环酸 0.5g（2 支）溶于 5% 葡萄糖注射液 250ml 中（浓度为 2mg/ml）。取多烯磷脂酰胆碱稀释溶液与氨甲环酸溶液按照 1：9、3：7、5：5、7：3、9：1 比例混合，得到不同浓度的配伍溶液。观察配伍溶液在室温放置 24 小时的物理相容性。结果发现，多烯磷脂酰胆碱与氨甲环酸不同比例混合的配伍溶液在 3 分钟内无沉淀物，15 分钟后均有明显絮状沉淀物，静置 24 小时沉淀物无变化。提示在实验条件下，临床常用浓度的多烯磷脂酰胆碱溶液和氨甲环酸溶液混合时存在配伍禁忌。

【临床建议】配伍禁忌

多烯磷脂酰胆碱 + 氨溴索

（polyene phosphatidylcholine+ambroxol）

【临床证据】李晶等[1]在临床工作中发现连续静脉滴注盐酸氨溴索与多烯磷脂酰胆碱注射液时，输液管中出现乳白色浑浊，更换输液器后，患者未发生不良输液反应。徐静[2]也发现，易善复注射液（多烯磷脂酰胆碱注射液）与沐舒坦注射液（盐酸氨溴索注射液）之间存在配伍禁忌。戴丽溶[3]在为患者静脉注射过程中发现，多烯磷脂酰胆碱注射液与盐酸氨溴索注射按顺序注射回抽时，混合液出现白色浑浊，有沉淀现象。随后进行了实验验证：直接将多烯磷脂酰胆碱注射液 2ml 与盐酸氨溴索注射液 2ml 混合，配伍溶液立即出现白色浑浊、沉淀。提示临床和实验条件下，多烯磷脂酰胆碱注射液与盐酸氨溴索注射液混合存在配伍禁忌。

【临床建议】配伍禁忌

多烯磷脂酰胆碱 + 川芎嗪

（polyene phosphatidylcholine+ligustrazine）

【临床证据】张超[1]在临床工作中观察到，当多烯磷脂酰胆碱注射液与注射用盐酸川芎嗪混合时，会出现浑浊、沉淀现象。为进一步验证，分别抽取 5ml 配好的多烯磷脂酰胆碱注射液与 5ml 注射用盐酸川芎嗪在无菌干燥试管内混合，结果发现，混合后立即出现白色浑浊，静置 2 小时后有白色团块絮状沉淀析出。临床观察和实验结果提示两药在上述条件下混合存在配伍禁忌。

【临床建议】配伍禁忌

多烯磷脂酰胆碱 + 丹参

（polyene phosphatidylcholine+danshen）

【临床证据】陈美花[1]在临床工作中发现，易善复（多烯磷脂酰胆碱，

Aventis pharma S.A）输注完毕，在同一输液管路继续输注丹参注射液（中外合资安徽天洋药业）250ml 时，发现输液管路不畅，输液管过滤器被淡黄色及咖啡色沉淀物堵塞，输液管液体中悬浮着微小的结晶颗粒。随后进行了验证实验：①将易善复 10ml 溶于 5% 葡萄糖溶液 100ml 中，取溶液 2ml 与等体积的丹参注射液在试管内混合，3 分钟后溶液开始变浑浊，10 分钟后出现细小的淡黄色悬浮物，15 分钟后可见淡黄色絮状沉淀，2 小时后可见咖啡色颗粒，静置 24 小时絮状物无变化；②取丹参注射液 2ml 和易善复溶液 5ml 直接在试管中混合，3 分钟后溶液中出现细小的淡黄色悬浮物，15 分钟内无明显变化，2 小时后摇晃试管可见咖啡色颗粒，静置 24 小时可见絮状物沉淀；③取丹参注射液 5ml 与易善复溶液 2ml 在试管内直接混合，3 分钟后溶液明显变浑浊，可见明显的咖啡色悬浮物，15 分钟后可见大量的咖啡色絮状沉淀，静置 24 小时絮状物无变化；④取丹参注射液 2ml 与易善复原液 0.05ml 在试管内混合，3 分钟后溶液明显变浑浊，可见明显的咖啡色悬浮物，15 分钟后可见大量的咖啡色絮状沉淀，静置 24 小时絮状物无变化。实验结果说明，丹参注射液和易善复注射液混合时，丹参的浓度比例越高，沉淀反应发生越早越明显，越容易观察。丹参与易善复加药顺序对实验结果无影响。陈美花等[2]在临床工作中输注多烯磷脂酰胆碱注射液（AventisPhannanS.A）完毕后，接续输注丹参注射溶液（中外合资安徽天洋药业）时，莫菲氏滴管内出现浑浊，立即报告医生，更换输液器后继续用药未见不良反应。随后作者进行了实验研究，在室温下模拟临床常用药物浓度配制配伍溶液。将多烯磷脂酰胆碱 465mg（2支）溶于 5% 葡萄糖注射液 250ml 中（浓度 1.86mg/ml）。取多烯磷脂酰胆碱稀释溶液与丹参注射液（浓度 64mg/ml）按照 1∶9、3∶7、5∶5、7∶3、9∶1 比例混合，得到不同浓度的配伍溶液。观察配伍溶液在室温放置 24 小时的物理相容性。结果发现，多烯磷脂酰胆碱与丹参配伍溶液在各种比例各个时间段均有明显的咖啡色沉淀物，静置 24 小时沉淀物无变化。提示在实验条件下，临床常用浓度的多烯磷脂酰胆碱溶液和丹参注射液混合存在配伍禁忌。

【临床建议】配伍禁忌

多烯磷脂酰胆碱 + 地塞米松
（polyene phosphatidylcholine+dexamethasone）

【临床证据】刘晓鸿等[1]参照临床常用浓度，将多烯磷脂酰胆碱（赛诺菲安万特）5mg 溶于 5% 葡萄糖注射液（中国大冢制药）50ml 中，混匀；同样将地塞米松磷酸钠注射液（芜湖康奇制药）2ml 溶于 5% 葡萄糖注射液 50ml 中。分别抽取上述两种溶液各 5ml 混合于烧杯中，观察配伍溶液的外观变化，测定 pH。结果发现，配伍溶液外观澄清，没有气体产生，没有不溶性微粒产生。当直接把多烯磷脂酰胆碱注射液和地塞米松磷酸钠注射液的原液混合时，配伍溶液保持澄清。但是该研究未考察配伍溶液的化学稳定性数据。在有确切的配伍溶液药物浓度稳定性的证据之前，建议临床谨慎配伍。

【临床建议】谨慎配伍

多烯磷脂酰胆碱＋复方氨基酸

（polyene phosphatidylcholine+compound amino acid）

【临床证据】姜崇丽[1]在临床工作中发现，当连续静脉输入复方氨基酸（6AA）注射液和多烯磷脂酰胆碱注射液（易善复）时，输液管中出现乳白色絮状沉淀。随后进行实验验证：将稀释的多烯磷脂酰胆碱注射液 5ml 与复方氨基酸注射液 5ml 直接在注射器内混合，迅速出现乳白色的絮状物，静置 7 小时以上无变化，摇动后呈油珠样悬浮物，久置又还原为乳白色絮状物。陈美花等[2]在临床工作中输注多烯磷脂酰胆碱注射液（AventisPhannanS.A）完毕后，接续输注复方氨基酸（三菱制药）时莫菲氏滴管内出现浑浊，立即报告医生，更换输液器后继续用药未见不良反应。随后作者进行了实验研究，考察了室温下模拟临床常用药物浓度配制配伍溶液。将多烯磷脂酰胆碱 465mg（2 支）溶于 5% 葡萄糖注射液 250ml 中（浓度 1.86mg/ml）。取多烯磷脂酰胆碱稀释溶液与复方氨基酸注射液按照 1：9、3：7、5：5、7：3、9：1 比例混合，得到不同浓度的配伍溶液。观察配伍溶液在室温放置 24 小时的物理相容性。结果发现，多烯磷脂酰胆碱与复方氨基酸配伍混合 3 分钟内无沉淀物，15 分钟后均有明显絮状沉淀物，静置 24 小时沉淀物无变化。冯月华[3]研究发现，多烯磷脂酰胆碱注射液 930mg 加入复方氨基酸 250ml（玻璃瓶装）中后，药液立即产生浑浊，呈乳灰黄色，不透明，无絮状物出现。进一步研究发现：①将多烯磷脂酰胆碱 465mg 溶于 5% 葡萄糖 10ml 中，然后加入复方氨基酸注射液（18AA-I）20ml 中，3 分钟后液体变成乳灰黑色、浑浊、不透明、无絮状物，静置 24 小时后混合液更浑浊，呈不透明、乳灰黄色；②将多烯磷脂酰胆碱 465mg 直接加入复方氨基酸注射液（18AA-I）20ml 中，混合液立即变乳灰黑色、浑浊、不透明，静置 24 小时后混合液浑浊加重，不透明，无絮状物出现；③将多烯磷脂酰胆碱 930mg 直接加入 7% 复方氨基酸注射液（18AA-I）250ml 中，混合液立即变浑浊、不透明、乳灰黄色，无絮状物，24 小时后混合液浑浊加重。提示在临床和实验条件下，临床常用浓度的多烯磷脂酰胆碱溶液和复方氨基酸注射液混合存在配伍禁忌。

【临床建议】配伍禁忌

多烯磷脂酰胆碱 + 酚磺乙胺

（polyene phosphatidylcholine+etamsylate）

【临床证据】刘晓鸿等[1]参照临床常用浓度，将多烯磷脂酰胆碱（赛诺菲安万特）5mg 溶于 5% 葡萄糖注射液（中国大冢制药）50ml 中，混匀；同样将酚磺乙胺注射液（上海第一生化药业）2ml 溶于 5% 葡萄糖注射液 50ml 中。分别抽取上述两种溶液各 5ml 混合于烧杯中，观察配伍溶液的外观变化，测定 pH。结果发现，配伍溶液外观澄清，没有气体产生，没有不溶性微粒产生。当直接把多烯磷脂酰胆碱注射液和酚磺乙胺注射液的原液混合时，配伍溶液保持澄清。但是该研究未考察配伍溶液化学稳定性数据。在有确切的配伍溶液药物浓度稳定性的证据之前，建议临床谨慎配伍。

【临床建议】谨慎配伍

多烯磷脂酰胆碱 + 果糖二磷酸钠

（polyene phosphatidylcholine+fructose diphosphate sodium）

【临床证据】张超[1]在临床工作中观察到，当多烯磷脂酰胆碱注射液与果糖二磷酸钠混合时，会出现浑浊、沉淀现象。为了进一步验证，分别抽取 5ml 配好的多烯磷脂酰胆碱注射溶液与 5ml 果糖二磷酸钠在无菌干燥试管内混合，结果发现，混合后立即出现白色浑浊，静置 2 小时后有白色团块絮状沉淀析出。临床观察和实验结果提示两药在上述条件下混合存在配伍禁忌。

【临床建议】配伍禁忌

多烯磷脂酰胆碱 + 甲氧氯普胺

（polyene phosphatidylcholine+metoclopramide）

【临床证据】刘晓鸿等[1]参照临床常用浓度，将多烯磷脂酰胆碱（赛诺菲安万特）5mg 溶于 5% 葡萄糖注射液（中国大冢制药）50ml 中，混匀；同样将甲氧氯普胺注射液（上海和丰制药）1ml 溶于 5% 葡萄糖注射液 50ml 中。分别抽取上述两种溶液各 5ml 混合于烧杯中，观察配伍溶液的外观变化，测定 pH。结果发现，配伍溶液外观澄清，没有气体产生，没有不溶性微粒产生。当直接把多烯磷脂酰胆碱注射液和甲氧氯普胺注射液原液混合时，配伍溶液立即出现白色浑浊。但是该研究没有考察配伍溶液中药物浓度的变化，缺乏化学稳定性数据。而高浓度多烯磷脂酰胆碱与

D

甲氧氯普胺原液直接混合则出现沉淀。在有确切的配伍溶液药物浓度稳定性的证据之前，建议临床谨慎配伍。

【临床建议】谨慎配伍

多烯磷脂酰胆碱 + 利巴韦林
（polyene phosphatidylcholine+ribavirin）

【临床证据】刘晓鸿等[1]参照临床常用浓度，将多烯磷脂酰胆碱（赛诺菲安万特）5mg 溶于 5% 葡萄糖注射液（中国大冢制药）50ml 中，混匀；同样将利巴韦林注射液（上海信谊金朱药业）0.5ml 溶于 5% 葡萄糖注射液 50ml 中。分别抽取上述两种溶液各 5ml 混合于烧杯中，观察配伍溶液的外观变化，测定 pH。结果发现，配伍溶液外观澄清，没有气体产生，没有不溶性微粒产生。当直接把多烯磷脂酰胆碱注射液和利巴韦林注射液的原液混合时，混合溶液立即产生橙黄色浑浊。但是该研究没有考察配伍溶液中药物含量的变化，无法确定化学稳定性，而注射液原液直接混合存在配伍禁忌。在有确切的配伍溶液药物浓度稳定性的证据之前，建议临床谨慎配伍。

【临床建议】谨慎配伍

多烯磷脂酰胆碱 + 林格液
（polyene phosphatidylcholine+Ringer's solution）

【临床证据】［药品说明书］"严禁用电解质溶液（0.9% 氯化钠注射液、林格液）稀释；只可使用不含电解质的溶液稀释，如 5% 葡萄糖注射液、10% 葡萄糖溶液或 5% 木糖醇溶液。"

【临床建议】配伍禁忌

多烯磷脂酰胆碱 + 氯化钠
（polyene phosphatidylcholine+sodium chloride）

【临床证据】［药品说明书］"严禁用电解质溶液（0.9% 氯化钠注射液、林格液）稀释；只可使用不含电解质的溶液稀释，如 5% 葡萄糖注射液、10% 葡萄糖溶液或 5% 木糖醇溶液。"

【临床建议】配伍禁忌

多烯磷脂酰胆碱 + 木糖醇
（polyene phosphatidylcholine+xylitol）

【临床证据】［药品说明书］"严禁用电解质溶液（0.9% 氯化钠注射液、林格液）稀释；只可使用不含电解质的溶液稀释，如 5% 葡萄糖注射液、10% 葡萄糖溶液或 5% 木糖醇溶液。"

【临床建议】可以配伍

多烯磷脂酰胆碱 + 葡萄糖
（polyene phosphatidylcholine+dextrose）

【临床证据】［药品说明书］"严禁用电解质溶液（0.9%氯化钠注射液、林格液）稀释；只可使用不含电解质的溶液稀释，如5%葡萄糖注射液、10%葡萄糖溶液或5%木糖醇溶液。"

【临床建议】可以配伍

多烯磷脂酰胆碱 + 葡萄糖酸钙
（polyene phosphatidylcholine+calcium gluconate）

【临床证据】张超[1]在临床工作中观察到，当多烯磷脂酰胆碱注射液与葡萄糖酸钙混合时，会出现浑浊、沉淀现象。为了进一步验证，分别抽取5ml配好的多烯磷脂酰胆碱注射溶液与5ml葡萄糖酸钙在无菌干燥试管内混合，结果发现，混合后立即出现白色浑浊，静置2小时后有白色团块絮状沉淀析出。赖伟华等[2]在临床工作中发现，静脉输注10%葡萄糖注射液20ml+葡萄糖酸钙注射液（安徽联谊药业）10ml结束后，继续为患者静脉注射多烯磷脂酰胆碱注射液（赛洛菲安万特制药）10ml，当两种药液在输液管路中混合时，溶液呈现乳白色，立即停止静脉注射，更换延长管，用0.9%氯化钠注射液20ml冲管，患者未发生不良事件。此后作者进行了实验验证：①将10%葡萄糖注射液20ml与葡萄糖酸钙注射液10ml混匀，用20ml注射器抽取5ml，然后再抽取多烯磷脂酰胆碱注射液原液1ml，注射器中两药液混合处呈现乳白色，振荡后依然成乳白色，静置30分钟注射器内颜色仍为乳白色。②用20ml注射器取葡萄糖酸钙注射液原液2ml，然后抽取多烯磷脂酰胆碱注射液原液2ml直接混合，注射器中两药液混合处呈现乳白色，振荡后依然成乳白色，静置30分钟无变化。提示在临床和实验条件下，葡萄糖酸钙注射液原液/稀释液与多烯磷脂酰胆碱注射液混合存在配伍禁忌。

【临床建议】配伍禁忌

多烯磷脂酰胆碱 + 山莨菪碱
（polyene phosphatidylcholine+anisodamine）

【临床证据】陈美花等[1]在临床工作中发现多烯磷脂酰胆碱注射液（赛诺菲安万特）与消旋山莨菪碱（杭州民生药业集团）接续输注时莫菲氏滴管内出现浑浊，立即停止输液，更换输液器后继续用药未见不良反应。随后作者进行了实验研究，在室温下模拟临床常用药物浓度配制配伍溶液。将多烯磷脂酰胆碱465mg（2支）溶于5%葡萄糖注射液250ml中（浓度1.86mg/ml）。将消旋山莨菪碱40mg（4支）稀释到5%葡萄糖注射液250ml中（浓度为0.16mg/ml）。取多烯磷脂酰胆碱稀释溶液与消旋山莨菪碱溶液按照 1:9、3:7、5:5、7:3、9:1 比例混合，得到不同浓度的配伍溶液。观察配伍溶液在室温放置 24 小时的物理相容性。结果发现，多烯磷脂酰胆碱与低浓度消旋山莨菪碱溶液配伍 3 分钟内无沉淀析出，其余浓度均有沉淀反应，静置 24 小时沉淀物无变化。提示在实验条件下，临床常用浓度的多烯磷脂酰胆碱溶液和消旋山莨菪碱溶液混合存在配伍禁忌。刘晓鸿等[1]参照临床常用浓度，将多烯磷脂酰胆碱（赛诺菲安万特）5mg 溶于 5% 葡萄糖注射液（中国大冢制药）50ml 中混匀；同样将消旋山莨菪碱注射液（杭州民生药业）1ml 溶于 5% 葡萄糖注射液 50ml 中。分别抽取上述两种溶液各 5ml 混合于烧杯中，观察配伍溶液的外观变化，测定 pH。结果发现，配伍溶液外观澄清，没有气体产生，没有不溶性微粒产生。当直接把多烯磷脂酰胆碱注射液和消旋山莨菪碱注射液的原液混合时，配伍溶液保持澄清。但是该研究没有考察配伍溶液中药物百分含量的变化。综合上述两个研究，建议临床避免配伍。

【临床建议】配伍禁忌

多烯磷脂酰胆碱 + 头孢匹胺

（polyene phosphatidylcholine+cefpiramide）

【临床证据】王艳波[1]在临床工作中发现，静脉滴注完多烯磷脂酰胆碱后直接输注头孢匹胺，在莫菲氏滴管及输液管内立即出现白色沉淀物。随后抽取 5% 葡萄糖液 100ml 加多烯磷脂酰胆碱 5ml，0.9% 氯化钠注射液 100ml 加头孢匹胺 5ml，将两种溶液混合到一起，混合液立即出现白色沉淀。临床观察和实验结果提示两药在上述条件下混合存在配伍禁忌。

【临床建议】配伍禁忌

多烯磷脂酰胆碱 + 头孢曲松

（polyene phosphatidylcholine+ceftriaxone）

【临床证据】陈长凤[1]在临床工作中输注头孢曲松钠溶液（2g 溶于 0.9% 氯化钠注射液 100ml）完毕后，直接接续输注多烯磷脂酰胆碱溶液（465mg 溶于 5% 葡萄糖注射液 250ml），液体接触混合时立即出现乳白色小团块状结晶体，沉积于莫菲氏滴管及输液管内，立即停止输液，更换输液器，严密观察病情，患者无不适主诉，未发生输液反应。作者随后进行了实验验证：将多烯磷脂酰胆碱 465mg 溶于 5% 葡萄糖注射液 250ml 中，将头孢曲松钠 2g 溶于 0.9% 氯化钠注射液 100ml 中，先模拟输注头孢曲松溶液，再输入多烯磷脂酰胆碱溶液，结果莫菲氏滴管内液体立即出现乳白色小团块状结晶体，静置 30 分钟后无变化，重复操作 3 次均出现上述反应。提示临床和实验条件下，多烯磷脂酰胆碱溶液和头孢曲松溶液混合存在配伍禁忌。

【临床建议】配伍禁忌

多烯磷脂酰胆碱 + 维生素 B_6

（ polyene phosphatidylcholine+vitamin B_6 ）

【临床证据】张超[1]在临床工作中观察到，当多烯磷脂酰胆碱注射液与维生素 B_6 混合时，会出现浑浊、沉淀现象。为了进一步验证，分别抽取 5ml 配好的多烯磷脂酰胆碱注射溶液与 5ml 维生素 B_6 在无菌干燥试管内混合，结果发现，混合后溶液立即变成白色混悬液。刘晓鸿等[2]参照临床常用浓度，将多烯磷脂酰胆碱（赛诺菲安万特）5mg 溶于 5% 葡萄糖注射液（中国大冢制药）50ml 中混匀。同样将维生素 B_6 注射液（芜湖康奇制药）2ml 溶于 5% 葡萄糖注射液 50ml 中。分别抽取上述两种溶液各 5ml 混合于烧杯中，观察配伍溶液的外观变化，测定 pH。结果发现，两种稀释溶液混合后立即出现浑浊，不能消散。提示在实验条件下，多烯磷脂酰胆碱与维生素 B_6 混合存在配伍禁忌。有研究认为，多烯磷脂酰胆碱注射液 pH 较高，当配伍溶液 pH 低于 6.5 时多烯磷脂酰胆碱注射液会产生不可逆转的白色沉淀，与维生素 B_6 葡萄糖溶液（混合溶液 pH4.96）配伍后出现沉淀一致。

【临床建议】配伍禁忌

多烯磷脂酰胆碱 + 维生素 C

（ polyene phosphatidylcholine+vitamin C ）

【临床证据】刘晓鸿等[1]参照临床常用浓度，将多烯磷脂酰胆碱（赛诺菲安万特）5mg 溶于 5% 葡萄糖注射液（中国大冢制药）50ml 中，混匀；同样将维生素C注射液（上海和丰制药）5ml 溶于 5% 葡萄糖注射液 50ml 中。分别抽取上述两种溶液各 5ml 混合于烧杯中，观察配伍溶液的外观变化，测定 pH。结果发现，配伍溶液外观澄清，没有气体产生，没有不溶性微粒产生。当直接把多烯磷脂酰胆碱注射液与维生素 C 注射液原液混合时，配伍溶液立即产生白色浑浊。但是该研究没有考察配伍溶液中药物浓度的变化，而高浓度多烯磷脂酰胆碱与维生素 C 原液直接混合则出现沉淀。在有确切的配伍溶液药物浓度稳定性的证据之前，建议临床避免配伍。

【临床建议】配伍禁忌

多烯磷脂酰胆碱 + 维生素 K_1

（ polyene phosphatidylcholine+vitamin K_1 ）

【临床证据】刘晓鸿等[1]参照临床常用浓度，将多烯磷脂酰胆碱（赛诺菲安万特）5mg 溶于 5% 葡萄糖注射液（中国大冢制药）50ml 中，混匀；

同样将维生素 K_1 注射液（上海第一生化药业）1ml 溶于 5% 葡萄糖注射液 50ml 中。分别抽取上述两种溶液各 5ml 混合于烧杯中，观察配伍溶液的外观变化，测定 pH。结果发现，配伍溶液外观澄清，没有气体产生，没有不溶性微粒产生。当直接把多烯磷脂酰胆碱注射液与维生素 K_1 注射液原液混合时，配伍溶液立刻产生黄白色浑浊。但是该研究没有考察配伍溶液中药物浓度的变化，缺乏化学稳定性数据。而高浓度多烯磷脂酰胆碱与维生素 K_1 原液直接混合则出现沉淀。在有确切的配伍溶液药物浓度稳定性的证据之前，建议临床避免配伍。

【临床建议】配伍禁忌

多烯磷脂酰胆碱 + 腺苷蛋氨酸
（ polyene phosphatidylcholine+ademetionine ）

【临床证据】彭蓉[1]在临床工作中发现，当易善复（多烯磷脂酰胆碱）滴完直接输注思美泰注射液（丁二磺酸腺苷蛋氨酸）时，输液管内立即出现乳白色浑浊。随后进行了验证实验：将易善复和思美泰各溶解于 50ml 氯化钠注射液中，取易善复溶液 2ml 与思美泰溶液 2ml 直接混合，混合液立即出现乳白色浑浊。临床观察和实验结果提示两药在上述条件下混合存在配伍禁忌。

【临床建议】配伍禁忌

多烯磷脂酰胆碱 + 左氧氟沙星
（ polyene phosphatidylcholine+levofloxacin ）

【临床证据】王艳波[1]在临床工作中发现，静脉滴注完多烯磷脂酰胆碱直接输注左氧氟沙星注射液时，在莫菲氏滴管及输液管内出现白色沉淀物，随后抽取 5% 葡萄糖 100ml 加多烯磷脂酰胆碱 5ml、左氧氟沙星注射液 5ml，两种药物溶液混合后立即出现白色沉淀。张超[2]在临床工作中观察到，当多烯磷脂酰胆碱注射液与左氧氟沙星注射液混合时，会出现浑浊、沉淀现象。为了进一步验证，抽取 5ml 配好的多烯磷脂酰胆碱注射溶液与 5ml 左氧氟沙星注射液混合，观察到混合当时溶液为浅黄色澄清液体，静置 2 小时后出现漂浮的白色细小颗粒，试管底部有白色沉淀析出。临床观察和实验结果提示两药在上述条件下混合存在配伍禁忌。

【临床建议】配伍禁忌

多种微量元素 + 复方氨基酸
（ multitrace elements+compound amino acid ）

【临床证据】辛学俊等[1]在临床输液中发现，安达美（多种微量元素注射液Ⅱ）和乐凡命（复方氨基酸注射液）配伍后呈微蓝色。随后进行了实验验证，发现安达美与乐凡命原液配伍后出现微蓝色。乐凡命含天门冬氨酸等 17 种氨基酸，推测系氨基酸与铜离子生成蓝色内络化合物。姚利[2]在临床工作中发现，多种微量元素（Ⅱ）（广东世信药业有限公司）加入复方氨基酸注射液中出现浑浊现象。随后进行了验证实验：将多种微量元素 10ml 分别加入以下 3 种复方氨基酸：复方氨基酸注射液（152HBC）（青岛首和金海制药），注射液颜色加重变深；复方氨基酸注射液（3AA）（石家庄四药有限公司），药液出现淡绿色浑浊；复方氨基酸注射液（18AA22）（山东鲁抗辰欣药业），药液呈淡黑色。临床观察和实验结果提示两药在上述条件下混合存在配伍禁忌。

【临床建议】配伍禁忌

多种微量元素 + 门冬氨酸钾镁
（multitrace elements+potassium magnesium aspartate）

【临床证据】辛学俊等[1]在临床输液中发现，安达美（多种微量元素注射液Ⅱ）与门冬氨酸钾镁和多巴胺配伍时出现蓝墨水状改变。随后进行了实验验证，发现安达美与门冬氨酸钾镁原液配伍后出现微蓝色改变，推测系门冬氨酸与铜离子生成蓝色内络化合物。临床观察和实验结果提示两药在上述条件下混合存在配伍禁忌。

【临床建议】配伍禁忌

多种微量元素 + 维生素 C
（multitrace elements+vitamin C）

【临床证据】辛学俊[1]在临床工作中发现，安达美（多种微量元素注射液Ⅱ）与维生素 C 混合后即刻出现微红色。佟志红[2]在临床工作中发现，将多种微量元素（Ⅱ）和维生素 C 同时加入 5% 葡萄糖溶液中，溶液立即变成了黑色。随后进行了实验验证：取多种微量元素（Ⅱ）和维生素 C 直接在注射器内混合，混合液立即变成黑色，静置 24 小时无变化。王定玺等[3]在临床配液时用抽吸过维生素 C 注射液的一次性无菌注射器抽吸多种微量元素注射液（Ⅱ）时，注射器内的多种微量元素药液立即变成黑色，经摇晃不消失。随后抽吸多种微量元素注射液（Ⅱ）与维生素 C 注射液直接混合，注射器内的药液立即变成黑色，经摇晃后颜色仍未消失，观察 30 分钟颜色未改变。临床观察和实验结果提示两药在上述条件下混合存在配伍禁忌。

【临床建议】配伍禁忌

多种微量元素（Ⅱ）+ 辅酶A

（multitrace elements Ⅱ+coenzymeA）

【临床证据】刘福香等[1]在临床工作中拟静脉输注多种微量元素注射液（Ⅱ）（四川美大康佳乐药业）6ml+注射用辅酶A（天津生物制药）1支+注射用12种维生素1支的混合溶液，在配制药液中发现，多种微量元素注射液（Ⅱ）与注射用辅酶A混合时可出现颜色发微黑。作者随后进行了实验验证：使用20ml的注射器将多种微量元素注射液（Ⅱ）与注射用辅酶A在注射器中直接混合时，注射器内立即呈现微黑色改变。提示在临床和实验条件下，多种微量元素注射液（Ⅱ）与注射用辅酶A混合存在配伍禁忌。

【临床建议】配伍禁忌

多种微量元素（Ⅱ）+ 复合维生素

（multitrace elements Ⅱ+compound vitamins）

【临床证据】刘晓宁[1]在临床配制多种微量元素注射液（Ⅱ）（四川美大康佳乐药业，2ml/支）与注射用12种复合维生素（山西普德药业）时发现，二者存在配伍禁忌，因为二者同时加入5%葡萄糖注射液中，配伍溶液立即变成了深黄色。作者随后进行了实验验证：用注射器抽取多种微量元素注射液（Ⅱ），再抽取注射用12种复合维生素，注射器内药液立即变成了黄褐色，接近黑色，经摇晃后不消失，静置24小时后液体颜色仍未恢复正常，说明多种微量元素注射液（Ⅱ）与注射用12种复合维生素存在配伍禁忌，临床应用时应分开输注。刘福香等[2]也在临床配液中发现多种微量元素注射液（Ⅱ）与注射用12种复合维生素混合时可出现颜色发黑（12种复合维生素本应为黄色），并经过了实验验证，两者混合存在配伍禁忌。

【临床建议】配伍禁忌

多种微量元素（Ⅱ）+ 头孢甲肟

（multitrace elements Ⅱ+cefmenoxime）

【临床证据】罗燕等[1]在临床工作中输注头孢甲肟溶液（2g溶于0.9%氯化钠注射液100ml）完毕后，接续输注多种微量元素注射液（Ⅱ）（广东世信药业，10ml溶于5%葡萄糖注射液500ml）时，莫菲氏滴管内的液体混合时瞬间出现了草绿色浑浊，立即停止输液，更换输液器，患者未发生不良反应。作者随后进行了实验验证：将0.5g注射用头孢甲肟溶于0.9%氯化钠注射液10ml中，将10ml多种微量元素注射液（Ⅱ）稀释于5%葡萄糖注射液100ml中，然后用两个5ml注射器各抽取上述溶液5ml

混合于无菌杯内，配伍溶液立即出现草绿色浑浊。静置 5 分钟后液体仍浑浊，且有乳白色沉淀，沉淀物经摇晃、振动均不溶解。提示在临床和实验条件下，头孢甲肟溶液和多种微量元素（Ⅱ）溶液存在配伍禁忌。

【临床建议】配伍禁忌

多种维生素 + 多种微量元素（Ⅱ）

（multivitamin+multitrace elements Ⅱ）

【临床证据】张海鹏[1]在临床工作中，遵医嘱配制肠外营养，先将注射用多种维生素（12）5ml 加入 5% 葡萄糖注射液 500ml 中，再加入多种微量元素注射液（Ⅱ）10ml 后溶液颜色变深，立即停止配制和使用。作者随后进行了实验验证：①将注射用多种维生素（12）5ml 加入 5% 葡萄糖注射液 500ml 中，溶液变为浅黄色，静置 24 小时后未见明显变化。②将多种微量元素注射液（12）10ml 加入 5% 葡萄糖注射液 500ml 中，溶液仍为无色透明，静置 24 小时后未见明显变化。③将注射用多种维生素（12）5ml 加入 5% 葡萄糖溶液 500ml 中，再将多种微量元素注射液（Ⅱ）10ml 加入后，溶液颜色由浅黄色变深，变深后的溶液为黄色透明，静置 24 小时后未见明显变化。④用 20ml 注射器抽取 10ml 多种微量元素注射液（Ⅱ），取注射用多种维生素（12）5ml 溶于 5% 葡萄糖注射液 5ml 中，将上述两种稀释溶液在注射器中混合。结果发现，随着抽吸量增加，混合液由无色变为棕褐色，最后变为棕黑色。同时发现，在直立抽吸混合液时，上部先变色，抽吸结束后上部颜色深于下部。将无菌注射器直立静置 24 小时后见底部形成约 4ml 的黑色沉淀物，经摇晃后不消失。重复实验 3 次，结果一致。提示在临床和实验条件下，注射用多种维生素（12）与多种微量元素注射液在 5% 葡萄糖溶液中混合存在配伍禁忌。

【临床建议】配伍禁忌

扫码看参考文献

E

二丁酰环磷腺苷钙 + 转化糖电解质

（calcium dibutyryladenosine cyclophosphate+invert sugar and electrolytes）

【临床证据】王静等[1]考察了注射用二丁酰环磷腺苷钙（上海上药第一生化药业，20mg/支）与转化糖电解质注射液（四川美大康佳乐药业，250ml/瓶）配伍的稳定性和相容性。按照临床用药实际情况，①用转化糖电解质注射液5ml溶解注射用二丁酰环磷腺苷钙2支（40mg），然后注入剩余的转化糖电解质注射液245ml中；②用转化糖电解质注射液5ml溶解注射用二丁酰环磷腺苷钙3支（60mg），然后注入剩余的转化糖电解质注射液245ml中。在室温、不避光的情况下放置24小时，观察配伍溶液在0、1、2、4、6、12、24小时外观变化，测定pH、不溶性微粒数变化，测定二丁酰环磷腺苷钙的相对百分含量变化。结果发现，24小时内配伍溶液保持无色澄清，pH无明显变化，但是≥10μm的不溶性微粒数量超出《中国药典》的规定；二丁酰环磷腺苷钙相对百分含量＞98.3%，符合《中国药典》要求。考虑到≥10μm的不溶性微粒数量超出《中国药典》的规定，且转化糖电解质注射液说明书中明确指出"与含钙药物配伍可能会产生沉淀"，注射用二丁酰环磷腺苷钙与转化糖电解质注射液混合存在配伍禁忌。

【临床建议】配伍禁忌

二乙酰氨乙酸乙二胺 + 奥美拉唑

（ethylenediamine diaceturate+omeprazole）

【临床证据】高早琼等[1]在临床工作中发现，在输注丹怡（二乙酰氨乙酸乙二胺注射液）溶液（600mg溶于10%葡萄糖液体250ml中）时，将洛赛克注射液（奥美拉唑40mg用注射用水稀释后）经"滴斗"注入后，在莫菲氏滴管中立即出现白色浑浊。随后取丹怡（600mg）和洛赛克（40mg）分别溶于注射用水10ml中，分别取溶液0.1ml直接混合后立即出现乳白色浑浊，振荡或静置后不消失。陶佳[2]在临床工作中输注奥美拉唑（40mg溶于5%葡萄糖注射液100ml中）完毕后，接续输注二乙酰氨乙酸乙二胺（400mg 溶于 5% 葡萄糖注射液 500ml 中），当两种液体在莫菲氏滴管内混合时，莫菲氏滴管及下游输液管内出现棕色浑浊沉淀现象。立即停止输液，更换输液器，用 5% 葡萄糖注射液冲管，患者未出现不良反应。作者随后进行了实验验证：将奥美拉唑 40mg 溶于 5% 葡萄糖注射液 100ml 中，将二乙酰氨乙酸乙二胺 400mg 溶于 5% 葡萄糖注射液 100ml 中，用 5ml 注射器分别抽取上述两种注射液各 2ml 直接混合，注射器内出现棕色浑浊液体。提示在临床和实验条件下注射用奥美拉唑的葡萄糖注射液与二乙酰氨乙酸乙二胺葡萄糖注射液混合存在配伍禁忌。

【临床建议】配伍禁忌

二乙酰氨乙酸乙二胺 + 奥硝唑
（ethylenediamine diaceturate+ornidazole）

【临床证据】王丰伟[1] 考察了二乙酰氨乙酸乙二胺注射液与奥硝唑氯化钠注射在输液管内的配伍稳定性。模拟临床输液方式，将二乙酰氨乙酸乙二胺注射液与奥硝唑注射液按 1∶1 及 1∶4、4∶1 比例混合，混匀后置于 25℃ 恒温箱内，观察配伍溶液的外观变化，测定 1 小时内配伍溶液的 pH 变化和药物含量百分比变化（以 0 时浓度为 100%）。结果发现，3 种比例的配伍溶液在 1 小时内外观、pH 无明显变化，二乙酰氨乙酸乙二胺和奥硝唑的含量百分比变化未超过 5%。提示在实验条件下，二乙酰氨乙酸乙二胺注射液与奥硝唑氯化钠注射液能连续输注使用，至少能保持 1 小时的配伍稳定。[**编者注：该研究未考察配伍溶液不溶性微粒数变化及是否符合《中国药典》规定。**]

【临床建议】谨慎配伍

扫码看参考文献

F

法莫替丁 + 多种微量元素（famotidine+multitrace elements）

【临床证据】陈君[1]在临床工作中输注法莫替丁（60mg 溶于 5% 葡萄糖注射液 250ml 中）预防胃黏膜损伤，同时补充多种微量元素（4ml 溶于 5% 葡萄糖注射液 250ml 中）。在输注完法莫替丁后接续输注多种微量元素注射液，当两种溶液在莫菲氏滴管内混合时，输液管及莫菲氏滴管内液体变成浅蓝色，立即停止输液，更换输液器，报告医生，患者未发生不良反应。作者随后进行了实验验证：取多种微量元素注射液（原液）2ml 加入法莫替丁注射溶液（60mg 溶于 5% 葡萄糖注射液 250ml）中，结果混合溶液变为浅蓝色，静置 30 分钟后颜色无变化，重复操作观察数次均为上述反应。提示在临床和实验条件下，注射用法莫替丁与多种微量元素注射液在 5% 葡萄糖注射液中混合存在配伍禁忌。

【临床建议】配伍禁忌

法舒地尔 + 复方氨基酸（fasudil+compound amino acid）

【临床证据】朱大胜等[1]考察了盐酸法舒地尔在复方氨基酸注射液（18AA-Ⅱ）中配伍的稳定性和相容性。模拟临床常用浓度，将法舒地尔 30mg 溶于复方氨基酸注射液（18AA-Ⅱ）100ml 中，混匀，室温下放置 8 小时，分别在 0、1、2、4、6、8 小时时观察溶液的外观，测定 pH 和不溶性微粒数变化，用 HPLC 法测定法舒地尔的百分含量变化。结果发现，盐酸法舒地尔在复方氨基酸注射液（18AA-Ⅱ）中配伍 8 小时内外观、pH、法舒地尔百分含量及液相色谱峰形无明显变化，不溶性微粒符合《中国药典》规定。提示法舒地尔和复方氨基酸注射液（18AA-Ⅱ）可以配伍至少 8 小时。赵英如等[2]考察了盐酸法舒地尔注射液（山西普德药业，2ml∶30mg）与复方氨基酸注射液（18AA）（江苏正大丰海制药）配伍的相容性和稳定性。按照临床常用剂量，将盐酸法舒地尔注射液 2ml（30mg）溶于到复方氨基酸注射液（18AA）250ml 中，室温放置 24 小时，观察 1、2、3、4、5、6、24 小时时各时间点溶液外观变化，测定配伍溶液 pH、法舒地尔的含量变化。结果发现，各时间点配伍溶液外观、性状无明显变化，pH 保持稳定，盐酸法舒地尔含量在 24 小时内保持稳定。提示在实验条件下，盐酸法舒地尔注射液与复方氨基酸注射液（18AA）可以配伍至少 24 小时。

【临床建议】可以配伍

法舒地尔 + 复方氯化钠（fasudil+compound sodium chloride）

【临床证据】朱大胜等[1]考察了盐酸法舒地尔在复方氯化钠注射液中配伍的稳定性和相容性。模拟临床常用浓度，将法舒地尔 30mg 溶于复方氯化钠注射液 100ml 中，混匀，室温下放置 8 小时，分别在 0、1、2、4、6、8 小时时观察溶液的外观，测定 pH 和不溶性微粒数变化，用 HPLC 法测定法舒地尔的百分含量变化。结果发现，盐酸法舒地尔在复方氯化钠注射液中配伍 8 小时内外观、pH、法舒地尔百分含量及液相色谱峰形无明显变化，不溶性微粒符合《中国药典》规定。提示法舒地尔和复方氯化钠注射液可以配伍至少 8 小时。

【临床建议】可以配伍

法舒地尔 + 氯化钠（fasudil+sodium chloride）

【临床证据】朱大胜等[1]考察了盐酸法舒地尔在 0.9% 氯化钠注射液中配伍的稳定性和相容性。模拟临床常用浓度，将法舒地尔 30mg 溶于 0.9% 氯化钠注射液 100ml 中，混匀，室温下放置 8 小时，分别在 0、1、2、4、6、8 小时时观察溶液的外观，测定 pH 和不溶性微粒数变化，用 HPLC 法测定法舒地尔的百分含量变化。结果发现，盐酸法舒地尔在 0.9% 氯化钠注射液中配伍 8 小时内外观、pH、法舒地尔百分含量及液相色谱峰形无明显变化，不溶性微粒符合《中国药典》规定。提示法舒地尔和 0.9% 氯化钠注射液可以配伍至少 8 小时。赵英如等[2]考察了盐酸法舒地尔注射液（山西普德药业，2ml∶30mg）与 0.9% 氯化钠注射液（康乃尔药业）配伍的相容性和稳定性。按照临床常用剂量，将盐酸法舒地尔注射液 2ml（30mg）溶于到 0.9% 氯化钠注射液 500ml 中，室温放置 24 小时，观察 1、2、3、4、5、6、24 小时时各时间点溶液外观变化，测定配伍溶液 pH、法舒地尔的含量变化。结果发现，各时间点配伍溶液外观、性状无明显变化，pH 保持稳定，法舒地尔含量在 24 小时内保持稳定。提示在实验条件下，盐酸法舒地尔注射液与 0.9% 氯化钠注射液可以配伍至少 24 小时。

【临床建议】可以配伍

法舒地尔 + 木糖醇（fasudil+xylitol）

【临床证据】朱大胜等[1]考察了盐酸法舒地尔（天津红日药业）在木糖醇注射液（哈尔滨三精艾富西药业）中配伍的稳定性和相容性。模拟临床常用浓度，将法舒地尔 30mg 溶于木糖醇注射液 100ml 中，混匀，室温下放置 8 小时，分别在 0、1、2、4、6、8 小时时观察溶液的外观，测定 pH 和不溶性微粒数变化，用 HPLC 法测定法舒地尔的百分含量变化。结果发现，盐酸法舒地尔在木糖醇注射液中配伍 8 小时内外观、pH、法舒地尔百分含量及 HPLC 峰形无明显变化，不溶性微粒符合《中国药典》规定。赵英如等[2]考察了盐酸法舒地尔注射液（山西普德药业，2ml：30mg）与 5% 木糖醇注射液（哈尔滨三精艾富西药业）配伍的相容性和稳定性。按照临床常用剂量，将盐酸法舒地尔注射液 2ml（30mg）溶于到 5% 木糖醇注射液 250ml 中，室温放置 24 小时，观察 1、2、3、4、5、6、24 小时时个时间点溶液外观变化，测定配伍溶液 pH、法舒地尔的含量变化。结果发现，各时间点配伍溶液外观、性状无明显变化，pH 保持稳定，盐酸法舒地尔含量在 24 小时内保持稳定。[编者注：该研究未考察配伍溶液不溶性微粒数变化及是否符合《中国药典》规定。]综合上述两个研究，提示在实验条件下，盐酸法舒地尔注射液与 5% 木糖醇注射液可以配伍至少 8 小时。

【临床建议】可以配伍

法舒地尔 + 葡萄糖（fasudil+dextrose）

【临床证据】朱大胜等[1]考察了盐酸法舒地尔在 5% 葡萄糖注射液或 10% 葡萄糖注射液中配伍的稳定性和相容性。模拟临床常用浓度，将法舒地尔 30mg 溶于 5% 葡萄糖注射液或 10% 葡萄糖注射液 100ml 中，混匀，室温下放置 8 小时，分别在 0、1、2、4、6、8 小时时观察溶液的外观，测定 pH 和不溶性微粒数变化，用 HPLC 法测定法舒地尔的百分含量变化。结果发现，盐酸法舒地尔在 5% 葡萄糖注射液、10% 葡萄糖注射液中配伍 8 小时内外观、pH、法舒地尔百分含量及液相色谱峰形无明显变化，不溶性微粒符合《中国药典》规定。提示法舒地尔和 5% 葡萄糖注射液或 10% 葡萄糖注射液可以配伍至少 8 小时。赵英如等[2]考察了盐酸法舒地尔注射液（山西普德药业，2ml：30mg）与 5% 葡萄糖注射液（康乃尔药业）、10% 葡萄糖注射液（康乃尔药业）配伍的相容性和稳定性。按照临床常用剂量，将盐酸法舒地尔注射液 2ml（30mg）分别溶于 5% 葡萄糖注射液、10% 葡萄糖注射液 500ml 中，室温放置 24 小时，观察 1、2、3、4、5、6、24 小时时各时间点溶液外观变化，测定配伍溶液 pH、法舒地尔的含量变化。结果发现，各时间点配伍溶液外观、性状无明显变化，pH 保持稳定，法舒地尔含量在 24 小时内保持稳定。提示在实验条件下，盐酸法舒地尔注射液与 5% 葡萄糖注射液、10% 葡萄糖注射液可以配伍至少 24 小时。

【临床建议】可以配伍

法舒地尔 + 葡萄糖氯化钠 (fasudil+glucose and sodium chloride)

【临床证据】赵英如等[1]考察了盐酸法舒地尔注射液（山西普德药业，2ml：30mg）与 5% 葡萄糖氯化钠注射液（康乃尔药业）配伍的相容性和稳定性。按照临床常用剂量，将盐酸法舒地尔注射液 2ml（30mg）溶于 5% 葡萄糖氯化钠注射液 500ml 中，室温放置 24 小时，观察 1、2、3、4、5、6、24 小时时各时间点溶液外观变化，测定配伍溶液 pH、法舒地尔的含量变化。结果发现，各时间点配伍溶液外观、性状无明显变化，pH 保持稳定，盐酸法舒地尔注射液在 24 小时内保持稳定。提示在实验条件下，盐酸法舒地尔注射液与 5% 葡萄糖氯化钠注射液可以配伍至少 6 小时。**[编者注：该研究未考察配伍溶液不溶性微粒数变化及是否符合《中国药典》规定。]**

【临床建议】谨慎配伍

法舒地尔 + 硝酸甘油 (fasudil+nitroglycerin)

【临床证据】张丽等[1]考察了法舒地尔（天津红日药业，30mg/ 支）与硝酸甘油（山西康宝生物，5mg/ 支）在 0.9% 氯化钠注射液中的配伍稳定性。模拟临床常用浓度，取盐酸法舒地尔注射液 30mg 和硝酸甘油注射液 5mg 分别溶于同一 0.9% 氯化钠注射液 100ml 中，室温放置 8 小时，观察配伍溶液在 0、1、2、4、6、8 小时溶液外观变化，测定 pH 和不溶性微粒数，HPLC 法测定法舒地尔、硝酸甘油的含量百分比变化（以 0 时为 100%）。结果发现，配伍溶液在各时间点内保持透明澄清，无颜色变化，无沉淀、气体产生。配伍后 8 小时内配伍溶液的 pH 无明显变化，不溶性微粒数无明显变化，药物含量保持在 95% 以上，且无新物质产生。提示在实验条件下，法舒地尔注射液与硝酸甘油注射液在 0.9% 氯化钠注射液中可以配伍 8 小时。

【临床建议】可以配伍

泛影葡胺 + 地西泮 (diatrizoate meglumine+diazepam)

【临床证据】Kim 等[1]考察了水溶性造影剂（对比剂）泛影葡胺和地西泮配伍的相容性。裸眼观察混合物的外观变化，离心方法观察沉淀。结果发现，在实验条件下泛影葡胺和地西泮混合存在配伍禁忌。

【临床建议】配伍禁忌

泛影葡胺 + 哌替啶 (diatrizoate meglumine+meperidine)

【临床证据】Kim 等[1]考察了水溶性造影剂（对比剂）泛影葡胺和盐酸哌替啶配伍的相容性。裸眼观察混合物的外观变化，离心方法观察沉淀。结果发现，在实验条件下泛影葡胺和盐酸哌替啶混合存在配伍禁忌。

【临床建议】配伍禁忌

泛影酸钠 + 哌替啶（diatrizoate sodium+meperidine）

【临床证据】Kim 等[1]考察了水溶性造影剂（对比剂）泛影酸钠和盐酸哌替啶配伍的相容性。裸眼观察混合物的外观变化，离心方法观察沉淀。结果发现，在实验条件下泛影酸钠和盐酸哌替啶混合存在配伍禁忌。

【临床建议】配伍禁忌

泛影酸葡甲胺 / 泛影酸钠 + 罂粟碱

（diatrizoate meglumine diatrizoate sodium+papaverine）

【临床证据】Irving 等[1]通过体外研究发现，盐酸罂粟碱和泛影酸葡甲胺 / 泛影酸钠分别混合后可出现沉淀，临床应该避免血管造影时在同一容器或同一输液通路中配伍盐酸罂粟碱和泛影酸葡甲胺 / 泛影酸钠。

【临床建议】配伍禁忌

非格司亭 + 阿米卡星（filgrastim+amikacin）

【临床证据】Hall 等[1]考察了非格司亭（40 和 10μg/ml）与硫酸阿米卡星（5mg/ ml）在 Y 型输液通路中配伍的相容性。分别将等体积（5ml）的非格司亭和硫酸阿米卡星在 25℃混合 4 小时，测定药物浓度、pH 和观察外观变化，体外测定非格司亭的生物活性和抗生素的抗菌活性。结果发现，非格司亭活性没有变化，硫酸阿米卡星的活性没有显著变化，没有观察到沉淀、颜色变化和浑浊，pH 也没有明显变化。提示在实验条件下，非格司亭与硫酸阿米卡星混合不存在配伍禁忌。

【临床建议】可以配伍

非格司亭 + 氟康唑（filgrastim+fluconazole）

【临床证据】Hall 等[1]考察了非格司亭（40 和 10μg/ml）与氟康唑（2mg/ml）在 Y 型输液通路中配伍的相容性。分别将等体积（5ml）的非格司亭和氟康唑在 25℃混合 4 小时，测定药物浓度、pH 和观察外观变化，体外测定非格司亭的生物活性和抗生素的抗菌活性。结果发现，非格司亭活性没有变化，氟康唑的活性没有显著变化，没有观察到沉淀、颜色变化和浑浊，pH 也没有明显变化。提示在实验条件下，非格司亭与氟康唑混合不存在配伍禁忌。

【临床建议】可以配伍

非格司亭 + 庆大霉素（filgrastim+gentamicin）

【临床证据】Hall 等[1]考察了非格司亭（40 和 10μg/ml）与硫酸庆大霉素（1.6mg/ml）在 Y 型输液通路中配伍的相容性。分别将等体积（5ml）的非格司亭和硫酸庆大霉素在 25℃混合 4 小时，测定药物浓度、pH 和观察外观变化，体外测定非格司亭的生物活性和抗生素的抗菌活性。结果发现，10μg/ml 的非格司亭和庆大霉素混合时活性略有降低，硫酸庆大霉素的活性没有显著变化，没有观察到沉淀、颜色变化和浑浊，pH 也没有明显变化。提示在实验条件下，40μg/ml 非格司亭与硫酸庆大霉素混合不存在配伍禁忌；10μg/ml 的非格司亭和庆大霉素混合时活性降低。

【临床建议】谨慎配伍

非格司亭 + 头孢他啶（filgrastim+ceftazidime）

【临床证据】Hall 等[1] 考察了非格司亭（40 和 10μg/ml）与头孢他啶（10mg/ml）在 Y 型输液通路中配伍的相容性。分别将等体积（5ml）的非格司亭和头孢他啶在 25℃混合 4 小时，测定药物浓度、pH 和可见的物理变化，体外测定非格司亭的生物活性和抗生素的抗菌活性。结果发现，非格司亭活性没有变化，头孢他啶的活性没有显著变化，没有观察到沉淀、颜色变化和浑浊，pH 也没有明显变化。提示在实验条件下，非格司亭与头孢他啶混合不存在配伍禁忌。

【临床建议】可以配伍

非格司亭 + 妥布霉素（filgrastim+tobramycin）

【临床证据】Hall 等[1] 考察了非格司亭（40 和 10μg/ml）与硫酸妥布霉素（1.6mg/ml）在 Y 型输液通路中配伍的相容性。分别将等体积（5ml）的非格司亭和硫酸妥布霉素在 25℃混合 4 小时，测定药物浓度、pH 和可见的物理变化，体外测定非格司亭的生物活性和抗生素的抗菌活性。结果发现，非格司亭活性没有变化，硫酸妥布霉素的活性没有显著变化，没有观察到沉淀、颜色变化和浑浊，pH 也没有明显变化。提示在实验条件下，非格司亭与硫酸妥布霉素混合不存在配伍禁忌。

【临床建议】可以配伍

非格司亭 + 亚胺培南西司他丁（filgrastim+imipenem cilastatin）

【临床证据】Hall 等[1] 考察了非格司亭（40 和 10μg/ml）与亚胺培南西司他丁（5mg/ml）在 Y 型输液通路中配伍的相容性。分别将等体积（5ml）的非格司亭和亚胺培南西司他丁在 25℃混合 4 小时，测定药物浓度、pH 和可见的物理变化，体外测定非格司亭的生物活性和抗生素的抗菌活性。结果发现，10μg/ml 的非格司亭活性没有变化，40μg/ml 的非格司亭和亚胺培南西司他丁合用时活性略有降低，亚胺培南西司他丁的活性没有显著变化，没有观察到沉淀、颜色变化和浑浊，pH 也没有明显变化。提示在实验条件下，10μg/ml 的非格司亭与亚胺培南西司他丁混合不存在配伍禁忌；但是 40μg/ml 的非格司亭和亚胺培南西司他丁混合输注时活性有降低。

【临床建议】谨慎配伍

非诺多泮 + 氨苄西林（fenoldopam+ampicillin）

【临床证据】Trissel 等[1]考察了甲磺酸非诺多泮（溶于 0.9% 氯化钠注射液中，终浓度为 80μg/ml）5ml 与氨苄西林钠（溶于 0.9% 氯化钠注射液中，终浓度为 20mg/ml）按等体积比于室温（23℃）混合 4 小时的物理相容性。荧光灯下观察混合物外观变化，并经廷德尔光进一步检查。物理不相容性定义为出现可见微粒、明显烟雾状或浊度增加 > 0.5NTU、颜色变化、气体产生等。结果发现，两药混合 4 小时后配伍溶液变成黄色。提示在实验条件下甲磺酸非诺多泮和氨苄西林钠混合存在配伍禁忌。

【临床建议】配伍禁忌

非诺多泮 + 氨茶碱（fenoldopam+aminophylline）

【临床证据】Trissel 等[1]考察了甲磺酸非诺多泮（溶于 0.9% 氯化钠注射液中，终浓度为 80μg/ml）5ml 与氨茶碱（溶于 0.9% 氯化钠注射液中，终浓度为 2.5mg/ml）按等体积比于室温（23℃）混合 4 小时的物理相容性。荧光灯下观察混合物外观变化，并经廷德尔光进一步检查。物理不相容性定义为出现可见微粒、明显烟雾状或浊度增加 > 0.5NTU、颜色变化、气体产生等。结果发现，两药混合后立即出现了烟雾状浑浊和微粒，4 小时后黄色消失，变为可见的浑浊。提示在实验条件下甲磺酸非诺多泮和氨茶碱混合存在配伍禁忌。

【临床建议】配伍禁忌

非诺多泮 + 苯妥英钠（fenoldopam+phenytoin sodium）

【临床证据】Trissel 等[1]考察了甲磺酸非诺多泮（溶于 0.9% 氯化钠注射液中，终浓度为 80μg/ml）5ml 与苯妥英钠（原液，终浓度 50mg/ml）按等体积比于室温（23℃）混合 4 小时的物理相容性。荧光灯下观察混合物外观变化，并经廷德尔光进一步检查。物理不相容性定义为出现可见微粒、明显烟雾状或浊度增加 > 0.5NTU、颜色变化、气体产生等。结果发现，两药混合后立即出现了晶体微粒，溶液由微黄色变为深色。提示在实验条件下甲磺酸非诺多泮和苯妥英钠混合存在配伍禁忌。

【临床建议】配伍禁忌

非诺多泮 + 丙氯拉嗪（fenoldopam+prochlorperazine）

【临床证据】Trissel 等[1]考察了甲磺酸非诺多泮（溶于 0.9% 氯化钠注射液中，终浓度为 80μg/ml）5ml 与乙二磺酸丙氯拉嗪（溶于 0.9% 氯化钠注射液中，终浓度为 0.5mg/ml）按等体积比于室温（23℃）混合 4

小时的物理相容性。荧光灯下观察混合物外观变化，并经廷德尔光进一步检查。物理不相容性定义为出现可见微粒、明显烟雾状或浊度增加＞0.5NTU、颜色变化、气体产生等。结果发现，两药混合4小时后出现了烟雾状浑浊。提示在实验条件下甲磺酸非诺多泮和乙二磺酸丙氯拉嗪混合存在配伍禁忌。

【临床建议】配伍禁忌

非诺多泮 + 布美他尼（fenoldopam+bumetanide）

【临床证据】Trissel 等[1]考察了甲磺酸非诺多泮（溶于 0.9% 氯化钠注射液中，终浓度为80μg/ml）5ml 与布美他尼（溶于 0.9% 氯化钠注射液中，终浓度为 0.04mg/ml）按等体积比室温（23℃）混合4小时的物理相容性。荧光灯下观察混合物外观变化，并经廷德尔光进一步检查。物理不相容性定义为出现可见微粒、明显烟雾状或浊度增加＞0.5NTU、颜色变化、气体产生等。结果发现，两药混合后立即出现云雾状浑浊。提示在实验条件下甲磺酸非诺多泮和布美他尼混合存在配伍禁忌。

【临床建议】配伍禁忌

非诺多泮 + 地塞米松（fenoldopam+dexamethasone）

【临床证据】Trissel 等[1]考察了甲磺酸非诺多泮（溶于 0.9% 氯化钠注射液中，终浓度为80μg/ml）5ml 与地塞米松磷酸钠（溶于 0.9% 氯化钠注射液中，终浓度为 1mg/ml）按等体积比室温（23℃）混合4小时的物理相容性。荧光灯下观察混合物外观变化，并经廷德尔光进一步检查。物理不相容性定义为出现可见微粒、明显烟雾状或浊度增加＞0.5NTU、颜色变化、气体产生等。结果发现，两药混合后立即出现云雾状浑浊。提示在实验条件下甲磺酸非诺多泮和地塞米松磷酸钠混合存在配伍禁忌。

【临床建议】配伍禁忌

非诺多泮 + 地西泮（fenoldopam+diazepam）

【临床证据】Trissel 等[1]考察了甲磺酸非诺多泮（溶于 0.9% 氯化钠注射液中，终浓度为80μg/ml）5ml 与地西泮（原液，终浓度为 5mg/ml）按等体积比室温（23℃）混合4小时的物理相容性。荧光灯下观察混合物外观变化，并经廷德尔光进一步检查。物理不相容性定义为出现可见微粒、明显烟雾状或浊度增加＞0.5NTU、颜色变化、气体产生等。结果发现，两药混合后立即出现弥漫的白色浑浊。提示在实验条件下甲磺酸非诺多泮和地西泮混合存在配伍禁忌。

【临床建议】配伍禁忌

非诺多泮 + 呋塞米（fenoldopam+furosemide）

【临床证据】Trissel 等[1]考察了甲磺酸非诺多泮（溶于 0.9% 氯化钠注射液中，终浓度为 80μg/ml）5ml 与呋塞米（溶于 0.9% 氯化钠注射液中，终浓度为 3mg/ml）按等体积比室温(23℃)混合 4 小时的物理相容性。荧光灯下观察混合物外观变化，并经廷德尔光进一步检查。物理不相容性定义为出现可见微粒、明显烟雾状或浊度增加 > 0.5NTU、颜色变化、气体产生等。结果发现，两药混合后立即形成烟雾状浑浊。提示在实验条件下甲磺酸非诺多泮和呋塞米混合存在配伍禁忌。

【临床建议】配伍禁忌

非诺多泮 + 甲泼尼龙（fenoldopam+methylprednisolone）

【临床证据】Trissel 等[1]考察了甲磺酸非诺多泮（溶于 0.9% 氯化钠注射液中，终浓度为 80μg/ml）5ml 与甲泼尼龙琥珀酸钠（溶于 0.9% 氯化钠注射液中，终浓度为 5mg/ml）按等体积比室温（23℃）混合 4 小时的物理相容性。荧光灯下观察混合物外观变化，并经廷德尔光进一步检查。物理不相容性定义为出现可见微粒、明显烟雾状或浊度增加 > 0.5NTU、颜色变化、气体产生等。结果发现，两药混合后立即出现沉淀。提示在实验条件下甲磺酸非诺多泮和甲泼尼龙琥珀酸钠混合存在配伍禁忌。

【临床建议】配伍禁忌

非诺多泮 + 两性霉素 B（fenoldopam+amphotericin B）

【临床证据】Trissel 等[1]考察了甲磺酸非诺多泮（溶于 0.9% 氯化钠注射液中，终浓度为 80μg/ml）5ml 与两性霉素 B（溶于 5% 葡萄糖注射液中，终浓度为 0.6mg/ml）按等体积比室温（23℃）混合 4 小时的物理相容性。荧光灯下观察混合物外观变化，并经廷德尔光进一步检查。物理不相容性定义为出现可见微粒、明显烟雾状或浊度增加 > 0.5NTU、颜色变化、气体产生等。结果发现，两药混合后立即出现了黄色絮状沉淀。提示在实验条件下甲磺酸非诺多泮和两性霉素 B 混合存在配伍禁忌。

【临床建议】配伍禁忌

非诺多泮 + 磷苯妥英钠（fenoldopam+fosphenytoin sodium）

【临床证据】Trissel 等[1]考察了甲磺酸非诺多泮（溶于 0.9% 氯化钠注射液中，终浓度为 80μg/ml）5ml 与磷苯妥英(溶于 0.9% 氯化钠注射液中，终浓度相当于苯妥英钠 20mg/ml）按等体积比室温（23℃）混合 4 小时的物理相容性。荧光灯下观察混合物外观变化，并经廷德尔光进一步检查。物理不相容性定义为出现可见微粒、明显烟雾状或浊度增加 > 0.5NTU、颜色变化、气体产生等。结果发现，两药混合后出现烟雾状浑浊，4 小时后形成微粒。提示在实验条件下甲磺酸非诺多泮和磷苯妥英混合存在配伍禁忌。

【临床建议】配伍禁忌

非诺多泮 + 硫喷妥钠（fenoldopam+thiopental sodium）

【临床证据】Trissel 等[1]考察了甲磺酸非诺多泮（溶于 0.9% 氯化钠注射液中，终浓度为 80μg/ml）5ml 与硫喷妥钠（原液，终浓度为 25mg/ml）按等体积比室温（23℃）混合 4 小时的物理相容性。荧光灯下观察混合物外观变化，并经廷德尔光进一步检查。物理不相容性定义为出现可见微粒、明显烟雾状或浊度增加 > 0.5NTU、颜色变化、气体产生等。结果发现，两药混合后立即形成微粒，出现了粉红和橘色变色反应。提示在实验条件下甲磺酸非诺多泮和硫喷妥钠混合存在配伍禁忌。

【临床建议】配伍禁忌

非诺多泮 + 美索比妥（fenoldopam+methohexital）

【临床证据】Trissel 等[1]考察了甲磺酸非诺多泮（溶于 0.9% 氯化钠注射液中，终浓度为 80μg/ml）5ml 与美索比妥（溶于 0.9% 氯化钠注射液中，终浓度为 10mg/ml）按等体积比室温（23℃）混合 4 小时的物理相容性。荧光灯下观察混合物外观变化，并经廷德尔光进一步检查。物理不相容性定义为出现可见微粒、明显烟雾状或浊度增加 > 0.5NTU、颜色变化、气体产生等。结果发现，两药混合后立即形成微粒，颜色变成黄色。提示在实验条件下甲磺酸非诺多泮和美索比妥混合存在配伍禁忌。

【临床建议】配伍禁忌

非诺多泮 + 碳酸氢钠（fenoldopam+sodium bicarbonate）

【临床证据】Trissel 等[1]考察了甲磺酸非诺多泮（溶于 0.9% 氯化钠注射液中，终浓度为 80μg/ml）5ml 与碳酸氢钠（原液，终浓度为 1mEq/ml）按等体积比室温（23℃）混合 4 小时的物理相容性。荧光灯下观察混合物外观变化，并经廷德尔光进一步检查。物理不相容性定义为出现可见微粒、明显烟雾状或浊度增加 > 0.5NTU、颜色变化、气体产生等。结果发现，两药混合后立即形成烟雾状浑浊和微粒，4 小时后变成可见的浑浊。提示在实验条件下甲磺酸非诺多泮和碳酸氢钠混合存在配伍禁忌。

【临床建议】配伍禁忌

非诺多泮 + 酮咯酸（fenoldopam+ketorolac）

【临床证据】Trissel 等[1]考察了甲磺酸非诺多泮（溶于 0.9% 氯化钠注射液中，终浓度为 80μg/ml）5ml 与酮咯酸（溶于 0.9% 氯化钠注射液中，终浓度为 15mg/ml）按等体积比室温（23℃）混合 4 小时的物理相容性。

荧光灯下观察混合物外观变化，并经廷德尔光进一步检查。物理不相容性定义为出现可见微粒、明显烟雾状或浊度增加 > 0.5NTU、颜色变化、气体产生等。结果发现，两药混合后立即形成烟雾状浑浊。提示在实验条件下甲磺酸非诺多泮和酮咯酸混合存在配伍禁忌。

【临床建议】配伍禁忌

非诺多泮 + 头孢西丁（fenoldopam+cefoxitin）

【临床证据】Trissel 等[1]考察了甲磺酸非诺多泮（溶于 0.9% 氯化钠注射液中，终浓度为 80μg/ml）5ml 与头孢西丁钠（溶于 0.9% 氯化钠注射液中，终浓度为 20mg/ml）按等体积比室温（23℃）混合 4 小时的物理相容性。荧光灯下观察混合物外观变化，并经廷德尔光进一步检查。物理不相容性定义为出现可见微粒、明显烟雾状或浊度增加 > 0.5NTU、颜色变化、气体产生等。结果发现，两药混合后立即出现微粒。提示在实验条件下甲磺酸非诺多泮和头孢西丁钠混合存在配伍禁忌。

【临床建议】配伍禁忌

非诺多泮 + 戊巴比妥（fenoldopam+pentobarbital）

【临床证据】Trissel 等[1]考察了甲磺酸非诺多泮（溶于 0.9% 氯化钠注射液中，终浓度为 80μg/ml）5ml 与戊巴比妥钠（溶于 0.9% 氯化钠注射液中，终浓度为 5mg/ml）按等体积比室温（23℃）混合 4 小时的物理相容性。荧光灯下观察混合物外观变化，并经廷德尔光进一步检查。物理不相容性定义为出现可见微粒、明显烟雾状或浊度增加 > 0.5NTU、颜色变化、气体产生等。结果发现，两药混合后立即出现烟雾状浑浊，形成微粒。提示在实验条件下甲磺酸非诺多泮和戊巴比妥钠混合存在配伍禁忌。

【临床建议】配伍禁忌

酚磺乙胺 + 氨苄西林（etamsylate+ampicillin）

【临床证据】牟剑英等[1]将酚磺乙胺注射液 2.5g 与等渗氯化钠注射液 500ml 混合后，加入 pH > 7.0 的注射用氨苄西林 4g，结果混合物出现了变色反应。酚磺乙胺系 2,5- 二羟基苯磺酸二乙胺盐，遇到碱性物质时其结构遭到破坏，生成醌式结构引起变色。临床观察和实验结果提示两药在上述条件下混合存在配伍禁忌。

【临床建议】配伍禁忌

酚磺乙胺 + 氨基己酸（etamsylate+aminocaproic acid）

【临床证据】[药品说明书]"本品（酚磺乙胺注射液）可以和维生素 K 注射液混合使用；但不可与氨基己酸注射液混合使用。"

牟剑英等[1]将酚磺乙胺注射液 2.5g 与等渗氯化钠注射液 500ml 混合

后，加入 pH > 7.0 的氨基己酸注射液 20ml，结果混合物出现了变色反应。酚磺乙胺系 2,5- 二羟基苯磺酸二乙胺盐，遇到碱性物质时其结构遭到破坏，生成醌式结构引起变色。临床观察和实验结果提示两药在上述条件下混合存在配伍禁忌。

【临床建议】配伍禁忌

酚磺乙胺 + 更昔洛韦（etamsylate+ganciclovir）

【临床证据】赵娟等[1] 在临床工作中发现，止血敏（酚磺乙胺）输注完毕，在同一输液管路继续输注林可宏（更昔洛韦钠）时，两种药液在莫菲氏滴管接触后液体迅速变成铁锈色。随后进行了验证实验，取酚磺乙胺（1.5g 溶于 10% 葡萄糖注射液中）2ml，与稀释好的更昔洛韦 50mg 直接混合后，溶液立即变成黄色，10 分钟后颜色变浅，24 小时后颜色不变，但出现浑浊。在 24℃放置更长时间后变成咖啡色絮状物。临床观察和实验结果提示两药在上述条件下混合存在配伍禁忌。

【临床建议】配伍禁忌

酚磺乙胺 + 肌苷（etamsylate+inosine）

【临床证据】于宏等[1] 在临床静脉输入一组液体：5% 葡萄糖注射液（大连金港制药）500ml+ 氯化钾注射液（湖南洞庭药业）15ml+ 胰岛素（徐州万邦生化制药）6U+ 肌苷注射液（山东泗水制药）0.4g+ 酚磺乙胺注射液（山东泗水制药）2g，当输液进行近 3 小时（剩余液体 100ml）时，剩余液体变成微红色。随后模拟临床条件做了 6 组配伍实验：5% 葡萄糖注射液 500ml+ 酚磺乙胺注射液 2g；5% 葡萄糖注射液 500ml+ 肌苷注射液 0.4g；5% 葡萄糖注射液 500ml+ 酚磺乙胺注射液 2g+ 肌苷注射液 0.4g；5% 葡萄糖注射液 500ml+ 酚磺乙胺注射液 2g+ 胰岛素 6U；5% 葡萄糖注射液 500ml+ 肌苷注射液 0.4g+ 胰岛素 6U；5% 葡萄糖注射液 500ml+ 酚磺乙胺注射液 2g+ 肌苷注射液 0.4g+ 胰岛素 6U+ 氯化钾注射液 15ml，分别测定混合后 0、0.5、1.0、1.5、2.0、2.5 和 3.0 小时后的 pH 值及外观变化。结果发现，含有酚磺乙胺与肌苷的药液在混合 2.5 小时后呈微红色并逐渐加深。临床观察和实验结果提示两药在上述条件下混合存在配伍禁忌。

【临床建议】配伍禁忌

酚磺乙胺 + 氯化钠（etamsylate+sodium chloride）

【临床证据】马林玉等[1] 考察了酚磺乙胺注射液（海南制药厂制药二厂）在不同溶媒中配伍的稳定性。按照临床常用浓度，用一次性注射器抽取酚磺乙胺注射液 0.75、1.5 和 2g，分别稀释在 0.9% 氯化钠注射液（中国大冢制药）100ml 中，混匀后分别在自然光、日光灯、遮光（输液瓶用黑色遮光袋包装）条件下室温放置 8 小时。观察配伍溶液放置 0、2、4、6 和 8 小时的外观变化（沉淀、气泡、颜色等变化），测定 pH 变化，根据《中国药典》（2015 年版）通检测不溶性微粒，采用紫外 - 可见分光光度法测定酚磺乙胺的含量变化百分比（以 0 时浓度为 100%）。结果发现配伍溶液均透明澄清、无颜色变化、无沉淀产生、无气体生成。配伍溶液的 pH 变化均小于 2%。配伍溶液的微粒数量在 8 小时内均符合《中国药典》的有关规定。各配伍溶液中酚磺乙胺的含量未随着时间的变化而改变。提示在实验条件下，酚磺乙胺注射液在 0.9% 氯化钠注射液中可以配伍 8 小时。

【临床建议】可以配伍

酚磺乙胺 + 氯诺昔康（etamsylate+lornoxicam）

【临床证据】许婉玲等[1]在临床工作中，遵医嘱将酚磺乙胺注射液 2g 加入 5% 葡萄糖注射液 250ml 中输注完毕，在同一输液管路继续输注氯诺昔康（16mg 加入 5% 葡萄糖注射液 250ml 中）时，发现整条输液管中立即出现铁锈色絮状物。随后进行了验证实验：将酚磺乙胺注射液 2g 加入 5% 葡萄糖液 250ml 中，将注射用氯诺昔康 16mg 加入 5% 葡萄糖注射液 250ml 中，然后分别取两种液体 5ml 直接混匀后，立即出现铁锈色絮状物，实验多次反应一致。临床观察和实验结果提示两药在上述条件下混合存在配伍禁忌。

【临床建议】配伍禁忌

酚磺乙胺 + 泮托拉唑（etamsylate+pantoprazole）

【临床证据】陈瑶等[1]在临床输液工作中发现，注射用泮托拉唑钠（韦迪，40mg/ 支，杨子江药业）与酚磺乙胺注射液（0.5g/ 支，湖北天药药业）连续在同一输液器内先后输注时，输液管内药液出现紫红色现象。随后进行了验证实验：取 5% 葡萄糖注射液 250ml 加入酚磺乙胺 6 支（3.0g），取 0.9% 氯化钠注射液 100ml 加入韦迪 1 支（40mg）。先模拟静脉滴注酚磺乙胺组液体，然后换上韦迪组液体。结果发现，莫菲氏滴管内液体在 2 分钟后变成淡黄色，5 分钟后变成浅紫红色，放置后颜色逐渐加深，24 小时后仍为紫红色。王芳[2]在临床工作中发现，在静脉注射用泮托拉唑钠 40mg（扬子江药业）（溶于 0.9% 氯化钠注射液 100ml 中）完毕后，直接经同一管路输注酚磺乙胺注射液 1.5g（扬州中宝制药）（溶于 5% 葡萄糖注射液 500ml 中）静脉滴注，2~3 分钟后莫菲氏滴管内液体颜色变成淡粉色。随后进行实验验证：取配制好的泮托拉唑溶液 5ml 与酚磺乙胺 0.5g 混合，开始时液体清亮，3 分钟后变为浅粉色并逐渐加深，10 分钟后混合物变为粉紫色，未发现絮状物和沉淀物。pH 的高低可影响泮托拉唑钠的稳定性：泮托拉唑钠保持稳定的 pH 应为 9.5~11.0，在酸性环境中不稳定。酚磺乙胺在 pH4.0~7.0 溶液中比较稳定，溶液 pH 大于 7.0 后氧化速度明显加快。临床观察和实验结果提示两药在上述条件下混合存在配伍禁忌。

【临床建议】配伍禁忌

酚磺乙胺 + 葡萄糖（etamsylate+dextrose）

【临床证据】马林玉等[1]考察了酚磺乙胺注射液（海南制药厂制药二厂）在不同溶媒中配伍的稳定性。按照临床常用浓度，用一次性注射器抽取酚磺乙胺注射液 0.75、1.5 和 2g，分别稀释在 5% 葡萄糖注射液（山东齐都药业）或 10% 葡萄糖注射液（四川科伦药业）100ml 中，混匀后分别在自然光、日光灯、遮光（输液瓶用黑色遮光袋包装）条件下室温放置 8 小时。观察配伍溶液放置 0、2、4、6 和 8 小时的外观变化（沉淀、气泡、颜色等变化），测定 pH 变化，根据《中国药典》（2015 年版）通则检测不溶性微粒，采用紫外 - 可见分光光度法测定酚磺乙胺的含量变化百分比（以 0 时浓度为 100%）。结果发现配伍溶液均透明澄清、无颜色变化、无沉淀产生、无气体生成。配伍溶液的 pH 变化均小于 2%。配伍溶液的微粒数量在 8 小时内均符合《中国药典》的有关规定。各配伍溶液中酚磺乙胺的含量未随着时间的变化而改变。提示在实验条件下，酚磺乙胺注射液在 5% 葡萄糖注射液或 10% 葡萄糖注射液中可以配伍 8 小时。

【临床建议】可以配伍

酚磺乙胺 + 碳酸氢钠（etamsylate+sodium bicarbonate）

【临床证据】牟剑英等[1]在临床工作中发现，酚磺乙胺注射液与碳酸氢钠注射液混合静脉滴注时出现变色反应，由无色变为橙红色。进一步实验发现，将酚磺乙胺注射液 1g 与等渗氯化钠注射液 250ml 混合后 pH 为 5.5，颜色无变化，当加入不同剂量 0.1mol/ L 碳酸氢钠，随 pH 逐渐升高（pH > 6.7 时）颜色开始变化。用分光光度计测定混合液的光密度发现，pH 越高，放置时间越长，颜色越深，光密度就越大。进一步研究发现，将酚磺乙胺注射液 2.5g 与等渗氯化钠注射液 500ml 混合后，加入 pH > 7.0 的 5% 碳酸氢钠注射液 20ml 后出现变色反应。酚磺乙胺系 2,5- 二羟基苯磺酸二乙胺盐，遇到碱性物质时其结构遭到破坏，生成醌式结构引起变色。临床观察和实验结果提示两药在上述条件下混合存在配伍禁忌。

【临床建议】配伍禁忌

酚磺乙胺 + 维生素 K（etamsylate+vitamin K）

【临床证据】［药品说明书］"本品（酚磺乙胺注射液）可以和维生素 K 注射液混合使用；但不可与氨基己酸注射液混合使用。"

【临床建议】可以配伍

酚磺乙胺 + 胰岛素（etamsylate+insulin）

【临床证据】于宏等[1]在临床静脉输入一组液体：5% 葡萄糖注射液（大连金港制药）500ml+ 氯化钾注射液（湖南洞庭药业）15ml+ 胰岛素（徐州万邦生化制药）6U+ 肌苷注射液（山东泗水制药）0.4g+ 酚磺乙胺注射液（山东泗水制药）2g，当输液进行近 3 小时（剩余液体 100ml）时，剩余液体变成微红色。随后模拟临床条件做了 6 组配伍实验：5% 葡萄糖注射液 500ml+ 酚磺乙胺注射液 2g；5% 葡萄糖注射液 500ml+ 肌苷注射液 0.4g；5% 葡萄糖注射液 500ml+ 酚磺乙胺注射液 2g+ 肌苷注射液 0.4g；5% 葡萄糖注射液 500ml+ 酚磺乙胺注射液 2g+ 胰岛素 6U；5% 葡萄糖注射液 500ml+ 肌苷注射液 0.4g+ 胰岛素 6U；5% 葡萄糖注射液 500ml+ 酚磺乙胺注射液 2g+ 肌苷注射液 0.4g+ 胰岛素 6U+ 氯化钾注射液 15ml，分别测定混合后 0、0.5、1.0、1.5、2.0、2.5 和 3.0 小时后的 pH 及外观变化。结果发现，酚磺乙胺与胰岛素混合 24 小时无外观变化，pH 无显著变化，提示两者混合存在物理相容性，但实验缺乏化学稳定性的研究结果。

【临床建议】谨慎配伍

芬太尼 + 布比卡因（fentanyl+bupivacaine）

【临床证据】Sattler 等[1]考察了芬太尼（0.0002%）和盐酸布比卡因（0.06% 和 0.125%）在 0.9% 氯化钠注射液中混合于 4~8℃和 25~30℃配伍 32 天的理化稳定性，包括目视外观变化、pH 变化和 HPLC 测定药物浓度。结果发现，芬太尼与盐酸布比卡因配伍具有物理方面的相容性，32 天后化学方面配伍也是稳定的，但是发现 PVC 输液袋能吸附芬太尼。Donnelly 等[2]考察了布比卡因（终浓度 0.01~37.5mg/ml）与芬太尼（终浓度 0.01~43.0mg/ml）在 0.9% 氯化钠注射液中于 22℃和 37℃混合的物理相容性。结果发现，混合物都是澄清和无色的，pH 仅仅有轻微降低。提示在 22℃和 37℃时布比卡因和芬太尼混合具有物理相容性。[编者注：研究缺乏稳定性结果。]

【临床建议】谨慎配伍

芬太尼 + 利多卡因（fentanyl+lidocaine）

【临床证据】Sattler 等[1]考察了芬太尼（0.0002%）和盐酸利多卡因（0.25%）在 0.9% 氯化钠注射液中混合于 4~8℃和 25~30℃配伍 32 天的理

化稳定性，包括目视外观变化、pH 变化和 HPLC 测定药物浓度。结果发现，芬太尼和盐酸利多卡因配伍具有物理方面的相容性，32 天后化学方面配伍也是稳定的，但是发现 PVC 输液袋能吸附芬太尼。

【临床建议】可以配伍

酚妥拉明 + 碘克沙酸（phentolamine+ioxaglic acid）

【临床证据】Kim 等[1] 考察了水溶性造影剂（对比剂）碘克沙酸和甲磺酸酚妥拉明配伍的相容性。裸眼观察混合物的外观变化，离心观察沉淀。结果发现，在实验条件下碘克沙酸和甲磺酸酚妥拉明混合存在配伍禁忌。

【临床建议】配伍禁忌

酚妥拉明 + 碘他拉酸（phentolamine+iothalamic acid）

【临床证据】Kim 等[1] 考察了水溶性造影剂（对比剂）碘他拉酸和甲磺酸酚妥拉明配伍的相容性。裸眼观察混合物的外观变化，离心方法观察沉淀。结果发现，在实验条件下碘他拉酸和甲磺酸酚妥拉明混合存在配伍禁忌。

【临床建议】配伍禁忌

酚妥拉明 + 泛影葡胺（phentolamine+diatrizoate meglumine）

【临床证据】Kim 等[1] 考察了水溶性造影剂（对比剂）泛影葡胺和甲磺酸酚妥拉明配伍的相容性。裸眼观察混合物的外观变化，离心观察沉淀。结果发现，在实验条件下泛影葡胺和甲磺酸酚妥拉明混合存在配伍禁忌。

【临床建议】配伍禁忌

酚妥拉明 + 泛影酸（phentolamine+diatrizoate）

【临床证据】Kim 等[1] 考察了水溶性造影剂（对比剂）泛影酸钠和甲磺酸酚妥拉明配伍的相容性。裸眼观察混合物的外观变化，离心观察沉淀。结果发现，在实验条件下泛影酸钠和甲磺酸酚妥拉明混合存在配伍禁忌。

【临床建议】配伍禁忌

酚妥拉明 + 呋塞米（phentolamine+furosemide）

【临床证据】酚妥拉明、多巴胺、呋塞米联合应用被临床上称为"利尿合剂"，但是近来临床反映，输入 5% 葡萄糖注射液 250ml+ 多巴胺 20mg+ 呋塞米 200mg+ 酚妥拉明 10mg 时，在输入液体量 120ml（约 2 小时）后发现瓶内药液变成黑棕色。蔡向阳等[1] 进行了实验验证：用一次性注射器分别取酚妥拉明注射液 20mg、多巴胺注射液 20mg 和呋塞米注射液

200mg，依次注入 5% 葡萄糖注射液 250ml 中，混匀混合。结果发现，放置 30 分钟后混合物变为浅红色，随着时间延长颜色加深，12 小时后液体变成深黑棕色。利其丁（甲磺酸酚妥拉明，诺华制药）pH 为 3.0~4.5，分子中带有一个游离的酚羟基，在碱性条件下易被氧化为醌类，显红色，最后形成黑色聚合物。呋塞米注射液呈碱性（在制备过程中加入 NaOH，以维持稳定，《中国药典》规定呋塞米注射液 pH 为 8.5~9.5），可促使甲磺酸酚妥拉明氧化变色。临床观察和实验结果提示两药在上述条件下混合存在配伍禁忌。

【临床建议】配伍禁忌

呋布西林 + 氟罗沙星（furbucillin+fleroxacin）

【临床证据】洪燕玲等[1] 在临床实践中发现，呋布西林钠与氟罗沙星注射液混合接触时，会出现白色浑浊沉淀物及絮状物。随后进行验证实验，发现将两种药物直接混合后出现白色浑浊沉淀物和絮状物，摇动后不能消除，放置 2 小时后沉淀物和絮状物仍存在。临床观察和实验结果提示两药在上述条件下混合存在配伍禁忌。

【临床建议】配伍禁忌

呋布西林 + 氟罗沙星甘露醇（furbucillin+fleroxacin mannitol）

【临床证据】曾玉春等[1] 在临床工作中发现，呋布西林钠输注完毕时在同一输液管路继续输注氟罗沙星甘露醇液体时，输液器莫菲氏滴管中立刻出现白色浑浊，摇动后不消失。临床观察提示两药在临床条件下混合存在配伍禁忌。

【临床建议】配伍禁忌

呋布西林 + 依替米星（furbucillin+etimicin）

【临床证据】徐雪芬等[1] 在临床工作中发现，呋布西林静脉输注完毕时在同一输液管路继续输注硫酸依替米星时，输液管内立即出现白色絮状沉淀。随后的验证实验显示：将呋布西林和硫酸依替米星两种药物直接混合后，很快出现白色絮状物及乳糜状浑浊，30 分钟内未消失。临床观察和实验结果提示两药在上述条件下混合存在配伍禁忌。

【临床建议】配伍禁忌

呋塞米 + 多巴酚丁胺（furosemide+dobutamine）

【临床证据】李蓓[1] 在临床配液工作中发现，用同一注射器抽吸两种无色澄明液体药物呋塞米和多巴酚丁胺时，注射器立即出现乳白色浑浊物。随后进行了实验验证：取呋塞米注射液 1ml 与等体积的盐酸多巴酚丁胺注射液混合时，立即出现乳白色浑浊物，室温下静置 1 小时后白色浊状物的颜色变浅，2小时后白色浑浊物消失，重复多次实验，结果一致。临床观察和实验结果提示两药在上述条件下混合存在配伍禁忌。

【临床建议】配伍禁忌

呋塞米 + 复方氨基酸（furosemide+compound amino acid）

【临床证据】孙颖斐[1]在临床给予患者复方氨基酸注射液（18AA2-IV）500ml静脉滴注，后给予呋塞米注射液20mg混合静脉滴注，输液管内立刻出现乳白色浑浊并有沉淀析出。随后进行的验证实验发现，将复方氨基酸注射液（18AA-IV）3ml与呋塞米1ml直接混合后，立即出现白色浑浊，放置24小时后无变化。临床观察和实验结果提示两药在上述条件下混合存在配伍禁忌。

【临床建议】配伍禁忌

呋塞米 + 果糖二磷酸钠（furosemide+fructose diphosphate sodium）

【临床证据】郭青苗等[1]在应用果糖二磷酸钠静脉滴注时，为减轻心衰症状，遵医嘱经静脉输液通路静推呋塞米注射液20mg，静推时发现无菌注射器乳头部与输液通路的头皮针连接出口处出现乳白色浑浊现象。随后进行了验证实验：将注射用果糖二磷酸钠5ml与呋塞米2ml直接混合，发现混合液立即变为白色浑浊，放置24小时后出现颗粒状白色沉淀物。李丽辉[2]在临床工作中发现，当呋塞米注射液与果糖二磷酸钠混合时立即出现白色浑浊沉淀。临床观察和实验结果提示两药在上述条件下混合存在配伍禁忌。

【临床建议】配伍禁忌

呋塞米 + 甲氧氯普胺（furosemide+metoclopramide）

【临床证据】李丽辉[1]在临床工作中发现，当呋塞米注射液与甲氧氯普胺混合时立即出现白色浑浊沉淀。提示两药在临床条件下混合存在配伍禁忌。

【临床建议】配伍禁忌

呋塞米 + 金纳多（furosemide+extract of ginkgo biloba）

【临床证据】李丽辉[1]在临床工作中发现，当呋塞米注射液与金纳多注射液混合后发生变色反应，原淡黄色澄明液体颜色明显变深，放置24小时无改变。提示两药在临床条件下混合存在配伍禁忌。

【临床建议】配伍禁忌

呋塞米 + 葡萄糖（furosemide+dextrose）

【临床证据】［药品说明书］"本品（盐酸呋塞米）为加碱制成的钠盐注射液，碱性较高，故静脉注射时宜用氯化钠注射液稀释，不宜用葡萄糖注射液稀释。"

【临床建议】配伍禁忌

呋塞米 + 舒血宁（furosemide+shuxuening）

【临床证据】贾秋敏等[1]在应用舒血宁注射液静脉滴注时，为减轻喘憋症状，遵医嘱静脉经莫菲氏滴管注入呋塞米注射液20mg，发现滴斗与输液管内液体立刻由澄明的浅黄色变为茶色。随后进行了验证实验：将舒血宁注射液5ml与呋塞米2ml直接混合，混合液立即由黄色变为深茶色。临床观察和实验结果提示两药在上述条件下混合存在配伍禁忌。

【临床建议】配伍禁忌

呋塞米 + 氧氟沙星（furosemide+ofloxacin）

【临床证据】李丽辉[1]在临床工作中发现，当呋塞米注射液与氧氟沙星混合时立即出现白色浑浊沉淀。提示两药在临床条件下混合存在配伍禁忌。

【临床建议】配伍禁忌

呋塞米 + 左氧氟沙星（furosemide+levofloxacin）

【临床证据】张丽艳[1]等发现，临床给予注射用左氧氟沙星0.3g加氯化钠注射液100ml静脉滴注时，同时给予呋塞米40mg入壶，莫菲氏滴管内液体立即呈现浑浊，并出现白色絮状物。随后将两种药物分别取1ml混合，注射器中同样出现白色絮状物，放置24小时无变化。戴月华[2]也发现，临床混合呋塞米和可乐必妥（左氧氟沙星氯化钠注射液）会出现絮状物。验证实验发现，将左氧氟沙星氯化钠注射液1ml与呋塞米注射液1ml直接混合在试管中，将立即出现肉眼可见的乳白色浑浊液，随后出现白色絮状物，放置24小时无变化。临床观察和实验结果提示两药在上述条件下混合存在配伍禁忌。

【临床建议】配伍禁忌

夫西地酸 + 阿米卡星 + 转化糖（fusidic acid+amikacin+invert sugar）

【临床证据】吴幼香[1]在临床工作中输注注射用夫西地酸钠（0.5g溶于0.9%氯化钠注射液250ml中）完毕后，接续输注阿米卡星注射液（200mg溶于转化糖注射液250ml中）。当阿米卡星转化糖注射液与莫菲氏滴管内残余的夫西地酸钠注射液接触混合时，输液管内出现乳白色浑浊并有沉淀析出。立即停止输液，更换输液器，用0.9%氯化钠注射液冲管，患者未发生不良反应。作者随后进行了实验验证：将注射用夫西地酸钠0.5g溶于0.9%氯化钠注射液250ml中，将阿米卡星注射液200mg溶于转化糖注射液250ml，分别抽取上述注射液各5ml直接混合，配伍溶液出现白色浑浊物，放置 5 分钟后转为絮状，放置 24 小时后无变化。提示在临床和实验条件下，注射用夫西地酸钠与阿米卡星转化糖注射液混合存在配伍禁忌。

【临床建议】配伍禁忌

夫西地酸 + 氨基酸（fusidic acid+amino acid）

【临床证据】［药品说明书］"本品（注射用夫西地酸钠）亦不可与全血、氨基酸溶液或含钙溶液混合。"

【临床建议】配伍禁忌

夫西地酸 + 氨溴索（fusidic acid+ambroxol）

【临床证据】刘海瑛[1]报告了夫西地酸钠输完后在同一输液管路继续输注氨溴索出现白色浑浊沉淀，二者存在配伍禁忌。李红仙等[2]也发现类似现象，随后进行验证实验：将夫西地酸钠溶液和盐酸氨溴索注射液各取 2ml 混合后，立即出现白色絮状物。常温放置 24 小时白色絮状物未消失。沈丹荣[3]在临床输液中输注注射用夫西地酸钠输液（0.5g 溶于 5% 葡萄糖注射液 250ml 中）完毕后，接续输注盐酸氨溴索注射液，当两种输液在莫菲氏滴管中相遇时，发现莫菲氏滴管内迅速出现乳白色浑浊现象，立即关闭调节夹，重新更换输液器，单独输入盐酸氨溴索注射液。患者未出现任何不良反应。作者随后进行了实验验证：将注射用夫西地酸钠 0.5g 溶于 5% 葡萄糖注射液 250ml 中，用 20ml 一次性注射器抽取 10ml，再抽取盐酸氨溴索注射液 10ml 直接混合，注射器内两种药物混合后迅速变为乳白色并有沉淀，静置 30 分钟、1 小时、2 小时后混合液仍呈乳白色浑浊并有沉淀。胡艳霞[4]在临床工作中静脉输注注射用夫西地酸钠（0.375g 溶于 5% 葡萄糖注射液 100ml 中）完毕后，接续输注盐酸氨溴索葡萄糖注射液 100ml，当氨溴索注射液在莫菲氏滴管中与残留的夫西地酸钠注射液接触混合时，莫菲氏滴管内出现白色沉淀物，停止输液，立即更换输液器。当调整两种注射溶液输注先后顺序时，仍然存在莫菲氏滴管中的白色沉淀现象。提示在临床和实验条件下，注射用夫西地酸钠的氯化钠稀释溶液与盐酸氨溴索葡萄糖注射液直接混合存在配伍禁忌。

【临床建议】配伍禁忌

夫西地酸 + 奥硝唑（fusidic acid+ornidazole）

【临床证据】匡丹[1]在临床工作中发现，输注完夫西地酸溶液（1g 溶于 5% 葡萄糖注射液 500ml 中）后应用同一输液管路继续输注奥硝唑溶液（0.5g 溶于 5% 葡萄糖注射液 500ml 中），输液管内立即出现白色浑浊，随后进行如下实验：将夫西地酸钠 0.5g 溶于自带溶剂中，用 5ml 注射器抽取 1ml，剩余夫西地酸钠溶液加入 5% 葡萄糖 500ml 中；用抽取夫西地酸钠的注射器再抽取奥硝唑 1ml，剩余奥硝唑溶液加入 5% 葡萄糖 500ml 中，结果发现，混有两种药液的同一注射器内出现白色浑浊絮状物；模拟输完 5% 葡萄糖夫西地酸钠溶液 500ml 后，直接输注奥硝唑溶液，输液管内也立即出现白色浑浊。刘海瑛[2] 报告了临床中夫西地酸钠与奥硝唑注射液混合会出现白色浑浊物，不能接续输注。邱兆霞等[3] 在临床工作中输注夫西地酸钠注射液（0.25g 溶于 5% 葡萄糖注射液 250ml 中）完毕后，接续输注奥硝唑注射液（0.5g 溶于 5% 葡萄糖注射液 250ml 中），当两种液体在莫菲氏滴管内混合时，输液管立刻出现乳白色絮状浑浊。立即停止输液，更换输液器，报告医生，给予 5% 葡萄糖注射液静脉注射后，患者未发生不良反应。作者随后进行了实验验证：将注射用夫西地酸钠（成都天台山制药，0.125g/ 支）0.25g 溶于 5% 葡萄糖注射液 250ml 中，将奥硝唑注射液(山西普德药业，0.25g/ 支)0.50g 溶于 5% 葡萄糖注射液 250ml 中，抽取上述两种注射溶液 5ml 直接混合，配伍溶液立即出现乳白色絮状浑浊。提示在临床和实验条件下，注射用夫西地酸钠与奥硝唑注射液在 5% 葡萄糖注射液中混合存在配伍禁忌。孟剑红[4] 在临床工作中静脉输注夫西地酸钠溶液（0.5g 溶于 0.9% 氯化钠注射液 250ml 中）完毕后，接续输注奥硝唑氯化钠注射液，当两种溶液在莫菲氏滴管内混合时，输液管内液体立即变白色浑浊液，立即停止输液，更换输液器报告医生，给予 0.9% 氯化钠注射液间隔输注后再滴注奥硝唑氯化钠，患者未出现不良反应。作者随后进行了实验验证：将注射用夫西地酸钠（成都天台山制药，0.125g/瓶）0.5g 溶于 0.9% 氯化钠注射液 250ml 中，用一次性注射器抽取 2ml 与奥硝唑氯化钠注射液（四川科伦药业，100ml：0.25g）2ml 直接混合，注射器内即刻出现乳白色的浑浊。提示在临床和实验条件下，注射用夫西地酸钠的氯化钠注射液与奥硝唑氯化钠注射液混合存在配伍禁忌。

【临床建议】配伍禁忌

夫西地酸 + 复方氨基酸（fusidic acid+compound amino acid）

【临床证据】刘海瑛[1] 报告了 1 例夫西地酸钠与复方氨基酸注射液在同一输液管路接续输注出现絮状物的病例。闫娜娜等[2] 在临床工作中输注夫西地酸钠注射溶液（0.5g 溶于 0.9% 氯化钠注射液 100ml 中）完毕后，接续输注复方氨基酸（18AA）500ml，当两种输液在莫菲氏滴管内混合时，滴管内及输液管路中液体出现白色浑浊物，立即更换输液器，输入 0.9% 氯化钠注射液冲管，患者未发生输液反应。作者随后进行了实验验证：将注射用夫西地酸钠 1 支（0.125g）溶于 20ml 的 0.9% 氯化钠注射液中，抽取其中 5ml 与复方氨基酸（18AA）5ml 直接混合，注射器内无色澄清液体立即变成白色浑浊。梁洁敏等[3]也在临床中发现这一现象，并进行了实验验证：用注射器抽取 5ml 复方氨基酸原液与夫西地酸钠稀释液直接混合，结果发现混合溶液出现乳白色结晶的浑浊絮状物，放置 1 天后絮状物未消失。姜文婷[4]在临床工作中输注夫西地酸钠溶液完毕后，直接输注复方氨基酸注射液时，发现两种液体在莫菲氏滴管中接触混合时出现了乳白色结晶样的浑浊絮状物，立即夹闭开关，更换输液和输液器。患者没有出现不良反应。随后进行了实验验证：将 0.5g 夫西地酸钠溶于 0.9% 氯化钠注射液 250ml 中，然后缓慢滴入复方氨基酸注射液中，发现两药交界处迅速变成乳白色，静置 2 小时后变成白色絮状物。孟祥云等[5]在临床输液过程中发现，连续静脉输注注射用夫西地酸钠（0.125g 溶于 5% 葡萄糖注射液 100ml 中）和小儿复方氨基酸注射液（18AA-II）时，当氨基酸注射液刚刚滴入输液器莫菲氏滴管中 2~3 滴时，莫菲氏滴管输液管中残余的夫西地酸钠注射液立即出现乳白色浑浊，更换输液器后，患儿未出现不良反应。作者随后进行了实验验证：将注射液夫西地酸钠（成都天台山制药）0.125g 溶于 5% 葡萄糖注射液 100ml 中，用一次性注射器取 2ml 与小儿复方氨基酸原液 2ml 直接混合，配伍溶液立即出现乳白色浑浊，静置30 分钟后配伍溶液仍然为乳白色浑浊液，无澄清分层现象。提示在临床和实验条件下，夫西地酸钠输液和复方氨基酸注射液混合存在配伍禁忌，两种药液不能连续进行静脉滴注，如需要连续输注，应在两组液体之间输入 0.9% 氯化钠注射液或 5% 葡萄糖注射液冲管过渡。

【临床建议】配伍禁忌

夫西地酸 + 桂哌齐特（fusidic acid+cinepazide）

【临床证据】宋继丹等[1]在临床工作中输注马来酸桂哌齐特（320mg溶于 0.9% 氯化钠注射液 250ml）完毕后，直接输注夫西地酸钠溶液（0.5g溶于 0.9% 氯化钠注射液 250ml）时，莫菲氏滴管内两种溶液混合处立即产生白色絮状物质，且越来越多，立即更换输液管后，续接 0.9% 氯化钠注射液冲管，患者无不良反应发生。作者随后进行了实验验证：将马来酸桂哌齐特注射液 320mg 溶于 0.9% 氯化钠注射液 250ml 中，将夫西地酸钠 0.5g 溶于 0.9% 氯化钠注射液 250ml 中，然后将桂哌齐特输液和夫西地酸输液在输液器中混合，结果输液器莫菲氏滴管内立刻出现白色絮状沉淀物，静置或摇动后不消失，且放置 24 小时后仍为白色浑浊液。吕红[2]在临床工作中发现，连续输注注射用夫西地酸钠溶液和马来酸桂哌齐特注射液，两种液体在莫菲氏滴管中接触混合时，输液管及莫菲氏滴管中液体出现乳白色，提示在临床和实验条件下，桂哌齐特输液和夫西地酸输液混合存在配伍禁忌。

【临床建议】配伍禁忌

夫西地酸 + 果糖（fusidic acid+fructose）

【临床证据】胡宝荣等[1]考察了注射用夫西地酸钠（山西千源制药，0.125g/支）与果糖注射液（江苏正大丰海制药，250ml/支）配伍的相容性和稳定性。模拟临床常用剂量，在室温下将注射用夫西地酸钠0.25g溶于果糖注射液125ml中，得到质量浓度为2mg/ml的配伍溶液。在室温下放置6小时，分别在0、0.5、1、2、4、6小时时观察溶液的外观变化，测定配伍溶液的pH、不溶性微粒数的变化，HPLC法测定夫西地酸钠含量变化百分比。结果发现，配伍溶液在6小时内外观、色泽均无明显变化，pH和不溶性微粒数无明显变化，符合《中国药典》规定；配伍溶液中夫西地酸钠含量无明显变化，均保持在97%以上，配伍溶液无新物质产生。提示在实验条件下，注射用夫西地酸钠与果糖注射液可以配伍至少6小时。

【临床建议】可以配伍

夫西地酸 + 果糖二磷酸钠

（fusidic acid+fructose diphosphate sodium）

【临床证据】王元莲等[1]在临床工作中发现，当输完夫西地酸钠注射液而直接用同一管路输注威赛欣（果糖二磷酸钠）时，输液管莫菲氏滴管内立即出现乳白色浑浊。研究发现，将夫西地酸钠和威赛欣（果糖二磷酸钠）用其溶媒稀释后，分别吸取两种药物各5ml混合到含10ml 0.9%氯化钠注射液的注射器内，溶液立即变为乳白色浑浊液，1~2分钟后液体变稠且有少许絮状物，放置10小时后无变化。刘海瑛[2]报告了临床中夫西地酸钠与果糖二磷酸钠注射液混合会出现白色浑浊物，不能接续输注。临床观察和实验结果提示两药在上述条件下混合存在配伍禁忌。

【临床建议】配伍禁忌

夫西地酸 + 哈特曼液（fusidic acid+Hartmann's solution）

【临床证据】[药品说明书]"本品（注射用夫西地酸钠）亦不可与全血、氨基酸溶液或含钙溶液混合。"而哈特曼溶液中含有钙离子。

【临床建议】配伍禁忌

夫西地酸 + 环丙沙星（fusidic acid+ciprofloxacin）

【临床证据】桂英[1]在临床工作中发现，夫西地酸（0.25g溶于0.9%氯化钠注射液100ml中）输注完毕，在同一输液管路中继续输注环丙沙星

（0.2g/100ml）时，莫菲氏滴管中出现白色浑浊。王华[2]也报道了夫西地酸和环丙沙星在同一输液通路中先后连续静脉输注时，两种药液在莫菲氏滴管内混合后出现白色浑浊。随后进行了验证实验：将夫西地酸钠 0.25g溶于 0.9% 氯化钠注射液 100ml 中，取夫西地酸钠溶液 1、2 和 3ml 分别与环丙沙星注射液（0.2g/100ml）4ml 混合，结果发现两种药物溶液混合 1 分钟后均产生乳白色絮状物，絮状物浓度与夫西地酸钠的浓度成正比，静置 10 小时后仍为乳白色絮状物，但粒度变小且分布均匀。临床观察和实验结果提示两药在上述条件下混合存在配伍禁忌。

【临床建议】配伍禁忌

夫西地酸 + 卡那霉素（fusidic acid+kanamycin）

【临床证据】［药品说明书］"本品（注射用夫西地酸钠）静脉注射剂不能与卡那霉素、庆大霉素、万古霉素、头孢噻啶或羟苄青霉素混合。"

杨琴等[1]发现，在夫西地酸钠溶液输完后，再用同一管路继续输注卡那霉素时，输液管中立即出现药物沉淀或白色浑浊。临床观察提示两药在临床条件下混合存在配伍禁忌。

【临床建议】配伍禁忌

夫西地酸 + 克林霉素（fusidic acid+clindamycin）

【临床证据】李桂兰等[1]在临床工作中发现，在静脉滴注夫西地酸钠完毕在同一输液管路继续输注盐酸克林霉素氯化钠注射液，莫菲氏滴管内立即出现白色浑浊。随后进行了验证实验：将夫西地酸钠 0.5g 用自备的 10ml 无菌缓冲液稀释，取 2ml 与盐酸克林霉素氯化钠注射液 2ml 混合后，立即出现白色絮状物，常温放置 24 小时白色絮状物仍未消失。临床观察和实验结果提示两药在上述条件下混合存在配伍禁忌。

【临床建议】配伍禁忌

夫西地酸 + 赖氨匹林（fusidic acid+aspirin-DL-lysine）

【临床证据】杨琴等[1]等发现，在夫西地酸溶液输完后，再在同一管路继续输注赖氨匹林时，输液管中立即出现药物沉淀或白色浑浊。提示两药在临床条件下混合存在配伍禁忌。

【临床建议】配伍禁忌

夫西地酸 + 林格液（fusidic acid+Ringer's solution）

【临床证据】［药品说明书］"本品（注射用夫西地酸钠）亦不可与全血、氨基酸溶液或含钙溶液混合。"而林格液含有钙离子。

【临床建议】配伍禁忌

夫西地酸 + 硫酸钙（fusidic acid+calcium sulfate）

【临床证据】［药品说明书］"本品（注射用夫西地酸钠）亦不可与全血、氨基酸溶液或含钙溶液混合。"

【临床建议】配伍禁忌

夫西地酸 + 洛美沙星（fusidic acid+lomefloxacin）

【临床证据】李英[1]为考察夫西地酸与洛美沙星注射液混合是否有配伍禁忌而进行了模拟实验：将夫西地酸0.5g溶于0.9%氯化钠注射液250ml中，将洛美沙星0.4g溶于0.9%氯化钠注射液250ml中，取洛美沙星溶液10ml缓慢加入夫西地酸钠溶液中，混合液立即出现白色浑浊，静置1小时后颜色无变化，交换两种液体加入顺序，重复多次的实验结果完全相同。实验结果提示两药在实验条件下混合存在配伍禁忌。

【临床建议】配伍禁忌

夫西地酸 + 氯化钙（fusidic acid+calcium chloride）

【临床证据】［药品说明书］"本品（注射用夫西地酸钠）亦不可与全血、氨基酸溶液或含钙溶液混合。"

【临床建议】配伍禁忌

夫西地酸 + 氯化钠（fusidic acid+sodium chloride）

【临床证据】王少兵等[1]考察了注射用夫西地酸钠（成都天台山制药）在0.9%氯化钠注射液（湖南科伦制药）中配伍的稳定性和相容性。模拟临床实际配伍情况，取注射用夫西地酸钠0.125g，用专用无菌缓冲溶液溶解后，再用0.9%氯化钠注射液溶解并定容于100ml容量瓶中。混匀后在室温下放置8小时，分别在0、2、4、6、8小时时观察配伍溶液外观变化，测定pH和不溶性微粒数的变化，测定夫西地酸钠的含量百分比（0时为100%）。结果发现，配伍溶液在8小时内外观无变化，pH和不溶性微粒数无明显变化，符合《中国药典》规定。8小时时夫西地酸钠的浓度为96.85%。提示在实验条件下注射用夫西地酸钠与0.9%氯化钠注射液混合至少可以配伍8小时。

【临床建议】可以配伍

夫西地酸 + 美洛西林舒巴坦（fusidic acid+mezlocillin sulbactam）

【临床证据】刘海瑛[1]报告了夫西地酸钠输注完毕后在同一输液管路继续输注美洛西林钠舒巴坦钠注射液后出现白色如牛奶状改变。临床观察提示两药在临床条件下混合存在配伍禁忌。

【临床建议】配伍禁忌

夫西地酸 + 莫西沙星（fusidic acid+moxifloxacin）

【临床证据】王燕青等[1]在临床工作时发现，当夫西地酸钠注射液（成都天台山制药）输注完毕后在同一输液管路继续输注盐酸莫西沙星注射液（拜耳医药）时，输液管内立即呈现浑浊，3 分钟后有少量絮状物析出。随后的验证实验发现，将配制好的夫西地酸钠液 5ml 与盐酸莫西沙星氯化钠注射液 5ml 混合后，注射器内呈现浑浊，约 3 分钟后有少量絮状物析出，放置 24 小时出现白色沉淀。临床观察和实验结果提示两药在上述条件下混合存在配伍禁忌。

【临床建议】配伍禁忌

夫西地酸 + 木糖醇（fusidic acid+xylitol）

【临床证据】胡宝荣等[1]考察了注射用夫西地酸钠（山西千源制药，0.125g/ 支）与木糖醇注射液（哈尔滨三精艾富药业，250ml/ 支）配伍的相容性和稳定性。模拟临床常用剂量，在室温下将注射用夫西地酸钠 0.25g 溶于木糖醇注射液 125ml 中，得到质量浓度为 2mg/ml 的配伍溶液。在室温下放置 6 小时，分别在 0、0.5、1、2、4、6 小时时观察溶液外观变化，测定配伍溶液的 pH、不溶性微粒数的变化，HPLC 法测定夫西地酸钠含量变化百分比。结果发现，配伍溶液在 6 小时内外观、色泽均无明显变化，pH 和不溶性微粒数无明显变化，符合《中国药典》规定；配伍溶液中夫西地酸钠含量无明显变化，均保持在 97% 以上，配伍溶液无新物质产生。王少兵等[2]用缓冲溶液溶解后，再用木糖醇注射液溶解并定容于 100ml 容量瓶中。混匀后在室温下放置 8 小时，分别在 0、2、4、6、8 小时时观察配伍溶液外观变化，测定 pH 和不溶性微粒数的变化，测定夫西地酸钠的含量百分比（0 时为 100%）。结果发现，配伍溶液在 8 小时内外观无变化，pH 和不溶性微粒数无明显变化，符合《中国药典》规定。8 小时时夫西地酸钠的浓度为 96.81%。提示在实验条件下注射用夫西地酸钠与木糖醇注射液混合至少可以配伍 6 小时。

【临床建议】可以配伍

夫西地酸 + 奈替米星（fusidic acid+netilmicin）

【临床证据】高宗文等[1]在临床工作中输注注射用夫西地酸钠溶液（0.5g 先溶于注射用水，然后稀释于 0.9% 氯化钠注射液 250ml 中）完毕后，接续输注硫酸奈替米星葡萄糖注射液 100ml。当两种液体在莫菲氏滴管内混合时，滴管内液体呈现白色絮状浑浊，立即停止输液，更换输液器，浑浊液体未进入患者体内，患者未出现不良反应。作者随后进行了实验验证：将注射用夫西地酸钠（成都天台山制药）0.5g 稀释于 0.9% 氯化钠注射液 250ml 中，取 10ml 缓慢注入硫酸奈替米星葡萄糖注射液（辰欣药业）20ml 中，混合溶液立即变成白色浑浊带絮状液体，放置 20 分钟后白色絮状浑浊不消失；再用一次无菌注射器抽取硫酸奈替米星葡萄糖注射液 10ml 缓慢注入 20ml 已经配制好的夫西地酸钠氯化钠稀释液中，混合溶液也立即出现白色浑浊，放置 20 分钟后白色浑浊不消失。提示在临床和实验条件下，注射用夫西地酸钠稀释溶液与硫酸奈替米星葡萄糖注射液混合存在配伍禁忌。

【临床建议】配伍禁忌

夫西地酸 + 帕珠沙星（fusidic acid+pazufloxacin）

【临床证据】尉雪梅等[1]报道了 1 例夫西地酸钠输注完毕后在同一输液管路继续输注帕珠沙星，输液管中出现白色浑浊。李田[2]进行了验证实验：取甲磺酸帕珠沙星氯化钠注射液 10ml 加入夫西地酸钠溶液中，立即出现白色絮状物。将上述两种液体互换前后输注顺序，得到相同的实验结果。刘海瑛[3]、向莉等[4]和侯霁[5]也在临床工作中发现夫西地酸钠与甲磺酸帕珠沙星注射液接续输注时莫菲氏滴管内出现白色浑浊。向莉进行了验证实验：抽取夫西地酸钠溶液（1g 溶于 0.9% 氯化钠注射液 500ml 中）5ml 与甲黄酸帕珠沙星溶液（0.3g 溶于 0.9% 氯化钠注射液 100ml 中）5ml 直接混合后，针筒内液体立即变浑浊。30 分钟后液体仍呈浑浊，放置 12 小时后针筒内液体出现白色絮状物。侯霁随后也进行了验证实验：将注射用夫西地酸钠 10ml 和甲磺酸帕珠沙星 10ml 混合后，立即出现白色奶样物，重复多次，反应一致。朱文丽等[6]在临床工作中输注甲磺酸帕珠沙星氯化钠注射液（0.3g）完毕后，接续输注夫西地酸钠溶液（0.5g 溶于 5% 葡萄糖注射液 150ml）时，两种药液在莫菲氏滴管中混合时立刻出现了白色浑浊物。立即停止输液，更换输液器，患者没有发生不良反应。随后作者进行了实验验证：将注射用夫西地酸钠用 0.5g 溶于 5% 葡萄糖 150ml 中，抽取 5ml 稀释液和甲磺酸帕珠沙星氯化钠注射液 5ml 直接在注射器中混合，配伍溶液立即变为乳白色，静置 20 分钟后乳白色浑浊未消失。提示临床和实验条件下夫西地酸钠溶液与甲磺酸帕珠沙星氯化钠注射液混合存在配伍禁忌。

【临床建议】配伍禁忌

夫西地酸 + 葡萄糖（fusidic acid+dextrose）

【临床证据】王少兵等[1]考察了注射用夫西地酸钠（成都天台山制药）在 5% 葡萄糖注射液（湖南科伦制药）、10% 葡萄糖注射液（四川科伦药业）中配伍的稳定性和相容性。模拟临床实际配伍情况，取注射用夫西地酸钠

0.125g，用专用无菌缓冲溶液溶解后，再用 5% 葡萄糖注射液或 10% 葡萄糖注射液溶解并定容于 100ml 容量瓶中。混匀后在室温下放置 8 小时，分别在 0、2、4、6、8 小时时观察配伍溶液外观变化，测定 pH 和不溶性微粒数的变化，测定夫西地酸钠的含量百分比（0 时为 100%）。结果发现，配伍溶液在 8 小时内外观无变化，pH 和不溶性微粒数无明显变化，符合《中国药典》规定。8 小时时夫西地酸钠的浓度分别为 96.71% 和 97.19%。提示在实验条件下注射用夫西地酸钠与葡萄糖注射液中混合至少可以配伍 8 小时。

【临床建议】可以配伍

夫西地酸 + 葡萄糖酸钙（fusidic acid+calcium gluconate）

【临床证据】［药品说明书］"本品（注射用夫西地酸钠）亦不可与全血、氨基酸溶液或含钙溶液混合。"

王灵娟[1] 在临床工作中发现，用同一输液管连续输注夫西地酸钠和葡萄糖酸钙时，输液管内出现乳白色浑浊并有沉淀。进一步的验证实验发现，用注射器抽取 5% 葡萄糖注射液 100ml+ 夫西地酸钠 0.5g 混合输液 5ml，直接与 10% 葡萄糖酸钙注射液 5ml 混合，注射器内立刻出现乳白色浑浊并有沉淀，放置 24 小时后无变化。杨琴等[2] 也发现，在夫西地酸溶液输完后，再用同一管路继续输注葡萄糖酸钙时，输液管中立即出现药物沉淀或白色浑浊。叶富云[3] 在临床工作中接续输注夫西地酸钠溶液（125mg 溶于 0.9% 氯化钠注射液 100ml）、维生素 C 溶液（2g 溶于 5% 葡萄糖 50ml）、葡萄糖酸钙溶液（10ml 溶于 5% 葡萄糖 50ml）和喜炎平溶液（125mg 溶于 5% 葡萄糖 100ml）4 组液体，前 3 天未发现异常，在第 4 天暂停输注维生素 C 组液体，而依次接续输入另外 3 组液体，当夫西地酸钠组液体输完接续输注葡萄糖酸钙组液体时，输液管内液体混合处立刻出现乳白色浑浊，在莫菲氏滴管处明显并有沉淀析出。立即停止输液，更换输液器，并用 0.9% 氯化钠注射液冲管，接续输注喜炎平组液体，之后再输入葡萄糖酸钙组液体，患者未出现不良反应。提示在临床和实验条件下，夫西地酸钠溶液与葡萄糖酸钙溶液混合存在配伍禁忌。

【临床建议】配伍禁忌

夫西地酸 + 羟苄青霉素（fusidic acid+carbenicillin）

【临床证据】［药品说明书］"本品（注射用夫西地酸钠）静脉注射剂不能与卡那霉素、庆大霉素、万古霉素、头孢噻啶或羟苄青霉素混合。"

【临床建议】配伍禁忌

夫西地酸 + 庆大霉素（fusidic acid+gentamicin）

【临床证据】［药品说明书］"本品（注射用夫西地酸钠）静脉注射剂不能与卡那霉素、庆大霉素、万古霉素、头孢噻啶或羟苄青霉素混合。"

杨琴等[1]等发现，在夫西地酸溶液输完后，再用同一管路继续输注庆大霉素时，输液管中立即出现药物沉淀或白色浑浊。临床观察提示两药在临床条件下混合存在配伍禁忌。

【临床建议】配伍禁忌

夫西地酸 + 全血（fusidic acid+whole blood）

【临床证据】［药品说明书］"本品（注射用夫西地酸钠）亦不可与全血、氨基酸溶液或含钙溶液混合。"

【临床建议】配伍禁忌

夫西地酸 + 人免疫球蛋白（fusidic acid+human immunoglobulin）

【临床证据】孙建荣[1]在临床输液过程中发现，给予注射用人免疫球蛋白（山东米歇尔生物制品有限公司）50ml，在即将输注完毕时在同一输液管路继续输注氯化钠注射液 100ml+ 注射用夫西地酸钠 500mg（成都天台山制药有公司）时，发现输液器中液体交接处立即出现白色絮状物。两组液体更换顺序同样出现以上现象。临床观察提示两药在临床条件下混合存在配伍禁忌。

【临床建议】配伍禁忌

夫西地酸 + 舒血宁（fusidic acid+shuxuening）

【临床证据】罗娜[1]在临床工作中输注夫西地酸钠注射溶液（0.5g 溶于 0.9% 氯化钠注射液 250ml 中）完毕后，接续输注舒血宁注射液（25ml 溶于 5% 葡萄糖注射液 250ml 中），当舒血宁注射液在莫菲氏滴管中与夫西地酸钠残余溶液接触混合时，莫菲氏滴管内出现淡黄色絮状物，立即更换输液管，患者未出现不良反应。作者随后进行了实验验证：将夫西地酸钠（成都天台山制药，0.5g/ 支）1.0g 溶于 0.9% 氯化钠注射液 250ml 中，将舒血宁注射液（上海新先锋药业，5ml/ 支）25ml 溶于 5% 葡萄糖注射液 250ml 中，用 20ml 一次性注射器分别抽取上述两种注射液各 5ml 直接混合，注射器内立即出现淡黄色絮状物。提示在临床和实验条件下，注射用夫西地酸钠与舒血宁注射液的稀释溶液混合存在配伍禁忌。

【临床建议】配伍禁忌

夫西地酸 + 羧苄西林（fusidic acid+carbenicillin）

【临床证据】杨琴等[1]等发现，在夫西地酸溶液输完后，再用同一管路继续输注羧苄西林时，输液管中立即出现药物沉淀或白色浑浊。提示两药在临床条件下混合存在配伍禁忌。

【临床建议】配伍禁忌

夫西地酸 + 头孢地嗪（fusidic acid+cefodizime）

【临床证据】杨琴等[1]等发现，在夫西地酸溶液输完后，再用同一管路继续输注头孢地嗪时，输液管中立即出现药物沉淀或白色浑浊。提示两药在临床条件下混合存在配伍禁忌。

【临床建议】配伍禁忌

夫西地酸 + 头孢匹胺（fusidic acid+cefpiramide）

【临床证据】杨琴等[1]等发现，在夫西地酸溶液输完后，再用同一管路继续输注头孢匹胺时，输液管中立即出现药物沉淀或白色浑浊。提示两药在临床条件下混合存在配伍禁忌。

【临床建议】配伍禁忌

夫西地酸 + 头孢噻啶（fusidic acid+cefaloridine）

【临床证据】［药品说明书］"本品（注射用夫西地酸钠）静脉注射剂不能与卡那霉素、庆大霉素、万古霉素、头孢噻啶或羟苄青霉素混合。"

杨琴等[1]等发现，在夫西地酸溶液输完后，再用同一管路继续输注头孢噻啶时，输液管中立即出现药物沉淀或白色浑浊。临床观察提示两药在临床条件下混合存在配伍禁忌。

【临床建议】配伍禁忌

夫西地酸 + 头孢噻肟舒巴坦（fusidic acid+cefotaxime sulbactam）

【临床证据】郑美英[1]在临床工作中发现，当头孢噻肟钠/舒巴坦钠组液体（2.25g 溶于 0.9% 氯化钠注射液 100ml 中）输完后在同一输液管路继续输注夫西地酸钠组液体（0.5g 溶于 5% 葡萄糖注射液 250ml 中），输液管内出现白色浑浊。随后各取头孢噻肟钠/舒巴坦钠上述浓度溶液和夫西地酸钠上述浓度溶液 10ml 混合后立即呈现白色浑浊，放置 24 小时浑浊现象仍未消失，有絮状物出现。临床观察和实验结果提示两药在上述条件下混合存在配伍禁忌。

【临床建议】配伍禁忌

夫西地酸 + 头孢替安（fusidic acid+cefotiam）

【临床证据】王莹[1]在临床工作中发现，夫西地酸输注完毕后在同一输液管路继续输注头孢替安时，输液管路出现浑浊的白色乳液，随后进行了验证实验：取配制好的夫西地酸钠溶液（0.5g 溶液 0.9% 氯化钠注射液 100ml 中）5ml 和盐酸头孢替安溶液（2g 溶液 0.9% 氯化钠注射液 100ml 中）5ml 直接在试管中混合，混合液立即变为浑浊的白色乳液，静置 24 小时后混合液仍呈乳白色浑浊并有沉淀出现。临床观察和实验结果提示两药在上述条件下混合存在配伍禁忌。

【临床建议】配伍禁忌

夫西地酸 + 万古霉素（fusidic acid+vancomycin）

【临床证据】[药品说明书]"本品（注射用夫西地酸钠）静脉注射剂不能与卡那霉素、庆大霉素、万古霉素、头孢噻啶或羟苄青霉素混合。"

杨琴等[1]发现，在夫西地酸溶液输完后，再用同一管路继续输注万古霉素时，输液管中立即出现药物沉淀或白色浑浊。孔玲玲等[2]输注注射用夫西地酸钠（0.5g 溶于 5% 葡萄糖注射液 150ml 中）完毕后，接续输注注射用盐酸万古霉素（0.5g 溶于 0.9% 氯化钠注射液 100ml 中），当万古霉素注射溶液与夫西地酸钠溶液在莫菲氏滴管内接触混合时，莫菲氏滴管内立刻出现白色浑浊物，立即停止输液，更换输液器，患者没有发生不良反应。作者随后进行了实验验证：将注射用夫西地酸钠 0.05g 溶于 5% 葡萄糖注射液 5ml 中，将注射用盐酸万古霉素 5mg 溶于 0.9% 氯化钠注射液 5ml 中，将上述两种注射溶液直接混合，配伍溶液立即变为乳白色，静置 20 分钟后乳白色浑浊未消失。提示在临床和实验条件下，注射用夫西地酸钠与注射用盐酸万古霉素的稀释溶液混合存在配伍禁忌。

【临床建议】配伍禁忌

夫西地酸 + 维生素 B_6（fusidic acid+vitamin B_6）

【临床证据】潘星南[1]在临床工作中发现，夫西地酸溶液（0.125g 溶液 0.9% 氯化钠注射液 100ml 中）输注完毕后在同一输液管路继续输注维生素 B_6 溶液（0.1g 溶于 10% 葡萄糖注射液 250ml 中），输液管中立即出现白色浑浊絮状物，摇动后亦不能消失。随后进行了验证实验：用注射器分别抽取上述稀释后的夫西地酸溶液及维生素 B_6 各 1ml 混合后，立即产生白色絮状物。汤善林等[2]在临床工作中输注夫西地酸钠注射溶液（0.125g 溶于 0.9% 氯化钠注射液 100ml 中）完毕后，接续输注维生素 B_6 注射液（100mg 溶于 5% 葡萄糖注射液 100ml 中），当两种注射溶液在莫菲氏滴管中接触混合后，莫菲氏滴管中的液体立即出现白色浑浊。立即关闭输液器，更换输液管，再次输注维生素 B_6 后未发现异常。患者无不良反应发生。作者随后进行了实验验证：将注射用夫西地酸钠（成都天台山制药）125mg 用专用溶媒溶解后溶于 0.9% 氯化钠注射液 100ml 中，将维生素 B_6 注射液 100mg 溶于 5% 葡萄糖注射液 100ml 中，用 20ml 注射器分别取两种溶液各 10ml 混合，混合溶液即刻出现白色浑浊；再将维生素 B_6 注射液 100mg 溶于 5% 葡萄糖注射液 50ml 中，用 20ml 注射器抽取

10ml 与夫西地酸钠溶液 10ml 混合,白色浑浊更加明显。提示在临床和实验条件下,注射用夫西地酸钠与维生素 B$_6$ 注射液的稀释溶液混合存在配伍禁忌,维生素 B$_6$ 浓度越高,形成的白色浑浊越显著。

【临床建议】配伍禁忌

夫西地酸 + 维生素 C(fusidic acid+vitamin C)

【临床证据】杨琴等[1]发现,在夫西地酸溶液输完后,再用同一管路继续输注维生素 C 时,输液管中立即出现药物沉淀或白色浑浊。临床观察提示两药在临床条件下混合存在配伍禁忌。陈都红等[2]在临床工作中发现连续静脉输注夫西地酸钠与维生素 C 会存在配伍禁忌。作者随后进行了实验验证:将注射用夫西地酸钠用溶剂或 0.9% 氯化钠注射液稀释,用一次性注射器抽取 5ml,再抽取维生素 C 注射液 2ml 直接混合,立即出现白色浑浊物,放置 5 分钟后转为絮状物。反复实验,结果仍如此。提示注射用夫西地酸钠稀释溶液与维生素 C 注射液原液混合存在配伍禁忌。

【临床建议】配伍禁忌

夫西地酸 + 氧氟沙星甘露醇(fusidic acid+ofloxacin mannitol)

【临床证据】章志超[1]在临床输液过程中发现,注射用夫西地酸钠输注完毕后在同一输液管路继续输注氧氟沙星甘露醇注射液时,莫菲氏滴管出现乳化现象和絮状物。随后的验证实验发现,将注射用夫西地酸钠配制液 5ml 和氧氟沙星甘露醇注射液 5ml 直接混合后,立即出现乳样液,放置 5 分钟可出现絮状物。临床观察和实验结果提示两药在上述条件下混合存在配伍禁忌。

【临床建议】配伍禁忌

夫西地酸 + 依替米星(fusidic acid+etimicin)

【临床证据】潘娟等[1]在临床工作中发现,夫西地酸静脉输注完毕,在同一输液管路中继续输注硫酸依替米星时,药物在莫菲氏滴管内混合后出现白色浑浊。临床观察提示两药在临床条件下混合存在配伍禁忌。

【临床建议】配伍禁忌

夫西地酸 + 转化糖(fusidic acid+invert sugar)

【临床证据】胡宝荣等[1]考察了注射用夫西地酸钠(山西千源制药,0.125g/ 支)与转化糖注射液(四川美大康佳乐药业,250ml/ 支)配伍的相容性和稳定性。模拟临床常用剂量,在室温下将注射用夫西地酸钠 0.25g 溶于转化糖注射液 125ml 中,得到质量浓度为 2mg/ml 的配伍溶液。在室温下放置 6 小时,分别在 0、0.5、1、2、4、6 小时时观察溶液外观变化,测定配伍溶液的 pH、不溶性微粒数的变化,HPLC 法测定夫西地酸钠含量变化百分比。结果发现，配伍溶液在 6 小时内外观、色泽均无明显变化，pH 和不溶性微粒数无明显变化，符合《中国药典》规定；配伍溶液中夫西地酸钠含量无明显变化，且均保持在 97% 以上，配伍溶液无新物质产生。提示在实验条件下，注射用夫西地酸钠与转化糖注射液可以配伍至少 6 小时。

【临床建议】可以配伍

夫西地酸 + 转化糖电解质
（fusidic acid+multiple electrolytic invert sugar）

【临床证据】倪爱珍[1] 在临床工作中发现，输完夫西地酸后在同一输液管路继续输注田力注射液（转化糖电解质）时，输液管中立即出现白色絮状物。进一步的验证实验发现：将夫西地酸 1g 加入 0.9% 氯化钠 100ml 中，取 5ml 与 5ml 的转化糖电解质混合后立即出现白色絮状物。刘海瑛[2] 报告了夫西地酸钠与转化糖电解质混合出现白色浑浊物。秦立珍等[3] 在临床输液中发现，注射用夫西地酸钠与转化糖电解质注射液同时混合会出现乳白色浑浊现象，随后将转化糖电解质注射液 10ml 与稀释后注射用夫西地酸钠（注射用夫西地酸钠 0.5g+5% 葡萄糖 250ml）5ml 直接混合后，立即出现乳白色絮状物，放置 24 小时仍不消失，临床观察和实验结果提示两药在上述条件下混合存在配伍禁忌。

【临床建议】配伍禁忌

夫西地酸 + 左氧氟沙星（fusidic acid+levofloxacin）

【临床证据】田洋[1] 在临床工作中发现，夫西地酸氯化钠注射液输注完毕后在同一输液管路继续输注左氧氟沙星氯化钠注射液时，莫菲氏滴管出现乳白色浑浊。郑丽梅等[2] 进行了验证实验：分别配制Ⅰ液（夫西地酸 0.5g+ 氯化钠注射液 100ml）和Ⅱ液（左氧氟沙星 0.3g+ 氯化钠注射液 100ml），然后将Ⅱ液滴入Ⅰ液中，结果发现，两种药物接触交界处迅速出现乳白色，静置后溶液出现乳白色絮状物，重复多次均出现相同结果。刘海瑛[3] 在临床工作中发现，在夫西地酸钠输注完毕后在同一输液管路继续输注盐酸左氧氟沙星注射液，输液管路出现乳白色浑浊。庞雨[4] 在临床工作中连续静脉输注夫西地酸钠和左氧氟沙星两种注射溶液时，发现两种溶液在莫菲氏滴管内混合时出现白色浑浊，立即停止输液，更换输液器并密切观察患者病情变化，无不良输液反应发生。作者随后进行了实验验证：按照临床实际应用的配制方法，将注射用夫西地酸钠 0.25g 溶于 0.9% 氯化钠注射液 250ml，将左氧氟沙星 0.3g 溶于 0.9% 氯化钠注射液 250ml 中，各取 2ml 稀释液直接混合，立即出现白色浑浊，振荡后不消失，室温下静置 20 分钟出现白色混悬物，再静置 2 小时混悬物均未消失。提示在临床和实验条件下，注射用夫西地酸钠和左氧氟沙星的注射溶液混合存在配伍禁忌。

【临床建议】配伍禁忌

呋苄西林 + 依替米星（furbencillin+etimicin）

【临床证据】阮千子等[1]在临床工作中发现呋苄西林钠与硫酸依替米星氯化钠注射液接触混合时，配伍溶液出现白色沉淀物及絮状物。作者随后进行了实验验证：按临床用法将注射用呋苄西林钠（上海新亚药业）3g 溶于 0.9% 氯化钠注射液 250ml 中，用 10ml 一次性注射器抽取 5ml，再抽取硫酸依替米星氯化钠注射液（海南爱科制药）5ml，两者混合后立即出现白色浑浊现象，随即液体内出现白色絮状物及沉淀物，摇晃后无改变，静置 24 小时后注射器内仍有沉淀物。更换 2 种药物抽取顺序，重复多次，实验结果相同。提示在临床和实验条件下，注射用呋苄西林钠的氯化钠溶液与硫酸依替米星氯化钠注射液混合存在配伍禁忌。

【临床建议】配伍禁忌

呋塞米 + 依诺沙星（furosemide+enoxacin）

【临床证据】杜娟等[1]在临床工作中输完白蛋白溶液（10g 稀释于 0.9% 氯化钠注射液中）后，用 0.9% 氯化钠注射液冲管，然后给予 20mg 呋塞米入壶，再直接输注葡萄糖依诺沙星溶液（0.6g 稀释于 0.9% 氯化钠注射液 250ml 中）时，发现输液胶管及莫菲氏滴管内呈白色浑浊液。立即停止输液，更换输液和输液器，患者未发生不良反应。作者随后进行了实验验证：将葡萄糖依诺沙星注射液（武汉远大制药集团，5ml：0.2g）0.6g 溶于 0.9% 氯化钠注射液 250ml 中，用无菌注射器抽取上述溶液 10ml，直接与 2ml 的呋塞米注射液（山西晋新双鹤药业，2ml：20mg）混合，可见原溶液的透明度逐渐下降，形成白色絮状物，经振荡后絮状物消失，原溶液呈白色浑浊。将浑浊的溶液静置 10 分钟、30 分钟和 24 小时，溶液出现分层：上层清亮，下层为白色絮状沉淀，经振荡后絮状沉淀溶解又变成白色浑浊。提示在临床和实验条件下，葡萄糖依诺沙星与呋塞米混合存在配伍禁忌。

【临床建议】配伍禁忌

伏立康唑 + 果糖（voriconazole+fructose）

【临床证据】卢彦芳等[1]考察了以羟丙基 - β - 环糊精为辅料的国产注射用伏立康唑（晋城海斯制药）与果糖注射液（江苏正大丰海制药）的配伍稳定性。模拟临床用药浓度，取注射用伏立康唑 200mg，用适量注射用水溶解后，加入 100ml 容量瓶中，加果糖溶液稀释至刻度，摇匀，配制成质量浓度为 2mg/ml 的配伍溶液。在室温下放置 0、1、2、3、4 及 5 小时，观察其外观变化，测定 pH。结果显示，配伍液在 5 小时内均为无色澄清液体，颜色未发生改变，未出现浑浊，澄明度良好，各配伍液的 pH 无明显变化。按照《中国药典》（2015 年版）通则中"不溶性微粒检查法"，5 小时内配伍溶液中 ≥ 10μm 及 ≥ 25μm 的微粒数均无明显变化，且符合《中国药典》规定。采用 HPLC 法测定 5 小时内配伍溶液中伏立康唑的含量，无明显变化。提示在实验条件下，以羟丙基 - β - 环糊精为辅料的注射用伏立康唑与果糖注射液可以配伍 5 小时。

【临床建议】可以配伍

氟康唑 + 氨茶碱（fluconazole+aminophylline）

【临床证据】Johnson 等[1] 考察了氟康唑（1.5 和 0.5mg/ml）和氨茶碱（2 和 1mg/ml）在 5% 葡萄糖或 0.9% 氯化钠注射液中于 24℃配伍 3 小时的稳定性和相容性。通过目视混合物颜色或沉淀变化，测定 pH 变化，通过 HPLC 测定药物浓度。结果发现，两药混合后没有出现沉淀、气体、颜色变化，pH 也没有显著改变，两药的浓度是初始值的 98%。提示在实验条件下两药混合无配伍禁忌。

【临床建议】可以配伍

氟康唑 + 左氧氟沙星（fluconazol+levofloxacin）

【临床证据】李航等[1] 考察了氟康唑注射液与左氧氟沙星氯化钠注射液配伍的相容性和稳定性。在室温 20℃时，将氟康唑注射液 5ml 稀释到 0.9% 氯化钠注射液 100ml 中，精密量取氟康唑溶液和乳酸左氧氟沙星氯化钠注射液（原液）各 100ml，混匀即得配伍溶液，在室温 20℃、自然光照射条件下放置 8 小时，分别在 0、1、2、4、6、8 小时考察配伍液外观、pH 及测定不溶性微粒，采用 HPLC 法测定配伍药物的含量变化。结果发现，配伍溶液的 pH、外观及不溶性微粒均无明显变化。以 0 小时的药物含量为 100%，各时间段乳酸左氧氟沙星和氟康唑的含量变化 RSD 分别为 0.53% 和 0.30%，表明配伍溶液稳定性好。提示在实验条件下，氟康唑溶液和乳酸左氧氟沙星氯化钠注射液可以配伍 8 小时。

【临床建议】可以配伍

氟罗沙星 + 丹参（fleroxacin+danshen）

【临床证据】陀健琳[1] 在临床上输液中发现，氟罗沙星葡萄糖注射液（山东天福制药）100ml 静脉输注完毕，在同一输液管路继续输注丹参粉（哈药集团中药二厂）1.2g（用 5% 葡萄糖 250ml 稀释）时，即发现输液管中出现散在的淡黄色沉淀物。随后进行了验证实验：取氟罗沙星10ml 与丹参粉 0.6g（用 5% 葡萄糖 250ml 稀释）混合使用时，立即出现淡黄色沉淀；将 10ml 5% 葡萄糖溶解的 0.6g 丹参粉加入含有氟罗沙星葡萄糖注射液的莫菲氏滴管内，液体立即出现淡黄色沉淀，导致液体滴速不畅，甚至堵塞针头，放置 24 小时后仍为淡黄色沉淀物。临床观察和实验结果提示两药在上述条件下混合存在配伍禁忌。

【临床建议】配伍禁忌

氟罗沙星 + 夫西地酸（fleroxacin+fusidic acid）

【临床证据】张桂花[1]报道，氟罗沙星与夫西地酸先后连续经同一输液管静脉滴注时，两药液交界处出现白色浑浊。随后进行了实验验证：分别配制Ⅰ液（夫西地酸 1g+ 氯化钠注射液 250ml）和Ⅱ液（氟罗沙星注射液），将Ⅰ液缓慢滴入Ⅱ液中，两药交界处迅速变成乳白色，静置 3~5 分钟后变成白色浑浊液，重复多次均出现相同反应。林惠玲等[2]在临床工作中发现，氟罗沙星与夫西地酸钠混合输注时可产生白色浑浊现象。随后进行了验证实验：取 5ml 氟罗沙星葡萄糖与配制好的夫西地酸钠液体等体积混合后，出现白色浑浊，静置 30 分钟后有沉淀析出，放置 24 小时仍有白色浑浊、沉淀。临床观察和实验结果提示两药在上述条件下混合存在配伍禁忌。

【临床建议】配伍禁忌

氟罗沙星 + 复方甘草酸苷（fleroxacin+compound glycyrrhizin）

【临床证据】杨哨燕[1]在临床工作中发现，复方甘草酸苷注射液（哈尔滨三联药业）输注完毕，在同一输液管路继续输注氟罗沙星葡萄糖注射液（浙江济民制药）时，两种药物接触后即呈乳白色半透明状。随后进行了验证实验：取 2ml 氟罗沙星葡萄糖注射液与 2ml 复方甘草酸苷注射液直接混合后，立即出现乳白色的半透明液体，静置 0.5 小时后依然呈乳白色。临床观察和实验结果提示两药在上述条件下混合存在配伍禁忌。

【临床建议】配伍禁忌

氟罗沙星 + 冠心宁（fleroxacin+guanxinning）

【临床证据】章亚敏[1]在临床输液中发现，惠博（氟罗沙星注射液）静脉滴注完毕后，在同一输液管路连续输注冠心宁注射液时，两药混合后出现浑浊和絮状沉淀。随后进行了验证实验：取氟罗沙星注射液按不同配伍比例分别加入不同量的冠心宁注射液，观察混合液的外观变化，用麦氏比浊仪测定浊度。结果发现，冠心宁注射液与氟罗沙星注射液按不同配伍比例混合后出现了浑浊及絮状沉淀物，用力摇动絮状沉淀物不能完全散开，加入 0.9% 氯化钠注射液不能使之完全溶解。临床观察和实验结果提示两药在上述条件下混合存在配伍禁忌。

【临床建议】配伍禁忌

氟罗沙星 + 磷霉素（fleroxacin+fosfomycin）

【临床证据】吴爱琴等[1]在临床工作中发现，氟罗沙星葡萄糖注射液输注完毕，在同一输液管路继续输注磷霉素后，莫菲氏滴管内出现白色沉淀。临床观察提示两药在临床条件下混合存在配伍禁忌。

【临床建议】配伍禁忌

氟罗沙星 + 双黄连（fleroxacin+shuanghuanglian）

【临床证据】胡瑜等[1]考察了氟罗沙星注射液（扬子江药业）与双黄连注射液（哈药集团中药二厂）配伍的稳定性。模拟临床用药剂量，将40ml 双黄连注射液稀释于 5% 葡萄糖注射液 250ml 中，振荡摇匀，取 2ml 氟罗沙星注射液（原液）加入双黄连葡萄糖溶液中混匀，室温放置 8 小时，观察配伍溶液的外观、颜色及浑浊情况，测定 pH 及不溶性微粒数量的变化情况。结果发现，双黄连葡萄糖溶液呈现淡红棕色透明外观，加入氟罗沙星注射液后溶液仍为澄清棕红色。双黄连与氟罗沙星配伍溶液的 pH 未出现显著变化，微粒数量也未出现明显增加，均符合《中国药典》规定。配伍溶液在 6 小时内保持稳定，氟罗沙星在各时间点的含量无明显变化（RSD=0.66%）。提示在实验条件下，氟罗沙星注射液和双黄连葡萄糖溶液可以配伍。

【临床建议】可以配伍

氟罗沙星 + 头孢哌酮舒巴坦（fleroxacin+cefoperazone sulbactam）

【临床证据】于爱英等[1]在临床工作中发现，氟罗沙星葡萄糖注射液（广东彼迪药业）输注完毕，在同一输液管路继续输注氯化钠注射液100ml+ 头孢哌酮钠舒巴坦钠（苏州二叶制药）时，莫菲氏滴管内立即产生白色絮状物质。随后进行了验证实验：将头孢哌酮钠舒巴坦钠 3g 溶于100ml 氯化钠注射液中，将输液器插入输液内排好气后，拔下输液器插入氟罗沙星葡萄糖注射液中，打开输液器开关滴注液体时，输液器莫菲氏滴管内立刻产生白色絮状沉淀物，静置或摇动后不消失，立即分离头皮针，将输液器中的头孢哌酮钠舒巴坦钠溶液排尽，输液器莫菲氏滴管中的液体不变色；接着将输液器再插入头孢哌酮钠舒巴坦钠液体瓶中，打开输液器开关滴注时，输液器莫菲氏滴管中又立刻产生白色絮状沉淀物，静置或摇动后不消失。唐梅等[2]在临床工作中发现，头孢哌酮钠舒巴坦钠与氟罗沙星葡萄糖注射液之间存在配伍禁忌，随后将输注用头孢哌酮钠舒巴坦钠溶液 2ml 与葡萄糖氟罗沙星注射液 2ml 直接混合，立即出现肉眼可见的浑浊和白色絮状沉淀。罗永祥等[3]和田雯[4]也发现，当静脉滴注 0.9% 氯化钠注射液 + 头孢哌酮钠舒巴坦钠后，同一输液通路持续滴注氟罗沙星葡萄糖注射液时，输液管内出现白色絮状物，调换液体顺序再次出现上述现象。临床观察和实验结果提示两药在上述条件下混合存在配伍禁忌。

【临床建议】配伍禁忌

氟罗沙星 + 头孢哌酮他唑巴坦
（fleroxacin+cefoperazone tazobactam）

【临床证据】庄琼丹等[1]在临床输液中发现，氟罗沙星葡萄糖注射液输注完毕，在同一输液管路继续输注头孢哌酮他唑巴坦钠时，输液管内立即产生白色浑浊。随后进行了验证实验：取氟罗沙星葡萄糖 5ml 和等体积的头孢哌酮他唑巴坦钠（2.5g）混合后，立即出现白色浑浊。临床观察和实验结果提示两药在上述条件下混合存在配伍禁忌。

【临床建议】配伍禁忌

氟罗沙星 + 鱼腥草（fleroxacin+yuxingcao）

【临床证据】胡瑜等[1]考察了氟罗沙星注射液（扬子江药业）与鱼腥草注射液（正大青春宝药业）配伍的稳定性。模拟临床用药剂量，将 20ml 鱼腥草注射液稀释于 5% 葡萄糖注射液 250ml 中，振荡摇匀，取 2ml 氟罗沙星注射液（原液）加入鱼腥草葡萄糖溶液中混匀，室温放置 8 小时，观察配伍溶液的外观、颜色及浑浊情况，测定 pH 及不溶性微粒数量的变化情况。结果发现，鱼腥草葡萄糖溶液呈现无色透明状，加入氟罗沙星注射液后溶液出现轻微浑浊现象。提示在实验条件下，氟罗沙星注射液和鱼腥草葡萄糖溶液存在配伍禁忌。

【临床建议】配伍禁忌

氟尿嘧啶 +TPN（fluorouracil+Total Parenteral Nutrition）

【临床证据】刘广宣等[1]考察了 5- 氟尿嘧啶（5-FU）与肠外营养液配伍的稳定性和相容性。将硫酸镁注射液、氯化钾注射液、N（2）-L-丙氨酰 -L- 谷氨酰胺注射液、多种微量元素注射液（Ⅱ）、葡萄糖酸钙注射液依次加入复方氨基酸注射液中混匀；将 50% 葡萄糖注射液、胰岛素注射液、复合磷酸氢钾注射液依次加入 10% 葡萄糖注射液中，混匀；生理盐水 1L；取注射用水溶解 1 支注射用脂溶性维生素（Ⅱ），再加入脂肪乳中；将上述溶液混匀得到空白 TPN。采用空白肠外营养液将规格为 250mg/10ml 的 5-FU 注射液稀释为 20mg/ml 的 5-FU 肠外营养液。室温条件下观察配制 24 小时内两种营养液的外观、脂肪乳微粒的平均粒径及变异系数、pH、渗透压，采用 HPLC 法分析 5-FU 肠外营养液中 5-FU 含量的稳定性。结果发现，5-FU 肠外营养液和空白肠外营养液配制 24 小时内外观、脂肪乳微粒的平均粒径及变异系数、pH、渗透压和含量均无明显变化。提示在实验条件下 5-FU 与肠外营养液配制 24 小时内性质稳定，可以配伍。

【临床建议】可以配伍

氟尿嘧啶 + 阿糖胞苷（fluorouracil+cytarabine）

【临床证据】McRae 等[1]考察了氟尿嘧啶和阿糖胞苷在 5% 葡萄糖注射液中混合的相容性。通过紫外吸收光谱法测定对照组（单药）和混合药物（两药）的光谱差异从而判断药物成分的变化（化学稳定性），通过目视观察外观变化考察药物混合的物理相容性。结果发现，氟尿嘧啶和阿糖胞苷混合存在化学方面的配伍禁忌。

【临床建议】配伍禁忌

氟尿嘧啶 + 阿扎司琼（fluorouracil+azasetron）

【临床证据】何光照等[1]考察了氟尿嘧啶注射液（天津金耀药业，10ml：0.25g）与常用止吐药盐酸阿扎司琼注射液（南京正大天晴制药，2ml：10mg）在 Y 型输液通路中的相容性。取 17 支氟尿嘧啶注射液抽取 163ml 稀释于 0.9% 氯化钠注射液或 5% 葡萄糖注射液 67ml 中，充分混合均匀后得到 17.7mg/ml 的氟尿嘧啶溶液。参照药品说明书，取盐酸阿扎司琼注射液 1 支溶于 0.9% 氯化钠注射液 10ml 中混匀（1mg/ml）。取 2 种氟尿嘧啶溶液（氯化钠和葡萄糖）分别与盐酸阿扎司琼溶液等体积混合，在室温（25±2）℃、不避光的环境下放置 4 小时，观察配伍溶液在 0、0.5、1、2、4 小时的外观性状、测定不溶性微粒、pH 变化和氟尿嘧啶的含量百分比变化（以 0 时的浓度为 100%）。结果发现，按《中国药典》（2020 年版）附录中"澄清度检查法"检测发现，两种氟尿嘧啶溶液与盐酸阿扎司琼溶液混合后配伍溶液均无色透明，无沉淀和气体产生，与空白对照液相比未见差异。按《中国药典》（2020 年版）"不溶性微粒检查法中的光阻法"检测微粒，配伍溶液在各个时间点微粒数均符合规定标准。配伍溶液 pH 在 4 小时内均较为稳定。HPLC 显示配伍溶液在不同时间点的色谱图均未见异常色谱峰，4 小时内配伍溶液氟尿嘧啶的含量都在 98.1%~102.3%，配伍溶液化学稳定性好。提示实验条件下氟尿嘧啶溶液（17.7mg/ml）与盐酸阿扎司琼溶液可以配伍，可以经 Y 型输液通路共同输注。

【临床建议】可以配伍

氟尿嘧啶 + 艾司美拉唑（fluorouracil+esomeprazole）

【临床证据】王玲娜等[1]考察了氟尿嘧啶注射液（天津金耀药业，10ml：0.25g）与注射用艾司美拉唑钠（阿斯利康制药，40mg/支）在Y型输液通路中的配伍相容性和稳定性。模拟临床Y型输液通路实际情况，将氟尿嘧啶分别稀释在0.9%氯化钠注射液或5%葡萄糖注射液中，得到浓度为17.7mg/ml的氟尿嘧啶溶液。按照说明书配制注射用艾司美拉唑钠的临床常用浓度（1.2μg/ml）溶液（0.9%氯化钠注射液和5%葡萄糖注射液各1份）。将氟尿嘧啶溶液和艾司美拉唑溶液等体积混合，在室温（25±2）℃不避光的环境下放置4小时，观察0.5、1、2、4小时配伍溶液的外观性状，测定溶液pH和氟尿嘧啶的相对百分含量变化（以0时浓度为100%）。结果发现，配伍溶液均无色透明，无沉淀和气体产生，与空白对照液相比未见差异。浊度（NTU）值均小于2.0，提示溶液始终保持澄清。配伍液在各个时间点的微粒数均符合《中国药典》（2015年版）的规定标准。pH在24小时内都保持稳定，不同时间点的色谱图均未见异常色谱峰（新物质），氟尿嘧啶的含量变化在98.1%~102.3%之间，化学稳定性好。提示在实验条件下，氟尿嘧啶溶液（17.7mg/ml）与常规临床浓度的艾司美拉唑可以配伍，可以通过Y型输液通路配伍使用。

【临床建议】可以配伍

氟尿嘧啶 + 昂丹司琼（fluorouracil+ondansetron）

【临床证据】[药品说明书]"本品不能与其他药物混于同一注射器中使用或同时输入"。

Trissel等[1]考察了昂丹司琼（1mg/ml）2ml与氟尿嘧啶在0.9%氯化钠或5%葡萄糖注射液中经Y型管路等体积22℃混合4小时的稳定性。结果发现，盐酸昂丹司琼与氟尿嘧啶混合后出现了沉淀或浑浊。陈梅先等[2]在临床工作中发现，经同一输液通路先后静脉滴入氟尿嘧啶和枢丹（昂丹司琼）两种药物时，在头皮针及输液管中会出现白色絮状沉淀。随后进行了验证实验：将枢丹8mg溶于0.9%氯化钠注射液10ml中，取枢丹溶液或原液分别与氟尿嘧啶原液和不同比例的氟尿嘧啶溶液混合，结果发现两药混合后均有不同程度的白色絮状物出现。何光照等[3]考察了氟尿嘧啶注射液(天津金耀药业，10ml：0.25g）与常用止吐药盐酸昂丹司琼注射液（齐鲁制药，4ml：8mg）在Y型输液通路中的配伍相容性。取17支氟尿嘧啶注射液抽取163ml稀释于0.9%氯化钠注射液或5%葡萄糖注射液67ml中，充分混合均匀后得到17.7mg/ml的氟尿嘧啶溶液。取2种氟尿嘧啶溶液（氯化钠和葡萄糖）分别与昂丹司琼注射液（原液）等体积混合，在室温（25±2）℃、不避光的环境下放置4小时，观察配伍溶液在0、0.5、1、2、4小时的外观性状、测定不溶性微粒、pH变化和氟尿嘧啶的含量百分比变化（以0时的浓度为100%）。结果发现，按《中国药典》（2020年版）附录中"澄清度检查法"检测发现，两种氟尿嘧啶溶液与盐酸昂丹司琼注射液混合后立即出现浑浊。提示实验条件下氟尿嘧啶溶液（17.7mg/ml）与昂丹司琼注射液存在配伍禁忌，不可以经Y型输液通路共同输注。

【临床建议】配伍禁忌

氟尿嘧啶 + 奥美拉唑（fluorouracil+omeprazole）

【临床证据】王玲娜等[1]考察了氟尿嘧啶注射液（天津金耀药业，10ml：0.25g）与注射用奥美拉唑钠（常州四药制药，40mg/支）在Y型输液通路中的配伍相容性和稳定性。模拟临床Y型输液通路实际情况，将氟尿嘧啶分别稀释在0.9%氯化钠注射液或5%葡萄糖注射液中，得到浓度为17.7mg/ml的氟尿嘧啶溶液。按照说明书配制注射用奥美拉唑钠的临床常用浓度（1.2μg/ml）溶液（0.9%氯化钠注射液和5%葡萄糖注射液各1份）。将氟尿嘧啶溶液和奥美拉唑溶液等体积混合，在室温（25±2）℃不避光的环境下放置4小时，观察0.5、1、2、4小时配伍溶液的外观性状，测定溶液pH和氟尿嘧啶的相对百分含量变化（以0时浓度为100%）。结果发现，配伍溶液均无色透明，无沉淀和气体产生，与空白对照液相比未见差异。浊度（NTU）值均小于2.0，提示溶液始终保持澄清。配伍液在各个时间点的微粒数均符合《中国药典》（2015年版）的规定标准。pH在24小时内都保持稳定，不同时间点的色谱图均未见异常色谱峰（新物质），氟尿嘧啶的含量变化在98.1%~102.3%之间，化学稳定性好。提示在实验条件下，氟尿嘧啶溶液（17.7mg/ml）与常规临床浓度的奥美拉唑可以配伍，可以通过Y型输液通路配伍使用。

【临床建议】可以配伍

氟尿嘧啶 + 地塞米松（fluorouracil+dexamethasone）

【临床证据】何光照等[1]考察了氟尿嘧啶注射液（天津金耀药业，10ml：0.25g）与常用止吐药地塞米松磷酸钠注射液（广州白云山天心药业，1ml：5mg）在Y型输液通路中的配伍相容性。取17支氟尿嘧啶注射液抽取163ml稀释于0.9%氯化钠注射液或5%葡萄糖注射液67ml中，充分混合均匀后得到17.7mg/ml的氟尿嘧啶溶液。取2种氟尿嘧啶溶液（氯化钠和葡萄糖）分别与地塞米松磷酸钠注射液（原液）等体积混合，在室温（25±2）℃、不避光的环境下放置4小时，观察配伍溶液在0、0.5、1、2、4小时的外观性状，测定不溶性微粒、pH变化和氟尿嘧啶的含量百分比变化（以0时的浓度为100%）。结果发现，按《中国药典》（2020年版）附录中"澄清度检查法"检测发现，两种氟尿嘧啶溶液与地塞米松磷酸钠注射液混合后配伍溶液均无色透明，无沉淀和气体产生，与空白对照液相比未见差异。按《中国药典》（2020年版）"不溶性微粒检查法"中的光阻法检测微粒，配伍溶液在各个时间点微粒数均符合规定标准。配伍溶液 pH 在 4 小时内均较为稳定。HPLC 显示配伍溶液在不同时间点的色谱图均未见异常色谱峰，4 小时内配伍溶液氟尿嘧啶的含量都在98.1%~102.3%之间，配伍溶液化学稳定性好。提示实验条件下氟尿嘧啶溶液（17.7mg/ml）与地塞米松磷酸钠注射液可以配伍，可以经 Y 型输液通路共同输注。

【临床建议】可以配伍

氟尿嘧啶 + 芬太尼（fluorouracil+fentanyl）

【临床证据】Xu 等[1]考察了氟尿嘧啶（1 和 16mg/ml）和枸橼酸芬太尼（12.5μg/ml）在 5% 的葡萄糖或 0.9% 的氯化钠注射液中于 4、23 和32℃混合 7 天的物理相容性和化学稳定性。通过目视和浊度测定、微粒测量考察物理相容性，通过 HPLC 法测定药物含量考察化学稳定性。结果发现，枸橼酸芬太尼与氟尿嘧啶混合 15 分钟和 1 小时后，芬太尼的含量分别降低 25% 和 50%，随着时间延长和温度升高，浓度降低加快，在混合 24 小时后浓度降低 70%。当氟尿嘧啶混合物 pH 升高（9.0~9.5）时，芬太尼被 PVC 输液袋的吸附增加。混合物中氟尿嘧啶的含量在 7 天内一直稳定，没有观察到外观、浊度和微粒大小数量的变化。提示在实验情况下，氟尿嘧啶和枸橼酸芬太尼混合具有配伍禁忌。

【临床建议】配伍禁忌

氟尿嘧啶 + 甘露醇（fluorouracil+mannitol）

【临床证据】Woloschuk 等[1]考察了氟尿嘧啶（溶于 5% 的葡萄糖、0.9% 的氯化钠或 5% 葡萄糖、0.49% 氯化钠注射液中稀释为 1mg/ml 或2mg/ml）和 20% 甘露醇在 Y 型输液通路中室温混合后的稳定性和相容性。两药等体积混合后在不同时间点观察物理相容性，HPLC 法测定氟尿嘧啶的浓度。结果发现，混合后没有出现沉淀、颜色变化或浑浊，混合 24 小时后氟尿嘧啶的浓度保持在起始浓度的 94% 之内。提示实验条件下氟尿嘧啶和甘露醇混合不存在配伍禁忌。

【临床建议】可以配伍

氟尿嘧啶 + 格拉司琼（fluorouracil+granisetron）

【临床证据】何光照等[1]考察了氟尿嘧啶注射液（天津金耀药业，

10ml：0.25g）与常用止吐药盐酸格拉司琼注射液（江苏吴中医药集团苏州制药厂，3ml：3mg）在 Y 型输液通路中的相容性。取 17 支氟尿嘧啶注射液抽取 163ml 稀释于 0.9% 氯化钠注射液或 5% 葡萄糖注射液 67ml 中，充分混合均匀后得到 17.7mg/ml 的氟尿嘧啶溶液。取 2 种氟尿嘧啶溶液（氯化钠和葡萄糖）分别与盐酸格拉司琼注射液（原液）等体积混合，在室温（25±2）℃、不避光的环境下放置 4 小时，观察配伍溶液在 0、0.5、1、2、4 小时的外观性状、测定不溶性微粒、pH 变化和氟尿嘧啶的含量百分比变化（以 0 时的浓度为 100%）。结果发现，按《中国药典》（2020 年版）附录中"澄清度检查法"检测发现，两种氟尿嘧啶溶液与盐酸格拉司琼注射液混合后的配伍溶液均无色透明，无沉淀和气体产生，与空白对照液相比未见差异。按《中国药典》（2020 年版）"不溶性微粒检查法"中的光阻法检测微粒，配伍溶液在各个时间点微粒数均符合规定标准。配伍溶液 pH 在 4 小时内均较为稳定。HPLC 显示配伍溶液在不同时间点的色谱图均未见异常色谱峰，4 小时内配伍溶液氟尿嘧啶的含量都在 98.1%~102.3%，配伍液化学稳定性好。提示实验条件下氟尿嘧啶溶液（17.7mg/ml）与盐酸格拉司琼注射液可以配伍，可以经 Y 型输液通路共同输注。

【临床建议】可以配伍

氟尿嘧啶＋甲氨蝶呤（fluorouracil+methotrexate）

【临床证据】McRae 等[1]考察了氟尿嘧啶和甲氨蝶呤钠在 5% 葡萄糖注射液中混合的相容性。通过紫外吸收光谱法测定对照组（单药）和混合药物（两药）的光谱差异判断药物成分的变化（化学稳定性），通过目视外观变化考察药物混合的物理相容性。结果发现，氟尿嘧啶和甲氨蝶呤钠混合存在化学方面的配伍禁忌。

【临床建议】配伍禁忌

氟尿嘧啶＋兰索拉唑（fluorouracil+lansoprazole）

【临床证据】王玲娜等[1]考察了氟尿嘧啶注射液（天津金耀药业，10ml：0.25g）与注射用兰索拉唑（江苏奥赛康，30mg/ 支）在 Y 型输液通路中的配伍相容性和稳定性。模拟临床 Y 型输液通路实际情况，将氟尿嘧啶分别稀释在 0.9% 氯化钠注射液或 5% 葡萄糖注射液中，得到浓度为 17.7mg/ml 的氟尿嘧啶溶液。按照说明书配制注射用兰索拉唑的临床常用浓度（0.9μg/ml）溶液（0.9% 氯化钠注射液和 5% 葡萄糖注射液各 1 份）。将氟尿嘧啶溶液和兰索拉唑溶液等体积混合，在室温（25±2）℃不避光的环境下放置 4 小时，观察 0.5、1、2、4 小时配伍溶液的外观性状，测定溶液 pH 和氟尿嘧啶的相对百分含量变化（以 0 时浓度为 100%）。结果发现，配伍液均无色透明，无沉淀和气体产生，与空白对照液相比未见差异。浊度（NTU）值均小于 2.0，提示溶液始终保持澄清。配伍溶液在各个时间点的微粒数均符合《中国药典》（2015 年版）的规定标准。pH 在 24 小时内都保持稳定，不同时间点的色谱图均未见异常色谱峰（新物质），氟尿嘧啶的含量变化在 98.1%~102.3% 之间，化学稳定性好。提示在实验条件下，氟尿嘧啶溶液（17.7mg/ml）与常规临床浓度的兰索拉唑可以配伍，可以通过 Y 型输液通路配伍使用。

【临床建议】可以配伍

氟尿嘧啶 + 雷贝拉唑（fluorouracil+rabeprazole）

【临床证据】王玲娜等[1]考察了氟尿嘧啶注射液（天津金耀药业，10ml：0.25g）与注射用雷贝拉唑钠（江苏奥赛康药业，20mg/支）在 Y 型输液通路中的配伍相容性和稳定性。模拟临床 Y 型输液通路实际情况，将氟尿嘧啶分别稀释在 0.9% 氯化钠注射液或 5% 葡萄糖注射液中，得到浓度为 17.7mg/ml 的氟尿嘧啶溶液。按照说明书配制注射用雷贝拉唑钠的临床常用浓度（1.2μg/ml）溶液（0.9% 氯化钠注射液和 5% 葡萄糖注射液各 1 份）。将氟尿嘧啶溶液和雷贝拉唑溶液等体积混合，在室温（25±2）℃不避光的环境下放置 4 小时，观察 0.5、1、2、4 小时配伍溶液的外观性状，测定溶液 pH 和氟尿嘧啶的相对百分含量变化（以 0 时浓度为 100%）。结果发现，配伍液均无色透明，无沉淀和气体产生，与空白对照液相比未见差异。浊度（NTU）值均小于 2.0，提示溶液始终保持澄清。配伍液在各个时间点的微粒数均符合《中国药典》（2015 年版）的规定标准。pH 在 24 小时内都保持稳定，不同时间点的色谱图均未见异常色谱峰（新物质），氟尿嘧啶的含量变化在 98.1%~102.3% 之间，化学稳定性好。提示在实验条件下，氟尿嘧啶溶液（17.7mg/ml）与常规临床浓度的雷贝拉唑可以配伍，可以通过 Y 型输液通路配伍使用。

【临床建议】可以配伍

氟尿嘧啶 + 吗啡（fluorouracil+morphine）

【临床证据】Xu 等[1]考察了氟尿嘧啶（1 和 16mg/ml）与硫酸吗啡（1mg/ml）在 5% 葡萄糖或 0.9% 氯化钠注射液中于 -20、4、23 和 32℃混合 35 天的物理相容性和化学稳定性。在荧光灯和廷德尔光下观察混合物外观变化，测定浊度和微粒大小含量，HPLC 法测定药物浓度。结果发现，氟尿嘧啶和硫酸吗啡混合后立即出现晶体沉淀，24 小时内吗啡含量损失 60%~80%。提示在实验条件下两药混合存在配伍禁忌。

【临床建议】配伍禁忌

氟尿嘧啶 + 帕洛诺司琼（fluorouracil+palonosetron）

【临床证据】何光照等[1]考察了氟尿嘧啶注射液（天津金耀药业，10ml：0.25g）与常用止吐药盐酸帕洛诺司琼注射液（杭州九源基因工程，5ml：0.25mg）在 Y 型输液通路中的配伍相容性。取 17 支氟尿嘧啶注射液抽取 163ml 稀释于 0.9% 氯化钠注射液或 5% 葡萄糖注射液 67ml 中，充分混合均匀后得到 17.7mg/ml 的氟尿嘧啶溶液。取 2 种氟尿嘧啶溶液（氯化钠和葡萄糖）分别与盐酸帕洛诺司琼注射液（原液）等体积混合，在室温（25±2）℃、不避光的环境下放置 4 小时，观察配伍溶液在 0、0.5、1、2、4 小时的外观性状、测定不溶性微粒、pH 变化和氟尿嘧啶的含量百分比变化（以 0 时的浓度为 100%）。结果发现，按《中国药典》（2020年版）附录中"澄清度检查法"检测发现，两种氟尿嘧啶溶液与盐酸帕洛诺司琼注射液混合后配伍溶液均无色透明，无沉淀和气体产生，与空白对照液相比未见差异。按《中国药典》（2020 年版）"不溶性微粒检查法"中的光阻法检测微粒，配伍溶液在各个时间点微粒数均符合规定标准。配伍溶液 pH 在 4 小时内均较为稳定。HPLC 显示配伍溶液在不同时间点的色谱图均未见异常色谱峰，4 小时内配伍溶液氟尿嘧啶的含量都在 98.1%~102.3% 之间，配伍溶液化学稳定性好。提示实验条件下氟尿嘧啶溶液（17.7mg/ml）与盐酸帕洛诺司琼注射液可以配伍，可以经 Y 型输液通路共同输注。

【临床建议】可以配伍

氟尿嘧啶 + 泮托拉唑（fluorouracil+pantoprazole）

【临床证据】王玲娜等[1]考察了氟尿嘧啶注射液（天津金耀药业，10ml：0.25g）与注射用泮托拉唑钠（南京长澳药业，10mg/支）在 Y 型输液通路中的配伍相容性和稳定性。模拟临床 Y 型输液通路实际情况，将氟尿嘧啶分别稀释在 0.9% 氯化钠注射液或 5% 葡萄糖注射液中，得到浓度为 17.7mg/ml 的氟尿嘧啶溶液。按照说明书配制注射用泮托拉唑钠的临床常用浓度（1.2μg/ml）溶液（0.9% 氯化钠注射液和 5% 葡萄糖注射液各 1 份）。将氟尿嘧啶溶液和泮托拉唑溶液等体积混合，在室温（25±2）℃不避光的环境下放置 4 小时，观察 0.5、1、2、4 小时配伍溶液的外观性状，测定溶液 pH 和氟尿嘧啶的相对百分含量变化（以 0 时浓度为 100%）。结果发现，配伍液均无色透明，无沉淀和气体产生，与空白对照液相比未见差异。浊度（NTU）值均小于 2.0，提示溶液始终保持澄清。配伍液在各个时间点的微粒数均符合《中国药典》（2015 年版）的规定标准。pH 在 24 小时内都保持稳定，不同时间点的色谱图均未见异常色谱峰（新物质），氟尿嘧啶的含量变化在 98.1%~102.3% 之间，化学稳定性好。提示在实验条件下，氟尿嘧啶溶液（17.7mg/ml）与常规临床浓度的泮托拉唑可以配伍，可以通过 Y 型输液通路配伍使用。

【临床建议】可以配伍

氟尿嘧啶 + 氢吗啡酮（fluorouracil+hydromorphone）

【临床证据】Xu 等[1]考察了氟尿嘧啶（1 和 16mg/ml）与盐酸氢吗啡酮（0.5mg/ml）在 5% 葡萄糖或 0.9% 氯化钠注射液中于 -20、4、23 和 32℃混合 35 天的物理相容性和化学稳定性。在荧光灯和延德尔光下观察混合物外观变化，测定浊度和微粒大小含量，HPLC 法测定药物浓度。结果发现，氟尿嘧啶（1mg/ml）和盐酸氢吗啡酮混合无外观变化，在 32℃下混合 7 天或 -20、4、23℃混合 35 天盐酸氢吗啡酮的含量保持稳定，但是与 16mg/ml 的氟尿嘧啶混合在 32℃和 23℃下盐酸氢吗啡酮的含量只能分别稳定 3 天和 7 天。提示两药在实验条件下混合 3 天不存在配伍禁忌。

【临床建议】可以配伍

氟尿嘧啶 + 托烷司琼（fluorouracil+tropisetron）

【临床证据】何光照等[1]考察了氟尿嘧啶注射液（天津金耀药业，10ml：0.25g）与常用止吐药盐酸托烷司琼注射液（齐鲁制药，1ml：5mg）在 Y 型输液通路中的配伍相容性。取 17 支氟尿嘧啶注射液抽取 163ml 稀释于 0.9% 氯化钠注射液或 5% 葡萄糖注射液 67ml 中，充分混合均匀后得到 17.7mg/ml 的氟尿嘧啶溶液。参照药品说明书，取盐酸托烷司琼注射液 1 支溶于 0.9% 氯化钠注射液 4ml 中混匀（2mg/ml）。取 2 种氟尿嘧啶溶液（氯化钠和葡萄糖）分别与托烷司琼溶液等体积混合，在室温（25±2）℃、不避光的环境下放置 4 小时，观察配伍溶液在 0、0.5、1、2、4 小时的外观性状，测定不溶性微粒、pH 变化和氟尿嘧啶的含量百分比变化（以 0 时的浓度为 100%）。结果发现，按《中国药典》（2020 年版）附录中"澄清度检查法"检测发现，两种氟尿嘧啶溶液与盐酸托烷司琼溶液混合后的配伍溶液均无色透明，无沉淀和气体产生，与空白对照液相比未见差异。按《中国药典》（2020 年版）"不溶性微粒检查法"中的光阻法检测微粒，配伍溶液在各个时间点微粒数均符合规定标准。配伍溶液 pH 在 4 小时内均较为稳定。HPLC 显示配伍溶液在不同时间点的色谱图均未见异常色谱峰，4 小时内配伍溶液氟尿嘧啶的含量都在 98.1%~102.3% 之间，配伍液化学稳定性好。提示实验条件下氟尿嘧啶溶液（17.7mg/ml）与盐酸托烷司琼溶液可以配伍，可以经 Y 型输液通路共同输注。

【临床建议】可以配伍

氟尿嘧啶 + 亚叶酸钙（fluorouracil+leucovorin calcium）

【临床证据】［药品说明书］"本品（亚叶酸钙）不可与 5- 氟尿嘧啶混合输用，因可能产生沉淀。"

Trissel 等[1]考察了氟尿嘧啶和亚叶酸钙在 5% 葡萄糖中混合的相容性。氟尿嘧啶（终浓度 50mg/ml）与等体积的亚叶酸钙（终浓度 20mg/ml）在 4、23 和 32℃下混合 7 天，在廷德尔光下观察混合物外观变化，测定浊度和微粒大小含量。结果发现，混合后（通常在第 4 天）出现微小晶体颗粒，颗粒随浓度升高和混合时间延长而趋于明显，而与储存温度无关。提示两药在实验条件下混合可能存在配伍禁忌。

【临床建议】配伍禁忌

氟尿嘧啶 + 左亚叶酸钙（fluorouracil+levoleucovorin calcium）

【临床证据】Trissel 等[1]考察了氟尿嘧啶和左亚叶酸钙在 5% 葡萄糖中混合的相容性。氟尿嘧啶（终浓度 50mg/ml）与等体积的左亚叶酸钙（终浓度 20mg/ml）在 4、23 和 32℃下混合 7 天，在廷德尔光下观察混合物外观变化，测定浊度和微粒大小含量。结果发现，混合后（通常在第 4 天）出现微小晶体颗粒，颗粒随浓度升高和混合时间延长而趋于明显，而与储存温度无关。提示两药在实验条件下混合可能存在配伍禁忌。

【临床建议】配伍禁忌

氟哌啶醇 + 丁溴东莨菪碱（haloperidol+hyoscine butylbromide）

【临床证据】姑息治疗经常将几种药物皮下混合注射。Negro 等[1]考察了乳酸氟哌啶醇和丁溴东莨菪碱在 0.9% 氯化钠注射液中于 25℃混合 15 天的稳定性。目视观察外观变化，HPLC 法测定药物的浓度变化。结果发现，药物混合后外观没有明显变化，药物浓度也大于起始浓度的92.5%。提示两药在实验条件下不存在配伍禁忌。最近，Negro 等[2]又再次考察了乳酸氟哌啶醇和丁溴东莨菪碱在模拟临床皮下注射条件下混合的相容性和稳定性。乳酸氟哌啶醇（0.208~0.624mg/ml）和丁溴东莨菪碱（3.33~6.67mg/ml）在 0.9% 氯化钠注射液中于 25℃下混合 15 天，观察溶液外观变化，HPLC 法测定药物浓度变化。结果发现，两种药物混合后溶液外观无明显变化，药物浓度都保持稳定（＞ 92%）。提示两药在实验条件下混合无配伍禁忌。

【临床建议】可以配伍

氟哌利多 + 地塞米松（droperidol+dexamethasone）

【临床证据】南细林等[1]在临床工作中配制术后镇痛泵溶液：将枸

橡酸舒芬太尼注射液 150μg+ 地佐辛注射液 20mg+ 托烷司琼 2mg+ 氟哌利多注射液（2ml：5mg）5mg+ 地塞米松磷酸钠注射液 10mg+0.9% 氯化钠注射液 89ml 配制成总量为 100ml 的镇痛泵溶液。先用 5ml 无菌注射器抽取 5mg 氟哌利多注射液，然后再同时抽取 5mg 地塞米松磷酸钠注射液，结果两种澄明液体在无菌注射器内混合后立即变成乳白色浑浊状。立即停止执行该医嘱。作者随后进行了实验验证：用注射器抽取 5mg（2ml）氟哌利多注射液与 1ml 0.9% 氯化钠注射液混合，溶液为无色澄明。用注射器抽取 5mg（1ml）地塞米松磷酸钠注射液与 2ml 0.9% 氯化钠注射液混合，溶液为无色澄明。当 5mg 氟哌利多注射液 2ml 直接与 5mg 地塞米松磷酸钠注射液在无菌注射器中混合，配伍溶液立即变成乳白色浑浊液体，静置 60 分钟不变。提示在临床和实验条件下，氟哌利多注射液和地塞米松磷酸钠注射液直接混合存在配伍禁忌。

【临床建议】配伍禁忌

氟替卡松 + 异丙托溴铵 + 沙丁胺醇

（fluticasone+ipratropium bromide+albuterol）

【临床证据】Kamin 等[1]考察了丙酸氟替卡松（flutide forte）、异丙托溴铵（2ml 万托林）和硫酸沙丁胺醇（0.5ml 吸入溶液）3 种雾化溶液在室温普通光线下混合 5 小时的配伍相容性。测定 pH 和渗透压的变化，HPLC 法测定 3 种药物的浓度变化。结果发现，5 小时后所有药物浓度几乎是起始浓度的 100%，混合物的 pH 和渗透压没有显著变化。提示丙酸氟替卡松、异丙托溴铵和硫酸沙丁胺醇在实验条件下混合吸入无配伍禁忌。

【临床建议】可以配伍

福莫特罗 + 布地奈德（formoterol+budesonide）

【临床证据】Akapo 等[1]考察了富马酸福莫特罗（20μg/2ml）与布地奈德吸入混悬剂（0.5mg/2ml）室温下混合 60 分钟的配伍相容性。观察混合物的外观变化，测定混合物 pH、渗透压和浊度变化；HPLC 法测定药物浓度变化。结果发现，混合物一直保持澄清无色，布地奈德为混悬液，混合后仍然是浑浊液；混合物的 pH、渗透压和浊度没有明显变化（与起始状态相比变化＜ 3%）；药物的浓度变化＜ 2%。提示在实验条件下富马酸福莫特罗与布地奈德吸入混悬剂混合无配伍禁忌。

【临床建议】可以配伍

福莫特罗 + 色甘酸钠（formoterol+cromolyn sodium）

【临床证据】Akapo 等[1]考察了富马酸福莫特罗（20μg/2ml）与色

甘酸钠（20mg/2ml）室温下混合 60 分钟的配伍相容性。观察混合物的外观变化，测定混合物 pH、渗透压和浊度变化；HPLC 法测定药物浓度变化。结果发现，混合物一直保持澄清无色，没有沉淀和浑浊；混合物的 pH、渗透压和浊度没有明显变化（与起始状态相比变化 < 3%）；药物的浓度变化 < 2%。提示在实验条件下富马酸福莫特罗与色甘酸钠混合无配伍禁忌。

【临床建议】可以配伍

福莫特罗 + 乙酰半胱氨酸（formoterol+acetylcysteine）

【临床证据】Akapo 等[1]考察了富马酸福莫特罗（20μg/2ml）与乙酰半胱氨酸（100mg/ml）室温下混合 60 分钟的配伍相容性。观察混合物的外观变化，测定混合物 pH、渗透压和浊度变化；HPLC 法测定药物浓度变化。结果发现，混合物一直保持澄清无色，没有沉淀和浑浊；混合物的 pH、渗透压和浊度没有明显变化（与起始状态相比变化 < 3%）；药物的浓度变化 < 2%。提示在实验条件下富马酸福莫特罗与乙酰半胱氨酸混合无配伍禁忌。

【临床建议】可以配伍

福莫特罗 + 异丙托溴铵（formoterol+ipratropium bromide）

【临床证据】Akapo 等[1]考察了富马酸福莫特罗（20μg/2ml）与异丙托溴铵（0.5mg/2.5ml）室温下混合 60 分钟的配伍相容性。观察混合物的外观变化，测定混合物 pH、渗透压和浊度变化；HPLC 法测定药物浓度变化。结果发现，混合物一直保持澄清无色，没有沉淀和浑浊；混合物的 pH、渗透压和浊度没有明显变化（与起始状态相比变化 < 3%）；药物的浓度变化 < 2%。提示在实验条件下富马酸福莫特罗与异丙托溴铵混合无配伍禁忌。

【临床建议】可以配伍

复方氨基酸 + 奥美拉唑（compound amino acid+omeprazole）

【临床证据】程菲[1]在临床工作中输注复方氨基酸注射液（18AA-VII）（辽宁海思科制药）。为预防应激性溃疡，在输注复方氨基酸的同时在同一静脉通路注射已用专用溶媒稀释好的奥美拉唑钠溶液（上海第一生化药业），发现头皮针内液体变成白色浑浊液体，立即停止注射，更换输液器并抽出变色液体，患者未见不良反应。作者随后进行了实验验证：用无菌注射器抽吸专用溶媒溶解的奥美拉唑钠粉末，溶液呈无色澄明。用注射器抽出 5ml 溶液，再用同一注射器抽出 5ml 复方氨基酸注射液，发现无菌注射器内的液体立刻变成白色浑浊液体。再用另一支无菌注射器抽取 5ml

复方氨基酸注射液注入另一瓶未溶解的注射用奥美拉唑粉末中，发现瓶内粉末不溶解。提示在临床和实验条件下，复方氨基酸注射液和注射用奥美拉唑钠混合存在配伍禁忌。

【临床建议】配伍禁忌

复方丹参 + 阿洛西林（compound danshen+azlocillin）

【临床证据】罗明英等[1]在静脉输液过程中发现，复方丹参注射液与注射用阿洛西林钠溶液在同一输液通路中先后连续输注时，存在配伍禁忌，表现为复方丹参溶液在输液器莫菲氏滴管内与阿洛西林钠药液接触时，莫菲氏滴管及以下输液管内液体立即出现浑浊。临床观察结果提示两药在上述条件下混合存在配伍禁忌。

【临床建议】配伍禁忌

复方丹参 + 奥美拉唑（compound danshen+omeprazole）

【临床证据】罗明英等[1]在静脉输液过程中发现，复方丹参注射液与注射用奥美拉唑溶液在同一输液通路中先后连续输注时，存在配伍禁忌，表现为复方丹参溶液在输液器莫菲氏滴管内与注射用奥美拉唑药液接触时，莫菲氏滴管及以下输液管内液体立即出现浑浊。杨福兰等[2]对奥美拉唑钠与复方丹参注射液配伍进行了研究：注射用奥美拉唑钠40mg用专用溶媒10ml溶解，取溶好的奥美拉唑钠2ml与复方丹参注射液（上海通用药业）2ml直接混合后，混合液立刻出现浑浊，半小时至4小时后出现沉淀。临床观察和实验结果提示两药在上述条件下混合存在配伍禁忌。

【临床建议】配伍禁忌

复方丹参 + 川芎嗪（compound danshen+ligustrazine）

【临床证据】齐伟等[1]在临床工作中发现，复方丹参注射液静脉输注完毕，在同一输液管路继续输注川芎嗪注射液后，发现输液管过滤器有乳棕色浑浊物，随后进行了验证实验：取复方丹参注射液和川芎嗪注射液各1/3支在试管内混合后，立刻出现乳棕色凝块，放置24小时后无变化。临床观察和实验结果提示两药在上述条件下混合存在配伍禁忌。

【临床建议】配伍禁忌

复方丹参 + 氟罗沙星（compound danshen+fleroxacin）

【临床证据】王华等[1]在用药过程中发现，氟罗沙星葡萄糖注射液与复方丹参注射液在同一输液管路先后输注时，立即产生沉淀。复方丹参注射液是丹参和降香水溶性提取物的灭菌溶液，主要成分是水溶性的丹参素、原儿茶酚酸等及降香挥发油。丹参素、原儿酚酸具有弱酸性（pH5.0~7.0），在碱性液中可溶解，在酸性液中则析出沉淀。与氟罗沙星

（pH4.1）接触后使丹参注射液中某些成分溶解性降低而析出沉淀。临床观察提示两药在临床条件下混合存在配伍禁忌。

【临床建议】配伍禁忌

复方丹参 + 环丙沙星（compound danshen+ciprofloxacin）

【临床证据】黎开华等[1]考察了复方丹参注射液与乳酸环丙沙星配伍情况，取乳酸环丙沙星1ml与复方丹参注射液1ml直接混合后，立即出现浑浊，随后有淡黄色沉淀产生，继续加入2ml复方丹参注射液后沉淀量明显增加。格根哈斯等[2]在用药过程中发现，复方丹参注射液静脉输注完毕，在同一输液管路继续输注乳酸环丙沙星注射液时，在输液管的过滤头处可见少量的棕黑色絮状物。随后进行了实验验证：将2ml环丙沙星注射液与2ml丹参注射液在试管中混合，5分钟后发现试管产生大量棕黑色絮状沉淀。罗明英等[3]在静脉输液过程中发现，复方丹参与环丙沙星溶液在同一输液管路中先后连续输注时，存在配伍禁忌，表现为复方丹参溶液在输液器莫菲氏滴管内与环丙沙星药液接触时，莫菲氏滴管及以下输液管内液体立即出现浑浊。王保红等[4]报道，将环丙沙星注射液与复方丹参注射液混合后出现褐色浑浊，摇动后不消失。临床观察和实验结果提示两药在上述条件下混合存在配伍禁忌。

【临床建议】配伍禁忌

复方丹参 + 洛美沙星（compound danshen+lomefloxacin）

【临床证据】黎开华等[1]考察复方丹参注射液与洛美沙星配伍的情况。取洛美沙星注射液1ml与复方丹参注射液1ml直接混合后，立即出现浑浊，随后有淡黄色沉淀产生，继续加入2ml复方丹参注射液后沉淀量明显增加。实验结果提示两药在实验条件下混合存在配伍禁忌。

【临床建议】配伍禁忌

复方丹参 + 泮托拉唑（compound danshen+pantoprazole）

【临床证据】罗明英等[1]在静脉输液过程中发现，复方丹参注射液与注射用泮托拉唑溶液在同一输液通路中先后连续输注时，存在配伍禁忌，表现为复方丹参溶液在输液器莫菲氏滴管内与注射用泮托拉唑药液接触时，莫菲氏滴管及以下输液管内液体立即出现浑浊。临床观察结果提示两药在上述条件下混合存在配伍禁忌。

【临床建议】配伍禁忌

复方丹参 + 培氟沙星（compound danshen+pefloxacin）

【临床证据】黎开华等[1]考察了复方丹参注射液与培氟沙星配伍的情况。取培氟沙星注射液1ml与复方丹参注射液1ml直接混合后，立即出现浑浊，随后有淡黄色沉淀产生，继续加入 2ml 复方丹参注射液后沉淀量明显增加。实验结果提示两药在实验条件下混合存在配伍禁忌。

【临床建议】配伍禁忌

复方丹参 + 西咪替丁（compound danshen+cimetidine）

【临床证据】修坤娜[1] 在使用配制过西咪替丁注射液的一次性注射器（20ml）配制复方丹参注射液时，注射器中液体出现白色浑浊。为进一步验证，分别取同一批号的复方丹参注射液 10ml 溶于 0.9% 氯化钠 250ml 后，取 1ml 溶液与等体积的西咪替丁注射液（5ml 溶于 0.9% 氯化钠 250ml 溶液中）混合，容器中立即出现白色浑浊。临床观察和实验结果提示两药在上述条件下混合存在配伍禁忌。

【临床建议】配伍禁忌

复方丹参 + 氧氟沙星（compound danshen+ofloxacin）

【临床证据】黎开华等[1] 考察了复方丹参注射液与氧氟沙星配伍情况，取氧氟沙星 1ml 与复方丹参注射液 1ml 直接混合后，立即出现浑浊，随后有淡黄色沉淀产生，继续加入 2ml 复方丹参注射液后沉淀量明显增加。格根哈斯等[2] 研究发现，将 2ml 氧氟沙星注射液与 2ml 丹参注射液在试管中混合，5 分钟后试管产生絮状沉淀。荆树先等[3] 在临床治疗中发现，静脉滴注氧氟沙星后，经同一管路再接输丹参注射液时，两药在莫菲氏滴管内混合后，即可出现乳白色浑浊和絮状物。临床观察和实验结果提示两药在上述条件下混合存在配伍禁忌。

【临床建议】配伍禁忌

复方电解质 + 阿洛西林（multiple electrolytes+azlocillin）

【临床证据】汪世英等[1] 考察了复方电解质注射液（成都科伦药业）与注射用阿洛西林钠（海南美好西林生物制药）在临床常用浓度下配伍，于室温下放置 4~6 小时的稳定性。取注射用阿洛西林钠适量，用复方电解质注射液配制成临床常用药物浓度，若有多个用药浓度，则考察最高的配伍浓度。配伍溶液在室温放置 0、2、4、6 小时，观察配伍溶液的外观性状，测定 pH、药物含量、有关物质及不溶性微粒数。以 0 小时药物含量为 100% 计，计算配伍后 0~6 小时内药物的含量变化。结果发现，复方电解质液与阿洛西林钠配伍后，溶液澄清，未产生沉淀、浑浊，也无颜色变化。pH 变化在《中国药典》规定范围内。配伍后 6 小时内不溶性微粒数符合《中国药典》2010 年版（二部）有关规定，配伍溶液在室温下 6 小时内含量变化百分比小于 5%，有关物质的含量变化不大。提示在实验条件下，复方电解质注射液与临床常用浓度的阿洛西林溶液在 4 小时内可以配伍。

【临床建议】可以配伍

复方电解质 + 穿琥宁（multiple electrolytes+chuanhuning）

【临床证据】汪世英等[1]考察了复方电解质注射液（成都科伦药业）与注射用穿琥宁（成都天台山制药）在临床常用浓度下，在室温下放置4~6小时的稳定性。取注射用穿琥宁适量，用复方电解质注射液配制成临床常用药物浓度，若有多个用药浓度，则考察最高的配伍浓度。配伍溶液在室温放置0、2、4、6小时，观察配伍溶液的外观性状，测定pH、药物含量、有关物质及不溶性微粒数。以0小时药物含量为100%计，计算配伍后0~6小时内药物的含量变化。结果发现，复方电解质液与穿琥宁配伍后，溶液澄清，未产生沉淀、浑浊，也无颜色变化。pH稳定。配伍后6小时内不溶性微粒符合《中国药典》2010年版（二部）有关规定，配伍溶液在室温下6小时内含量变化百分比小于5%，有关物质的含量变化不大。提示在临床浓度和实验条件下，复方电解质注射液与临床常用浓度的穿琥宁溶液在6小时内可以配伍。

【临床建议】可以配伍

复方电解质 + 单唾液酸四己糖神经节苷脂
（multiple electrolytes+monosialotetrahexosyl ganglioside）

【临床证据】汪世英等[1]考察了复方电解质注射液（成都科伦药业）与单唾液酸四己糖神经节苷脂钠注射液（齐鲁制药）在临床常用的浓度下于室温放置4~6小时的配伍稳定性。取单唾液酸四己糖神经节苷脂钠适量，用复方电解质注射液配制成临床常用药物浓度，若有多个用药浓度，则考察最高的配伍浓度。配伍溶液在室温放置0、2、4、6小时，观察配伍溶液的外观性状，测定pH、药物含量、有关物质及不溶性微粒数。以0小时药物含量为100%计，计算配伍后0~6小时内药物的含量变化。结果发现，复方电解质液与临床常用浓度的单唾液酸四己糖神经节苷脂钠溶液配伍后，外观澄清，未产生沉淀、浑浊，也无颜色变化。pH稳定。配伍后6小时内不溶性微粒符合《中国药典》2010年版（二部）有关规定。配伍溶液在室温下6小时内含量变化百分比小于5%，有关物质的含量变化不大。提示在实验条件下，复方电解质注射液与临床常用浓度的单唾液酸四己糖神经节苷脂钠溶液在6小时内可以配伍。

【临床建议】可以配伍

复方电解质 + 多西他赛（multiple electrolytes+docetaxel）

【临床证据】汪世英等[1]考察了复方电解质注射液（成都科伦药业）

与多西他赛注射液（江苏恒瑞医药）在临床常用浓度下于室温下配伍 4~6 小时的稳定性。取多西他赛注射液适量，用复方电解质注射液配制成临床常用药物浓度，若有多个用药浓度，则考察最高的配伍浓度。配伍溶液在室温放置 0、2、4、6 小时，观察配伍溶液的外观性状，测定 pH、药物含量、有关物质及不溶性微粒数。以 0 小时药物含量为 100% 计，计算配伍后 0~6 小时内药物的含量变化。结果发现，复方电解质液与多西他赛注射液配伍后，溶液澄清，未产生沉淀、浑浊，也无颜色变化，pH 稳定。配伍后 4 小时内不溶性微粒符合《中国药典》2010 年版（二部）有关规定，配伍溶液在室温下 6 小时内含量变化百分比小于 5%，有关物质的含量变化不大。提示在实验条件下，复方电解质注射液与临床常用浓度的多西他赛溶液在 4 小时内可以配伍。

【临床建议】可以配伍

复方电解质 + 夫西地酸（multiple electrolytes+fusidic acid）

【临床证据】汪世英等[1]考察了复方电解质注射液（成都科伦药业）与注射用夫西地酸钠（成都天台山制药）在临床常用浓度下于室温下配伍 4~6 小时的稳定性。取注射用夫西地酸钠适量，用复方电解质注射液配制成临床常用药物浓度，若有多个用药浓度，则考察最高的配伍浓度。配伍溶液在室温放置 0、2、4、6 小时，观察配伍溶液的外观性状，测定 pH、药物含量、有关物质及不溶性微粒数。以 0 小时药物含量为 100% 计，计算配伍后 0~6 小时内药物的含量变化。结果发现，复方电解质液与夫西地酸溶液配伍后，溶液澄清，未产生沉淀、浑浊，也无颜色变化，pH 稳定。配伍后 6 小时内不溶性微粒符合《中国药典》2010 年版（二部）有关规定。配伍溶液在室温下 6 小时内含量变化百分比小于 5%，有关物质的含量变化不大。提示在实验条件下，复方电解质注射液与临床常用浓度的夫西地酸溶液在 6 小时内可以配伍。

【临床建议】可以配伍

复方电解质 + 甘草酸二铵
（multiple electrolytes+diammonium glycyrrhizinate）

【临床证据】汪世英等[1]考察了复方电解质注射液（成都科伦药业）与甘草酸二铵注射液（江苏正大天晴药业）在临床常用浓度下于室温配伍 4~6 小时的稳定性。取甘草酸二铵注射液适量，用复方电解质注射液配制成临床常用药物浓度，若有多个用药浓度，则考察最高的配伍浓度。配伍溶液在室温放置 0、2、4、6 小时，观察配伍溶液的外观性状，测定 pH、药物含量、有关物质及不溶性微粒数。以 0 小时药物含量为 100% 计，计算配伍后 0~6 小时内药物的含量变化。结果发现，复方电解质液与甘草酸二铵注射液配伍后，外观澄清，未产生沉淀、浑浊，也无颜色变化，pH 稳定。配伍后 6 小时内不溶性微粒符合《中国药典》2010 年版（二部）有关规定。配伍溶液在室温下 6 小时内含量变化百分比小于 5%，有关物质的含量变化不大。提示在实验条件下，复方电解质注射液与临床常用浓度的甘草酸二铵溶液在 6 小时内可以配伍。

【临床建议】可以配伍

复方电解质 + 吉西他滨（multiple electrolytes+gemcitabine）

【临床证据】汪世英等[1]考察了复方电解质注射液（成都科伦药业）与注射用吉西他滨（哈尔滨誉衡药业）在临床常用浓度下于室温配伍 4~6 小时的稳定性。取注射用吉西他滨适量，用复方电解质注射液配制成临床常用药物浓度，若有多个用药浓度，则考察最高的配伍浓度。配伍溶液在室温放置 0、2、4、6 小时，观察配伍溶液的外观性状，测定 pH、药物含量、有关物质及不溶性微粒数。以 0 小时药物含量为 100% 计，计算配伍后 0~6 小时内药物的含量变化。结果发现，复方电解质液与注射用吉西他滨配伍后，溶液澄清，未产生沉淀、浑浊，也无颜色变化，pH 稳定。配伍后 4 小时内不溶性微粒符合《中国药典》2010 年版（二部）有关规定。配伍溶液在室温下 6 小时内含量变化百分比小于 5%，有关物质的含量变化不大。提示在实验条件下，复方电解质注射液与临床常用浓度的吉西他滨溶液在 4 小时内可以配伍。

【临床建议】可以配伍

复方电解质 + 硫辛酸（multiple electrolytes+lipoic acid）

【临床证据】汪世英等[1]考察了复方电解质注射液（成都科伦药业）与硫辛酸注射液（上海现代哈森（商丘）药业）在临床常用浓度下于室温配伍 4~6 小时的稳定性。取硫辛酸注射液适量，用复方电解质注射液配制成临床常用药物浓度，若有多个用药浓度，则考察最高的配伍浓度。配伍溶液在室温放置 0、2、4、6 小时，观察配伍溶液的外观性状，测定 pH、药物含量、有关物质及不溶性微粒数。以 0 小时药物含量为 100% 计，计算配伍后 0~6 小时内药物的含量变化。结果发现，复方电解质液与硫辛酸注射液配伍后，溶液澄清，未产生沉淀、浑浊，也无颜色变化，pH 稳定。配伍后 6 小时内不溶性微粒符合《中国药典》2010 年版（二部）有关规定。配伍溶液在室温下 6 小时内含量变化百分比小于 5%，有关物质的含量变化不大。提示在实验条件下，复方电解质注射液与临床常用浓度的硫辛酸溶液在 6 小时内可以配伍。

【临床建议】可以配伍

复方电解质+门冬氨酸钾镁

（multiple electrolytes+potassium magnesium aspartate）

【临床证据】汪世英等[1]考察了复方电解质注射液（成都科伦药业）与门冬氨酸钾镁注射液（天津金耀集团湖北天药药业）在临床常用浓度下于室温配伍4~6小时的稳定性。取门冬氨酸钾镁注射液适量，用复方电解质注射液配制成临床常用药物浓度，若有多个用药浓度，则考察最高的配伍浓度。配伍溶液在室温放置0、2、4、6小时，观察配伍溶液的外观性状，测定pH、药物含量、有关物质及不溶性微粒数。以0小时药物含量为100%计，计算配伍后0~6小时内药物的含量变化。结果发现，复方电解质液与门冬氨酸钾镁注射液配伍后，溶液澄清，未产生沉淀、浑浊，也无颜色变化，pH稳定。配伍后6小时内不溶性微粒符合《中国药典》2010年版（二部）有关规定，配伍溶液在室温下6小时内含量变化百分比小于5%，有关物质的含量变化不大。提示在临床浓度和实验条件下，复方电解质注射液与临床常用浓度的门冬氨酸钾镁溶液6小时内可以配伍。

【临床建议】可以配伍

复方电解质+门冬氨酸鸟氨酸

（multiple electrolytes+ornithineaspartate）

【临床证据】汪世英等[1]考察了复方电解质注射液（成都科伦药业）与注射用门冬氨酸鸟氨酸（武汉启瑞药业）在临床常用浓度下于室温配伍4~6小时的稳定性。取注射用门冬氨酸鸟氨酸适量，用复方电解质注射液配制成临床常用药物浓度，若有多个用药浓度，则考察最高的配伍浓度。配伍溶液在室温放置0、2、4、6小时，观察配伍溶液的外观性状，测定pH、药物含量、有关物质及不溶性微粒数。以0小时药物含量为100%计，计算配伍后0~6小时内药物的含量变化。结果发现，复方电解质液与门冬氨酸鸟氨酸配伍后，溶液澄清，未产生沉淀、浑浊，也无颜色变化，pH稳定。配伍后4小时内不溶性微粒符合《中国药典》2010年版（二部）有关规定，配伍溶液在室温下6小时内含量变化百分比小于5%，有关物质的含量变化不大。提示在临床浓度和实验条件下，复方电解质注射液与临床常用浓度的门冬氨酸鸟氨酸在4小时内可以配伍。

【临床建议】可以配伍

复方电解质+纳洛酮（multiple electrolytes+naloxone）

【临床证据】汪世英等[1]考察了复方电解质注射液（成都科伦药业）

与盐酸纳洛酮注射液（北京四环制药）在临床常用浓度下于室温配伍 4~6 小时的稳定性。取盐酸纳洛酮注射液适量，用复方电解质注射液配制成临床常用药物浓度，若有多个用药浓度，则考察最高的配伍浓度。配伍溶液在室温放置 0、2、4、6 小时，观察配伍溶液的外观性状，测定 pH、测定药物含量、有关物质及不溶性微粒数。以 0 小时药物含量为 100% 计，计算配伍后 0~6 小时内药物的含量变化。结果发现，复方电解质液与盐酸纳洛酮注射液配伍后，溶液澄清，未产生沉淀、浑浊，也无颜色变化，pH 变化在规定范围内。配伍后 6 小时内不溶性微粒符合《中国药典》2010 年版（二部）有关规定，配伍溶液在室温下 6 小时内含量变化百分比小于 5%，有关物质的含量变化不大。提示在实验条件下，复方电解质注射液与临床常用浓度的纳洛酮溶液在 4 小时内可以配伍。

【临床建议】可以配伍

复方电解质 + 纳美芬（ multiple electrolytes+nalmefene ）

【临床证据】汪世英等[1]考察了复方电解质注射液（成都科伦药业）与盐酸纳美芬注射液（成都天台山制药）在临床常用浓度下于室温配伍 4~6 小时的稳定性。取盐酸纳美芬注射液适量，用复方电解质注射液配制成临床常用药物浓度，若有多个用药浓度，则考察最高的配伍浓度。配伍溶液在室温放置 0、2、4、6 小时，观察配伍溶液的外观性状，测定 pH、药物含量、有关物质及不溶性微粒数。以 0 小时药物含量为 100% 计，计算配伍后 0~6 小时内药物的含量变化。结果发现，复方电解质液与纳美芬配伍后，溶液澄清，未产生沉淀、浑浊，也无颜色变化，pH 稳定。配伍后 6 小时内不溶性微粒符合《中国药典》2010 年版（二部）有关规定，配伍溶液在室温下 6 小时内含量变化百分比小于 5%，有关物质的含量变化不大。提示在临床浓度和实验条件下，复方电解质注射液与临床常用浓度的盐酸纳美芬溶液在 6 小时内可以配伍。

【临床建议】可以配伍

复方电解质 + 尼莫地平（ multiple electrolytes+nimodipine ）

【临床证据】汪世英等[1]考察了复方电解质注射液（成都科伦药业）与尼莫地平注射液（山东方明药业集团）在临床常用浓度下于室温配伍 4~6 小时的稳定性。取尼莫地平注射液适量，用复方电解质注射液配制成临床常用药物浓度，若有多个用药浓度，则考察最高的配伍浓度。配伍溶液在室温放置 0、2、4、6 小时，观察配伍溶液的外观性状，测定 pH、测定药物含量、有关物质及不溶性微粒数。以 0 小时药物含量为 100% 计，计算配伍后 0~6 小时内药物的含量变化。结果发现，复方电解质液与尼莫地平配伍后，溶液澄清，未产生沉淀、浑浊，也无颜色变化，pH 稳定。配伍后 6 小时内不溶性微粒符合《中国药典》2010 年版（二部）有关规定，配伍溶液在室温下 6 小时内含量变化百分比小于 5%，有关物质的含量变化不大。提示在实验条件下，复方电解质注射液与临床常用浓度的尼莫地平溶液在 6 小时内可以配伍。

【临床建议】可以配伍

复方电解质 + 哌拉西林舒巴坦
（multiple electrolytes+piperacillin sulbactam）

【临床证据】汪世英等[1]考察了复方电解质注射液（成都科伦药业）与注射用哌拉西林钠舒巴坦钠（山东瑞阳制药）在临床常用浓度下于室温配伍 4~6 小时的稳定性。取注射用哌拉西林钠舒巴坦钠适量，用复方电解质注射液配制成临床常用药物浓度，若有多个用药浓度，则考察最高的配伍浓度。配伍溶液在室温放置 0、2、4、6 小时，观察配伍溶液的外观性状，测定 pH、药物含量、有关物质及不溶性微粒数。以 0 小时药物含量为 100% 计，计算配伍后 0~6 小时内药物的含量变化。结果发现，复方电解质液与哌拉西林钠舒巴坦钠配伍后，溶液澄清，未产生沉淀、浑浊，也无颜色变化，pH 稳定。配伍后 6 小时内不溶性微粒符合《中国药典》2010 年版（二部）有关规定，配伍溶液在室温下 6 小时内含量变化百分比小于 5%，有关物质的含量变化不大。提示在实验条件下，复方电解质注射液与临床常用浓度的哌拉西林钠舒巴坦钠溶液在 6 小时内可以配伍。

【临床建议】可以配伍

复方电解质 + 前列地尔（multiple electrolytes+alprostadil）

【临床证据】汪世英等[1]考察了复方电解质注射液（成都科伦药业）与注射用前列地尔（北京赛升药业）在临床常用浓度下于室温配伍 4~6 小时的稳定性。取注射用前列地尔适量，用复方电解质注射液配制成临床常用药物浓度，若有多个用药浓度，则考察最高的配伍浓度。配伍溶液在室温放置 0、2、4、6 小时，观察配伍溶液的外观性状，测定 pH、药物含量、有关物质及不溶性微粒数。以 0 小时药物含量为 100% 计，计算配伍后 0~6 小时内药物的含量变化。结果发现，复方电解质液与注射用前列地尔配伍后，溶液澄清，未产生沉淀、浑浊，也无颜色变化，pH 保持稳定。配伍后 6 小时内不溶性微粒符合《中国药典》2010 年版（二部）有关规定，配伍溶液在室温下 2 小时后含量降低至 96.1%，4 小时后含量继续降至 89.8%。提示在实验条件下，复方电解质注射液与临床常用浓度的注射用前列地尔在 4 小时内可以配伍。

【临床建议】可以配伍

复方电解质 + 头孢硫脒 (multiple electrolytes+cefathiamidine)

【临床证据】汪世英等[1]考察了复方电解质注射液（成都科伦药业）与注射用头孢硫脒（广州白云山天心制药）在临床常用浓度下于室温配伍4~6小时的稳定性。取注射用头孢硫脒适量，用复方电解质注射液配制成临床常用药物浓度，若有多个用药浓度，则考察最高的配伍浓度。配伍溶液在室温放置0、2、4、6小时，观察配伍溶液的外观性状，测定pH、药物含量、有关物质及不溶性微粒数。以0小时药物含量为100%计，计算配伍后0~6小时内药物的含量变化。结果发现，复方电解质液与注射用头孢硫脒配伍后，溶液澄清，未产生沉淀、浑浊，也无颜色变化，pH稳定。配伍后6小时内不溶性微粒符合《中国药典》2010年版（二部）有关规定，配伍溶液在室温下6小时内含量变化百分比小于5%，有关物质的含量变化不大。提示在实验条件下，复方电解质注射液与临床常用浓度的头孢硫脒溶液在6小时内可以配伍。

【临床建议】可以配伍

复方电解质 + 头孢替安 (multiple electrolytes+cefotiam)

【临床证据】汪世英等[1]考察了复方电解质注射液（成都科伦药业）与注射用盐酸头孢替安（华北制药集团制剂）在临床常用浓度下于室温配伍4~6小时的稳定性。取注射用盐酸头孢替安适量，用复方电解质注射液配制成临床常用药物浓度，若有多个用药浓度，则考察最高的配伍浓度。配伍溶液在室温放置0、2、4、6小时，观察配伍溶液的外观性状，测定pH、药物含量、有关物质及不溶性微粒数。以0小时药物含量为100%计，计算配伍后0~6小时内药物的含量变化。结果发现，复方电解质液与注射用盐酸头孢替安配伍后，溶液澄清，未产生沉淀、浑浊，也无颜色变化。pH变化在《中国药典》规定范围内。配伍后6小时内不溶性微粒符合《中国药典》2010年版（二部）有关规定，配伍溶液在室温下6小时内含量变化百分比小于5%，有关物质的含量变化不大。提示在实验条件下，复方电解质注射液与临床常用浓度的头孢替安溶液在6小时内可以配伍。

【临床建议】可以配伍

复方电解质 + 托烷司琼 (multiple electrolytes+tropisetron)

【临床证据】汪世英等[1]考察了复方电解质注射液（成都科伦药业）与盐酸托烷司琼注射液（扬州制药）在临床常用浓度下配伍于室温放置4~6小时的稳定性。取托烷司琼注射液适量，用复方电解质注射液配制成临床常用药物浓度，若有多个用药浓度，则考察最高的配伍浓度。配伍溶液在室温放置 0、2、4、6 小时，观察配伍溶液的外观性状，测定 pH、药物含量、有关物质及不溶性微粒数。以 0 小时药物含量为 100% 计，计算配伍后 0~6 小时内药物的含量变化。结果发现，复方电解质液与托烷司琼注射液配伍后，溶液澄清，未产生沉淀、浑浊，也无颜色变化，pH 稳定。配伍后 6 小时内不溶性微粒符合《中国药典》2010 年版（二部）有关规定，配伍溶液在室温下 6 小时内含量变化百分比小于 5%，有关物质的含量变化不大。提示在实验条件下，复方电解质注射液与临床常用浓度的托烷司琼溶液在 6 小时内可以配伍。

【临床建议】可以配伍

复方电解质 + 维库溴铵（multiple electrolytes+vecuroniumbromide）

【临床证据】汪世英等[1]考察了复方电解质注射液（成都科伦药业）与注射用维库溴铵（浙江仙琚制药）临床常用浓度的溶液在室温下配伍 4~6 小时的稳定性。取注射用维库溴铵适量，用复方电解质注射液配制成临床常用药物浓度，若有多个用药浓度，则考察最高的配伍浓度。配伍溶液在室温放置 0、2、4、6 小时，观察配伍溶液的外观性状，测定 pH、药物含量、有关物质及不溶性微粒数。以 0 小时药物含量为 100% 计，计算配伍后 0~6 小时内药物的含量变化。结果发现，复方电解质液与维库溴铵溶液配伍后，外观澄清，未产生沉淀、浑浊，也无颜色变化，pH 稳定。配伍后 6 小时内不溶性微粒符合《中国药典》2010 年版（二部）有关规定。配伍溶液在室温下 6 小时内含量变化百分比小于 5%，有关物质的含量变化不大。提示在实验条件下，复方电解质注射液与临床常用浓度的维库溴铵在 6 小时内可以配伍。

【临床建议】可以配伍

复方电解质 + 维生素 C（multiple electrolytes+vitamin C）

【临床证据】汪世英等[1]考察了复方电解质注射液（成都科伦药业）与维生素 C 注射液（上海现代哈森（商丘）药业）在临床常用浓度下配伍于室温放置 4~6 小时的稳定性。取维生素 C 注射液适量，用复方电解质注射液配制成临床常用药物浓度，若有多个用药浓度，则考察最高的配伍浓度。配伍溶液在室温放置 0、2、4、6 小时，观察配伍溶液的外观性状，测定 pH、药物含量、有关物质及不溶性微粒数。以 0 小时药物含量为 100% 计，计算配伍后 0~6 小时内药物的含量变化。结果发现，复方电解质液与维生素 C 配伍后，溶液澄清，未产生沉淀、浑浊，也无颜色变化，pH 变化在《中国药典》规定范围内。配伍后 4 小时内不溶性微粒符合《中国药典》2010 年版（二部）有关规定。配伍溶液在室温下 6 小时内含量变化百分比小于 5%，有关物质的含量变化不大。提示在实验条件下，复方电解质注射液与临床常用浓度的维生素 C 溶液在 4 小时内可以配伍。

【临床建议】可以配伍

复方电解质 + 长春西汀（multiple electrolytes+vinpocetine）

【临床证据】汪世英等[1]考察了复方电解质注射液（成都科伦药业）与注射用长春西汀（安徽威尔曼制药）在临床常用浓度下于室温配伍 4~6 小时的稳定性。取注射用长春西汀适量，用复方电解质注射液配制成临床常用药物浓度，若有多个用药浓度，则考察最高的配伍浓度。配伍溶液在室温放置 0、2、4、6 小时，观察配伍溶液的外观性状，测定 pH、药物含量、有关物质及不溶性微粒数。以 0 小时药物含量为 100% 计，计算配伍后 0~6 小时内药物的含量变化。结果发现，复方电解质液与注射用长春西汀配伍后，溶液澄清，未产生沉淀、浑浊，也无颜色变化，pH 稳定。配伍后 6 小时内不溶性微粒符合《中国药典》2010 年版（二部）有关规定，配伍溶液在室温下 6 小时内含量变化百分比小于 5%，有关物质的含量变化不大。提示在实验条件下，复方电解质注射液与临床常用浓度的长春西汀溶液在 6 小时内可以配伍。

【临床建议】可以配伍

复方电解质 + 紫杉醇（multiple electrolytes+paclitaxel）

【临床证据】汪世英等[1]考察了复方电解质注射液（成都科伦药业）与紫杉醇注射液（扬子江药业集团）临床常用浓度在室温下配伍 4~6 小时的稳定性。取紫杉醇注射液适量，用复方电解质注射液配制成临床常用药物浓度，若有多个用药浓度，则考察最高的配伍浓度。配伍溶液在室温放置 0、2、4、6 小时，观察配伍溶液的外观性状，测定 pH、药物含量、有关物质及不溶性微粒数。以 0 小时药物含量为 100% 计，计算配伍后 0~6 小时内药物的含量变化。结果发现，复方电解质液与常用浓度的紫杉醇溶液配伍后，外观澄清，未产生沉淀、浑浊，也无颜色变化，pH 稳定。配伍后 6 小时内不溶性微粒符合《中国药典》2010 年版（二部）有关规定。配伍溶液在室温下 6 小时内含量变化百分比小于 5%，有关物质的量变化不大。提示在实验条件下，复方电解质注射液与临床常用浓度的紫杉醇溶液在 6 小时内可以配伍。

【临床建议】可以配伍

复方甘草酸单铵 S+ 转化糖电解质
（compound ammonium glycynhetate S+invert sugar and electrolytes）

【临床证据】陈晓燚等[1]考察了注射用复方甘草酸单铵 S（山西晋德药业）配伍转化糖电解质溶液（四川美大康佳乐药业）后不溶性微粒数的变化。模拟临床用药浓度，将注射用复方甘草酸单铵 S 灭菌粉末 160mg 溶于转化糖电解质 250ml 中，采用光阻法测定配伍溶液中不溶性微粒数的变化，结果发现配伍溶液虽然外观未见明显变化，但是粒径 ≥ 10μm 和 ≥ 25μm 微粒数量严重超标，远远超过《中国药典》2010 年版（二部）标准。提示注射用复方甘草酸单铵 S 与转化糖电解质溶液混合存在配伍禁忌。

【临床建议】配伍禁忌

复方骨肽 + 泮托拉唑（compound ossotide+pantoprazole）

【临床证据】范雪琴[1]在临床工作中，遵医嘱给予患者 5% 转化糖电解质 250ml+ 复方骨肽注射液 90mg 静脉滴注，同时给予泮托拉唑 40mg（溶于 0.9% 氯化钠注射液 10ml）经相同输液通路静脉注射，推药时发现输液管前端液体变为乳白色。临床观察结果提示两药在上述条件下混合存在配伍禁忌。

【临床建议】配伍禁忌

复方苦参 + 甲氧氯普胺（compound kushen+metoclopramide）

【临床证据】于然等[1]考察了复方苦参注射液（振东制药，5ml/ 支）与甲氧氯普胺注射液（河南润弘制药，1ml/ 支）在 0.9% 氯化钠注射液（广东科伦药业）中配伍的相容性和稳定性。模拟临床的给药剂量和方法，将复方苦参注射液 10 支（50ml）溶于 0.9% 氯化钠溶液 250ml 中，将甲氯普胺注射液 2 支（2ml）溶于 0.9% 氯化钠溶液 250ml 当中，取 50ml 复方苦参稀释溶液与甲氧氯普胺稀释液 50ml 混合，在室温（25℃）放置 6 小时，分别在 0、1、3、6 小时观察配伍溶液外观变化，测定 pH 及不溶性微粒数变化。结果发现，配伍溶液在 6 小时内外观均保持澄明，无性状变化；pH 均无显著变化；不溶性微粒数无显著变化，符合《中国药典》标准。
[编者注：本研究未涉及主要成分含量变化，建议临床谨慎配伍。]

【临床建议】谨慎配伍

复方苦参 + 氯化钠（compound kushen+sodium chloride）

【临床证据】段秀梅等[1]考察了复方苦参注射液与 0.9% 氯化钠注射液配伍的稳定性和相容性。将复方苦参注射液 4 支（山西振东制药，5ml/ 支）加入 250ml 的 0.9% 氯化钠注射液（山东华鲁制药，250ml/ 瓶）中，混匀，常温下放置 8 小时。分别于配制后 0、1、2、4、8 小时考察配伍液的性状、溶液颜色、可见异物、澄清度，测定配伍溶液的 pH 变化，测定不溶性微粒的数量变化，采用 HPLC 法测定复方苦参注射液中 8 个成分（甲基氧化偶氮甲醇樱草糖苷、苦参碱、槐果碱、槐定碱、氧化槐果碱、氧化苦参碱、番石榴酸、三叶豆紫檀苷）的含量变化。结果发现，在 8 小时内的各时间点，配伍溶液性状、颜色无明显变化，始终保持澄清透明，且无可见异物产生；pH 均无显著变化（RSD ＜ 2.00%）；配伍溶液不溶性微粒数量略有波动，但均符合《中国药典》2020 年版（四部）对于注射液的相关规定；复方苦参注射液中活性生物碱的含量百分比无显著变化（RSD 均＜ 4.60%）。提示在实验条件下，复方苦参注射液与 0.9% 氯化钠注射液至少可以配伍 8 小时。

【临床建议】可以配伍

复方苦参 + 葡萄糖（compound kushen+dextrose）

【临床证据】段秀梅等[1]考察了复方苦参注射液与 5% 葡萄糖注射液、10% 葡萄糖注射液配伍的稳定性和相容性。将复方苦参注射液 4 支（山西振东制药，5ml/ 支）分别加入 250ml 的 5% 葡萄糖注射液（山东华鲁制药，250ml/ 瓶）和 10% 葡萄糖注射液（山东华鲁制药，250ml/ 瓶）中，混匀，常温下放置 8 小时。分别于配制后 0、1、2、4、8 小时考察配伍溶液的性状、颜色、可见异物、澄清度，测定配伍溶液的 pH 变化，测定不溶性微粒的数量变化，采用 HPLC 法测定复方苦参注射液中 8 个成分（甲基氧化偶氮甲醇樱草糖苷、苦参碱、槐果碱、槐定碱、氧化槐果碱、氧化苦参碱、番石榴酸、三叶豆紫檀苷）的含量变化。结果发现，在 8 小时内的各时间点，配伍溶液性状、颜色无明显变化，始终保持澄清透明，且无可见异物产生；pH 均无显著变化（RSD ＜ 2.00%）；配伍溶液不溶性微粒数量略有波动，但均符合《中国药典》2020 年版（四部）对于注射液的相关规定；复方苦参注射液中活性生物碱的含量百分比无显著变化（RSD 均＜ 4.60%）。提示在实验条件下，复方苦参注射液与 5% 葡萄糖注射液或 10% 葡萄糖注射液至少可以配伍 8 小时。

【临床建议】可以配伍

复方苦参 + 托烷司琼（compound kushen+tropisetron）

【临床证据】于然等[1]考察了复方苦参注射液（振东制药，5ml/ 支）与托烷司琼注射液（罗欣药业，5mg/ 支）在 0.9% 氯化钠注射液（广东科伦药业）中配伍的相容性和稳定性。模拟临床的给药剂量和方法，将复方苦参注射液 10 支（50ml）溶于 0.9% 氯化钠溶液 250ml 中，将托烷司琼注射液 1 支（5mg）溶于 0.9% 氯化钠溶液 250ml 当中，取 50ml 复方苦参稀释溶液与托烷司琼稀释液 50ml 混合，在室温（25℃）放置 6 小时，分别在 0、1、3、6 小时观察配伍溶液外观变化，测定 pH 及不溶性微粒数变化。结果发现，配伍溶液在 3 小时出现颜色加深以及浑浊、沉淀，同时 pH 随着时间的推移逐渐降低，且变化明显；配伍 3 小时后 ≥ 10μm 的不溶性微粒以及配伍 6 小时后 ≥ 25μm 的不溶性微粒均不符合标准。提示在实验条件下，复方苦参注射液和托烷司琼注射液在 0.9% 氯化钠注射液中混合存在配伍禁忌。

【临床建议】配伍禁忌

复方苦参 + 西咪替丁（compound kushen+cimetidine）

【临床证据】于然等[1]考察了复方苦参注射液（振东制药，5ml/支）与西咪替丁注射液（山东方明药业，2ml/支）在 0.9% 氯化钠注射液（广东科伦药业）中配伍的相容性和稳定性。模拟临床的给药剂量和方法，将复方苦参注射液 10 支（50ml）溶于 0.9% 氯化钠溶液 250ml 中，将西咪替丁注射液 1 支（2ml）溶于 0.9% 氯化钠溶液 250ml 当中，取 50ml 复方苦参稀释溶液与西咪替丁稀释液 50ml 混合，在室温（25℃）放置 6 小时，分别在 0、1、3、6 小时观察配伍溶液外观变化，测定 pH 及不溶性微粒数变化。结果发现，配伍溶液在 6 小时内外观均保持澄明，无性状变化；pH 均无显著变化；不溶性微粒数无显著变化，符合《中国药典》标准。[**编者注：本研究未涉及主要成分含量变化，建议临床谨慎配伍。**]

【临床建议】谨慎配伍

复方苦参 + 亚叶酸钙（compound kushen+calciumfolicacid）

【临床证据】于然等[1]考察了复方苦参注射液（振东制药，5ml/支）与亚叶酸钙注射液（江苏恒瑞，50mg/支）在 0.9% 氯化钠注射液（广东科伦药业）中配伍的相容性和稳定性。模拟临床的给药剂量和方法，将复方苦参注射液 10 支（50ml）溶于 0.9% 氯化钠溶液 250ml 中，将亚叶酸钙注射液 3 支（150mg）溶于 0.9% 氯化钠溶液 250ml 当中，取 50ml 复方苦参稀释溶液与亚叶酸钙稀释液 50ml 混合，在室温（25℃）放置 6 小时，分别在 0、1、3、6 小时观察配伍溶液外观变化，测定 pH 及不溶性微粒数变化。结果发现，配伍溶液在 6 小时内外观均保持澄明，无性状变化；pH 均无显著变化；不溶性微粒数无显著变化，符合《中国药典》标准。[**编者注：本研究未涉及主要成分含量变化，建议临床谨慎配伍。**]

【临床建议】谨慎配伍

复方维生素（3）+ 甲泼尼龙
[compound vitamin（3）+methylprednisolone]

【临床证据】刘雅楠等[1]在临床工作中配制静脉输液，用少量 0.9% 氯化钠注射液分别溶解复方维生素（3）1 支和甲泼尼龙琥珀酸钠 40mg，然后用 20ml 注射器抽取两种液体混合到 0.9% 氯化钠注射液 500ml 中，结果发现两种液体在注射器内混合时立即呈黄色浑浊，并出现白色絮状物，随立即停止配药，通知医生更改医嘱。作者随后进行了实验验证：用 0.9% 氯化钠注射液 5ml 分别溶解注射用复方维生素（3）1 支和注射用甲泼尼龙琥珀酸钠40mg，用10ml 注射器分别抽取两种溶液各3ml直接混合，注射器内混合溶液立即呈黄色浑浊状，并出现白色絮状物，放置10分钟~2 小时溶液没有变化。调换 2 种药液的注入顺序，结果无变化。提示在临床和实验条件下，注射用复方维生素（3）和注射用甲泼尼龙琥珀酸钠的氯化钠稀释溶液混合存在配伍禁忌。

【临床建议】配伍禁忌

扫码看参考文献

G

甘草酸二铵 + 昂丹司琼

（diammonium glycyrrhizinate+ondansetron）

【临床证据】石兰[1]在临床输液工作中发现，在输注甘草酸二铵（150mg 溶于 5% 葡萄糖 250ml 中）时，遵医嘱给予昂丹司琼 8mg 入"小壶"（滴斗）注射，即刻发现莫菲氏滴管内出现乳白色絮状物。随后进行了验证实验：取甘草酸二铵注射液 5ml 与昂丹司琼注射液 1ml 直接混合后，注射器内立即出现絮状沉淀物，放置 24 小时无改变。临床观察和实验结果提示两药在上述条件下混合存在配伍禁忌。

【临床建议】配伍禁忌

甘草酸二铵 + 氟罗沙星

（diammonium glycyrrhizinate+fleroxacin）

【临床证据】王开辉等[1]在临床工作中观察到，在同一输液器中先后连续输入注射用甘草酸二铵（山东罗欣药业）与氟罗沙星葡萄糖注射液（山东彼得药业）时，输液器莫菲氏滴管中液体立刻呈现乳白色浑浊。随后进行了验证实验：将注射用甘草酸二铵 300mg 溶于 5% 葡萄糖注射液 150ml 中，取 2ml 甘草酸二铵溶液与 2ml 氟罗沙星葡萄糖注射液混合后，立即出现白色浑浊，振摇后不消失。临床观察和实验结果提示两药在上述条件下混合存在配伍禁忌。

【临床建议】配伍禁忌

甘草酸二铵 + 氟罗沙星甘露醇

（diammonium glycyrrhizinate+fleroxacin mannitol）

【临床证据】田金满等[1]在临床工作中发现，甘利欣（甘草酸二铵）与迪罗乃欣（氟罗沙星甘露醇）配伍时出现白色浑浊现象。随之进行了实验研究：取江苏淮安药业有限公司生产的迪罗乃欣注射液 3ml 与甘利欣 3ml 直接混合后，混合液立即出现白色浑浊，放置 24 小时后无变化。将注射用甘利欣 150mg 稀释于 5% 葡萄糖液中，取 3ml 与迪罗乃欣 3ml 直接混合后，同样出现白色浑浊，放置 24 小时后无变化。临床观察和实验结果提示两药在上述条件下混合存在配伍禁忌。

【临床建议】配伍禁忌

甘草酸二铵 + 环丙沙星
（diammonium glycyrrhizinate+ciprofloxacin）
【临床证据】许丽贞[1]在临床工作中发现，甘利欣（甘草酸二铵）稀释于 5% 葡萄糖或 0.9% 氯化钠注射液中，静脉输注完毕后，经同一输液通路继续输注乳酸环丙沙星时，输液管中出现白色浑浊，并出现沉淀物。临床观察提示两药在临床条件下混合存在配伍禁忌。

【临床建议】配伍禁忌

甘草酸二铵 + 葡萄糖酸钙
（diammonium glycyrrhizinate+calcium gluconate）
【临床证据】韩晓莉等[1]在临床输液工作中发现，甘草酸二铵（150mg 溶于 0.9% 氯化钠注射液 250ml）输注完毕后，经同一输液通路继续输注葡萄糖酸钙注射液时，莫菲氏滴管内液体变为乳白色浑浊。随后进行了验证实验：分别取两种药物溶液 2ml 直接在干燥试管内混合后，立即出现乳白色浑浊，放置 24 小时后，液体仍呈浑浊状态。临床观察和实验结果提示两药在上述条件下混合存在配伍禁忌。

【临床建议】配伍禁忌

甘露醇 + 地塞米松（mannitol+dexamethasone）
【临床证据】孙美芝等[1]在临床遵医嘱给予 20% 甘露醇 250ml 静脉滴注完后，在同一输液管路接瓶输注地塞米松磷酸钠（10mg 溶于 5% 葡萄糖 150ml 中）时，发现输液管内出现白色浑浊。随后进行了验证实验：将 20% 甘露醇 250ml 与地塞米松磷酸钠 10mg 直接混合后，混合液立即出现白色浑浊，放置 24 小时有沉淀析出。马福颖等[2]在临床工作中输注 20% 甘露醇注射液 125ml+ 注射用地塞米松磷酸钠 5mg 来减轻神经根水肿压迫症状，缓解疼痛。当用 20% 甘露醇注射液 5ml 溶解注射用地塞米松磷酸钠 5mg 时，配伍溶液出现白色浑浊，停止加药。作者随后进行了实验验证：用一次性无菌注射器抽取 20% 甘露醇 5ml，与 5mg 地塞米松直接混合，出现乳白色浑浊，常规室温中放置 30 分钟后乳白色浑浊未消失，1 小时后乳白色浑浊变成白色絮状物。提示在临床和实验条件下，20% 甘露醇与地塞米松磷酸钠注射液注射液以原液混合存在配伍禁忌。付稚恒[3]在临床工作中将 20% 甘露醇 250ml 与地塞米松磷酸钠 5mg 配伍使用输注。在实际配液过程中发现混合后出现乳白色浑浊结晶体，果断停止配制。作者随后进行了实验验证：用一次性无菌注射器抽取 20% 甘露醇 5ml，与 5mg 地塞米松直接混合，出现乳白色浑浊，常规室温中放置 30 分钟后乳白色浑浊未消失，1小时后乳白色浑浊变成白色絮状物。提示在临床和实验条件下，20%甘露醇与地塞米松磷酸钠注射液注射液以原液混合存在配伍禁忌。

【临床建议】配伍禁忌

肝水解肽 + 对氨基水杨酸（heparolysate+para-aminosalicylate）

【临床证据】张际春[1]在临床护理治疗过程中发现，注射用肝水解肽与注射用对氨基水杨酸钠混合时存在配伍禁忌。为此进行了实验验证：将注射用肝水解肽50mg和注射用对氨基水杨酸钠2g分别用10%葡萄糖注射液溶解后，将稀释后的两种药液直接混合，结果发现混合液立即由白色澄清液体变成褐色澄清液体。临床观察和实验结果提示两药在上述条件下混合存在配伍禁忌。

【临床建议】配伍禁忌

肝素 + 阿霉素（heparin+doxorubicin）

【临床证据】［药品说明书］"下列药物与本品（肝素钠注射剂）有配伍禁忌：卡那霉素、阿米卡星、柔红霉素、乳糖酸红霉素、硫酸庆大霉素、氢化可的松琥珀酸钠、多黏菌素B、阿霉素、妥布霉素、万古霉素、头孢孟多、头孢氧哌嗪［编者注：头孢哌酮］、头孢噻吩钠、氯喹、氯丙嗪、异丙嗪和麻醉性镇痛药。"

【临床建议】配伍禁忌

肝素 + 阿米卡星（heparin+amikacin）

【临床证据】［药品说明书］"下列药物与本品（肝素钠注射剂）有配伍禁忌：卡那霉素、阿米卡星、柔红霉素、乳糖酸红霉素、硫酸庆大霉素、氢化可的松琥珀酸钠、多黏菌素B、阿霉素、妥布霉素、万古霉素、头孢孟多、头孢氧哌嗪［编者注：头孢哌酮］、头孢噻吩钠、氯喹、氯丙嗪、异丙嗪和麻醉性镇痛药。"

【临床建议】配伍禁忌

肝素 + 氨苄西林（heparin+ampicillin）

【临床证据】为防止导管相关感染，有关指南建议用抗生素封管治疗，同时为防止凝血，也加用肝素封管。Robinson等[1]考察了肝素与封管浓度的氨苄西林混合的物理相容性。肝素（5000U/ml和10U/ml）与氨苄西林（10mg/ml）在4℃和37℃混合14天，观察混合物的物理相容性和肝素的活化部分凝血激酶时间（APTT）值变化。结果发现，混合物没有出现变色、浑浊和沉淀，APTT值变化<基线值的16.4%，提示在实验条件下肝素与氨苄西林混合不影响肝素抗凝活性，也不存在物理方面的不

相容性。

【临床建议】可以配伍

肝素 + 多黏菌素 B（heparin+polymyxin B）

【临床证据】［药品说明书］"下列药物与本品（肝素钠注射剂）有配伍禁忌：卡那霉素、阿米卡星、柔红霉素、乳糖酸红霉素、硫酸庆大霉素、氢化可的松琥珀酸钠、多黏菌素 B、阿霉素、妥布霉素、万古霉素、头孢孟多、头孢氧哌嗪［**编者注：头孢哌酮**］、头孢噻吩钠、氯喹、氯丙嗪、异丙嗪和麻醉性镇痛药。"

【临床建议】配伍禁忌

肝素 + 芬太尼（heparin+fentanyl）

【临床证据】［药品说明书］"下列药物与本品（肝素钠注射剂）有配伍禁忌：卡那霉素、阿米卡星、柔红霉素、乳糖酸红霉素、硫酸庆大霉素、氢化可的松琥珀酸钠、多黏菌素 B、阿霉素、妥布霉素、万古霉素、头孢孟多、头孢氧哌嗪［**编者注：头孢哌酮**］、头孢噻吩钠、氯喹、氯丙嗪、异丙嗪和麻醉性镇痛药。"芬太尼是强效麻醉镇痛药。

【临床建议】配伍禁忌

肝素 + 红霉素（heparin+erythromycin）

【临床证据】［药品说明书］"下列药物与本品（肝素钠注射剂）有配伍禁忌：卡那霉素、阿米卡星、柔红霉素、乳糖酸红霉素、硫酸庆大霉素、氢化可的松琥珀酸钠、多黏菌素 B、阿霉素、妥布霉素、万古霉素、头孢孟多、头孢氧哌嗪［**编者注：头孢哌酮**］、头孢噻吩钠、氯喹、氯丙嗪、异丙嗪和麻醉性镇痛药。"

【临床建议】配伍禁忌

肝素 + 卡那霉素（heparin+kanamycin）

【临床证据】［药品说明书］"下列药物与本品（肝素钠注射剂）有配伍禁忌：卡那霉素、阿米卡星、柔红霉素、乳糖酸红霉素、硫酸庆大霉素、氢化可的松琥珀酸钠、多黏菌素 B、阿霉素、妥布霉素、万古霉素、头孢孟多、头孢氧哌嗪［**编者注：头孢哌酮**］、头孢噻吩钠、氯喹、氯丙嗪、异丙嗪和麻醉性镇痛药。"

【临床建议】配伍禁忌

肝素 + 氯丙嗪（heparin+chlorpromazine）

【临床证据】［药品说明书］"下列药物与本品（肝素钠注射剂）有配伍禁忌：卡那霉素、阿米卡星、柔红霉素、乳糖酸红霉素、硫酸庆大霉素、氢化可的松琥珀酸钠、多黏菌素 B、阿霉素、妥布霉素、万古霉素、头孢孟多、头孢氧哌嗪［**编者注：头孢哌酮**］、头孢噻吩钠、氯喹、氯丙嗪、异丙嗪和麻醉性镇痛药。"

【临床建议】配伍禁忌

肝素 + 氯喹（heparin+chloroquine）

【临床证据】［药品说明书］"下列药物与本品（肝素钠注射剂）有配伍禁忌：卡那霉素、阿米卡星、柔红霉素、乳糖酸红霉素、硫酸庆大霉素、氢化可的松琥珀酸钠、多黏菌素 B、阿霉素、妥布霉素、万古霉素、头孢孟多、头孢氧哌嗪［**编者注：头孢哌酮**］、头孢噻吩钠、氯喹、氯丙嗪、异丙嗪和麻醉性镇痛药。"

【临床建议】配伍禁忌

肝素 + 吗啡（heparin+morphine）

【临床证据】［药品说明书］"下列药物与本品（肝素钠注射剂）有配伍禁忌：卡那霉素、阿米卡星、柔红霉素、乳糖酸红霉素、硫酸庆大霉素、氢化可的松琥珀酸钠、多黏菌素 B、阿霉素、妥布霉素、万古霉素、头孢孟多、头孢氧哌嗪［**编者注：头孢哌酮**］、头孢噻吩钠、氯喹、氯丙嗪、异丙嗪和麻醉性镇痛药。"吗啡属于阿片类镇痛药。

【临床建议】配伍禁忌

肝素 + 哌拉西林（heparin+piperacillin）

【临床证据】为防止导管相关感染，有关指南建议用抗生素封管治疗，同时为防止凝血，也加用肝素封管。Robinson 等[1]考察了肝素与封管浓度的哌拉西林混合的物理相容性。肝素（5000U/ml 和 10U/ml）与哌拉西林（40mg/ml）在 4℃和 37℃混合 14 天，观察混合物的物理相容性和肝素的活化部分凝血激酶时间（APTT）值变化。结果发现，混合物没有出现变色、浑浊和沉淀，APTT 值变化＜基线值的 16.4%，提示在实验条件下肝素与哌拉西林混合不影响肝素抗凝活性，也不存在物理方面的不相容性。

【临床建议】可以配伍

肝素 + 氢化可的松（heparin+hydrocortisone）

【临床证据】［药品说明书］"下列药物与本品（肝素钠注射剂）有配伍禁忌：卡那霉素、阿米卡星、柔红霉素、乳糖酸红霉素、硫酸庆大霉素、氢化可的松琥珀酸钠、多黏菌素 B、阿霉素、妥布霉素、万古霉素、头孢孟多、头孢氧哌嗪［**编者注：头孢哌酮**］、头孢噻吩钠、氯喹、氯丙嗪、异丙嗪和麻醉性镇痛药。"

【临床建议】配伍禁忌

肝素 + 庆大霉素（heparin+gentamicin）

【临床证据】［药品说明书］"下列药物与本品（肝素钠注射剂）有配伍禁忌：卡那霉素、阿米卡星、柔红霉素、乳糖酸红霉素、硫酸庆大霉素、氢化可的松琥珀酸钠、多黏菌素 B、阿霉素、妥布霉素、万古霉素、头孢孟多、头孢氧哌嗪[**编者注：头孢哌酮**]、头孢噻吩钠、氯喹、氯丙嗪、异丙嗪和麻醉性镇痛药。"

董金霞等[1]在临床输液中发现，硫酸庆大霉素配制的药液输注完毕后，用肝素钠盐水封管时，发现静脉留置针肝素帽与头皮针连接出口处出现乳白色浑浊现象。临床观察提示两药在临床条件下混合存在配伍禁忌。

【临床建议】配伍禁忌

肝素 + 头孢孟多（heparin+cefamandole）

【临床证据】［药品说明书］"下列药物与本品（肝素钠注射剂）有配伍禁忌：卡那霉素、阿米卡星、柔红霉素、乳糖酸红霉素、硫酸庆大霉素、氢化可的松琥珀酸钠、多黏菌素 B、阿霉素、妥布霉素、万古霉素、头孢孟多、头孢氧哌嗪[**编者注：头孢哌酮**]、头孢噻吩钠、氯喹、氯丙嗪、异丙嗪和麻醉性镇痛药。"

【临床建议】配伍禁忌

肝素 + 头孢哌酮（heparin+cefoperazone）

【临床证据】［药品说明书］"下列药物与本品（肝素钠注射剂）有配伍禁忌：卡那霉素、阿米卡星、柔红霉素、乳糖酸红霉素、硫酸庆大霉素、氢化可的松琥珀酸钠、多黏菌素 B、阿霉素、妥布霉素、万古霉素、头孢孟多、头孢氧哌嗪[**编者注：头孢哌酮**]、头孢噻吩钠、氯喹、氯丙嗪、异丙嗪和麻醉性镇痛药。"

【临床建议】配伍禁忌

肝素 + 头孢噻吩（heparin+cefalotin）

【临床证据】［药品说明书］"下列药物与本品（肝素钠注射剂）有配伍禁忌：卡那霉素、阿米卡星、柔红霉素、乳糖酸红霉素、硫酸庆大霉素、氢化可的松琥珀酸钠、多黏菌素 B、阿霉素、妥布霉素、万古霉素、头孢孟多、头孢氧哌嗪[**编者注：头孢哌酮**]、头孢噻吩钠、氯喹、氯丙嗪、异丙嗪和麻醉性镇痛药。"

【临床建议】配伍禁忌

肝素 + 头孢唑林（heparin+cefazolin）

【临床证据】为防止导管相关感染，有关指南建议用抗生素封管治疗，同时为防止凝血，也加用肝素封管。Robinson 等[1]考察了肝素与封管浓度的头孢唑林混合的物理相容性。肝素（5000U/ml 和 10U/ml）与头孢唑林（10mg/ml）在 4℃和 37℃混合 14 天，观察混合物的物理相容性和肝素的活化部分凝血激酶时间（APTT）值变化。结果发现，混合物没有出现变色、浑浊和沉淀，APTT 值变化<基线值的 16.4%，提示在实验条件下肝素与头孢唑林混合不影响肝素抗凝活性，也不存在物理方面的不相容性。

【临床建议】可以配伍

肝素 + 妥布霉素（heparin+tobramycin）

【临床证据】［药品说明书］"下列药物与本品（肝素钠注射剂）有配伍禁忌：卡那霉素、阿米卡星、柔红霉素、乳糖酸红霉素、硫酸庆大霉素、氢化可的松琥珀酸钠、多黏菌素 B、阿霉素、妥布霉素、万古霉素、头孢孟多、头孢氧哌嗪［编者注：头孢哌酮］、头孢噻吩钠、氯喹、氯丙嗪、异丙嗪和麻醉性镇痛药。"

【临床建议】配伍禁忌

肝素 + 万古霉素（heparin+vancomycin）

【临床证据】［药品说明书］"下列药物与本品（肝素钠注射剂）有配伍禁忌：卡那霉素、阿米卡星、柔红霉素、乳糖酸红霉素、硫酸庆大霉素、氢化可的松琥珀酸钠、多黏菌素 B、阿霉素、妥布霉素、万古霉素、头孢孟多、头孢氧哌嗪［编者注：头孢哌酮］、头孢噻吩钠、氯喹、氯丙嗪、异丙嗪和麻醉性镇痛药。"

为防止导管相关感染，有关指南建议用抗生素封管治疗，同时为防止凝血，也加用肝素封管。Robinson 等[1]考察了肝素与封管浓度的万古霉素混合的物理相容性。肝素（5000U/ml 和 10U/ml）与万古霉素（2.5mg/ml 和 2mg/ml）在 4℃和 37℃混合 14 天，观察混合物物理相容性和肝素的活化部分凝血激酶时间（APTT）值变化。结果发现，混合物没有出现变色、浑浊和沉淀，APTT 值变化<基线值的 16.4%，提示在实验条件下肝素与万古霉素混合不影响肝素抗凝活性，也不存在物理方面的不相容性。综合药品说明书和此研究结果，建议临床避免配伍。

【临床建议】配伍禁忌

肝素 + 异丙嗪（heparin+promethazine）

【临床证据】［药品说明书］"下列药物与本品（肝素钠注射剂）有配伍禁忌：卡那霉素、阿米卡星、柔红霉素、乳糖酸红霉素、硫酸庆大霉素、氢化可的松琥珀酸钠、多黏菌素 B、阿霉素、妥布霉素、万古霉素、头孢孟多、头孢氧哌嗪［编者注：头孢哌酮］、头孢噻吩钠、氯喹、氯丙嗪、异丙嗪和麻醉性镇痛药。"

【临床建议】配伍禁忌

葛根素 + 溴己新（puerarin+bromhexine）

【临床证据】袁虹英等[1]在临床工作中输注盐酸溴己新葡萄糖注射液完毕后，接续输注注射用葛根素（0.4g 溶于 5% 葡萄糖注射液 500ml 中），当葛根素注射溶液滴入莫菲氏滴管中，与残余的盐酸溴己新葡萄糖注射液接触混合时，莫菲氏滴管内出现浅白色浑浊液体，无絮状物，立即更换输液器，患者未出现不良反应。作者随后进行了实验验证：将注射用葛根素（华北制药）0.2g 溶液 5% 葡萄糖注射液中，液体为微黄的澄明液体。用10ml 注射器抽取葛根素注射溶液 4ml，再抽取盐酸溴己新葡萄糖注射液4ml，将两种溶液充分混合，1 分钟后液体由微黄色变为淡浅白色。用另一支注射器抽取上述葛根素 10ml 注入盐酸溴己新葡萄糖注射液瓶内，上下摇动后，瓶内立即出现乳白色浑浊液体，无絮状物，静置 2 小时后液体仍为乳白色浑浊。提示在临床和实验条件下，注射用葛根素的葡萄糖注射液与盐酸溴己新葡萄糖注射液混合存在配伍禁忌。

【临床建议】配伍禁忌

格拉司琼 + 地塞米松（granisetron+dexamethasone）

【临床证据】Pinguet 等[1]考察了格拉司琼溶液（0.05mg/ml）与地塞米松磷酸钠在 5% 葡萄糖或 0.9% 氯化钠注射液中于 20℃ 混合 3 天的稳定性。结果发现格拉司琼溶液和地塞米松磷酸钠溶液混合后无外观变化，药物浓度也没有显著变化。Mayron 等[2]考察了盐酸格拉司琼溶液（终浓度0.02mg/ml）室温（23℃）下与地塞米松磷酸钠（0.5ml）按 1:1 体积比在 0.9% 的氯化钠或 5% 葡萄糖或 5% 葡萄糖 0.45% 氯化钠注射液中经 Y型通路混合 4 小时的稳定性。结果发现，混合物都没有明显的外观（颜色、澄清度）变化和 pH 变化；HPLC 法测定显示，格拉司琼和地塞米松磷酸钠的浓度都大于起始浓度的 96%，提示两药在实验条件下混合 4 小时无配伍禁忌。

【临床建议】可以配伍

格拉司琼 + 多柔比星（granisetron+doxorubicin）

【临床证据】Mayron 等[1]考察了盐酸格拉司琼溶液（终浓度 0.02mg/ml）室温（23℃）下与盐酸多柔比星按 1:1 体积比在 0.9% 的氯化钠或 5%葡萄糖或 5% 葡萄糖 0.45% 氯化钠注射液中经 Y 型通路混合 4 小时的稳定性。结果发现，盐酸格拉司琼溶液与盐酸多柔比星溶液混合后出现轻度的浊度增加（Tyndall 现象），但被作者认为是相容的。HPLC 法测定显示，盐酸格拉司琼与盐酸多柔比星的浓度都大于起始浓度的96%，提示两药在实验条件下混合4小时无配伍禁忌。

【临床建议】可以配伍

格拉司琼 + 甲泼尼龙（granisetron+methylprednisolone）

【临床证据】Pinguet 等[1]考察了格拉司琼（0.05mg/ml）与地塞米松磷酸钠在 5% 葡萄糖或 0.9% 氯化钠注射液中于 20℃混合 3 天的稳定性。结果发现格拉司琼和甲泼尼龙琥珀酸酯混合无外观变化，药物的浓度也没有显著变化，提示两药混合不存在配伍禁忌。

【临床建议】可以配伍

格拉司琼 + 碳酸氢钠（granisetron+sodium bicarbonate）

【临床证据】Mayron 等[1]考察了盐酸格拉司琼（终浓度 0.02mg/ml）室温（23℃）下与碳酸氢钠按 1∶1 在 Y 型通路混合 4 小时的稳定性。结果发现，混合物没有明显的外观（颜色、澄清度）变化和 pH 变化；HPLC 法测定显示，与碳酸氢钠混合后格拉司琼的浓度仅为起始浓度的92%。提示两药在实验条件下混合存在配伍禁忌。

【临床建议】配伍禁忌

更昔洛韦 + 丹参多酚酸盐（ganciclovir+salvianolate）

【临床证据】侯园园[1]在临床工作中输注注射用更昔洛韦钠溶液（0.25g 溶于 0.9% 氯化钠注射液 100ml 中）完毕后，接续输注注射用丹参多酚酸盐溶液（200mg 溶于 0.9% 氯化钠注射液 250ml 中）。当两种溶液在莫菲氏滴管中接触混合时，莫菲氏滴管内出现亮黄色澄亮液体，立即停止输液，更换输液器，并告知医生，严密观察患者，未出现不良反应。作者随后进行了实验验证：将注射用丹参多酚酸盐 50mg 加入 0.9% 氯化钠注射液 100ml 中，将 0.125g 注射用更昔洛韦钠溶于 0.9% 氯化钠注射液 100ml 中，用 20ml 的一次性注射器分别抽取上述两种液体各 10ml 直接混合，配伍溶液迅速变为亮黄色澄亮液体，振荡后不消失，静止 24 小时后变为暗褐色澄亮液体。同样方法多次实验，结果均相同。提示在临床和实验条件下注射用更昔洛韦钠与注射用丹参多酚酸盐的氯化钠稀释溶液混合存在配伍禁忌。

【临床建议】配伍禁忌

更昔洛韦 + 果糖（ganciclovir+fructose）

【临床证据】陈健苗等[1]考察了注射用更昔洛韦（湖北科益药业）与果糖注射液（安徽丰原药业）配伍 6 小时内的稳定性和相容性。模拟临床浓度，称取注射用更昔洛韦 125mg 置于 25ml 容量瓶中，用果糖注射液定容，混匀后室温放置 6 小时。分别在 0、1、2、4、6 小时时观察配伍溶液的外观变化，测定 pH 变化，HPLC 法测定更昔洛韦的含量变化，观察配伍溶液紫外吸收光谱的变化。结果发现，在 6 小时内配伍溶液的外观无明显变化，pH 无明显变化，更昔洛韦含量＞99%，紫外吸收光谱未见新物质形成。但是考虑到未测定配伍溶液的不溶性微粒数的变化，建议临床谨慎配伍。

【临床建议】谨慎配伍

更昔洛韦 + 果糖二磷酸钠
（ganciclovir+fructose diphosphate sodium）

【临床证据】成斐等[1] 在输注注射用更昔洛韦溶液（辽宁玉皇药业，0.5g 溶于 0.9% 氯化钠注射液 100ml）完毕后，为纠正低磷酸血症，直接输注果糖二磷酸钠注射液（安徽威尔曼制药业）。输注约 10ml 左右时，发现输液器及莫菲氏滴管内很快呈乳白色浑浊并形成白色絮状沉淀物。立即停止输液，更换输液导管，患者未出现不良反应。作者随后进行了实验验证：将 0.5g 注射用更昔洛韦溶于 0.9% 氯化钠注射液 100ml 中，将果糖二磷酸钠 10g 用灭菌注射用水 100ml 稀释，分别取 10ml、20ml、50ml 稀释液等量混合，混合液很快出现乳白色浑浊，并形成白色絮状沉淀物。提示在临床和实验条件下，更昔洛韦溶液和果糖二磷酸钠注射液存在配伍禁忌。

【临床建议】配伍禁忌

更昔洛韦 + 木糖醇（ganciclovir+xylitol）

【临床证据】谢冬梅等[1] 考察了注射用更昔洛韦（无锡凯夫制药，0.25g/ 支）与木糖醇注射液（江苏远恒药业，250ml/ 瓶）配伍的稳定性和相容性。模拟临床用药浓度，在室温（25℃）下用注射用水 10ml 将 0.25g 注射用更昔洛韦溶解后，加入 250ml 木糖醇注射液中摇匀放置 6 小时。分别在 0、1、2、3 小时时观察溶液外观，测定配伍溶液 pH 和更昔洛韦的含量百分比。结果发现，3 小时内配伍溶液外观无显著变化，PH 无显著变化，更昔洛韦的含量为 98.9%（0 时为 100%）。但是该研究没有考察配伍溶液不溶性微粒数的变化，建议临床谨慎配伍。

【临床建议】谨慎配伍

更昔洛韦 + 泮托拉唑（ganciclovir+pantoprazole）

【临床证据】杨雪琴[1] 在临床工作中输注更昔洛韦葡萄糖注射液时，关闭调节阀，在头皮针的衔接处静脉注射泮托拉唑钠溶液（80mg 溶于 0.9% 氯化钠注射液 5ml），发现在推注过程中头皮针处的更昔洛韦葡萄糖余液与泮托拉唑钠溶液混合时出现乳白色浑浊，立即停止推注并回抽推注液，见回血后再用 0.9% 氯化钠注射液冲管，患者无不良反应。作者随后进行了实验验证：将泮托拉唑钠 80mg 溶于 0.9% 氯化钠注射液 5ml 中，与更昔洛韦葡萄糖注射液混合后再次出现乳白色浑浊。提示在临床和实验条件下，更昔洛伟葡萄糖注射液和泮托拉唑钠溶液存在配伍禁忌。

【临床建议】配伍禁忌

更昔洛韦 + 葡萄糖（ganciclovir+dextrose）

【临床证据】陈健苗等[1]考察了注射用更昔洛韦（湖北科益药业）与 10% 葡萄糖注射液（浙江国镜药业）配伍 6 小时内的稳定性和相容性。模拟临床浓度，称取注射用更昔洛韦 125mg，置 25ml 容量瓶中，用 10% 葡萄糖注射液定容，混匀后室温放置 6 小时。分别在 0、1、2、4、6 小时时观察配伍溶液的外观变化，测定 pH 变化，HPLC 法测定更昔洛韦的含量变化，观察配伍溶液紫外吸收光谱的变化。结果发现，在 6 小时内配伍溶液的外观无明显变化，pH 无明显变化，更昔洛韦含量＞99%，紫外吸收光谱未见新物质形成。但是考虑到未测定配伍溶液不溶性微粒数的变化，建议临床谨慎配伍。

【临床建议】谨慎配伍

更昔洛韦 + 葡萄糖氯化钠
（ganciclovir+dextrose sodium chloride）

【临床证据】陈健苗等[1]考察了注射用更昔洛韦（湖北科益药业）与 5% 葡萄糖氯化钠注射液（浙江国镜药业）配伍 6 小时内的稳定性和相容性。模拟临床浓度，称取注射用更昔洛韦 125mg，置 25ml 容量瓶中，用 5% 葡萄糖氯化钠注射液定容，混匀后室温放置 6 小时。分别在 0、1、2、4、6 小时时观察配伍溶液的外观变化，测定 pH 变化，HPLC 法测定更昔洛韦的含量变化，观察配伍溶液紫外吸收光谱的变化。结果发现，在 6 小时内配伍溶液的外观无明显变化，pH 无明显变化，更昔洛韦含量＞99%，紫外吸收光谱未见新物质形成。但是考虑到未测定配伍溶液不溶性微粒数的变化，建议临床谨慎配伍。

【临床建议】谨慎配伍

更昔洛韦 + 乳酸钠林格（ganciclovir+sodium lactate Ringer's）

【临床证据】陈健苗等[1]考察了注射用更昔洛韦（湖北科益药业）与乳酸钠林格注射液（浙江康乐药业）配伍 6 小时内的稳定性和相容性。模拟临床浓度，称取注射用更昔洛韦 125mg，置 25ml 容量瓶中，用乳酸钠林格注射液定容，混匀后室温放置 6 小时。分别在 0、1、2、4、6 小时时观察配伍溶液的外观变化，测定 pH 变化，HPLC 法测定更昔洛韦的含量变化，观察配伍溶液紫外吸收光谱的变化。结果发现，在 6 小时内配伍溶液的外观无明显变化，pH 无明显变化，更昔洛韦含量＞99%，紫外吸收光谱未见新物质形成。但是考虑到未测定配伍溶液不溶性微粒数的变化，建议临床谨慎配伍。

【临床建议】谨慎配伍

冠心宁 + 环丙沙星（guanxinning+ciprofloxacin）

【临床证据】李琳等[1]报道，将冠心宁注射液加入乳酸环丙沙星氯化钠注射液后，出现黄色絮状物，此絮状物静置 24 小时无改变，晃动后仍存在。提示两药在实验条件下混合存在配伍禁忌。

【临床建议】配伍禁忌

桂哌齐特 + 多巴胺（cinepazide+dopamine）

【临床证据】周悦等[1]考察马来酸桂哌齐特注射液（北京四环制药，40mg：2ml）与盐酸多巴胺注射液（上海禾丰制药，20mg：2ml）配伍的相容性和稳定性。模拟临床用药方式，将盐酸多巴胺注射液 20mg（1支）和马来酸桂哌齐特注射液 2 支（80mg）溶于 0.9% 氯化钠注射液（广东大冢制药）250ml 中，混匀后在室温 25℃下放置 5 小时，分别在 0、1、2、3、4、5 小时观察溶液外观变化，测定溶液 pH 变化，测定桂哌齐特和多巴胺含量百分比变化（以 0 时为 100%）。结果发现，配伍溶液在 0~5 小时内均为无色透明液体，未发生颜色变化，没有气泡或沉淀生成；在 0~5 小时 pH（4.43 ± 0.06）无明显变化，马来酸桂哌齐特百分含量为（98.23 ± 1.09）%，盐酸多巴胺百分含量为（99.96 ± 0.41）%，均未发生明显变化。提示在实验条件下马来酸桂哌齐特注射液和盐酸多巴胺注射液在 0.9% 氯化钠注射液中至少可以配伍 5 小时。

【临床建议】可以配伍

果糖 + 灯盏花素（fructose+breviscapine）

【临床证据】刘怀莉[1]遵医嘱将注射用灯盏花素（衡阳恒生制药有限公司）40mg 加入果糖注射液（安徽丰原药业股份有限公司）250ml 中静脉滴注，15 分钟后瓶内液体出现淡黄色浑浊。随后进行了验证实验：取注射用灯盏花素 20、30、40、50mg 分别加入果糖注射液 250ml 中，刚加入时均无外观变化，15 分钟后 4 瓶液体均逐渐出现淡黄色浑浊。宋红磊等[2]考察了灯盏花素注射液（石药银湖制药 5ml：20mg）与果糖注射液（四川科伦药业，250ml：25g）配伍的相容性和稳定性。用一次性无菌注射液抽吸 10ml 灭菌注射用水注入 50mg 灯盏花素注射液内摇匀，然后全部溶于 500ml 果糖注射液中混合均匀，18℃下放置 8 小时。分别在 0、1、2、4、8 小时时观察溶液外观变化，测量 pH 和不溶性微粒变化，测定灯盏花素的百分含量（以 0 时为 100%）变化。结果发现，配伍溶液在 1 小时后呈现极淡微黄色，虽无气泡沉淀生成，但能见极细小微粒；2 小时后溶液呈乳黄色，出现颗粒沉淀；4 小时后由极淡乳黄色变化为乳白色，且十分浑浊，乳黄色颗粒沉淀物增多，沉积于瓶底；8 小时后有大量乳黄色颗粒状沉淀物在瓶底沉淀；配伍溶液 pH 从 0 小时的 3.96 持续升至 8 小时的 4.28；不溶性微粒数远远超过《中国药典》标准规定。灯盏花素含量无显著变化，RSD < 3%；提示在实验条件下，灯盏花素注射液与果糖注射液混合存在配伍禁忌。

【临床建议】配伍禁忌

果糖 + 头孢呋辛（fructose+cefuroxime）

【临床证据】胡伟等[1]考察了果糖注射液（丰海能，江苏正大丰海制药）与头孢呋辛钠（明可欣，Esseti Farmaceutici S. r. l Napoli Italy）配伍的稳定性。参考头孢呋辛钠 1.5~3g/d 的标准用量以及临床用药习惯，精密称取注射用头孢呋辛钠 2.956mg，用果糖注射液定容于 50ml 容量瓶中。测定混合溶液中药物的含量和 pH 变化。结果发现，二者配伍后 6 小时内混合液一直为淡黄色，头孢呋辛的含量和 pH 也没有明显变化。[**编者注：该研究未测定不溶性微粒数的变化。**]黄攀豪等[2]在 10% 果糖注射液 250mL（江苏正大丰海）中加入头孢呋辛粉针剂 1.0g（深圳致君，先用 8mL 灭菌注射用水溶解）混合均匀。在室温（25℃）条件下，考察配伍溶液放置 0、3、6 小时的外观变化。结果发现，除去本身药液颜色外，混合液颜色无明显变化：澄清透明、无气泡产生、无浑浊产生，并且随着时间变化，混合液外观无明显变化产生。采用校准 pH 酸度计测定 0、3、6 小时的 pH，也没有显著变化。配伍溶液在 0、3、6 小时 3 个时间点的 ≥ 10μm 和 ≥ 25μm 的不溶性微粒数量都符合注射剂的要求。含量测定结果显示果糖没有明显变化。作者认为在实验条件下，头孢呋辛与 10% 果糖可以配伍。[**编者注：该研究未测定头孢呋辛百分含量变化。**]建议临床谨慎配伍。

【临床建议】谨慎配伍

果糖 + 头孢硫脒（fructose+cefathiamidine）

【临床证据】胡伟等[1]考察了果糖注射液（丰海能，江苏正大丰海制药）与头孢硫脒（仙力素，广州白云山制药）配伍的稳定性。参考头孢硫脒 2~8g/d 的标准用量以及临床用药习惯，精密称取注射用头孢硫脒 4.010mg，用果糖注射液定容于 50ml 容量瓶中。测定混合溶液中药物的含量和 pH 变化。结果发现，配伍后 6 小时内混合液一直为淡黄色，头孢硫脒的含量和 pH 也没有明显变化。实验结果提示两药在实验条件下混合不存在配伍禁忌。

【临床建议】可以配伍

果糖 + 头孢噻肟（fructose+cefotaxime）

【临床证据】胡伟等[1]考察了果糖注射液（丰海能，江苏正大丰海制药）与头孢噻肟钠（凯福隆，华北制药凯瑞特药业）配伍的稳定性。参考头孢噻肟钠 2~6g/d 的标准用量以及临床用药习惯，精密称取注射用头孢噻肟钠 4.064mg，用果糖注射液定容于 50ml 容量瓶中。测定混合溶液中药物的含量和 pH 变化。结果发现，配伍后 6 小时内混合液一直为淡黄色，头孢噻肟钠的含量和 pH 也没有明显变化。实验结果提示两药在实验条件下混合不存在配伍禁忌。

【临床建议】可以配伍

果糖二磷酸钠 + 奥美拉唑

（fructose diphosphate sodium+omeprazole）

【临床证据】肖丽蓉等[1]在临床输液中发现，当奥美拉唑钠注射液输注完毕后，经同一输液通路继续输注果糖二磷酸钠时，莫菲氏滴管及输液管内液体即变成棕红色。随后进行实验验证：取奥美拉唑钠注射液和果糖二磷酸钠注射液各 5ml 直接混合后，混合液即刻变为棕红色的液体。孙善会等[2]在临床输液中发现，奥美拉唑钠注射液和果糖二磷酸钠注射液接续输注时，混合溶液发生变色浑浊现象。随后将奥美拉唑钠稀释液（40mg 溶于 0.9% 氯化钠注射液 100ml 中）与果糖二磷酸钠注射液配成 5%、10%、16% 和 25% 的混合液。结果发现，两者混合后迅速变为棕红色，15、30 和 60 分钟均为棕红色及出现浑浊现象，40 倍放大显微镜下观察混合物中有聚集物；对聚集物加入氯仿溶解，采用硅胶薄层色谱检查，聚集物团块状物消失，在荧光下观察生成了大量的荧光斑点等不明分解产物。提示在临床和实验条件下注射用奥美拉唑钠与果糖二磷酸钠混合存在配伍禁忌。

【临床建议】配伍禁忌

果糖二磷酸钠 + 脑蛋白水解物

（fructose diphosphate sodium+cerebroprotein hydrolysate）

【临床证据】孙为民等[1]考察了果糖二磷酸钠注射液（山东新华制药，50ml：5g）与脑蛋白水解物注射液（依比威药业，10ml/支）的配伍稳定性。将脑蛋白水解物注射液 5ml 稀释于 0.9% 氯化钠注射液中定容为 100ml，模拟临床用药浓度，取果糖二磷酸钠注射液 25ml 与配制好的脑蛋白水解物溶液 25ml 等体积混合于 50ml 容量瓶中，摇匀即得配伍溶液。在室温下放置 4 小时，观察 0、0.5、2、4 小时外观变化，测定配伍溶液 pH。结果发现，配伍溶液在 4 小时内溶液外观、最大吸收波长、吸收峰峰形、pH均无明显变化，药物含量保持稳定。提示在实验条件下，临床常用浓度的果糖二磷酸钠与脑蛋白水解物溶液在常温下 4 小时内可以配伍。[**编者注：该研究未考察配伍溶液不溶性微粒数变化及是否符合《中国药典》规定。**]

【临床建议】谨慎配伍

果糖二磷酸钠 + 帕珠沙星
（fructose diphosphate sodium+pazufloxacin）

【临床证据】路中先等[1]在临床工作中发现，当静脉滴注甲磺酸帕珠沙星氯化钠注射液 100ml 输注完毕后，经同一输液通路继续输注果糖二磷酸钠时，30 秒后莫菲氏滴管内及输液管道下端出现乳白色浑浊。放置 24 小时后仍保持原状。随后进行的验证实验发现，互换药液的输注顺序，实验结果一样。闵素梅[2]在临床工作中输注果糖二磷酸（国瑞药业）完毕后，接续输注甲磺酸帕珠沙星（扬州奥赛康药业），结果在莫菲氏滴管中立即出现白色结晶。立即停止输液，更换输液器，予以 0.9% 氯化钠注射液静脉滴注后，再输注帕珠沙星，未出现白色结晶。患者也无不良反应。随着作者进行了实验验证：按照临床实际配制方法，将果糖二磷酸钠10g 稀释于 100ml 灭菌双蒸水中，将甲磺酸帕珠沙星 3g 溶于 0.9% 氯化钠注射液 100ml 中。用一次性无菌注射器抽取果糖二磷酸钠和甲磺酸帕珠沙星稀释液各 5ml 直接混合，配伍溶液立即出现结晶，放置 1 小时后，仍然呈结晶状，放置 24 小时后无任何变化。提示在临床和实验条件下，果糖二磷酸钠溶液和甲磺酸帕珠沙星溶液混合存在配伍禁忌。

【临床建议】配伍禁忌

果糖二磷酸钠 + 哌拉西林舒巴坦
（fructose diphosphate sodium+piperacillin sulbactam）

【临床证据】赵唯等[1]在临床输液中发现，果糖二磷酸钠注射液输注完毕后，经同一输液通路继续输注哌拉西林舒巴坦钠时，输液管路中出现浑浊的白色液体。随后进行了验证实验：将注射用哌拉西林舒巴坦钠1.5g 溶解于 10ml 0.9% 氯化钠注射液中，取果糖二磷酸钠注射液和哌拉西林舒巴坦钠溶液直接在无菌干燥试管中混合后，发现混合液立即变成白色。临床观察和实验结果提示两药在上述条件下混合存在配伍禁忌。

【临床建议】配伍禁忌

果糖二磷酸钠 + 头孢地嗪
（fructose diphosphate sodium+cefodizime）

【临床证据】张秀霞[1]在临床工作中输注头孢地嗪钠溶液（汕头金

石，2g 溶于 0.9% 氯化钠注射液 100ml 中）完毕后，接续输注果糖二磷酸钠注射液（山东鲁抗辰欣药业）100ml 时，发现果糖二磷酸钠注射液与头孢地嗪钠残余液混合时，莫菲氏滴管内出现白色粉末状附壁物质，经振荡后不消失，并且越来越多沉淀于输液管，立即停止输液，更换输液器并用 0.9% 氯化钠注射液冲管，患者未出现不适症状。作者随后进行了实验验证：将注射用头孢地嗪钠 1g 溶于 0.9% 氯化钠注射液 100ml 中（1% 浓度），取 5ml 稀释液直接与果糖二磷酸钠注射液 5ml 在一次性输液器中混合，即刻出现白色粉末状沉淀，经稀释、放置后无变化。提示在临床和实验条件下，果糖二磷酸钠注射液和头孢地嗪钠溶液存在配伍禁忌。

【临床建议】配伍禁忌

果糖二磷酸钠 + 头孢呋辛
（fructose diphosphate sodium+cefuroxime）

【临床证据】孙为民等[1]考察了果糖二磷酸钠注射液（山东新华制药，50ml：5g）与头孢呋辛钠注射液（深圳立健药业，2g/ 支）的配伍稳定性。将注射用头孢呋辛钠 2g 溶于 0.9% 氯化钠注射液中定容至 100ml，模拟临床用药浓度，取果糖二磷酸钠注射液 25ml 与配制好的头孢呋辛钠溶液 25ml 等体积混合于 50ml 容量瓶中，摇匀即得配伍溶液。在室温下放置 4 小时，观察 0、0.5、2、4 小时溶液外观变化，测定配伍溶液的 pH。结果发现，配伍溶液在 4 小时内溶液外观、最大吸收波长、吸收峰峰形、pH 均无明显变化，药物含量保持稳定。提示在实验条件下，临床常用浓度的果糖二磷酸钠与头孢呋辛钠溶液在常温下 4 小时内可以配伍。[编者注：该研究未考察配伍溶液不溶性微粒数变化及是否符合《中国药典》规定，建议谨慎配伍。]

【临床建议】谨慎配伍

果糖二磷酸钠 + 头孢唑肟
（fructose diphosphate sodium+ceftizoxime）

【临床证据】赵颖芳等[1]在临床输液过程中发现，当果糖二磷酸钠输注完毕后，经同一输液通路继续输注头孢唑肟钠液体时，输液管及莫菲氏滴管中很快出现乳白色浑浊。随后进行了验证实验：将头孢唑肟钠 0.5g 溶于 0.9% 氯化钠注射液 5ml 中，与 5ml 果糖二磷酸钠注射液直接混合后，混合液迅速变成乳白色浑浊液。重复多次实验均出现上述反应。王柳[2]也在临床输液过程中发现，当输完果糖二磷酸钠后，经同一输液通路继续输注头孢唑肟钠液体时，输液管及莫菲氏滴管中很快出现乳白色浑浊。随后将头孢唑肟钠 0.5g 溶于 0.9% 氯化钠注射液 5ml 中，与 5ml 果糖二磷酸钠注射液直接混合后，发现混合液迅速变成乳白色浑浊液。临床观察和实验结果提示两药在上述条件下混合存在配伍禁忌。

【临床建议】配伍禁忌

果糖二磷酸钠 + 醒脑静

（fructose diphosphate sodium+xingnaojing）

【临床证据】孙为民等[1]考察了果糖二磷酸钠注射液（山东新华制药，50ml：5g）与醒脑静注射液（大理药业，5ml/支）的配伍稳定性。将醒脑静注射液5ml稀释于0.9%氯化钠注射液中定容至100ml，模拟临床用药浓度，取果糖二磷酸钠注射液25ml与配制好的醒脑静溶液25ml等体积混合于50ml容量瓶中，摇匀即得配伍溶液。在室温下放置4小时，观察0、0.5、2、4小时溶液外观变化，测定配伍溶液pH。结果发现，配伍溶液在4小时内溶液外观、最大吸收波长、吸收峰峰形、pH均无明显变化，药物含量保持稳定。作者认为在实验条件下，临床常用浓度的果糖二磷酸钠与醒脑静在常温下4小时内可以配伍。**[编者注：该研究未考察配伍溶液不溶性微粒数变化及是否符合《中国药典》规定，建议谨慎配伍。]**

【临床建议】谨慎配伍

果糖二磷酸钠 + 异帕米星

（fructose diphosphate sodium+isepamicin）

【临床证据】刘丽丽[1]在临床工作中输注果糖二磷酸钠（5g溶于注射用水100ml中），完毕后接续输注硫酸异帕米星（0.2g溶于0.9%氯化钠注射液100ml），当硫酸异帕米星注射液与莫菲氏滴管内残留的果糖二磷酸钠注射液接触混合后，输液器的莫菲氏滴管内立即呈现白色浑浊状。迅速停止输液，更换输液器和液体后，患者未发生不良反应。作者随后进行了实验验证：按照临床常用方法配制果糖二磷酸钠注射溶液和硫酸异帕米星注射溶液，用一次性注射器抽取5ml置于试管中，然后再用另一个注射器抽取硫酸异帕米星注射液滴入该试管中，试管内即刻出现白色浑浊，常温放置24小时，白色絮状物未消失，重复3次结果相同。提示在临床和实验条件下，注射用果糖二磷酸钠与硫酸异帕米星的稀释溶液混合存在配伍禁忌。

【临床建议】配伍禁忌

扫码看参考文献

H

华蟾素 + 胰岛素 + 葡萄糖（huachansu+insulin+dextrose）

【临床证据】彭家志等[1]考察了华蟾素注射液（安徽华润金蟾药业）和胰岛素注射液（江苏万邦生化医药）在5%葡萄糖溶液（安徽双鹤药业）中配伍后胰岛素的稳定性。模拟临床用药浓度，将4U胰岛素注射液与10ml华蟾素注射液同时溶解于5%葡萄糖注射液250ml中，摇匀，在室温下放置12小时，分别在0、1、2、4、6、8、12小时观察配伍溶液的外观变化，测定pH变化、胰岛素含量及不溶性微粒含量变化。结果发现，配伍溶液在各时间段外观无明显变化，澄清透明，无颜色、气体、沉淀、浑浊产生，与各原注射液相比也无差异。在12小时内配伍溶液pH保持稳定，8小时内配伍溶液不溶性微粒无明显变化，符合《中国药典》（2015年版）要求，8小时后不溶性微粒数逐步增加。HPLC法测定胰岛素在12小时内百分含量（以0时浓度为100%）无明显变化。提示在实验条件下，华蟾素与胰岛素在5%的葡萄糖注射液中配伍8小时具有物理相容性，且胰岛素含量稳定。[编者注：该研究未考察配伍溶液不溶性微粒数变化及是否符合《中国药典》规定，建议谨慎配伍。]

【临床建议】谨慎配伍

汉防己甲素 + 呋塞米（tetrandrine+furosemide）

【临床证据】郑薇等[1]在临床工作中静脉输注汉防己甲素注射液（240mg溶于0.9%氯化钠注射液250ml），后因患者24小时尿量少，遵医嘱予呋塞米注射液20mg经小壶静脉注射。当呋塞米注射液加入莫菲氏滴管时，在滴管药液混合处发现白色浑浊伴絮状物。立即停止输液、更换输液器，用0.9%氯化钠注射液冲管，患者未出现不良反应。作者随后进行了实验验证：将汉防己甲素注射液240mg溶于0.9%氯化钠注射液250ml中，用无菌注射器抽取5ml稀释液与呋塞米注射液20mg直接混合，注射器内混合液立即变成乳白色浑浊伴有絮状物，摇动后不消失，静置5、10和30分钟后白色絮状物沉淀。提示在临床和实验条件下，汉防己甲素输液和呋塞米注射液混合存在配伍禁忌。

【临床建议】配伍禁忌

核糖核酸Ⅱ + 阿米卡星（ribonucleic acid+amikacin）

【临床证据】蒋艳芳[1]在临床工作中输注注射用核糖核酸Ⅱ溶液（300mg溶于0.9%氯化钠注射液250ml中）完毕后，接续输注硫酸阿米卡星注射液（0.4g溶于0.9%氯化钠注射液250ml中），当两种液体在莫菲氏滴管内接触混合时即刻出现白色浑浊样改变，立即停止输液，更换输液器，用0.9%氯化钠注射液冲管后继续输注，患者未出现不良反应。作者随后进行了实验验证：将注射用核糖核酸Ⅱ 100mg（1支）和硫酸阿米卡星注射液0.4g（1支）分别溶于0.9%氯化钠注射液250ml中，然后用10ml注射器分别抽取两种液体各5ml混合，注射器内立即出现白色浑浊样改变，放置1~6小时后性状未改变，更换抽取药物顺序后亦然。提示在临床和实验条件下，注射用核糖核酸Ⅱ与硫酸阿米卡星0.9%氯化钠稀释液混合存在配伍禁忌。

【临床建议】配伍禁忌

核糖核酸Ⅱ + 依替米星（ribonucleic acid+etimicin）

【临床证据】姜小琴等[1]在工作中发现，注射用核糖核酸Ⅱ输液与硫酸依替米星静脉输液接续输注，莫菲氏滴管内出现白色浑浊物。作者随后进行了实验验证：将注射用核糖核酸Ⅱ 100mg（1支）和硫酸依替米星注射液100mg（1支）分别溶于5%葡萄糖注射液100ml中，用5ml注射器抽取1ml与硫酸依替米星注射液（原液）1ml直接混合，配伍溶液即刻变成白色浑浊液。提示在临床和实验条件下注射用核糖核酸Ⅱ的5%葡萄糖注射液与硫酸依替米星注射液混合存在配伍禁忌。

【临床建议】配伍禁忌

红花黄色素 + 复方氯化钠
（honghuahuangsesu+compound sodium chloride）

【临床证据】仲益[1]考察了红花黄色素注射液（浙江永宁制药厂）与复方氯化钠注射液（辰新制药）的配伍相容性和稳定性。模拟临床用药浓度，将2支（100mg）红花黄色素注射液溶于复方氯化钠注射液（辰新制药）中，混匀后在25℃下放置6小时，分别在0、0.5、1、2、3、4、6小时观察各配伍溶液的外观变化。结果发现，6小时内配伍溶液保持澄明，无沉淀、气泡、浑浊产生，测定pH无显著性变化。紫外分光光度法测定各配伍溶液红花黄色素的含量变化百分比（以0时含量为100%），结果发现配伍溶液6小时内保持稳定。提示实验条件下红花黄色素与复方氯化钠注射液在6小时内可以配伍使用。[**编者注：该研究未考察配伍溶液不溶性微粒数变化及是否符合《中国药典》规定，建议谨慎配伍。**]

【临床建议】谨慎配伍

红花黄色素＋氯化钠（honghuahuangsesu+sodium chloride）

【临床证据】仲益[1]考察了红花黄色素注射液（浙江永宁制药厂）与0.9%氯化钠注射液（江苏苏中药业）的配伍相容性和稳定性。模拟临床用药浓度，将2支（100mg）红花黄色素注射液溶于0.9%氯化钠注射液中，混匀后在25℃下放置6小时，分别在0、0.5、1、2、3、4、6小时观察各配伍溶液的外观变化。结果发现，6小时内配伍溶液保持澄明，无沉淀、气泡、浑浊产生，测定pH无显著性变化。紫外分光光度法测定各配伍溶液红花黄色素的含量变化百分比（以0时含量为100%），结果发现配伍溶液6小时内保持稳定。提示实验条件下红花黄色素与0.9%氯化钠注射液在6小时内可以配伍使用。[编者注：该研究未考察配伍溶液不溶性微粒数变化及是否符合《中国药典》规定，建议谨慎配伍。]

【临床建议】谨慎配伍

红花黄色素＋泮托拉唑（honghuahuangsesu+pantoprazole）

【临床证据】黄华等[1]在临床工作中输注注射用红花黄色素溶液（150mg溶于0.9%氯化钠注射液250ml中）完毕后，接续输注注射用泮托拉唑钠溶液（40mg溶于0.9%氯化钠注射液100ml中）。当泮托拉唑溶液与莫菲氏滴管内残留的红花黄色素溶液接触混合时，莫菲氏滴管内药液由原来的淡黄色变成棕黄色液体，呈透明状。立即停止输液，更换输液器，用0.9%氯化钠注射液冲管，患者未出现不良反应。作者随后进行了实验验证：将注射用红花黄色素（山西华辉凯德制药，150mg/支）150mg溶于0.9%氯化钠注射液10ml中，将注射用泮托拉唑钠（天津焦作，40mg/支）40mg溶于0.9%氯化钠注射液10ml中，分别取上述两种注射溶液各2ml混合到同一试管内，混合液体立即由淡黄色变为棕黄色，室温静置1小时无变化，放置24小时后液体颜色逐渐加深。闫国英等[2]考察了注射用泮托拉唑钠与注射用红花黄色素输液配伍的稳定性。在静配中心水平层流台，按照医嘱配制注射用泮托拉唑钠输液（40mg溶于0.9%氯化钠注射液100ml中）和红花黄色素输液（稀释于0.9%氯化钠注射液250ml中）。各取上述两种输液5ml充分混合，在0~6小时内观察配伍溶液的外观性状，检测pH和不溶性微粒数变化。结果发现泮托拉唑钠与注射用红花黄色素输液配伍后颜色明显改变；pH明显降低（$P < 0.05$）；不溶性微粒数部分超出《中国药典》规定。提示在临床和实验条件下，注射用红花黄色素与注射用泮托拉唑钠的氯化钠注射液混合存在配伍禁忌。

【临床建议】配伍禁忌

红花黄色素 + 葡萄糖（honghuahuangsesu+dextrose）

【临床证据】仲益[1]考察了红花黄色素注射液（浙江永宁制药厂）与葡萄糖注射液的配伍相容性和稳定性。模拟临床用药浓度，将 2 支（100mg）红花黄色素注射液分别溶于 5% 葡萄糖注射液（江苏苏中药业）或 10% 葡萄糖注射液（江苏苏中药业）中，混匀后在 25℃下放置 6 小时，分别在 0、0.5、1、2、3、4、6 小时观察各配伍溶液的外观变化。结果发现，6 小时内配伍溶液保持澄明，无沉淀、气泡、浑浊产生，测定 pH 无显著性变化。紫外分光光度法测定各配伍溶液红花黄色素的含量变化百分比（以 0 时含量为 100%），结果发现配伍溶液中药物含量 6 小时内保持稳定。提示实验条件下红花黄色素与葡萄糖注射液在 6 小时内可以配伍使用。[**编者注：该研究未考察配伍溶液不溶性微粒数变化及是否符合《中国药典》规定，建议谨慎配伍。**]

【临床建议】谨慎配伍

红花黄色素 + 葡萄糖氯化钠
（honghuahuangsesu+dextrose sodium chloride）

【临床证据】仲益[1]考察了红花黄色素注射液（浙江永宁制药厂）与葡萄糖氯化钠注射液（江苏苏中药业）的配伍相容性和稳定性。模拟临床用药浓度，将 2 支（100mg）红花黄色素注射液溶于葡萄糖氯化钠注射液（江苏苏中药业）中，混匀后在 25℃下放置 6 小时，分别在 0、0.5、1、2、3、4、6 小时观察各配伍溶液的外观变化。结果发现，6 小时内配伍溶液保持澄明，无沉淀、气泡、浑浊产生，测定 pH 无显著性变化。紫外分光光度法测定各配伍溶液红花黄色素的含量变化百分比（以 0 时含量为 100%），结果发现配伍溶液 6 小时内保持稳定。提示实验条件下红花黄色素与葡萄糖氯化钠注射液在 6 小时内可以配伍使用。[**编者注：该研究未考察配伍溶液不溶性微粒数变化及是否符合《中国药典》规定，建议谨慎配伍。**]

【临床建议】谨慎配伍

红花 + 氯化钠（honghua+sodium chloride）

【临床证据】张慧兰等[1]对红花注射液与 0.9% 氯化钠注射液配伍情况进行了研究：将不同剂量（10、20、40ml）的红花注射液加入 0.9% 氯化钠注射液 250ml 中，分别在 0、2、4、6、8、24 小时取样，测定混合液中羟基红花黄色素 A 含量（红花主要成分）、不溶性微粒和 pH 变化。结果发现，混合液中羟基红花黄色素 A 含量在 24 小时内基本没有变化，配伍溶液中不溶性微粒含量符合《中国药典》规定，但是 40ml 剂量的红花注射液仅仅 4 小时内微粒符合要求，pH 没有显著变化。实验结果提示两药在实验条件下混合 4 小时不存在配伍禁忌。

【临床建议】可以配伍

红花 + 葡萄糖（honghua+dextrose）

【临床证据】张慧兰等[1]对红花注射液与 5% 葡萄糖注射液配伍情况进行了研究：将不同剂量（10、20、40ml）的红花注射液加入 5% 葡萄糖注射液 250ml 中，分别在 0、2、4、6、8、24 小时取样，测定混合液中羟基红花黄色素 A 含量(红花主要成分)、不溶性微粒和 pH 变化。结果发现，混合液中羟基红花黄色素 A 含量在 24 小时内基本没有变化，配伍溶液中不溶性微粒含量在 8 小时内符合《中国药典》规定，但是 40ml 剂量的红花注射液仅仅 4 小时内微粒符合要求，pH 没有显著变化。实验结果提示两药在实验条件下混合 4 小时不存在配伍禁忌。

【临床建议】可以配伍

琥珀酰凝胶 + 林格液（succinylated gelatin+Ringer's solution）

【临床证据】［药品说明书］"血液、电解质和碳水化合物溶液可以与本品（琥珀酰凝胶，佳乐施）一起经同一管道输注。"

【临床建议】可以配伍

琥珀酰凝胶 + 氯化钠（succinylated gelatin+sodium chloride）

【临床证据】［药品说明书］"血液、电解质和碳水化合物溶液可以与本品（琥珀酰凝胶，佳乐施）一起经同一管道输注。"

【临床建议】可以配伍

琥珀酰凝胶 + 葡萄糖（succinylated gelatin+dextrose）

【临床证据】［药品说明书］"血液、电解质和碳水化合物溶液可以与本品（琥珀酰凝胶，佳乐施）一起经同一管道输注。"

【临床建议】可以配伍

琥珀酰凝胶 + 血液（succinylated gelatin+blood）

【临床证据】［药品说明书］"血液、电解质和碳水化合物溶液可以与本品（琥珀酰凝胶，佳乐施）一起经同一管道输注。"

【临床建议】可以配伍

琥珀酰凝胶 + 脂肪乳（succinylated gelatin+fat emulsion）

【临床证据】［药品说明书］"脂肪乳不可经相同输液器与本品（琥珀酰凝胶，佳乐施）同时输入。"

【临床建议】配伍禁忌

还原型谷胱甘肽 + 泛酸钙

（reduced glutathione+calcium pantothenate）

【临床证据】［药品说明书］"本品（还原型谷胱甘肽）不得与维生素 B_{12}、维生素 K_3、甲萘醌［**编者注：即维生素** K_3］、泛酸钙、乳清酸、抗组胺制剂、磺胺药及四环素混合使用。"

【临床建议】配伍禁忌

还原型谷胱甘肽 + 磺胺嘧啶

（reduced glutathione+sulfadiazine）

【临床证据】［药品说明书］"本品（还原型谷胱甘肽）不得与维生素 B_{12}、维生素 K_3、甲萘醌［**编者注：即维生素** K_3］、泛酸钙、乳清酸、抗组胺制剂、磺胺药及四环素混合使用。"

【临床建议】配伍禁忌

还原型谷胱甘肽 + 磺胺异噁唑

（reduced glutathione+sulfisoxazole）

【临床证据】［药品说明书］"本品（还原型谷胱甘肽）不得与维生素 B_{12}、维生素 K_3、甲萘醌［**编者注：即维生素** K_3］、泛酸钙、乳清酸、抗组胺制剂、磺胺药及四环素混合使用。"

【临床建议】配伍禁忌

还原型谷胱甘肽 + 氯苯那敏

（reduced glutathione+chlorpheniramine）

【临床证据】［药品说明书］"本品（还原型谷胱甘肽）不得与维生素 B_{12}、维生素 K_3、甲萘醌［**编者注：即维生素** K_3］、泛酸钙、乳清酸、抗组胺制剂、磺胺药及四环素混合使用。"

【临床建议】配伍禁忌

还原型谷胱甘肽 + 四环素（reduced glutathione+tetracycline）

【临床证据】［药品说明书］"本品（还原型谷胱甘肽）不得与维生素 B_{12}、维生素 K_3、甲萘醌［**编者注：即维生素** K_3］、泛酸钙、乳清酸、抗组胺制剂、磺胺药及四环素混合使用。"

【临床建议】配伍禁忌

还原型谷胱甘肽 + 维生素 B_{12}（reduced glutathione+vitamin B_{12}）

【临床证据】［药品说明书］"本品（还原型谷胱甘肽）不得与维生素 B_{12}、维生素 K_3、甲萘醌［**编者注：即维生素** K_3］、泛酸钙、乳清酸、抗组胺制剂、磺胺药及四环素混合使用。"

【临床建议】配伍禁忌

还原型谷胱甘肽 + 维生素 K₃（reduced glutathione+vitamin K₃）

【临床证据】［药品说明书］"本品（还原型谷胱甘肽）不得与维生素 B₁₂、维生素 K₃、甲萘醌［编者注：即维生素 K₃］、泛酸钙、乳清酸、抗组胺制剂、磺胺药及四环素混合使用。"

【临床建议】配伍禁忌

环孢素 + 脂肪乳剂（cyclosporine+fat emulsion）

【临床证据】Jacobson 等[1] 考察了环孢素（终浓度 0.5 和 2mg/ml）和脂肪乳剂（10% 和 20%）23~25℃混合 48 小时的相容性。通过观察外观、在不同时间点测定 pH 和颗粒大小，用 HPLC 测定药物浓度。结果发现，混合后的颗粒直径平均值没有变化，最大不超过 6μm。环孢素的血药浓度保持在起始浓度的 96%，没有颜色和乳剂连续性的变化，pH 变化不超过 0.11 个 pH 单位。提示实验条件下两药混合不存在配伍禁忌。

【临床建议】可以配伍

环丙沙星 + 阿米卡星（ciprofloxacin+amikacin）

【临床证据】Elmore 等[1] 考察了环丙沙星和硫酸阿米卡星混合后的稳定性和相容性。环丙沙星溶于 5% 的葡萄糖中配制成 2mg/ml 的浓度，然后与临床常用浓度的硫酸阿米卡星（4.9mg/ml）在室温（22℃）和普通荧光灯下混合保存 6~24 小时。观察是否有颜色变化和沉淀，测定 pH，用 HPLC 测定环丙沙星药物浓度。结果发现，环丙沙星和硫酸阿米卡星混合后没有出现外观和 pH 的变化，药物浓度保持稳定，提示实验条件下两药配伍具有相容性。

【临床建议】可以配伍

环丙沙星 + 阿曲库铵（ciprofloxacin+atracurium）

【临床证据】Elmore 等[1] 考察了环丙沙星和苯磺阿曲库铵混合后的稳定性和相容性。环丙沙星溶于 5% 葡萄糖中配制成 2mg/ml 的浓度，然后与临床常用浓度的苯磺阿曲库铵（2mg/ml）在室温（22℃）和普通荧光灯下混合保存 6~24 小时。观察是否有颜色变化和沉淀、测定 pH，用 HPLC 测定环丙沙星药物浓度。结果发现，环丙沙星和苯磺阿曲库铵混合后没有出现外观和 pH 的变化，药物浓度保持稳定，提示实验条件下两药配伍具有相容性。

【临床建议】可以配伍

环丙沙星 + 氨苄西林（ciprofloxacin+ampicillin）

【临床证据】桑梅等[1] 在临床工作中发现，环丙沙星静脉滴注完后，在同一输液管路接瓶输注氨苄西林时，输液管内液体清澈透明，但是当氨苄西林静脉滴注完后，在同一输液管路连续输注第 2 瓶环丙沙星，约 3 分钟后莫菲氏滴管以下有絮状物产生。随后进行了验证实验：将氨苄西林 4g 溶于 5% 葡萄糖注射液 250ml 中，按不同比例将环丙沙星注射液（0.2g/100ml）和氨苄西林溶液直接混合，观察混合物的变化，结果发现，不同比例的各晶莹透明的混合液在 40 秒到 5 分钟之间都出现絮状物。临床观察和实验结果提示两药在上述条件下混合存在配伍禁忌。

【临床建议】配伍禁忌

环丙沙星 + 氨苄西林舒巴坦（ciprofloxacin+ampicillin sulbactam）

【临床证据】Elmore 等[1]考察了环丙沙星和氨苄西林钠舒巴坦钠混合后的稳定性和相容性。环丙沙星溶于 5% 葡萄糖中形成 2mg/ml 的浓度，然后与临床常用浓度的氨苄西林钠舒巴坦钠（30.1mg/ml）在室温（22℃）和普通荧光灯下混合保存 6~24 小时。观察有无颜色变化和沉淀、测定 pH，应用 HPLC 测定环丙沙星药物浓度。结果发现，环丙沙星和氨苄西林钠舒巴坦钠混合后立即出现沉淀，pH 变化超过 1 个单位，提示实验条件下两药混合存在配伍禁忌。

【临床建议】配伍禁忌

环丙沙星 + 氨曲南（ciprofloxacin+aztreonam）

【临床证据】Elmore 等[1]考察了环丙沙星和氨曲南混合后的稳定性和相容性。将环丙沙星溶于 5% 的葡萄糖中配制成 2mg/ml 的浓度，然后与临床常用浓度的氨曲南（39.7mg/ml）在室温（22℃）和普通荧光灯下混合保存 6~24 小时。观察有无颜色变化和沉淀，测定 pH，应用 HPLC 测定环丙沙星药物浓度。结果发现，环丙沙星和氨曲南混合后没有出现外观和 pH 的变化，药物浓度保持稳定，提示实验条件下两药配伍具有相容性。

【临床建议】可以配伍

环丙沙星 + 氨溴索（ciprofloxacin+ambroxol）

【临床证据】叶桂兰 等[1]在临床输液工作中发现，盐酸环丙沙星注射液输注完毕，在同一输液管路继续输注氨溴索注射液时，输液管内立即出现浑浊现象。随后进行实验验证：取盐酸环丙沙星注射液 1ml 与氨溴索注射液 1ml 直接混合后，立即出现浅黄色絮状物。临床观察和实验结果提示两药在上述条件下混合存在配伍禁忌。

【临床建议】配伍禁忌

环丙沙星 + 白眉蛇毒血凝酶（ciprofloxacin+hemocoagulase）

【临床证据】邢力丹 等[1]在临床工作中输注乳酸环丙沙星注射液（江苏吴中医药集团）100ml，途中在莫菲氏滴管内静脉注射白眉蛇毒血凝酶

（锦州奥鸿药业）1kU（溶于 0.9% 氯化钠注射液 3ml）。此时莫菲氏滴管及输液管内颜色明显改变，出现金黄色絮状物。立即停止输液，更换输液器及液体，患者无不良反应发生。作者随后进行了实验验证：将注射用白眉蛇毒血凝酶 1kU 溶于 0.9% 氯化钠注射液 3ml 中，取 1ml 溶液直接和乳酸环丙沙星注射液原液 1ml 混合。结果发现两种药物混合后立即出现金黄色絮状物，静置 30 分钟后絮状物不消退。提示在临床和实验条件下乳酸环丙沙星注射液与注射用白眉蛇毒血凝酶溶液混合存在配伍禁忌。

【临床建议】配伍禁忌

环丙沙星 + 穿琥宁（ciprofloxacin+chuanhuning）

【临床证据】李志华等[1]在临床输液中发现，乳酸环丙沙星注射液输注完毕后，经同一输液通路继续输注穿琥宁葡萄糖溶液时，滴管与滴斗内立即出现白色絮状沉淀。随后的验证实验发现，2ml 穿琥宁注射液与 2ml 乳酸环丙沙星注射液直接混合后，立即出现淡黄色浑浊继而成胶冻状，静置 2 小时后出现细小白色沉淀，加热无变化。临床观察和实验结果提示两药在上述条件下混合存在配伍禁忌。

【临床建议】配伍禁忌

环丙沙星 + 丹参多酚酸盐（ciprofloxacin+salvianolate）

【临床证据】张艳萍[1]在临床工作中发现，静脉输注乳酸环丙沙星注射液完毕后为患者继续滴注注射用丹参多酚酸盐时，发现输液器的莫菲滴壶内药液混合处出现白色浑浊现象。立即停止输液，更换输液器。随后进行了实验验证：将溶解后的丹参多酚酸盐少许直接滴入乳酸环丙沙星注射液中，混合药液立即出现乳白色浑浊现象。室温放置 1 小时后出现白色絮状团物。叶明月[2]在临床工作中输注乳酸环丙沙星氯化钠 0.2g，输注完毕后接续输注盐酸丹参多酚酸盐溶液（200mg 溶于 0.9% 氯化钠注射液 100ml），两组液体在输液管中混合后随即出现白色浑浊物，立即停止输液并重新更换输液器，患者无不良反应。作者随后进行了实验验证：①将盐酸丹参多酚酸盐 200mg 溶于 0.9% 氯化钠注射液 100ml，取 1ml 溶液分别与 1、2、3、4ml 的乳酸环丙沙星氯化钠直接混合，结果 4 种混合溶液都立即出现白色浑浊，呈絮状液，放置 2 小时后仍呈白色浑浊絮状液。②在输注乳酸环丙沙星氯化钠后继续输注注射用盐酸丹参多酚酸盐，或者在输注注射用盐酸丹参多酚酸盐后继续输注乳酸环丙沙星氯化钠注射液，输液管内都立即出现白色浑浊，随即变为白色絮状物，如果两种药液之间用 0.9% 氯化钠注射液冲管，则输液管内无白色浑浊出现。提示在临床和实验条件下，乳酸环丙沙星氯化钠注射液与盐酸丹参多酚酸盐输液混合存在配伍禁忌。

【临床建议】配伍禁忌

环丙沙星 + 多巴酚丁胺（ciprofloxacin+dobutamine）

【临床证据】Elmore 等[1]考察了环丙沙星和盐酸多巴酚丁胺混合后的稳定性和相容性。环丙沙星溶于 5% 的葡萄糖中形成 2mg/ml 的浓度，然后与临床常用浓度的盐酸多巴酚丁胺（2mg/ml）在室温（22℃）和普通荧光灯下混合保存 6~24 小时。观察可见的颜色和沉淀、测定 pH，应用 HPLC 测定环丙沙星药物浓度。结果发现，环丙沙星和盐酸多巴酚丁胺混合后没有出现外观和 pH 的变化，药物浓度保持稳定，提示实验条件下两药配伍具有相容性。

【临床建议】可以配伍

环丙沙星 + 呋布西林（ciprofloxacin+furbenicillin）

【临床证据】王素珍[1]在临床工作中发现，呋布西林钠（呋苄西林钠，2.5g 溶于 0.9% 氯化钠注射液 250ml 或 10% 葡萄糖溶液 250ml 中）注射液输注完毕后，经同一输液通路继续输注环丙沙星注射液时，输液管内立即出现白色絮状浑浊。随后进行了验证实验：将呋苄西林钠溶于 5ml 0.9% 氯化钠注射液中，取溶液 1ml 与 1ml 乳酸环丙沙星注射液直接混合后，混合液即刻变为白色絮状浑浊液。剧烈摇晃后，静置 24 小时仍然为絮状浑浊液。临床观察和实验结果提示两药在上述条件下混合存在配伍禁忌。

【临床建议】配伍禁忌

环丙沙星 + 呋塞米（ciprofloxacin+furosemide）

【临床证据】Jim 等[1]考察了乳酸环丙沙星（2mg/ml）和呋塞米在 Y 型输液通路中按等体积配伍的理化相容性。混合溶液在 25℃室温保存，观察混合物有无颜色改变和沉淀，用 HPLC 测定药物浓度。结果发现，乳酸环丙沙星和呋塞米混合后出现物理方面的不相容性，提示实验条件下两药混合具有配伍禁忌。

【临床建议】配伍禁忌

环丙沙星 + 氟康唑（ciprofloxacin+fluconazole）

【临床证据】Elmore 等[1]考察了环丙沙星和氟康唑混合后的稳定性和相容性。环丙沙星溶于 5% 的葡萄糖中形成 2mg/ml 的浓度，然后与临床常用浓度的氟康唑（1mg/ml）在室温（22℃）和普通荧光灯下混合保存 6~24 小时。观察有无颜色改变和沉淀，测定 pH，应用 HPLC 测定环丙沙星药物浓度。结果发现，环丙沙星和氟康唑混合后没有出现外观和 pH 的变化，药物浓度保持稳定，提示实验条件下两药配伍具有相容性。

【临床建议】可以配伍

环丙沙星 + 复方丹参（ciprofloxacin+compound danshen）

【临床证据】韩桂华等[1]研究了乳酸环丙沙星注射液（四川奇力制药）和复方丹参注射液（上海中西药业）的配伍情况：①模拟临床静脉滴注法：取环丙沙星注射液 100ml 模拟静脉滴注，滴完后经同一管路继续静脉滴注复方丹参（复方丹参注射液 10ml 稀释于 5% 葡萄糖溶液 125ml 中），约 1 分钟后输液管下部出现浑浊及大量白色絮状物。更换输液管改变两种药物输液顺序，仍有浑浊和絮状物出现。②试管实验：取复方丹参 1、2、3、4ml 分别与环丙沙星注射液 1ml 直接在试管中混合，或者取环丙沙星注射液 1、2、3、4ml 分别与复方丹参 1ml 直接在试管中混合。结果发现，2 种情况下试管内均出现浑浊、絮状物和沉淀，只是出现的时间长短有差异。临床模拟观察和实验结果提示两药在上述条件下混合存在配伍禁忌。

【临床建议】配伍禁忌

环丙沙星 + 甘草酸二胺
（ciprofloxacin+diammonium glycyrrhizinate）

【临床证据】冉艳军[1]在临床输液过程中发现，当环丙沙星注射液输注完毕后，经同一输液通路继续输注草酸二胺注射液时，莫菲氏滴管内立即出现白色浑浊沉淀物。随后进行了验证实验：将环丙沙星 5ml 与输注用的甘草酸二胺溶液 5ml 直接混合后，混合液立即变为白色浑浊液体，30 分钟后有沉淀析出。临床观察和实验结果提示两药在上述条件下混合存在配伍禁忌。

【临床建议】配伍禁忌

环丙沙星 + 肝素（ciprofloxacin+heparin）

【临床证据】Jim 等[1]考察了乳酸环丙沙星（2mg/ml）和肝素钠在 Y 型输液通路中按等体积配伍的理化相容性。混合溶液在 25℃室温保存，观察混合物的颜色和沉淀，用 HPLC 测定药物浓度。结果发现，乳酸环丙沙星和肝素钠混合后出现物理方面的不相容性。李丽辉等[2]在临床输液中发现，在静脉滴注乳酸环丙沙星注射液完毕后，为患者进行静脉留置针封管，当静脉推注稀释后的肝素钠溶液时，发现无菌注射器乳头部与头皮针连接出口处出现乳白色浑浊现象。随后进行了验证实验：将乳酸环丙沙星 5ml 与稀释后肝素钠（肝素钠 12 500U 溶于 0.9% 氯化钠注射液 100ml 中）2ml 直接在注射器中混合，发现混合液立即出现乳白色絮状物，放置 24 小时后絮状物不溶解。临床观察和实验结果提示两药在上述条件下混合存在配伍禁忌。

【临床建议】配伍禁忌

环丙沙星 + 冠心宁（ciprofloxacin+guanxinning）

【临床证据】高静丽[1]在临床工作中发现，冠心宁注射液加入 5% 葡萄糖注射液 250ml 中静脉滴注完毕后，在同一输液管路连续输注乳酸环丙沙星注射液（0.4g/200ml）时，莫菲氏滴管内出现浑浊。随后进行了验证实验：取配好的冠心宁溶液 10ml 与环丙沙星注射液 10ml 直接混合后，发现两种液体相混合时立刻出现颗粒样浑浊，静置 24 小时后浑浊不消失。临床观察和实验结果提示两药在上述条件下混合存在配伍禁忌。

【临床建议】配伍禁忌

环丙沙星 + 甲硝唑（ciprofloxacin+metronidazole）

【临床证据】Jim 等[1]考察了乳酸环丙沙星（2mg/ml）和甲硝唑在 Y 型输液通路中按等体积配伍的理化相容性。混合溶液在 25℃室温保存，观察混合物的颜色和沉淀，用 HPLC 测定药物浓度。结果发现，混合后甲硝唑的药物浓度降低到初始浓度的 90% 以下，提示两者混合存在化学方面的不稳定性。但是也有不同的研究结果：Elmore 等[2]考察了环丙沙星和甲硝唑混合后的稳定性和相容性。环丙沙星溶于 5% 的葡萄糖中形成 2mg/ml 的浓度，然后与临床常用浓度的甲硝唑（2.5mg/ml）在室温（22℃）和普通荧光灯下混合保存 6~24 小时。观察有无颜色改变和沉淀，测定 pH，应用 HPLC 测定环丙沙星药物浓度。结果发现，环丙沙星和甲硝唑混合后没有出现外观和 pH 的变化，药物浓度保持稳定。由于两个实验得到了不同的结果，临床应该根据需要谨慎配伍。

【临床建议】谨慎配伍

环丙沙星 + 利福霉素（ciprofloxacin+rifamycin）

【临床证据】杨丽娜[1]在临床输液中发现，0.2% 乳酸环丙沙星注射液静脉滴注完毕后，在同一输液管路连续输注利福霉素注射液（利福霉素注射液 0.5g 溶于 10% 或 5% 葡萄糖注射液 250ml 中）时，莫菲氏滴管内立即出现红色絮状物。调换输入药物的顺序，即输完利福霉素注射液接输 0.2% 乳酸环丙沙星注射液时，仍出现上述现象。临床观察提示两药在临床条件下混合存在配伍禁忌。

【临床建议】配伍禁忌

环丙沙星 + 两性霉素 B（ciprofloxacin+amphotericin B）

【临床证据】Elmore 等[1]考察了环丙沙星和两性霉素 B 混合后的稳定性和相容性。环丙沙星溶于 5% 的葡萄糖中形成 2mg/ml 的浓度，然后与临床常用浓度的两性霉素 B（0.1mg/ml）在室温（22℃）和普通荧光灯下混合保存 6~24 小时。观察可见的颜色和沉淀，测定 pH，应用 HPLC 测定环丙沙星药物浓度。结果发现，环丙沙星和两性霉素 B 混合后立即出现沉淀，提示实验条件下两药混合存在配伍禁忌。

【临床建议】配伍禁忌

环丙沙星 + 膦甲酸钠（ciprofloxacin+foscarnet sodium）

【临床证据】彭赛风[1]在临床工作中输注膦甲酸钠氯化钠注射液 100ml 结束后，接续输注乳酸环丙沙星注射液 0.2g 时，输液器莫菲氏滴管中出现乳白色浑浊，摇动后不消失，继而出现乳白色颗粒及絮状物沉积在输液管中，导致输液器下端过滤器堵塞。立即更换输液器及 0.9% 氯化钠注射液冲管。患者未出现不良反应。作者随后进行了实验验证：用 10ml 无菌注射器抽取膦甲酸钠氯化钠注射液 2ml 和乳酸环丙沙星注射液 2ml 放置 10 分钟后，注射器内底部有乳白色沉淀物析出，并有较小颗粒存在，经摇晃后不溶解。提示在临床和实验条件下，膦甲酸钠氯化钠注射液与乳酸环丙沙星注射液混合存在配伍禁忌。

【临床建议】配伍禁忌

环丙沙星 + 磷霉素（ciprofloxacin+fosfomycin）

【临床证据】徐春华等[1]在临床工作中发现，患者乳酸环丙沙星注射液 200mg 输注完毕后，经同一输液通路继续输注磷霉素钠（1g 溶于 5% 葡萄糖注射液 250ml 中）时，输液滴管内有白色絮状物出现。随后进行验证实验：取乳酸环丙沙星注射液 5ml 与磷霉素钠溶液（1g 溶于 5% 葡萄糖注射液 5ml）直接混合后，立即出现白色颗粒状沉淀物，放置 24 小时后白色沉淀物无变化；另取磷霉素钠溶液（6g 溶于 5% 葡萄糖注射液 250ml 中）5ml 与乳酸环丙沙星注射液 5ml 直接混合后，立刻出现白色絮状物，放置 24 小时后出现晶体小颗粒的沉淀物，液体呈现微黄色。邓乐英等[2]通过实验探讨了环丙沙星与磷霉素钠葡萄糖注射液的配伍变化。将环丙沙星注射液加入注射用磷霉素钠葡萄糖注射液（1.6%）中，结果发现，当环丙沙星与 1.6% 磷霉素钠葡萄糖的体积比大于 1：15 时可析出白色结晶，结晶经鉴别为磷霉素钠。临床观察和实验结果提示两药在上述条件下混合存在配伍禁忌。

【临床建议】配伍禁忌

环丙沙星 + 氯化钾（ciprofloxacin+potassium chloride）

【临床证据】Elmore 等[1]考察了环丙沙星和氯化钾混合后的稳定性和相容性。环丙沙星溶于 5% 的葡萄糖中形成 2mg/ml 的浓度，然后与临床常用浓度的氯化钾（2.9mg/ml）在室温（22℃）和普通荧光灯下混合保存 6~24 小时。观察可见的颜色变化和沉淀形成，测定 pH，应用 HPLC 测定环丙沙星药物浓度。结果发现，环丙沙星和氯化钾混合后没有出现外观和 pH 的变化，药物浓度保持稳定，提示实验条件下两药配伍具有相容性。

【临床建议】可以配伍

环丙沙星 + 美洛西林（ciprofloxacin+mezlocillin）

【临床证据】吴巧苏[1]在临床输液工作中发现，0.2% 乳酸环丙沙星注射液静脉滴注完毕后，在同一输液管路连续输注美洛西林钠注射液（注射用美洛西林钠 3g 溶于 0.9% 氯化钠注射液 100ml 或 250ml 中）时，莫菲氏滴管立刻出现白色浑浊现象，且越来越明显，甚至阻塞针头。调换输入药物顺序，即输注完美洛西林钠注射液接输环丙沙星注射液时，再次出现上述现象。临床观察提示两药在临床条件下混合存在配伍禁忌。

【临床建议】配伍禁忌

环丙沙星 + 美洛西林舒巴坦（ciprofloxacin+mezlocillin sulbactam）

【临床证据】邹小蓉等[1]在临床输液中发现，美洛西林钠舒巴坦钠输注完毕后，经同一输液通路继续输注环丙沙星（悉复欢）200mg 时，输液器莫菲氏滴管内液体立即出现乳白色浑浊，未见絮状物，轻轻摇动不消失。随后进行了验证实验：将美洛西林钠舒巴坦钠 0.625g 溶于 0.9% 氯化钠注射液 8ml 中（溶解后呈无色澄明液体），取其中 3ml 与环丙沙星 3ml 直接在同一试管内混合，试管内液体上 3/4 立刻变浑浊，呈现为轻度乳白色，无絮状物，下 1/4 无改变，静置 24 小时后无改变。临床观察和实验结果提示两药在上述条件下混合存在配伍禁忌。

【临床建议】配伍禁忌

环丙沙星 + 咪达唑仑（ciprofloxacin+midazolam）

【临床证据】Elmore 等[1]考察了环丙沙星和盐酸咪达唑仑混合后的稳定性和相容性。环丙沙星溶于 5% 的葡萄糖中形成 2mg/ml 的浓度，然后与临床常用浓度的盐酸咪达唑仑（0.2mg/ml）在室温（22℃）和普通荧光灯下混合保存 6~24 小时。观察可见的颜色变化和沉淀形成，测定 pH，应用 HPLC 测定环丙沙星药物浓度。结果发现，环丙沙星和盐酸咪达唑仑混合后没有出现外观和 pH 的变化，药物浓度保持稳定，提示实验条件下两药配伍具有相容性。

【临床建议】可以配伍

环丙沙星 + 哌拉西林（ciprofloxacin+piperacillin）

【临床证据】Elmore 等[1]考察了环丙沙星和哌拉西林钠混合后的稳定性和相容性。环丙沙星溶于 5% 的葡萄糖中形成 2mg/ml 的浓度，然后与临床常用浓度的哌拉西林钠（40mg/ml）在室温（22℃）和普通荧光灯下混合保存 6~24 小时。观察可见的颜色变化和沉淀形成，测定 pH，应用 HPLC 测定环丙沙星药物浓度。结果发现，环丙沙星和哌拉西林钠混合 24 小时后出现轻微沉淀，提示实验条件下两药混合存在配伍禁忌。

【临床建议】配伍禁忌

环丙沙星 + 泮库溴铵（ciprofloxacin+pancuronium bromide）

【临床证据】Elmore 等[1]考察了环丙沙星和泮库溴铵混合后的稳定性和相容性。环丙沙星溶于 5% 的葡萄糖中形成 2mg/ml 的浓度，然后与临床常用浓度的泮库溴铵（0.2mg/ml）在室温（22℃）和普通荧光灯下混合保存 6~24 小时。观察可见的颜色变化和沉淀形成，测定 pH，应用 HPLC 测定环丙沙星药物浓度。结果发现，环丙沙星和泮库溴铵混合后没有出现外观和 pH 的变化，药物浓度保持稳定，提示实验条件下两药配伍具有相容性。

【临床建议】可以配伍

环丙沙星 + 清开灵（ciprofloxacin+qingkailing）

【临床证据】王芳等[1]报道，将环丙沙星注射液与稀释后的清开灵注射液混合，立即出现白色混悬液，静置 24 小时逐渐形成浅黄色蛋清样絮状物，摇动不消失。提示两药在实验条件下混合存在配伍禁忌。

【临床建议】配伍禁忌

环丙沙星 + 庆大霉素（ciprofloxacin+gentamicin）

【临床证据】Elmore 等[1]考察了环丙沙星和硫酸庆大霉素混合后的稳定性和相容性。环丙沙星溶于 5% 的葡萄糖中形成 2mg/ml 的浓度，然后与临床常用浓度的硫酸庆大霉素（1.6mg/ml）在室温（22℃）和普通荧光灯下混合保存 6~24 小时。观察可见的颜色变化和沉淀形成，测定 pH，应用 HPLC 测定环丙沙星药物浓度。结果发现，环丙沙星和硫酸庆大霉素混合后没有出现外观和 pH 的变化，药物浓度保持稳定，提示实验条件下两药配伍具有相容性。

【临床建议】可以配伍

环丙沙星 + 去甲肾上腺素（ciprofloxacin+norepinephrine）

【临床证据】Elmore 等[1]考察了环丙沙星和重酒石酸去甲肾上腺素混合后的稳定性和相容性。环丙沙星溶于 5% 的葡萄糖中形成 2mg/ml 的浓度，然后与临床常用浓度的重酒石酸去甲肾上腺素（0.064mg/ml）在室温（22℃）和普通荧光灯下混合保存 6~24 小时。观察可见的颜色变化和沉淀形成，测定 pH，应用 HPLC 测定环丙沙星药物浓度。结果发现，环丙沙星和重酒石酸去甲肾上腺素混合后没有出现外观和 pH 的变化，药物浓度保持稳定，提示实验条件下两药配伍具有相容性。

【临床建议】可以配伍

环丙沙星 + 痰热清（ciprofloxacin+tanreqing）

【临床证据】谢晓梅等[1]在临床输液工作中发现，环丙沙星注射液（回音必集团东亚制药）100ml 输注完毕后，经同一输液通路继续输注痰热清注射液（2.0g 溶于 0.9% 氯化钠注射液 250ml 中，上海凯宝药业）时，在输液管的莫菲氏滴管内出现明显的白色絮状物。随后进行了验证实验：取两种药液各 5ml 直接在注射器内混合后，混合液立即出现浑浊和白色絮状物，摇晃后不溶解，静置 30 分钟至 24 小时无变化。临床观察和实验结果提示两药在上述条件下混合存在配伍禁忌。

【临床建议】配伍禁忌

环丙沙星 + 碳酸氢钠（ciprofloxacin+sodium bicarbonate）

【临床证据】Elmore 等[1]考察了环丙沙星和碳酸氢钠混合后的稳定性和相容性。环丙沙星溶于 5% 的葡萄糖中形成 2mg/ml 的浓度，然后与临床常用浓度的碳酸氢钠（4mg/ml）在室温（22℃）和普通荧光灯下混合保存 6~24 小时。观察可见的颜色变化和沉淀形成，测定 pH，应用 HPLC 测定环丙沙星药物浓度。结果发现，环丙沙星和碳酸氢钠混合后立即出现沉淀。孟沙沙[2]在临床工作中发现，当碳酸氢钠静脉滴注完毕后，在同一输液管路连续输注乳酸环丙沙星氯化钠注射液（四川美大康佳乐药业），15 分钟后输液器内液体逐渐出现絮状物，稍后变为乳白色液体。随后的验证实验发现：环丙沙星液体中加入碳酸氢钠，静置 5 分钟后出现浑浊和少量絮状物，振摇后液体呈现类似牛奶的乳白色。临床观察和实验结果提示两药在上述条件下混合存在配伍禁忌。

【临床建议】配伍禁忌

环丙沙星 + 替卡西林克拉维酸（ciprofloxacin+ticarcillin clavulanate）

【临床证据】Elmore 等[1]考察了环丙沙星和替卡西林钠克拉维酸钾混合后的稳定性和相容性。环丙沙星溶于 5% 的葡萄糖中形成 2mg/ml 的浓度，然后与临床常用浓度的替卡西林钠克拉维酸钾（30mg/ml）在室温（22℃）和普通荧光灯下混合保存 6~24 小时。观察可见的颜色变化和沉淀形成，测定 pH，应用 HPLC 测定环丙沙星药物浓度。结果发现，环丙沙星和替卡西林钠克拉维酸钾混合后 pH 变化超过 1 个单位，提示实验条件下两药混合存在配伍禁忌。

【临床建议】配伍禁忌

环丙沙星 + 替考拉宁（ciprofloxacin+teicoplanin）

【临床证据】Jim 等[1]考察了乳酸环丙沙星（2mg/ml）和替考拉宁在 Y 型输液通路中按等体积配伍的理化相容性。混合溶液在 25℃室温保存，观察混合物的颜色变化和沉淀形成，用 HPLC 测定药物浓度。结果发现，乳酸环丙沙星和替考拉宁混合后出现物理方面的不相容性，提示实验条件下两药混合具有配伍禁忌。

【临床建议】配伍禁忌

环丙沙星 + 头孢呋辛（ciprofloxacin+cefuroxime）

【临床证据】Elmore 等[1]考察了环丙沙星和头孢呋辛钠混合后的稳定性和相容性。环丙沙星溶于 5% 的葡萄糖中形成 2mg/ml 的浓度，然后与临床常用浓度的头孢呋辛钠（30mg/ml）在室温（22℃）和普通荧光灯下混合保存 6~24 小时。观察可见的颜色变化和沉淀形成，测定 pH，应用 HPLC 测定环丙沙星药物浓度。结果发现，环丙沙星和头孢呋辛钠混合 6 小时内是澄清的，24 小时后出现微小沉淀，提示实验条件下两药混合存在配伍禁忌。

【临床建议】配伍禁忌

环丙沙星 + 头孢匹胺（ciprofloxacin+cefpiramide）

【临床证据】王素珍[1]在临床工作中发现，头孢匹胺钠（1g 溶于 0.9% 氯化钠注射液 250ml 或 10% 葡萄糖溶液 250ml 中）注射液输注完毕后，经同一输液通路继续输注环丙沙星注射液时，输液管内立即出现白色絮状浑浊。随后进行了验证实验：将头孢匹胺钠溶于 5ml 0.9% 氯化钠注射液或 10% 葡萄糖溶液中，取 1ml 与 1ml 乳酸环丙沙星直接混合后，混合液即刻出现白色絮状浑浊，剧烈摇晃后静置 24 小时仍然为絮状浑浊。雷义萍等[2]在临床输液中也发现，当康力安（头孢匹胺）和悉复欢（环丙沙星）两药经同一输液通路先后连续输注时，两药接触后输液器中会立即出现白色浑浊并有絮状物。随后进行了验证实验：取环丙沙星 1ml 与头孢匹胺溶液 1ml 直接混合后，混合液立即变成白色絮状浑浊液，剧烈摇晃后静置 24 小时仍然为絮状浑浊液。临床观察和实验结果提示两药在上述条件下混合存在配伍禁忌。

【临床建议】配伍禁忌

环丙沙星 + 头孢曲松（ciprofloxacin+ceftriaxone）

【临床证据】王玉萍[1]在临床工作中发现，头孢曲松静脉滴注完毕后，在同一输液管路连续输注环丙沙星液体时，在输液管内两种液体混合处出现明显的白色絮状物。随后进行了实验验证：将头孢曲松钠 1g 溶于

0.9% 氯化钠注射液 200ml 中（溶液澄清透明），取头孢曲松钠溶液和环丙沙星注射液各 5ml 直接在注射器中混合后，混合液立即变成白色浑浊液，摇晃后不溶解，静置 10 分钟后，乳浊液出现白色块状沉淀，放置 24 小时后沉渣不变化且凝结成团。临床观察和实验结果提示两药在上述条件下混合存在配伍禁忌。

【临床建议】配伍禁忌

环丙沙星 + 头孢他啶（ciprofloxacin+ceftazidime）

【临床证据】Elmore 等[1] 考察了环丙沙星和头孢他啶混合后的稳定性和相容性。环丙沙星溶于 5% 葡萄糖溶液中形成 2mg/ml 的浓度，然后与临床常用浓度的头孢他啶（19.8mg/ml）在室温（22℃）和普通荧光灯下混合保存 6~24 小时。观察可见的颜色变化和沉淀形成，测定 pH，应用 HPLC 测定环丙沙星药物浓度。结果发现，环丙沙星和头孢他啶混合后 pH 变化超过 1 个单位，提示实验条件下两药混合存在配伍禁忌。孔秀[2] 在工作中发现两例头孢他啶注射液和环丙沙星注射液混合后出现配伍禁忌：① 1 例先静脉滴注头孢他啶注射液，然后经同一输液通路连续静脉滴注环丙沙星时，输液管内两种液体混合时出现明显的白色絮状物；②另 1 例是按医嘱给予环丙沙星 100ml 静脉滴注，然后经同一输液通路连续静脉滴注头孢他啶（2g 溶于 0.9% 氯化钠注射液中）时，莫菲氏滴管中两液体相混合时产生了乳白色沉淀。随后进行了验证实验：将头孢他啶 1g 溶于 0.9% 氯化钠注射液 200ml 中（溶液澄清透明），取 5ml 与环丙沙星注射液 5ml 在注射器中直接混合后，发现两种液体混合瞬间立即变成白色浑浊液，摇晃后不溶解，静置 10 分钟后乳浊液出现白色块状沉淀，放置 24 小时后沉渣不变化，且凝结成团。临床观察和实验结果提示两药在上述条件下混合存在配伍禁忌。

【临床建议】配伍禁忌

环丙沙星 + 妥布霉素（ciprofloxacin+tobramycin）

【临床证据】Elmore 等[1] 考察了环丙沙星和硫酸妥布霉素混合后的稳定性和相容性。环丙沙星溶于 5% 葡萄糖中形成 2mg/ml 的浓度，然后与临床常用浓度的硫酸妥布霉素（1.6mg/ml）在室温（22℃）和普通荧光灯下混合保存 6~24 小时。观察可见的颜色变化和沉淀形成，测定 pH，应用 HPLC 测定环丙沙星药物浓度。结果发现，环丙沙星和硫酸妥布霉素混合后没有出现外观和 pH 的变化，药物浓度保持稳定，提示实验条件下两药配伍具有相容性。

【临床建议】可以配伍

环丙沙星 + 万古霉素（ciprofloxacin+vancomycin）

【临床证据】Trissel 等[1]考察了环丙沙星（400mg/100ml）和盐酸万古霉素（1g/100ml）在 0.9% 氯化钠注射液中于 4℃或 23℃分别避光混合 30 天和 7 天的稳定性和相容性。通过观察外观变化，测定浊度和微粒考察物理相容性，通过 HPLC 法测定药物起始和终浓度考察化学稳定性。结果发现，混合物在正常荧光灯和廷德尔光下是澄清无色的，浊度和微粒含量没有变化，HPLC 法测定两药浓度在不同实验条件下仍然保持稳定。提示在实验条件下两药混合无配伍禁忌。

【临床建议】可以配伍

环丙沙星 + 维库溴铵（ciprofloxacin+vecuronium bromide）

【临床证据】Elmore 等[1]考察了环丙沙星和维库溴铵混合后的稳定性和相容性。环丙沙星溶于 5% 葡萄糖中形成 2mg/ml 的浓度，然后与临床常用浓度的维库溴铵（0.2mg/ml）在室温（22℃）和普通荧光灯下混合保存 6~24 小时。观察可见的颜色变化和沉淀形成，测定 pH，应用 HPLC 测定环丙沙星药物浓度。结果发现，环丙沙星和维库溴铵混合后没有出现外观和 pH 的变化，药物浓度保持稳定，提示实验条件下两药配伍具有相容性。

【临床建议】可以配伍

环丙沙星 + 曲克芦丁（ciprofloxacin+troxenrutin）

【临床证据】房元凤等[1]报道，将环丙沙星注射液与曲克芦丁注射液混合后出现褐色浑浊，摇动后不消失。提示两药在实验条件下混合存在配伍禁忌。

【临床建议】配伍禁忌

环丙沙星 + 西咪替丁（ciprofloxacin+cimetidine）

【临床证据】Elmore 等[1]考察了环丙沙星和盐酸西咪替丁混合后的稳定性和相容性。环丙沙星溶于 5% 葡萄糖中形成 2mg/ml 的浓度，然后与临床常用浓度的盐酸西咪替丁（1.2mg/ml）在室温（22℃）和普通荧光灯下混合保存 6~24 小时。观察可见的颜色变化和沉淀形成，测定 pH，应用 HPLC 测定环丙沙星药物浓度。结果发现，环丙沙星和盐酸西咪替丁混合后没有出现外观和 pH 的变化，药物浓度保持稳定，提示实验条件下两药配伍具有相容性。

【临床建议】可以配伍

环丙沙星 + 异甘草酸镁
（ciprofloxacin+magnesium isoglycyrrhizinate）

【临床证据】杨春雨等[1]在临床输液中发现，乳酸环丙沙星氯化钠注射液输注完毕后，经同一输液通路继续输注异甘草酸镁（150mg 稀释于 0.9% 氯化钠注射液 100ml 中）注射液时，发现莫菲氏滴管内出现乳白色浑浊现象。随后进行了验证实验：取乳酸环丙沙星氯化钠注射液和异甘草酸镁溶液（150mg 溶于 0.9% 氯化钠注射液 100ml 中）各 5ml 直接混合后，立即出现白色絮状物和沉淀，振荡后白色絮状物和沉淀均不消失，放置 24 小时后无变化。姚婷等[2]在输液过程中发现，当第一组液体乳酸环丙沙星 0.2g 输注完毕后，经同一输液通路继续输注第二组液体异甘草酸镁注射液（0.1g 溶于 5% 葡萄糖 250ml 中）时，两组液体在输液管中混合后立即出现白色浑浊物。随后进行了验证实验：将异甘草酸镁注射液 50mg 溶于 0.9% 氯化钠注射液 100ml 中，取 1ml 与环丙沙星注射液 1ml 直接在干燥试管中混合后，立即出现白色浑浊，呈絮状液，放置 2 小时后仍呈白色浑浊絮状液。陈惠连等[3]在临床护理工作中发现，乳酸环丙沙星氯化钠注射液输注完毕后，经同一输液通路继续输注异甘草酸镁注射液时，输液管中出现白色浑浊。随后进行了实验验证：取乳酸环丙沙星氯化钠注射液 1ml 与异甘草酸镁注射液 1ml 直接混合后，混合液立即出现白色浑浊，室温下放置 30 分钟后出现白色颗粒状沉淀。临床观察和实验结果提示两药在上述条件下混合存在配伍禁忌。

【临床建议】配伍禁忌

环磷酰胺 + 多柔比星（cyclophosphamide+doxorubicin）

【临床证据】邓天芝[1]在临床给患者静脉推注完注射用环磷酰胺 600mg（溶于 0.9% 氯化钠注射液 40ml 内）后，在同一管路继续注射盐酸多柔比星 60mg（溶于 0.9% 氯化钠注射液 30ml 内），发现连接管中液体立即出现红色絮状物。随后进行了验证实验：取溶解后的注射用环磷酰胺 1ml 与注射用盐酸多柔比星 1ml 直接混合后，立即出现红色絮状物，10 分钟后完全变成红色絮状结晶，经摇晃絮状物不消失，放置 24 小时无变化。临床观察和实验结果提示两药在上述条件下混合存在配伍禁忌。

【临床建议】配伍禁忌

磺胺嘧啶 + 川芎嗪（sulfadiazine+ligustrazine）

【临床证据】赵淑春[1]等在临床工作中发现，硫酸川芎嗪（150mg 溶于输注 0.9% 氯化钠注射液 250ml 中）静脉输注完毕后，在同一输液管路连续输注磺胺嘧啶钠（1g 溶于 5% 葡萄糖注射液 100ml 中）时，输液管内立即出现白色浑浊。随后进行了验证实验：①将硫酸川芎嗪50mg溶于5ml注射用水中，与5ml（1g）磺胺嘧啶钠在注射器中直接混合后，发现立即出现白色浑浊，放置24小时后无明显变化；②将硫酸川芎嗪150mg溶于0.9%氯化钠注射液250ml中，然后将磺胺嘧啶钠5ml（1g）加入硫酸川芎嗪溶液中，发现立即出现白色浑浊，放置24小时后瓶底出现白色沉淀。临床观察和实验结果提示两药在上述条件下混合存在配伍禁忌。

【临床建议】配伍禁忌

磺苄西林+氯化钠（sulbenicillin+sodium chloride）

【临床证据】孔飞飞等[1]考察了注射用磺苄西林钠（哈药集团制药总厂）与0.9%氯化钠注射液（江苏四环生物）配伍的稳定性。在室温下（25℃）取1g注射用磺苄西林钠溶于0.9%氯化钠注射液250ml中，配伍溶液含磺苄西林钠4g/L。放置在25℃恒温水浴中8小时，观察配伍溶液的外观变化，测定pH变化，采用HPLC法测定配伍溶液中磺苄西林钠的含量。结果发现，配伍溶液在各时间点外观性状无明显变化，pH略有下降，但是符合《中国药典》规定。磺苄西林钠的含量有明显的、规律性的下降趋势，8小时内最低含量达到95.7%（以0时浓度为100%）。提示磺苄西林钠在0.9%氯化钠注射液中可以配伍使用8小时，但宜速配速用。[编者注：该研究未考察配伍溶液不溶性微粒数变化及是否符合《中国药典》规定。]

【临床建议】可以配伍

磺苄西林+葡萄糖（sulbenicillin+dextrose）

【临床证据】孔飞飞等[1]考察了注射用磺苄西林钠（哈药集团制药总厂）与5%葡萄糖注射液（浙江国镜药业）、10%葡萄糖注射液（浙江国镜药业）配伍的稳定性。在室温下（25℃）取1g注射用磺苄西林钠分别溶于5%葡萄糖注射液和10%葡萄糖注射液250ml中，配伍溶液含磺苄西林钠4g/L。放置在25℃恒温水浴中8小时，观察配伍溶液的外观变化，测定pH变化，采用HPLC法测定配伍溶液中磺苄西林钠的含量。结果发现，配伍溶液在各时间点外观性状无明显变化，pH略有下降，但是符合《中国药典》规定。磺苄西林钠的含量有明显的、规律性的下降趋势，8小时内最低含量达到95.7%（以0时浓度为100%）。提示磺苄西林钠在5%葡萄糖注射液和10%葡萄糖注射液中可以配伍使用8小时，但宜速配速用。[编者注：该研究未考察配伍溶液不溶性微粒数变化及是否符合《中国药典》规定。]

【临床建议】可以配伍

磺苄西林 + 葡萄糖氯化钠（sulbenicillin+dextrose sodium chloride）

【临床证据】孔飞飞等[1]考察了注射用磺苄西林钠（哈药集团制药总厂）与葡萄糖氯化钠注射液（四川科伦药业）配伍的稳定性。在室温下（25℃）取 1g 注射用磺苄西林钠溶于葡萄糖氯化钠注射液 250ml 中，配伍溶液含磺苄西林钠 4g/L。放置在 25℃恒温水浴中 8 小时，观察配伍溶液外观变化，测定 pH 变化，采用 HPLC 法测定配伍溶液中磺苄西林钠的含量。结果发现，配伍溶液在各时间点外观性状无明显变化，pH 略有下降，但是符合《中国药典》规定。磺苄西林钠的含量有明显的、规律性的下降趋势，8 小时内最低含量达到 95.7%（以 0 时浓度为 100%）。提示磺苄西林钠在葡萄糖氯化钠注射液中可以配伍使用 8 小时，但宜速配速用。**[编者注：该研究未考察配伍溶液不溶性微粒数变化及是否符合《中国药典》规定。]**

【临床建议】可以配伍

混合糖电解质 + 氨曲南（carbohydrate electrolyte+aztreonam）

【临床证据】付琳[1]考察了混合糖电解质注射液（江苏正大丰海制药）与注射用氨曲南（上海新亚药业）配伍的稳定性。取注射用氨曲南的冻干制剂 0.5g，用适量混合糖电解质注射液溶解后定容在 500ml 容量瓶中，得到质量浓度为 1g/L 的配伍溶液。分别在室温 20℃或 40℃恒温水浴、在日光灯或紫外灯 254nm 波长照射下，放置 4 小时，观察配伍溶液在 0、1、2、4 小时的外观变化，测定不同环境下 pH 变化、有关物质、不溶性微粒和氨曲南含量变化百分比（以 0 时为 100%）。结果发现，配伍溶液在 0~4 小时内外观无明显变化，pH 变化、有关物质、不溶性微粒含量符合《中国药典》规定。但是温度和紫外线照射影响配伍溶液的有关物质含量。提示在实验条件下，混合糖电解质注射液与注射用氨曲南在 4 小时内可以配伍，建议现用现配，应减少光照，避免高温。

【临床建议】可以配伍

混合糖电解质 + 混合电解质
（carbohydrate electrolyte+multiple electrolytes）

【临床证据】徐兰[1]考察了混合糖电解质注射液（江苏正大丰海制药）与多种电解质混合液［葡萄糖酸钙注射液（四川美大康华康药业）、氯化钾注射液（湖北天药）、浓氯化钠注射液（上海旭东海普）、硫酸镁注射液（杭州民生药业）］配伍的稳定性。模拟临床用药方法，用混合糖电解质注射液 500ml 稀释混合电解质（葡萄糖酸钙注射液、氯化钾注射液、硫酸镁注射液各 10ml，浓氯化钠注射液 30ml）。配伍溶液在室温下放置

8 小时，分别考察 0、2、4、6、8 小时溶液外观变化，测定不溶性微粒数变化、pH 变化，采用 HPLC 法测定配伍后混合糖电解质注射液中醋酸钠的含量变化。结果发现，配伍溶液在 8 小时内各时间点外观无明显变化，pH、不溶性微粒数和醋酸钠的含量均无明显变化。提示在实验条件下混合糖电解质注射液与混合电解质注射液在室温条件下 8 小时内可以配伍。

【临床建议】可以配伍

混合糖电解质 + 脂溶性维生素 Ⅱ + 混合电解质

［carbohydrate electrolyte+fat soluble vitamin（Ⅱ）+multiple electrolytes］

【临床证据】徐兰等[1]考察了混合糖电解质注射液（江苏正大丰海制药）与注射用脂溶性维生素（华北制药）、注射用脂溶性维生素Ⅱ/水溶性维生素（成都天台山制药）以及多种电解质混合液［葡萄糖酸钙注射液（四川美大康华康药业）、氯化钾注射液（湖北天药）、浓氯化钠注射液（上海旭东海普）、硫酸镁注射液（杭州民生药业）］配伍的稳定性。模拟临床用药方法，用混合糖电解质注射液 500ml 稀释脂溶性维生素Ⅱ和混合电解质（注射用脂溶性维生素Ⅱ 2 支、葡萄糖酸钙注射液、氯化钾注射液、硫酸镁注射液各 10ml，浓氯化钠注射液 30ml）。配伍溶液在室温下放置 8 小时，考察 0、2、4、6、8 小时溶液外观变化，测定不溶性微粒数变化、pH 变化，采用 HPLC 法测定配伍后混合糖电解质注射液中醋酸钠的含量变化。结果发现，配伍溶液在 8 小时内各时间点外观无明显变化，pH、不溶性微粒数和醋酸钠的含量均无明显变化。提示在实验条件下混合糖电解质注射液与注射用脂溶性维生素溶液、混合电解质注射液在室温条件下 8 小时内可以配伍。

【临床建议】可以配伍

混合糖电解质 + 脂溶性维生素 Ⅱ / 水溶性维生素 + 混合电解质

［carbohydrate electrolyte+fat soluble vitamin（Ⅱ）/ watersolublevitamin+multiple electrolytes］

【临床证据】徐兰等[1]考察了混合糖电解质注射液（江苏正大丰海制药）与注射用脂溶性维生素（华北制药）、注射用脂溶性维生素Ⅱ/水溶性维生素（成都天台山制药）以及多种电解质混合液［葡萄糖酸钙注射液（四川美大康华康药业）、氯化钾注射液（湖北天药）、浓氯化钠注射液（上海旭东海普）、硫酸镁注射液（杭州民生药业）］配伍的稳定性。模拟临床用药方法，用混合糖电解质注射液 500ml 稀释用脂溶性维生素Ⅱ/水溶性维生素和混合电解质（注射用脂溶性维生素Ⅱ/水溶性维生素 2 支、葡萄糖酸钙注射液、氯化钾注射液、硫酸镁注射液各 10ml，浓氯化钠注射液 30ml）。配伍溶液在室温下放置 8 小时，分别考察 0、2、4、6、8 小时溶液外观变化，测定不溶性微粒数变化、pH 变化，采用 HPLC 法测定配伍后混合糖电解质注射液中醋酸钠的含量变化。结果发现，配伍溶液在 8 小时内各时间点外观无明显变化，pH、不溶性微粒数和醋酸钠的含量均无明显变化。提示在实验条件下混合糖电解质注射液与注射用脂溶性维生素 Ⅱ／水溶性维生素溶液、混合电解质注射液在室温条件下 8 小时内可以配伍。

【临床建议】可以配伍

扫码看参考文献

H

J

肌苷 + 灯盏花素（inosine+breviscapine）

【临床证据】和惠卿[1]在临床工作中发现，注射用肌苷 112g（溶于 0.9% 氯化钠注射液 100ml 中，溶解后液体为无色）输注完毕，在同一输液管路继续输注灯盏花素 40mg（溶于 0.9% 氯化钠注射液 250ml 中，溶解后液体为淡黄色）时，莫菲氏滴管内液体立即变为黄绿色，无浑浊，无絮状物。肖霞[2]在临床工作中输注灯盏花素（50mg 溶于 0.9% 氯化钠注射液 250ml 中）完毕后，接续输注肌苷注射液（肌苷 0.6g+ 维生素 C3.0g，一起溶于 5% 葡萄糖注射液 500ml 中）。当肌苷注射液与莫菲氏滴管内残留的灯盏花素注射液接触混合时，莫菲氏滴管内液体颜色加深，变成橙黄色。立即夹闭输液活塞，更换输液器并用 0.9% 氯化钠注射液冲管，患者未出现不良反应。作者随后进行了实验验证：将灯盏花素 25mg 溶于 0.9% 氯化钠注射液 10ml 中：①用 10ml 注射器抽取 2ml 稀释溶液与维生素 C 注射液 2ml 混合，注射器内液体无变化，摇晃后静置无反应；②量取 2ml 灯盏花素注射液与肌苷注射液 2ml 直接混合，注射器内液体立刻变色，颜色加深，呈橙黄色，摇晃静置后颜色无改变。直至 6 小时后液体仍无变化，重复多次反应一致。提示在临床和实验条件下，灯盏花素的氯化钠稀释溶液与肌苷注射溶液混合存在配伍禁忌。

【临床建议】配伍禁忌

肌苷 + 泮托拉唑（inosine+pantoprazole）

【临床证据】吕新芝[1]在临床工作中静脉输注肌苷氯化钠注射液 100ml+ 泮托拉唑 40mg。将泮托拉唑钠用自带溶媒稀释后，加入肌苷氯化钠注射液 100ml 中后，混合溶液出现白色浑浊。报告医生更改医嘱。吴春香[2]在临床工作中发现肌苷氯化钠注射液与注射用泮托拉唑钠存在配伍禁忌，为此进行了实验验证：在室温下用肌苷氯化钠注射液（福州海王福药制药，100ml：0.6g）5ml 直接溶解注射用泮托拉唑钠冻干粉（天津药业，40mg/ 支），混合溶液立即出现乳白色浑浊现象。罗薇等[3]在临床工作中配药时发现，注射用泮托拉唑钠与肌苷氯化钠注射液（福州海王福药制药）直接混合后出现白色浑浊。作者进行了实验验证：取注射用泮托拉唑钠 40mg，用肌苷氯化钠注射液 5ml 使其完全溶解，瓶内即刻出现乳白色浑浊，放置 10 分钟后瓶内仍有乳白色浑浊。重复多次，结果反应一致。提示在临床和实验条件下注射用泮托拉唑钠与肌苷氯化钠注射液直接混合存在配伍禁忌。

【临床建议】配伍禁忌

吉西他滨 + 泮托拉唑（gemcitabine+pantoprazole）

【临床证据】姜晓雪等[1] 在临床工作中输注注射用泮托拉唑钠溶液（30mg 溶于 0.9% 氯化钠注射液 100ml 中）完毕后，接续输注注射用盐酸吉西他滨溶液（1.6g 溶于 0.9% 氯化钠注射液 100ml 中），当两种液体在莫菲氏滴管内接触混合 1~2 分钟后，输液管及莫菲氏滴管内液体出现絮状物，立即停止输液，更换输液器及液体，患者未出现不良反应。作者随后进行了实验验证：按上述临床浓度和方法配制泮托拉唑钠溶液和吉西他滨溶液，用一次性注射器分别抽取上述 2 种注射溶液 10ml 混合，1~2 分钟后混合溶液出现絮状物，15 分钟后液体变为黄色，30 分钟后液体变为暗红色。提示在临床和实验条件下，注射用盐酸吉西他滨与注射用泮托拉唑钠的稀释溶液混合存在配伍禁忌。

【临床建议】配伍禁忌

加替沙星 + 奥硝唑（gatifloxacin+ornidazole）

【临床证据】王志强[1] 考察了注射用加替沙星氯化钠溶液（2g/L）和奥硝唑氯化钠注射液（2.5g/L）的配伍相容性。将配伍溶液在室温（34℃）下放置 12 小时，分别在第 0、1、2、4、6、8、12 小时观察配伍液外观变化，测定配伍溶液 pH 和含量变化。结果发现，配伍溶液呈淡黄色澄明、无气泡、无沉淀产生，pH 在 3.59~3.61 之间，变化不显著，同时吸光度无变化。作者认为在实验条件下，加替沙星氯化钠溶液和奥硝唑氯化钠溶液可以在 12 小时内配伍。[编者注：该研究未考察配伍溶液不溶性微粒数变化及是否符合《中国药典》规定，建议谨慎配伍。]

【临床建议】谨慎配伍

加替沙星 + 复方甘草酸苷（gatifloxacin+compound glycyrrhizin）

【临床证据】翟庆慧等[1] 在临床工作中发现，加替沙星葡萄糖注射液与复方甘草酸苷注射液连续静脉输注时，在莫菲氏滴管内残余液体混合处出现白色浑浊，立即停止输液，更换输液器，患者未见不良反应。作者随后进行了实验验证：按照临床应用配制方法，将复方甘草酸苷注射液 80ml 稀释于 5% 葡萄糖注射液 100ml 中，抽取 5ml 直接与加替沙星葡萄糖注射液 5ml 混合，混合溶液立即出现白色浑浊，静置 6 小时白色浑浊无变化。提示在临床和实验条件下加替沙星葡萄糖注射液与复方甘草酸苷注射液存在配伍禁忌。

【临床建议】配伍禁忌

加替沙星 + 甘草酸二铵（gatifloxacin+diammonium glycyrrhizinate）

【临床证据】翟庆慧等[1]在临床工作中发现，加替沙星葡萄糖注射液与甘草酸二铵溶液连续静脉输注时，在莫菲氏滴管内残余液体混合处出现白色浑浊，立即停止输液，更换输液器，患者未见不良反应。作者随后进行了实验验证：按照临床应用配制方法，将甘草酸二铵注射液150mg稀释于5%葡萄糖注射液100ml中，抽取5ml直接与加替沙星葡萄糖注射液5ml混合，混合溶液立即出现白色浑浊，静置6小时白色浑浊无变化。提示在临床和实验条件下加替沙星葡萄糖注射液与甘草酸二铵注射液存在配伍禁忌。

【临床建议】配伍禁忌

加替沙星 + 冠心宁（gatifloxacin+guanxinning）

【临床证据】董伟凤等[1]在临床输液中发现，当加替沙星注射液静脉滴注完毕后，在同一输液管路连续输注哌克昔林（冠心宁注射液）时，在莫菲氏滴管内出现乳白色浑浊。随后进行了验证实验：分别取2种溶液各2ml在无菌试管内直接混合，立即出现白色浑浊现象，放置24小时后，试管内液体仍然呈浑浊现象，底部有均匀的乳白色颗粒沉淀。朱柏华[2]在临床工作中也发现，加替沙星静脉滴注完毕后，在同一输液管路连续输注冠心宁（20ml稀释于5%葡萄糖250ml中）时，输液管路中立即出现浑浊，1分钟后出现絮状物。随后进行了实验验证：分别取冠心宁原液2ml与等量的加替沙星葡萄糖注射液混合，结果发现混合液出现浑浊及絮状物。临床观察和实验结果提示两药在上述条件下混合存在配伍禁忌。

【临床建议】配伍禁忌

加替沙星 + 红花（gatifloxacin+honghua）

【临床证据】殷慧香等[1]在静脉输液中观察到1例加替沙星葡萄糖与红花注射液混合后出现配伍禁忌。随后进行了验证实验：分别取红花注射液和加替沙星葡萄糖注射液各2ml直接在注射器中混合后，混合液出现肉眼可见的浑浊，且程度越来越深，静置后逐渐有土黄色沉淀物质附着于注射器内壁，振荡后沉淀物不消失，24小时后沉淀仍存在。临床观察和实验结果提示两药在上述条件下混合存在配伍禁忌。

【临床建议】配伍禁忌

加替沙星 + 清开灵（gatifloxacin+qingkailing）

【临床证据】李炳谚等[1]在临床工作中，按顺序输注头孢哌酮钠舒巴坦钠溶液（4g 溶入 0.9% 氯化钠注射液 200ml）、清开灵溶液（20ml 稀释于 5% 葡萄糖注射液 150ml 中）和加替沙星注射液 100ml。当第 2 组液体（清开灵溶液）滴完更换第 3 组液体（加替沙星溶液）时，莫菲氏滴管内残余液体混合处出现白色浑浊和絮状沉淀物，立即停止输液，用 0.9% 氯化钠注射液排空输液管，患者未出现不良反应。作者随后进行了实验验证：将清开灵注射液 20ml 溶于 5% 葡萄糖注射液 150ml 中，用 10ml 注射器抽取 5ml 直接与清开灵注射液 5ml 混合，注射器内立即出现白色絮状沉淀物。提示在临床和实验条件下，清开灵溶液和加替沙星溶液存在配伍禁忌。

【临床建议】配伍禁忌

加替沙星 + 头孢地嗪 + 氯化钠
（gatifloxacin+cefodizime+sodium chloride）

【临床证据】杨继章等[1]考察了注射用加替沙星（山东罗欣药业，0.2g/ 支）与注射用头孢地嗪钠（山东鲁抗医药，1.0g/ 支）在 0.9% 氯化钠注射液或 5% 葡萄糖注射液中配伍的稳定性和相容性。模拟临床用药浓度，分别将注射用加替沙星 0.2g 和注射用头孢地嗪钠 1.0g 用灭菌注射用水 10ml 溶解，溶于 0.9% 氯化钠注射液或 5% 葡萄糖注射液中 100ml 中，在室温（20±1）℃下存储 6 小时，分别在 0、1、2、4、6 小时时观察外观变化，测定溶液 pH，HPLC 法测定加替沙星与头孢地嗪的含量百分比。结果发现，配伍溶液在 6 小时内外观为淡黄色透明液体，未见明显颜色变化，无沉淀和气体产生；配伍溶液的 pH 无明显变化，6 小时时加替沙星和头孢地嗪钠含量分别为 100.63% 和 96.62%。**[编者注：该研究没有考察配伍溶液不溶性微粒数的变化以及是否符合《中国药典》规定，建议谨慎配伍。]**

【临床建议】谨慎配伍

加替沙星 + 头孢哌酮他唑巴坦
（gatifloxacin+cefoperazone tazobactam）

【临床证据】郭成佳[1]在临床工作中发现，注射用加替沙星（商品名誉快，生产企业：哈尔滨誉衡药业）与注射用头孢哌酮钠他唑巴坦混合存在配伍禁忌。随后进行了验证实验：取加替沙星（0.9% 氯化钠注射液 10ml+ 加替沙星 0.2g 稀释）2ml 及注射用头孢哌酮钠他唑巴坦（0.9% 氯化钠注射液 10ml+ 注射用头孢哌酮钠他唑巴坦 1.25g）2ml 直接混合后，立即出现白色絮状浑浊现象，放置 24 小时后浑浊现象仍未消失，甚至出现结晶现象。临床观察和实验结果提示两药在上述条件下混合存在配伍禁忌。

【临床建议】配伍禁忌

加替沙星 + 维生素 C（gatifloxacin+vitamin C）

【临床证据】杨继章等[1]考察了加替沙星（山东罗欣药业）与维生素 C 注射液（石家庄制药集团）配伍的稳定性。在 25℃下采用紫外双波长分光光度法分别考察加替沙星与维生素 C 配伍后不同时间点的含量变化，同时观察其外观变化及 pH 的变化。结果发现，两药在氯化钠注射液、5% 葡萄糖注射液中配伍后，0~8 小时内混合物的外观和 pH 没有明显变化，但维生素 C 含量呈缓慢下降趋势，在第 4 小时时含量在 91% 以上。结果提示两药在实验条件下可以稳定配伍 4 小时。

【临床建议】可以配伍

加替沙星 + 转化糖（gatifloxacin+invert sugar）

【临床证据】田俊红等[1]考察了盐酸加替沙星注射液（浙江弘盛制药，0.2g/ 支）与 5% 转化糖注射液（四川美大康佳乐药业，250ml/ 瓶）配伍的稳定性和相容性。在室温（20±1）℃下将盐酸加替沙星注射液 0.2g 溶于 5% 转化糖注射液 250ml 中混匀，配伍溶液室温下放置 8 小时，分别在 0、1、2、3、4、6、8 小时时观察配伍溶液外观变化，测定 pH 变化和加替沙星含量变化百分比。结果发现，8 小时内配伍溶液外观无变化，pH 无明显变化，加替沙星的含量为 99.0%。[**编者注：该研究没有考察配伍溶液不溶性微粒数的变化以及是否符合《中国药典》规定，建议临床谨慎配伍。**]

【临床建议】谨慎配伍

加压素 + 苯妥英（vasopressin+phenytoin）

【临床证据】Barker 等[1]考察了加压素（0.2unit/ml）和苯妥英钠（终浓度 50mg/ml）在 0.9% 氯化钠注射液中通过 Y 型输液管路持续输注混合的相容性。观察混合液外观（颜色、微粒）变化，混合液经 0.8μm 的滤膜过滤，滤膜经显微镜观察是否有沉淀、残留和结晶。结果发现，苯妥英钠与加压素混合后立即出现沉淀，滤膜上出现大量结晶。提示两药在实验条件下混合存在配伍禁忌。

【临床建议】配伍禁忌

加压素 + 多巴胺（vasopressin+dopamine）

【临床证据】Barker 等[1]考察了加压素（0.2unit/ml）和盐酸多巴胺（终

浓度 3.2mg/ml）在 0.9% 氯化钠注射液中通过 Y 型输液管路持续输注混合的相容性。观察混合液外观（颜色、微粒）变化，混合液经 0.8μm 的滤膜过滤，滤膜经显微镜观察是否有沉淀、残留和结晶。结果发现，加压素和盐酸多巴胺混合没有出现外观上的变化，提示两药混合具有物理相容性，但是化学稳定性未知。

【临床建议】谨慎配伍

加压素 + 氟康唑（vasopressin+fluconazole）

【临床证据】Barker 等[1]考察了加压素（0.2unit/ml）和氟康唑（终浓度 2mg/ml）在 0.9% 氯化钠注射液中通过 Y 型输液管路持续输注混合的相容性。观察混合液外观（颜色、微粒）变化，混合液经 0.8μm 的滤膜过滤，滤膜经显微镜观察是否有沉淀、残留和结晶。结果发现，加压素和氟康唑混合没有出现外观上的变化，提示两药混合具有物理相容性，但是化学稳定性未知。

【临床建议】谨慎配伍

加压素 + 伏立康唑（vasopressin+voriconazole）

【临床证据】Barker 等[1]考察了加压素（0.2unit/ml）和伏立康唑（终浓度 3mg/ml）在 0.9% 氯化钠注射液中通过 Y 型输液管路持续输注混合的相容性。观察混合液外观（颜色、微粒）变化，混合液经 0.8μm 的滤膜过滤，滤膜经显微镜观察是否有沉淀、残留和结晶。结果发现，加压素和伏立康唑混合没有出现外观上的变化，提示两药混合具有物理相容性，但是化学稳定性未知。

【临床建议】谨慎配伍

加压素 + 环丙沙星（vasopressin+ciprofloxacin）

【临床证据】Barker 等[1]考察了加压素（0.2unit/ml）和乳酸环丙沙星（终浓度 2mg/ml）在 0.9% 氯化钠注射液中通过 Y 型输液管路持续输注混合的相容性。观察混合液外观（颜色、微粒）变化，混合液经 0.8μm 的滤膜过滤，滤膜经显微镜观察是否有沉淀、残留和结晶。结果发现，加压素和乳酸环丙沙星混合没有出现外观上的变化，提示两药混合具有物理相容性，但是化学稳定性未知。

【临床建议】谨慎配伍

加压素 + 加替沙星（vasopressin+gatifloxacin）

【临床证据】Barker 等[1]考察了加压素（0.2unit/ml）和加替沙星（终浓度 2mg/ml）在 0.9% 氯化钠注射液中通过 Y 型输液管路持续输注混合的相容性。观察混合液外观（颜色、微粒）变化，混合液经 0.8μm 的滤膜过滤，滤膜经显微镜观察是否有沉淀、残留和结晶。结果发现，加压素和加替沙星混合没有出现外观上的变化，提示两药混合具有物理相容性，但是化学稳定性未知。

【临床建议】谨慎配伍

加压素 + 甲硝唑（vasopressin+metronidazole）

【临床证据】Barker 等[1]考察了加压素（0.2unit/ml）和甲硝唑（终浓度 5mg/ml）在 0.9% 氯化钠注射液中通过 Y 型输液管路持续输注混合的相容性。观察混合液外观（颜色、微粒）变化，混合液经 0.8μm 的滤膜过滤，滤膜经显微镜观察是否有沉淀、残留和结晶。结果发现，加压素和甲硝唑混合没有出现外观上的变化，提示两药混合具有物理相容性，但是化学稳定性未知。

【临床建议】谨慎配伍

加压素 + 卡泊芬净（vasopressin+caspofungin）

【临床证据】Barker 等[1]考察了加压素（0.2unit/ml）和醋酸卡泊芬净（终浓度 0.5mg/ml）在 0.9% 氯化钠注射液中通过 Y 型输液管路持续输注混合的相容性。观察混合液外观（颜色、微粒）变化，混合液经 0.8μm 的滤膜过滤，滤膜经显微镜观察是否有沉淀、残留和结晶。结果发现，加压素和醋酸卡泊芬净混合没有出现外观上的变化，提示两药混合具有物理相容性，但是化学稳定性未知。

【临床建议】谨慎配伍

加压素 + 利奈唑胺（vasopressin+linezolid）

【临床证据】Barker 等[1]考察了加压素（0.2unit/ml）和利奈唑胺（终浓度 2mg/ml）在 0.9% 氯化钠注射液中通过 Y 型输液管路持续输注混合的相容性。观察混合液外观（颜色、微粒）变化，混合液经 0.8μm 的滤膜过滤，滤膜经显微镜观察是否有沉淀、残留和结晶。结果发现，加压素和利奈唑胺混合没有出现外观上的变化，提示两药混合具有物理相容性，但是化学稳定性未知。

【临床建议】谨慎配伍

加压素 + 美罗培南（vasopressin+meropenem）

【临床证据】Barker 等[1]考察了加压素（0.2unit/ml）和美罗培南（终浓度 5mg/ml）在 0.9% 氯化钠注射液中通过 Y 型输液管路持续输注混合的相容性。观察混合液外观（颜色、微粒）变化，混合液经 0.8μm 的滤膜过滤，滤膜经显微镜观察是否有沉淀、残留和结晶。结果发现，加压素和美罗培南混合没有出现外观上的变化，提示两药混合具有物理相容性，但是化学稳定性未知。

【临床建议】谨慎配伍

加压素 + 莫西沙星（vasopressin+moxifloxacin）

【临床证据】Barker 等[1]考察了加压素（0.2unit/ml）和盐酸莫西沙星（终浓度 1.6mg/ml）在 0.9% 氯化钠注射液中通过 Y 型输液管路持续输注混合的相容性。观察混合液外观（颜色、微粒）变化，混合液经 0.8μm 的滤膜过滤，滤膜经显微镜观察是否有沉淀、残留和结晶。结果发现，加压素和盐酸莫西沙星混合没有出现外观上的变化，提示两药混合具有物理相容性，但是化学稳定性未知。

【临床建议】谨慎配伍

加压素 + 哌拉西林他唑巴坦（vasopressin+piperacillin tazobactam）

【临床证据】Barker 等[1]考察了加压素（0.2unit/ml）和哌拉西林钠他唑巴坦钠（终浓度 112.5mg/ml）在 0.9% 氯化钠注射液中通过 Y 型输液管路持续输注混合的相容性。观察混合液外观（颜色、微粒）变化，混合液经 0.8μm 的滤膜过滤，滤膜经显微镜观察是否有沉淀、残留和结晶。结果发现，加压素和哌拉西林钠他唑巴坦钠混合没有出现外观上的变化，提示两药混合具有物理相容性，但是化学稳定性未知。

【临床建议】谨慎配伍

加压素 + 庆大霉素（vasopressin+gentamicin）

【临床证据】Barker 等[1]考察了加压素（0.2unit/ml）和硫酸庆大霉素（终浓度 1.2mg/ml）在 0.9% 氯化钠注射液中通过 Y 型输液管路持续输注混合的相容性。观察混合液外观（颜色、微粒）变化，混合液经 0.8μm 的滤膜过滤，滤膜经显微镜观察是否有沉淀、残留和结晶。结果发现，加压素和硫酸庆大霉素混合没有出现外观上的变化，提示两药混合具有物理相容性，但是化学稳定性未知。

【临床建议】谨慎配伍

加压素 + 去甲肾上腺素（vasopressin+norepinephrine）

【临床证据】Barker 等[1]考察了加压素（0.2unit/ml）和重酒石酸去甲肾上腺素（终浓度 0.016mg/ml）在 0.9% 氯化钠注射液中通过 Y 型输液管路持续输注混合的相容性。观察混合液外观（颜色、微粒）变化，混合液经 0.8μm 的滤膜过滤，滤膜经显微镜观察是否有沉淀、残留和结晶。结果发现，加压素和重酒石酸去甲肾上腺素混合没有出现外观上的变化，提示两药混合具有物理相容性，但是化学稳定性未知。

【临床建议】谨慎配伍

加压素 + 碳酸氢钠（vasopressin+sodium bicarbonate）

【临床证据】Barker 等[1]考察了加压素（0.2unit/ml）和碳酸氢钠（终浓度 0.15meq/ml）在 0.9% 氯化钠注射液中通过 Y 型输液管路持续输注混合的相容性。观察混合液外观（颜色、微粒）变化，混合液经 0.8μm 的滤膜过滤，滤膜经显微镜观察是否有沉淀、残留和结晶。结果发现，加压素和碳酸氢钠混合没有出现外观上的变化，提示两药混合具有物理相容性，但是化学稳定性未知。

【临床建议】谨慎配伍

加压素 + 亚胺培南西司他丁（vasopressin+imipenem cilastatin）

【临床证据】Barker 等[1]考察了加压素（0.2unit/ml）和亚胺培南西司他丁（终浓度 5mg/ml）在 0.9% 氯化钠注射液中通过 Y 型输液管路持续输注混合的相容性。观察混合液外观（颜色、微粒）变化，混合液经 0.8μm 的滤膜过滤，滤膜经显微镜观察是否有沉淀、残留和结晶。结果发现，加压素和亚胺培南西司他丁混合没有出现外观上的变化，提示两药混合具有物理相容性，但是化学稳定性未知。

【临床建议】谨慎配伍

加压素 + 胰岛素（vasopressin+insulin）

【临床证据】Barker 等[1]考察了加压素（0.2unit/ml）和常规胰岛素（终浓度 1unit/ml）在 0.9% 氯化钠注射液中通过 Y 型输液管路持续输注混合的相容性。观察混合液外观（颜色、微粒）变化，混合液经 0.8μm 的滤膜过滤，滤膜经显微镜观察是否有沉淀、残留和结晶。结果发现，加压素和常规胰岛素混合没有出现外观上的变化，提示两药混合具有物理相容性，但是化学稳定性未知。

【临床建议】谨慎配伍

甲氨蝶呤 + 阿糖胞苷（methotrexate+cytarabine）

【临床证据】McRae 等[1]考察了甲氨蝶呤钠和阿糖胞苷在 5% 葡萄糖注射液中混合的相容性。通过紫外吸收光谱法测定对照组（单药）和混合药物（两药）的光谱差异判断药物成分的变化（化学稳定性），通过目视观察外观变化考察药物混合的物理相容性。结果发现，甲氨蝶呤钠和阿糖胞苷混合存在化学方面的配伍禁忌。

【临床建议】配伍禁忌

甲磺酸加贝酯 + 丁二磺酸腺苷蛋氨酸

（gabexatemesylate+ademetionine1,4-butanedisulfonate）

【临床证据】陈娟等[1]在临床工作中输注甲磺酸加贝酯溶液（0.3g

溶于 0.9% 氯化钠注射液 250ml 中）完毕后，接续输注丁二磺酸腺苷蛋氨酸溶液（1g 溶于 0.9% 氯化钠注射液 100ml 中），当两种溶液在莫菲氏滴管内接触混合时，输液管内出现白色浑浊，并有絮状物出现。立即停止静脉输液，更换输液器，用 0.9% 氯化钠注射液冲管，患者未出现不良反应。作者随后进行了实验验证：将注射用甲磺酸加贝酯 0.1g 溶于 0.9% 氯化钠注射液 10ml 中，再将注射用丁二磺酸腺苷蛋氨酸 0.5g 溶于 0.9% 氯化钠注射液 10ml，用 5ml 一次性注射器抽取上述溶液各 1ml 直接混合，混合溶液立即变成白色浑浊物并有絮状物出现。提示在临床和实验条件下，注射用甲磺酸加贝酯和注射用丁二磺酸腺苷蛋氨酸在 0.9% 氯化钠注射液中混合存在配伍禁忌。

【临床建议】配伍禁忌

甲氯芬酯 + 奥美拉唑（meclofenoxate+omeprazole）

【临床证据】王仁芳[1]在临床工作中输注注射用盐酸甲氯芬酯溶液（0.2g 溶于 0.9% 氯化钠注射液中）完毕后，接续输注奥美拉唑溶液（40mg 溶于 0.9% 氯化钠注射液中），当两种液体在莫菲氏滴管中接触混合时，输液管内即刻出现白色絮状物，立即停止输液，更换输液器，输注 0.9% 氯化钠注射液冲管，患者未出现不良反应。作者随后进行了实验验证：将盐酸甲氯芬酯 0.2g 溶于灭菌注射用水 5ml 中，将注射用奥美拉唑 40mg 溶于灭菌注射用水 5ml 中。再用 20ml 一次性注射器分别抽取上述两种药液各 3ml，置于无菌干燥试管中直接混合，混合溶液立即出现白色浑浊，静置 30 分钟后变成红色浑浊液。提示在临床和实验条件下注射用盐酸甲氯芬酯与注射用奥美拉唑的稀释溶液混合存在配伍禁忌。

【临床建议】配伍禁忌

甲氯芬酯 + 多烯磷脂酰胆碱
（meclofenoxate+polyene phosphatidylcholine）

【临床证据】叶荣[1]在临床工作中输注多烯磷脂酰胆碱溶液（5ml 溶于 5% 葡萄糖注射液 50ml 中）完毕后，接续输注注射用盐酸甲氯芬酯溶液（0.25g 溶于 5% 葡萄糖注射液 50ml 中），当两种溶液在莫菲氏滴管内接触混合时，滴管中液体出现白色浑浊物。立即关闭输液，更换输液器，患者未发生不良反应。作者随后进行了实验验证：将注射用盐酸甲氯芬酯 0.25g 溶于 5% 葡萄糖注射液 50ml 中，再将多烯磷脂酰胆碱 5ml 溶于 5% 葡萄糖注射液 50ml 中，用 5ml 注射器抽取多烯磷脂酰胆碱稀释溶液 2ml 与盐酸甲氯芬酯稀释溶液 2ml 直接混合，混合溶液立即出现白色浑浊物。提示在临床和实验条件下注射用盐酸甲氯芬酯与多烯磷脂酰胆碱注射液混合存在配伍禁忌。

【临床建议】配伍禁忌

甲氯芬酯 + 肝素（meclofenoxate+heparin）

【临床证据】王春玲[1]在临床工作中发现，盐酸甲氯芬酯输注完毕，在同一输液管路继续输注肝素钠时，两种药液在莫菲氏滴管处出现乳白色的浑浊，随后模拟输液情况，交换两种药液输入顺序，仍出现上述反应。临床观察和实验结果提示两药在上述条件下混合存在配伍禁忌。

【临床建议】配伍禁忌

甲泼尼龙 + 果糖二磷酸钠

（methylprednisolone+fructose diphosphate sodium）

【临床证据】赵红梅等[1]在临床工作中发现，注射用甲泼尼龙琥珀酸钠 1g（Pfizer M anufacturing BelgiumNV，溶于 100ml 0.9% 氯化钠注射液）输注完毕后在同一输液通路中继续输注果糖二磷酸钠 10g（西安万隆制药）时，莫菲氏滴管内立即出现乳白色浑浊现象，无絮状物。随后进行了验证实验：用 5ml 注射器抽取上述浓度注射用甲泼尼龙琥珀酸钠溶液 2ml，与等体积的果糖二磷酸钠液直接混合后，立即出现乳白色浑浊、沉淀和分层现象，振摇后为乳白色浑浊液。放置 1 小时后溶液仍呈乳白色浑浊，无絮状物，调整药物添加顺序，结果一致。临床观察和实验结果提示两药在上述条件下混合存在配伍禁忌。

【临床建议】配伍禁忌

甲泼尼龙 + 维生素 B$_6$（methylprednisolone+vitamin B$_6$）

【临床证据】沈娜等[1]在临床输液中观察到，患者输注维生素 B$_6$ 注射液（200mg 稀释于 5% 葡萄糖注射液 250ml 中）时，经同一头皮针缓慢推注甲泼尼龙时，发现头皮针处有少许白色絮状浑浊。随后进行了验证实验：将米乐松 40mg 溶于 5% 葡萄糖注射液中呈无色透明，然后取 1ml 甲泼尼龙与维生素 B$_6$ 注射液剂 1ml 直接混合后，混合液立即变成乳白色溶液，呈黏稠絮状。临床观察和实验结果提示两药在上述条件下混合存在配伍禁忌。

【临床建议】配伍禁忌

甲泼尼龙 + 溴己新（methylprednisolone+bromhexine）

【临床证据】高洁等[1]考察了注射用甲泼尼龙琥珀酸钠（国药集团容生制药，40mg/ 支）与注射用盐酸溴己新（马鞍山丰原制药，4mg/ 支）在 0.9% 氯化钠注射液中配伍的稳定性和相容性。将注射用甲泼尼龙琥珀酸钠 20mg 溶于 0.9% 氯化钠注射液 30ml，将溴己新 2mg 溶于 0.9% 氯化钠注射液 30ml 中。然后模拟临床输液,将甲泼尼龙组液体插入输液器排好气,将两组液体接续输注。结果发现两种药物混合后输液器莫菲氏滴管内立即出现乳白色浑浊。易建平[2]在临床工作中输注盐酸溴己新葡萄糖注射液 100ml 和注射用甲泼尼龙琥珀酸钠 40mg 的混合溶液。在配制药液时发现将注射用甲泼尼龙琥珀酸钠加入盐酸溴己新葡萄糖注射液后,瓶内澄清液变成白色浑浊液,无絮状物。随时间延长,颜色逐渐变乳白色,肉眼无沉淀物析出,报告医生后终止混合输注,改为分别输注。作者随后进行了实验验证:先用一次性注射器抽取盐酸溴己新葡萄糖注射液 2ml 来溶解注射用甲泼尼龙琥珀酸钠 40mg,发现注射器内溶液立即变成白色浑浊液体,无絮状物,无肉眼可见的沉淀物析出。重新用新的注射器抽取0.9% 氯化钠注射液 2ml 溶解注射用甲泼尼龙琥珀酸钠后,注射器内是澄清液体,把 2ml 液体加入盐酸溴己新葡萄糖注射液后,1 分钟后混合溶液开始变成白色浑浊液体,5 分钟后颜色逐渐变为乳白色,无絮状物,10 分钟后仍是乳白色,无絮状物,无肉眼可见的沉淀物析出。提示在临床和实验条件下,盐酸溴己新葡萄糖注射液与注射用甲泼尼龙琥珀酸钠混合存在配伍禁忌。

【临床建议】配伍禁忌

甲泼尼龙 + 转化糖(methylprednisolone+invert sugar)

【临床证据】黎明等[1]考察了注射用甲泼尼龙琥珀酸钠(辉瑞制药,40mg/ 支)和 5% 转化糖注射液(四川美大康佳乐药业,250ml/ 支)配伍的相容性和稳定性。模拟临床用药剂量,取注射用甲泼尼龙琥珀酸钠40mg 用厂家专用溶媒溶解后,加入 5% 转化糖注射液 250ml 中混匀(质量浓度为 0.16mg/ml),将配伍溶液在室温不避光的条件下放置 3 小时,分别在 0、0.25、0.5、1、1.5、2、2.5 和 3 小时观察配伍溶液外观变化,测定 pH 和甲泼尼龙的含量百分比。结果发现,在 3 小时内配伍溶液外观澄清透明,无沉淀、浑浊、气体产生;pH 变化不大,均数和标准差为7.27 ± 0.12。3 小时甲泼尼龙的含量为 102.91%(0 时为 100%)。但是本研究未考察配伍溶液中不溶性微粒的变化情况和是否符合《中国药典》规定。建议在实验条件下注射用甲泼尼龙琥珀酸钠与 5% 转化糖注射液谨慎配伍。

【临床建议】谨慎配伍

甲硝唑 + 氨苄西林舒巴坦(metronidazole+ampicillin sulbactam)

【临床证据】叶艺萍等[1]在临床工作中发现,输注 0.5% 甲硝唑注射液 100ml 完毕后,接续输注氨苄西林钠舒巴坦钠溶液(0.75g 溶于 0.9%

氯化钠注射液 100ml 中）时，莫菲氏滴管中甲硝唑残余液体与氨苄西林舒巴坦钠溶液接触混合处出现乳白色浑浊。立即停止输液，更换输液器，患者未出现不良反应。作者随后进行了实验验证：模拟临床输液，0.5% 甲硝唑 100ml 输注完毕后，在同一管路接续输注苄西林钠舒巴坦钠溶液（0.75g 溶于 0.9% 氯化钠注射液 100ml），莫菲氏滴管内即刻出现乳白色浑浊。调换输入药物的顺序，仍出现上述现象，提示在临床和实验条件下，0.5% 甲硝唑注射液和氨苄西林钠舒巴坦钠溶液混合存在配伍禁忌。

【临床建议】配伍禁忌

甲硝唑 + 氢化可的松（metronidazole+hydrocortisone）

【临床证据】覃雄之[1]对甲硝唑与氢化可的松注射液配伍的稳定性进行实验研究。将 0.2% 甲硝唑注射液 250ml 与 0.1g 氢化可的松注射液混合，在 25℃ 条件下放置 0、1、2、4、8 小时。结果发现，混合液外观无色澄明，在 8 小时内均无变化，pH 没有显著改变。紫外分光光度法测定药物在不同时间点的含量，发现药物含量也无明显变化。毛美玉[2]也对甲硝唑与氢化可的松注射液的配伍稳定性进行了实验研究，混合液于常温下放置 8 小时，各时间点时的混合液外观、pH、药物含量等均无明显变化。提示两药在实验条件下混合不存在配伍禁忌。

【临床建议】可以配伍

甲硝唑磷酸二钠 + 环丙沙星

（metronidazole disodium hydrogen phosphate+ciprofloxacin）

【临床证据】罗艳等[1]考察了甲硝唑磷酸二钠与乳酸环丙沙星注射液配伍的变化。结果发现：甲硝唑磷酸二钠在 pH1.92 时生成白色沉淀，乳酸环丙沙星注射液在 pH5.56 时生成白色沉淀；两者混合后 pH 为 5.76，会析出乳酸环丙沙星沉淀。提示甲硝唑磷酸二钠与乳酸环丙沙星注射液在实验条件下混合存在配伍禁忌。

【临床建议】配伍禁忌

甲硝唑磷酸二钠 + 维生素 C

（metronidazole disodium hydrogenphosphate+vitamin C）

【临床证据】周国强[1]考察了甲硝唑磷酸二钠溶液和维生素 C 溶液配伍的相容性和稳定性。在室温（25±1）℃时配制甲硝唑磷酸二钠（佳尔纳，山西同振药业）溶液：用 80ml 0.9% 氯化钠注射液溶解佳尔纳 0.9151g，最后定容到 100mL 容量瓶中。维生素 C 溶液的配制：取维生素 C 注射液（南京第三制药厂）2ml（相当于维生素 C0.4808g）用 0.9% 氯化钠注射液定容于 100ml 容量瓶中。取适量两种溶液等量混合，在室温下放置 6 小时，分别在 0、1、2、3、4、5 和 6 小时时观察溶液外观变化，测定 pH，测定甲硝唑磷酸二钠和维生素 C 的含量。结果发现，在上述各时间点，溶液外观无明显变化；在 200~400nm 范围内可见吸收峰，吸收曲线形态无改变，说明无新物质生成；溶液的 pH 也无明显变化。与 0 时药物浓度 100% 相比，6 小时内甲硝唑磷酸二钠和维生素 C 的含量百分比无明显变化。作者认为在实验条件下，甲硝唑磷酸二钠溶液和维生素 C 溶液在 6 小时内可以配伍。[编者注：该研究未考察配伍溶液不溶性微粒数变化及是否符合《中国药典》规定，建议谨慎配伍]。

【临床建议】谨慎配伍

甲氧苄啶 + 呋塞米（trimethoprim+furosemide）

【临床证据】赵晓燕[1]在临床输液过程中发现，甲氧苄啶注射液静脉输注完毕后，在同一输液管路连续输注速尿（呋塞米）注射液时，输液管内立刻出现白色浑浊。临床观察提示两药在临床条件下混合存在配伍禁忌。

【临床建议】配伍禁忌

甲氧氯普胺 + 呋塞米（metoclopramide+furosemide）

【临床证据】张媛媛[1]在临床输液中发现，患者经 0.9% 氯化钠注射液 100ml 加速尿（呋塞米）200mg 静脉滴注后，自诉上腹部不适，遂遵医嘱给予胃复安（甲氧氯普胺）10mg 经"小壶"（滴斗）注入，发现两药接触后莫菲氏滴管内立刻出现了白色浑浊絮状物，1~2 分钟后废弃的输液器内的白色浑浊絮状物变澄清。随后进行了验证实验：取澄清无色的甲氧氯普胺 10mg 和呋塞米 20mg 直接混合，结果混合液立即出现白色絮状浑浊现象。临床观察和实验结果提示两药在上述条件下混合存在配伍禁忌。

【临床建议】配伍禁忌

甲氧氯普胺 + 雷尼替丁（metoclopramide+ranitidine）

【临床证据】Cabrera 等[1]考察了甲氧氯普胺（0.5mg/ml）和雷尼替丁（1.5mg/ml）在 0.9% 的氯化钠注射液中于室温混合 48 小时的相容性、稳定性。结果发现，二者配伍后没有明显的外观变化，药物浓度也没有明显变化，提示药物混合后稳定，室温 48 小时内无配伍禁忌。

【临床建议】可以配伍

间苯三酚 + 复方氯化钠

（phloroglucinol+compound sodium chloride）

【临床证据】吴继禹等[1]考察了注射用间苯三酚（南京恒生制药，40mg/ 支）在复方氯化钠注射液中配伍的稳定性和相容性。模拟临床常用用药浓度，取注射用间苯三酚 40mg 溶于复方氯化钠注射液 100ml 中，得到含间苯三酚质量浓度约为 0.4mg/ml 的配伍溶液。在室温下放置 6 小时，分别在 0、1、2、3、4、5、6 小时观察溶液外观变化，测定配伍溶液 pH 和不溶性微粒数变化，HPLC 法测定间苯三酚含量变化百分比。结果发现，在 6 小时内配伍溶液外观无明显变化；不溶性微粒符合相关规定；pH 和间苯三酚含量均无明显变化，6 小时时间苯三酚的相对浓度＞99.3%。提示在实验条件下，注射用间苯三酚在复方氯化钠注射液中可以配伍至少 6 小时。

【临床建议】可以配伍

间苯三酚 + 氯化钠（phloroglucinol+sodium chloride）

【临床证据】吴继禹等[1]考察了注射用间苯三酚（南京恒生制药，40mg/ 支）在 0.9% 氯化钠注射液中配伍的稳定性和相容性。模拟临床常用用药浓度，取注射用间苯三酚 40mg 溶于 0.9% 氯化钠注射液 100ml 中，得到含间苯三酚质量浓度约为 0.4mg/ml 的配伍溶液。在室温下放置 6 小时，分别在 0、1、2、3、4、5、6 小时观察溶液外观变化，测定配伍溶液 pH 和不溶性微粒数变化，HPLC 法测定间苯三酚含量变化百分比。结果发现，在 6 小时内配伍溶液外观无明显变化；不溶性微粒符合相关规定；pH 和间苯三酚含量均无明显变化，6 小时时间苯三酚的相对浓度＞99.3%。提示在实验条件下，注射用间苯三酚在 0.9% 氯化钠注射液中可以配伍至少 6 小时。

【临床建议】可以配伍

间苯三酚 + 葡萄糖（phloroglucinol+dextrose）

【临床证据】吴继禹等[1]考察了注射用间苯三酚（南京恒生制药，40mg/ 支）在 5% 葡萄糖注射液、10% 葡萄糖注射液中配伍的稳定性和相容性。模拟临床常用用药浓度，取注射用间苯三酚 40mg 溶于 5% 葡萄糖注射液或 10% 葡萄糖注射液 100ml 中，得到含间苯三酚质量浓度约为 0.4mg/ml 的配伍溶液。在室温下放置 6 小时，分别在 0、1、2、3、4、5、6 小时观察配伍溶液外观变化，测定配伍溶液 pH 和不溶性微粒数变化，HPLC 法测定间苯三酚含量变化百分比。结果发现，在 6 小时内配伍液外观无明显变化；不溶性微粒数符合相关规定；pH 和间苯三酚含量均无明显变化，6 小时时间苯三酚的相对浓度＞99.3%。提示在实验条件下，注射用间苯三酚在 5% 葡萄糖注射液或 10% 葡萄糖注射液中可以配伍至少 6 小时。

【临床建议】可以配伍

间苯三酚 + 葡萄糖氯化钠
（phloroglucinol+dextrose sodium chloride）

【临床证据】吴继禹等[1]考察了注射用间苯三酚（南京恒生制药，40mg/支）在5%葡萄糖氯化钠注射液中配伍的稳定性和相容性。模拟临床常用用药浓度，取注射用间苯三酚40mg溶于5%葡萄糖氯化钠注射液100ml中，得到含间苯三酚质量浓度约为0.4mg/ml的配伍溶液。在室温下放置6小时，分别在0、1、2、3、4、5、6小时观察溶液外观变化，测定配伍溶液pH和不溶性微粒数变化，HPLC法测定间苯三酚含量变化百分比。结果发现，在6小时内配伍溶液外观无明显变化；不溶性微粒符合相关规定；pH和间苯三酚含量均无明显变化，6小时间苯三酚的相对浓度＞99.3%。提示在实验条件下，注射用间苯三酚在5%葡萄糖氯化钠注射液中可以配伍至少6小时。

【临床建议】可以配伍

间羟胺 + 碳酸氢钠（metaraminol+sodium bicarbonate）

【临床证据】［药品说明书］"重酒石酸间羟胺不宜与碱性药物共同滴注，因可引起本品分解。"

【临床建议】配伍禁忌

精氨酸 + 多烯磷脂酰胆碱
（arginine+polyene phosphatidylcholine）

【临床证据】陈学华[1]在临床输液时发现，盐酸精氨酸输注完毕，在同一输液管路继续输注多烯磷脂酰胆碱注射液时，输液管中液体出现絮状物。随后进行了验证实验：将多烯磷脂酰胆碱注射液20ml溶于100ml 0.9%氯化钠注射液中，将盐酸精氨酸20g溶于0.9%氯化钠注射液100ml中，取两种溶液各5ml混合后，立即出现絮状物。重复多次均出现相应反应。临床观察和实验结果提示两药在上述条件下混合存在配伍禁忌。

【临床建议】配伍禁忌

精氨酸 + 呋塞米（arginine+furosemide）

【临床证据】马海燕[1]在临床工作中发现，在患者静脉输注精氨酸的同时，在滴斗内注入呋塞米注射液时，输液管滴斗内出现白色絮状浑浊，静置5分钟后出现冰霜样结晶。临床观察提示两药在临床条件下混合存在配伍禁忌。

【临床建议】配伍禁忌

枸橼酸钠 + 达托霉素（sodium citrate+daptomycin）

【临床证据】Dotson等[1]考察了4%的枸橼酸钠与临床浓度的达托

霉素（5mg/ml）于 23℃和 37℃混合 48 小时的物理相容性。观察混合物外观和 pH 变化、分光光度计测量吸光度。物理相容性定义为：无沉淀，与基线水平相比，pH 变化＜10%，吸光度值＜0.015。结果发现，枸橼酸钠和达托霉素混合 48 小时后无沉淀出现，也没有临床意义的 pH 变化。提示在实验条件下，达托霉素溶于 4% 的枸橼酸钠中无物理方面的不相容性，但是缺乏化学稳定性研究。

【临床建议】谨慎配伍

枸橼酸钠 + 利奈唑胺（sodium citrate+linezolid）

【临床证据】Dotson 等[1]考察了 4% 的枸橼酸钠与临床浓度的利奈唑胺（1mg/ml）于 23℃和 37℃混合 48 小时的物理相容性。观察混合物外观和 pH 变化、分光光度计测量吸光度。物理相容性定义为：无沉淀，与基线水平相比，pH 变化＜10%，吸光度值＜0.015。结果发现，枸橼酸钠和利奈唑胺混合 48 小时后无沉淀出现，也没有临床意义的 pH 变化。提示在实验条件下，利奈唑胺溶于 4% 的枸橼酸钠中无物理方面的不相容性，但是缺乏化学稳定性研究。

【临床建议】谨慎配伍

枸橼酸钠 + 庆大霉素（sodium citrate+gentamicin）

【临床证据】Dotson 等[1]考察了 4% 的枸橼酸钠与临床浓度的庆大霉素（2.4mg/ml）于 23℃和 37℃混合 48 小时的物理相容性。观察混合物外观和 pH 变化、分光光度计测量吸光度。物理相容性定义为：无沉淀，与基线水平相比，pH 变化＜10%，吸光度值＜0.015。结果发现，枸橼酸钠和庆大霉素混合 48 小时后无沉淀出现，也没有临床意义的 pH 变化。提示在实验条件下，庆大霉素溶于 4% 的枸橼酸钠中无物理方面的不相容性，但是缺乏化学稳定性研究。

【临床建议】谨慎配伍

枸橼酸钠 + 妥布霉素（sodium citrate+tobramycin）

【临床证据】Dotson 等[1]考察了 4% 的枸橼酸钠与临床浓度的妥布霉素（2.4mg/ml）于 23℃和 37℃混合 48 小时的物理相容性。观察混合物外观和 pH 变化、分光光度计测量吸光度。物理相容性定义为：无沉淀，与基线水平相比，pH 变化＜10%，吸光度值＜0.015。结果发现，枸橼酸钠和妥布霉素混合 48 小时后无沉淀出现，也没有临床意义的 pH 变化。提示在实验条件下，妥布霉素溶于 4% 的枸橼酸钠中无物理方面的不相容性，但是缺乏化学稳定性研究。

【临床建议】谨慎配伍

枸橼酸钠 + 万古霉素（sodium citrate+vancomycin）

【临床证据】Dotson 等[1]考察了 4% 的枸橼酸钠与临床浓度的万古霉素（5、10 和 20mg/ml）于 23℃和 37℃混合 48 小时的物理相容性。观察混合物外观和 pH 变化、分光光度计测量吸光度。物理相容性定义为：无沉淀，与基线水平相比，pH 变化＜ 10%，吸光度值＜ 0.015。结果发现，枸橼酸钠和万古霉素（5 和 10mg/ml）混合 48 小时后无沉淀出现，也没有临床意义的 pH 变化，但是与万古霉素（20mg/ml）混合后以吸光度值为标准出现浊度增加。提示在实验条件下低浓度万古霉素（5 和 10mg/ml），溶于 4% 的枸橼酸钠中无物理方面的不相容性，但是缺乏化学稳定性研究。而高浓度万古霉素（20mg/ml）溶于 4% 的枸橼酸钠中存在配伍禁忌。

【临床建议】谨慎配伍

扫码看参考文献

J

K

咖啡因 + 氯化钠（caffeine+sodium chloride）

【临床证据】李鹏等[1]考察了枸橼酸咖啡因注射液（上海禾丰制药）与 0.9% 氯化钠注射液（石家庄鹏海制药）配伍的稳定性。将枸橼酸咖啡因注射液 1ml（20mg）与 0.9% 氯化钠注射液按 1:1 配伍，放置于室温，分别在 0、10、30 分钟和 24 小时考察配伍溶液的外观性状，测定 pH、渗透压、不溶性微粒，采用 HPLC 测定有关物质、咖啡因含量。结果发现，24 小时内配伍溶液外观无明显变化，pH、渗透压、不溶性微粒、有关物质和咖啡因含量均无明显变化。提示在实验条件下枸橼酸咖啡因注射液与 0.9% 氯化钠注射液在 24 小时内可以配伍。

【临床建议】可以配伍

咖啡因 + 葡萄糖（caffeine+dextrose）

【临床证据】李鹏等[1]考察了枸橼酸咖啡因注射液（上海禾丰制药）与 5% 葡萄糖注射液（石家庄鹏海制药）配伍的稳定性。将枸橼酸咖啡因注射液 1ml（20mg）与 5% 葡萄糖注射液按 1:1 配伍，放置于室温，分别在 0、10、30 分钟和 24 小时考察配伍溶液的外观性状，测定 pH、渗透压、不溶性微粒，采用 HPLC 法测定有关物质、咖啡因含量和配伍溶液中 5- 羟甲基糠醛的含量。结果发现，24 小时内配伍溶液外观无明显变化，pH、渗透压、不溶性微粒、有关物质和咖啡因含量均无明显变化，5- 羟甲基糠醛含量无明显变化。提示在实验条件下枸橼酸咖啡因注射液与 5% 葡萄糖注射液在 24 小时内可以配伍。

【临床建议】可以配伍

咖啡因 + 葡萄糖酸钙（caffeine+calcium gluconate）

【临床证据】李鹏等[1]考察了枸橼酸咖啡因注射液（上海禾丰制药）与 10% 葡萄糖酸钙注射液（成都倍特药业）配伍的稳定性。将枸橼酸咖啡因注射液 1ml（20mg）分别与 10% 葡萄糖酸钙注射液按 1:1 配伍，放置于室温，分别在 0、10、30 分钟和 24 小时考察配伍溶液的外观性状，测定 pH、渗透压、不溶性微粒，采用 HPLC 法测定有关物质、咖啡因含量和 5% 葡萄糖配伍溶液中 5- 羟甲基糠醛的含量。结果发现，24 小时内配伍溶液外观无明显变化，pH、渗透压、不溶性微粒、有关物质和咖啡因含量均无明显变化。提示在实验条件下枸橼酸咖啡因注射液与10%葡萄糖酸钙注射液在24小时内可以配伍。

【临床建议】可以配伍

卡铂 + 氟尿嘧啶（carboplatin+fluorouracil）

【临床证据】Fournier 等[1]考察了氟尿嘧啶与卡铂在输液容器或管路中混合后对卡铂理化性质和药理活性的影响。用 HPLC 法测定卡铂的含量。结果发现，当氟尿嘧啶和卡铂混合3.5小时后卡铂的含量无明显降低，但是24小时后卡铂的浓度降低55%。研究发现，卡铂含量的降低并不是与氟尿嘧啶发生反应，而是与氟尿嘧啶制剂中的氨基丁三醇反应所导致。提示含有氨基丁三醇的氟尿嘧啶制剂与卡铂存在配伍禁忌，临床应该避免在同一容器或输液管路中混合。

【临床建议】配伍禁忌

卡泊芬净 + 阿糖胞苷（caspofungin+cytarabine）

【临床证据】Chan 等[1]考察了醋酸卡泊芬净（0.7mg/ml）5ml 与等体积的阿糖胞苷（50mg/ml）在0.9%氯化钠或5%葡萄糖注射液中经 Y 型管路室温混合4小时的配伍相容性。在普通荧光灯和廷德尔光下观察浊度和微粒变化。结果发现，阿糖胞苷与醋酸卡泊芬净混合后4小时内形成了裸眼看不到的微沉淀。提示两药在实验条件下混合存在配伍禁忌。

【临床建议】配伍禁忌

卡泊芬净 + 阿昔洛韦（caspofungin+acyclovir）

【临床证据】Condie 等[1]考察了注射用醋酸卡泊芬净与阿昔洛韦钠注射剂在 Y 型输液管中配伍的物理稳定性。卡泊芬净输注10分钟后，同时输注阿昔洛韦钠药物，观察是否存在可见的沉淀和颜色变化，采用显微镜监测滤膜上颗粒的大小是否超过规定标准。结果发现，醋酸卡泊芬净和阿昔洛韦混合后的滤膜上出现了精细的结晶层，提示实验条件下醋酸卡泊芬净和阿昔洛韦钠混合存在配伍禁忌。

【临床建议】配伍禁忌

卡泊芬净 + 氨苄西林（caspofungin+ampicillin）

【临床证据】Chan 等[1]考察了醋酸卡泊芬净（0.7mg/ml）5ml 与等体积的氨苄西林钠（20mg/ml）在0.9%氯化钠或5%葡萄糖注射液中经 Y 型管路室温混合4小时的配伍相容性。在普通荧光灯和廷德尔光下观察浊度和微粒变化。结果发现，氨苄西林钠与醋酸卡泊芬净混合后出现白色浑浊、沉淀。提示两药在实验条件下混合存在配伍禁忌。

【临床建议】配伍禁忌

卡泊芬净 + 厄他培南（caspofungin+ertapenem）

【临床证据】Chan 等[1]考察了醋酸卡泊芬净（0.7mg/ml）5ml 与等体积的厄他培南（20mg/ml）在 0.9% 氯化钠或 5% 葡萄糖注射液中经 Y 型管路室温混合 4 小时的配伍相容性。在普通荧光灯和廷德尔光下观察浊度和微粒变化。结果发现，厄他培南与醋酸卡泊芬净混合后出现白色浑浊、沉淀。提示两药在实验条件下混合存在配伍禁忌。

【临床建议】配伍禁忌

卡泊芬净 + 呋塞米（caspofungin+furosemide）

【临床证据】Chan 等[1]考察了醋酸卡泊芬净（0.7mg/ml）5ml 与等体积的呋塞米（3mg/ml）在 0.9% 氯化钠或 5% 葡萄糖注射液中经 Y 型管路室温混合 4 小时的配伍相容性。在普通荧光灯和廷德尔光下观察浊度和微粒变化。结果发现，呋塞米与醋酸卡泊芬净混合后出现白色浑浊沉淀。Condie 等[2]考察了注射用醋酸卡泊芬净与呋塞米注射剂在 Y 型输液管中配伍的物理稳定性。卡泊芬净输注 10 分钟后，同时输注呋塞米。观察是否存在可见的沉淀和颜色变化，采用显微镜监测滤膜上颗粒的大小是否超过规定标准。结果发现，醋酸卡泊芬净和呋塞米混合后，滤膜上出现了凝胶状裂隙层，提示实验条件下醋酸卡泊芬净和呋塞米混合存在配伍禁忌。

【临床建议】配伍禁忌

卡泊芬净 + 肝素（caspofungin+heparin）

【临床证据】Chan 等[1]考察了醋酸卡泊芬净（0.7mg/ml）5ml 与等体积的肝素钠（100U/ml）在 0.9% 氯化钠或 5% 葡萄糖注射液中经 Y 型管路室温混合 4 小时的配伍相容性。在普通荧光灯和廷德尔光下观察浊度和微粒变化。结果发现，与醋酸卡泊芬净混合后出现了白色浑浊沉淀。Condie 等[2]考察了注射用醋酸卡泊芬净与肝素钠注射剂在 Y 型输液管中配伍的物理稳定性。卡泊芬净输注 10 分钟后，同时输注肝素钠，观察是否存在可见的沉淀和颜色变化，采用显微镜监测滤膜上颗粒的大小是否超过规定标准。结果发现，醋酸卡泊芬净和肝素钠混合后，滤膜上出现了白色粉状结晶层，提示实验条件下醋酸卡泊芬净和肝素钠混合存在配伍禁忌。

【临床建议】配伍禁忌

卡泊芬净 + 更昔洛韦（caspofungin+ganciclovir）

【临床证据】邓颖[1]在临床工作中发现，注射用醋酸卡泊芬净（科塞斯，50mg 溶于 0.9% 氯化钠注射液 100ml 中）输注完毕，在同一输液管路继续输注更昔洛韦（赛美维，0.5g 溶于 0.9% 氯化钠 250ml 中）时，输液管内出现了白色浑浊。随后进行了验证实验：将注射用醋酸卡泊芬净溶液 5ml 与注射用更昔洛韦溶液 5ml 直接混合，混合液立即出现白色浑浊，放置 30 分钟仍无变化。临床观察和实验结果提示两药在上述条件下混合存在配伍禁忌。

【临床建议】配伍禁忌

卡泊芬净 + 磺胺甲噁唑甲氧苄啶
（caspofungin+sulfamethoxazole trimethoprim）

【临床证据】Chan 等[1] 考察了醋酸卡泊芬净（0.7mg/ml）5ml 与等体积的磺胺甲噁唑甲氧苄啶（4/0.8mg/ml）在 0.9% 氯化钠或 5% 葡萄糖注射液中经 Y 型管路室温混合 4 小时的配伍相容性。在普通荧光灯和廷德尔光下观察浊度和微粒变化。结果发现，磺胺甲噁唑甲氧苄啶与醋酸卡泊芬净混合后出现白色浑浊、沉淀。提示两药在实验条件下混合存在配伍禁忌。

【临床建议】配伍禁忌

卡泊芬净 + 甲泼尼龙（caspofungin+methylprednisolone）

【临床证据】Chan 等[1] 考察了醋酸卡泊芬净（0.7mg/ml）5ml 与等体积的甲泼尼龙琥珀酸钠（5mg/ml）在 0.9% 氯化钠或 5% 葡萄糖注射液中经 Y 型管路室温混合 4 小时的配伍相容性。在普通荧光灯和廷德尔光下观察浊度和微粒变化。结果发现，甲泼尼龙琥珀酸钠与醋酸卡泊芬净混合后出现白色浑浊、沉淀。提示两药在实验条件下混合存在配伍禁忌。

【临床建议】配伍禁忌

卡泊芬净 + 克林霉素（caspofungin+clindamycin）

【临床证据】Chan 等[1] 考察了醋酸卡泊芬净（0.7mg/ml）5ml 与等体积的克林霉素磷酸酯（10mg/ml）在 0.9% 氯化钠或 5% 葡萄糖注射液中经 Y 型管路室温混合 4 小时的配伍相容性。在普通荧光灯和廷德尔光下观察浊度和微粒变化。结果发现，克林霉素磷酸酯与醋酸卡泊芬净混合后出现白色浑浊、沉淀。Condie 等[2] 考察了注射用醋酸卡泊芬净与克林霉素磷酸酯注射剂在 Y 型输液管中配伍的物理稳定性。卡泊芬净输注 10 分钟后，同时输注克林霉素磷酸酯，观察是否存在可见的沉淀和颜色变化，采用显微镜监测滤膜上颗粒的大小是否超过规定标准。结果发现，醋酸卡泊芬净和克林霉素磷酸酯混合后，滤膜上出现白色粉状结晶层，提示实验条件下醋酸卡泊芬净和克林霉素磷酸酯混合存在配伍禁忌。

【临床建议】配伍禁忌

卡泊芬净 + 兰索拉唑（caspofungin+lansoprazole）

【临床证据】Chan 等[1]考察了醋酸卡泊芬净（0.7mg/ml）5ml 与等体积的兰索拉唑（0.55mg/ml）在 0.9% 氯化钠或 5% 葡萄糖注射液中经 Y 型管路室温混合 4 小时的配伍相容性。在普通荧光灯和廷德尔光下观察浊度和微粒变化。结果发现，兰索拉唑与醋酸卡泊芬净混合后出现白色浑浊、沉淀。提示两药在实验条件下混合存在配伍禁忌。

【临床建议】配伍禁忌

卡泊芬净 + 两性霉素 B 胶体
（caspofungin+amphotericin B colloid）

【临床证据】Chan 等[1]考察了醋酸卡泊芬净（0.7mg/ml）5ml 与等体积的两性霉素 B 胶体（0.6mg/ml）在 0.9% 氯化钠或 5% 葡萄糖注射液中经 Y 型管路室温混合 4 小时的配伍相容性。在普通荧光灯和廷德尔光下观察浊度和微粒变化。结果发现，两性霉素 B 胶体与醋酸卡泊芬净混合后立即出现黄色浑浊、沉淀。提示两药在实验条件下混合存在配伍禁忌。

【临床建议】配伍禁忌

卡泊芬净 + 两性霉素 B 脂质复合物
（caspofungin+amphotericin B lipid complex）

【临床证据】Chan 等[1]考察了醋酸卡泊芬净（0.7mg/ml）5ml 与等体积的两性霉素 B 脂质复合物（1mg/ml）在 0.9% 氯化钠或 5% 葡萄糖注射液中经 Y 型管路室温混合 4 小时的配伍相容性。在普通荧光灯和廷德尔光下观察浊度和微粒变化。结果发现，两性霉素 B 脂质复合物与醋酸卡泊芬净混合后立即出现黄色浑浊、沉淀。提示两药在实验条件下混合存在配伍禁忌。

【临床建议】配伍禁忌

卡泊芬净 + 两性霉素 B 脂质体
（caspofungin+amphotericin B liposomal）

【临床证据】Chan 等[1]考察了醋酸卡泊芬净（0.7mg/ml）5ml 与等体积的两性霉素 B 脂质体（1mg/ml）在 0.9% 氯化钠或 5% 葡萄糖注射液中经 Y 型管路室温混合 4 小时的配伍相容性。在普通荧光灯和廷德尔光下观察浊度和微粒变化。结果发现，两性霉素 B 脂质体与醋酸卡泊芬净混合后立即出现橘黄色浑浊、沉淀。提示两药在实验条件下混合存在配伍禁忌。

【临床建议】配伍禁忌

卡泊芬净 + 磷酸钾（caspofungin+potassium phosphate）

【临床证据】Chan 等[1]考察了醋酸卡泊芬净（0.7mg/ml）5ml 与等体积的磷酸钾（0.5mmol/ml）在 0.9% 氯化钠或 5% 葡萄糖注射液中经 Y型管路室温混合 4 小时的配伍相容性。在普通荧光灯和廷德尔光下观察浊度和微粒变化。结果发现，磷酸钾与醋酸卡泊芬净混合后出现白色浑浊、沉淀。提示两药在实验条件下混合存在配伍禁忌。

【临床建议】配伍禁忌

卡泊芬净 + 萘夫西林（caspofungin+nafcillin）

【临床证据】Chan 等[1]考察了醋酸卡泊芬净（0.7mg/ml）5ml 与等体积的萘夫西林钠（20mg/ml）在 0.9% 氯化钠或 5% 葡萄糖注射液中经 Y型管路室温混合 4 小时的配伍相容性。在普通荧光灯和廷德尔光下观察浊度和微粒变化。结果发现，萘夫西林钠与醋酸卡泊芬净混合后出现短暂浑浊，1 小时后出现白色浑浊、沉淀。提示两药在实验条件下混合存在配伍禁忌。

【临床建议】配伍禁忌

卡泊芬净 + 哌拉西林他唑巴坦
（caspofungin+piperacillin tazobactam）

【临床证据】Chan 等[1]考察了醋酸卡泊芬净（0.7mg/ml）5ml 与等体积的哌拉西林钠他唑巴坦钠（40/5mg/ml）在 0.9% 氯化钠或 5% 葡萄糖注射液中经 Y 型管路室温混合 4 小时的配伍相容性。在普通荧光灯和廷德尔光下观察浊度和微粒变化。结果发现，哌拉西林钠他唑巴坦钠与醋酸卡泊芬净混合后出现白色浑浊、沉淀。Condie 等[2]考察了注射用醋酸卡泊芬净与哌拉西林钠他唑巴坦钠注射剂在 Y 型输液管中配伍的物理稳定性。卡泊芬净输注 10 分钟后，同时输注哌拉西林钠/他唑巴坦钠。观察是否存在可见的沉淀和颜色变化，采用显微镜监测滤膜上颗粒的大小是否超过规定标准。结果发现，醋酸卡泊芬净和哌拉西林钠他唑巴坦钠混合后，滤膜上出现了黑色微粒层。提示两药在实验条件下混合存在配伍禁忌。

【临床建议】配伍禁忌

卡泊芬净 + 泮托拉唑（caspofungin+pantoprazole）

【临床证据】Condie 等[1]考察了注射用醋酸卡泊芬净与泮托拉唑钠注射剂在 Y 型输液管中配伍的物理稳定性。卡泊芬净输注 10 分钟后，同时输注泮托拉唑钠。观察是否存在可见的沉淀和颜色变化，采用显微镜监测滤膜上颗粒的大小是否超过规定标准。结果发现，醋酸卡泊芬净和泮托

K

拉唑钠混合后，滤膜上出现了散在的白色颗粒。提示实验条件下醋酸卡泊芬净和泮托拉唑钠混合存在配伍禁忌。

【临床建议】配伍禁忌

卡泊芬净 + 替考拉宁（caspofungin+teicoplanin）

【临床证据】罗红菊等[1]在临床工作中发现，注射用醋酸卡泊芬净（科赛斯，70mg溶于0.9%氯化钠注射液100ml中）输注完毕，在同一输液管路继续输注替考拉宁（他格适，2g溶于0.9%氯化钠注射液100ml中）时，输液管内立刻出现白色浑浊。随后进行了验证实验：将注射用醋酸卡泊芬净钠溶液5ml与注射用替考拉宁溶液5ml直接混合，混合立即变为白色浑浊，放置30分钟后有沉淀析出。临床观察和实验结果提示两药在上述条件下混合存在配伍禁忌。

【临床建议】配伍禁忌

卡泊芬净 + 头孢吡肟（caspofungin+cefepime）

【临床证据】Chan等[1]考察了醋酸卡泊芬净（0.7mg/ml）5ml与等体积的盐酸头孢吡肟（20mg/ml）在0.9%氯化钠或5%葡萄糖注射液中经Y型管路室温混合4小时的配伍相容性。在普通荧光灯和廷德尔光下观察浊度和微粒变化。结果发现，盐酸头孢吡肟与醋酸卡泊芬净混合后出现白色浑浊、沉淀。提示两药在实验条件下混合存在配伍禁忌。

【临床建议】配伍禁忌

卡泊芬净 + 头孢哌酮他唑巴坦
（caspofungin+cefoperazone tazobactam）

【临床证据】颜琴[1]在临床工作中发现，当注射用醋酸卡泊芬净输注完毕，在同一输液管路继续输注头孢哌酮钠他唑巴坦钠时，输液管内立即出现白色浑浊。随后进行验证实验：取注射用醋酸卡泊芬净溶液（醋酸卡泊芬净50mg溶于0.9%氯化钠100ml中）及头孢哌酮钠/他唑巴坦钠溶液（头孢哌酮钠他唑巴坦钠2g溶于0.9%氯化钠250ml中）各2ml在同一注射器内混合后，溶液立即出现白色浑浊，放置24小时后浑浊现象仍未消失，且出现结晶现象。临床观察和实验结果提示两药在上述条件下混合存在配伍禁忌。

【临床建议】配伍禁忌

卡泊芬净 + 头孢曲松（caspofungin+ceftriaxone）

【临床证据】Chan等[1]考察了醋酸卡泊芬净（0.7mg/ml）5ml与等体积的头孢曲松钠（20mg/ml）在0.9%氯化钠或5%葡萄糖注射液中经Y型管路室温混合4小时的配伍相容性。在普通荧光灯和廷德尔光下观察浊度和微粒变化。结果发现，头孢曲松钠与醋酸卡泊芬净混合后出现白色浑浊、沉淀。Condie 等[2]考察了注射用醋酸卡泊芬净与头孢曲松钠注射剂在 Y 型输液管中配伍的物理稳定性。卡泊芬净输注 10 分钟后，同时输注头孢曲松钠，观察是否存在可见的沉淀和颜色变化，采用显微镜监测滤膜上颗粒的大小是否超过规定标准。结果发现，醋酸卡泊芬净和头孢曲松钠混合后，滤膜上出现了深琥珀色结晶块，提示实验条件下醋酸卡泊芬净和头孢曲松钠混合存在配伍禁忌。

【临床建议】配伍禁忌

卡泊芬净 + 头孢他啶（caspofungin+ceftazidine）

【临床证据】Chan 等[1]考察了醋酸卡泊芬净（0.7mg/ml）5ml 与等体积的头孢他啶（40mg/ml）在 0.9% 氯化钠或 5% 葡萄糖注射液中经 Y 型管路室温混合 4 小时的配伍相容性。在普通荧光灯和廷德尔光下观察浊度和微粒变化。结果发现，头孢他啶与醋酸卡泊芬净混合后出现白色浑浊、沉淀。提示两药在实验条件下混合存在配伍禁忌。

【临床建议】配伍禁忌

卡泊芬净 + 头孢唑林（caspofungin+cefazolin）

【临床证据】Chan 等[1]考察了醋酸卡泊芬净（0.7mg/ml）5ml 与等体积的头孢唑林钠（20mg/ml）在 0.9% 氯化钠或 5% 葡萄糖注射液中经 Y 型管路室温混合 4 小时的配伍相容性。在普通荧光灯和廷德尔光下观察浊度和微粒变化。结果发现，头孢唑林钠与醋酸卡泊芬净混合后出现白色浑浊、沉淀。Condie 等[2]考察了注射用醋酸卡泊芬净与头孢唑林钠注射剂在 Y 型输液管中配伍的物理稳定性。卡泊芬净输注 10 分钟后，同时输注头孢唑林钠，观察是否存在可见的沉淀和颜色变化，采用显微镜监测滤膜上颗粒的大小是否超过规定标准。结果发现，醋酸卡泊芬净和头孢唑林钠混合后滤膜上出现精细的白色粉状结晶，提示两药在实验条件下混合存在配伍禁忌。

【临床建议】配伍禁忌

卡泊芬净 + 葡萄糖（caspofungin+dextrose）

【临床证据】[药品说明书]"不得使用任何含有右旋糖（α-D- 葡聚糖）的溶液，本品（注射用醋酸卡泊芬净）在含有右旋糖的溶液中不稳定。"

【临床建议】配伍禁忌

卡络磺钠 + 加替沙星
（carbazochrome sodium sulfonate+gatifloxacin）

【临床证据】朱雪松等[1]考察卡络磺钠注射液（徐州莱恩药业）与

注射用加替沙星（浙江亚太药业股份有限公司）在 0.9% 氯化钠注射液中配伍的稳定性。混合液在 25、37℃放置 12 小时，观察配伍液的外观变化，测定 pH 变化，采用反相 HPLC 法——二极管阵列检测器同时测定混合物中卡络磺钠和加替沙星的含量变化。结果发现，12 小时内混合物外观、pH 及含量均无明显变化。提示在 25℃或 37℃下卡络磺钠注射液与注射用加替沙星在 0.9% 氯化钠注射液中可以稳定配伍 12 小时。

【临床建议】可以配伍

卡络磺钠 + 头孢西丁
（ carbazochrome sodium sulfonate+cefoxitin ）

【临床证据】李艳[1] 考察了卡络磺钠注射液（徐州莱恩药业）与注射头孢西丁钠（扬子江药业集团）配伍的相容性和稳定性。按临床常用浓度，将卡络磺钠注射液 4 支（80mg）溶于 0.9% 氯化钠注射液 100ml 中，将注射用头孢西丁钠 1 支（1g）溶于 0.9% 氯化钠注射液 100ml。取卡络磺钠溶液与注射用头孢西丁钠溶液等体积混合，将配伍溶液在常温、自然光照条件下放置 6 小时，观察在 0~6 小时各时间点的外观变化、测定 pH 变化，采用高效液相色谱仪与二极管阵列检测器测定药物浓度变化。结果发现，配伍溶液外观没有变化，但是配伍溶液的 pH 从 0 小时的 5.37 升至 6 小时的 6.32，变化显著。卡络磺钠的药物含量从 0 时的 100% 降至 4 小时的 81.3% 和 6 小时的 74.7%，头孢西丁钠的浓度从 0 时的 100% 降至 4 小时的 80.7% 和 6 小时的 74.2%。提示在实验条件下，卡络磺钠溶液与注射用头孢西丁钠溶液混合存在配伍禁忌。

【临床建议】配伍禁忌

抗胸腺细胞球蛋白 + 肝素（antithymocyte globulin+heparin）

【临床证据】Trissel 等[1] 考察了抗胸腺细胞球蛋白（终浓度 0.2 和 0.3mg/ml）经 Y 型输液通路与肝素钠（2 和 100U/ml）按体积比 1∶1 混合于 0.9% 氯化钠和 5% 葡萄糖注射液的物理相容性。混合物在普通荧光灯下室温（23℃）混合 4 小时，观察混合物的外观变化，测定浊度变化，测定微粒大小和数量。结果发现，肝素钠（2U/ml，而不是 100U/ml）与两种浓度的抗胸腺细胞球蛋白在 5% 葡萄糖注射剂中混合后立即出现了白色浑浊（浊度增加 25~30NTU）和沉淀，而在 0.9% 的氯化钠中混合具有物理相容性。提示实验条件下抗胸腺细胞球蛋白和肝素钠在 5% 葡萄糖注射剂中混合具有配伍禁忌。

【临床建议】谨慎配伍

克林霉素 + 萘普生（clindamycin+naproxen）

【临床证据】潘健云[1]在临床工作中输注盐酸克林霉素注射液（0.15g 溶于 0.9% 氯化钠注射液 100ml 中）完毕后，接续输注萘普生钠溶液（0.275g 溶于 0.9% 氯化钠注射液 100ml 中）。当萘普生溶液与莫菲氏滴管内残留的克林霉素溶液混合时，输液管内出现白色浑浊，立即停止输液，更换输液器，用 0.9% 氯化钠注射液冲管后再接续输注萘普生钠溶液，输液管路液体澄清，未出现白色浑浊。患者未出现不良反应。作者随后进行了实验验证：将盐酸克林霉素 0.15g 溶于 0.9% 氯化钠注射液 10ml 中，将注射用萘普生钠 0.275g 溶于 0.9% 氯化钠注射液 10ml 中，分别量取两种溶液 2ml 直接在注射器中混合，溶液立即呈现白色浑浊，形成白色不相容性混合物，放置 24 小时无改变。将上述两种溶液再分别加入 0.9% 氯化钠注射液 100ml 中再次稀释，各取稀释后的两种溶液 2ml 直接混合，配伍溶液立即出现白色浑浊。提示在临床和实验条件下，盐酸克林霉素溶液和注射用萘普生钠溶液混合存在配伍禁忌。

【临床建议】配伍禁忌

克林霉素 + 奈替米星（clindamycin+netilmicin）

【临床证据】Foley 等[1]考察了克林霉素磷酸酯（终浓度 9mg/ml）和硫酸奈替米星（终浓度 3mg/ml）在 100ml 5% 葡萄糖和 0.9% 氯化钠注射液中于 24℃下混合 24 小时的稳定性和相容性。观察混合物的外观变化，测定 pH，测定抗生素的浓度变化。结果发现，混合 24 小时后溶液没有明显的颜色、澄明度、pH 和药物浓度的变化，提示在实验条件下克林霉素磷酸酯和硫酸奈替米星混合不存在配伍禁忌。

【临床建议】可以配伍

克林霉素 + 帕珠沙星（clindamycin+pazufloxacin）

【临床证据】易建平等[1]在临床工作中发现，克林霉素磷酸酯输注完毕，在同一输液管路继续输注甲磺酸帕珠沙星时，莫菲氏滴管内出现白色絮状物。随后进行了验证实验：将注射用克林霉素磷酸酯 0.9g 溶于 0.9% 氯化钠注射液 100ml 中，将甲磺酸帕珠沙星注射液 0.5g 溶于 0.9% 氯化钠注射液 250ml 中，用无菌注射器各取两种液体 5ml 直接在无菌试管内混合，结果发现 40 分钟后出现白色絮状物，放置 24 小时后白色絮状物未消失。互换液体抽取顺序结果相同。再将注射用克林霉素磷酸酯 0.9g 溶于 0.9% 氯化钠注射液 5ml 中，用无菌注射器取 5ml，然后取甲磺酸帕珠沙星注射液 0.5g 原液 5ml，直接在无菌试管内混合后，立即出现白色浑浊，放置 24 小时后液体仍呈浑浊状态。临床观察和实验结果提示两药在上述条件下混合存在配伍禁忌。

【临床建议】配伍禁忌

克林霉素 + 头孢噻肟（clindamycin+cefotaxime）

【临床证据】Foley 等[1]考察了克林霉素磷酸酯（终浓度 9mg/ml）和头孢噻肟钠（终浓度 20mg/ml）在 100ml 5% 葡萄糖和 0.9% 氯化钠注射液中于 24℃下混合 24 小时的稳定性和相容性。观察混合物的外观变化，测定 pH，测定抗生素的浓度变化。结果发现，混合 24 小时后溶液没有明显的颜色、澄明度、pH 和药物浓度的变化，提示在实验条件下克林霉素磷酸酯和头孢噻肟钠混合不存在配伍禁忌。

【临床建议】可以配伍

苦参素 + 丹参（matrine+danshen）

【临床证据】贺立明等[1]在临床工作中发现，当丹参注射液 0.4g（哈药集团中药二厂，溶于 0.9% 氯化钠注射液 50ml 中）输注完毕，在同一输液管路继续输注苦参素注射液 0.6g（苏州二叶制药，溶于 5% 葡萄糖注射液 50ml 中）时，输液管内即刻出现乳白色絮状物，更换输注先后顺序，结果相同。随后进行验证实验：取上述两种稀释药液直接混合，发现只要两种药液相混合，即有乳白色絮状物出现，与体积比例无关。临床观察和实验结果提示两药在上述条件下混合存在配伍禁忌。

【临床建议】配伍禁忌

扫码看参考文献

L

兰索拉唑 + 灯盏花素（lansoprazole+breviscapine）

【临床证据】肖霞[1]在临床工作中输注兰索拉唑溶液（30mg溶于0.9%氯化钠注射液100ml中）完毕后，接续输注灯盏花素溶液（50mg溶于0.9%氯化钠注射液250ml中），当两种输液在莫菲氏滴管内接触混合时，输液管内液体颜色由原来的淡黄色变成亮黄色，颜色加深。立即停止输液，更换输液器并用0.9%氯化钠注射液冲管，患者未出现不良反应。作者随后进行了实验验证：按照临床应用的配制方法，将注射用兰索拉唑（山东罗欣药业）30mg溶于0.9%氯化钠注射液100ml中，将灯盏花素（昆明龙津药业）50mg溶于0.9%氯化钠注射液250ml中，用10ml注射器先后抽取5ml兰索拉唑稀释液与灯盏花素稀释液5ml直接混合，注射器内液体立刻变色，颜色加深为亮黄色，经摇晃后静置4小时均无变化。提示在临床和实验条件下，注射用兰索拉唑与灯盏花素在0.9%氯化钠注射液中混合存在配伍禁忌。

【临床建议】配伍禁忌

兰索拉唑 + 二乙酰胺乙酸二胺
（lansoprazole+Ethylenediamine Diaceturate）

【临床证据】李爽等[1]通过简单的实验考察了注射用兰索拉唑与注射用二乙酰胺乙酸二胺在0.9%氯化钠注射液中配伍的相容性。将注射用兰索拉唑溶于0.9%氯化钠注射液100ml中，将注射用二乙酰胺乙酸二胺溶于0.9%氯化钠注射液100ml中，分别取5ml上述两种溶液混合，结果发现混合溶液立即出现明显的白色浑浊物，静置24小时后浑浊仍未消失。提示注射用兰索拉唑与注射用二乙酰胺乙酸二胺在0.9%氯化钠注射液中混合存在配伍禁忌。

【临床建议】配伍禁忌

兰索拉唑 + 酚磺乙胺（lansoprazole+etamsylate）

【临床证据】刘春娟等[1]在临床工作中输注酚磺乙胺注射液（3g溶于5%葡萄糖注射液200ml中）完毕后，接续输注注射用兰索拉唑溶液（30mg溶于0.9%氯化钠注射液50ml中），当两种输液在莫菲氏滴管内接触混合 2 分钟后，莫菲氏滴管内呈现淡红色。立即关闭输液调节器，更换输液器和液体后，患者未发生输液反应。提示在临床条件下，注射用兰索拉唑与酚磺乙胺注射液的稀释溶液混合存在配伍禁忌。

【临床建议】配伍禁忌

兰索拉唑 + 果糖二磷酸钠
（lansoprazole+fructose diphosphate sodium）

【临床证据】班菲等[1]在临床工作中观察到注射用兰索拉唑与果糖二磷酸钠混合存在配伍禁忌。随后进行了实验研究：将注射用兰索拉唑（江苏奥赛康药业，30mg/ 支）30mg 溶于 0.9% 氯化钠注射用 100ml 中（无色透明液体），用 5ml 注射器抽取果糖二磷酸钠注射液（山东鲁抗辰欣药业，100ml/ 瓶）0.5ml，再抽取前述兰索拉唑注射溶液 4ml，混合溶液 1 分钟后变成淡黄色，5 分钟后颜色加深为黄色，10 分钟后黄色变成浓茶色，伴有少量黑色悬浮颗粒均匀分布，24 小时后黑色悬浮颗粒沉淀瓶底。增加果糖二磷酸钠注射液的剂量（1、1.5、2、2.5、3、3.4ml）和减少兰索拉唑注射溶液剂量（3.5、3、2.5、2、1.5ml），配伍溶液仍然出现变色，只是颜色变浅。提示临床和实验条件下注射用兰索拉唑的 0.9% 氯化钠稀释溶液与果糖二磷酸钠注射液混合存在配伍禁忌。

【临床建议】配伍禁忌

兰索拉唑 + 钠钾镁钙葡萄糖
（lansoprazole+sodium potassium magnesium calcium and glucose）

【临床证据】蒋丹等[1]在临床工作中输注注射用兰索拉唑（江苏奥赛康药业）溶液（30mg 溶于 0.9% 氯化钠注射液 100ml 中）完毕后，接续输注钠钾镁钙葡萄糖注射液（江苏恒瑞医药）500ml，当钠钾镁钙葡萄糖注射液在莫菲氏滴管中接触到残留的兰索拉唑溶液时，莫菲氏滴管内液体迅速变成蓝黑色，出现蓝黑色絮状物，输液管道过滤网内堵塞，立即停止输液，更换输液器后重新输液，患者未发生不良反应。作者随后进行了实验验证：将注射用兰索拉唑 30mg 溶于 0.9% 氯化钠注射液 10ml 中，抽取 1ml 与钠钾镁钙葡萄糖注射液 1ml 在试管中直接混合，试管内立即出现蓝黑色浑浊呈絮状液，放置 2 小时后仍呈浑浊絮状液，仅有颜色变浅。提示在临床和实验条件下注射用兰索拉唑的氯化钠稀释溶液与钠钾镁钙葡萄糖注射液混合存在配伍禁忌。

【临床建议】配伍禁忌

兰索拉唑 + 脱氧核苷酸钠

（lansoprazole+sodium deoxyribonucleotide）

【临床证据】颜杨[1]在临床工作中输注兰索拉唑溶液（30mg 溶于 0.9% 氯化钠注射液 100ml 中）完毕后，接续输注脱氧核苷酸钠注射溶液（100mg 溶于 5% 葡萄糖注射液 250ml 中），当脱氧核苷酸钠注射溶液与莫菲氏滴管中残留的兰索拉唑溶液接触混合时，莫菲氏滴管中会出现白色絮状物，下游输液管中出现浑浊现象。立即停止输液，更换液体及输液管并报告医生，用 0.9% 氯化钠注射液 100ml 冲管，患者未发生不良反应。作者随后进行了实验验证：将注射用兰索拉唑 30mg 溶于 0.9% 氯化钠注射液 10ml 中，取 2ml 与脱氧核苷酸钠注射液 2ml 直接混合，配伍溶液随即出现白色浑浊现象，静置 20 分钟无变化，重复几次实验均出现相同的反应。提示在临床和实验条件下注射用兰索拉唑的氯化钠稀释溶液与脱氧核苷酸钠注射液混合存在配伍禁忌。

【临床建议】配伍禁忌

兰索拉唑 + 血凝酶（lansoprazole+hemocoagulaseatrox）

【临床证据】谢春华等[1]在临床工作中输注注射用兰索拉唑溶液（30mg 溶于 0.9% 氯化钠注射液 100ml 中）完毕后，接续输注注射用血凝酶（2U 溶于 0.9% 氯化钠注射液 100ml 中）。当两种药液在莫菲氏滴管内接触和混合时，莫菲氏滴管内液体出现淡黄色浑浊。立即停止输注，更换输液器，输入 0.9% 氯化钠注射液观察，患者无不良反应。作者随后进行了实验验证：将注射用兰索拉唑（江苏奥赛康，30mg/ 支）和注射用血凝酶（蓬莱诺康药业，2U/ 支）各 1 支分别溶于 0.9% 氯化钠注射液 5ml 中，溶液均为无色透明液体。将两种药物溶液在无色透明无菌容器中混合，混合溶液立即出现黄色浑浊，振荡混合液浑浊无改变，静置 10 分钟后混合液变为棕色，30 分钟后变为红棕色，此后混合液颜色不再改变，混合液内可见微小的悬浮颗粒沉淀。提示在临床和实验条件下，注射用兰索拉唑与注射用血凝酶在 0.9% 氯化钠注射液中混合存在配伍禁忌。

【临床建议】配伍禁忌

兰索拉唑 + 左氧氟沙星（lansoprazole+levofloxacin）

【临床证据】蒋微[1]在临床工作中输注兰索拉唑溶液（30mg 溶于 0.9% 氯化钠注射液 100ml 中）完毕后，接续输注盐酸左氧氟沙星氯化钠注射液，当两种注射溶液在莫菲氏滴管内接触和混合时，30 秒后滴管内液体出现灰褐色浑浊，立即关闭输液器调节开关，更换输液器，静脉输入 0.9% 氯化钠注射液冲管后再继续输入盐酸左氧氟沙星氯化钠注射液，患者无不良反应。作者随后进行了实验验证：按照临床应用的配制方法，将注射用兰索拉唑（悦康药业）30m溶于0.9%氯化钠注射液10ml中，取2ml与盐酸左氧氟沙星氯化钠注射液2ml直接混合，30秒后混合液出现淡灰褐色浑浊，静置30分钟后混合液颜色逐渐加深，并出现深灰褐色颗粒沉淀，放置24小时后未见消失，振荡后不能消除。提示在临床和实验条件下，注射用兰索拉唑的氯化钠注射液与盐酸左氧氟沙星氯化钠注射液混合存在配伍禁忌。

【临床建议】配伍禁忌

榄香烯乳 + 氯化钠（elemene emulsion+sodium chloride）

【临床证据】宁萍等[1]考察了榄香烯注射液（大连华立金港药业，20ml∶0.1g）与0.9%氯化钠注射液（安徽双鹤药业）配伍后的相容性和稳定性。根据临床常用榄香烯注射液用药浓度，将榄香烯注射液40ml加入0.9%氯化钠注射液250ml中，配制成含榄香烯0.80mg/ml的配伍溶液。将配伍溶液在室温下放置6小时，观察配伍溶液在0、2、4和6小时的颜色与外观，测定pH变化，采用HPLC法测定β-榄香烯活性成分的变化情况。结果发现，榄香烯注射液与0.9%氯化钠注射液配伍后6小时内颜色外观、pH和β-榄香烯的含量无明显变化。作者认为实验条件下，榄香烯注射液与0.9%氯化钠注射液在6小时内可以配伍。[**编者注：该研究未考察配伍溶液不溶性微粒数变化及是否符合《中国药典》规定。**]梅冬雪等[2]考察了榄香烯乳注射液（大连华立金港药业，20ml∶0.088g）与0.9%氯化钠注射液（浙江都邦药业，250ml/瓶）配伍的相容性和稳定性。模拟临床用药浓度，将80ml（4支）榄香烯乳注射液溶于250ml 0.9%氯化钠注射液中，在常温下（23±2℃）静置30小时。分别在0、1、2、4、8、16、24和30小时时观察配伍溶液的外观，测定pH、不溶性微粒数和榄香烯含量。结果发现，配伍溶液在30小时内外观随时间未发生明显变化，均为乳白色乳状液体，无颜色变化，也无沉淀析出；pH、90%粒度、100%粒度、平均粒度随时间变化波动较小；β、δ+γ榄香烯的含量比较稳定，随时间变化波动不大。提示在实验条件下，榄香烯乳状注射液和0.9%氯化钠注射液可以配伍至少30小时。

【临床建议】可以配伍

榄香烯乳 + 葡萄糖（elemene emulsion+dextrose）

【临床证据】宁萍等[1]考察了榄香烯注射液（大连华立金港药业，20ml∶0.1g）与5%葡萄糖注射液(安徽双鹤药业)和10%葡萄糖注射液(安徽双鹤药业)配伍后的相容性和稳定性。根据临床常用榄香烯注射液用药浓度，将榄香烯注射液 40ml 加入 5% 葡萄糖注射液或 10% 葡萄糖注射液 250ml 中，配制成含榄香烯注射液 0.80mg/ml 的配伍溶液。将配伍溶液在室温下放置 6 小时，观察配伍溶液在 0、2、4 和 6 小时的颜色与外观，测定 pH 变化，采用 HPLC 法测定 β - 榄香烯活性成分的变化情况。结果发现，榄香烯注射液与 5% 和 10% 葡萄糖注射液配伍后 6 小时内颜色外观、pH 和 β - 榄香烯的含量无明显变化。作者认为，实验条件下榄香烯注射液与 5% 和 10% 葡萄糖注射液可以配伍 6 小时。[**编者注：该研究未考察配伍溶液不溶性微粒数变化及是否符合《中国药典》规定。**] 梅冬雪等[2]考察了榄香烯乳注射液（大连华立金港药业，20ml：0.088g）与 5% 葡萄糖注射液（山东齐都药业，250ml/ 瓶）配伍的相容性和稳定性。模拟临床用药浓度，将 80ml（4 支）榄香烯乳注射液溶于 250ml 5% 葡萄糖注射液中，在常温下（23±2℃）静置 30 小时。分别在 0、1、2、4、8、16、24 和 30 小时时观察配伍溶液的外观，测定 pH、不溶性微粒数和榄香烯含量。结果发现，配伍溶液在 30 小时内外观随时间未发生明显变化，均为乳白色乳状液体，无颜色变化，也无沉淀析出；pH、90% 粒度、100% 粒度、平均粒度随时间变化波动较小；β、δ+γ 榄香烯的含量比较稳定，随时间变化波动不大。提示在实验条件下，榄香烯乳状注射液和 5% 葡萄糖注射液可以配伍至少 30 小时。

【临床建议】可以配伍

榄香烯乳 + 葡萄糖氯化钠

（ elemene emulsion+dextrose sodium chloride ）

【临床证据】宁萍等[1]考察了榄香烯注射液（大连华立金港药业，20ml：0.1g）与 5% 葡萄糖氯化钠注射液（安徽双鹤药业）配伍后的相容性和稳定性。根据临床常用榄香烯注射液用药浓度，将榄香烯注射液 40ml 加入 5% 葡萄糖氯化钠注射液 250ml 中，配制成含榄香烯注射液 0.80mg/ml 的配伍溶液。将配伍溶液在室温下放置 6 小时，观察配伍溶液在 0、2、4 和 6 小时的颜色与外观，测定 pH 变化，采用 HPLC 法测定 β - 榄香烯活性成分的变化情况。结果发现，榄香烯注射液与 5% 葡萄糖氯化钠注射液配伍后 6 小时内颜色外观、pH 和 β - 榄香烯的含量无明显变化。作者认为实验条件下榄香烯注射液与 5% 葡萄糖氯化钠注射液可以配伍 6 小时。[**编者注：该研究未考察配伍溶液不溶性微粒数变化及是否符合《中国药典》规定。**]

【临床建议】谨慎配伍

榄香烯乳 + 脂肪乳（elemene emulsion+fat emulsion）

【临床证据】梅冬雪等[1]考察了榄香烯乳注射液（大连华立金港药业，20ml：0.088g）与20%脂肪乳注射液（四川科伦药业，500ml/瓶）配伍的相容性和稳定性。模拟临床用药浓度，将80ml（4支）榄香烯乳注射液溶于250ml 20%脂肪乳注射液中，在常温下（23±2℃）静置30小时。分别在0、1、2、4、8、16、24和30小时时观察配伍溶液的外观，测定pH、不溶性微粒数和榄香烯含量。结果发现，配伍溶液在30小时内外观随时间未发生明显变化，均为乳白色乳状液体，无颜色变化，也无沉淀析出；pH、90%粒度、100%粒度、平均粒度随时间变化波动较小；β、δ+γ榄香烯的含量比较稳定，随时间变化波动不大。提示在实验条件下，榄香烯乳状注射液和20%脂肪乳注射液可以配伍至少30小时。

【临床建议】可以配伍

利多卡因 + 氨苄西林（lidocaine+ampicillin）

【临床证据】［药品说明书］"（盐酸利多卡因注射液）与下列药品有配伍禁忌：两性霉素B、氨苄西林、美索比妥、磺胺嘧啶。"

【临床建议】配伍禁忌

利多卡因 + 磺胺嘧啶（lidocaine+sulfadiazine）

【临床证据】［药品说明书］"（盐酸利多卡因注射液）与下列药品有配伍禁忌：两性霉素B、氨苄西林、美索比妥、磺胺嘧啶。"

【临床建议】配伍禁忌

利多卡因 + 两性霉素 B（lidocaine+amphotericin B）

【临床证据】［药品说明书］"（盐酸利多卡因注射液）与下列药品有配伍禁忌：两性霉素B、氨苄西林、美索比妥、磺胺嘧啶。"

【临床建议】配伍禁忌

利多卡因 + 美索比妥（lidocaine+methohexital）

【临床证据】［药品说明书］"（盐酸利多卡因注射液）与下列药品有配伍禁忌：两性霉素B、氨苄西林、美索比妥、磺胺嘧啶。"

【临床建议】配伍禁忌

利福霉素 + 头孢匹胺（rifamycin+cefpiramide）

【临床证据】王艳波[1]在临床工作中发现，当利福霉素静脉输注完毕后，在同一输液管路连续输注头孢匹胺时，莫菲氏滴管及输液管内液体立即出现白色沉淀。随后进行了实验验证：将利福霉素5ml溶于5%葡萄糖100ml中，将头孢匹胺5ml溶于0.9%氯化钠注射液100ml中，最后将两种溶液混合后，发现混合液立即出现白色沉淀。临床观察和实验结果提示两药在上述条件下混合存在配伍禁忌。

【临床建议】配伍禁忌

利福霉素 + 左氧氟沙星（rifamycin+levofloxacin）

【临床证据】李燕凤[1]在临床工作中连续静脉输注利福霉素注射液（沈阳双鼎制药）和乳酸左氧氟沙星氯化钠注射液（浙江新昌）时发现，两种药液混合时存在配伍禁忌。作者随后进行了实验验证：用5ml注射器抽取利福霉素1ml和乳酸左氧氟沙星氯化钠注射液1ml直接混合，配伍溶液立即出现暗红色浑浊，放置后药液呈现为暗红色絮状液，放置1小时后混合液变为暗红色胶冻状。将利福霉素用0.9%氯化钠注射液或5%葡萄糖注射液稀释后再与乳酸左氧氟沙星氯化钠注射液混合，仍出现暗红色絮状物。谢爱敏[2]在临床工作中接续输注利福霉素钠和左氧氟沙星时出现滴速变慢，检查输液管内似有沉淀物，更换输液管后滴速恢复正常。作者为此进行了实验验证：①将利福霉素（沈阳双鼎制药）0.75g溶于5%葡萄糖注射液500ml中，将左氧氟沙星（扬子江药业）0.4g溶于0.9%氯化钠注射液250ml中，分别抽取上述两种输液各2ml直接混合，配伍溶液仍为红色澄明液体，仔细观察发现微量红色沉淀。②将利福霉素（沈阳双鼎制药）0.5g溶于5%葡萄糖注射液250ml中，将左氧氟沙星（扬子江药业）0.4g溶于0.9%氯化钠注射液250ml中，分别抽取上述两种输液各2ml直接混合，液体逐渐出现白色沉淀，最后变成红色浑浊液体。③取上述两种注射液原液1ml直接混合，立即出现大量白色沉淀。李娜[3]在临床工作中输注盐酸左氧氟沙星注射液时，经"小壶"（莫菲氏滴管）注射利福霉素钠注射液，莫菲氏滴管内的混合液体立刻出现白色浑浊，立即停止输液，更换输液器，重新滴注，患者未出现不良反应。刘海英等[4]在临床工作中输注乳酸左氧氟沙星氯化钠注射液100ml完毕后，接续滴注利福霉素钠溶液（0.25g溶于10%葡萄糖注射液100ml），滴注不到3分钟时输液管及莫菲氏滴管内立即出现乳白色凝块浑浊物，立即停止输液，更换输液管，患者未发生输液反应。在患者第2天输完乳酸左氧氟沙星氯化钠溶液后，中间用0.9%氯化钠50ml冲管后再输入利福霉素钠溶液，输液管路中未出现乳白色浑浊物。作者随后进行了实验验证：将配制好的棕红色透明的利福霉素钠溶液与草绿色的左氧氟沙星各抽取3ml，在无菌试管内混合，3分钟后试管内液体变成西瓜红色且出现白色乳凝块浑浊物，1小时后出现大量絮状物。提示在临床和实验条件下，乳酸左氧氟沙星氯化钠注射液和利福霉素钠溶液混合存在配伍禁忌。

【临床建议】配伍禁忌

利福平 + 西咪替丁（rifampicin+cimetidine）

【临床证据】李玉霞[1]在临床输液中发现，利福平静脉输注完毕后，在同一输液管路连续输注西咪替丁氯化钠时，莫菲氏滴管内出现白色浑浊。临床观察提示两药在临床条件下混合存在配伍禁忌。

【临床建议】配伍禁忌

利奈唑胺 + 氨曲南（linezolid+aztreonam）

【临床证据】Zhang 等[1]考察了利奈唑胺（200mg/100ml）和氨曲南（2g）在 4℃和 23℃下配伍 7 天的物理相容性和化学稳定性。结果发现，在正常荧光灯和廷德尔光下溶液都是澄清的，整个实验过程浊度和微粒测定都没有显著变化；HPLC 测定利奈唑胺和混合药物的浓度没有显著变化，混合 7 天后氨曲南的浓度没有显著变化（4℃下 < 5%;23℃下 < 9%）。提示在实验条件下，利奈唑胺和氨曲南混合不存在配伍禁忌。

【临床建议】可以配伍

利奈唑胺 + 苯妥英钠（linezolid+phenytoin sodium）

【临床证据】Trissel 等[1]考察了 5% 的葡萄糖或 0.9% 氯化钠稀释的 5ml 利奈唑胺（2mg/ml）和 5ml 苯妥英钠在 Y 型输液通路中混合的物理相容性。混合后 1 小时和 4 小时在正常荧光灯和廷德尔光下观察微粒和絮状物的形成，并测定溶液浊度和微粒大小。结果发现，利奈唑胺和苯妥英钠混合后出现沉淀、浑浊或者絮状物，提示在实验条件下利奈唑胺与苯妥英钠混合存在配伍禁忌。

【临床建议】配伍禁忌

利奈唑胺 + 地西泮（linezolid+diazepam）

【临床证据】Trissel 等[1]考察了 5% 葡萄糖溶液稀释的 5ml 利奈唑胺（2mg/ml）和 5ml 地西泮在 Y 型输液通路中混合的物理相容性。混合后的 1 小时和 4 小时在正常荧光灯和廷德尔光下观察微粒和絮状物的形成，并测定溶液浊度和微粒大小。结果发现，利奈唑胺和地西泮混合后出现沉淀、浑浊或者絮状物，提示在实验条件下利奈唑胺与地西泮混合存在配伍禁忌。

【临床建议】配伍禁忌

利奈唑胺 + 环丙沙星（linezolid+ciprofloxacin）

【临床证据】Zhang 等[1]考察了利奈唑胺（终浓度 2mg/ml）与环丙沙星（终浓度 4mg/ml）在 4℃和 23℃下混合 7 天的稳定性和相容性。在利奈唑胺 100ml 的输液袋中加入环丙沙星 400mg，在荧光灯和廷德尔光下观察混合物的外观变化，测定浊度和微粒大小含量，HPLC 测定药物浓度考察化学稳定性。结果发现，利奈唑胺和环丙沙星在23℃混合后一直保持澄清和近无色，浊度和微粒大小无显著变化，HPLC测定药物浓度没有损失。但是4℃保存的混合物在24小时内保持相容性，24小时后却出现了白色沉淀。提示两药在室温下混合无配伍禁忌，但混合物不宜冰箱保持。

【临床建议】谨慎配伍

利奈唑胺 + 两性霉素 B（linezolid+amphotericin B）

【临床证据】Trissel 等[1]考察了5%的葡萄糖稀释的5ml利奈唑胺（2mg/ml）和5ml两性霉素 B 在 Y 型输液通路中混合的物理相容性。在混合后1和4小时在正常荧光灯和廷德尔光下观察微粒和絮状物的形成，并测定溶液浊度和微粒大小。结果发现，利奈唑胺和两性霉素 B 混合后出现沉淀、浑浊或絮状物，提示在实验条件下利奈唑胺与两性霉素 B 混合存在配伍禁忌。

【临床建议】配伍禁忌

利奈唑胺 + 氯丙嗪（linezolid+chlorpromazine）

【临床证据】Trissel 等[1]考察了利奈唑胺注射液与盐酸氯丙嗪在 Y 型输液通路中混合的相容性。5ml 的利奈唑胺（2mg/ml）与等体积的盐酸氯丙嗪在5% 葡萄糖或0.9% 氯化钠注射液中于室温混合4小时，在普通荧光灯和廷德尔光下观察混合物的外观，测定浊度和微粒。结果发现，利奈唑胺和盐酸氯丙嗪混合后出现了沉淀或浊度增加，提示实验条件下两药混合存在配伍禁忌。

【临床建议】配伍禁忌

利奈唑胺 + 哌拉西林（linezolid+piperacillin）

【临床证据】Zhang 等[1]考察了利奈唑胺（200mg/100ml）和哌拉西林钠（3g）在4℃和23℃下配伍7天的物理相容性和化学稳定性。结果发现，在正常荧光灯和廷德尔光下溶液都是澄清的，整个实验过程测定浊度和微粒都没有显著变化，HPLC 测定利奈唑胺和混合药物的浓度没有显著变化，4℃下混合7天后哌拉西林钠浓度没有显著变化，但是在23℃下只能保持3天的稳定（浓度变化 < 5%），5天后浓度降低9%~12%。提示在实验条件下，利奈唑胺和哌拉西林钠混合不存在配伍禁忌。

【临床建议】可以配伍

利奈唑胺 + 喷他脒（linezolid+pentamidine）

【临床证据】Trissel 等[1]考察了5% 葡萄糖溶液稀释的5ml利奈唑胺（2mg/ml）和5ml羟乙磺酸喷他脒在 Y 型输液通路中混合的物理相容性。

混合后 1 和 4 小时在正常荧光灯和廷德尔光下观察微粒和絮状物的形成，并测定溶液浊度和微粒大小。结果发现，利奈唑胺和羟乙磺酸喷他脒混合后出现沉淀、浑浊或絮状物，提示在实验条件下利奈唑胺与羟乙磺酸喷他脒存在配伍禁忌。

【临床建议】配伍禁忌

利奈唑胺 + 头孢曲松（linezolid+ceftriaxone）

【临床证据】Xu 等[1]考察了利奈唑胺（200mg/100ml）和头孢曲松钠（1g）在 4℃和 23℃下混合 7 天的物理相容性和化学稳定性。结果发现，利奈唑胺和头孢曲松钠混合后在正常日光灯和廷德尔光下是澄清的，混合液的浊度和微粒大小没有变化。混合液开始是浅黄色，室温 23℃放置 5 天后变成黄色，而 4℃下没有颜色变化。混合物中利奈唑胺的含量在两种温度下没有变化，但头孢曲松钠在混合后 4℃时第 3 天浓度降低 10%，在 23℃下 24 小时浓度降低 > 20%。提示在实验条件下，利奈唑胺和头孢曲松钠混合不存在配伍禁忌，但配伍时间要控制 24 小时内。

【临床建议】可以配伍

利奈唑胺 + 头孢他啶（linezolid+ceftazidime）

【临床证据】Xu 等[1]考察了利奈唑胺（200mg/100ml）和头孢他啶（2g）在 4℃和 23℃下混合 7 天的物理相容性和化学稳定性。结果发现，利奈唑胺和头孢他啶混合后在正常日光灯和廷德尔光下是澄清的，混合液的浊度和微粒大小没有变化。混合液开始时是浅黄色，室温 23℃放置 5 天后变成黄色，而 4℃下没有颜色变化。混合物中利奈唑胺的含量在两种温度下没有变化，头孢他啶在 4℃下 7 天内浓度没有变化，但是 23℃下只能稳定 24 小时，之后浓度降低 > 10%。提示在实验条件下，利奈唑胺和头孢他啶配伍在室温下 24 小时内是稳定的，不存在配伍禁忌。

【临床建议】可以配伍

利奈唑胺 + 头孢唑林（linezolid+cefazolin）

【临床证据】Xu 等[1]考察了利奈唑胺（200mg/100ml）和头孢唑林（1g）在 4℃和 23℃下混合 7 天的物理相容性和化学稳定性。结果发现，利奈唑胺和头孢唑林混合后在正常日光灯和廷德尔光下是澄清的，混合液的浊度和微粒大小没有变化。混合液在两种温度下一直保持无色。混合物中利奈唑胺的含量在两种温度下没有变化，头孢唑林在 4℃下 7 天内浓度没有变化，但是在 23℃下只能稳定 3 天，之后浓度降低 > 10%。提示在实验条件下，利奈唑胺和头孢唑林配伍在室温下 3 天内是稳定的，不存在配伍禁忌。

【临床建议】可以配伍

利奈唑胺 + 氧氟沙星（linezolid+ofloxacin）

【临床证据】Zhang 等[1]考察了利奈唑胺（终浓度 2mg/ml）与氧氟沙星（终浓度 4mg/ml）在 4℃和 23℃下混合 7 天的稳定性和相容性。在利奈唑胺 100ml 的输液袋中加入氧氟沙星 400mg，在荧光灯和廷德尔光下观察混合物外观变化，测定浊度和微粒大小含量，HPLC 测定药物浓度考察化学稳定性。结果发现，利奈唑胺和氧氟沙星混合后一直保持澄清微黄色，浊度和微粒大小无显著变化，HPLC 测定药物浓度没有损失。提示两药在实验条件下混合无配伍禁忌。

【临床建议】可以配伍

利奈唑胺 + 左氧氟沙星（linezolid+levofloxacin）

【临床证据】Zhang 等[1]考察了利奈唑胺（终浓度 2mg/ml）与左氧氟沙星（终浓度 5mg/ml）在 4℃和 23℃下混合 7 天的稳定性和相容性。在利奈唑胺 100ml 的输液袋中加入左氧氟沙星 500mg，在荧光灯和廷德尔光下观察混合物外观变化，测定浊度和微粒大小含量，HPLC 测定药物浓度考察化学稳定性。结果发现，利奈唑胺和左氧氟沙星混合后一直保持澄清微黄色，浊度和微粒大小无显著变化，HPLC 测定药物浓度没有损失。提示两药在实验条件下混合无配伍禁忌。

【临床建议】可以配伍

两性霉素 B+ 硫酸镁（amphotericin B+magnesium sulfate）

【临床证据】Raymond 等[1]考察了两性霉素 B（终浓度 40 或 80μg/ml）和硫酸镁（0、2、4 和 8mg/ml）在 5% 葡萄糖注射液中混合 6 小时的相容性和稳定性。测定两性霉素 B 浓度变化，观察混合溶液的外观变化。结果发现，混合液的澄明度在下降，颗粒逐渐下沉形成清亮的上清液。4 或 8mg/ml 的硫酸镁与 80μg/ml 的两性霉素 B 分别通过 Y 型管路混合后均没有出现沉淀，两性霉素 B 的浓度保持在 100%。提示在实验条件下，两药在同一容器中混合存在配伍禁忌，但是在实验条件下通过 Y 型输液通路混合则可能不存在配伍禁忌。

【临床建议】谨慎配伍

两性霉素 B+ 葡萄糖（amphotericin B+glucose）

【临床证据】Schöffski 等[1]通过一个 51 例患者参与的随机对照实验研究，比较了两性霉素 B［0.75mg/（kg·d）］和 250ml 5% 葡萄糖或 250ml 20% 脂肪乳配伍对粒细胞缺乏症伴肺炎或不明原因发热患者的疗效、安全性的影响。每例患者随机连续应用一种组合，8 天后换用另一种组合连续 8 天。结果发现，疗效没有显著差异，两性霉素 B 和 5% 葡萄糖注射液配伍具有相容性。

【临床建议】可以配伍

两性霉素 B+ 脂肪乳（amphotericin B+fat emulsion）

【临床证据】Lopez 等[1]考察了两性霉素 B 和脂肪乳混合的稳定性。两性霉素 B（5mg/ml）溶于 20% 的脂肪乳中配制成 0.5、1 和 2mg/ml 浓度，混合物在 20~25℃或 4~8℃下保存 15 天，HPLC 法测定两性霉素 B 的含量，测定微粒大小和分布。结果发现，0.5mg/ml 的两性霉素 B 和脂肪乳的混合物存储 7 天都是稳定的，1~2mg/ml 的两性霉素 B 和脂肪乳在荧光灯下于 20~25℃可以稳定 4 天，避光可以稳定 7 天，没有明显的物理不相容性，提示两药在实验条件下可以配伍。Schöffski 等[2]通过一个 51 例患者参与的随机对照实验研究，比较了两性霉素 B［0.75mg/（kg·d）］和 250ml 5% 葡萄糖或 250ml 20% 脂肪乳配伍对粒细胞缺乏症伴肺炎或不明原因发热患者的疗效、安全性的影响。每例患者随机连续应用一种组合，8 天后换用另一种组合连续 8 天。结果发现，疗效没有显著差异。

【临床建议】可以配伍

两性霉素 B 脂质体 + 地塞米松

（amphotericin B liposome+dexamethasone）

【临床证据】［药品说明书］"本品（两性霉素 B 脂质体，峰克松）可以同时与琥珀酸氢化可的松或地塞米松一同静脉滴注。"

【临床建议】可以配伍

两性霉素 B 脂质体 + 氯化钠

（amphotericin B liposome+sodium chloride）

【临床证据】［药品说明书］"本品（两性霉素 B 脂质体，峰克松）不可用生理盐水溶解。"

【临床建议】配伍禁忌

两性霉素 B 脂质体 + 氢化可的松

（amphotericin B liposome+hydrocortisone）

【临床证据】［药品说明书］"本品（两性霉素 B 脂质体，峰克松）可以同时与琥珀酸氢化可的松或地塞米松一同静脉滴注。"

【临床建议】可以配伍

磷甲酸钠 + 帕珠沙星（foscarnet sodium+pazufloxacin）

【临床证据】陈晓吟等[1]在临床工作中发现，当磷甲酸钠静脉输注完毕后，在同一输液管路连续输注帕珠沙星时，输液器管道中立刻出现白色浑浊。随后进行了实验验证：取膦甲酸钠氯化钠注射液 5ml 和帕珠沙星注射液（0.5g 溶于 0.9% 氯化钠 100ml 中）5ml 在无菌干燥试管中直接混合后，立即出现白色浑浊，静置 30 分钟后浑浊无变化。临床观察和实验结果提示两药在上述条件下混合存在配伍禁忌。

【临床建议】配伍禁忌

磷霉素 + 二乙酰氨乙酸乙二胺

（fosfomycin+ethylenediamine diaceturate）

【临床证据】宋玉珠[1] 在临床工作中发现，磷霉素 8g 和晓维尼（二乙酰氨乙酸乙二胺）0.6g 在 0.9% 氯化钠注射液或 5% 葡萄糖注射液 250~500ml 中混合后，混合液立即变成微黄色，静置半小时后变为黄色。随后进行了验证实验：将上述两种药物用无菌注射用水 5ml 稀释后，分别取 0.1ml 直接混合，混合液立即变成微黄色，静置半小时后变为黄色。临床观察和实验结果提示两药在上述条件下混合存在配伍禁忌。

【临床建议】配伍禁忌

磷霉素 + 帕珠沙星（fosfomycin+pazufloxacin）

【临床证据】宋维续等[1] 在临床工作中发现，磷霉素钠（6g 溶于 5% 葡萄糖注射液中）静脉输注完毕，在同一输液管路中继续输注甲磺酸帕珠沙星氯化钠 100ml 时，会产生白色絮状沉淀。临床观察提示两药在临床条件下混合存在配伍禁忌。

【临床建议】配伍禁忌

磷霉素 + 培氟沙星（fosfomycin+pefloxacin）

【临床证据】于萍等[1] 在临床工作中发现，注射用磷霉素钠（4g 溶于 5% 葡萄糖注射 500ml 中）静脉输注完毕后，在同一输液管路连续输注甲磺酸培氟沙星葡萄糖注射液 100ml（0.4g）时，输注管内立刻出现白色浑浊。随后进行了实验验证：将注射用磷霉素钠 4g 溶于 5% 葡萄糖注射 500ml 中，取 5ml 与甲磺酸培氟沙星葡萄糖注射液（0.4g/100ml）5ml 直接混合后，立刻出现白色絮状物，放置 24 小时后白色絮状物无改变。临床观察和实验结果提示两药在上述条件下混合存在配伍禁忌。

【临床建议】配伍禁忌

磷霉素 + 维生素 K_1（fosfomycin+vitamin K_1）

【临床证据】刘素蓉[1] 在临床工作中发现，在磷霉素钠静脉输注过程中，遵医嘱给予维生素 K_1 经同一通路注射时，发现头皮针内立即出现淡黄色浑浊团块样物质。随后进行了模拟临床实验验证：将磷霉素钠 1g 溶于 0.9% 氯化钠注射液 100ml 中，在输液器排气后，抽取维生素 K_1 注射液 10mg 注入莫菲氏滴管中，发现输液器内液体有淡黄色浑浊团块样物质出现。取 10ml（1g）磷霉素钠（溶于 0.9% 氯化钠注射液中）与 0.1mg 维生素 K_1 注射液混合；抽取 50ml（1g）磷霉素钠注射液（溶于 0.9% 氯化钠注射液中）与 0.3mg 维生素 K_1 注射液混合；抽取 1ml（0.25g）磷霉素钠（溶于 0.9% 氯化钠注射液中）与 0.1mg 维生素 K_1 注射液混合；以上不同剂量的两种药液混合后均有淡黄色浑浊团块样物质出现。临床观察和实验结果提示两药在上述条件下混合存在配伍禁忌。

【临床建议】配伍禁忌

磷酸肌酸 + 氯化钾 + 氯化钠

（creatine phosphate+potassium chloride+sodium chloride）

【临床证据】高声传等[1] 参照临床常用剂量，将注射用磷酸肌酸钠（海口奇力制药，1.0g/ 支）2g 和氯化钾注射液（杭州民生药业，10ml：1g）7.5ml 先后溶于 0.9% 氯化钠注射液（上海百特）250ml 中，分别于 0、0.5、1、2、4、8 小时观察配伍溶液的外观变化，测定配伍溶液不溶性微粒数、pH 和磷酸肌酸的含量变化。结果发现，磷酸肌酸钠含量变化不大，8 小时含量为 98.4%；配伍溶液 pH 在 7.19~7.43 之间；≥10μm 的微粒数为 21.3，8 小时时微粒数最少，≥25μm 的微粒数为 0.01，溶液澄明，符合《中国药典》（2010 年版）的规定要求。提示在实验条件下，注射用磷酸肌酸钠和氯化钾注射液在 0.9% 氯化钠注射液中混合至少可以配伍 8 小时。

【临床建议】可以配伍

磷酸肌酸 + 氯化钾 + 葡萄糖

（creatine phosphate+potassium chloride+dextrose）

【临床证据】高声传等[1] 参照临床常用剂量，将注射用磷酸肌酸钠（海口奇力制药，1.0g/ 支）2g 和氯化钾注射液（杭州民生药业，10ml：1g）7.5ml 先后溶于 5% 葡萄糖注射液（上海百特）或 10% 葡萄糖注射液（上海百特）250ml 中，分别于 0、0.5、1、2、4、8 小时观察配伍溶液的外观变化，测定配伍溶液的不溶性微粒数、pH 和磷酸肌酸的含量变化。结果发现，注射用磷酸肌酸钠和氯化钾注射液在 5% 葡萄糖注射液和 10% 萄萄糖注射液中的澄明度符合要求；pH 偏高；在 5% 葡萄糖注射液中 ≥10μm 的微粒数 0h 为 17.3，随着时间延长，微粒数显著增加；10% 葡萄糖注射液中 ≥10μm 的微粒数基本合格，1 小时时微粒数为 41.3。上述两种溶液中的不溶性微粒都超过了《中国药典》（2010 版）的规定。提示在实验条件下，注射用磷酸肌酸钠和氯化钾注射液在 5% 葡萄糖注射液或 10% 葡萄糖注射液中混合存在配伍禁忌。

【临床建议】配伍禁忌

磷酸肌酸 + 氯化钾 + 葡萄糖氯化钠

（creatine phosphate+potassium chloride+dextrose sodium chloride）

【临床证据】高声传等[1] 参照临床常用剂量，将注射用磷酸肌酸钠（海口奇力制药，1.0g/ 支）2g 和氯化钾注射液（杭州民生药业，10ml：1g）7.5ml 先后溶于葡萄糖氯化钠注射液（上海百特）250ml 中，分别于 0、0.5、1、2、4、8 小时观察配伍溶液的外观变化，测定配伍溶液不溶性微粒数、pH 和磷酸肌酸的含量变化。结果发现，磷酸肌酸钠含量变化不大，8 小时的浓度为 98.77%；配伍溶液的 pH 在 6.98~7.19 之间；≥ 10μm 的微粒数合格，0.5~2 小时之间微粒数最少，符合《中国药典》（2010 年版）的规定，其他时间点也符合规定，平均值为 17.1；≥ 25μm 的微粒数为 0；溶液澄明，符合《中国药典》（2010 年版）的规定。提示在实验条件下，注射用磷酸肌酸钠和氯化钾注射液在葡萄糖氯化钠注射液中混合至少可以配伍 8 小时。

【临床建议】可以配伍

磷酸肌酸 + 头孢哌酮舒巴坦

（creatine phosphate+cefoperazone sulbactam）

【临床证据】连春莺等[1] 在临床工作中发现，静脉滴注磷酸肌酸钠溶液（2g 溶于 5% 木糖醇溶液 250ml 中）完毕后，同一输液通路中接续输注头孢哌酮钠舒巴坦钠（2g 溶于 0.9% 氯化钠注射液 100ml）时，输液管内两种液体混合处出现白色浑浊、轻微絮状物。作者随后进行了实验验证：将头孢哌酮钠舒巴坦钠 2g 溶于 5% 木糖醇溶液 100ml 中，未出现白色浑浊及絮状物；将头孢哌酮钠舒巴坦钠 2g 溶于 0.9% 氯化钠注射液 100ml，将磷酸肌酸钠 2g 溶于 0.9% 氯化钠注射液 250ml 或 5% 木糖醇注射液 250ml 中，取头孢哌酮钠舒巴坦钠溶液 100ml 与 250ml 的磷酸肌酸钠氯化钠溶液或磷酸肌酸钠木糖醇溶液混合，配伍溶液立刻出现白色浑浊、轻微絮状物。提示注射用磷酸肌酸钠溶液与头孢哌酮钠舒巴坦钠溶液混合存在配伍禁忌。

【临床建议】配伍禁忌

膦甲酸钠 + 苦参素（foscarnet+oxymatrine）

【临床证据】温海燕等[1] 考察了膦甲酸钠氯化钠注射液（武汉大安制药，250ml：3g）和苦参素注射液（江苏正大天晴制药，2ml：0.6g）在不同条件下配伍的相容性和稳定性。按临床常用药物浓度，取膦甲酸钠氯化钠注射液 250ml 与苦参素注射液 2ml 混匀。配伍溶液在低温（4℃）、常温（23±2）℃、高温（60℃）、强光照射等条件下放置 8 小时或 360 小时，观察不同时间点溶液的外观变化，测定 pH 变化和膦甲酸钠、苦参素的含量变化百分比（以 0 时为 100%）。结果发现，配伍溶液在 4℃、室温（23±2）℃及 45℃下无浑浊、沉淀、云状物、气泡、变色等现象。pH 没有显著变化，膦甲酸钠和苦参素的含量稳定，RSD 分别为 1.32% 和 1.35%（n=5）。作者认为在实验条件下，膦甲酸钠氯化钠注射液和苦参素注射液可以配伍，配伍液至少在 15 天内保持稳定。[编者注：该研究未考察配伍溶液不溶性微粒数变化及是否符合《中国药典》规定，建议谨慎配伍。]

【临床建议】谨慎配伍

硫普罗宁 + 呋塞米（tiopronin+furosemide）

【临床证据】杨海风等[1]在临床输液中发现，在静脉输注凯西莱（硫普罗宁，0.2g 溶于 5% 葡萄糖液 250ml 中）时，遵医嘱给予速尿（呋塞米）200mg "入壶" 静脉注射时，发现两种药物混合后出现白色浑浊。随后进行了实验验证：将硫普罗宁溶于 5% 葡萄糖溶液 250ml 中，取 1ml 与呋塞米 1ml 直接混合后，混合液立即出现白色浑浊，放置 24 小时无变化；将呋塞米直接与溶好的硫普罗宁混合后，立即出现白色浑浊，放置 24 小时无变化。朱静等[2]在临床工作中发现，硫普罗宁（0.1g 溶于 5% 葡萄糖溶液 250ml 中）静脉滴注过程中，遵医嘱给予呋塞米 20mg 滴斗内注射时，发现两种药物混合后莫菲氏滴管内立即出现白色浑浊。随后进行了实验验证：抽取硫普罗宁溶液 1ml 与呋塞米 1ml 直接混合后，立即出现白色浑浊，放置 24 小时无变化。临床观察和实验结果提示两药在上述条件下混合存在配伍禁忌。

【临床建议】配伍禁忌

硫普罗宁 + 肝得健（tiopronin+essentiale forte）

【临床证据】戴立梅等[1]在临床工作中发现，当凯西莱（硫普罗宁）静脉输注完毕后，在同一输液管路连续输注肝得健时，输液管内立即出现黄色浑浊。随后进行了验证实验：取凯西莱注射液 1ml（无色透明）与肝得健注射液 250mg（黄绿透明）直接混合后，混合液立即出现黄色浑浊物。临床观察和实验结果提示两药在上述条件下混合存在配伍禁忌。

【临床建议】配伍禁忌

硫普罗宁 + 利福霉素（tiopronin+rifamycin）

【临床证据】杨丽娜[1]在临床输液中发现，注射用硫普罗宁（0.2g 溶于 5% 葡萄糖注射液或 0.9% 氯化钠注射液 250ml 中）静脉输注完毕后，在同一输液管路连续输注利福霉素注射液（0.5g 溶于 10% 或 5% 葡萄糖注射液 250ml 中）时，莫菲氏滴管内立即出现红色絮状物。调换药物输入的顺序，即输完利福霉素注射液接输注用硫普罗宁时，仍出现上述现象。临床观察和实验结果提示两药在上述条件下混合存在配伍禁忌。

【临床建议】配伍禁忌

硫普罗宁 + 维生素 K（tiopronin+vitamin K）

【临床证据】［药品说明书］"（硫普罗宁）不得与具有氧化作用的药物合并使用。"

【临床建议】配伍禁忌

硫酸吗啡 + 布比卡因（morphine sulfate+bupivacaine）

【临床证据】Bianchi 等[1]考察了可以在植入人体的泵系统中使用的硫酸吗啡和布比卡因在 37℃下混合 90 天的相容性和稳定性。每月抽取样品检测药物浓度并观察外观变化。结果发现，两种药物混合后无外观变化，药物浓度与起始浓度相比无明显变化，提示在实验条件下硫酸吗啡和布比卡因混合 90 天不存在配伍禁忌。Classen 等[2]考察了硫酸吗啡和盐酸布比卡因在一个植入泵中模拟临床条件下混合的稳定性。药物在 37℃下混合 90 天，HPLC 法测定药物浓度变化。结果发现，混合物在实验条件下混合 90 天能够保持稳定，药物浓度保持在起始浓度的 96% 以上，提示两种药物混合无配伍禁忌。

【临床建议】可以配伍

硫酸吗啡 + 布比卡因 + 可乐定
（morphine sulfate+bupivacaine+clonidine）

【临床证据】Bianchi 等[1]考察了可以在植入人体的泵系统中使用的硫酸吗啡、布比卡因和盐酸可乐定在 37℃下混合 90 天的相容性和稳定性。每月抽取样品检测药物浓度并观察外观变化。结果发现，3 种药物混合后无外观变化，药物浓度与起始浓度相比无明显变化，提示在实验条件下硫酸吗啡、布比卡因和盐酸可乐定混合 90 天不存在配伍禁忌。Classen 等[2]考察了硫酸吗啡、盐酸布比卡因和盐酸可乐定在一个植入泵中模拟临床条件下混合的稳定性。药物在 37℃下混合 90 天，HPLC 法测定药物浓度变化。结果发现，混合物在实验条件下混合 90 天能够保持稳定，药物浓度保持在起始浓度的 96% 以上，提示 3 种药物混合无配伍禁忌。

【临床建议】可以配伍

硫酸吗啡 + 可乐定（morphine sulfate+clonidine）

【临床证据】Bianchi 等[1]考察了可以在植入人体的泵系统中使用的

硫酸吗啡和盐酸可乐定在37℃下混合90天的相容性和稳定性。每月抽取样品检测药物浓度并观察外观变化。结果发现，两种药物混合后无外观变化，药物浓度与起始浓度相比无明显变化，提示在实验条件下硫酸吗啡和盐酸可乐定混合90天不存在配伍禁忌。Classen等[2]考察了硫酸吗啡和盐酸可乐定在一个植入泵中模拟临床条件下混合的稳定性。药物在37℃下混合90天，HPLC法测定药物浓度变化。结果发现，混合物在实验条件下混合90天能够保持稳定，药物浓度保持在起始浓度的96%以上，提示两种药物混合无配伍禁忌。

【临床建议】可以配伍

硫酸吗啡＋哌替啶（morphine sulfate+meperidine）

【临床证据】Macias等[1]考察了硫酸吗啡（300mg）和盐酸哌替啶（300mg）于250mlTPN、5%葡萄糖或无菌注射用水中于21.5℃混合36小时的相容性和稳定性。考察混合液的外观变化（沉淀、颜色、浊度和气体），HPLC法测定起始和36小时硫酸吗啡或盐酸哌替啶的含量。结果发现，硫酸吗啡和盐酸哌替啶在TPN、5%葡萄糖和无菌注射用水中混合具有物理相容性和化学稳定性，提示实验条件下两药混合36小时无配伍禁忌。

【临床建议】可以配伍

硫酸吗啡＋左美丙嗪（morphine sulfate+levomepromazine）

【临床证据】Chandler等[1]研究发现，硫酸吗啡（0.5mg/ml）和盐酸左美丙嗪（0.1mg/mll）在室温下混合24小时具有物理方面的相容性。Al-Tannak等[2]通过HPLC法考察了硫酸吗啡和盐酸左美丙嗪在4℃避光处、室温自然光和37℃荧光灯下混合的化学稳定性。结果发现，吗啡在各种储存条件下都很稳定，盐酸左美丙嗪的分解随温度升高而增加，在37℃时最长可以稳定24小时。提示两药在实验条件下混合可以稳定24小时而无配伍禁忌。

【临床建议】可以配伍

硫酸镁＋多巴酚丁胺（magnesium sulfate+dobutamine）

【临床证据】［药品说明书］"与硫酸镁配伍禁忌的药物有硫酸多黏菌素B、硫酸链霉素、葡萄糖酸钙、盐酸多巴酚丁胺、盐酸普鲁卡因、四环素、青霉素和萘夫西林。"

【临床建议】配伍禁忌

硫酸镁＋多黏菌素B（magnesium sulfate+polymyxin B）

【临床证据】［药品说明书］"与硫酸镁配伍禁忌的药物有硫酸多黏菌

素 B、硫酸链霉素、葡萄糖酸钙、盐酸多巴酚丁胺、盐酸普鲁卡因、四环素、青霉素和萘夫西林。"

【临床建议】配伍禁忌

硫酸镁 + 链霉素（magnesium sulfate+streptomycin）

【临床证据】[药品说明书]"与硫酸镁配伍禁忌的药物有硫酸多黏菌素 B、硫酸链霉素、葡萄糖酸钙、盐酸多巴酚丁胺、盐酸普鲁卡因、四环素、青霉素和萘夫西林。"

【临床建议】配伍禁忌

硫酸镁 + 萘夫西林（magnesium sulfate+nafcillin）

【临床证据】[药品说明书]"与硫酸镁配伍禁忌的药物有硫酸多黏菌素 B、硫酸链霉素、葡萄糖酸钙、盐酸多巴酚丁胺、盐酸普鲁卡因、四环素、青霉素和萘夫西林。"

【临床建议】配伍禁忌

硫酸镁 + 普鲁卡因（magnesium sulfate+procaine）

【临床证据】[药品说明书 1]"本品（盐酸普鲁卡因）忌与下列药物配伍：碳酸氢钠、巴比妥类、氨茶碱、硫酸镁、肝素钠、硝普钠、甘露醇、甲基硫酸新斯的明、氢化可的松、地塞米松等。"

[药品说明书 2]"与硫酸镁配伍禁忌的药物有硫酸多黏菌素 B、硫酸链霉素、葡萄糖酸钙、盐酸多巴酚丁胺、盐酸普鲁卡因、四环素、青霉素和萘夫西林。"

【临床建议】配伍禁忌

硫酸镁 + 青霉素（magnesium sulfate+penicillin）

【临床证据】[药品说明书]"与硫酸镁配伍禁忌的药物有硫酸多黏菌素 B、硫酸链霉素、葡萄糖酸钙、盐酸多巴酚丁胺、盐酸普鲁卡因、四环素、青霉素和萘夫西林。"

【临床建议】配伍禁忌

硫酸镁 + 四环素（magnesium sulfate+tetracycline）

【临床证据】[药品说明书]"与硫酸镁配伍禁忌的药物有硫酸多黏菌素 B、硫酸链霉素、葡萄糖酸钙、盐酸多巴酚丁胺、盐酸普鲁卡因、四环素、青霉素和萘夫西林。"

【临床建议】配伍禁忌

硫辛酸 + 葡萄糖酸钙（lipoic acid+calcium gluconate）

【临床证据】赵陈慧等[1]在临床药物配制工作中发现注射用硫辛酸（烟台只楚药业，0.15g/ 支）的 0.9% 氯化钠稀释液与 10% 葡萄糖酸钙注射液（济南利民制药，10ml/支）混合后出现白色浑浊，推测可能存在配伍禁忌。作者随后进行了实验验证：将注射用硫辛酸1支（0.15g）溶于0.9%氯化钠注射液4ml中，取2ml与10%葡萄糖酸钙注射液2ml在透明试管内直接混合，结果试管内立刻出现白色浑浊，放置30分钟无变化。提示在临床和实验条件下，注射用硫辛酸的氯化钠注射液与10%葡萄糖酸钙注射液混合存在配伍禁忌。

【临床建议】配伍禁忌

罗库溴铵 + 阿芬太尼（rocuronium bromide+alfentanil）

【临床证据】[药品说明书]"罗库溴铵（爱可松）可通过含下列药物的液体输注管道进行静脉注射：肾上腺素、阿库氯铵、阿芬太尼、氨茶碱、阿莫西林、阿曲库铵、阿托品、头孢他啶、西力欣[编者注：头孢呋辛]、西咪替丁、克林霉素、氯硝安定、可乐定、多巴酚丁胺、多巴胺、麻黄素、麦角胺。"

【临床建议】可以配伍

罗库溴铵 + 阿库氯铵（rocuronium bromide+alcuronium chloride）

【临床证据】[药品说明书]"罗库溴铵（爱可松）可通过含下列药物的液体输注管道进行静脉注射：肾上腺素、阿库氯铵、阿芬太尼、氨茶碱、阿莫西林、阿曲库铵、阿托品、头孢他啶、西力欣[编者注：头孢呋辛]、西咪替丁、克林霉素、氯硝安定、可乐定、多巴酚丁胺、多巴胺、麻黄素、麦角胺。"

【临床建议】可以配伍

罗库溴铵 + 阿莫西林（rocuronium bromide+amoxicillin）

【临床证据】[药品说明书]"罗库溴铵（爱可松）可通过含下列药物的液体输注管道进行静脉注射：肾上腺素、阿库氯铵、阿芬太尼、氨茶碱、阿莫西林、阿曲库铵、阿托品、头孢他啶、西力欣[编者注：头孢呋辛]、西咪替丁、克林霉素、氯硝安定、可乐定、多巴酚丁胺、多巴胺、麻黄素、麦角胺。"

【临床建议】可以配伍

罗库溴铵 + 阿曲库铵（rocuronium bromide+atracurium）

【临床证据】[药品说明书]"罗库溴铵（爱可松）可通过含下列药物的液体输注管道进行静脉注射：肾上腺素、阿库氯铵、阿芬太尼、氨茶碱、阿莫西林、阿曲库铵、阿托品、头孢他啶、西力欣[编者注：头孢呋辛]、西咪替丁、克林霉素、氯硝安定、可乐定、多巴酚丁胺、多巴胺、麻黄素、麦角胺。"

【临床建议】可以配伍

罗库溴铵 + 阿托品（rocuronium bromide+atropine）

【临床证据】［药品说明书］"罗库溴铵（爱可松）可通过含下列药物的液体输注管道进行静脉注射：肾上腺素、阿库氯铵、阿芬太尼、氨茶碱、阿莫西林、阿曲库铵、阿托品、头孢他啶、西力欣 [**编者注：头孢呋辛**]、西咪替丁、克林霉素、氯硝安定、可乐定、多巴酚丁胺、多巴胺、麻黄素、麦角胺。"

【临床建议】可以配伍

罗库溴铵 + 氨茶碱（rocuronium bromide+aminophylline）

【临床证据】［药品说明书］"罗库溴铵（爱可松）可通过含下列药物的液体输注管道进行静脉注射：肾上腺素、阿库氯铵、阿芬太尼、氨茶碱、阿莫西林、阿曲库铵、阿托品、头孢他啶、西力欣 [**编者注：头孢呋辛**]、西咪替丁、克林霉素、氯硝安定、可乐定、多巴酚丁胺、多巴胺、麻黄素、麦角胺。"

【临床建议】可以配伍

罗库溴铵 + 地塞米松（rocuronium bromide+dexamethasone）

【临床证据】［药品说明书］"当罗库溴铵（爱可松）加入含有下列药物的液体时，存在物理学上的配伍禁忌：两性霉素 B、硫唑嘌呤、头孢唑林、邻氯青霉素、地塞米松、地西泮、依诺昔酮、红霉素、法莫替丁、速尿 [**编者注：呋塞米**]、加拉碘铵、琥珀酸钠氢化可的松、胰岛素、甲泼尼龙、琥珀酸钠强的松龙、硫喷妥钠、万古霉素、英脱利匹特 [**编者注：脂肪乳剂**]。"

【临床建议】配伍禁忌

罗库溴铵 + 地西泮（rocuronium bromide+diazepam）

【临床证据】［药品说明书］"当罗库溴铵（爱可松）加入含有下列药物的液体时，存在物理学上的配伍禁忌：两性霉素 B、硫唑嘌呤、头孢唑林、邻氯青霉素、地塞米松、地西泮、依诺昔酮、红霉素、法莫替丁、速尿 [**编者注：呋塞米**]、加拉碘铵、琥珀酸钠氢化可的松、胰岛素、甲泼尼龙、琥珀酸钠强的松龙、硫喷妥钠、万古霉素、英脱利匹特 [**编者注：脂肪乳剂**]。"

【临床建议】配伍禁忌

罗库溴铵 + 多巴胺（rocuronium bromide+dopamine）

【临床证据】［药品说明书］"罗库溴铵（爱可松）可通过含下列药物的液体输注管道进行静脉注射：肾上腺素、阿库氯铵、阿芬太尼、氨茶

碱、阿莫西林、阿曲库铵、阿托品、头孢他啶、西力欣 [**编者注：头孢呋辛**]、西咪替丁、克林霉素、氯硝安定、可乐定、多巴酚丁胺、多巴胺、麻黄素、麦角胺。"

【**临床建议**】可以配伍

罗库溴铵 + 多巴酚丁胺（rocuronium bromide+dobutamine）

【**临床证据**】[药品说明书]"罗库溴铵（爱可松）可通过含下列药物的液体输注管道进行静脉注射：肾上腺素、阿库氯铵、阿芬太尼、氨茶碱、阿莫西林、阿曲库铵、阿托品、头孢他啶、西力欣 [**编者注：头孢呋辛**]、西咪替丁、克林霉素、氯硝安定、可乐定、多巴酚丁胺、多巴胺、麻黄素、麦角胺。"

【**临床建议**】可以配伍

罗库溴铵 + 法莫替丁（rocuronium bromide+famotidine）

【**临床证据**】[药品说明书]"当罗库溴铵（爱可松）加入含有下列药物的液体时，存在物理学上的配伍禁忌：两性霉素 B、硫唑嘌呤、头孢唑林、邻氯青霉素、地塞米松、地西泮、依诺昔酮、红霉素、法莫替丁、速尿 [**编者注：呋塞米**]、加拉碘铵、琥珀酸钠氢化可的松、胰岛素、甲泼尼龙、琥珀酸钠强的松龙、硫喷妥钠、万古霉素、英脱利匹特 [**编者注：脂肪乳剂**]。"

【**临床建议**】配伍禁忌

罗库溴铵 + 呋塞米（rocuronium bromide+furosemide）

【**临床证据**】[药品说明书]"当罗库溴铵（爱可松）加入含有下列药物的液体时，存在物理学上的配伍禁忌：两性霉素 B、硫唑嘌呤、头孢唑林、邻氯青霉素、地塞米松、地西泮、依诺昔酮、红霉素、法莫替丁、速尿 [**编者注：呋塞米**]、加拉碘铵、琥珀酸钠氢化可的松、胰岛素、甲泼尼龙、琥珀酸钠强的松龙、硫喷妥钠、万古霉素、英脱利匹特 [**编者注：脂肪乳剂**]。"

【**临床建议**】配伍禁忌

罗库溴铵 + 海脉素（rocuronium bromide+haemaccel）

【**临床证据**】[药品说明书]"罗库溴铵（爱可松）在 0.5mg/ml 和 2mg/ml 浓度下可以与下列液体配伍：0.9% 氯化钠注射液、5% 葡萄糖、5% 葡萄糖盐水、无菌注射用水、乳酸林格液、海脉素和血浆蛋白溶液，混合后 24 小时内用完。"

【**临床建议**】可以配伍

罗库溴铵 + 红霉素（rocuronium bromide+erythromycin）

【临床证据】［药品说明书］"当罗库溴铵（爱可松）加入含有下列药物的液体时，存在物理学上的配伍禁忌：两性霉素 B、硫唑嘌呤、头孢唑林、邻氯青霉素、地塞米松、地西泮、依诺昔酮、红霉素、法莫替丁、速尿［**编者注：呋塞米**］、加拉碘铵、琥珀酸钠氢化可的松、胰岛素、甲泼尼龙、琥珀酸钠强的松龙、硫喷妥钠、万古霉素、英脱利匹特［**编者注：脂肪乳剂**］。"

【临床建议】配伍禁忌

罗库溴铵 + 加拉碘铵（rocuronium bromide+gallamine triethiodide）

【临床证据】［药品说明书］"当罗库溴铵（爱可松）加入含有下列药物的液体时，存在物理学上的配伍禁忌：两性霉素 B、硫唑嘌呤、头孢唑林、邻氯青霉素、地塞米松、地西泮、依诺昔酮、红霉素、法莫替丁、速尿［**编者注：呋塞米**］、加拉碘铵、琥珀酸钠氢化可的松、胰岛素、甲泼尼龙、琥珀酸钠强的松龙、硫喷妥钠、万古霉素、英脱利匹特［**编者注：脂肪乳剂**］。"

【临床建议】配伍禁忌

罗库溴铵 + 甲泼尼龙（rocuronium bromide+methylprednisolone）

【临床证据】［药品说明书］"当罗库溴铵（爱可松）加入含有下列药物的液体时，存在物理学上的配伍禁忌：两性霉素 B、硫唑嘌呤、头孢唑林、邻氯青霉素、地塞米松、地西泮、依诺昔酮、红霉素、法莫替丁、速尿［**编者注：呋塞米**］、加拉碘铵、琥珀酸钠氢化可的松、胰岛素、甲泼尼龙、琥珀酸钠强的松龙、硫喷妥钠、万古霉素、英脱利匹特［**编者注：脂肪乳剂**］。"

【临床建议】配伍禁忌

罗库溴铵 + 可乐定（rocuronium bromide+clonidine）

【临床证据】［药品说明书］"罗库溴铵（爱可松）可通过含下列药物的液体输注管道进行静脉注射：肾上腺素、阿库氯铵、阿芬太尼、氨茶碱、阿莫西林、阿曲库铵、阿托品、头孢他啶、西力欣［**编者注：头孢呋辛**］、西咪替丁、克林霉素、氯硝安定、可乐定、多巴酚丁胺、多巴胺、麻黄素、麦角胺。"

【临床建议】可以配伍

罗库溴铵 + 克林霉素（rocuronium bromide+clindamycin）

【临床证据】［药品说明书］"罗库溴铵（爱可松）可通过含下列药物的液体输注管道进行静脉注射：肾上腺素、阿库氯铵、阿芬太尼、氨茶

碱、阿莫西林、阿曲库铵、阿托品、头孢他啶、西力欣［**编者注：头孢呋辛**］、西咪替丁、克林霉素、氯硝安定、可乐定、多巴酚丁胺、多巴胺、麻黄素、麦角胺。"

【临床建议】可以配伍

罗库溴铵 + 两性霉素 B（rocuronium bromide+amphotericin B）

【临床证据】［药品说明书］"当罗库溴铵（爱可松）加入含有下列药物的液体时，存在物理学上的配伍禁忌：两性霉素 B、硫唑嘌呤、头孢唑林、邻氯青霉素［**编者注：氯唑西林**］、地塞米松、地西泮、依诺昔酮、红霉素、法莫替丁、速尿［**编者注：呋塞米**］、加拉碘铵、琥珀酸钠氢化可的松、胰岛素、甲泼尼龙、琥珀酸钠强的松龙、硫喷妥钠、万古霉素、英脱利匹特［**编者注：脂肪乳剂**］。"

【临床建议】配伍禁忌

罗库溴铵 + 硫喷妥钠（rocuronium bromide+thiopental sodium）

【临床证据】［药品说明书］"当罗库溴铵（爱可松）加入含有下列药物的液体时，存在物理学上的配伍禁忌：两性霉素 B、硫唑嘌呤、头孢唑林、邻氯青霉素［**编者注：氯唑西林**］、地塞米松、地西泮、依诺昔酮、红霉素、法莫替丁、速尿［**编者注：呋塞米**］、加拉碘铵、琥珀酸钠氢化可的松、胰岛素、甲泼尼龙、琥珀酸钠强的松龙、硫喷妥钠、万古霉素、英脱利匹特［**编者注：脂肪乳剂**］。"

【临床建议】配伍禁忌

罗库溴铵 + 氯唑西林（rocuronium bromide+cloxacillin）

【临床证据】［药品说明书］"当罗库溴铵（爱可松）加入含有下列药物的液体时，存在物理学上的配伍禁忌：两性霉素 B、硫唑嘌呤、头孢唑林、邻氯青霉素［**编者注：氯唑西林**］、地塞米松、地西泮、依诺昔酮、红霉素、法莫替丁、速尿［**编者注：呋塞米**］、加拉碘铵、琥珀酸钠氢化可的松、胰岛素、甲泼尼龙、琥珀酸钠强的松龙、硫喷妥钠、万古霉素、英脱利匹特［**编者注：脂肪乳剂**］。"

【临床建议】配伍禁忌

罗库溴铵 + 硫唑嘌呤（rocuronium bromide+azathioprine）

【临床证据】［药品说明书］"当罗库溴铵（爱可松）加入含有下列药物的液体时，存在物理学上的配伍禁忌：两性霉素 B、硫唑嘌呤、头孢唑林、邻氯青霉素［**编者注：氯唑西林**］、地塞米松、地西泮、依诺昔酮、红霉素、法莫替丁、速尿［**编者注：呋塞米**］、加拉碘铵、琥珀酸钠氢化可的松、胰岛素、甲泼尼龙、琥珀酸钠强的松龙、硫喷妥钠、万古霉素、英脱利匹特［编者注：脂肪乳剂］。"

【临床建议】配伍禁忌

罗库溴铵 + 氯化钠（rocuronium bromide+sodium chloride）

【临床证据】［药品说明书］"罗库溴铵（爱可松）在 0.5mg/ml 和 2mg/ml 浓度下可以与下列液体配伍：0.9% 氯化钠注射液、5% 葡萄糖、5% 葡萄糖盐水、无菌注射用水、乳酸林格液、海脉素和血浆蛋白溶液，混合后 24 小时内用完。"

【临床建议】可以配伍

罗库溴铵 + 氯硝西泮（rocuronium bromide+clonazepam）

【临床证据】［药品说明书］"罗库溴铵（爱可松）可通过含下列药物的液体输注管道进行静脉注射：肾上腺素、阿库氯铵、阿芬太尼、氨茶碱、阿莫西林、阿曲库铵、阿托品、头孢他啶、西力欣［编者注：头孢呋辛］、西咪替丁、克林霉素、氯硝安定［编者注：氯硝西泮］、可乐定、多巴酚丁胺、多巴胺、麻黄素、麦角胺。"

【临床建议】可以配伍

罗库溴铵 + 麻黄碱（rocuronium bromide+ephedrine）

【临床证据】［药品说明书］"罗库溴铵（爱可松）可通过含下列药物的液体输注管道进行静脉注射：肾上腺素、阿库氯铵、阿芬太尼、氨茶碱、阿莫西林、阿曲库铵、阿托品、头孢他啶、西力欣［编者注：头孢呋辛］、西咪替丁、克林霉素、氯硝安定［编者注：氯硝西泮］、可乐定、多巴酚丁胺、多巴胺、麻黄素［编者注：麻黄碱］、麦角胺。"

【临床建议】可以配伍

罗库溴铵 + 麦角胺（rocuronium bromide+ergotamine）

【临床证据】［药品说明书］"罗库溴铵（爱可松）可通过含下列药物的液体输注管道进行静脉注射：肾上腺素、阿库氯铵、阿芬太尼、氨茶碱、阿莫西林、阿曲库铵、阿托品、头孢他啶、西力欣［编者注：头孢呋辛］、西咪替丁、克林霉素、氯硝安定［编者注：氯硝西泮］、可乐定、多巴酚丁胺、多巴胺、麻黄素、麦角胺。"

【临床建议】可以配伍

罗库溴铵 + 泼尼松龙（rocuronium bromide+prednisolone）

【临床证据】［药品说明书］"当罗库溴铵（爱可松）加入含有下列药物的液体时，存在物理学上的配伍禁忌：两性霉素 B、硫唑嘌呤、头孢唑林、邻氯青霉素［编者注：氯唑西林］、地塞米松、地西泮、依诺昔酮、红霉素、法莫替丁、速尿［编者注：呋塞米］、加拉碘铵、琥珀酸钠氢化可的松、胰岛素、甲泼尼龙、琥珀酸钠强的松龙［编者注：**泼尼松龙**］、硫喷妥钠、万古霉素、英脱利匹特［编者注：**脂肪乳剂**］。"

【临床建议】配伍禁忌

罗库溴铵 + 葡萄糖（rocuronium bromide+dextrose）

【临床证据】［药品说明书］"罗库溴铵（爱可松）在 0.5mg/ml 和 2mg/ml 浓度下可以与下列液体配伍：0.9% 氯化钠注射液、5% 葡萄糖、5% 葡萄糖盐水、无菌注射用水、乳酸林格液、海脉素和血浆蛋白溶液，混合后 24 小时内用完。"

【临床建议】可以配伍

罗库溴铵 + 葡萄糖氯化钠
（rocuronium bromide+dextrosesodium chloride）

【临床证据】［药品说明书］"罗库溴铵（爱可松）在 0.5mg/ml 和 2mg/ml 浓度下可以与下列液体配伍：0.9% 氯化钠注射液、5% 葡萄糖、5% 葡萄糖氯化钠、无菌注射用水、乳酸林格液、海脉素和血浆蛋白溶液，混合后 24 小时内用完。"

【临床建议】可以配伍

罗库溴铵 + 氢化可的松（rocuronium bromide+hydrocortisone）

【临床证据】［药品说明书］"当罗库溴铵（爱可松）加入含有下列药物的液体时，存在物理学上的配伍禁忌：两性霉素 B、硫唑嘌呤、头孢唑林、邻氯青霉素［编者注：**氯唑西林**］、地塞米松、地西泮、依诺昔酮、红霉素、法莫替丁、速尿［编者注：**呋塞米**］、加拉碘铵、琥珀酸钠氢化可的松、胰岛素、甲泼尼龙、琥珀酸钠强的松龙、硫喷妥钠、万古霉素、英脱利匹特［编者注：**脂肪乳剂**］。"

【临床建议】配伍禁忌

罗库溴铵 + 乳酸林格
（rocuronium bromide+lactated Ringer's）

【临床证据】［药品说明书］"罗库溴铵（爱可松）在 0.5mg/ml 和 2mg/ml 浓度下可以与下列液体配伍：0.9% 氯化钠注射液、5% 葡萄糖、5% 葡萄糖盐水、无菌注射用水、乳酸林格液、海脉素和血浆蛋白溶液，混合后 24 小时内用完。"

【临床建议】可以配伍

罗库溴铵 + 肾上腺素（rocuronium bromide+epinephrine）

【临床证据】［药品说明书］"罗库溴铵（爱可松）可通过含下列药物的液体输注管道进行静脉注射：肾上腺素、阿库氯铵、阿芬太尼、氨茶

碱、阿莫西林、阿曲库铵、阿托品、头孢他啶、西力欣［编者注：头孢呋辛］、西咪替丁、克林霉素、氯硝安定［编者注：氯硝西泮］、可乐定、多巴酚丁胺、多巴胺、麻黄素、麦角胺。"

【临床建议】可以配伍

罗库溴铵 + 头孢呋辛（rocuronium bromide+cefuroxime）

【临床证据】［药品说明书］"罗库溴铵（爱可松）可通过含下列药物的液体输注管道进行静脉注射：肾上腺素、阿库氯铵、阿芬太尼、氨茶碱、阿莫西林、阿曲库铵、阿托品、头孢他啶、西力欣［编者注：头孢呋辛］、西咪替丁、克林霉素、氯硝安定［编者注：氯硝西泮］、可乐定、多巴酚丁胺、多巴胺、麻黄素、麦角胺。"

【临床建议】可以配伍

罗库溴铵 + 头孢他啶（rocuronium bromide+ceftazidime）

【临床证据】［药品说明书］"罗库溴铵（爱可松）可通过含下列药物的液体输注管道进行静脉注射：肾上腺素、阿库氯铵、阿芬太尼、氨茶碱、阿莫西林、阿曲库铵、阿托品、头孢他啶、西力欣［编者注：头孢呋辛］、西咪替丁、克林霉素、氯硝安定［编者注：氯硝西泮］、可乐定、多巴酚丁胺、多巴胺、麻黄素、麦角胺。"

【临床建议】可以配伍

罗库溴铵 + 头孢唑林（rocuronium bromide+cefazolin）

【临床证据】［药品说明书］"当罗库溴铵（爱可松）加入含有下列药物的液体时，存在物理学上的配伍禁忌：两性霉素 B、硫唑嘌呤、头孢唑林、邻氯青霉素［编者注：氯唑西林］、地塞米松、地西泮、依诺昔酮、红霉素、法莫替丁、速尿［编者注：呋塞米］、加拉碘铵、琥珀酸钠氢化可的松、胰岛素、甲泼尼龙、琥珀酸钠强的松龙、硫喷妥钠、万古霉素、英脱利匹特［编者注：脂肪乳剂］。"

【临床建议】配伍禁忌

罗库溴铵 + 万古霉素（rocuronium bromide+vancomycin）

【临床证据】［药品说明书］"当罗库溴铵（爱可松）加入含有下列药物的液体时，存在物理学上的配伍禁忌：两性霉素 B、硫唑嘌呤、头孢唑林、邻氯青霉素［编者注：氯唑西林］、地塞米松、地西泮、依诺昔酮、红霉素、法莫替丁、速尿［编者注：呋塞米］、加拉碘铵、琥珀酸钠氢化可的松、胰岛素、甲泼尼龙、琥珀酸钠强的松龙、硫喷妥钠、万古霉素、英脱利匹特［编者注：脂肪乳剂］。"

【临床建议】配伍禁忌

罗库溴铵 + 无菌注射用水（rocuronium bromide+sterile water for injection）

【临床证据】［药品说明书］"罗库溴铵（爱可松）在 0.5mg/ml 和 2mg/ml 浓度下可以与下列液体配伍：0.9% 氯化钠注射液、5% 葡萄糖、5% 葡萄糖盐水、无菌注射用水、乳酸林格液、海脉素和血浆蛋白溶液，混合后 24 小时内用完。"

【临床建议】可以配伍

罗库溴铵 + 西咪替丁（rocuronium bromide+cimetidine）

【临床证据】［药品说明书］"罗库溴铵（爱可松）可通过含下列药物的液体输注管道进行静脉注射：肾上腺素、阿库氯铵、阿芬太尼、氨茶碱、阿莫西林、阿曲库铵、阿托品、头孢他啶、西力欣［编者注：头孢呋辛］、西咪替丁、克林霉素、氯硝安定［编者注：氯硝西泮］、可乐定、多巴酚丁胺、多巴胺、麻黄素、麦角胺。"

【临床建议】可以配伍

罗库溴铵 + 血浆蛋白（rocuronium bromide+plasma albumin）

【临床证据】［药品说明书］"罗库溴铵（爱可松）在 0.5mg/ml 和 2mg/ml 浓度下可以与下列液体配伍：0.9% 氯化钠注射液、5% 葡萄糖、5% 葡萄糖盐水、无菌注射用水、乳酸林格液、海脉素和血浆蛋白溶液，混合后 24 小时内用完。"

【临床建议】可以配伍

罗库溴铵 + 依诺昔酮（rocuronium bromide+enoximone）

【临床证据】［药品说明书］"当罗库溴铵（爱可松）加入含有下列药物的液体时，存在物理学上的配伍禁忌：两性霉素 B、硫唑嘌呤、头孢唑林、邻氯青霉素［编者注：氯唑西林］、地塞米松、地西泮、依诺昔酮、红霉素、法莫替丁、速尿［编者注：呋塞米］、加拉碘铵、琥珀酸钠氢化可的松、胰岛素、甲泼尼龙、琥珀酸钠强的松龙、硫喷妥钠、万古霉素、英脱利匹特［编者注：脂肪乳剂］。"

【临床建议】配伍禁忌

罗库溴铵 + 胰岛素（rocuronium bromide+insulin）

【临床证据】［药品说明书］"当罗库溴铵（爱可松）加入含有下列药物的液体时，存在物理学上的配伍禁忌：两性霉素 B、硫唑嘌呤、头孢唑林、邻氯青霉素［编者注：氯唑西林］、地塞米松、地西泮、依诺昔酮、红霉素、法莫替丁、速尿［编者注：呋塞米］、加拉碘铵、琥珀酸钠氢化可的松、胰岛素、甲泼尼龙、琥珀酸钠强的松龙、硫喷妥钠、万古霉素、英脱利匹特［编者注：脂肪乳剂］。"

【临床建议】配伍禁忌

罗库溴铵 + 脂肪乳（rocuronium bromide+fat emulsion）

【临床证据】［药品说明书］"当罗库溴铵（爱可松）加入含有下列药物的液体时，存在物理学上的配伍禁忌：两性霉素 B、硫唑嘌呤、头孢唑林、邻氯青霉素［编者注：氯唑西林］、地塞米松、地西泮、依诺昔酮、红霉素、法莫替丁、速尿［编者注：呋塞米］、加拉碘铵、琥珀酸钠氢化可的松、胰岛素、甲泼尼龙、琥珀酸钠强的松龙、硫喷妥钠、万古霉素、英脱利匹特［编者注：脂肪乳剂］。"

【临床建议】配伍禁忌

罗哌卡因 + 氨茶碱（ropivacaine+aminophylline）

【临床证据】［药品说明书］"盐酸罗哌卡因（耐乐品）在 pH6.0 以上难溶，在碱性环境中会导致沉淀。"

【临床建议】配伍禁忌

罗哌卡因 + 碳酸氢钠（ropivacaine+sodium bicarbonate）

【临床证据】［药品说明书］"盐酸罗哌卡因（耐乐品）在 pH6.0 以上难溶，在碱性环境中会导致沉淀。"

【临床建议】配伍禁忌

洛美沙星 + 呋塞米（lomefloxacin+furosemide）

【临床证据】王微[1]在临床工作中发现，盐酸洛美沙星（山西普德药业，0.4g 溶于 0.9% 氯化钠注射液 100ml 中）静脉输注过程中，经"小壶"（滴斗）内注射给予速尿（呋塞米注射液，泗水希尔康制药）20mg 时，小壶内立即出现白色浑浊。随后进行了验证实验：取盐酸洛美沙星溶液1ml 与呋塞米注射液 1ml 直接混合后，溶液立即出现白色浑浊，放置 24小时后无变化。临床观察和实验结果提示两药在上述条件下混合存在配伍禁忌。

【临床建议】配伍禁忌

洛美沙星 + 利福霉素（lomefloxacin+rifamycin）

【临床证据】许善玉[1]在临床输液过程中发现，门冬氨酸洛美沙星输注完毕，在同一输液管路继续输注利福霉素钠注射液（立复新）时，输液管中会出现白色浑浊现象，而且白色沉淀物越来越多。临床观察结果提示两药在临床条件下混合存在配伍禁忌。

【临床建议】配伍禁忌

洛美沙星 + 头孢匹胺（lomefloxacin+cefpiramide）

【临床证据】岳莉[1]在工作中发现，头孢匹胺钠（2g 溶于 0.9% 氯化钠注射液 250ml 中）输注完毕，在同一输液管路继续输注盐酸洛美沙星葡萄糖注射液时，输液管内出现白色浑浊物。随后进行验证实验：在室温条件下将头孢匹胺钠 1g 溶于 0.9% 氯化钠 100ml 中，加入盐酸洛美沙星葡萄糖注射液 10ml，混合后立即出现白色浑浊物，静置后生成白色沉淀。另用葡萄糖注射液和氨基酸注射液溶解头孢匹胺钠，再与洛美沙星葡萄糖注射液混合后，均出现白色浑浊物，说明两者混合发生的配伍禁忌与溶媒无关。临床观察和实验结果提示两药在上述条件下混合存在配伍禁忌。

【临床建议】配伍禁忌

洛美沙星 + 藻酸双酯钠
（lomefloxacin+ alginic sodium diester）

【临床证据】赖丽梅[1]在临床工作中发现，当藻酸双酯钠（100mg溶于 0.9% 氯化钠注射液 100ml 中）静脉输注完毕后，在同一输液管路连续输注洛美沙星时，30 秒后输液管中就出现白色浑浊现象，并有白色渣样物出现。随后进行实验验证：取藻酸双酯钠注射液 2ml 与洛美沙星250ml 直接混合后，混合液出现白色浑浊，并有白色渣样物出现，放置 12小时后出现大量白色沉淀。临床观察和实验结果提示两药在上述条件下混合存在配伍禁忌。

【临床建议】配伍禁忌

氯胺酮 + 奈福泮（ketamine+nefopam）

【临床证据】Hamdi 等[1]考察了氯胺酮（50mg/100ml）和奈福泮（20mg/100ml）混合的稳定性和相容性。药物在 25℃下混合 24 小时，HPLC 法测定药物浓度变化，与起始浓度相比，降低 5% 即定义为显著降低。结果发现，氯胺酮和奈福泮混合后 pH 保持稳定，没有药物浓度的损失也没有降解产物产生。提示在实验条件下两药混合不存在配伍禁忌。

【临床建议】可以配伍

氯诺昔康 + 昂丹司琼（lornoxicam+ondansetron）

【临床证据】陆连英等[1]考察了氯诺昔康（浙江震元制药）与盐酸昂丹司琼（齐鲁制药）在 0.9% 氯化钠注射液中的配伍相容性和稳定性。按照文献中氯诺昔康与盐酸昂丹司琼静脉自控镇痛用药方案，取注射用氯诺昔康 64mg（8 支），分别用 2ml 注射用水稀释溶解，另取盐酸昂丹司琼注射液 8mg(1 支)，将上述两种溶液置于一次性镇痛泵输液袋内，用 0.9%氯化钠注射液稀释至刻度，混匀，避光室温（25±1）℃下放置 72 小时。

观察配伍溶液在 0、2、4、8、24、48、72 小时的外观变化，测定 pH 变化，采用 HPLC 法测定氯诺昔康和昂丹司琼的含量变化。结果发现，配伍溶液无沉淀、浑浊及颜色变化，pH 保持稳定。配伍溶液中氯诺昔康含量未见明显变化，盐酸昂丹司琼含量随时间延长逐渐降低，在 2 小时时含量低于 90%，且出现少量絮状沉淀。提示在实验条件下，氯诺昔康与盐酸昂丹司琼在 0.9% 氯化钠注射液中不稳定，临床不宜混合用于术后镇痛。

【临床建议】配伍禁忌

氯诺昔康 + 芬太尼（lornoxicam+fentanyl）

【临床证据】芬太尼与氯诺昔康联合用于手术后静脉镇痛，增强镇痛效果，减少不良反应，提高了手术后镇痛质量。陈富超等[1]考察了注射用氯诺昔康与芬太尼注射液在 0.9% 氯化钠注射液中配伍的稳定性和相容性。模拟临床用药浓度，取芬太尼注射液（宜昌人福药业，0.1mg/ 支）0.5mg 和注射用氯诺昔康（北京利祥制药，8mg/ 支）40mg 置于一次性电子镇痛泵输液盒中，加 0.9% 氯化钠注射液至 100ml 摇匀，配伍溶液置于室温条件下避光保存 72 小时，分别在 2、4、6、8、24、48、72 小时观察配伍溶液外观变化，测定 pH、氯诺昔康与芬太尼相对百分含量变化。结果发现，配伍溶液的外观在 8 小时内呈黄色澄清，无沉淀产生，但是 24 小时后出现少量黄色沉淀。72 小时内氯诺昔康含量无明显变化，72 小时时为 100.6%；但芬太尼的含量不断降低，2 小时时降至 73.7%，72 小时时降至 17.0%。提示在实验条件下，注射用氯诺昔康与芬太尼注射液在 0.9% 氯化钠注射液中混合后不稳定，存在配伍禁忌。

【临床建议】配伍禁忌

氯诺昔康 + 氟哌利多（lornoxicam+droperidol）

【临床证据】陈富超等[1]考察了注射用氯诺昔康（北京利祥制药，8mg/ 支）与氟哌利多注射液（海旭东海普药，5mg/2ml）在 0.9% 氯化钠注射液中的配伍稳定性。模拟临床用药浓度，取注射用氟哌利多 5mg 和注射用氯诺昔康 40mg 置于一次性电子镇痛泵输液盒中，加 0.9% 氯化钠注射液至 100ml 摇匀，配伍溶液在室温避光保存 72 小时，分别在 0、2、4、6、8、24、48 和 72 小时时观察配伍溶液外观变化，测定 pH 变化，用 HPLC 法测定氯诺昔康与氟哌利多的含量百分比变化。结果发现，配伍溶液在 4 小时内保持黄色澄清，无沉淀产生，但是 6 小时后出现白色针状沉淀；72 小时内 pH 保持稳定；配伍溶液中氯诺昔康含量无明显变化，72 小时时含量为 97.61%，但是氟哌利多的含量不断降低，2 小时时为 89.02%，3 小时时为 78%。本研究没有考察配伍溶液不溶性微粒数的变化。提示在实验条件下注射用氯诺昔康与氟哌利多注射液在 0.9% 氯化钠注射液中混合不稳定，存在配伍禁忌。

【临床建议】配伍禁忌

扫码看参考文献

M

吗替麦考酚酯 + 多巴胺（mycophenolate mofetil+dopamine）

【临床证据】Cochran 等[1]考察了吗替麦考酚酯和盐酸多巴胺通过 Y 型输液通路混合 4 小时的物理相容性和化学稳定性。用裸眼观察混合物的外观变化，HPLC 法测定吗替麦考酚酯浓度变化，浓度变化<起始浓度的 10% 定义为化学稳定。结果发现，吗替麦考酚酯与盐酸多巴胺混合后配伍溶液保持澄清无色，药物浓度也保持稳定。提示实验条件下两药混合无配伍禁忌。

【临床建议】可以配伍

吗替麦考酚酯 + 环孢素
（mycophenolate mofetil+cyclosporine）

【临床证据】Cochran 等[1]考察了吗替麦考酚酯和环孢素通过 Y 型输液通路混合 4 小时的物理相容性和化学稳定性。用裸眼观察混合物的外观变化，HPLC 法测定吗替麦考酚酯浓度变化，浓度变化<起始浓度的 10% 定义为化学稳定。结果发现，吗替麦考酚酯与环孢素混合后出现了泡腾现象，持续了 4 个小时，而吗替麦考酚酯的浓度变化在 10.3% ± 2.3% 之间，提示实验条件下两药混合存在配伍禁忌。

【临床建议】配伍禁忌

吗替麦考酚酯 + 去甲肾上腺素
（mycophenolate mofetil+norepinephrine）

【临床证据】Cochran 等[1]考察了吗替麦考酚酯和重酒石酸去甲肾上腺素通过 Y 型输液通路混合 4 小时的物理相容性和化学稳定性。用裸眼观察混合物的外观变化，HPLC 法测定吗替麦考酚酯浓度变化，浓度变化<起始浓度的 10% 定义为化学稳定。结果发现，吗替麦考酚酯与重酒石酸去甲肾上腺素混合后保持澄清无色，药物浓度也保持稳定。提示实验条件下两药混合无配伍禁忌。

【临床建议】可以配伍

吗替麦考酚酯 + 他克莫司
（mycophenolate mofetil+tacrolimus）

【临床证据】Cochran 等[1]考察了吗替麦考酚酯和他克莫司通过 Y 型输液通路混合 4 小时的物理相容性和化学稳定性。用裸眼观察混合物的外观变化，HPLC 法测定吗替麦考酚酯的浓度变化，浓度变化<起始浓度的 10% 定义为化学稳定。结果发现，吗替麦考酚酯与他克莫司混合后配伍溶液保持澄清无色，药物浓度也保持稳定。提示实验条件下两药混合无配伍禁忌。

【临床建议】可以配伍

吗替麦考酚酯 + 头孢吡肟（mycophenolate mofetil+cefepime）

【临床证据】Cochran 等[1]考察了吗替麦考酚酯和头孢吡肟通过 Y 型输液通路混合 4 小时的物理相容性和化学稳定性。用裸眼观察混合物的外观变化，HPLC 法测定吗替麦考酚酯的浓度变化，浓度变化<起始浓度的 10% 定义为化学稳定。结果发现，吗替麦考酚酯与头孢吡肟混合后配伍溶液保持澄清无色，药物浓度也保持稳定。提示实验条件下两药混合无配伍禁忌。

【临床建议】可以配伍

吗替麦考酚酯 + 万古霉素（mycophenolate mofetil+vancomycin）

【临床证据】Cochran 等[1]考察了吗替麦考酚酯和盐酸万古霉素通过 Y 型输液通路混合 4 小时的物理相容性和化学稳定性。用裸眼观察混合物的外观变化，HPLC 法测定吗替麦考酚酯的浓度变化，浓度变化<起始浓度的 10% 定义为化学稳定。结果发现，吗替麦考酚酯与盐酸万古霉素混合后配伍溶液保持澄清无色，药物浓度也保持稳定。提示实验条件下两药混合无配伍禁忌。

【临床建议】可以配伍

脉络宁 + 莫西沙星（mailuoning+moxifloxacin）

【临床证据】刘英兰[1]在临床工作中发现，脉络宁注射液与盐酸莫西沙星混合使用时存在配伍禁忌。随后进行了验证实验：将脉络宁 10ml 稀释于 0.9% 氯化钠注射液 20ml 中，再与盐酸莫西沙星 5ml 直接在试管中混合后，发现混合液立即出现乳白色浑浊，静置 20 分钟后出现黄色微粒结晶，24 小时后结晶无变化。临床观察和实验结果提示两药在上述条件下混合存在配伍禁忌。

【临床建议】配伍禁忌

美洛西林 + 阿米卡星（mezlocillin+amikacin）

【临床证据】［药品说明书］"本品（美洛西林钠，力扬）与氨基糖苷类抗生素合用有协同作用，但混合后两者的抗菌活性明显减弱，因此两药不能置于同一容器内给药。"

【临床建议】配伍禁忌

美洛西林 + 氨溴索（mezlocillin+ambroxol）

【临床证据】孙艳林等[1]在临床输液中发现，在静脉滴注美洛西林钠过程中，遵医嘱给予盐酸氨溴索"小壶"（滴斗）内滴入时，莫菲壶内液体立即变浑浊并出现白色絮状物。随后进行了验证实验：将 4g 美洛西林钠溶于 0.9% 氯化钠注射液 100ml 中，取 10ml 与盐酸氨溴索 15mg 在玻璃瓶内直接混合后，混合液立即变浑浊，3 分钟后产生白色絮状物，重复多次都出现一致的反应。姜雪等[2]在临床输液中发现，注射用美洛西林钠 2g（瑞阳制药）输注完毕，在同一输液管路继续输注盐酸氨溴索 30mg（常州四药制药）时，发现莫菲滴斗内液体出现白色絮状物及沉淀。随后进行了验证实验：取同一批号的注射用美洛西林钠 2g 用 0.9% 氯化钠 100ml 溶解后，将注射用盐酸氨溴索 30mg 溶于 0.9% 氯化钠 100ml，各取两种稀释药物 5ml 混合后，容器中立即出现白色浑浊，约 5 分钟后又出现絮状物和沉淀。邹莉[3]在临床工作中发现，在美洛西林钠静脉输液过程中，将盐酸氨溴索注射液 2ml 从输液器"小壶"注入后，输液器壶部及下行输液管内立即出现乳白色浑浊物，摇动后不会消失，随后进行了验证实验：①用注射器直接抽取美洛西林钠溶液与盐酸氨溴索注射液混合，注射器内立即出现乳白色絮状浑浊，摇动和放置 2 小时后浑浊无改变；②将盐酸氨溴索注射液 2ml 从静脉滴注美洛西林钠的输液器"小壶"注入，输液器壶部及下行输液管内立即出现乳白色浑浊物，摇动和放置 2 小时后浑浊无改变。临床观察和实验结果提示两药在上述条件下混合存在配伍禁忌。

【临床建议】配伍禁忌

美洛西林 + 奥硝唑（mezlocillin+ornidazole）

【临床证据】田洪霞等[1]在临床工作中输注奥硝唑溶液（0.5g 溶于 5% 葡萄糖注射液 100ml 中）完毕后接续输注美洛西林钠溶液（3.0g 溶于 5% 葡萄糖注射液 100ml 中），当两种溶液在莫菲氏滴管中接触混合 2 分钟后，输液管内可见明显的乳白色沉淀。作者随后进行了实验验证：①将奥硝唑（山西普德，0.5g/ 支）0.5g 溶于 5% 葡萄糖注射液 100ml 中，将美洛西林钠（齐鲁制药，3g/ 支）3g 溶于 0.9% 氯化钠注射液 100ml 中，先模拟滴注奥硝唑注射溶液，再接续滴注美洛西林钠溶液；然后更换输液器，先滴

M

注美洛西林钠溶液，后滴注奥硝唑溶液，输液器内的液体均出现乳白色浑浊物。②用无菌注射器分别抽取上述两种注射溶液直接混合，混合溶液出现乳白色浑浊。

【临床建议】配伍禁忌

美洛西林 + 苯妥英钠（mezlocillin+phenytoin sodium）

【临床证据】[药品说明书]"本品（美洛西林钠，力扬）静脉输液加入头孢噻吩、林可霉素、四环素、万古霉素、琥乙红霉素、两性霉素B、去甲肾上腺素、间羟胺、苯妥英钠、盐酸羟嗪、丙氯拉嗪、异丙嗪、B族维生素、维生素C后将出现浑浊。"

【临床建议】配伍禁忌

美洛西林 + 丙氯拉嗪（mezlocillin+prochlorperazine）

【临床证据】[药品说明书]"本品（美洛西林钠，力扬）静脉输液加入头孢噻吩、林可霉素、四环素、万古霉素、琥乙红霉素、两性霉素B、去甲肾上腺素、间羟胺、苯妥英钠、盐酸羟嗪、丙氯拉嗪、异丙嗪、B族维生素、维生素C后将出现浑浊。"

【临床建议】配伍禁忌

美洛西林 + 地塞米松（mezlocillin+dexamethasone）

【临床证据】玉顺子[1]在临床工作中发现，美洛西林钠与地塞米松磷酸钠注射液混合时出现白色沉淀。作者随后进行了实验验证：用20ml注射器先后抽取5%葡萄糖注射液18ml及地塞米松磷酸钠注射液5mg（2ml），然后将稀释药液直接加入美洛西林钠注射液中，结果混合液体中立即出现白色浑浊，再次加入5%葡萄糖注射液，放置2小时后白色沉淀仍未溶解。提示在临床和实验条件下，美洛西林钠注射液与地塞米松磷酸钠注射液混合存在配伍禁忌。

【临床建议】配伍禁忌

美洛西林 + 多索茶碱（mezlocillin+doxofylline）

【临床证据】冯志敏[1]在临床输液中发现，美洛西林钠静脉输注完毕，在同一输液管路继续输注多索茶碱注射液时，莫菲氏滴管内立即出现白色沉淀物。调换药物输入的先后顺序，仍出现上述现象。临床观察结果提示两药在临床条件下混合存在配伍禁忌。

【临床建议】配伍禁忌

美洛西林 + 氟罗沙星（mezlocillin+fleroxacin）

【临床证据】金亚红[1]在临床输液中发现，当美洛西林（力扬）注射液输注完毕后，经同一输液通路继续输注氟罗沙星（千乐安）注射液，两药接触后立即出现乳白色浑浊。随后进行了验证实验：取 2ml 力扬注射液和 2ml 千乐安注射液在试管中直接混合，两种溶液接触后立即出现乳白色浑浊，并逐渐出现白色凝块状物质。静置 5 分钟后大量白色块状物质沉淀于试管底部，上面溶液呈淡乳白色。临床观察和实验结果提示两药在上述条件下混合存在配伍禁忌。

【临床建议】配伍禁忌

美洛西林 + 琥乙红霉素（mezlocillin+erythromycin ethylsuccinate）

【临床证据】［药品说明书］"本品（美洛西林钠，力扬）静脉输液加入头孢噻吩、林可霉素、四环素、万古霉素、琥乙红霉素、两性霉素 B、去甲肾上腺素、间羟胺、苯妥英钠、盐酸羟嗪、丙氯拉嗪、异丙嗪、B 族维生素、维生素 C 后将出现浑浊。"

【临床建议】配伍禁忌

美洛西林 + 间羟胺（mezlocillin+metaraminol）

【临床证据】［药品说明书］"本品（美洛西林钠，力扬）静脉输液加入头孢噻吩、林可霉素、四环素、万古霉素、琥乙红霉素、两性霉素 B、去甲肾上腺素、间羟胺、苯妥英钠、盐酸羟嗪、丙氯拉嗪、异丙嗪、B 族维生素、维生素 C 后将出现浑浊。"

【临床建议】配伍禁忌

美洛西林 + 两性霉素 B（mezlocillin+amphotericin B）

【临床证据】［药品说明书］"本品（美洛西林钠，力扬）静脉输液加入头孢噻吩、林可霉素、四环素、万古霉素、琥乙红霉素、两性霉素 B、去甲肾上腺素、间羟胺、苯妥英钠、盐酸羟嗪、丙氯拉嗪、异丙嗪、B 族维生素、维生素 C 后将出现浑浊。"

【临床建议】配伍禁忌

美洛西林 + 林可霉素（mezlocillin+lincomycin）

【临床证据】［药品说明书］"本品（美洛西林钠，力扬）静脉输液加入头孢噻吩、林可霉素、四环素、万古霉素、琥乙红霉素、两性霉素 B、去甲肾上腺素、间羟胺、苯妥英钠、盐酸羟嗪、丙氯拉嗪、异丙嗪、B 族维生素、维生素 C 后将出现浑浊。"

【临床建议】配伍禁忌

美洛西林 + 硫普罗宁（mezlocillin+tiopronin）

【临床证据】胡晓玲[1]在临床应用中发现，注射用美洛西林钠输注完毕，在同一输液管路继续输注凯西莱（硫普罗宁）0.3g 时，在输液管内立即出现乳白色浑浊，1 分钟后白色液体变成浑浊不透明状，并有白色沉淀物形成。随后多次抽取两种药物进行实验，都出现相同的浑浊现象。临床观察和实验结果提示两药在上述条件下混合存在配伍禁忌。

【临床建议】配伍禁忌

美洛西林 + 硫酸锌（mezlocillin+zinc sulfate）

【临床证据】[药品说明书]"本品（美洛西林钠，力扬）与重金属，特别是铜、锌和汞存在配伍禁忌，因后者可破坏其氧化噻唑环，由锌化合物制造的橡皮管或瓶塞也可影响其活力。"

【临床建议】配伍禁忌

美洛西林 + 硫酸亚铁（mezlocillin+ferrous sulfate）

【临床证据】[药品说明书]"本品（美洛西林钠，力扬）与重金属，特别是铜、锌和汞存在配伍禁忌，因后者可破坏其氧化噻唑环，由锌化合物制造的橡皮管或瓶塞也可影响其活力。"

【临床建议】配伍禁忌

美洛西林 + 氯丙嗪 + 异丙嗪

（mezlocillin+chlorpromazine+promethazine）

【临床证据】肖学琴等[1]遵医嘱给予患者冬眠合剂（氯丙嗪100mg、异丙嗪100mg加入0.9%氯化钠50ml），微量注射泵以2ml/h持续泵入，将美洛西林钠2g溶于0.9%氯化钠250ml中，每天静脉滴注2次。当通过同一头皮针滴入美洛西林钠药液时，一次性头皮针头内会出现白色絮状物，阻塞针头。临床观察提示三药在临床条件下混合存在配伍禁忌。

【临床建议】配伍禁忌

美洛西林 + 奈替米星（mezlocillin+netilmicin）

【临床证据】[药品说明书]"本品（美洛西林钠，力扬）与氨基糖苷类抗生素合用有协同作用，但混合后两者的抗菌活性明显减弱，因此两药不能置于同一容器内给药。"

李丽娜等[1]遵医嘱在给予患者硫酸奈替米星葡萄糖注射液（山东长富洁晶药业，100ml/瓶）70ml输注完毕后，经同一输液通路继续输注美洛西林钠（山东瑞阳制药，1g溶于0.9%氯化钠50ml中）时，在莫菲氏滴管及输液管内出现白色沉淀物。临床观察提示两药在临床条件下混合存在配伍禁忌。

【临床建议】配伍禁忌

美洛西林 + 庆大霉素（mezlocillin+gentamicin）

【临床证据】[药品说明书]"本品（美洛西林钠，力扬）与氨基糖苷类抗生素合用有协同作用，但混合后两者的抗菌活性明显减弱，因此两药不能置于同一容器内给药。"

【临床建议】配伍禁忌

美洛西林 + 去甲肾上腺素（mezlocillin+norepinephrine）

【临床证据】［药品说明书］"本品（美洛西林钠，力扬）静脉输液加入头孢噻吩、林可霉素、四环素、万古霉素、琥乙红霉素、两性霉素 B、去甲肾上腺素、间羟胺、苯妥英钠、盐酸羟嗪、丙氯拉嗪、异丙嗪、B 族维生素、维生素 C 后将出现浑浊。"

【临床建议】配伍禁忌

美洛西林 + 四环素（mezlocillin+tetracycline）

【临床证据】［药品说明书］"本品（美洛西林钠，力扬）静脉输液加入头孢噻吩、林可霉素、四环素、万古霉素、琥乙红霉素、两性霉素 B、去甲肾上腺素、间羟胺、苯妥英钠、盐酸羟嗪、丙氯拉嗪、异丙嗪、B 族维生素、维生素 C 后将出现浑浊。"

【临床建议】配伍禁忌

美洛西林 + 头孢噻吩（mezlocillin+cefalotin）

【临床证据】［药品说明书］"本品（美洛西林钠，力扬）静脉输液加入头孢噻吩、林可霉素、四环素、万古霉素、琥乙红霉素、两性霉素 B、去甲肾上腺素、间羟胺、苯妥英钠、盐酸羟嗪、丙氯拉嗪、异丙嗪、B 族维生素、维生素 C 后将出现浑浊。"

【临床建议】配伍禁忌

美洛西林 + 妥布霉素（mezlocillin+tobramycin）

【临床证据】［药品说明书］"本品（美洛西林钠，力扬）与氨基糖苷类抗生素合用有协同作用，但混合后两者的抗菌活性明显减弱，因此两药不能置于同一容器内给药。"

【临床建议】配伍禁忌

美洛西林 + 万古霉素（mezlocillin+vancomycin）

【临床证据】［药品说明书］"本品（美洛西林钠，力扬）静脉输液加入头孢噻吩、林可霉素、四环素、万古霉素、琥乙红霉素、两性霉素 B、去甲肾上腺素、间羟胺、苯妥英钠、盐酸羟嗪、丙氯拉嗪、异丙嗪、B 族维生素、维生素 C 后将出现浑浊。"

【临床建议】配伍禁忌

美洛西林 + 维生素 B_1（mezlocillin+vitamin B_1）

【临床证据】［药品说明书］"本品（美洛西林钠，力扬）静脉输液加入头孢噻吩、林可霉素、四环素、万古霉素、琥乙红霉素、两性霉素 B、去甲肾上腺素、间羟胺、苯妥英钠、盐酸羟嗪、丙氯拉嗪、异丙嗪、B 族维生素、维生素 C 后将出现浑浊。"

【临床建议】配伍禁忌

美洛西林 + 维生素 B$_{12}$（mezlocillin+vitamin B$_{12}$）

【临床证据】［药品说明书］"本品（美洛西林钠，力扬）静脉输液加入头孢噻吩、林可霉素、四环素、万古霉素、琥乙红霉素、两性霉素 B、去甲肾上腺素、间羟胺、苯妥英钠、盐酸羟嗪、丙氯拉嗪、异丙嗪、B 族维生素、维生素 C 后将出现浑浊。"

【临床建议】配伍禁忌

美洛西林 + 维生素 B$_2$（mezlocillin+vitamin B$_2$）

【临床证据】［药品说明书］"本品（美洛西林钠，力扬）静脉输液加入头孢噻吩、林可霉素、四环素、万古霉素、琥乙红霉素、两性霉素 B、去甲肾上腺素、间羟胺、苯妥英钠、盐酸羟嗪、丙氯拉嗪、异丙嗪、B 族维生素、维生素 C 后将出现浑浊。"

【临床建议】配伍禁忌

美洛西林 + 维生素 B$_6$（mezlocillin+vitamin B$_6$）

【临床证据】［药品说明书］"本品（美洛西林钠，力扬）静脉输液加入头孢噻吩、林可霉素、四环素、万古霉素、琥乙红霉素、两性霉素 B、去甲肾上腺素、间羟胺、苯妥英钠、盐酸羟嗪、丙氯拉嗪、异丙嗪、B 族维生素、维生素 C 后将出现浑浊。"

【临床建议】配伍禁忌

美洛西林 + 维生素 C（mezlocillin+vitamin C）

【临床证据】［药品说明书］"本品（美洛西林钠，力扬）静脉输液加入头孢噻吩、林可霉素、四环素、万古霉素、琥乙红霉素、两性霉素 B、去甲肾上腺素、间羟胺、苯妥英钠、盐酸羟嗪、丙氯拉嗪、异丙嗪、B 族维生素、维生素 C 后将出现浑浊。"

【临床建议】配伍禁忌

美洛西林 + 盐酸羟嗪（mezlocillin+hydroxyzine dihydrochloride）

【临床证据】［药品说明书］"本品（美洛西林钠，力扬）静脉输液加入头孢噻吩、林可霉素、四环素、万古霉素、琥乙红霉素、两性霉素 B、去甲肾上腺素、间羟胺、苯妥英钠、盐酸羟嗪、丙氯拉嗪、异丙嗪、B 族维生素、维生素 C 后将出现浑浊。"

【临床建议】配伍禁忌

美洛西林 + 依替米星（mezlocillin+etimicin）

【临床证据】［药品说明书］"本品（美洛西林钠，力扬）与氨基糖苷类抗生素合用有协同作用，但混合后两者的抗菌活性明显减弱，因此两药不能置于同一容器内给药。"

【临床建议】配伍禁忌

美洛西林 + 异丙嗪（mezlocillin+promethazine）

【临床证据】［药品说明书］"本品（美洛西林钠，力扬）静脉输液加入头孢噻吩、林可霉素、四环素、万古霉素、琥乙红霉素、两性霉素 B、去甲肾上腺素、间羟胺、苯妥英钠、盐酸羟嗪、丙氯拉嗪、异丙嗪、B 族维生素、维生素 C 后将出现浑浊。"

【临床建议】配伍禁忌

美洛西林 + 异帕米星（mezlocillin+isepamicin）

【临床证据】［药品说明书］"本品（美洛西林钠，力扬）与氨基糖苷类抗生素合用有协同作用，但混合后两者的抗菌活性明显减弱，因此两药不能置于同一容器内给药。"

【临床建议】配伍禁忌

美洛西林舒巴坦 + 果糖（mezlocillin sulbactam+fructose）

【临床证据】李慧[1]在临床工作中发现，注射用美洛西林钠舒巴坦钠输注完毕，在同一输液管路继续输注果糖注射液时，输液管内药液出现白色絮状物沉积。随后进行了验证实验：取注射用美洛西林钠舒巴坦钠 1 瓶加入 0.9% 氯化钠注射液 100ml 充分溶解后，先模拟输注用美洛西林钠舒巴坦钠，然后再换上果糖注射液，结果输液管内澄清药液出现白色絮状物沉积，调换 2 种药物输入顺序结果相同。临床观察和实验结果提示两药在上述条件下混合存在配伍禁忌。

【临床建议】配伍禁忌

美洛西林舒巴坦 + 甲氧苄啶（mezlocillin sulbactam+trimethoprim）

【临床证据】李玉红[1]在临床工作中发现，美洛西林钠舒巴坦钠（宜含清，山西仟源制药）输注完毕后，经同一输液通路继续输注甲氧苄啶（溶于 0.9% 氯化钠中，上海旭东药业）时，输液管内会出现白色絮状物。随后进行了实验验证：取甲氧苄啶 0.2g 溶于 250ml 0.9% 氯化钠注射液中，将美洛西林钠舒巴坦钠 0.625g 溶于 250ml 0.9% 氯化钠注射液中，各取上述 2 种药物溶液 10ml 直接混合后，混合药液立刻出现了白色絮状物，多次实验反应一致。临床观察和实验结果提示两药在上述条件下混合存在配伍禁忌。

M

【临床建议】配伍禁忌

美洛西林舒巴坦＋氯化钠（mezlocillin sulbactam+sodium chloride）

【临床证据】马学栋等[1]考察了注射用美洛西林钠舒巴坦钠（山西仟源制药，2.5g/支）与0.9%氯化钠注射液（山西云鹏制药）配伍的相容性和稳定性。模拟临床配制浓度，取注射用美洛西林钠舒巴坦钠75mg置于100ml容量瓶中，用0.9%氯化钠注射液定容至刻度。配伍溶液在25℃下放置24小时。分别在0、8、12、16、24小时时测定pH和美洛西林钠舒巴坦钠的血药浓度。结果发现，在24小时内配伍溶液的pH无明显变化，美洛西林钠、舒巴坦钠及有关物质的含量在12小时内基本无变化。作者认为二者在实验条件下可以配伍至少12小时。[编者注：该研究未考察配伍溶液不溶性微粒数变化及是否符合《中国药典》规定。]

【临床建议】可以配伍

美洛西林舒巴坦＋葡萄糖（mezlocillin sulbactam+dextrose）

【临床证据】马学栋等[1]考察了注射用美洛西林钠舒巴坦钠（山西仟源制药，2.5g/支）与10%葡萄糖注射液［阿拉宾度同领（大同）制药］配伍的相容性和稳定性。模拟临床配制浓度，取注射用美洛西林钠舒巴坦钠75mg置于100ml容量瓶中，用10%葡萄糖注射液定容至刻度。配伍溶液在25℃下放置24小时。分别在0、8、12、16、24小时时测定pH和美洛西林钠舒巴坦钠的血药浓度。结果发现，在24小时内配伍溶液的pH无明显变化，美洛西林钠、舒巴坦钠及有关物质的含量在12小时内基本无变化。作者认为二者在实验条件下可以配伍至少12小时。[编者注：该研究未考察配伍溶液不溶性微粒数变化及是否符合《中国药典》规定。]

【临床建议】可以配伍

美洛西林舒巴坦＋葡萄糖氯化钠
（mezlocillin sulbactam+dextrose sodium chloride）

【临床证据】马学栋等[1]考察了注射用美洛西林钠舒巴坦钠（山西仟源制药，2.5g/支）与葡萄糖氯化钠注射液（石家庄四药）配伍的相容性和稳定性。模拟临床配制浓度，取注射用美洛西林钠舒巴坦钠75mg置于100ml容量瓶中，用葡萄糖氯化钠注射液定容至刻度。配伍溶液在25℃下放置24小时。分别在0、8、12、16、24小时时测定pH和美洛西林钠舒巴坦钠的血药浓度。结果发现，在24小时内配伍溶液的pH无明显变化，美洛西林钠、舒巴坦钠及有关物质的含量在12小时内基本无变化。作者认为二者在实验条件下可以配伍至少12小时。[编者注：该研究未考察配伍溶液不溶性微粒数变化及是否符合《中国药典》规定。]

【临床建议】可以配伍

美洛西林舒巴坦 + 腺苷蛋氨酸
（mezlocillin sulbactam+ademetionine）

【临床证据】胡艺敏[1]在临床工作中发现输注美洛西林舒巴坦钠溶液（2.5g 溶于 0.9% 氯化钠注射液 100ml）完毕后，同一管路接续输注腺苷蛋氨酸溶液（500mg 溶于 0.9% 氯化钠注射液 20ml）时，2 种药液在输液管路中混合后即刻出现乳白色的液体，立即停止输液，更换输液器，重新穿刺，密切观察病情变化，患者未发生不良反应。随后作者进行了实验验证：将注射用美洛西林舒巴坦钠（苏州二叶制药）2.5g 溶于 0.9% 氯化钠注射液 100ml 中，将腺苷蛋氨酸（雅培制药公司）500mg 溶于 0.9% 氯化钠注射液 20ml 中。取上述 2 种液体各 5ml 直接混合，配伍溶液立即出现乳白色浑浊、絮状物。提示临床和实验条件下，美洛西林 / 舒巴坦钠溶液和腺苷蛋氨酸溶液混合存在配伍禁忌。

【临床建议】配伍禁忌

美沙酮 + 双氯芬酸（methadone+diclofenac）

【临床证据】临终关怀患者当无法口服时往往需要多种肠外制剂混合使用。Destro 等[1]考察了盐酸美沙酮和双氯芬酸磷酸钠在氯化钠注射剂中于 25℃混合 48 小时的物理相容性。观察混合物浊度、沉淀、气体产生和颜色变化，测定 pH 变化。结果发现，双氯芬酸磷酸钠和盐酸美沙酮混合后立即出现了白色沉淀，加入 0.9% 氯化钠注射剂后沉淀不溶解。提示两药混合存在配伍禁忌。

【临床建议】配伍禁忌

美沙酮 + 酮咯酸（methadone+ketorolac）

【临床证据】临终关怀患者当无法口服时往往需要多种肠外制剂混合使用。Destro 等[1]考察了盐酸美沙酮（< 2.94mg/ml）和酮咯酸氨丁三醇（< 5.29mg/ml）在氯化钠注射剂中于 25℃混合 48 小时的物理相容性。观察混合物浊度、沉淀、气体产生和颜色变化，测定 pH 变化。结果发现，盐酸美沙酮和酮咯酸氨丁三醇混合后立即出现了白色沉淀，但是加入 0.9% 的氯化钠注射液后沉淀溶解，成为澄清无色溶液，并能稳定 48 小时，pH 没有显著变化。提示两药配伍可能具有物理相容性 [**编者注：沉淀的重新溶解不应列入物理相容性，但是无法确定是否具有化学稳定性。原研究没有测定浓度变化或是否出现新物质峰**]。

【临床建议】配伍禁忌

美司钠 + 氮芥（mesna+chlormethine）

【临床证据】［药品说明书］"在试管实验中，本品（美司钠）与顺铂和氮芥不相容。"

【临床建议】配伍禁忌

美司钠 + 顺铂（mesna+cisplatin）

【临床证据】［药品说明书］"在试管实验中，本品（美司钠）与顺铂和氮芥不相容。"

【临床建议】配伍禁忌

美托洛尔 + 右旋糖酐（metoprolol+dextran）

【临床证据】［药品说明书］"酒石酸美托洛尔（倍他乐克）不应加入右旋糖酐 70 血浆代用品中滴注。"

【临床建议】配伍禁忌

门冬氨酸钾 + 多种微量元素
（potassium magnesium aspartate+multitrace elements）

【临床证据】熊敏芬等[1]在临床工作中发现，门冬氨酸钾与多种微量元素（Ⅱ）注射液混合后变为蓝色澄清液体，存在配伍禁忌。作者随后进行了实验验证：将 10ml 门冬氨酸钾溶液与 10ml 多种微量元素注射液（Ⅱ）混合后，配伍溶液即变为蓝色澄清液体。门冬氨酸钾的主要成分为门冬氨酸钾、L-2- 氨基丁二酸钾，是无色或接近无色的澄明液体，多种微量元素注射液（Ⅱ）为接近无色或微黄色的澄明液体，主要成分为：氯化铬、氯化铜、氯化铁、氯化锰、钼酸钠、亚硒酸钠、氯化锌、碘化钾、氟化钠、山梨醇，用盐酸调节 pH 至 2.2。推测门冬氨酸钾中的某些成分与多种微量元素注射液中的 Cu^{2+} 结合形成 $Cu(OH)_2$ 而呈现出蓝色。

【临床建议】配伍禁忌

门冬氨酸鸟氨酸 + 维生素 K_1（ornithine aspartate+vitamin K_1）

【临床证据】李今女[1]在临床应用同一注射器配制门冬氨酸鸟氨酸和维生素 K_1 两种药物时，发现注射器内会出现黄色浑浊现象，放置一段时间后，有黄色絮状物漂浮在液体表面。临床观察提示两药在临床条件下混合存在配伍禁忌。

【临床建议】配伍禁忌

咪达唑仑 + 氨茶碱（midazolam+aminophylline）

【临床证据】［药品说明书］"本品（咪达唑仑，力月西）不能用 6% 葡聚糖注射液或碱性注射液稀释或混合。"

【临床建议】配伍禁忌

咪达唑仑 + 地塞米松（midazolam+dexamethasone）

【临床证据】Good 等[1]考察了咪达唑仑和地塞米松在 0.9% 氯化钠中于 35~39℃ 下混合的配伍相容性和稳定性。用 HPLC 法测定药物浓度。结果发现，两药混合 48 小时后，虽然溶液是澄清无色的，但咪达唑仑浓度下降明显，只有起始时的 60%~80%。提示在实验条件下两药混合存在配伍禁忌，不适合将两药混合作为姑息疗法持续皮下注射使用。

【临床建议】配伍禁忌

咪达唑仑 + 芬太尼（midazolam+fentanyl）

【临床证据】Wilson 等[1]考察了咪达唑仑（282~959μg/ml）和芬太尼（13.2~38.9μg/ml）在 0.9% 氯化钠注射液中于 5℃、22℃ 和 38℃ 下配伍 7 天的稳定性。结果发现，芬太尼在实验条件下混合 7 天是稳定的（> 95%），在相同条件下咪达唑仑的稳定性比芬太尼差。38℃ 配伍 7 天后咪达唑仑的浓度下降 > 12.1%；但是在 22℃ 和 38℃ 下混合 4 天或 5℃ 下配伍 7 天，咪达唑仑浓度仍然 > 90%。提示两药在实验条件下混合 4 天内无配伍禁忌。

【临床建议】可以配伍

咪达唑仑 + 葡聚糖（midazolam+glucan）

【临床证据】［药品说明书］"本品（咪达唑仑，力月西）不能用 6% 葡聚糖注射液或碱性注射液稀释或混合。"

【临床建议】配伍禁忌

米卡芬净 + 氨茶碱（micafungin+aminophylline）

【临床证据】Trusley 等[1]考察了米卡芬净（终浓度 1.5mg/ml）5ml 与等体积的氨茶碱（2.5mg/ml）在 0.9% 氯化钠中通过 Y 型管路混合 4 小时后的物理稳定性。观察混合物在普通荧光灯和廷德尔光下的外观变化，测定浊度变化。结果发现，米卡芬净和氨茶碱混合后出现白色乳状沉淀。提示在实验条件下两药混合存在配伍禁忌。

【临床建议】配伍禁忌

米卡芬净 + 昂丹司琼（micafungin+ondansetron）

【临床证据】Trusley 等[1]考察了米卡芬净（终浓度 1.5mg/ml）5ml 与等体积的盐酸昂丹司琼（1mg/ml）在 0.9% 氯化钠中通过 Y 型管路混合 4 小时后的物理稳定性。观察混合物在普通荧光灯和廷德尔光下的外观变化，测定浊度变化。结果发现，米卡芬净和盐酸昂丹司琼混合后立即出现白色絮状沉淀。提示在实验条件下两药混合存在配伍禁忌。

【临床建议】配伍禁忌

M

米卡芬净 + 奥曲肽（micafungin+octreotide）

【临床证据】Trusley 等[1] 考察了米卡芬净（终浓度 1.5mg/ml）5ml 与等体积的奥曲肽（0.005mg/ml）在 0.9% 氯化钠中通过 Y 型管路混合 4 小时后的物理稳定性。观察混合物在普通荧光灯和廷德尔光下的外观变化，测定浊度变化。结果发现，米卡芬净和奥曲肽混合 4 小时后出现少量微粒沉淀。提示在实验条件下两药混合存在配伍禁忌。

【临床建议】配伍禁忌

米卡芬净 + 白蛋白（micafungin+albumin）

【临床证据】Trusley 等[1] 考察了米卡芬净（终浓度 1.5mg/ml）5ml 与等体积的白蛋白（25%）在 0.9% 氯化钠中通过 Y 型管路混合 4 小时后的物理稳定性。观察混合物在普通荧光灯和廷德尔光下的外观变化，测定浊度变化。结果发现，米卡芬净和白蛋白混合后立即出现浊度增加。提示在实验条件下两药混合存在配伍禁忌。

【临床建议】配伍禁忌

米卡芬净 + 苯妥英钠（micafungin+phenytoin sodium）

【临床证据】Trusley 等[1] 考察了米卡芬净（终浓度 1.5mg/ml）5ml 与等体积的苯妥英钠（50mg/ml）在 0.9% 氯化钠中通过 Y 型管路混合 4 小时后的物理稳定性。观察混合物在普通荧光灯和廷德尔光下的外观变化，测定浊度变化。结果发现，米卡芬净和苯妥英钠混合 1 小时后烟雾状浊度增加。提示在实验条件下两药混合存在配伍禁忌。

【临床建议】配伍禁忌

米卡芬净 + 地尔硫䓬（micafungin+diltiazem）

【临床证据】Trusley 等[1] 考察了米卡芬净（终浓度 1.5mg/ml）5ml 与等体积的盐酸地尔硫䓬（5mg/ml）在 0.9% 氯化钠中通过 Y 型管路混合 4 小时后的物理稳定性。观察混合物在普通荧光灯和廷德尔光下的外观变化，测定浊度变化。结果发现，米卡芬净和盐酸地尔硫䓬混合后立即出现絮状沉淀。提示在实验条件下两药混合存在配伍禁忌。

【临床建议】配伍禁忌

米卡芬净 + 多巴酚丁胺（micafungin+dobutamine）

【临床证据】Trusley 等[1] 考察了米卡芬净（终浓度 1.5mg/ml）5ml 与等体积的盐酸多巴酚丁胺（4mg/ml）在 0.9% 氯化钠中通过 Y 型管路混合 4 小时后的物理稳定性。观察混合物在普通荧光灯和廷德尔光下的外观变化，测定浊度变化。结果发现，米卡芬净和盐酸多巴酚丁胺混合后立即出现云状白色沉淀。提示在实验条件下两药混合存在配伍禁忌。

【临床建议】配伍禁忌

米卡芬净 + 拉贝洛尔（micafungin+labetalol）

【临床证据】Trusley 等[1]考察了米卡芬净（终浓度 1.5mg/ml）5ml 与等体积的盐酸拉贝洛尔（2mg/ml）在 0.9% 氯化钠中通过 Y 型管路混合 4 小时后的物理稳定性。观察混合物在普通荧光灯和廷德尔光下的外观变化，测定浊度变化。结果发现，米卡芬净和盐酸拉贝洛尔混合后立即出现分层的云状白色沉淀。提示在实验条件下两药混合存在配伍禁忌。

【临床建议】配伍禁忌

米卡芬净 + 罗库溴铵（micafungin+rocuronium bromide）

【临床证据】Trusley 等[1]考察了米卡芬净（终浓度 1.5mg/ml）5ml 与等体积的罗库溴铵（1mg/ml）在 0.9% 氯化钠中通过 Y 型管路混合 4 小时后的物理稳定性。观察混合物在普通荧光灯和廷德尔光下的外观变化，测定浊度变化。结果发现，米卡芬净和罗库溴铵混合后立即出现白色絮状沉淀。提示在实验条件下两药混合存在配伍禁忌。

【临床建议】配伍禁忌

米卡芬净 + 吗啡（micafungin+morphine）

【临床证据】Trusley 等[1]考察了米卡芬净（终浓度 1.5mg/ml）5ml 与等体积的硫酸吗啡（15mg/ml）在 0.9% 氯化钠中通过 Y 型管路混合 4 小时后的物理稳定性。观察混合物在普通荧光灯和廷德尔光下的外观变化，测定浊度变化。结果发现，米卡芬净和硫酸吗啡混合后立即出现白色沉淀。提示在实验条件下两药混合存在配伍禁忌。

【临床建议】配伍禁忌

米卡芬净 + 吗替麦考酚酯（micafungin+mycophenolate）

【临床证据】Trusley 等[1]考察了米卡芬净（终浓度 1.5mg/ml）5ml 与等体积的盐酸吗替麦考酚酯（6mg/ml）在 0.9% 氯化钠中通过 Y 型管路混合 4 小时后的物理稳定性。观察混合物在普通荧光灯和廷德尔光下的外观变化，测定浊度变化。结果发现，米卡芬净和盐酸吗替麦考酚酯混合后立即出现云状白色沉淀。提示在实验条件下两药混合存在配伍禁忌。

【临床建议】配伍禁忌

米卡芬净 + 咪达唑仑（micafungin+midazolam）

【临床证据】Trusley 等[1]考察了米卡芬净（终浓度 1.5mg/ml）5ml 与等体积的盐酸咪达唑仑（2mg/ml）在 0.9% 氯化钠中通过 Y 型管路混合 4 小时后的物理相容性。观察混合物在普通荧光灯和廷德尔光下的外观变化，测定浊度变化。结果发现，米卡芬净和盐酸咪达唑仑混合后立即形成

M

白色絮状沉淀。提示在实验条件下两药混合存在配伍禁忌。

【临床建议】配伍禁忌

米卡芬净 + 奈西立肽（micafungin+nesiritide）

【临床证据】Trusley 等[1]考察了米卡芬净（终浓度 1.5mg/ml）5ml 与等体积的奈西立肽（0.006mg/ml）在 0.9% 氯化钠中通过 Y 型管路混合 4 小时后的物理相容性。观察混合物在普通荧光灯和廷德尔光下的外观变化，测定浊度变化。结果发现，米卡芬净和奈西立肽混合后立即形成少量微粒沉淀。提示在实验条件下两药混合存在配伍禁忌。

【临床建议】配伍禁忌

米卡芬净 + 尼卡地平（micafungin+nicardipine）

【临床证据】Trusley 等[1]考察了米卡芬净（终浓度 1.5mg/ml）5ml 与等体积的盐酸尼卡地平（1mg/ml）在 0.9% 氯化钠中通过 Y 型管路混合 4 小时后的物理相容性。观察混合物在普通荧光灯和廷德尔光下的外观变化，测定浊度变化。结果发现，米卡芬净和盐酸尼卡地平混合后立即形成黄白色沉淀。提示在实验条件下两药混合存在配伍禁忌。

【临床建议】配伍禁忌

米卡芬净 + 哌替啶（micafungin+meperidine）

【临床证据】Trusley 等[1]考察了米卡芬净（终浓度 1.5mg/ml）5ml 与等体积的盐酸哌替啶（10mg/ml）在 0.9% 氯化钠中通过 Y 型管路混合 4 小时后的物理相容性。观察混合物在普通荧光灯和廷德尔光下的外观变化，测定浊度变化。结果发现，米卡芬净和盐酸哌替啶混合后立即形成乳状白色分层沉淀。提示在实验条件下两药混合存在配伍禁忌。

【临床建议】配伍禁忌

米卡芬净 + 肾上腺素（micafungin+epinephrine）

【临床证据】Trusley 等[1]考察了米卡芬净（终浓度 1.5mg/ml）5ml 与等体积的盐酸肾上腺素（0.05mg/ml）在 0.9% 氯化钠中通过 Y 型管路混合 4 小时后的物理相容性。观察混合物在普通荧光灯和廷德尔光下的外观变化，测定浊度变化。结果发现，米卡芬净和盐酸肾上腺素混合 4 小时后形成微沉淀。提示在实验条件下两药混合存在配伍禁忌。

【临床建议】配伍禁忌

米卡芬净 + 顺阿曲库铵（micafungin+cisatracurium）

【临床证据】Trusley 等[1]考察了米卡芬净（终浓度 1.5mg/ml）5ml 与等体积的苯磺顺阿曲库铵（0.5mg/ml）在 0.9% 氯化钠中通过 Y 型管路混合 4 小时后的物理相容性。观察混合物在普通荧光灯和廷德尔光下的外观变化，测定浊度变化。结果发现，米卡芬净和苯磺顺阿曲库铵混合后立即形成絮状沉淀。提示在实验条件下两药混合存在配伍禁忌。

【临床建议】配伍禁忌

米卡芬净 + 维库溴铵（micafungin+vecuronium bromide）

【临床证据】Trusley 等[1]考察了米卡芬净（终浓度 1.5mg/ml）5ml 与等体积的维库溴铵（1mg/ml）在 0.9% 氯化钠中通过 Y 型管路混合 4 小时后的物理相容性。观察混合物在普通荧光灯和廷德尔光下的外观变化，测定浊度变化。结果发现，米卡芬净和维库溴铵混合后立即形成白色絮状沉淀。提示在实验条件下两药混合存在配伍禁忌。

【临床建议】配伍禁忌

米卡芬净 + 胰岛素（micafungin+insulin）

【临床证据】Trusley 等[1]考察了米卡芬净（终浓度 1.5mg/ml）5ml 与等体积的常规人胰岛素（1U/ml）在 0.9% 氯化钠中通过 Y 型管路混合 4 小时后的物理相容性。观察混合物在普通荧光灯和廷德尔光下的外观变化，测定浊度变化。结果发现，米卡芬净和常规人胰岛素混合后浊度增加，4 小时后形成微粒沉淀。提示在实验条件下两药混合存在配伍禁忌。

【临床建议】配伍禁忌

M

米力农 + 阿曲库铵（milrinone+atracurium）

【临床证据】Akkerman 等[1]考察了乳酸米力农与苯磺阿曲库铵经 Y 型输液通路在 PVC 容器中混合的相容性和稳定性。10ml 乳酸米力农（终浓度 400μg/ml）与等体积的苯磺阿曲库铵（终浓度 1mg/ml）在 5% 的葡萄糖注射剂中于 23℃混合 4 小时。目视观察混合物的外观变化，HPLC 法测定药物浓度。结果发现，混合物没有出现沉淀、颜色变化，没有明显的 pH 变化，药物浓度都保持在起始浓度的 97% 以上。提示在实验条件下，乳酸米力农与苯磺阿曲库铵不存在配伍禁忌。

【临床建议】可以配伍

米力农 + 丙泊酚（milrinone+propofol）

【临床证据】Akkerman 等[1]考察了乳酸米力农与丙泊酚经 Y 型输液通路在 PVC 容器中混合的稳定性。10ml 乳酸米力农（终浓度 400μg/ml）溶于丙泊酚（终浓度 10mg/ml）中于 23℃混合 4 小时。目视观察混合物的外观变化，HPLC 法测定药物浓度。结果发现，混合物没有出现沉淀、颜色变化，没有明显的 pH 变化，药物浓度都保持在起始浓度的 97% 以上。提示在实验条件下，乳酸米力农与丙泊酚不存在配伍禁忌。

【临床建议】可以配伍

米力农 + 布美他尼（milrinone+bumetanide）

【临床证据】Akkerman 等[1]考察了乳酸米力农与布美他尼经 Y 型输液通路在 PVC 容器中混合的稳定性。10ml 乳酸米力农（终浓度 400μg/ml）溶于布美他尼（终浓度 0.25mg/ml）中于 23℃混合 4 小时。目视观察混合物的外观变化，HPLC 法测定药物浓度。结果发现，混合物没有出现沉淀、颜色变化，没有明显的 pH 变化，药物浓度都保持在起始浓度的 97% 以上。提示在实验条件下，乳酸米力农与布美他尼不存在配伍禁忌。

【临床建议】可以配伍

米力农 + 茶碱（milrinone+theophylline）

【临床证据】Akkerman 等[1]考察了乳酸米力农与茶碱经 Y 型输液通路在 PVC 容器中混合的稳定性。10ml 乳酸米力农（终浓度 400μg/ml）与等体积的茶碱（终浓度 1.6mg/ml）在 5% 葡萄糖注射液中于 23℃混合 4 小时。目视观察混合物的外观变化，HPLC 法和荧光偏振免疫法分别测定米力农和茶碱浓度。结果发现，混合物没有出现沉淀、颜色变化，没有明显的 pH 变化，药物浓度都保持在起始浓度的 97% 以上。提示在实验条件下，乳酸米力农与茶碱不存在配伍禁忌。

【临床建议】可以配伍

米力农 + 地尔硫䓬（milrinone+diltiazem）

【临床证据】Akkerman 等[1]考察了乳酸米力农与盐酸地尔硫䓬经 Y 型输液通路在 PVC 容器中混合的稳定性。10ml 乳酸米力农（终浓度 400μg/ml）与等体积的盐酸地尔硫䓬（终浓度 1mg/ml）在 5% 的葡萄糖注射剂中于 23℃混合 4 小时。目视观察混合物的外观变化，HPLC 法测定药物浓度。结果发现，混合物没有出现沉淀、颜色变化，没有明显的 pH 变化，药物浓度都保持在起始浓度的 97% 以上。提示在实验条件下，乳酸米力农与盐酸地尔硫䓬不存在配伍禁忌。

【临床建议】可以配伍

米力农 + 多巴胺（milrinone+dopamine）

【临床证据】Akkerman 等[1]考察了乳酸米力农与盐酸多巴胺经 Y 型输液通路在 PVC 容器中混合的稳定性。10ml 乳酸米力农（终浓度 400μg/ml）与等体积的盐酸多巴胺（终浓度 6.4mg/ml）在 5% 葡萄糖注射剂中于 23℃混合 4 小时。目视观察混合物的外观变化，HPLC 法测定药物浓度。结果发现，混合物没有出现沉淀、颜色变化，没有明显的 pH 变化，药物浓度都保持在起始浓度的 97% 以上。提示在实验条件下，乳酸米力农与盐酸多巴胺不存在配伍禁忌。

【临床建议】可以配伍

米力农 + 多巴酚丁胺（milrinone+dobutamine）

【临床证据】Akkerman 等[1]考察了乳酸米力农与盐酸多巴酚丁胺经 Y 型输液通路在 PVC 容器中混合的稳定性。10ml 乳酸米力农（终浓度 400μg/ml）与等体积的盐酸多巴酚丁胺（终浓度 8mg/ml）在 5% 葡萄糖注射剂中于 23℃混合 4 小时。目视观察混合物的外观变化，HPLC 法测定药物浓度。结果发现，混合物没有出现沉淀、颜色变化，没有明显的 pH 变化，药物浓度都保持在起始浓度的 97% 以上。提示在实验条件下，乳酸米力农与盐酸多巴酚丁胺不存在配伍禁忌。

【临床建议】可以配伍

米力农 + 芬太尼（milrinone+fentanyl）

【临床证据】Akkerman 等[1]考察了乳酸米力农与枸橼酸芬太尼经 Y 型输液通路在 PVC 容器中混合的稳定性。10ml 乳酸米力农（终浓度 400μg/ml）溶于枸橼酸芬太尼（终浓度 50μg/ml）中于 23℃混合 4 小时。目视观察混合物的外观变化，HPLC 法测定药物浓度。结果发现，混合物没有出现沉淀、颜色变化，没有明显的 pH 变化，药物浓度都保持在起始浓度的 97% 以上。提示在实验条件下，乳酸米力农与枸橼酸芬太尼不存在配伍禁忌。

【临床建议】可以配伍

米力农 + 肝素（milrinone+heparin）

【临床证据】Akkerman 等[1]考察了乳酸米力农与肝素钠经 Y 型输液通路在 PVC 容器中混合的稳定性。将 10ml 乳酸米力农（终浓度 400μg/ml）与等体积的肝素钠（终浓度 100units/ml）在 5% 葡萄糖注射剂中于 23℃混合 4 小时。目视观察混合物的外观变化，酶分析法测定肝素钠的浓度，HPLC 法测定米力农浓度。结果发现，混合物没有出现沉淀、颜色变化，没有明显的 pH 变化，药物浓度都保持在起始浓度的 97% 以上。提示在实验条件下，乳酸米力农与肝素钠不存在配伍禁忌。

【临床建议】可以配伍

米力农 + 劳拉西泮（milrinone+lorazepam）

【临床证据】Akkerman 等[1]考察了乳酸米力农与劳拉西泮经 Y 型输液通路在 PVC 容器中混合的稳定性。将 10ml 乳酸米力农（终浓度 400μg/ml）与等体积的劳拉西泮（终浓度 0.2mg/ml）在 5% 葡萄糖注射剂中于 23℃混合 4 小时。目视观察混合物的外观变化，HPLC 法测定药物浓度。结果发现，混合物没有出现沉淀、颜色变化，没有明显的 pH 变化，药物

M

浓度都保持在起始浓度的 97% 以上。提示在实验条件下，乳酸米力农与劳拉西泮不存在配伍禁忌。

【临床建议】可以配伍

米力农 + 雷尼替丁（milrinone+ranitidine）

【临床证据】Akkerman 等[1]考察了乳酸米力农与盐酸雷尼替丁经 Y 型输液通路在 PVC 容器中混合的稳定性。将 10ml 乳酸米力农（终浓度 400μg/ml）与等体积的盐酸雷尼替丁（终浓度 2mg/ml）在 5% 葡萄糖注射剂中于 23℃混合 4 小时。目视观察混合物的外观变化，HPLC 法测定药物浓度。结果发现，混合物没有出现沉淀、颜色变化，没有明显的 pH 变化，药物浓度都保持在起始浓度的 97% 以上。提示在实验条件下，乳酸米力农与盐酸雷尼替丁不存在配伍禁忌。

【临床建议】可以配伍

米力农 + 硫酸镁（milrinone+magnesium sulfate）

【临床证据】Akkerman 等[1]考察了乳酸米力农与硫酸镁经 Y 型输液通路在 PVC 容器中混合的稳定性。将 10ml 乳酸米力农（终浓度 400μg/ml）与等体积的硫酸镁（终浓度 40mg/ml）在 5% 葡萄糖注射剂中于 23℃混合 4 小时。目视观察混合物的外观变化，HPLC 法测定药物浓度。结果发现，混合物没有出现沉淀、颜色变化，没有明显的 pH 变化，药物浓度都保持在起始浓度的 97% 以上。提示在实验条件下，乳酸米力农与硫酸镁不存在配伍禁忌。

【临床建议】可以配伍

米力农 + 罗库溴铵（milrinone+rocuronium bromide）

【临床证据】Akkerman 等[1]考察了乳酸米力农与罗库溴铵经 Y 型输液通路在 PVC 容器中混合的稳定性。将 10ml 乳酸米力农（终浓度 400μg/ml）与等体积的罗库溴铵（终浓度 2mg/ml）在 5% 葡萄糖注射剂中于 23℃混合 4 小时。目视观察混合物的外观变化，HPLC 法测定药物浓度。结果发现，混合物没有出现沉淀、颜色变化，没有明显的 pH 变化，药物浓度都保持在起始浓度的 97% 以上。提示在实验条件下，乳酸米力农与罗库溴铵不存在配伍禁忌。

【临床建议】可以配伍

米力农 + 吗啡（milrinone+morphine）

【临床证据】Akkerman 等[1]考察了乳酸米力农与硫酸吗啡经 Y 型输液通路在 PVC 容器中混合的稳定性。将 10ml 乳酸米力农（终浓度 400μg/ml）与等体积的硫酸吗啡（终浓度 1mg/ml）在 5% 葡萄糖注射剂中于

23℃混合4小时。目视观察混合物的外观变化，HPLC法测定药物浓度。结果发现，混合物没有出现沉淀、颜色变化，没有明显的pH变化，药物浓度都保持在起始浓度的97%以上。提示在实验条件下，乳酸米力农与硫酸吗啡不存在配伍禁忌。

【临床建议】可以配伍

米力农 + 咪达唑仑（milrinone+midazolam）

【临床证据】Akkerman等[1]考察了乳酸米力农与盐酸咪达唑仑经Y型输液通路在PVC容器中混合的稳定性。将10ml乳酸米力农（终浓度400μg/ml）溶于盐酸咪达唑仑（终浓度1mg/ml）中于23℃混合4小时。目视观察混合物的外观变化，HPLC法测定药物浓度。结果发现，混合物没有出现沉淀、颜色变化，没有明显的pH变化，药物浓度都保持在起始浓度的97%以上。提示在实验条件下，乳酸米力农与盐酸咪达唑仑不存在配伍禁忌。

【临床建议】可以配伍

米力农 + 泮库溴铵（milrinone+pancuronium bromide）

【临床证据】Akkerman等[1]考察了乳酸米力农与泮库溴铵经Y型输液通路在PVC容器中混合的稳定性。将10ml乳酸米力农（终浓度400μg/ml）溶于泮库溴铵（终浓度1mg/ml）中于23℃混合4小时。目视观察混合物的外观变化，HPLC法测定药物浓度。结果发现，混合物没有出现沉淀、颜色变化，没有明显的pH变化，药物浓度都保持在起始浓度的97%以上。提示在实验条件下，乳酸米力农与泮库溴铵不存在配伍禁忌。

【临床建议】可以配伍

米力农 + 葡萄糖酸钙（milrinone+calcium gluconate）

【临床证据】Akkerman等[1]考察了乳酸米力农与葡萄糖酸钙经Y型输液通路在PVC容器中混合的稳定性。将10ml乳酸米力农（终浓度400μg/ml）溶于葡萄糖酸钙（终浓度0.465meq/ml）中于23℃混合4小时。目视观察混合物的外观变化，HPLC法测定药物浓度。结果发现，混合物没有出现沉淀、颜色变化，没有明显的pH变化，药物浓度都保持在起始浓度的97%以上。提示在实验条件下，乳酸米力农与葡萄糖酸钙不存在配伍禁忌。

【临床建议】可以配伍

米力农 + 去甲肾上腺素（milrinone+norepinephrine）

【临床证据】Akkerman等[1]考察了乳酸米力农与重酒石酸去甲肾上腺素经Y型输液通路在PVC容器中混合的稳定性。将10ml乳酸米力农（终

M

浓度 400μg/ml）与等体积的重酒石酸去甲肾上腺素（终浓度 64μg/ml）在 5% 葡萄糖注射剂中于 23℃混合 4 小时。目视观察混合物的外观变化，HPLC 法测定药物浓度。结果发现，混合物没有出现沉淀、颜色变化，没有明显的 pH 变化，药物浓度都保持在起始浓度的 97% 以上。提示在实验条件下，乳酸米力农与重酒石酸去甲肾上腺素不存在配伍禁忌。

【临床建议】可以配伍

米力农 + 肾上腺素（milrinone+epinephrine）

【临床证据】Akkerman 等[1]考察了乳酸米力农与盐酸肾上腺素经 Y 型输液通路在 PVC 容器中混合的稳定性。将 10ml 乳酸米力农（终浓度 400μg/ml）与等体积的盐酸肾上腺素（终浓度 64μg/ml）在 5% 葡萄糖注射剂中于 23℃混合 4 小时。目视观察混合物的外观变化，HPLC 法测定药物浓度。结果发现，混合物没有出现沉淀、颜色变化，没有明显的 pH 变化，药物浓度都保持在起始浓度的 97% 以上。提示在实验条件下，乳酸米力农与盐酸肾上腺素不存在配伍禁忌。

【临床建议】可以配伍

米力农 + 碳酸氢钠（milrinone+sodium bicarbonate）

【临床证据】Akkerman 等[1]考察了乳酸米力农与碳酸氢钠经 Y 型输液通路在 PVC 容器中混合的稳定性。将 10ml 乳酸米力农（终浓度 400μg/ml）溶于碳酸氢钠（终浓度 1meq/ml）中于 23℃混合 4 小时。目视观察混合物的外观变化，HPLC 法测定药物浓度。结果发现，混合物没有出现沉淀、颜色变化，没有明显的 pH 变化，药物浓度都保持在起始浓度的 97% 以上。提示在实验条件下，乳酸米力农与碳酸氢钠不存在配伍禁忌。

【临床建议】可以配伍

米力农 + 头孢哌酮舒巴坦（milrinone+cefoperazone sulbactam）

【临床证据】张小玉[1]在临床工作中发现，在米力农（7.5mg 稀释于 0.9% 氯化钠注射液 32.5ml 中）微泵静注（10ml/h，维持 4 小时）结束后续接输注头孢哌酮舒巴坦（舒普深）时，两种药物混合接触 40 秒后，延长管内液体变为乳白色不透明，并出现沉淀。随后进行了验证实验：米力农 7.5mg 稀释于 0.9% 氯化钠注射液 32.5ml 中得到浓度为 231μg/ml 的米力农注射液，取舒普深（辉瑞制药）2g 溶于 0.9% 氯化钠注射液 40ml 中，得到浓度为 50mg/ml 的舒普深注射液。用滴管取配制好的 231μg/ml 米力农注射液缓慢滴入内装 2ml（50mg/ml）舒普深溶液的试管内，当米力农注射液滴入量为 1.5ml 时，开始出现少量微小混悬颗粒，当继续滴入约 1ml 左右时即开始出现乳白色絮状物，静置 3 分钟后，在试管底部可见白色沉淀。临床观察和实验结果提示两药在上述条件下混合存在配伍禁忌。

【临床建议】配伍禁忌

米力农 + 托拉塞米（milrinone+torasemide）

【临床证据】Akkerman 等[1]考察了乳酸米力农与托拉塞米经 Y 型输液通路在 PVC 容器中混合的稳定性。将 10ml 乳酸米力农（终浓度 400μg/ml）溶于托拉塞米（终浓度 10mg/ml）中于 23℃混合 4 小时。目视观察混合物的外观变化，HPLC 法测定药物浓度。结果发现，混合物没有出现沉淀、颜色变化，没有明显的 pH 变化，药物浓度都保持在起始浓度的 97% 以上。提示在实验条件下，乳酸米力农与托拉塞米混合不存在配伍禁忌。

【临床建议】可以配伍

米力农 + 维库溴铵（milrinone+vecuronium bromide）

【临床证据】Akkerman 等[1]考察了乳酸米力农与维库溴铵经 Y 型输液通路在 PVC 容器中混合的稳定性。将 10ml 乳酸米力农（终浓度 400μg/ml）与等体积的维库溴铵（终浓度 1mg/ml）在 5% 葡萄糖注射剂中于 23℃混合 4 小时。目视观察混合物的外观变化，HPLC 法测定药物浓度。结果发现，混合物没有出现沉淀、颜色变化，没有明显的 pH 变化，药物浓度都保持在起始浓度的 97% 以上。提示在实验条件下，乳酸米力农与维库溴铵不存在配伍禁忌。

【临床建议】可以配伍

米力农 + 西咪替丁（milrinone+cimetidine）

【临床证据】Akkerman 等[1]考察了乳酸米力农与盐酸西咪替丁经 Y 型输液通路在 PVC 容器中混合的稳定性。将 10ml 乳酸米力农（终浓度 400μg/ml）与等体积的盐酸西咪替丁（终浓度 6mg/ml）在 5% 葡萄糖注射剂中于 23℃混合 4 小时。目视观察混合物的外观变化，HPLC 法测定药物浓度。结果发现，混合物没有出现沉淀、颜色变化，没有明显的 pH 变化，药物浓度都保持在起始浓度的 97% 以上。提示在实验条件下，乳酸米力农与盐酸西咪替丁混合不存在配伍禁忌。

【临床建议】可以配伍

米力农 + 硝普钠（milrinone+sodium nitroprusside）

【临床证据】Akkerman 等[1]考察了乳酸米力农与硝普钠经 Y 型输液通路在 PVC 容器中混合的稳定性。将 10ml 乳酸米力农（终浓度 400μg/ml）与等体积的硝普钠（终浓度 800μg/ml）在 5% 葡萄糖注射剂中于 23℃混合 4 小时。目视观察混合物的外观变化，HPLC 法测定药物浓度。

M

结果发现，混合物没有出现沉淀、颜色变化，没有明显的pH变化，药物浓度都保持在起始浓度的97%以上。提示在实验条件下，乳酸米力农与硝普钠不存在配伍禁忌。

【临床建议】可以配伍

米力农 + 硝酸甘油（milrinone+nitroglycerin）

【临床证据】Akkerman 等[1]考察了乳酸米力农与硝酸甘油经 Y 型输液通路在 PVC 容器中混合的稳定性。将 10ml 乳酸米力农（终浓度 400μg/ml）与等体积的硝酸甘油（终浓度 800μg/ml）在 5% 葡萄糖注射剂中于 23℃混合 4 小时。目视观察混合物的外观变化，HPLC 法测定药物浓度。结果发现，混合物没有出现沉淀、颜色变化，没有明显的pH变化，药物浓度都保持在起始浓度的97%以上。提示在实验条件下，乳酸米力农与硝酸甘油不存在配伍禁忌。

【临床建议】可以配伍

米力农 + 胰岛素（milrinone+insulin）

【临床证据】Akkerman 等[1]考察了乳酸米力农与常规人胰岛素经 Y 型输液通路在 PVC 容器中混合的稳定性。将 10ml 乳酸米力农（终浓度 400μg/ml）与等体积的常规人胰岛素（终浓度 1unit/ml）在 0.9% 氯化钠注射剂中于 23℃混合 4 小时。目视观察混合物的外观变化，HPLC 法测定药物浓度。结果发现，混合物没有出现沉淀、颜色变化，没有明显的 pH 变化，药物浓度都保持在起始浓度的97%以上。提示在实验条件下，乳酸米力农与常规人胰岛素不存在配伍禁忌。

【临床建议】可以配伍

米力农 + 异丙肾上腺素（milrinone+isoproterenol）

【临床证据】Akkerman 等[1]考察了乳酸米力农与盐酸异丙肾上腺素经 Y 型输液通路在 PVC 容器中混合的稳定性。将 10ml 乳酸米力农（终浓度 400μg/ml）与等体积的盐酸异丙肾上腺素（终浓度 8μg/ml）在 5% 葡萄糖注射剂中于 23℃混合 4 小时。目视观察混合物的外观变化，HPLC 法测定药物浓度。结果发现，混合物没有出现沉淀、颜色变化，没有明显的 pH 变化，药物浓度都保持在起始浓度的97%以上。提示在实验条件下，乳酸米力农与盐酸异丙肾上腺素不存在配伍禁忌。

【临床建议】可以配伍

米诺环素 + 利福平（minocycline+rifampin）

【临床证据】Pearson 等[1]考察了盐酸米诺环素（0.1mg/ml）和利福平（0.1mg/ml）在 5% 葡萄糖或 0.9% 氯化钠注射液中混合输注时的稳定

性和相容性。目视观察溶液的变化，利用浊度计测定浊度变化，HPLC 测定药物浓度的变化。结果发现，在 24℃和 4℃下，混合物中盐酸米诺环素的含量基本保持稳定，7 天内含量分别下降 8% 和 2%；利福平在 4℃下 3 天后浓度下降 6%~8%，24℃下 24 小时后下降 13%~17%。两药混合后浊度没有变化。提示实验条件下两药混合数小时内不存在配伍禁忌。

【临床建议】可以配伍

免疫球蛋白 + 葡萄糖（immunoglobulin+dextrose）

【临床证据】Lindsay 等[1]考察了静脉用免疫球蛋白（Intravenous Immunoglobin，IVIG）和 5% 葡萄糖、15% 葡萄糖、5% 葡萄糖 /0.225% 氯化钠混合后的稳定性。在混合后的不同时间点（0、10、30、60、90、120 分钟和 4、8、12 和 24 小时）测定免疫球蛋白的浓度和这对乙肝表面抗原的抗体活性、第 III 类 B 组链球菌（Type III group B Streptococcus，GBS）和针对 GBS 的调理素活性。结果发现，IVIG 与上述静脉溶液混合 24 小时后对 IVIG 的浓度和活性没有显著影响。研究者认为，静脉用免疫球蛋白和葡萄糖在 Y 型管路中混合不影响 IVIG 的活性和功能。

【临床建议】可以配伍

免疫球蛋白 +TPN
（immunoglobulin+total parenteral nutrient solutions）

【临床证据】Lindsay 等[1]考察了静脉用免疫球蛋白（IVIG）（商品名 Gammagard）和 TPN 混合后的稳定性。在混合后的不同时间点（0、10、30、60、90、120 分钟和 4、8、12 和 24 小时）测定免疫球蛋白的浓度和这对乙肝表面抗原的抗体活性、第 III 类 B 组链球菌（Type III group B Streptococcus，GBS）和针对 GBS 的调理素活性。结果发现，IVIG 与 TPN 混合 24 小时后对 IVIG 的浓度和活性没有显著影响。研究者认为，静脉用免疫球蛋白和 TPN 在 Y 型管路中混合不影响 IVIG 的活性和功能。

【临床建议】可以配伍

莫西沙星 + 丹红（moxifloxacin+danhong）

【临床证据】韩甜甜[1]在临床输液中发现，丹红注射液与盐酸莫西沙星氯化钠注射液（拜复乐，0.4g：250ml）在同一输液器中先后连续静脉滴注时，输液管及莫菲氏滴管中出现黄色絮状沉淀。随后进行了验证实验：分别取盐酸莫西沙星氯化钠注射液和丹红注射液各 1ml，当丹红注射液 1ml 缓慢滴入 1ml 盐酸莫西沙星氯化钠注射液中，液体迅速变浑浊，出现黄色絮状物。静置 1 小时后出现分层，上层液体为深黄色较清澈，下层为大量黄色絮状沉淀。另一实验发现，当丹红注射液 2ml 缓慢滴入 1ml

盐酸莫西沙星氯化钠注射液中，液体迅速变浑浊并出现黄色絮状物。静置1小时后出现分层，上层液体仍为深黄色较清澈，下层为大量黄色絮状沉淀。实验发现加入的丹红注射液越多，产生的絮状物及沉淀越多。冉海兵等[2]在临床遵医嘱给予盐酸莫西沙星氯化钠注射液（拜复乐，北京拜耳医药保健股份公司）0.4g/250ml 静脉输入，当输注完毕在同一管路继续输注丹红注射液（菏泽步长制药，40ml 溶于 5% 葡萄糖 250ml 中）时，输液滴管中出现乳白色浑浊，随即取上述 2 组液体各 2ml 在无菌试管中直接混合后，立即出现了肉眼可见的乳白色浑浊，放置 24 小时絮状物沉淀无变化。临床观察和实验结果提示两药在上述条件下混合存在配伍禁忌。

【临床建议】配伍禁忌

莫西沙星＋丹参（moxifloxacin+danshen）

【临床证据】管细红[1]在临床工作中输注盐酸莫西沙星氯化钠注射液（拜耳医药）完毕后，接续输注丹参溶液（1.6g 溶于 0.9% 氯化钠注射用 250ml 中），当丹参溶液与莫菲氏滴管内残留的盐酸莫西沙星氯化钠注射液混合时，莫菲氏滴管及输液管中出现浑浊并伴有褐色沉淀物。立即停止输液，更换输液器，用 0.9% 氯化钠注射液冲管后，患者未发生不良反应。作者随后进行了实验验证：用 0.9% 氯化钠注射液 5ml 溶解注射用丹参冻干粉（哈药集团中药二厂）0.4g，然后与 15ml 盐酸莫西沙星氯化钠注射液直接混合，注射器中立即出现悬浮的褐色颗粒样沉淀物，静置 30 分钟后褐色小颗粒沉淀到试管底部，推测发生了化学反应，形成了不溶性物质。提示在临床和实验条件下，盐酸莫西沙星氯化钠注射液与丹参（注射用冻干粉）溶液混合存在配伍禁忌。

【临床建议】配伍禁忌

莫西沙星＋丹参多酚酸盐（moxifloxacin+salvianolate）

【临床证据】王春香等[1]在临床工作中输注盐酸莫西沙星氯化钠注射液（拜耳医药，250ml∶0.4g）完毕后，接续输注丹参多酚酸盐溶液（上海绿谷制药，200mg 溶于 5% 葡萄糖注射液 250ml 中），当两种液体在莫菲氏滴管中接触混合时，莫菲氏滴管内液体即刻出现白色浑浊。立即停止输液，更换输液器，密切观察患者病情变化，未出现不良反应。作者随后进行了实验验证：将注射用丹参多酚酸盐 100mg（含丹参乙酸镁 80mg）溶于 5% 葡萄糖注射液 100ml 中，用 10ml 注射器抽取 2ml 置于无菌干燥试管中，再取盐酸莫西沙星氯化钠注射液 2ml 缓慢注入试管内，立即出现白色浑浊物，10 分钟后白色浑浊物变成絮状物，1 小时后白色絮状物静置沉淀，上层略浑浊，摇晃后不消失；静置 24 小时后白色絮状物沉淀无变化，上层清亮伴有少许絮状物悬浮。孙媛等[2]在临床工作中输注丹参多酚盐注射溶液完毕后，接续输注莫西沙星氯化钠注射液，当两种输液在莫菲氏滴管内接触混合时，莫菲氏滴管及下游输液管中立即出现豆腐渣样物质。迅速停止输液，更换输液器。患者未发生不良反应。作者随后进行了实验验证：将丹参多酚酸盐 200mg 溶于 5% 葡萄糖注射液 250ml 中，用一次性注射器取 2ml 与莫西沙星氯化钠注射液 2ml 直接混合，注射器内立即出现豆腐渣样反应。提示在临床和实验条件下，注射用丹参多酚酸盐稀释溶液与莫西沙星氯化钠注射液混合存在配伍禁忌。

【临床建议】配伍禁忌

莫西沙星 + 灯盏细辛（moxifloxacin+fleabane）

【临床证据】贾红莉[1]在临床工作中发现，将灯盏细辛 10ml 溶解于 20ml 氯化钠注射液中，再取盐酸莫西沙星注射液 5ml 直接混合，立即出现白色絮状浑浊，静置 30 分钟后出现白色微粒结晶，静置 24 小时无变化。韩甜甜等[2]在临床工作中发现，拜复乐（莫西沙星注射液）与灯盏细辛注射液两组液体接续静脉滴注时，输液管及莫菲氏滴管中迅速出现乳黄色絮状沉淀。进一步研究发现，拜复乐 1ml 分别与灯盏细辛注射液 1ml、2ml 缓慢混合后，溶液迅速变浑浊，出现乳黄色絮状物。静置 1 小时后发现，上层液体为深黄色较清澈，下层有大量乳黄色絮状沉淀。临床观察和实验证实两药在上述条件下混合存在配伍禁忌。

【临床建议】配伍禁忌

莫西沙星 + 呋塞米（moxifloxacin+furosemide）

【临床证据】陈丽梅[1]在临床工作中发现，在静脉输注莫西沙星氯化钠注射液 200ml 后，经同一头皮针继续给予速尿（呋塞米 80mg 稀释于 0.9% 氯化钠注射液 40ml 中）静脉泵入，头皮针处立即产生乳白色混悬物。随后进行了验证实验：取莫西沙星氯化钠注射液 1ml 和速尿注射液 1ml 直接混合后，立即产生乳白色混悬物，未发现有沉淀物产生，放置 2 小时后未变澄清。胡可纯[2]研究发现，盐酸莫西沙星氯化钠注射液 5ml 与呋塞米 1ml 混合后，立即出现乳白色浑浊，静置 10 分钟后出现白色微粒结晶，24 小时后无变化。张晋红[3]在临床工作中发现，盐酸莫西沙星氯化钠注射液静脉滴注的同时，经同一管路静脉推注呋塞米，两种药液一经接触，输液管内立即出现乳白色浑浊。负梅[4]同样在工作中发现，当静脉滴注盐酸莫西沙星氯化钠注射液时，静脉推注速尿 20mg 后，输液管内立即出现白色浑浊物，随后进行了验证实验：取 5ml 盐酸莫西沙星氯化钠注射液，再取 2ml 速尿注射液，两者混合后液体即刻出现白色浑浊。焦鸿梅等[5]在临床工作中静脉输注莫西沙星氯化钠注射液（拜耳医药）250ml，在输入过程中经"小壶"给予呋塞米20mg静脉注射，当两种药物混合时即产生白色浑浊，立即停止输液，更换输液器，用0.9%氯化钠注射液冲管，患者未出现不良反应。作者随后进行了实验验证：用10ml一次性注射器抽取莫西沙星氯化钠注射液5ml，然后直接与呋塞米1ml混合，注射器内溶液立刻出现白色浑浊，静置24小时后无变化。徐丽丽[6]在临床工作中静脉输注莫西沙星氯化钠注射液（德国拜耳）250ml，同时经输液器莫菲氏滴管静脉推注速尿（呋塞米）20mg（2ml），当两种药液在莫菲氏滴管中接触时，溶液立即出现白色絮状浑浊，并堵塞管道。立即停止输液，更换输液器，待莫西沙星输注完，用0.9%氯化钠注射液冲管后再推注呋塞米，输液管中无浑浊发生，患者未诉出现不良反应。作者随后进行了实验验证：用5ml的一次性注射器抽取盐酸莫西沙星氯化钠2ml和呋塞米2ml，直接在注射器中混合，混合溶液立即出现白色絮状浑浊，与输液管中出现的白色絮状浑浊相同，静置24小时针管内白色絮状物无改变。戴美芬[7]静脉输注盐酸莫西沙星氯化钠注射液（拜耳医药）250ml，同时以20ml/小时泵入呋塞米注射溶液（徐州莱恩药业，100mg溶于0.9%氯化钠注射液100ml中），当呋塞米泵入液体与莫西沙星氯化钠注射液在同一管路相遇时，留置针的透明管内立即出现肉眼可见的乳白色浑浊物，堵塞针尖。立即关闭输液器，重新建立静脉通道，分两路输入，患者无不良反应。作者随后进行了实验验证：按照临床应用药物浓度，将呋塞米100mg溶于0.9%氯化钠注射液100ml中，用5ml注射器抽取2ml与盐酸莫西沙星氯化钠注射液2ml在试管内混合，试管内立即出现肉眼可见的乳白色浑浊物，10分钟后乳白色浑浊物变成絮状物并有沉淀，经摇晃、振动均不溶解，静置24小时絮状物沉淀无变化。杨萍[8]在临床工作中静脉输注盐酸莫西沙星注射液，在滴注过程中经莫菲氏滴管内推注呋塞米注射液20mg，推注过程中即发现莫菲氏滴管内混合液体出现浑浊变白现象，立即停止推注药物并回抽，更换输液器，用0.9%氯化钠注射液冲管，患者未诉不适。作者随后进行了实验验证：用10ml一次性注射器抽取呋塞米20mg和莫西沙星注射液2ml，直接在注射器中混合，注射器内的混合溶液立即出现浑浊变白现象，放置10分钟及静置1小时后仍呈白色浑浊状。提示在临床和实验条件下，盐酸莫西沙星氯化钠注射液与呋塞米注射液混合存在配伍禁忌。

【临床建议】配伍禁忌

莫西沙星 + 氟康唑（moxifloxacin+fluconazole）

【临床证据】李俊等[1]考察了盐酸莫西沙星氯化钠注射液（拜耳医药，250ml∶0.4g）与氟康唑注射液（扬子江药业，5ml∶0.2g）的配伍稳定性。模拟临床用药浓度，取氟康唑注射液 4ml 置于 100ml 容量瓶中，用盐酸莫西沙星氯化钠注射液定容至 100ml 得到配伍溶液，在室温（20±1）℃放置 8 小时，分别在 0、1、2、4、6、8 小时观察配伍溶液的外观变化，测定 pH，用紫外分光光度法测定主药含量。结果发现，配伍溶液在 4 小时内呈浅黄色透明，无颜色变化，无气泡及沉淀生成，pH、主药含量均无明显变化。配伍 0~4h 时配伍溶液紫外吸收峰无位移、峰形无变化，两吸收曲线基本重合，但 6 小时时配伍溶液吸收曲线的峰高明显增高，且 8 小时时氟康唑含量已超出 110%。作者认为在实验条件下，盐酸莫西沙星氯化钠注射液与氟康唑注射液可以配伍 4 小时。[编者注：该研究未考察配伍溶液不溶性微粒数变化及是否符合《中国药典》规定，建议谨慎配伍。]

【临床建议】谨慎配伍

莫西沙星 + 氟氯西林（moxifloxacin+flucloxacillin）

【临床证据】庄光群等[1]在临床工作中输注注射用氟氯西林钠（1.0g 溶于 5% 葡萄糖注射液 100ml 中）溶液，输注完毕后接续输注盐酸莫西沙星氯化钠注射液（拜耳医药）时，发现莫菲氏滴管内两种液体混合时出现白色浑浊状，立即停止输液，更换输液器，用 0.9% 氯化钠注射液 3ml 冲洗留置针管路，患者未出现不良反应。作者随后进行了实验验证：用干燥的无菌注射器抽取盐酸莫西沙星氯化钠注射液 5 ml 和氟氯西林钠溶液（1.0g 溶于 5% 葡萄糖注射液 100ml 中）2ml 直接混合，混合液立即呈白色浑浊状，静置 10 分钟后，浑浊液出现白色絮状物，放置 30 分钟和 4 小时仍有白色絮状沉淀。提示在临床和实验条件下盐酸莫西沙星氯化钠注射液与注射用氟氯西林钠的 5% 葡萄糖溶液混合存在配伍禁忌。

【临床建议】配伍禁忌

莫西沙星 + 米卡芬净（moxifloxacin+micafungin）

【临床证据】梁瑾等[1]在临床工作中输注米卡芬净钠溶液（安斯泰来制药，50mg 溶于 0.9% 氯化钠注射液 250ml 中）完毕后，接续输注盐酸莫西沙星氯化钠注射液（拜耳医药，250ml∶0.4g），开始 3~5 秒后，莫菲氏滴管内两种液体接触混合时液体出现浑浊，但无颗粒状沉淀物及絮状物，立即停止输液，更换输液管，患者未出现任何不良反应。作者随后进行了实验验证：将注射用米卡芬净钠 50mg 溶于 0.9% 氯化钠注射液 250ml 中，用 20ml 的一次性注射器抽取 10ml 溶液，然后更换针筒抽取

5ml 盐酸莫西沙星氯化钠注射液，将两种药液放入清洁干燥试管内混合。结果 1 分钟后出现白色浑浊；5 分钟后出现白色絮状物；10 分钟后上层液体略微浑浊，振摇后仍然存在，下层出现白色絮状物沉淀；混合 30 分钟后上层浑浊消失，溶液透明清亮，下层出现白色沉淀。王欣[2]在临床工作中静脉输注米卡芬净钠溶液（150mg 溶于 0.9% 氯化钠注射液 100ml 中）完毕后，接续输注盐酸莫西沙星注射液 250ml，当莫西沙星注射液与米卡芬净溶液在莫菲氏滴滴内接触混合时，输液管内液体出现白色絮状沉淀物。立即停止输液，更换输液管，并用 0.9% 氯化钠注射液冲管后续滴盐酸莫西沙星注射液，未再发生上述现象，患者未出现不良反应。作者随后进行了实验验证：按临床配制方法将注射用米卡芬净钠 150mg 溶于 0.9% 氯化钠注射液 100ml 中，取 5ml 与盐酸莫西沙星氯化钠注射液（拜耳医药）5ml 直接混合，配伍溶液出现白色絮状物，静置 24 小时后絮状沉淀无消失，重复 3 次结果相同。提示在临床和实验条件下注射用米卡芬净钠的稀释溶液与盐酸莫西沙星氯化钠注射液混合存在配伍禁忌。

【临床建议】配伍禁忌

莫西沙星 + 痰热清（moxifloxacin+tanreqing）

【临床证据】张志华[1]和王秀宝[2]分别在临床工作中输注盐酸莫西沙星氯化钠注射液（拜耳医药），当输完盐酸莫西沙星氯化钠注射液后接续输注痰热清注射液（20ml 稀释于 5% 葡萄糖注射液 250ml 中），当痰热清输液在莫菲氏滴管中与残留的盐酸莫西沙星氯化钠注射液混合时，输液器莫菲氏滴管立即呈现乳黄色浑浊状，接着输液管中可见白色絮状物。立即关紧调节器并更换输液管道，用 0.9% 氯化钠注射液 100ml 冲管后，再输入痰热清液体，患者未出现任何不适。更换下来的输液管溶液放置 30 分钟后仍可见白色絮状物。作者随后进行了实验验证：将痰热清注射液 20ml 稀释于 5% 葡萄糖注射液 250ml 中，用 20ml 无菌注射器抽出 10ml，与盐酸莫西沙星氯化钠注射液 10ml 混合后，注射器内出现乳黄色浑浊，随之出现白色絮状物。柴红芳[3]在临床工作中输注痰热清注射液（20ml 稀释于 0.9% 氯化钠注射液 250ml 中），输完痰热清药液后接续输注盐酸莫西沙星氯化钠注射液（德国拜耳）250ml，当莫西沙星注射液与莫菲氏滴管内残留的痰热清溶液混合时，莫菲氏滴管内出现白色浑浊絮状物，立即停止输入，更换输液器并观察患者病情变化，患者未发生输液不良反应。作者随后进行了实验验证：用 5ml 一次性注射器直接抽吸盐酸莫西沙星氯化钠注射液 2ml 和痰热清注射液 2ml，当两种液体在注射器中混合后立即产生白色絮状混悬物。上述 3 个研究提示在临床和实验条件下，盐酸莫西沙星氯化钠注射液与痰热清稀释液混合存在配伍禁忌。

【临床建议】配伍禁忌

莫西沙星 + 异甘草酸镁
（moxifloxacin+magnesium isoglycyrrhizinate）

【临床证据】赵天毓等[1]在临床工作中输注异甘草酸镁注射液（（正大天晴药业，200mg 溶于 5% 葡萄糖注射液 100ml 中）完毕后，接续输注盐酸莫西沙星注射液（京优科制药，0.4g 溶于 5% 葡萄糖注射液 250ml 中），结果发现续接后莫菲氏滴管内出现沉淀，立即停止输液，更换点滴管，患者无其他不良反应。作者随后进行了实验验证：将 10ml（50mg）异甘草酸镁溶于 5% 或 10% 葡萄糖注射液 100ml 中，将盐酸莫西沙星注射液 20ml（0.4g）溶于 5% 葡萄糖注射液 250ml 中，分别取上述异甘草酸镁葡萄糖注射液 10ml 与盐酸莫西沙星葡萄糖注射液混合，试管内立即出现肉眼可见的浑浊，而且异甘草酸镁注射液的颜色更深。提示在临床和实验条件下，盐酸莫西沙星葡萄糖输液与异甘草酸镁葡萄糖注射液混合存在配伍禁忌。

【临床建议】配伍禁忌

木糖醇 + 参麦（xylitol+shenmai）

【临床证据】徐萌等[1]考察了参麦注射液（河北神威药业）与木糖醇注射液（四川科伦药业）配伍的相容性和稳定性。参照说明书建议，按临床常用浓度，将参麦注射液溶于木糖醇注射液 250ml 中，配伍溶液混合均匀后在室温非避光的条件下放置 24 小时，分别在 0、1、2、3、4、6、8、24 小时观察配伍溶液的外观，检查不溶性微粒，测定 pH 的变化，采用 UV-2450 型紫外分光光度计在 200~440nm 波长范围内扫描，检测其紫外吸收光谱的变化情况。结果发现，配伍溶液在 0~24 小时内溶液澄清透明，未见沉淀、气泡、变色。不溶性微粒数目在 2~4 小时内基本稳定，RSD < 5.0%；0~6 小时内 pH 未见明显变化，RSD < 5.0%，稳定性较好。中药注射剂配伍后 0~4 小时内样品最大吸收波长及吸光度无显著变化（RSD < 5.0%）。提示在实验条件下，木糖醇注射液与参麦注射液混合可以配伍 4 小时。

【临床建议】可以配伍

木糖醇 + 丹参（xylitol+danshen）

【临床证据】徐萌等[1]考察了丹参注射液（四川宜宾制药）与木糖醇注射液（四川科伦药业）配伍的相容性和稳定性。参照说明书建议，按临床常用浓度，将丹参注射液溶于木糖醇注射液 250ml 中，配伍溶液混

M

合均匀后在室温非避光的条件下放置24小时，分别在0、1、2、3、4、6、8、24小时观察配伍溶液的外观，检查不溶性微粒，测定pH的变化，采用UV-2450型紫外分光光度计在200~440nm波长范围内扫描，检测其紫外吸收光谱的变化情况。结果发现，配伍溶液在0~24小时内溶液澄清透明，未见沉淀、气泡、变色。不溶性微粒数目在2~4小时内基本稳定，RSD < 5.0%；0~6小时内pH未见明显变化，RSD < 5.0%，稳定性较好。中药注射剂配伍后0~4小时内样品最大吸收波长及吸光度无显著变化（RSD < 5.0%）。提示在实验条件下，木糖醇注射液与丹参注射液混合可以配伍4小时。

【临床建议】可以配伍

木糖醇 + 丹红（xylitol+danhong）

【临床证据】徐萌等[1]考察了丹红注射液（山东丹红制药）与木糖醇注射液（四川科伦药业）配伍的相容性和稳定性。参照说明书建议，按临床常用浓度，将丹红注射液溶于木糖醇注射液250ml中，配伍溶液混合均匀后在室温非避光的条件下放置24小时，分别在0、1、2、3、4、6、8、24小时观察配伍溶液的外观，检查不溶性微粒，测定pH的变化，采用UV-2450型紫外分光光度计在200~440nm波长范围内扫描，检测其紫外吸收光谱的变化情况。结果发现，配伍溶液在0~24小时内溶液澄清透明，未见沉淀、气泡、变色。不溶性微粒数目在2~4小时内基本稳定，RSD < 5.0%；0~6小时内pH未见明显变化，RSD < 5.0%，稳定性较好。中药注射剂配伍后0~4小时内样品最大吸收波长及吸光度无显著变化（RSD < 5.0%）。提示在实验条件下，木糖醇注射液与混合可以配伍4小时。

【临床建议】可以配伍

木糖醇 + 灯盏花素（xylitol+breviscapine）

【临床证据】徐萌等[1]考察了灯盏花素注射液（石药银糊制药）与木糖醇注射液（四川科伦药业）配伍的相容性和稳定性。参照说明书建议，按临床常用浓度，将灯盏花素注射液溶于木糖醇注射液250ml中，配伍溶液混合均匀后在室温非避光的条件下放置24小时，分别在0、1、2、3、4、6、8、24小时观察配伍溶液的外观，检查不溶性微粒，测定pH的变化，采用UV-2450型紫外分光光度计在200~440nm波长范围内扫描，检测其紫外吸收光谱的变化情况。结果发现，配伍溶液在0~24小时内溶液澄清透明，未见沉淀、气泡、变色。不溶性微粒数目在2~4小时内基本稳定，RSD < 5.0%，但是6小时时微粒的RSD > 5%，建议用药时间控制在 4 小时内；0~6 小时内 pH 未见明显变化，RSD < 5.0%，稳定性较好。中药注射剂配伍后 0~4 小时内样品最大吸收波长及吸光度无显著变化（RSD < 5.0%）。提示在实验条件下，木糖醇注射液与灯盏花素注射液混合可以配伍 4 小时。

【临床建议】可以配伍

木糖醇 + 复方苦参（xylitol+compoand kushen）

【临床证据】徐萌等[1]考察了复方苦参注射液（山西振东制药）与木糖醇注射液（四川科伦药业）配伍的相容性和稳定性。参照说明书建议，按临床常用浓度，将复方苦参注射液溶于木糖醇注射液 250ml 中，配伍溶液混合均匀后在室温非避光的条件下放置 24 小时，分别在 0、1、2、3、4、6、8、24 小时观察配伍溶液的外观，检查不溶性微粒，测定 pH 的变化，采用 UV-2450 型紫外分光光度计在 200~440nm 波长范围内扫描，检测其紫外吸收光谱的变化情况。结果发现，配伍溶液在 0~24 小时内溶液澄清透明，未见沉淀、气泡、变色。不溶性微粒数目在 2~4 小时内基本稳定，但是 6 小时微粒的 RSD > 5%，建议用药时间控制在 4 小时内；0~6 小时内 pH 未见明显变化，RSD < 5.0%，稳定性较好。中药注射剂配伍后 0~4 小时内样品最大吸收波长及吸光度无显著变化（RSD < 5.0%）；但 6 小时复方苦参注射液的稳定性下降。提示在实验条件下，木糖醇注射液与复方苦参注射液混合可以配伍 4 小时。

【临床建议】可以配伍

木糖醇 + 红花（xylitol+honghua）

【临床证据】徐萌等[1]考察了红花注射液（神威药业集团）与木糖醇注射液（四川科伦药业）配伍的相容性和稳定性。参照说明书建议，按临床常用浓度，将红花注射液溶于木糖醇注射液 250ml 中，配伍溶液混合均匀后在室温非避光的条件下放置 24 小时，分别在 0、1、2、3、4、6、8、24 小时观察配伍溶液的外观，检查不溶性微粒，测定 pH 的变化，采用 UV-2450 型紫外分光光度计在 200~440nm 波长范围内扫描，检测其紫外吸收光谱的变化情况。结果发现，配伍溶液在 0~24 小时内溶液澄清透明，未见沉淀、气泡、变色。不溶性微粒数目在 2~4 小时内稳定，RSD < 5.0%；0~6 小时内 pH 未见明显变化，RSD < 5.0%，稳定性较好；中药注射剂配伍后 0~4 小时内样品最大吸收波长及吸光度无显著变化（RSD < 5.0%）。提示在实验条件下，木糖醇注射液与红花注射液混合可以配伍 4 小时。

【临床建议】可以配伍

木糖醇 + 红花黄色素（xylitol+honghuahuangsesu）

【临床证据】徐萌等[1]考察了注射用红花黄色素（山西德元堂药业）与木糖醇注射液（四川科伦药业）配伍的相容性和稳定性。参照说明书建议，按临床常用浓度，将注射用红花黄色素溶于木糖醇注射液 250ml 中，配伍溶液混合均匀后在室温非避光的条件下放置 24 小时，分别在 0、1、2、3、4、6、8、24 小时观察配伍溶液的外观，检查不溶性微粒，测定pH 的变化，采用 UV-2450 型紫外分光光度计在 200~440nm 波长范围内扫描，检测其紫外吸收光谱的变化情况。结果发现，配伍溶液在 0~24 小时内溶液澄清透明，未见沉淀、气泡、变色。不溶性微粒数目在 2~4 小时内稳定，RSD ＜ 5.0%，但是 6 小时微粒 RSD ＞ 5%；0~6 小时内 pH 未见明显变化，RSD ＜ 5.0%，稳定性较好；中药注射剂配伍后 0~4 小时内样品最大吸收波长及吸光度无显著变化(RSD ＜ 5.0%)。提示在实验条件下，木糖醇注射液与注射用红花黄色素混合可以配伍 4 小时。

【临床建议】可以配伍

木糖醇 + 黄芪（xylitol+huangqi）

【临床证据】徐萌等[1]考察了黄芪注射液（神威药业集团）与木糖醇注射液（四川科伦药业）配伍的相容性和稳定性。参照说明书建议，按临床常用浓度，将黄芪注射液溶于木糖醇注射液 250ml 中，配伍溶液混合均匀后在室温非避光的条件下放置 24 小时，分别在 0、1、2、3、4、6、8、24 小时观察配伍溶液的外观，检查不溶性微粒，测定 pH 的变化，采用 UV-2450 型紫外分光光度计在 200~440nm 波长范围内扫描，检测其紫外吸收光谱的变化情况。结果发现，配伍溶液在 0~24 小时内溶液澄清透明，未见沉淀、气泡、变色。不溶性微粒数目在 2~4 小时内稳定，RSD ＜ 5.0%；0~6 小时内 pH 未见明显变化，RSD ＜ 5.0%，稳定性较好；中药注射剂配伍后 0~4 小时内样品最大吸收波长及吸光度无显著变化（RSD ＜ 5.0%）。提示在实验条件下，木糖醇注射液与混合可以配伍 4 小时。

【临床建议】可以配伍

木糖醇 + 苦碟子（xylitol+kudiezi）

【临床证据】徐萌等[1]考察了苦碟子注射液（沈阳双鼎制药）与木糖醇注射液（四川科伦药业）配伍的相容性和稳定性。参照说明书建议，按临床常用浓度，将苦碟子注射液溶于木糖醇注射液 250ml 中，配伍溶液混合均匀后在室温非避光的条件下放置 24 小时，分别在 0、1、2、3、4、6、8、24 小时观察配伍溶液的外观，检查不溶性微粒，测定 pH 的变化，采用 UV-2450 型紫外分光光度计在 200~440nm 波长范围内扫描，检测其紫外吸收光谱的变化情况。结果发现，配伍溶液在0~24小时内溶液澄清透明，未见沉淀、气泡、变色。不溶性微粒数目在2~4小时内基本稳定，RSD＜5.0%，但是6小时微粒RSD＞5%，建议用药时间控制在4小时内；0~6小时内pH未见明显变化，RSD＜5.0%，稳定性较好；中药注射剂配伍后0~4小时内样品最大吸收波长及吸光度无显著变化（RSD＜5.0%）。提示在实验条件下，木糖醇注射液与苦碟子注射液混合可以配伍4小时。

【临床建议】可以配伍

木糖醇 + 清开灵（xylitol+qingkailing）

【临床证据】徐萌等[1]考察了清开灵注射液（神威药业集团）与木糖醇注射液（四川科伦药业）配伍的相容性和稳定性。参照说明书建议，按临床常用浓度，将清开灵注射液溶于木糖醇注射液250ml中，配伍溶液混合均匀后在室温非避光的条件下放置24小时，分别在0、1、2、3、4、6、8、24小时观察配伍溶液的外观，检查不溶性微粒，测定pH的变化，采用UV-2450型紫外分光光度计在200~440nm波长范围内扫描，检测其紫外吸收光谱的变化情况。结果发现，配伍溶液在0~24小时内溶液澄清透明，未见沉淀、气泡、变色。不溶性微粒数目在2~4小时内稳定，RSD＜5.0%；0~6小时内pH未见明显变化，RSD＜5.0%，稳定性较好；中药注射剂配伍后0~4小时内样品最大吸收波长及吸光度无显著变化（RSD%＜5.0%）。提示在实验条件下，木糖醇注射液与清开灵注射液混合可以配伍4小时。

【临床建议】可以配伍

木糖醇 + 热毒宁（xylitol+reduning）

【临床证据】徐萌等[1]考察了热毒宁注射液（江苏康缘药业）与木糖醇注射液（四川科伦药业）配伍的相容性和稳定性。参照说明书建议，按临床常用浓度，将热毒宁注射液溶于木糖醇注射液250ml中，配伍溶液混合均匀后在室温非避光的条件下放置24小时，分别在0、1、2、3、4、6、8、24小时观察配伍溶液的外观，检查不溶性微粒，测定pH的变化，采用UV-2450型紫外分光光度计在200~440nm波长范围内扫描，检测其紫外吸收光谱的变化情况。结果发现，配伍溶液在0~24小时内溶液澄清透明，未见沉淀、气泡、变色，不溶性微粒数目在2~4小时内稳定，RSD＜5.0%；0~6小时内pH未见明显变化，RSD＜5.0%，稳定性较好；中药注射剂配伍后0~4小时内样品最大吸收波长及吸光度无显著变化（RSD＜5.0%）。提示在实验条件下，木糖醇注射液与热毒宁注射液混合可以配伍4小时。

【临床建议】可以配伍

木糖醇 + 肾康（xylitol+shenkang）

【临床证据】徐萌等[1]考察了肾康注射液（西安世纪盛康药业）与木糖醇注射液（四川科伦药业）配伍的相容性和稳定性。参照说明书建议，按临床常用浓度，将肾康注射液溶于木糖醇注射液 250ml 中，配伍溶液混合均匀后在室温非避光的条件下放置 24 小时，分别在 0、1、2、3、4、6、8、24 小时观察配伍溶液的外观，检查不溶性微粒，测定 pH 的变化，采用 UV-2450 型紫外分光光度计在 200~440nm 波长范围内扫描，检测其紫外吸收光谱的变化情况。结果发现，配伍溶液在 0~24 小时内溶液澄清透明，未见沉淀、气泡、变色；不溶性微粒数目在 2~4 小时内稳定，RSD < 5.0%；0~6 小时内 pH 未见明显变化，RSD < 5.0%，稳定性较好；中药注射剂配伍后 0~4 小时内样品最大吸收波长及吸光度无显著变化（RSD < 5.0%）。提示在实验条件下，木糖醇注射液与肾康注射液混合可以配伍 4 小时。

【临床建议】可以配伍

木糖醇 + 生脉（xylitol+shengmai）

【临床证据】徐萌等[1]考察了生脉注射液（四川省宜宾五粮液集团宜宾制药）与木糖醇注射液（四川科伦药业）配伍的相容性和稳定性。参照说明书建议，按临床常用浓度，将生脉注射液溶于木糖醇注射液 250ml 中，配伍溶液混合均匀后在室温非避光的条件下放置 24 小时，分别在 0、1、2、3、4、6、8、24 小时观察配伍溶液的外观，检查不溶性微粒，测定 pH 的变化，采用 UV-2450 型紫外分光光度计在 200~440nm 波长范围内扫描，检测其紫外吸收光谱的变化情况。结果发现，配伍溶液在 0~24 小时内溶液澄清透明，未见沉淀、气泡、变色；不溶性微粒数目在 2~4 小时内稳定，RSD < 5.0%；0~6 小时内 pH 未见明显变化，RSD < 5.0%，稳定性较好；中药注射剂配伍后 0~4 小时内样品最大吸收波长及吸光度无显著变化（RSD < 5.0%）。提示在实验条件下，木糖醇注射液与生脉注射液混合可以配伍 4 小时。

【临床建议】可以配伍

木糖醇 + 舒肝宁（xylitol+shuganning）

【临床证据】徐萌等[1]考察了舒肝宁注射液（贵州瑞和制药）与木糖醇注射液（四川科伦药业）配伍的相容性和稳定性。参照说明书建议，按临床常用浓度，将舒肝宁注射液溶于木糖醇注射液 250ml 中，配伍溶液混合均匀后在室温非避光的条件下放置 24 小时，分别在 0、1、2、3、4、

6、8、24 小时观察配伍溶液的外观，检查不溶性微粒，测定 pH 的变化，采用 UV-2450 型紫外分光光度计在 200~440nm 波长范围内扫描，检测其紫外吸收光谱的变化情况。结果发现，配伍溶液在 0~24 小时内溶液澄清透明，未见沉淀、气泡、变色；不溶性微粒数目在 2~4 小时内稳定，RSD < 5.0%；0~6 小时内 pH 未见明显变化，RSD < 5.0%，稳定性较好；中药注射剂配伍后 0~4 小时内样品最大吸收波长及吸光度无显著变化（RSD < 5.0%）。提示在实验条件下，木糖醇注射液与舒肝宁注射液混合可以配伍 4 小时。

【临床建议】可以配伍

木糖醇 + 舒血宁（xylitol+shuxuening）

【临床证据】徐萌等[1]考察了舒血宁注射液（石家庄神威药业）与木糖醇注射液（四川科伦药业）配伍的相容性和稳定性。参照说明书建议，按临床常用浓度，将舒血宁注射液溶于木糖醇注射液 250ml 中，配伍溶液混合均匀后在室温非避光的条件下放置 24 小时，分别在 0、1、2、3、4、6、8、24 小时观察配伍溶液的外观，检查不溶性微粒，测定 pH 的变化，采用 UV-2450 型紫外分光光度计在 200~440nm 波长范围内扫描，检测其紫外吸收光谱的变化情况。结果发现，配伍溶液在 0~24 小时内溶液澄清透明，未见沉淀、气泡、变色；不溶性微粒数目在 2~4 小时内稳定，RSD < 5.0%，6 小时 ≥ 10μm 的微粒超出规定（< 25 个 /ml）；0~6 小时内 pH 未见明显变化，RSD < 5.0%，稳定性较好；中药注射剂配伍后 0~4 小时内样品最大吸收波长及吸光度无显著变化（RSD < 5.0%）。提示在实验条件下，木糖醇注射液与舒血宁注射液混合可以配伍 4 小时。

【临床建议】可以配伍

木糖醇 + 疏血通（xylitol+shuxuetong）

【临床证据】徐萌等[1]考察了疏血通注射液（牡丹江友搏药业）与木糖醇注射液（四川科伦药业）配伍的相容性和稳定性。参照说明书建议，按临床常用浓度，将疏血通注射液（牡丹江友搏药业）溶于木糖醇注射液 250ml 中，配伍溶液混合均匀后在室温非避光的条件下放置 24 小时，分别在 0、1、2、3、4、6、8、24 小时观察配伍溶液的外观，检查不溶性微粒，测定 pH 的变化，采用 UV-2450 型紫外分光光度计在 200~440nm 波长范围内扫描，检测其紫外吸收光谱的变化情况。结果发现，配伍溶液在 0~24 小时内溶液澄清透明，未见沉淀、气泡、变色；不溶性微粒数目在 2~4 小时内稳定，RSD < 5.0%；0~6 小时内 pH 未见明显变化，RSD < 5.0%，稳定性较好；中药注射剂配伍后 0~4 小时内样品最大吸收波长及吸光度无

显著变化（RSD＜5.0%）。提示在实验条件下，木糖醇注射液与疏血通注射液（牡丹汀友搏药业）混合可以配伍4小时。

【临床建议】可以配伍

木糖醇 + 痰热清（xylitol+tanreqing）

【临床证据】徐萌等[1]考察了痰热清注射液（上海凯宝药业）与木糖醇注射液（四川科伦药业）配伍的相容性和稳定性。参照说明书建议，按临床常用浓度，将痰热清注射液溶于木糖醇注射液250ml中，配伍溶液混合均匀后在室温非避光的条件下放置24小时，分别在0、1、2、3、4、6、8、24小时观察配伍溶液的外观，检查不溶性微粒，测定pH的变化，采用UV-2450型紫外分光光度计在200~440nm波长范围内扫描，检测其紫外吸收光谱的变化情况。结果发现，配伍溶液在0~24小时内溶液澄清透明，未见沉淀、气泡、变色；不溶性微粒数目在2~4小时内稳定，RSD＜5.0%，但是6小时微粒RSD＞5%，建议用药时间控制在4小时内；0~6小时内pH未见明显变化，RSD＜5.0%，稳定性较好；中药注射剂配伍后0~4小时内样品最大吸收波长及吸光度无显著变化（RSD＜5.0%）。提示在实验条件下，木糖醇注射液与痰热清注射液混合可以配伍4小时。

【临床建议】可以配伍

木糖醇 + 喜炎平（xylitol+xiyanping）

【临床证据】徐萌等[1]考察了喜炎平注射液（江西青峰药业）与木糖醇注射液（四川科伦药业）配伍的相容性和稳定性。参照说明书建议，按临床常用浓度，将喜炎平注射液溶于木糖醇注射液250ml中，配伍溶液混合均匀后在室温非避光的条件下放置24小时，分别在0、1、2、3、4、6、8、24小时观察配伍溶液的外观，检查不溶性微粒，测定pH的变化，采用UV-2450型紫外分光光度计在200~440nm波长范围内扫描，检测其紫外吸收光谱的变化情况。结果发现，配伍溶液在0~24小时内溶液澄清透明，未见沉淀、气泡、变色；不溶性微粒数目在2~4小时内稳定，RSD＜5.0%；0~6小时内pH未见明显变化，RSD＜5.0%，稳定性较好；中药注射剂配伍后0~4小时内样品最大吸收波长及吸光度无显著变化（RSD＜5.0%）。提示在实验条件下，木糖醇注射液与喜炎平注射液混合可以配伍4小时。

【临床建议】可以配伍

木糖醇 + 香丹（xylitol+xiangdan）

【临床证据】徐萌等[1]考察了香丹注射液（国药集团宜宾制药）与木糖醇注射液（四川科伦药业）配伍的相容性和稳定性。参照说明书建议，按临床常用浓度，将香丹注射液溶于木糖醇注射液 250ml 中，配伍溶液混合均匀后在室温非避光的条件下放置 24 小时，分别在 0、1、2、3、4、6、8、24 小时观察配伍溶液的外观，检查不溶性微粒，测定 pH 的变化，采用 UV-2450 型紫外分光光度计在 200~440nm 波长范围内扫描，检测其紫外吸收光谱的变化情况。结果发现，配伍溶液在 0~24 小时内溶液澄清透明，未见沉淀、气泡、变色；不溶性微粒数目在 2~4 小时内稳定，RSD < 5.0%，6 小时 ≥ 25μm 的微粒超过国家规定（< 3 个 /ml）；中药注射剂配伍后 0~4 小时内样品最大吸收波长及吸光度无显著变化（RSD% < 5.0%）。提示在实验条件下，木糖醇注射液与香丹注射液混合可以配伍 4 小时。

【临床建议】可以配伍

木糖醇＋心脉隆（xylitol+xinmailong）

【临床证据】徐萌等[1]考察了心脉隆注射液（云南腾药制药）与木糖醇注射液（四川科伦药业）配伍的相容性和稳定性。参照说明书建议，按临床常用浓度，将心脉隆注射液溶于木糖醇注射液 250ml 中，配伍溶液混合均匀后在室温非避光的条件下放置 24 小时，分别在 0、1、2、3、4、6、8、24 小时观察配伍溶液的外观，检查不溶性微粒，测定 pH 的变化，采用 UV-2450 型紫外分光光度计在 200~440nm 波长范围内扫描，检测其紫外吸收光谱的变化情况。结果发现，配伍溶液在 0~24 小时内溶液澄清透明，未见沉淀、气泡、变色；不溶性微粒数目在 2~4 小时内稳定，RSD < 5.0%；0~6 小时内 pH 未见明显变化，RSD < 5.0%，稳定性较好；中药注射剂配伍后 0~4 小时内样品最大吸收波长及吸光度无显著变化（RSD < 5.0%）。提示在实验条件下，木糖醇注射液与心脉隆注射液混合可以配伍 4 小时。

【临床建议】可以配伍

木糖醇＋醒脑静（xylitol+xingnaojing）

【临床证据】徐萌等[1]考察了醒脑静注射液（大理药业）与木糖醇注射液（四川科伦药业）配伍的相容性和稳定性。参照说明书建议，按临床常用浓度，将醒脑静注射液溶于木糖醇注射液 250ml 中，配伍溶液混合均匀后在室温非避光的条件下放置 24 小时，分别在 0、1、2、3、4、6、8、24 小时观察配伍溶液的外观，检查不溶性微粒，测定 pH 的变化，采用 UV-2450 型紫外分光光度计在 200~440nm 波长范围内扫描，检测其紫外吸收光谱的变化情况。结果发现，配伍溶液在 0~24 小时内溶液澄清透明，未见沉淀、气泡、变色；不溶性微粒数目在 2~4 小时内稳定，RSD

M

< 5.0%，但是 6 小时 ≥ 10μm 的微粒超出规定（< 25 个 /ml）；0~6 小时内 pH 未见明显变化，RSD < 5.0%，稳定性较好；中药注射剂配伍后 0~4 小时内样品最大吸收波长及吸光度无显著变化（RSD < 5.0）。提示在实验条件下，木糖醇注射液与醒脑静注射液混合可以配伍 4 小时。

【临床建议】可以配伍

木糖醇 + 血必净（xylitol+xuebijing）

【临床证据】徐萌等[1]考察了血必净注射液（天津红日药业）与木糖醇注射液（四川科伦药业）配伍的相容性和稳定性。参照说明书建议，按临床常用浓度，将血必净注射液溶于木糖醇注射液 250ml 中，配伍溶液混合均匀后在室温非避光的条件下放置 24 小时，分别在 0、1、2、3、4、6、8、24 小时观察配伍溶液的外观，检查不溶性微粒，测定 pH 的变化，采用 UV-2450 型紫外分光光度计在 200~440nm 波长范围内扫描，检测其紫外吸收光谱的变化情况。结果发现，配伍溶液在 0~24 小时内溶液澄清透明，未见沉淀、气泡、变色；不溶性微粒数目在 2~4 小时内稳定，RSD < 5.0%，但是 6 小时微粒的 RSD > 5%，建议用药时间控制在 4 小时内；0~6 小时内 pH 未见明显变化，RSD < 5.0%，稳定性较好；中药注射剂配伍后 0~4 小时内样品最大吸收波长及吸光度无显著变化（RSD < 5.0%）。提示在实验条件下，木糖醇注射液与血必净注射液混合可以配伍 4 小时。

【临床建议】可以配伍

木糖醇 + 血塞通（xylitol+xuesaitong）

【临床证据】徐萌等[1]考察了注射用血塞通（哈尔滨珍宝制药）与木糖醇注射液（四川科伦药业）配伍的相容性和稳定性。参照说明书建议，按临床常用浓度，将注射用血塞通溶于木糖醇注射液 250ml 中，配伍溶液混合均匀后在室温非避光的条件下放置 24 小时，分别在 0、1、2、3、4、6、8、24 小时观察配伍溶液的外观，检查不溶性微粒，测定 pH 的变化，采用 UV-2450 型紫外分光光度计在 200~440nm 波长范围内扫描，检测其紫外吸收光谱的变化情况。结果发现，配伍溶液在 0~24 小时内溶液澄清透明，未见沉淀、气泡、变色；不溶性微粒数目在 2~4 小时内稳定，RSD < 5.0%；0~6 小时内 pH 未见明显变化，RSD < 5.0%，稳定性较好；中药注射剂配伍后 0~4 小时内样品最大吸收波长及吸光度无显著变化（RSD < 5.0%），但 6 小时后稳定性下降。提示在实验条件下，木糖醇注射液与注射用血塞通混合可以配伍 4 小时。

【临床建议】可以配伍

木糖醇 + 血栓通（xylitol+xueshuantong）

【临床证据】徐萌等[1]考察了注射用血栓通（广西梧州制药）与木糖醇注射液（四川科伦药业）配伍的相容性和稳定性。参照说明书建议，按临床常用浓度，将注射用血栓通溶于木糖醇注射液 250ml 中，配伍溶液混合均匀后在室温非避光的条件下放置 24 小时，分别在 0、1、2、3、4、6、8、24 小时观察配伍溶液的外观，检查不溶性微粒，测定 pH 的变化，采用 UV-2450 型紫外分光光度计在 200~440nm 波长范围内扫描，检测其紫外吸收光谱的变化情况。结果发现，配伍溶液在 0~24 小时内溶液澄清透明，未见沉淀、气泡、变色；不溶性微粒数目在 2~4 小时内稳定，RSD < 5.0%；0~6 小时内 pH 未见明显变化，RSD < 5.0%，稳定性较好；中药注射剂配伍后 0~4 小时内样品最大吸收波长及吸光度无显著变化（RSD < 5.0%）。提示在实验条件下，木糖醇注射液与注射用血栓通混合可以配伍 4 小时。

【临床建议】可以配伍

木糖醇 + 益气复脉（xylitol+yiqifumai）

【临床证据】徐萌等[1]考察了注射用益气复脉（天津天士力之骄药业）与木糖醇注射液（四川科伦药业）配伍的相容性和稳定性。参照说明书建议，按临床常用浓度，将注射用益气复脉溶于木糖醇注射液 250ml 中，配伍溶液混合均匀后在室温非避光的条件下放置 24 小时，分别在 0、1、2、3、4、6、8、24 小时观察配伍溶液的外观，检查不溶性微粒，测定 pH 的变化，采用 UV-2450 型紫外分光光度计在 200~440nm 波长范围内扫描，检测其紫外吸收光谱的变化情况。结果发现，配伍溶液在 0~24 小时内溶液澄清透明，未见沉淀、气泡、变色；不溶性微粒数目在 2~4 小时内稳定，RSD < 5.0%；0~6 小时内 pH 未见明显变化，RSD < 5.0%，稳定性较好；中药注射剂配伍后 0~4 小时内样品最大吸收波长及吸光度无显著变化（RSD < 5.0%）。提示在实验条件下，木糖醇注射液与注射用益气复脉混合可以配伍 4 小时。

【临床建议】可以配伍

木糖醇 + 茵栀黄（xylitol+yinzhihuang）

【临床证据】徐萌等[1]考察了茵栀黄注射液（神威药业集团）与木糖醇注射液（四川科伦药业）配伍的相容性和稳定性。参照说明书建议，按临床常用浓度，将茵栀黄注射液溶于木糖醇注射液 250ml 中，配伍溶液混合均匀后在室温非避光的条件下放置 24 小时，分别在 0、1、2、3、4、6、8、24 小时观察配伍溶液的外观，检查不溶性微粒，测定 pH 的变化，

M

采用 UV-2450 型紫外分光光度计在 200~440nm 波长范围内扫描，检测其紫外吸收光谱的变化情况。结果发现，配伍溶液在 0~24 小时内溶液澄清透明，未见沉淀、气泡、变色；不溶性微粒数目在 2~4 小时内稳定，RSD < 5.0%；0~6 小时内 pH 未见明显变化，RSD < 5.0%，稳定性较好。中药注射剂配伍后 0~4 小时内样品最大吸收波长及吸光度无显著变化（RSD < 5.0%）。提示在实验条件下，木糖醇注射液与茵栀黄注射液混合可以配伍 4 小时。

【临床建议】可以配伍

木糖醇 + 银杏内酯（xylitol+ginkgolide）

【临床证据】徐萌等[1]考察了银杏内酯注射液（石药银糊制药）与木糖醇注射液（四川科伦药业）配伍的相容性和稳定性。参照说明书建议，按临床常用浓度，将银杏内酯注射液溶于木糖醇注射液 250ml 中，配伍溶液混合均匀后在室温非避光的条件下放置 24 小时，分别在 0、1、2、3、4、6、8、24 小时观察配伍溶液的外观，检查不溶性微粒，测定 pH 的变化，采用 UV-2450 型紫外分光光度计在 200~440nm 波长范围内扫描，检测其紫外吸收光谱的变化情况。结果发现，配伍溶液在 0~24 小时内溶液澄清透明，未见沉淀、气泡、变色；不溶性微粒数目在 2~4 小时内稳定，RSD < 5.0%，但是 6 小时 ≥ 10μm 的微粒超出规定要求（< 25 个 / ml）；0~6 小时内 pH 未见明显变化，RSD < 5.0%，稳定性较好；中药注射剂配伍后 0~4 小时内样品最大吸收波长及吸光度无显著变化（RSD < 5.0%）。提示在实验条件下，木糖醇注射液与银杏内酯注射液混合可以配伍 4 小时。

【临床建议】可以配伍

扫码看参考文献

N

钠钾镁钙葡萄糖 + 奥美拉唑
（sodium potassium magnesium calcium and glucose+omeprazole）

【临床证据】叶林英等[1]在临床工作中静脉输注钠钾镁钙葡萄糖注射液（江苏恒瑞医药）500ml 完毕后，接续输注注射用奥美拉唑钠输液（江苏奥赛康药业，40mg 溶于 0.9% 氯化钠注射液 100ml 中）20 分钟时，输液器莫菲氏滴管内立即发生颜色变化，原来澄清的液体变成了淡红色。立即关闭输液器开关，更换输液器和液体，患者未诉不适。作者随后进行了实验验证：将注射用奥美拉唑钠 40mg 溶于 0.9% 氯化钠注射液 100ml 中，抽取 10ml 直接与钠钾镁钙葡萄糖注射液 5ml 混匀，配伍溶液在注射器中混合后立即变成淡红色，20 分钟后变成咖啡色，静置数分钟后未发生沉淀、分层、絮状物。提示在临床和实验条件下，钠钾镁钙葡萄糖注射液和奥美拉唑钠注射液混合存在配伍禁忌。

【临床建议】配伍禁忌

纳洛酮 + 氨茶碱（naloxone+aminophylline）

【临床证据】［药品说明书］"不应把本品（盐酸纳洛酮，苏诺）与含有硫酸氢钠、亚硫酸氢钠、长链高分子阴离子或任何碱性的制剂混合。"

【临床建议】配伍禁忌

纳洛酮 + 硫酸氢钠（naloxone+sodium bisulfate）

【临床证据】［药品说明书］"不应把本品（盐酸纳洛酮，苏诺）与含有硫酸氢钠、亚硫酸氢钠、长链高分子阴离子或任何碱性的制剂混合。"

【临床建议】配伍禁忌

纳洛酮 + 亚硫酸氢钠（naloxone+sodium bisulfite）

【临床证据】［药品说明书］"不应把本品（盐酸纳洛酮，苏诺）与含有硫酸氢钠、亚硫酸氢钠、长链高分子阴离子或任何碱性的制剂混合。"

【临床建议】配伍禁忌

萘夫西林 + 奥硝唑（nafcillin+ornidazole）

【临床证据】李冬凤[1]在临床工作中发现，注射用萘夫西林钠（华北制药集团山西德康药业，2.0g 溶于 0.9% 氯化钠注射液 100ml 中）静脉输注完毕，在同一输液管路继续输注奥硝唑注射液（山西普德药业，商品名普司立，1.0g 溶于 5% 葡萄糖溶液 250ml 中）时，发现输液管内立刻出现白色浑浊。随后进行了验证实验：将输注用萘夫西林钠溶液 5ml 与奥硝唑溶液 5ml 直接混合后，立即出现白色浑浊，放置 30 分钟后有沉淀析出，继而堵塞针头。临床观察和实验结果提示两药在上述条件下混合存在配伍禁忌。

【临床建议】配伍禁忌

萘夫西林 + 胰岛素（nafcillin+insulin）

【临床证据】杨美华[1]在临床输液中发现，注射用萘夫西林钠 1.0g（华北制药集团山西博康药业，溶于 5% 葡萄糖注射液 250ml）注射液中加入胰岛素注射液（400 U/ 瓶，江苏万邦生化医药股份有限公司）6 U 静脉滴注，30 秒后输液管内出现白色浑浊。随后进行了验证实验：将注射用萘夫西林钠 1.0g 溶于 5% 葡萄糖注射液 250ml 中，溶液澄清无浑浊。取上述溶液 5ml 分别加入胰岛素注射液 2、4、6 和 8U，30 秒后均出现白色浑浊。临床观察和实验结果提示两药在上述条件下混合存在配伍禁忌。

【临床建议】配伍禁忌

奈福泮 + 艾司奥美拉唑（nefopam+esomeprazole）

【临床证据】Kambia 等[1]考察了非阿片类镇痛药物盐酸奈福泮和艾司奥美拉唑混合后在室温不避光和 4℃ 避光两种情况下混合 72 小时后的理化特性和稳定性。结果发现，盐酸奈福泮和艾司奥美拉唑混合后几分钟内出现黑色，然后消失。实验结果提示两药在上述条件下混合存在配伍禁忌。

【临床建议】配伍禁忌

奈福泮 + 奥美拉唑（nefopam+omeprazole）

【临床证据】Kambia 等[1]考察了非阿片类镇痛药物盐酸奈福泮和奥美拉唑钠混合后在室温不避光和 4℃ 避光两种情况下混合 72 小时后的理化特性和稳定性。结果发现，盐酸奈福泮和奥美拉唑钠混合后几分钟内出现黑色，然后消失。实验结果提示两药在上述条件下混合存在配伍禁忌。

【临床建议】配伍禁忌

奈福泮 + 氯化钠（nefopam+sodium chloride）

【临床证据】赵亭等[1]考察了盐酸奈福泮注射液（山东方明药业，2ml：20mg）与 0.9% 氯化钠注射液（四川科伦药业）配伍的稳定性。根据说明书中的用法用量，将盐酸奈福泮注射液 1 支（20mg）分别溶于 0.9% 氯化钠注射液 100ml 或 250ml 中，混匀，在室温 25℃ 下放置 24 小时，分别在 0、2、4、6、8、10、12 和 24 小时观察配伍溶液外观，测定溶液 pH、渗透压、可见异物、不溶性微粒数，HPLC 法测定奈福泮含量百分比（以 0 时为 100%）变化。结果发现，配伍溶液在 24 小时内 pH、溶液澄清度、渗透压、可见异物、不溶性微粒无明显变化，奈福泮的含量百分比无显著变化，提示在实验条件下盐酸奈福泮注射液与 0.9% 氯化钠注射液至少可以配伍 24 小时。

【临床建议】可以配伍

奈福泮 + 泮托拉唑（nefopam+pantoprazole）

【临床证据】Kambia 等[1]考察了非阿片类镇痛药物盐酸奈福泮和泮托拉唑钠混合后在室温不避光和 4℃避光两种情况下混合 72 小时后的理化特性和稳定性。结果发现，4℃避光的情况下盐酸奈福泮和泮托拉唑钠可以储存 7 天而无理化稳定性的改变。盐酸奈福泮和泮托拉唑钠混合 72 小时后没有观察到理化方面的显著变化，提示临床条件下两者可能无配伍禁忌。

【临床建议】谨慎配伍

奈福泮 + 葡萄糖（nefopam+dextrose）

【临床证据】赵亭等[1]考察了盐酸奈福泮注射液（山东方明药业，2ml : 20mg）与 5% 葡萄糖注射液（四川科伦药业）配伍的稳定性。根据说明书中的用法用量，将盐酸奈福泮注射液 1 支（20mg）分别溶于 5% 葡萄糖注射液 100ml 或 250ml 中，混匀，在室温 25℃下放置 24 小时，分别在 0、2、4、6、8、10、12 和 24 小时观察配伍溶液外观，测定溶液 pH、渗透压、可见异物、不溶性微粒数，HPLC 法测定奈福泮含量百分比（以 0 时为 100%）变化。结果发现，配伍溶液在 24 小时内 pH、溶液澄清度、渗透压、可见异物、不溶性微粒无明显变化，奈福泮的含量百分比无显著变化，提示在实验条件下盐酸奈福泮注射液与 5% 葡萄糖注射液至少可以配伍 24 小时。

【临床建议】可以配伍

奈替米星 + 奥美拉唑（netilmicin+omeprazole）

【临床证据】吕红[1]在临床工作中发现，奈替米星输注完毕，在同一输液管路继续输注奥美拉唑时，输液管中及莫菲氏滴管中液体出现乳白色浑浊。随后进行了验证实验：将两种药物分别用氯化钠稀释后，取适量药液直接混合后立即出现白色絮状物，室温下放置 120 分钟白色絮状物仍不消失，并出现沉淀。临床观察和实验结果提示两药在上述条件下混合存在配伍禁忌。

【临床建议】配伍禁忌

奈替米星 + 丹香冠心（netilmicin+danxiangguanxin）

【临床证据】纪春霞[1]在临床输液工作中发现，当硫酸奈替米星（0.4g溶于0.9%氯化钠注射液250ml中）静脉输注完毕后，在同一输液管路连续输注丹香冠心注射液（20ml溶于5%葡萄糖注射液250ml中）时，莫菲氏滴管及输液器内液体立即变浑浊并有絮状物形成。随后进行了验证实验：将硫酸奈替米星0.2g溶于0.9%氯化钠注射液10ml中，取5ml与丹香冠心注射液4ml直接混合后，混合液立刻变为黄色浑浊液体并有絮状物形成，放置24小时无变化。反复多次结果一致。临床观察和实验结果提示两药在上述条件下混合存在配伍禁忌。

【临床建议】配伍禁忌

奈替米星 + 头孢哌酮（netilmicin+cefoperazone）

【临床证据】阚景平等[1]在临床输液过程中发现，当君欣（硫酸奈替米星氯化钠注射液）静脉输注完毕后，在同一输液管路连续输注头孢哌酮钠时，输液管内立刻出现白色浑浊及絮状物。随后进行了验证实验：取5ml头孢哌酮钠溶液与5ml君欣直接混合后，混合液立即出现白色浑浊及絮状物。临床观察和实验结果提示两药在上述条件下混合存在配伍禁忌。

【临床建议】配伍禁忌

奈替米星 + 头孢匹胺（netilmicin+cefpiramide）

【临床证据】贺丹[1]在临床工作中发现，在同一输液通路中连续静脉滴注硫酸奈替米星溶液和头孢匹胺溶液时，输液管中即刻出现白色絮状物，立即停止输液，更换输液器，用0.9%氯化钠注射液冲管后，患者未发生不良反应。作者随后进行了实验验证：取1g注射用头孢匹胺溶解在0.9%氯化钠注射液10ml中，抽取2ml注入无菌干燥玻璃试管中，再取硫酸奈替米星注射液（原液）2ml缓慢注入试管中，混合溶液立刻出现白色絮状物，静止30分钟后仍有白色絮状物。提示在临床和实验条件下，头孢匹胺氯化钠溶液和硫酸奈替米星注射液混合存在配伍禁忌。

【临床建议】配伍禁忌

萘普生 + 丹参川芎嗪（naproxen+danshen chuanxiongqin）

【临床证据】许楠楠[1]在临床工作中输注丹参川芎嗪注射液（10ml溶于0.9%氯化钠注射液100ml中）完毕后，接续输注萘普生钠溶液（0.275g溶于0.9%氯化钠注射液100ml中），发现莫菲氏滴管中的液体变成乳白色。迅速停止输液，更换输液器，患者未发生不良反应。作者随后进行了实验验证：将丹参川芎嗪注射液 10ml 溶于 0.9% 氯化钠注射液 100ml 中，将注射用萘普生钠 0.275g 溶于 0.9% 氯化钠注射液 100ml 中。用一次性注射器分别抽取两种注射液各 5ml 直接混合，配伍溶液出现乳白色浑浊并产生白色沉淀与絮状物，放置 15~20 分钟后絮状物及沉淀不消失。提示在临床和实验条件下注射用萘普生钠与丹参川芎嗪注射液的稀释溶液混合存在配伍禁忌。

【临床建议】配伍禁忌

凝血酶原复合物 + 氨甲苯酸

（prothrombin complex+aminomethylbenzoic）

【临床证据】孙伟燕等[1]在临床工作中发现，凝血酶原复合物与氨甲苯酸接触后即呈白色半透明液体。随后进行了验证实验：取凝血酶原复合物溶媒 20ml 加入凝血酶原复合物粉剂瓶中，得 10 IU/ml 的凝血酶原复合物注射液。抽取 1ml 稀释后的注射液加入氨甲苯酸注射液中后，药液立即呈白色半透明液体，不伴有絮状物，静置 5 分钟后，白色半透明液体中出现白色小颗粒结晶。临床观察和实验结果提示两药在上述条件下混合存在配伍禁忌。

【临床建议】配伍禁忌

牛痘疫苗接种家兔炎症皮肤提取物 + 阿米替林

（neurotropin+amitriptyline）

【临床证据】［药品说明书］"牛痘疫苗接种家兔炎症皮肤提取物（神经妥乐平）在同安定［编者注：地西泮］注射剂或者盐酸阿密替林［**编者注：盐酸阿米替林**］注射剂混时，因会产生沉淀，故不宜配伍"。

【临床建议】配伍禁忌

牛痘疫苗接种家兔炎症皮肤提取物 + 地西泮

（neurotropin+diazepam）

【临床证据】［药品说明书］"牛痘疫苗接种家兔炎症皮肤提取物（神经妥乐平）在同安定［**编者注：地西泮**］注射剂或者盐酸阿密替林［**编者注：盐酸阿米替林**］注射剂混时，因会产生沉淀故不宜配伍。"

【临床建议】配伍禁忌

诺氟沙星 + 地塞米松（norfloxacin+dexamethasone）

【临床证据】陈洁彬等[1]报道，临床遵医嘱给予甲硝唑 100ml、硫酸庆大霉素 16U、谷氨酸诺氟沙星注射液 0.2g 和地塞米松磷酸钠 5mg 保留灌肠，当用注射器抽取谷氨酸诺氟沙星注射液与地塞米松磷酸钠时，注射器内液体立刻变为淡黄色果冻样絮状物。随后进行了验证实验：将谷氨酸诺氟沙星注射液 0.2g 与地塞米松磷酸钠 5mg 直接在注射器中混合，3~5秒后液体颜色发生变化，产生果冻样絮状物。临床观察和实验结果提示两药在上述条件下混合存在配伍禁忌。

【临床建议】配伍禁忌

扫码看参考文献

P

帕洛诺司琼 + 阿托品（**palonosetron+atropine**）

【临床证据】Kupie 等[1]考察了盐酸帕洛诺司琼（50μg/ml）和硫酸阿托品（0.4mg/ml）在 Y 型输液管中配伍后的物理相容性（外观、浊度、颗粒大小）和化学稳定性（药物浓度变化）。7.5ml 盐酸帕洛诺司琼与等体积的硫酸阿托品注射剂分别溶于 5% 葡萄糖注射液中，经 Y 型输液管混合。结果发现，盐酸帕洛诺司琼与硫酸阿托品混合后在正常室温内荧光灯和廷德尔光下都是无色清亮的，整个过程中没有明显的浑浊现象，没有发现大于 10μm 的颗粒。4 小时后测定发现，盐酸帕洛诺司琼和其他药物的含量没有变化。提示两药体外配伍不存在配伍禁忌。

【临床建议】可以配伍

帕洛诺司琼 + 奥沙利铂（**palonosetron+oxaliplatin**）

【临床证据】Trissel 等[1]考察了 7.5ml 盐酸帕洛诺司琼（终浓度 50μg/ml）和等体积的奥沙利铂（0.5mg/ml）在 Y 型输液通路中混合 4 小时的物理相容性和化学稳定性。观察混合物外观变化和浊度测定，通过 HPLC 测定药物浓度考察化学稳定性。结果发现，混合物在普通荧光灯和廷德尔光下是澄清无色的，浊度测定无明显变化，HPLC 测定药物浓度与起始相比没有明显变化。提示在上述实验条件下，帕洛诺司琼和奥沙利铂混合不存在配伍禁忌。

【临床建议】可以配伍

帕洛诺司琼 + 表柔比星（**palonosetron+epirubicin**）

【临床证据】Trissel 等[1]考察了盐酸帕洛诺司琼（50μg/ml）与盐酸表柔比星（0.5mg/ml）经 Y 型输液通路于室温混合 4 小时的物理相容性和化学稳定性。观察混合物外观变化，测定浊度和微粒大小，HPLC 法测定药物含量考察化学稳定性。结果发现，盐酸帕洛诺司琼和盐酸表柔比星混合后在荧光灯和廷德尔光下一直保持澄清橘色，浊度没有变化，微粒大小符合《中国药典》要求，药物浓度保持稳定。提示两药在上述实验条件下混合不存在配伍禁忌。

【临床建议】可以配伍

帕洛诺司琼 + 地塞米松（palonosetron+dexamethasone）

【临床证据】何光照等[1]考察了帕洛诺司琼注射液与地塞米松磷酸钠注射液配伍的相容性和稳定性。在室温（25±2）℃不避光的情况下，用注射器抽取单次常用量的盐酸帕洛诺司琼注射液（杭州九源基因工程，5ml：0.25mg）5ml，不经稀释，直接再抽取10mg（2ml）地塞米松磷酸钠注射液（广州白云山天心制药，1ml：5mg），混合均匀。观察配伍溶液在5分钟、2.5小时、5小时的外观变化，测定不溶性微粒、pH变化和主药百分浓度变化。结果发现，配伍后5小时内溶液保持无色、澄清，未见气泡、絮状物和沉淀产生，不溶性微粒、pH与两药浓度变化均符合配伍要求，且色谱图未发现异常色谱峰。提示在室温（25℃）不避光时，盐酸帕洛诺司琼注射液与地塞米松磷酸钠注射液在注射器中可以直接配伍。

【临床建议】可以配伍

帕洛诺司琼 + 多柔比星（palonosetron+doxorubicin）

【临床证据】Trissel等[1]考察了盐酸帕洛诺司琼（50μg/ml）与盐酸多柔比星（1mg/ml）经Y型输液通路于室温混合4小时的物理相容性和化学稳定性。观察混合物外观变化，测定浊度和微粒大小，HPLC法测定药物含量考察化学稳定性。结果发现，盐酸帕洛诺司琼和盐酸多柔比星混合后在荧光灯和廷德尔光下一直保持澄清橘色，浊度没有变化，微粒大小符合《中国药典》要求，药物浓度保持稳定。提示两药在上述实验条件下混合不存在配伍禁忌。

【临床建议】可以配伍

帕洛诺司琼 + 多西他赛（palonosetron+docetaxel）

【临床证据】Xu等[1]考察了盐酸帕洛诺司琼（终浓度50 μg/ml）与多西他赛（终浓度0.8mg/ml）在5%葡萄糖注射剂中经Y型输液通路于室温按1：1体积比混合4小时的稳定性。在普通荧光灯或廷德尔光下观察混合物外观变化，测定浊度、微粒大小和数量，HPLC法测定药物浓度变化。结果发现，混合物一直保持澄清无色，浊度<0.5 NTU，混合物颗粒符合《中国药典》要求；药物浓度保持稳定(均为起始浓度的98%以上)，提示盐酸帕洛诺司琼与多西他赛在上述实验条件下混合不存在配伍禁忌。

【临床建议】可以配伍

帕洛诺司琼 + 氢吗啡酮（palonosetron+hydromorphone）

【临床证据】Trissel等[1]考察了盐酸帕洛诺司琼（50μg/ml）和盐酸氢吗啡酮（0.5mg/ml）在Y型输液器中配伍的物理相容性和化学稳定性。7.5ml盐酸帕洛诺司琼和等体积的盐酸氢吗啡酮混合，在混合当时、1小时和 4 小时观察和测定浊度、微粒大小和药物含量变化。结果发现，在普通荧光灯和廷德尔光下混合物是清亮无色的，浊度没有明显变化，颗粒大小无明显变化，符合《美国药典》标准，观察起始和 4 小时后药物的含量没有变化。提示盐酸帕洛诺司琼和盐酸氢吗啡酮在上述实验条件下混合不存在配伍禁忌。

【临床建议】可以配伍

帕洛诺司琼 + 法莫替丁（palonosetron+famotidine）

【临床证据】Kupie 等[1]考察了盐酸帕洛诺司琼（50μg/ml）和法莫替丁（2mg/ml）在 Y 型输液管中配伍的物理相容性（外观、浊度、颗粒大小）和化学稳定性（药物浓度）。7.5ml 盐酸帕洛诺司琼与等体积的法莫替丁注射剂分别溶于 5% 葡萄糖注射液中，经 Y 型输液管混合。结果发现，盐酸帕洛诺司琼与法莫替丁混合后在正常室温内荧光灯和廷德尔光下都是无色清亮的，整个过程中没有明显的浑浊现象，没有发现大于 10μm 的颗粒。4 小时后 HPLC 测定发现，盐酸帕洛诺司琼和其他药物的含量没有变化。提示两药在上述实验条件下混合不存在配伍禁忌。

【临床建议】可以配伍

帕洛诺司琼 + 芬太尼（palonosetron+fentanyl）

【临床证据】Trissel 等[1]考察了盐酸帕洛诺司琼（50μg/ml）和枸橼酸芬太尼（50μg/ml）在 Y 型输液器中配伍的物理相容性和化学稳定性。7.5ml 盐酸帕洛诺司琼和等体积的枸橼酸芬太尼混合，在混合当时、1 小时和 4 小时观察和测定浊度、微粒大小和药物含量变化。结果发现，在普通荧光灯和廷德尔光下混合物是清亮无色的，浊度没有明显变化，颗粒大小无明显变化，符合《美国药典》标准，观察起始和 4 小时后药物的含量没有变化。提示盐酸帕洛诺司琼和枸橼酸芬太尼在上述实验条件下混合不存在配伍禁忌。

【临床建议】可以配伍

帕洛诺司琼 + 肝素（palonosetron+heparin）

【临床证据】Kupie 等[1]考察了盐酸帕洛诺司琼（50μg/ml）和肝素钠（100U/ml）在 Y 型输液管中配伍的物理相容性（外观、浊度、颗粒大小）和化学稳定性（药物浓度）。7.5ml 盐酸帕洛诺司琼与等体积的肝素钠注射剂分别溶于 5% 葡萄糖注射液中，经 Y 型输液管混合。结果发现，盐酸帕洛诺司琼与上述药物混合后在正常室温内荧光灯和廷德尔光下都是无色清亮的，整个过程中没有明显的浑浊现象，没有发现大于 10μm 的颗粒。4 小时后 HPLC 测定发现，盐酸帕洛诺司琼和其他药物的含量没有变

P

化。提示两药在上述实验条件下混合不存在配伍禁忌。

【临床建议】可以配伍

帕洛诺司琼 + 格隆溴铵（palonosetron+glycopyrrolate）

【临床证据】Ben 等[1]考察了 7.5ml 帕洛诺司琼（终浓度 50μg/ml）与等体积的格隆溴铵（终浓度 0.2mg/ml）在 Y 型输液通路中于室温混合 4 小时的物理相容性和化学稳定性。目视外观变化，测定混合物浊度和微粒数量，HPLC 法测定药物混合起始和 4 小时后的浓度变化。结果发现，在普通荧光灯和廷德尔光下混合物是澄清无色的，浊度和微粒测定没有明显变化，HPLC 测定显示药物浓度没有明显变化。提示在上述实验条件下，帕洛诺司琼与格隆溴铵混合不存在配伍禁忌。

【临床建议】可以配伍

帕洛诺司琼 + 环磷酰胺（palonosetron+cyclophosphamide）

【临床证据】Xu 等[1]考察了盐酸帕洛诺司琼与环磷酰胺经 Y 型输液通路于室温下混合的稳定性。7.5ml 盐酸帕洛诺司琼（50μg/ml）与等体积的环磷酰胺（10mg/ml）混合 4 小时，观察混合物外观变化，测定浊度和微粒大小，应用 HPLC 测定药物浓度。结果发现，混合物在荧光灯和廷德尔光下一直保持澄清无色，浊度没有变化，微粒大小符合《中国药典》标准，药物浓度没有显著变化，提示两药在上述实验条件下混合不存在配伍禁忌。

【临床建议】可以配伍

帕洛诺司琼 + 甲硝唑（palonosetron+metronidazole）

【临床证据】Kupiec 等[1]考察了帕洛司琼（50μg/ml）与甲硝唑（5mg/ml）在 Y 型输液通路中于室温混合 4 小时的物理相容性和化学稳定性。通过浊度测定、微粒测定和目视观察考察物理稳定性，通过 HPLC 测定药物浓度考察化学稳定性。结果发现，两药混合后在普通荧光灯和廷德尔光下是澄清无色的，浊度和微粒含量与起始相似，符合《中国药典》规定；药物浓度没有变化。提示两药在上述实验条件下混合不存在配伍禁忌。

【临床建议】可以配伍

帕洛诺司琼 + 甲氧氯普胺（palonosetron+metoclopramide）

【临床证据】Trusley 等[1]考察了盐酸帕洛诺司琼（50μg/ml）7.5ml 和等体积的盐酸甲氧氯普胺（5mg/ml）在 5% 葡萄糖注射液中通过 Y 型管路混合 4 小时的物理相容性和化学稳定性。测量混合物的浊度和微粒情况变化，同时裸眼观察外观变化，用 HPLC 法测定药物浓度变化。结果发现，混合物在普通荧光灯和廷德尔光下是澄清无色的，混合物的浊度和微粒情况没有显著变化。HPLC 测定结果显示药物浓度与起始相比没有明显变化。提示在上述实验条件下盐酸帕洛诺司琼与盐酸甲氧氯普胺混合不存在配伍禁忌。

【临床建议】可以配伍

帕洛诺司琼 + 卡铂（palonosetron+carboplatin）

【临床证据】Trissel 等[1]考察了 7.5ml 盐酸帕洛诺司琼（终浓度 50μg/ml）和等体积的卡铂（5mg/ml）在 Y 型输液通路中混合 4 小时的物理相容性和化学稳定性。观察混合物外观变化，测定浊度，通过 HPLC 测定药物浓度考察化学稳定性。结果发现，混合物在普通荧光灯和廷德尔光下是澄清无色的，浊度测定无明显变化，HPLC 测定药物浓度与起始相比没有明显变化。提示在上述实验条件下，帕洛诺司琼和卡铂混合不存在配伍禁忌。

【临床建议】可以配伍

帕洛诺司琼 + 利多卡因（palonosetron+lidocaine）

【临床证据】Kupie 等[1]考察了盐酸帕洛诺司琼（50μg/ml）和盐酸利多卡因（10mg/ml）在 Y 型输液管中配伍的物理相容性（外观、浊度、颗粒大小）和化学（药物浓度）稳定性。7.5ml 盐酸帕洛诺司琼与等体积的盐酸利多卡因注射剂分别溶于 5% 的葡萄糖注射液中，经 Y 型输液管混合。结果发现，盐酸帕洛诺司琼与盐酸利多卡因混合后在正常室温内荧光灯和廷德尔光下都是无色清亮的，整个过程中没有明显的浑浊现象，没有发现大于 10μm 的颗粒。4 小时后测定发现，盐酸帕洛诺司琼及其他药物的含量没有变化。提示两药在上述实验条件下混合不存在配伍禁忌。

【临床建议】可以配伍

帕洛诺司琼 + 氯化钾（palonosetron+potassium chloride）

【临床证据】Kupie 等[1]考察了盐酸帕洛诺司琼（50μg/ml）和氯化钾（0.1 meq/ml）在 Y 型输液管中配伍的物理相容性（外观、浊度、颗粒大小）和化学稳定性（药物浓度）。7.5ml 盐酸帕洛诺司琼与等体积的氯化钾注射剂分别溶于 5% 的葡萄糖注射液中，经 Y 型输液管混合。结果发现，盐酸帕洛诺司琼与利多卡因混合后在正常室内荧光灯和廷德尔光下都是无色清亮的，整个过程中没有明显的浑浊现象，没有发现大于 10μm 的颗粒。4 小时后 HPLC 测定发现，盐酸帕洛诺司琼和其他药物的含量没有变化。提示两药在上述实验条件下混合不存在配伍禁忌。

【临床建议】可以配伍

帕洛诺司琼 + 氯化钠（palonosetron+sodium chloride）

【临床证据】Trissel 等[1]考察了盐酸帕洛诺司琼溶于 0.9% 氯化钠注射液形成 5μg/ml 和 30μg/ml 的浓度后于室温（23℃）或冰箱（4℃）放置 48 小时的理化稳定性。结果发现，混合当时和 48 小时后，所有混合溶液在普通日光灯下和廷德尔光下是澄清无色的，浊度和微粒没有变化，药物浓度也没有显著变化。提示在上述实验条件下盐酸帕洛诺司琼和 0.9% 氯化钠注射液混合不存在配伍禁忌。

【临床建议】可以配伍

帕洛诺司琼 + 吗啡（palonosetron+morphine）

【临床证据】Trissel 等[1]考察了盐酸帕洛诺司琼（50μg/ml）和硫酸吗啡（15mg/ml）在 Y 型输液器中配伍的物理相容性和化学稳定性。7.5ml 盐酸帕洛诺司琼和硫酸吗啡等体积混合，在混合当时、1 小时和 4 小时观察并测定浊度、微粒大小和药物含量变化。结果发现，在普通荧光灯和廷德尔光下混合物是清亮无色的，浊度没有明显变化，颗粒大小无明显变化，符合《美国药典》标准，观察起始和 4 小时后药物的含量没有变化。提示盐酸帕洛诺司琼和硫酸吗啡在上述实验条件下混合不存在配伍禁忌。

【临床建议】可以配伍

帕洛诺司琼 + 哌替啶（palonosetron+meperidine）

【临床证据】Trissel 等[1]考察了盐酸帕洛诺司琼（50μg/ml）和盐酸哌替啶(10mg/ml)在 Y 型输液器中配伍的物理相容性和化学稳定性。7.5ml 盐酸帕洛诺司琼和等体积的盐酸哌替啶混合，在混合当时、1 小时和 4 小时观察并测定浊度、微粒大小和药物含量变化。结果发现，在普通荧光灯和廷德尔光下混合物是清亮无色的，浊度没有明显变化，颗粒大小无明显变化，符合《美国药典》标准，观察起始和 4 小时后药物的含量没有变化。提示盐酸帕洛诺司琼和盐酸哌替啶在上述实验条件下混合不存在配伍禁忌。

【临床建议】可以配伍

帕洛诺司琼 + 葡萄糖（palonosetron+dextrose）

【临床证据】Trissel 等[1]考察了盐酸帕洛诺司琼溶于 5% 葡萄糖注射液中形成 5μg/ml 和 30 μg/ml 的浓度后于室温（23℃）或冰箱（4℃）放置 48 小时的物理相容性和化学稳定性。结果发现，混合当时和 48 小时后，混合溶液在普通日光灯下和廷德尔光下是澄清无色的，浊度和微粒没有变化，药物浓度也没有显著变化。提示在上述实验条件下，盐酸帕洛诺司琼和 5% 葡萄糖注射液混合不存在配伍禁忌。

【临床建议】可以配伍

帕洛诺司琼 + 葡萄糖乳酸林格
（palonosetron+dextroselactated Ringer's）

【临床证据】Trissel 等[1]考察了盐酸帕洛诺司琼溶于 5% 葡萄糖乳酸林格液中形成 5μg/ml 和 30 μg/ml 的浓度后于室温（23℃）或冰箱（4℃）放置 48 小时的物理相容性和化学稳定性。结果发现，混合当时和 48 小时后，所有混合溶液在普通日光灯下和廷德尔光下是澄清无色的，浊度和微粒没有变化，药物浓度也没有显著变化。提示在上述实验条件下，盐酸帕洛诺司琼和 5% 葡萄糖乳酸林格液混合不存在配伍禁忌。

【临床建议】可以配伍

帕洛诺司琼 + 葡萄糖氯化钠
（palonosetron+dextrose sodium chloride）

【临床证据】Trissel 等[1]考察了盐酸帕洛诺司琼溶于 5% 葡萄糖 /0.45% 氯化钠注射液中形成 5μg/ml 和 30μg/ml 的浓度后于室温（23℃）或冰箱（4℃）放置 48 小时的物理相容性和化学稳定性。结果发现，混合当时和 48 小时后，所有混合溶液在普通日光灯下和廷德尔光下是澄清无色的，浊度和微粒没有变化，药物浓度也没有显著变化。提示在上述实验条件下，盐酸帕洛诺司琼和 5% 葡萄糖 /0.45% 氯化钠注射液混合不存在配伍禁忌。

【临床建议】可以配伍

帕洛诺司琼 + 庆大霉素（palonosetron+gentamicin）

【临床证据】Kupiec 等[1]考察了帕洛诺司琼（50μg/ml）与硫酸庆大霉素（5mg/ml）在 Y 型输液通路中于室温混合 4 小时的物理相容性和化学稳定性。通过浊度测定、微粒测定和目视观察考察物理相容性，通过 HPLC 测定药物浓度确定化学稳定性。结果发现，两药混合后在普通荧光灯和廷德尔光下是澄清无色的，浊度和微粒含量与起始相似，符合《中国药典》规定；药物浓度没有变化。提示两药在上述实验条件下混合不存在配伍禁忌。

【临床建议】可以配伍

帕洛诺司琼 + 舒芬太尼（palonosetron+sufentanil）

【临床证据】Trissel 等[1]考察了盐酸帕洛诺司琼（50μg/ml）和枸橼酸舒芬太尼（12.5μg/ml）在 Y 型输液器中配伍的物理相容性和化学稳定性。7.5ml 盐酸帕洛诺司琼和等体积的枸橼酸舒芬太尼混合，在混合当时、1 小时和 4 小时观察并测定浊度、微粒大小和药物含量变化。结果发现，在普通荧光灯和廷德尔光下混合物是清亮无色的，浊度没有明显变化，颗粒大小无明显变化，符合《美国药典》标准，观察起始和 4 小时后药物的含量没有变化。提示盐酸帕洛诺司琼和枸橼酸舒芬太尼在上述实验条件下混合不存在配伍禁忌。

【临床建议】可以配伍

帕洛诺司琼 + 顺铂（palonosetron+cisplatin）

【临床证据】Trissel 等[1]考察了 7.5ml 盐酸帕洛诺司琼（终浓度 50μg/ml）和等体积的顺铂（0.5mg/ml）在 Y 型输液通路中混合 4 小时的物理相容性和化学稳定性。观察混合物外观变化和测定浊度，通过 HPLC 测定药物浓度考察化学稳定性。结果发现，混合物在普通荧光灯和廷德尔光下是澄清无色的，浊度测定无明显变化，HPLC 测定药物浓度与起始相比没有明显变化。提示在上述实验条件下，帕洛诺司琼和顺铂混合不存在配伍禁忌。

【临床建议】可以配伍

帕洛诺司琼 + 万古霉素（palonosetron+vancomycin）

【临床证据】Kupiec 等[1]考察了帕洛诺司琼（50μg/ml）与盐酸万古霉素（5mg/ml）在 Y 型输液通路中于室温混合 4 小时的物理相容性和化学稳定性。通过浊度测定、微粒测定和目视观察考察物理稳定性，通过 HPLC 测定药物浓度确定化学稳定性。结果发现，两药混合后在普通荧光灯和廷德尔光下是澄清无色的，浊度和微粒含量与起始相似，符合《中国药典》规定；药物浓度没有变化。提示两药在上述实验条件下混合不存在配伍禁忌。

【临床建议】可以配伍

帕洛诺司琼 + 新斯的明（palonosetron+neostigmine）

【临床证据】Ben[1]考察了 7.5ml 帕洛诺司琼（终浓度 50μg/ml）与等体积的甲基硫酸新斯的明（0.5mg/ml）在 Y 型输液通路中于室温混合 4 小时后物理相容性和化学稳定性。目视外观变化，测定混合物浊度和微粒数量，HPLC 法测定药物混合起始和 4 小时后的浓度变化。结果发现，在普通荧光灯和廷德尔光下混合物是澄清无色的，浊度和微粒测定没有明显变化，HPLC 测定显示药物浓度没有明显变化。提示在上述实验条件下，帕洛诺司琼与甲基硫酸新斯的明混合不存在配伍禁忌。

【临床建议】可以配伍

帕洛诺司琼 + 异丙嗪（palonosetron+promethazine）

【临床证据】Trusley 等[1]考察了盐酸帕洛诺司琼（50μg/ml）7.5ml

和等体积的盐酸异丙嗪在 5% 葡萄糖注射液中通过 Y 型管路混合 4 小时后的物理相容性和化学稳定性。测量混合物的浊度和微粒数量变化，同时目视观察外观变化，用 HPLC 法测定药物浓度变化。结果发现，混合物在普通荧光灯和廷德尔光下是澄清无色的，混合物的浊度和微粒情况没有显著变化，HPLC 测定结果显示药物浓度与起始相比是稳定的。提示在上述实验条件下盐酸帕洛诺司琼与盐酸异丙嗪混合不存在配伍禁忌。

【临床建议】可以配伍

帕洛诺司琼 + 异环磷酰胺（palonosetron+ifosfamide）

【临床证据】Xu 等[1]考察了盐酸帕洛诺司琼与异环磷酰胺经 Y 型输液通路于室温下混合的稳定性。将 7.5ml 盐酸帕洛诺司琼（50μg/ml）与等体积的异环磷酰胺（20mg/ml）混合 4 小时，观察混合物外观变化，测定浊度和微粒大小；应用 HPLC 测定药物浓度。结果发现，混合物在荧光灯和廷德尔光下一直保持澄清无色，浊度没有变化，微粒大小符合《中国药典》标准，药物浓度没有显著变化，提示两药在上述实验条件下混合不存在配伍禁忌。

【临床建议】可以配伍

帕洛诺司琼 + 紫杉醇（palonosetron+paclitaxel）

【临床证据】Xu 等[1]考察了盐酸帕洛诺司琼（终浓度 50 μg/ml）与紫杉醇（终浓度 1.2mg/ml）在 5% 葡萄糖注射剂中经 Y 型输液通路于室温按 1：1 体积比混合 4 小时的稳定性。在普通荧光灯或廷德尔光下观察混合物外观变化，测定浊度，测定微粒大小和数量；HPLC 法测定药物浓度变化。结果发现，混合物一直保持澄清无色，浊度 < 0.5 NTU，混合物颗粒符合《中国药典》要求；药物浓度保持稳定（都在起始浓度的 98% 以上），提示盐酸帕洛诺司琼与紫杉醇在上述实验条件下混合不存在配伍禁忌。

【临床建议】可以配伍

帕米膦酸 + 乳酸钠林格（pamidronate+Sodium Lactate Ringer's）

【临床证据】［药品说明书］"本品（注射用帕米膦酸二钠，博宁）需以不含钙的液体稀释后立即静脉缓慢滴注。"

【临床建议】配伍禁忌

帕米膦酸 + 林格液（pamidronate+Ringer's solution）

【临床证据】［药品说明书］"本品（注射用帕米膦酸二钠，博宁）需以不含钙的液体稀释后立即静脉缓慢滴注。"

【临床建议】配伍禁忌

P

帕米膦酸 + 氯化钙（pamidronate+calcium chloride）

【临床证据】[药品说明书]"本品（注射用帕米膦酸二钠，博宁）需以不含钙的液体稀释后立即静脉缓慢滴注。"

【临床建议】配伍禁忌

帕米膦酸 + 葡萄糖酸钙（pamidronate+calcium gluconate）

【临床证据】[药品说明书]"本品（注射用帕米膦酸二钠，博宁）需以不含钙的液体稀释后立即静脉缓慢滴注。"

【临床建议】配伍禁忌

帕米膦酸 + 亚叶酸钙（pamidronate+calcium folinate）

【临床证据】[药品说明书]"本品（注射用帕米膦酸二钠，博宁）需以不含钙的液体稀释后立即静脉缓慢滴注。"

【临床建议】配伍禁忌

帕瑞昔布 + 氯化钠（parecoxib+sodium chloride）

【临床证据】谢姣等[1]考察了注射用帕瑞昔布钠（辉瑞公司，40mg/支）与 0.9% 氯化钠注射液（四川科伦药业，100ml/瓶）配伍的稳定性。按照临床用药浓度，模拟临床配制方法，取 2ml 溶剂溶解 40mg 注射用帕瑞昔布钠，然后加入 100ml 0.9% 氯化钠注射液中混匀。在室温（20~25℃）下放置 48 小时，分别在 0、0.5、1、2、4、6、8、12、24 和 48 小时观察配伍溶液外观，测定 pH 变化，HPLC 法测定帕瑞昔布的百分含量（以 0 时为 100%）变化。结果发现，配伍溶液在 48 小时内均为无色澄明液体；pH 随着配伍时间延长略有降低趋势，但无显著性变化；帕瑞昔布的百分含量变化 < 2.3%。[编者注：本研究未考察配伍溶液不溶性微粒数的变化。] 提示在实验条件下，注射用帕瑞昔布钠与 0.9% 氯化钠注射液应该谨慎配伍。

【临床建议】谨慎配伍

帕瑞昔布 + 葡萄糖（parecoxib+dextrose）

【临床证据】谢姣等[1]考察了注射用帕瑞昔布钠（辉瑞公司，40mg/支）与 5% 葡萄糖注射液（甘肃扶正药业，100ml/瓶）混合伍的稳定性。按照临床用药浓度，模拟临床配制方法，取 2ml 溶剂溶解 40mg 注射用帕瑞昔布钠，然后加入 100ml 5% 葡萄糖注射液中，混匀。在室温（20~25℃）下放置 48 小时，分别在 0、0.5、1、2、4、6、8、12、24 和 48 小时观察配伍溶液外观，测定 pH 变化，HPLC 法测定帕瑞昔布的百分含量（以 0 时为 100%）变化。结果发现，配伍溶液在 48 小时内均为无色澄明液体；pH 随着配伍时间延长略有降低趋势，但无显著性变化；帕瑞昔布的百分

含量变化 < 7.8%。[编者注：**本研究未考察配伍溶液的不溶性微粒数的变化。**]提示在实验条件下，注射用帕瑞昔布钠与 5% 葡萄糖注射液应该谨慎配伍。

【临床建议】谨慎配伍

帕瑞昔布 + 葡萄糖氯化钠（parecoxib+dextrose sodium chloride）

【临床证据】谢姣等[1]考察了注射用帕瑞昔布钠（辉瑞公司，40mg/支）与葡萄糖氯化钠注射液（四川科伦药业，500ml/瓶）配伍的稳定性。按照临床用药浓度，模拟临床配制方法，取 2ml 溶剂溶解 40mg 注射用帕瑞昔布钠，然后加入 100ml 葡萄糖氯化钠注射液中，混匀。在室温（20~25℃）下放置 48 小时，分别在 0、0.5、1、2、4、6、8、12、24 和 48 小时观察配伍溶液外观，测定 pH 变化，HPLC 法测定帕瑞昔布的百分含量（以 0 时为 100%）变化。结果发现，配伍溶液在 48 小时内均为无色澄明液体；pH 随着配伍时间延长略有降低趋势，但无显著性变化；帕瑞昔布的百分含量变化 < 4.7%。[编者注：**本研究未考察配伍溶液的不溶性微粒数的变化**]。提示在实验条件下，注射用帕瑞昔布钠与葡萄糖氯化钠注射液应该谨慎配伍。

【临床建议】谨慎配伍

帕瑞昔布 + 维生素 B_6（parecoxib+vitamin B_6）

【临床证据】杨显珠[1]在临床工作中静脉输注维生素 B_6 注射液（0.2g 溶于 0.9% 氯化钠注射液 500ml 中），在输注过程中经莫菲氏滴管内推注帕瑞昔布钠注射液（40mg 溶于 0.9% 氯化钠注射液 10ml 中）时，莫菲氏滴管内即刻出现白色絮状物。立即停止滴注，更换输液器，观察患者病情变化，患者未发生不良反应。作者随后进行了实验验证：将注射用帕瑞昔布钠 40mg 溶于 0.9% 氯化钠注射液 10ml 中，将维生素 B_6 注射液 0.2g 溶于 0.9% 氯化钠注射液 500ml 中。用 20ml 的一次性注射器分别抽取上述 2 种注射溶液各 5ml 直接混合，配伍溶液立即出现乳白色絮状物，振荡后不消失，静置 30 分钟后液体仍未澄清。实验重复多次反应一致。提示在临床和实验条件下注射用帕瑞昔布钠与维生素 B_6 的 0.9% 氯化钠稀释溶液混合存在配伍禁忌。

【临床建议】配伍禁忌

帕珠沙星 + 丹参多酚酸盐（pazufloxacin+salvianolate）

【临床证据】高飞等[1]在临床工作中输注甲磺酸帕珠沙星溶液（0.5g 溶于 0.9% 氯化钠注射液 100ml 中）完毕后，再接续输注丹参多酚酸盐溶液（200mg 溶于 0.9% 氯化钠注射液 250ml 中）时，莫菲氏滴管内药液混合处即刻出现白色浑浊及絮状物。立刻停止输液，更换输液器，用 0.9% 氯化钠注射液冲管，患者未发生不良反应。作者随后进行了实验验证：将注射用丹参多酚酸盐 200mg 溶于 0.9% 氯化钠注射液 250ml 中，将甲磺酸帕珠沙星注射液 0.5g 溶于 0.9% 氯化钠注射液 100ml 中，取上述 2 种稀释溶液各 10ml 在试管中直接混合，试管内立即出现白色乳状浑浊、絮状物，2 分钟后可见沉淀物，5 分钟后可见分层现象（上层清液、中层悬浊液、下层有少量乳白色粉末状沉淀物铺于试管底部），轻摇试管，有气泡产生。提示在临床和实验条件下，甲磺酸帕珠沙星溶液与注射用丹参多酚酸盐溶液存在配伍禁忌。

【临床建议】配伍禁忌

帕珠沙星 + 单磷酸阿糖腺苷

（pazufloxacin+vidarabine monophosphate）

【临床证据】刘雅娟等[1]在临床输液过程中发现，在甲磺酸帕珠沙星注射液（重庆迪康长江制药）输注完毕后，接续输注单磷酸阿糖腺苷（开封明仁药业）时，在莫菲氏滴管中立即出现白色浑浊，并有絮状物析出，摇动后不消失，白色絮状物随时间变化而增多，静置后转为白色沉淀物。作者随后进行实验验证发现，两种输液直接混合出现白色絮状沉淀。巩佳威等[2]考察了甲磺酸帕珠沙星注射液（重庆莱美药业）与注射用单磷酸阿糖腺苷（开封明仁药业）配伍的相容性和稳定性。模拟临床用药浓度，将注射用单磷酸阿糖腺苷 1g 溶于 0.9% 氯化钠注射液 100ml 中，与 100ml 甲磺酸帕珠沙星氯化钠注射液混匀，在 25℃常温、25℃避光和 4℃冷藏 3 种条件下放置 6 小时。观察配伍后 0、2、4、6 小时溶液外观、pH 变化及药物含量变化。结果发现，药物混合后即刻出现白色浑浊，6 小时内形成沉淀并逐渐增多。0~6 小时单磷酸阿糖腺苷含量无明显变化，而甲磺酸帕珠沙星含量逐渐下降（分别为 71%、64% 和 61%）；pH 无明显变化。提示在临床和实验条件下甲磺酸帕珠沙星注射液与单磷酸阿糖腺苷溶液混合存在配伍禁忌。

【临床建议】配伍禁忌

帕珠沙星 + 复方氯化钠（pazufloxacin+compound sodium chloride）

【临床证据】诸林俏等[1]考察甲磺酸帕珠沙星注射液（四川奥邦药业）与复方氯化钠注射液（浙江天瑞药业）配伍的相容性和稳定性。按临床常用剂量，取甲磺酸帕珠沙星注射液 300mg（10ml）和复方氯化钠注射液混合，定容于 100ml 容量瓶中。置于 25℃的恒温水浴中 8 小时，观察 0、1、2、4、6 和 8 小时配伍溶液的外观变化，测定 pH 变化，用紫外分光光度法测定甲磺酸帕珠沙星含量的变化。结果发现，甲磺酸帕珠沙星注射液与复方氯化钠注射液配伍 8 小时内各时间点的外观色泽、澄明度、pH 及甲磺酸帕珠沙星含量均无明显变化。作者认为在实验条件下甲磺酸帕珠沙星注射液与复方氯化钠注射液可以配伍 8 小时。[**编者注：该研究未考察配伍溶液不溶性微粒数的变化及是否符合《中国药典》规定。**]

【临床建议】可以配伍

帕珠沙星 + 红花黄色素（pazufloxacin+honghuahuangsesu）

【临床证据】闫玉枫等[1]在临床观察到，在甲磺酸帕珠沙星氯化钠注射液静脉滴注完毕后，在同一输液管路连续输注红花黄色素氯化钠注射液时，在莫菲氏滴管内立即出现白色浑浊，并出现絮状沉淀，按上述方法重复多次，均出现相同反应。临床观察和实验结果提示两药在上述条件下混合存在配伍禁忌。

【临床建议】配伍禁忌

帕珠沙星 + 氯化钠（pazufloxacin+sodium chloride）

【临床证据】诸林俏等[1]考察了甲磺酸帕珠沙星注射液（四川奥邦药业）与 0.9% 氯化钠注射液（上海百特医疗用品）配伍的相容性和稳定性。按临床常用剂量，取甲磺酸帕珠沙星注射液 300mg（10ml）和 0.9% 氯化钠注射液混合，最后定容于 100ml 容量瓶中。置于 25℃恒温水浴中 8 小时，观察 0、1、2、4、6 和 8 小时配伍液的外观变化，测定 pH 变化，用紫外分光光度法测定甲磺酸帕珠沙星含量的变化。结果发现，甲磺酸帕珠沙星注射液与 0.9% 氯化钠注射液配伍 8 小时内各时间点的外观色泽、澄明度、pH 及甲磺酸帕珠沙星含量均无明显变化。作者认为在实验条件下甲磺酸帕珠沙星注射液与 0.9% 氯化钠注射液可以配伍 8 小时。[**编者注：该研究未考察配伍溶液不溶性微粒数的变化及是否符合《中国药典》规定。**]

【临床建议】可以配伍

帕珠沙星 + 泮托拉唑（pazufloxacin+pantoprazole）

【临床证据】孙黎[1]在临床工作中发现，甲磺酸帕珠沙星注射液和泮托拉唑钠溶液混合会出现乳白色。作者随后进行了实验验证：将 0.3g 甲磺酸帕珠沙星注射液溶入 0.9% 氯化钠注射液 10ml 中，将注射用泮托拉唑钠 40mg 溶于 0.9% 氯化钠注射液 10ml 中，最后将两种药物溶液混合，1 分钟后配伍溶液出现乳白色浑浊。温雅丽[2]在临床工作中连续输注注射用甲磺酸帕珠沙星（重庆莱美药业，0.1g/ 支）与注射用泮托拉唑（扬子江药业，40mg/ 支）溶液时，两种输液在莫菲氏滴管中混合后输液管中出现淡橘黄色。立即停止输液，更换输液管，患者未发生输液反应。作者随后进行了实验验证：按照临床实际应用配制方法，将注射用甲磺酸帕珠沙星（莱美净）0.3g 溶于 0.9% 氯化钠注射液 100ml 中，将注射用泮托拉唑（韦迪）40mg 溶于 0.9% 氯化钠注射液 100ml 中，将帕珠沙星注射溶液滴入泮托拉唑注射液中，混合液体出现淡橘黄色，静置 5~6 分钟，混合溶液变成深橘黄色，随着时间的延长液体颜色逐渐加深。提示在临床和实验条件下，注射用甲磺酸帕珠沙星与泮托拉唑在 0.9% 氯化钠注射液中混合存在配伍禁忌。

【临床建议】配伍禁忌

帕珠沙星 + 葡萄糖（pazufloxacin+dextrose）

【临床证据】诸林俏等[1]考察了甲磺酸帕珠沙星注射液（四川奥邦药业）与 5% 葡萄糖注射液（上海百特医疗用品）配伍的相容性和稳定性。按临床常用剂量，取甲磺酸帕珠沙星注射液 300mg（10ml）和 5% 葡萄糖注射液混合，最后定容于 100ml 量瓶中。置于 25℃恒温水浴中 8 小时，观察 0、1、2、4、6 和 8 小时配伍液的外观变化，测定 pH 变化，用紫外分光光度法测定甲磺酸帕珠沙星含量的变化。结果发现，甲磺酸帕珠沙星注射液与 5% 葡萄糖注射液配伍 8 小时内各时间点的外观色泽、澄明度、pH 及甲磺酸帕珠沙星含量均无明显变化。作者认为在实验条件下甲磺酸帕珠沙星注射液与 5% 葡萄糖注射液可以配伍 8 小时。[编者注：该研究未考察配伍溶液不溶性微粒数变化及是否符合《中国药典》规定。]

【临床建议】可以配伍

帕珠沙星 + 葡萄糖氯化钠（pazufloxacin+dextrose sodium chloride）

【临床证据】诸林俏等[1]考察了甲磺酸帕珠沙星注射液（四川奥邦药业）与葡萄糖氯化钠注射液（上海百特医疗用品）配伍的相容性和稳定性。按临床常用剂量，取甲磺酸帕珠沙星注射液 300mg（10ml）和葡萄糖氯化钠注射液混合，最后定容于 100ml 量瓶中。置于 25℃恒温水浴中 8 小时，观察 0、1、2、4、6 和 8 小时配伍液外观变化，测定 pH 变化，用紫外分光光度法测定甲磺酸帕珠沙星含量的变化。结果发现，甲磺酸帕珠沙星注射液与葡萄糖氯化钠注射液配伍 8 小时内各时间点的外观色泽、澄明度、pH 及甲磺酸帕珠沙星含量均无明显变化。作者认为在实验条件下甲磺酸帕珠沙星注射液与葡萄糖氯化钠注射液可以配伍 8 小时。[编者注：该研究未考察配伍溶液不溶性微粒数的变化及是否符合《中国药典》规定。]

【临床建议】可以配伍

帕珠沙星 + 碳酸氢钠（pazufloxacin+sodium bicarbonate）

【临床证据】万小超[1]在临床护理工作中发现，甲磺酸帕珠沙星静脉滴注完毕后，在同一输液管路连续输注碳酸氢钠注射液时，在莫菲氏滴管内立即出现白色浑浊，并有白色絮状沉淀产生。郑玉芳[2]也在临床输液中发现，当碳酸氢钠静脉滴注完毕后，在同一输液管路连续输注甲磺酸帕珠沙星时，残留的碳酸氢钠与甲磺酸帕珠沙星相遇时，输液管内充满白色结晶体。甲磺酸帕珠沙星的化学结构中存在羟酸结构，具有酸的性质，而碳酸氢钠为弱碱性药物，两种药物混合时会因 pH 的改变而析出结晶。陈淑婧等[3]在临床工作中发现，输注甲磺酸帕珠沙星注射液（0.3g 溶于0.9% 氯化钠注射液 100ml）完毕后，接续输注 5% 碳酸氢钠注射液 150ml时，残余的甲磺酸帕珠沙星溶液与 5% 碳酸氢钠注射液接触时，分装袋内或输液管内的混合液体立即变浑浊，呈米汤样。立即停止输液，更换输液管，患者无不良事件发生。作者随后进行了实验验证：将甲磺酸帕珠沙星注射液 0.3g 溶于 0.9% 氯化钠注射液 100ml 中，取 5ml 甲磺酸帕珠沙星稀释溶液直接与 5% 碳酸氢钠注射液 5ml 混合，配伍溶液即刻变浑浊，呈米汤样液体。提示在临床和实验条件下，甲磺酸帕珠沙星稀释溶液与 5% 碳酸氢钠注射液混合存在配伍禁忌。

【临床建议】配伍禁忌

帕珠沙星 + 头孢拉定（pazufloxacin+cefradine）

【临床证据】庞美蓉[1]在临床输液中发现，当派抒可（甲磺酸帕珠沙星氯化钠注射液）静脉滴注完毕后，在同一输液管路连续输注头孢拉定时，输液管及莫菲氏滴管内即出现乳白色絮状物。随后进行了实验验证：分别将头孢拉定 5g 溶于 0.9% 氯化钠 500ml、10% 葡萄糖 500ml 和 5% 葡萄糖 500ml 中，分别按常规输液顺序模拟临床输液和换瓶过程：插输液器排气后再拔出输液器插到甲磺酸帕珠沙星输液瓶，药液在莫菲氏滴管内混合后均出现乳白色絮状物。临床观察和实验结果提示两药在上述条件下混合存在配伍禁忌。

【临床建议】配伍禁忌

帕珠沙星 + 托拉塞米（pazufloxacin+torasemide）

【临床证据】杨锁柱等[1]在临床输液中发现，静脉滴注甲磺酸帕珠沙星注射液过程中，遵医嘱经莫菲氏滴管通气口加入托拉塞米注射液时，大约 5 秒后莫菲氏滴管中出现白色浑浊现象。随后进行了实验验证：取甲磺酸帕珠沙星注射液 3ml 与托拉塞米注射液 0.5ml 直接在试管中混合后，大约 5 秒后混合液变成白色浑浊，放置 24 小时后浑浊现象仍然存在。反复实验结果一致。临床观察和实验结果提示两药在上述条件下混合存在配伍禁忌。

【临床建议】配伍禁忌

帕珠沙星 + 万古霉素（pazufloxacin+vancomycin）

【临床证据】陈淑婧等[1]在临床给糖尿病患者输液过程中发现，当输注甲磺酸帕珠沙星注射液（0.3g 溶于 0.9% 氯化钠注射液 100ml）完毕后，接续输注盐酸万古霉素溶液（0.4g 溶于 0.9% 氯化钠注射液 100ml）时，残余的甲磺酸帕珠沙星溶液与万古霉素溶液接触时，分装袋内或输液管内的混合液体立即变浑浊，呈米汤样。立即停止输液，更换输液管，患者无不良事件发生。作者随后进行了实验验证：将甲磺酸帕珠沙星注射液 0.3g 溶于 0.9% 氯化钠注射液 100ml 中，将注射用盐酸万古霉素 0.4g 溶于 0.9% 氯化钠注射液 100ml 中。取 5ml 甲磺酸帕珠沙星稀释溶液直接与万古霉素溶液 5ml 混合，配伍溶液即刻变浑浊，呈米汤样液体。提示在临床和实验条件下，甲磺酸帕珠沙星稀释溶液与万古霉素溶液混合存在配伍禁忌。

【临床建议】配伍禁忌

帕珠沙星 + 亚胺培南西司他丁（pazufloxacin+imipenem cilastatin）

【临床证据】陈月芬等[1]在临床工作中静脉输注甲磺酸帕珠沙星氯化钠注射液（四川美大康佳乐药业）完毕后，接续输注亚胺培南西司他丁钠溶液（0.5g 溶于 0.9% 氯化钠注射液 100ml）时，输液器的莫菲滴壶内帕珠沙星的残余溶液与亚胺培南西司他丁溶液混合时，立即出现白色浑浊，输液管中可见白色絮状物。立即停止输液，更换输液器，患者未发生不良事件。作者随后进行了实验验证：将亚胺培南西司他丁钠 0.5g 溶于 0.9% 氯化钠注射液 100ml 中，用无菌注射器抽出 5ml，再抽取甲磺酸帕珠沙星氯化钠注射液 5ml 直接混合，注射器内立即出现白色浑浊，静置数分钟后混合液分层，上层为乳白色液体，下层为絮状沉淀。提示在临床和实验条件下，甲磺酸帕珠沙星氯化钠注射液与亚胺培南西司他丁钠溶液混合存在配伍禁忌。

【临床建议】配伍禁忌

帕珠沙星 + 依替米星（pazufloxacin+etimicin）

【临床证据】路中先等[1]在临床工作中发现，当甲磺酸帕珠沙星氯化钠注射液静脉滴注完毕后，在同一输液管路连续输注依替米星注射液时，30 秒后莫菲氏滴管内及输液管道下端出现乳白色浑浊。随后互换前后输注顺序，实验结果一样。临床观察和实验结果提示两药在上述条件下混合存在配伍禁忌。

【临床建议】配伍禁忌

帕珠沙星 + 转化糖（pazufloxacin+invert sugar）

【临床证据】田俊红等[1]考察了注射用甲磺酸帕珠沙星（重庆迪康长江制药，0.1g/支）与5%转化糖注射液（四川美大康佳乐药业，250ml/瓶）配伍的稳定性和相容性。在室温（20±1℃）下将注射用甲磺酸帕珠沙星0.3g溶于5%转化糖注射液250ml中混匀，配伍溶液室温下放置8小时，分别在0、1、2、3、4、6、8小时时观察配伍溶液的外观变化，测定pH变化和帕珠沙星含量变化百分比。结果发现，8小时内配伍溶液外观无变化，pH无明显变化，帕珠沙星的含量为99.2%。但是该研究没有考察配伍溶液不溶性微粒数的变化以及是否符合《中国药典》规定。提示在实验条件下，注射用甲磺酸帕珠沙星在5%转化糖注射液中应该谨慎配伍。

【临床建议】谨慎配伍

哌拉西林 + 阿米卡星（piperacillin+amikacin）

【临床证据】[药品说明书]"本品与氨基糖甙[编者注：氨基糖苷]类抗生素不能同瓶滴注，否则两者的抗菌活性均减弱。"

【临床建议】配伍禁忌

哌拉西林 + 卡泊芬净（piperacillin+caspofungin）

【临床证据】刘英[1]在临床工作中发现，当哌拉西林钠注射液静脉输注完毕后，经同一输液通路继续输注卡泊芬净注射液时，输液管内立即出现浑浊及絮状物。反之，当卡泊芬净注射液静脉输注完毕后，经同一输液通路继续输注哌拉西林钠注射液时，输液管内又出现浑浊及絮状物。临床观察提示两药在临床条件下混合存在配伍禁忌。

【临床建议】配伍禁忌

哌拉西林 + 奈替米星（piperacillin+netilmicin）

【临床证据】[药品说明书]"本品与氨基糖甙[编者注：氨基糖苷]类抗生素不能同瓶滴注，否则两者的抗菌活性均减弱。"

【临床建议】配伍禁忌

哌拉西林 + 庆大霉素（piperacillin+gentamicin）

【临床证据】[药品说明书]"本品与氨基糖甙[编者注：氨基糖苷]类抗生素不能同瓶滴注，否则两者的抗菌活性均减弱。"

【临床建议】配伍禁忌

哌拉西林 + 碳酸氢钠（piperacillin+sodium bicarbonate）

【临床证据】[药品说明书]"本品（哌拉西林钠）不可加入碳酸氢钠

溶液中静脉滴注。"

【临床建议】配伍禁忌

哌拉西林 + 妥布霉素（piperacillin+tobramycin）

【临床证据】［药品说明书］"本品与氨基糖甙［编者注：氨基糖苷］类抗生素不能同瓶滴注，否则两者的抗菌活性均减弱。"

【临床建议】配伍禁忌

哌拉西林 + 依替米星（piperacillin+etimicin）

【临床证据】［药品说明书］"本品与氨基糖甙［编者注：氨基糖苷］类抗生素不能同瓶滴注，否则两者的抗菌活性均减弱。"

【临床建议】配伍禁忌

哌拉西林 + 异帕米星（piperacillin+isepamicin）

【临床证据】［药品说明书］"本品与氨基糖甙［编者注：氨基糖苷］类抗生素不能同瓶滴注，否则两者的抗菌活性均减弱。"

【临床建议】配伍禁忌

哌拉西林舒巴坦 + 阿米卡星（piperacillin sulbactam+amikacin）

【临床证据】［药品说明书］哌拉西林钠舒巴坦钠（百定）说明书指出"氨基糖苷类抗生素可因青霉素类药物的存在而活性降低"。

【临床建议】配伍禁忌

哌拉西林舒巴坦 + 奈替米星

（piperacillin sulbactam+netilmicin）

【临床证据】［药品说明书］哌拉西林钠舒巴坦钠（百定）说明书指出"氨基糖苷类抗生素可因青霉素类药物的存在而活性降低"。

【临床建议】配伍禁忌

哌拉西林舒巴坦 + 庆大霉素

（piperacillin sulbactam+gentamicin）

【临床证据】［药品说明书］哌拉西林钠舒巴坦钠（百定）说明书指出"氨基糖苷类抗生素可因青霉素类药物的存在而活性降低"。

【临床建议】配伍禁忌

哌拉西林舒巴坦 + 碳酸氢钠

（piperacillin sulbactam+sodium bicarbonate）

【临床证据】［药品说明书］（哌拉西林钠舒巴坦钠）说明书指出"本品不可以加入碳酸氢钠溶液中静脉滴注"。

【临床建议】配伍禁忌

哌拉西林舒巴坦 + 妥布霉素
（piperacillin sulbactam+tobramycin）

【临床证据】[药品说明书] 哌拉西林钠舒巴坦钠（百定）说明书指出"氨基糖苷类抗生素可因青霉素类药物的存在而活性降低"。

【临床建议】配伍禁忌

哌拉西林舒巴坦 + 依替米星
（piperacillin sulbactam+etimicin）

【临床证据】[药品说明书] 哌拉西林钠舒巴坦钠（百定）说明书指出"氨基糖苷类抗生素可因青霉素类药物的存在而活性降低"。

【临床建议】配伍禁忌

哌拉西林舒巴坦 + 异帕米星
（piperacillin sulbactam+isepamicin）

【临床证据】[药品说明书] 哌拉西林钠舒巴坦钠（百定）说明书指出"氨基糖苷类抗生素可因青霉素类药物的存在而活性降低"。

【临床建议】配伍禁忌

哌拉西林他唑巴坦 + 阿米卡星
（piperacillin tazobactam+amikacin）

【临床证据】[药品说明书] "在体外混合哌拉西林钠他唑巴坦钠和氨基糖苷类抗生素会导致氨基糖苷类抗生素的大量失活。"

【临床建议】配伍禁忌

哌拉西林他唑巴坦 + 奥硝唑
（piperacillin tazobactam+ornidazole）

【临床证据】王彩霞等[1] 在临床工作发现，输注注射用哌拉西林钠他唑巴坦钠（4.5g 溶于 0.9% 氯化钠注射液 250ml 中）完毕后，接续输注奥硝唑溶液（1g 溶于 0.9% 氯化钠注射液 250ml）时，残余的哌拉西林钠他唑巴坦溶液与奥硝唑溶液在输液器莫菲氏滴管内混合时，溶液立即呈乳白色，出现絮状物，摇动后药物无变化，并堵塞输液管。立即停止输液，更换输液器，患者无不良反应。作者随后进行了实验验证：将注射用哌拉西林钠他唑巴坦钠 4.5g 溶于 0.9% 氯化钠注射液 250ml 中，将注射用奥硝唑 1g 溶于 0.9% 氯化钠注射液 250ml 中，分别取上述两种溶液各 5ml 直接在注射器中混合，配伍溶液立即出现白色絮状物。提示在临床和实验条件下，注射用哌拉西林他唑巴坦钠溶液与注射用奥硝唑溶液混合存在配伍禁忌。

【临床建议】配伍禁忌

哌拉西林他唑巴坦 + 白蛋白

（**piperacillin tazobactam+albumin**）

【临床证据】［药品说明书］"哌拉西林钠他唑巴坦钠不得加入血浆制品或白蛋白水解产物中应用。"

【临床建议】配伍禁忌

哌拉西林他唑巴坦 + 奈替米星

（**piperacillin tazobactam+netilmicin**）

【临床证据】［药品说明书］"在体外混合哌拉西林钠他唑巴坦钠和氨基糖苷类抗生素会导致氨基糖苷类抗生素的大量失活。"

【临床建议】配伍禁忌

哌拉西林他唑巴坦 + 庆大霉素

（**piperacillin tazobactam+gentamicin**）

【临床证据】［药品说明书］"在体外混合哌拉西林钠他唑巴坦钠和氨基糖苷类抗生素会导致氨基糖苷类抗生素的大量失活。"

【临床建议】配伍禁忌

哌拉西林他唑巴坦 + 乳酸林格

（**piperacillin tazobactam+lactated Ringer's**）

【临床证据】［药品说明书］"哌拉西林钠他唑巴坦钠（特治星）与含乳酸盐的林格注射液不相容。"

【临床建议】配伍禁忌

哌拉西林他唑巴坦 + 水解蛋白

（**piperacillin tazobactam+proteinum hydrolysatum**）

【临床证据】［药品说明书］"哌拉西林钠他唑巴坦钠不得加入血浆制品或白蛋白水解产物中应用。"

【临床建议】配伍禁忌

哌拉西林他唑巴坦 + 碳酸氢钠

（**piperacillin tazobactam+sodium bicarbonate**）

【临床证据】［药品说明书］"由于化学的不稳定性，哌拉西林他唑巴坦钠不得注入仅含碳酸氢钠的溶液中使用。"

【临床建议】配伍禁忌

哌拉西林他唑巴坦 + 妥布霉素

（**piperacillin tazobactam+tobramycin**）

【临床证据】［药品说明书］"在体外混合哌拉西林他唑巴坦钠和氨基糖苷类抗生素会导致氨基糖苷类抗生素的大量失活。"

【临床建议】配伍禁忌

哌拉西林他唑巴坦 + 依替米星
（piperacillin tazobactam+etimicin）

【临床证据】［药品说明书］"在体外混合哌拉西林他唑巴坦钠和氨基糖苷类抗生素会导致氨基糖苷类抗生素的大量失活。"

【临床建议】配伍禁忌

哌拉西林他唑巴坦 + 异帕米星
（piperacillin tazobactam+isepamicin）

【临床证据】［药品说明书］"在体外混合哌拉西林他唑巴坦钠和氨基糖苷类抗生素会导致氨基糖苷类抗生素的大量失活。"

【临床建议】配伍禁忌

哌替啶 + 美洛西林舒巴坦
（meperidine+mezlocillin sulbactam）

【临床证据】杨舜娟等[1]在临床工作中遵医嘱术后立即给予微量镇痛泵（含哌替啶、氢溴酸高乌甲素、丙帕他莫）镇痛，同时输注注射用美洛西林钠舒巴坦钠溶液预防感染。采用双通道的留置针进行输液，一通道微量泵以 25ml/h 的速度泵入镇痛药，另一通道输注注射用美洛西林钠舒巴坦钠输液。输注美洛西林钠舒巴坦钠完毕后，护士换药时发现双通道叉管接口处出现大量白色结晶。随后作者进行了实验验证：①取剩余镇痛泵液体（pH2.12）2ml 与美洛西林钠舒巴坦钠溶液 1ml 混合，配伍溶液立即出现白色结晶沉淀。②模拟临床应用方法实际配制镇痛泵溶液：将哌替啶注射液 200mg、注射用氢溴酸高乌甲素 24mg 和注射用丙帕他莫 3g 溶于0.9% 氯化钠注射液 100ml 中，镇痛泵液体透明澄清，pH 为 5.34，装于一次性镇痛泵内。将注射用美洛西林舒巴坦 2g 溶于 0.9% 氯化钠注射液100ml 中。镇痛泵液体以 2.5ml/h 的速度泵出，美洛西林钠舒巴坦钠溶液以 60 滴 / 分钟流出，同时进入双通道输液管中，未见到白色结晶。但是将镇痛泵配伍溶液放置 24 小时后，与新鲜配制的美洛西林钠舒巴坦钠溶液在双通道输液管混合，输液管中立即出现白色结晶。为明确输液管里如何发生配伍禁忌，将镇痛泵里的药品溶液分别与美洛西林舒巴坦混合：取哌替啶注射液 200mg、注射用氢溴酸高乌甲素 24mg，注射用丙帕他莫 3g分别溶解于 0.9% 氯化钠注射液 100ml 中。分别取上述 3 种溶液 2ml 与美洛西林钠舒巴坦钠溶液 2ml 在试管中混合，结果发现哌替啶注射液试管中出现了白色浑浊。提示在临床和实验条件下，哌替啶与注射用美洛西林钠舒巴坦钠混合存在配伍禁忌。

【临床建议】配伍禁忌

泮托拉唑 + 阿米卡星（pantoprazole+amikacin）

【临床证据】杨艺婷[1]在临床工作中发现，注射用泮托拉唑钠（40mg溶于 0.9% 氯化钠注射液 100ml 中）静脉输注完毕，在同一输液管路继续输注硫酸阿米卡星注射液（0.2g 溶于 5% 葡萄糖注射液 250ml 中）时，莫菲氏滴管内液体出现乳白色浑浊。随后进行了验证实验：取 2ml 硫酸阿米卡星注射液直接与泮托拉唑钠 40mg 注射液混合后，立即发现混合液中出现白色泡沫，3 秒后发现乳白色浑浊物。临床观察和实验结果提示两药在上述条件下混合存在配伍禁忌。

【临床建议】配伍禁忌

泮托拉唑 + 阿奇霉素（pantoprazole+azithromycin）

【临床证据】陈月芬等[1]在临床工作中输注泮托拉唑钠（40mg 溶于 0.9% 氯化钠注射液 100ml 中）完毕后，接续输注乳酸阿奇霉素（0.25g 溶于 0.9% 氯化钠注射液 250ml 中），当阿奇霉素输液与莫菲氏滴管中残余的泮托拉唑钠溶液接触混合时，输液管内液体出现乳白色浑浊和絮状物。立即停止输液，更换输液器，患者未发生不良反应。作者随后进行了实验验证：将注射用泮托拉唑钠（大连美罗大药厂，40mg/ 支）40mg 溶于 0.9% 氯化钠注射液 2ml 中，将乳糖阿奇霉素（东北制药集团沈阳第一制药，0.25g/ 支）溶于 0.9% 氯化钠注射液 2ml 中。将上述两种溶液直接混合后，配伍溶液立即变为乳白色，静置 30 分钟后乳白色浑浊和絮状物不消失。提示在临床和实验条件下，注射用泮托拉唑钠与乳酸阿奇霉素的氯化钠稀释溶液混合存在配伍禁忌。

【临床建议】配伍禁忌

泮托拉唑 + 阿柔比星（pantoprazole+aclarubicin）

【临床证据】赵薇等[1]在临床工作中输注泮托拉唑钠溶液（40mg 溶于 0.9% 氯化钠注射液 100ml 中）完毕后，接续输注盐酸阿柔比星溶液（20mg 溶于 0.9% 氯化钠注射液 250ml 中）。当两种输液在莫菲氏滴管内接触混合时，滴管内液体出现黄色浑浊。立即停止输液，报告医生，更换输液管，患者未出现不良反应。作者随后进行了实验验证：将注射用泮托拉唑钠（扬子江药业）40mg 溶于 0.9% 氯化钠注射液 100ml 中，将注射用盐酸阿柔比星（深圳万乐药业）20mg 溶于 0.9% 氯化钠注射液 250ml 中，分别抽取两种溶液各 10ml 在一次性注射器内混合，溶液立即呈淡黄色浑浊状。提示在临床和实验条件下，注射用泮托拉唑钠与注射用盐酸阿柔比星的氯化钠稀释溶液混合存在配伍禁忌。

【临床建议】配伍禁忌

泮托拉唑 + 氨曲南（pantoprazole+aztreonam）

【临床证据】吴玲艳等[1]在临床工作中发现，在静脉滴注注射用氨曲南时，遵医嘱经同一输液通路静推泮托拉唑钠时，在输液器头皮针内出现乳白色浑浊现象，放置 24 小时后颜色不变。临床观察提示两药在临床条件下混合存在配伍禁忌。

【临床建议】配伍禁忌

泮托拉唑 + 氨溴索（pantoprazole+ambroxol）

【临床证据】商江丽等[1]在临床工作中发现，当泮托拉唑注射液静脉输注完毕后，经同一输液通路继续输注盐酸氨溴索时，两者在输液管内混合数秒钟内，整个输液管道出现大量的白色絮状物。随后进行了验证实验：将泮托拉唑 40mg 用灭菌注射用水 10ml 稀释后，取泮托拉唑溶液和盐酸氨溴索注射液原液（2ml ： 15mg）各 0.1ml 直接混合后，立即出现乳白色絮状物，振荡后不消失。临床观察和实验结果提示两药在上述条件下混合存在配伍禁忌。

【临床建议】配伍禁忌

泮托拉唑 + 昂丹司琼（pantoprazole+ondansetron）

【临床证据】邵萍[1]在临床工作发现，当静脉注射泮托拉唑钠溶液接触到盐酸昂丹司琼注射液时，在莫菲氏滴管中会出现白色絮状物，输液管中出现浑浊现象。作者随后进行了实验验证：将注射用泮托拉唑钠 80mg 溶于 0.9% 氯化钠注射用 10ml 中，取泮托拉唑钠溶液 2ml 直接与盐酸昂丹司琼注射液 2ml 混合，配伍溶液随即出现白色浑浊现象，静置 24 小时无变化，提示在临床和实验条件下，泮托拉唑钠溶液和盐酸昂丹司琼注射液混合存在配伍禁忌。

【临床建议】配伍禁忌

泮托拉唑 + 白眉蛇毒血凝酶（pantoprazole+hemocoagulase）

【临床证据】赵娜[1]在临床工作中输注泮托拉唑钠溶液（80mg 溶于 0.9% 氯化钠注射液 100ml 中）过程中，将白眉蛇毒血凝酶溶液（1KU 溶于 0.9% 氯化钠注射液 2ml）经莫菲氏滴管内输注，当两种输液在莫菲氏滴管内接触混合时，混合溶液迅速变成乳白色浑浊液体。立即停止输液，更换输液器，患者未发生输液反应。作者随后进行了实验验证：将两种注射用冻干粉针分别用 0.9% 氯化钠注射液 2ml 溶解后，直接在同一容器内混合，混合溶液立即变为乳白色，静置一段时间没有变化。提示在临床和实验条件下，注射用泮托拉唑钠与注射用白眉蛇毒血凝酶的氯化钠稀释溶液混合存在配伍禁忌。

【临床建议】配伍禁忌

泮托拉唑 + 刺五加（pantoprazole+ciwujia）

【临床证据】闫国英等[1]考察了注射用泮托拉唑钠与刺五加注射液配伍的稳定性。在静配中心水平层流台，按照医嘱配制注射用泮托拉唑钠输液（40mg 溶于 0.9% 氯化钠注射液 100ml 中），取 5ml 与 5ml 刺五加注射液（100ml）充分混合，在 0~6 小时内观察配伍溶液的外观性状，检测pH 和不溶性微粒数变化。结果发现泮托拉唑钠与刺五加注射液配伍后颜色明显改变；pH 明显降低（$P < 0.05$）；不溶性微粒数部分超出《中国药典》规定。提示在实验条件下泮托拉唑钠与刺五加注射液混合存在配伍禁忌，接续滴注需要严格冲洗输液管路。

【临床建议】配伍禁忌

泮托拉唑 + 丹参川芎嗪（pantoprazole+danshen chuanxiongqin）

【临床证据】闫国英等[1]考察了注射用泮托拉唑钠与丹参川芎嗪注射液配伍的稳定性。在静配中心水平层流台，按照医嘱配制注射用泮托拉唑钠输液（40mg 溶于 0.9% 氯化钠注射液 100ml 中）和丹参川芎嗪输液（稀释于 0.9% 氯化钠注射液 250ml 中）。取上述两种输液各 5ml 充分混合，在 0~6 小时内观察配伍溶液的外观性状，检测 pH 和不溶性微粒数变化。结果发现，泮托拉唑钠与丹参川芎嗪注射液配伍后颜色明显改变，pH 明显降低（$P < 0.05$），不溶性微粒数部分超出《中国药典》规定。提示在实验条件下泮托拉唑钠与丹参川芎嗪注射液混合存在配伍禁忌，接续滴注需要严格冲洗输液管路。

【临床建议】配伍禁忌

泮托拉唑 + 丹参多酚酸盐（pantoprazole+salvianolate）

【临床证据】闫国英等[1]考察了注射用泮托拉唑钠与注射用丹参多酚酸盐配伍的稳定性。在静配中心水平层流台，按照医嘱配制注射用泮托拉唑钠输液（40mg 溶于 0.9% 氯化钠注射液 100ml 中）和丹参多酚酸盐输液（溶于 0.9% 氯化钠注射液 250ml 中）。各取上述两种输液 5ml 充分混合，在 0~6 小时内观察配伍溶液的外观性状，检测 pH 和不溶性微粒数变化。结果发现泮托拉唑钠与注射用丹参多酚酸盐注射液配伍后颜色明显改变，pH 明显降低（$P < 0.05$），不溶性微粒数部分超出《中国药典》规定。提示在实验条件下泮托拉唑钠与丹参多酚酸盐的氯化钠输液混合存在配伍禁忌，接续滴注需要严格冲洗输液管路。

【临床建议】配伍禁忌

泮托拉唑 + 丹参酮ⅡA（pantoprazole+tanshinone ⅡA）

【临床证据】闫国英等[1]考察了注射用泮托拉唑钠与丹参酮ⅡA注射液配伍的稳定性。在静配中心水平层流台，按照医嘱配制注射用泮托拉唑钠输液（40mg溶于0.9%氯化钠注射液100ml中）和丹参酮ⅡA输液（稀释于0.9%氯化钠注射液250ml中）。取上述两种输液各5ml充分混合，在0~6小时内观察配伍溶液的外观性状，检测pH和不溶性微粒数变化。结果发现泮托拉唑钠与丹参酮ⅡA注射液配伍后颜色明显改变，pH明显降低（$P < 0.05$），不溶性微粒数部分超出《中国药典》规定。提示在实验条件下泮托拉唑钠与丹参酮ⅡA注射液混合存在配伍禁忌，接续滴注需要严格冲洗输液管路。

【临床建议】配伍禁忌

泮托拉唑 + 灯盏花素（pantoprazole+breviscapine）

【临床证据】闫国英等[1]考察了注射用泮托拉唑钠与注射用灯盏花素输液配伍的稳定性。在静配中心水平层流台，按照医嘱配制注射用泮托拉唑钠输液（40mg溶于0.9%氯化钠注射液100ml中）和灯盏花素输液（溶于0.9%氯化钠注射液250ml中）。取上述两种输液各5ml充分混合，在0~6小时内观察配伍溶液的外观性状，检测pH和不溶性微粒数变化。结果发现泮托拉唑钠与注射用灯盏花素输液配伍后颜色明显改变，pH明显降低（$P < 0.05$），不溶性微粒数部分超出《中国药典》规定。提示在实验条件下泮托拉唑钠与灯盏花素输液混合存在配伍禁忌，接续滴注需要严格冲洗输液管路。

【临床建议】配伍禁忌

泮托拉唑 + 多巴胺（pantoprazole+dopamine）

【临床证据】王秀宝等[1]在临床工作中持续静脉泵入（2.5ml/h）泮托拉唑钠注射溶液（160mg溶于0.9%氯化钠注射液50ml中）。患者同时伴有血容量不足，出现低血压，持续静脉泵入（5ml/h）多巴胺注射液（100mg溶于0.9%氯化钠注射液40ml中）。将两种液体经同一管腔静脉泵入，混合溶液没有立刻出现白色浑浊，但是1小时后管腔内可见白色沉淀物，回抽液体发现管腔已堵。作者随后进行了实验验证：抽取多巴胺注射液2ml（20mg）注入泮托拉唑钠瓶内直接混合，开始时溶液呈透明状，20分钟后瓶内出现白色沉淀物，放置3小时后瓶内白色沉淀物未消失，甚至出现黄色结晶物。提示在临床和实验条件下注射用泮托拉唑钠的氯化钠稀释溶液与多巴胺注射液混合存在配伍禁忌。

【临床建议】配伍禁忌

泮托拉唑 + 二乙酰氨乙酸乙二胺

（pantoprazole+Ethylenediamine Diaceturate）

【临床证据】胡雪梅[1]在临床工作中输注泮托拉唑钠溶液（80mg 溶于 0.9% 氯化钠注射液 100ml 中）完毕后，接续输注二乙酰氨乙酸乙二胺注射液 100ml，当滴入的微量二乙酰氨乙酸乙二胺注射液在莫菲氏滴管内与残留的泮托拉唑钠溶液接触混合时，莫菲氏滴管内立即出现白色浑浊。停止输液，更换输液器，患者未发生不良反应。作者随后进行了实验验证：将注射用泮托拉唑钠 80mg 溶于 0.9% 氯化钠注射液 100ml 中，用 10ml 注射器抽取 5ml 与二乙酰氨乙酸乙二胺注射液 1ml 直接混合，注射器内立即出现白色浑浊，静置 24 小时后出现颗粒状白色沉淀。提示在临床和实验条件下注射用泮托拉唑钠的氯化钠稀释溶液与二乙酰氨乙酸乙二胺注射液混合存在配伍禁忌。

【临床建议】配伍禁忌

泮托拉唑 + 复方氨基酸

（pantoprazole+compound amino acid）

【临床证据】张娇等[1]在临床工作中输注泮托拉唑钠（扬子江药业，40mg 溶于 0.9% 氯化钠注射用 100ml 中）完毕后，接续输注 5% 复方氨基酸（18AA）500ml，当两种药液在莫菲氏滴管中接触混合时，滴管内液体瞬间出现乳白色浑浊。立即更换输液管及液体，患者未出现不良反应。作者随后进行了实验验证：将注射用泮托拉唑钠 40mg 溶于 0.9% 氯化钠注射液 100ml 中，用一次性注射器抽取 20ml 直接注入 5% 复方氨基酸（18AA）瓶中，瓶内液体立即出现乳白色浑浊，反复实验，结果均出现相同现象。提示在临床和实验条件下注射用泮托拉唑钠的氯化钠稀释溶液与复方氨基酸混合存在配伍禁忌。

【临床建议】配伍禁忌

泮托拉唑 + 谷氨酸钠（pantoprazole+monosodium）

【临床证据】刘莎娜等[1]在临床工作中发现，当泮托拉唑静脉输注完毕后，经同一输液通路继续输注谷氨酸钠时，在输液管中混合 1 分钟后，整个输液管道有大量乳白色絮状物。随后进行了验证实验：将泮托拉唑 60mg 用灭菌注射用水 10ml 稀释后，取泮托拉唑溶液及谷氨酸钠溶液（每支 5.75g，20ml）各 0.1ml 直接混合后，立即出现乳白色絮状物，振荡后不消失。临床观察和实验结果提示两药在上述条件下混合存在配伍禁忌。

【临床建议】配伍禁忌

泮托拉唑 + 还原型谷胱甘肽
（pantoprazole+reduced glutathione）

【临床证据】黄君颖等[1]在临床工作中输注泮托拉唑钠注射溶液（80mg溶于0.9%氯化钠注射液100ml中）完毕后，接续输注还原型谷胱甘肽溶液（2.4g溶于0.9%氯化钠注射液100ml中）。当滴入的微量还原型谷胱甘肽溶液与莫菲氏滴管内残留的泮托拉唑钠注射液接触混合时，莫菲氏滴管内液体出现白色浑浊。立即停止输液，更换输液器，患者未出现不良反应。作者随后进行了实验验证：将注射用泮托拉唑钠（大连美罗）40mg溶于0.9%氯化钠注射液5ml，将注射用还原型谷胱甘肽（重庆药友制药）2.4g溶于0.9%氯化钠注射液5ml，然后将两种稀释溶液直接混合，配伍溶液立即出现白色浑浊，放置24小时后无改变。提示在临床和实验条件下注射用泮托拉唑钠与还原型谷胱甘肽的氯化钠稀释溶液混合存在配伍禁忌。

【临床建议】配伍禁忌

泮托拉唑 + 环丙沙星（pantoprazole+ciprofloxacin）

【临床证据】张久星等[1]在临床工作中发现，护士静脉滴注注射用泮托拉唑（扬子江药业集团，40mg溶于0.9%氯化钠注射液100ml中），输注完毕后接续输注乳酸环丙沙星氯化钠注射液（拜耳医药，100ml∶0.2g），两种液体在莫菲氏滴管内混合时，莫菲氏滴管内立刻出现白色浑浊絮状物，立即停止静脉滴注，患者无不适反应。提示注射用泮托拉唑稀释液与环丙沙星氯化钠注射液在上述条件下混合存在配伍禁忌。

【临床建议】配伍禁忌

泮托拉唑 + 甲硝唑磷酸二钠
（pantoprazole+metronidazole disodium hydrogen phosphate）

【临床证据】远姗[1]在临床输液过程中发现，用配制甲硝唑磷酸二钠的注射器（20ml）再配制泮托拉唑时，注射器中液体由无色透明变为淡粉色。随后进行了验证实验：将甲硝唑磷酸二钠溶于5ml 0.9%氯化钠注射液，将泮托拉唑溶于5ml 0.9%氯化钠注射液中，然后各取1ml直接混合后，混合液立即变为浅粉色，加热2分钟后液体无变化，放置1小时后液体变成红色。临床观察和实验结果提示两药在上述条件下混合存在配伍禁忌。

【临床建议】配伍禁忌

泮托拉唑 + 甲氧氯普胺（pantoprazole+metoclopramide）

【临床证据】吴修慧等[1]在临床工作中发现，遵医嘱给予泮托拉唑钠和甲氧氯普胺静脉推注，当推注完泮托拉唑溶液（80mg 溶于 0.9%氯化钠 10ml 中）再用同一注射器中推注甲氧氯普胺（10mg）时，发现注射器内即刻出现乳白色浑浊物。随后进行了配伍研究：将注射用泮托拉唑钠 80mg 冻干粉针用 0.9%氯化钠注射液 10ml 溶解，再取溶解好的泮托拉唑钠各 2ml，与甲氧氯普胺 2ml 在试管内直接混合，试管内立即出现乳白色浑浊。朱静[2]在临床静脉输注泮托拉唑注射液时，遵医嘱给予盐酸甲氧氯普胺 10mg 滴斗内注入，莫菲氏滴管内立即出现白色浑浊。随后取泮托拉唑（山西威奇达光明制药，60mg 溶于 5ml 0.9%氯化钠注射液中）1ml 与盐酸甲氧氯普胺混合后，液体立即变成白色浑浊，静置 5 分钟后液体无变化。陆娟等[3]在临床工作中发现，泮托拉唑溶液与盐酸甲氧氯普胺注射液混合后会出现白色浑浊，振荡后不消失。随后作者进行了实验验证：将注射用泮托拉唑钠 1 支（40mg）溶于 0.9%氯化钠注射液 4ml 中，溶液呈无色透明状。取 1ml 泮托拉唑溶液注入无菌试管内，与 1ml 盐酸甲氧氯普胺注射液直接混合，试管内迅速出现白色浑浊，振荡后不消失。提示在临床和实验条件下，泮托拉唑溶液与盐酸甲氧氯普胺注射液混合存在配伍禁忌。

【临床建议】配伍禁忌

泮托拉唑 + 克林霉素（pantoprazole+clindamycin）

【临床证据】尹军花[1]在临床输液过程中发现，泮托拉唑钠静脉输注完毕，在同一输液管路中继续输注博士多他（盐酸克林霉素）时，泮托拉唑与盐酸克林霉素接触后在输液器莫菲氏滴管内出现乳白色浑浊物。随后进行了验证实验：取同一批号的泮托拉唑钠 40mg 溶于 100ml 0.9%的氯化钠注射液中，取 5ml 配好的泮托拉唑溶液和盐酸克林霉素在注射器内直接混合后，混合液立即变成乳白色，振荡后不消失。临床观察和实验结果提示两药在上述条件下混合存在配伍禁忌。

【临床建议】配伍禁忌

泮托拉唑 + 氯化钾（pantoprazole+potassium chloride）

【临床证据】陈秋华等[1]在临床工作中发现，在静脉输注氯化钾注射液后，再直接输注泮托拉唑注射液，两种输液在莫菲氏滴管内接触混合时，溶液立即出现白色浑浊，如牛奶状。作者随后进行了实验验证：将注射用泮托拉唑（天津药业）40mg 溶于 0.9%氯化钠注射液 5ml 中，将氯化钾注射液（济南利民制药）15ml 稀释于 0.9%氯化钠注射液 5ml 中。用一次性注射器抽取少量上述稀释溶液直接混合，配伍溶液立即出现白色浑浊。提示在临床和实验条件下，注射用泮托拉唑的氯化钠稀释溶液与氯化钾稀释溶液混合存在配伍禁忌。

【临床建议】配伍禁忌

泮托拉唑 + 培氟沙星（pantoprazole+pefloxacin）

【临床证据】尹军花[1]在临床输液过程中发现，泮托拉唑钠静脉输注完毕，在同一输液管路中继续输注甲磺酸培氟沙星时，泮托拉唑与甲磺酸培氟沙星接触后输液器莫菲氏滴管内出现乳白色浑浊物。随后进行了验证实验：取同一批号的泮托拉唑钠 40mg 溶于 100ml 0.9% 氯化钠注射液中，取 5ml 配好的泮托拉唑溶液和甲磺酸培氟沙星在注射器内直接混合后，混合液立即变成乳白色，振荡后不消失。临床观察和实验结果提示两药在上述条件下混合存在配伍禁忌。

【临床建议】配伍禁忌

泮托拉唑 + 葡萄糖（pantoprazole+dextrose）

【临床证据】朱婷[1]在临床工作中发现泮托拉唑和 10% 葡萄糖注射液存在配伍禁忌。随后进行实验验证：用 20ml 注射器抽取 10% 葡萄糖注射液 5ml 注射到泮托拉唑瓶内溶解后，再抽取溶解好的泮托拉唑注入 10% 葡萄糖注射液 500ml 中，15~20 分钟后液体变成黄色。而同样的方法将泮托拉唑溶解于 0.9% 氯化钠注射液中为无色澄清液体。临床观察和实验结果提示两药在上述条件下混合存在配伍禁忌。[编者注：泮托拉唑钠（双鹤药业）的药品说明书中明确提出"临用前将 10ml 0.9% 氯化钠注射液注入冻干粉小瓶内，将溶解后的药液加入 0.9% 氯化钠注射液 100~250ml 中稀释后供静脉滴注……禁止用其他溶剂或其他药物溶液溶解和稀释"。]

【临床建议】配伍禁忌

泮托拉唑 + 葡萄糖酸钙（pantoprazole+calcium gluconate）

【临床证据】吴修慧等[1]研究了泮托拉唑钠和葡萄糖酸钙配伍的相容性。将注射用泮托拉唑钠 80mg（冻干粉针）溶于 0.9% 氯化钠注射液 10ml 中，取溶解好的泮托拉唑钠 2ml 与 2ml 葡萄糖酸钙在试管内直接混合后，试管内立即出现乳白色的浑浊。混合物放置 30 分钟后试管内乳白色的浑浊物逐渐转为锈黄色并逐渐变深，但无絮状物出现。结果提示两药在上述实验条件下混合存在配伍禁忌。

【临床建议】配伍禁忌

泮托拉唑 + 普萘洛尔（pantoprazole+propranolol）

【临床证据】尹军花[1]在临床输液过程中发现，泮托拉唑钠静脉输注完毕，在同一输液管路中继续输注心先胺（普萘洛尔）时，泮托拉唑与

P

心先胺（普萘洛尔）接触后在输液器莫菲氏滴管内出现乳白色浑浊物。随后进行了验证实验：取同一批号的泮托拉唑钠 40mg 溶于 100ml 0.9% 氯化钠注射液中，取 5ml 配好的泮托拉唑溶液和心先胺（普萘洛尔）在注射器内直接混合后，混合液立即变成乳白色，振荡后不消失。临床观察和实验结果提示两药在上述条件下混合存在配伍禁忌。

【临床建议】配伍禁忌

泮托拉唑 + 蛇毒血凝酶（pantoprazole+hemocoagulase）

【临床证据】王慧娟[1] 在临床遵医嘱给予注射用泮托拉唑钠 80mg（溶于 0.9% 氯化钠注射液 4ml 中）静脉推注后，然后经同一通路给予注射用蛇毒血凝酶（1KU 溶于 0.9% 氯化钠注射液 2ml 中）静脉推注，发现两种液体接触处迅速出现乳白色浑浊。随后进行了验证实验：分别取两种稀释后的药液 2ml 在同一容器内混合，混合液立即变为乳白色。临床观察和实验结果提示两药在上述条件下混合存在配伍禁忌。

【临床建议】配伍禁忌

泮托拉唑 + 肾上腺素（pantoprazole+epinephrine）

【临床证据】吴修慧等[1] 研究了泮托拉唑钠和肾上腺素配伍的相容性。将注射用泮托拉唑钠 80mg（冻干粉针）溶于 0.9% 氯化钠注射液 10ml 中，取溶解好的泮托拉唑钠 2ml 与 0.1% 盐酸肾上腺素 2ml 在试管内直接混合后，试管内立即出现乳白色浑浊。混合物放置 30 分钟后仍保持乳白色浑浊。结果提示两药在上述实验条件下混合存在配伍禁忌。

【临床建议】配伍禁忌

泮托拉唑 + 舒肝宁（pantoprazole+shuganning）

【临床证据】闫国英等[1] 考察了注射用泮托拉唑钠与舒肝宁注射液配伍的稳定性。在静配中心水平层流台，按照医嘱配制注射用泮托拉唑钠输液（40mg 溶于 0.9% 氯化钠注射液 100ml 中）和舒肝宁输液（稀释于 5% 葡萄糖注射液 250ml 中）。各取上述两种输液 5ml 充分混合，在 0~6 小时内观察配伍溶液的外观性状，检测 pH 和不溶性微粒数变化。结果发现泮托拉唑钠与舒肝宁注射液配伍后颜色明显改变，pH 明显降低（$P < 0.05$），不溶性微粒数部分超出《中国药典》规定。提示在实验条件下泮托拉唑钠与舒肝宁输液混合存在配伍禁忌，接续滴注需要严格冲洗输液管路。

【临床建议】配伍禁忌

泮托拉唑 + 水溶性维生素（pantoprazole+watersoluble vitamin）

【临床证据】尹军花[1] 在临床输液过程中发现，泮托拉唑钠静脉输注完毕，在同一输液管路中继续输注水溶性维生素（欣维）时，泮托拉唑与水溶性维生素（欣维）接触后在输液器莫菲氏滴管内出现乳白色浑浊物。随后进行了验证实验：取同一批号的泮托拉唑钠 40mg 溶于 100ml 0.9% 氯化钠注射液中，取 5ml 配好的泮托拉唑溶液和水溶性维生素（欣维）在注射器内直接混合后，混合液立即变成乳白色，振荡后不消失。临床观察和实验结果提示两药在上述条件下混合存在配伍禁忌。

【临床建议】配伍禁忌

泮托拉唑 + 碳酸氢钠（pantoprazole+sodium bicarbonate）

【临床证据】李顺爱[1]在临床工作中发现，泮托拉唑 40mg（溶于 0.9% 氯化钠注射液 100ml 中）输注完毕，在同一输液管路继续输注碳酸氢钠注射液时，发现输液管中出现白色絮状物浑浊。周静等[2]同样在临床中发现，静脉滴注碳酸氢钠时，在同一头皮针内静脉注射泮托拉唑钠时，头皮针内的药液出现白色絮状物现象，放置 24 小时后颜色不变。临床观察结果提示两药在临床条件下混合存在配伍禁忌。

【临床建议】配伍禁忌

泮托拉唑 + 酮咯酸氨丁三醇
（pantoprazole+ketorolac tromethamine）

【临床证据】邢力丹等[1]在临床工作中输注酮咯酸氨丁三醇溶液（30mg 溶于 0.9% 氯化钠注射液 100ml 中）完毕后，接续输注泮托拉唑钠溶液（80mg 溶于 0.9% 氯化钠注射液 250ml 中），当两种输液在莫菲氏滴管中接触混合时，莫菲氏滴管及输液管内颜色稍有改变，出现白色絮状物。立即停止输液，更换输液器及液体，患者未出现不良反应。作者随后进行了实验验证：将注射用酮咯酸氨丁三醇（四川美大康佳乐药业）30mg 溶于 0.9% 氯化钠注射液 20ml 中，将注射用泮托拉唑（河北智同生物制药）80mg 溶于 0.9% 氯化钠注射液 20ml 中，两种溶液均为无色透明液体。用一次性注射器抽取上述两种溶液各 5ml 直接混合，混合溶液立即出现白色絮状物，静置 30 分钟后絮状物不消退，重复多次，或更换两者顺序抽取，反应一致。提示在临床和实验条件下注射用酮咯酸氨丁三醇与注射用泮托拉唑的氯化钠稀释溶液混合存在配伍禁忌。

【临床建议】配伍禁忌

泮托拉唑 + 托烷司琼（pantoprazole+tropisetron）

【临床证据】刘美琴等[1]在临床工作中输注 0.9% 氯化钠注射液 100ml，经输液器的莫菲氏滴管静脉注射泮托拉唑溶于（40mg 溶于 0.9% 氯化钠注射液 3ml 中）和盐酸托烷司琼溶液（4mg 溶于 0.9% 氯化钠注射

P

液 3ml 中），当两种注射液在莫菲氏滴管内接触混合时，莫菲氏滴管中即刻出现肉眼可见的乳白色浑浊液，立即停止输液，更换输液器，患者未发现不良反应。作者随后进行了实验验证：将注射用泮托拉唑 40mg 溶于 0.9% 氯化钠注射液 3ml 中，将注射用盐酸托烷司琼 4mg 溶于 0.9% 氯化钠注射液 3ml 中，两种稀释液澄清透明。用 10ml 注射器抽取上述两种稀释液各 2ml 直接混合，注射器内液体立刻出现乳白色浑浊和小片絮状物，10 分钟后振荡乳白色浑浊和小片絮状物不消退。提示在临床和实验条件下，注射用泮托拉唑钠与注射用盐酸托烷司琼的氯化钠溶液混合存在配伍禁忌。

【临床建议】配伍禁忌

泮托拉唑 + 万古霉素（pantoprazole+vancomycin）

【临床证据】侯黎黎[1]在临床工作中输注泮托拉唑钠溶液（南京长澳制药，40mg 溶于 0.9% 氯化钠注射液 100ml 中）完毕后，接续输注盐酸万古霉素（辉瑞制药，500mg 溶于 0.9% 氯化钠注射液 100ml 中）。当万古霉素注射液在莫菲氏滴管中与残留的泮托拉唑钠注射液接触混合时，输液管内液体出现乳白色浑浊。立即停止输液，更换输液器，患者未发生不良反应。提示在临床条件下，注射用泮托拉唑钠与注射用盐酸万古霉素的氯化钠稀释溶液混合存在配伍禁忌。

【临床建议】配伍禁忌

泮托拉唑 + 维生素 B_6（pantoprazole+vitamin B_6）

【临床证据】王小红[1]在临床工作中发现，在静脉输注泮托拉唑钠（沈阳东宇药业，40mg 溶于 0.9% 氯化钠注射液 100ml 中）时，遵医嘱给予维生素 B_6（南京金陵药业，50mg）经"小壶"（滴斗）注入，莫菲氏滴管内液体立即变成橙色。为进一步验证此现象进行了实验：将同一批号的泮托拉唑钠 40mg 溶于 10ml 0.9% 氯化钠注射液，与维生素 B_6 50mg 直接混合，混合液立即变成橙色，静置 30 分钟后变为红棕色。王春玲[2]在临床输液过程中也发现，泮托拉唑钠和维生素 B_6 两种药物配伍后，混合液会变成黄色。临床观察和实验结果提示两药在上述条件下混合存在配伍禁忌。

【临床建议】配伍禁忌

泮托拉唑 + 维生素 C（pantoprazole+vitamin C）

【临床证据】王素娟[1]在临床配制泮托拉唑 40mg+ 维生素 C2g 溶于 0.9% 氯化钠注射液 250ml 中输液时，当用同一注射器抽取维生素 C 注射液与泮托拉唑钠混合时，立即发生反应，产生乳白色浑浊。立即报告医生，取消这一医嘱。作者随后进行了实验验证：将注射用泮托拉唑40mg溶于0.9%氯化钠注射液10ml中，将维生素C 2g溶于0.9%氯化钠注射液10ml中，然后将上述两组液体按不同体积比混合，发现所有配伍溶液都立刻变成乳白色浑浊液体，并伴有许多白色絮状物，放置24小时后白色絮状物发生沉淀。提示临床和实验条件下，泮托拉唑钠溶液与维生素C溶液混合存在配伍禁忌。

【临床建议】配伍禁忌

泮托拉唑 + 银杏达莫

（pantoprazole+ginkgo leaf extract and dipyridamole）

【临床证据】徐明花[1]在临床工作中发现，静脉滴注泮托拉唑钠完毕后更换银杏达莫注射液，在莫菲氏滴管中出现黄绿色澄清液体，立即停止输液，更换输液器，重新输注，患者未发生输液反应。作者随后进行了实验验证：将银杏达莫注射液25ml稀释于0.9%氯化钠注射液500ml中，将注射用泮托拉唑钠40mg溶于0.9%氯化钠注射液100ml中，分别抽取上述两种输液各1ml直接混合，混合溶液立即出现颜色改变，呈黄绿色澄清液体，放置5分钟无改变。认为两种输液混合存在配伍禁忌。闫国英等[2]考察了注射用泮托拉唑钠与银杏达莫注射液配伍的稳定性。在静配中心水平层流台，按照医嘱配制注射用泮托拉唑钠输液（40mg溶于0.9%氯化钠注射液100ml中）和银杏达莫注射液（稀释于0.9%氯化钠注射液250ml中）。取上述两种输液各5ml充分混合，在0~6小时内观察配伍溶液的外观性状，检测pH和不溶性微粒数变化。结果发现泮托拉唑钠与银杏达莫注射液配伍后颜色明显改变，pH明显降低（$P < 0.05$），不溶性微粒数部分超出《中国药典》规定。提示在实验条件下泮托拉唑钠与银杏达莫注射液混合存在配伍禁忌，接续滴注需要严格冲洗输液管路。

【临床建议】配伍禁忌

泮托拉唑 + 银杏叶提取物

（pantoprazole+ginkgo biloba extract）

【临床证据】闫国英[1]等考察了注射用泮托拉唑钠与银杏叶提取物注射液配伍的稳定性。在静配中心水平层流台，按照医嘱配制注射用泮托拉唑钠输液（40mg溶于0.9%氯化钠注射液100ml中）和银杏叶提取物注射液（稀释于0.9%氯化钠注射液250ml中）。各取上述两种输液5ml充分混合，在0~6小时内观察配伍溶液的外观性状，检测pH和不溶性微粒数变化。结果发现泮托拉唑钠与银杏叶提取物注射液配伍后颜色明显改变，pH明显降低（$P < 0.05$），不溶性微粒数部分超出《中国药典》规定。

P

提示在实验条件下泮托拉唑钠与银杏叶提取物注射液混合存在配伍禁忌，接续滴注需要严格冲洗输液管路。

【临床建议】配伍禁忌

泮托拉唑 + 胸腺肽（pantoprazole+thymopeptide）

【临床证据】薛文华等[1]在临床工作中发现，在静脉输注胸腺肽（160mg 溶于 0.9% 氯化钠注射液 100ml 中）时，遵医嘱常规消毒莫菲氏滴管后，经"小壶"（滴斗）注入泮托拉唑钠时，输液器莫菲氏滴管内出现乳白色浑浊。随后进行了验证实验：将注射用泮托拉唑钠及注射用胸腺肽分别溶于 5ml 0.9% 氯化钠注射液中，各取 1ml 直接混合后，注射器内的混合液出现乳白色浑浊，无絮状物及结晶，静置 1 小时后液体变为微黄色，内有沉淀物。pH 是影响泮托拉唑钠稳定性的主要因素，泮托拉唑钠保持稳定的 pH 应为 9.5~11.0，其在酸性环境中不稳定，易分解，导致出现变色，产生短纤维状物。胸腺肽 pH 为 6.0~7.5，泮托拉唑在此环境下不稳定。临床观察和实验结果提示两药在上述条件下混合存在配伍禁忌。

【临床建议】配伍禁忌

泮托拉唑 + 溴己新（pantoprazole+bromhexine）

【临床证据】楚晓霞[1]在临床工作中发现，在给予注射用泮托拉唑钠 80mg（溶于 0.9% 氯化钠注射液中）静脉滴注，遵医嘱在同一静脉通路中给予盐酸溴己新 40mg（溶于 0.9% 氯化钠注射液 20ml 中）静脉推注时，两种药液混合处出现白色浑浊现象。随后进行实验验证：将泮托拉唑钠 80mg 和盐酸溴己新 40mg 分别用无菌注射用水 10ml 稀释，两溶液均无色透明，然后分别取 0.1ml 直接混合后，出现白色浑浊，静置 8 小时后出现褐色颗粒状沉淀，24 小时后沉淀未溶解。临床观察和实验结果提示两药在上述条件下混合存在配伍禁忌。

【临床建议】配伍禁忌

泮托拉唑 + 转化糖电解质
（pantoprazole+electrolyte invert sugar）

【临床证据】王芝珊[1]在临床工作中发现，在静脉滴注转化糖电解质注射液时，经同一输液通路给予注射用泮托拉唑钠推注时，输液器头皮针内药液呈现乳白色浑浊现象，放置 24 小时后颜色不变。临床观察提示两药在临床条件下混合存在配伍禁忌。

【临床建议】配伍禁忌

泮托拉唑 + 左氧氟沙星（pantoprazole+levofloxacin）

【临床证据】伊丽萍[1]在临床输液中发现，当注射用泮托拉唑静脉输注完毕，在同一输液管路中继续输注乳酸左氧氟沙星时，输液管中液体呈乳白色。随后进行验证实验：按照临床应用实际配制方法，将注射用泮托拉唑 40mg 溶于 0.9% 氯化钠注射液 40ml 中，取乳酸左氧氟沙星 10ml 缓慢滴入泮托拉唑溶液，两药交界处迅速变成乳白色，静置 2~5 分钟后，出现乳白色浑浊物，重复多次均出现相同反应。梁斌等[2] 在临床输注左氧氟沙星氯化钠注射液时，通过小壶（莫菲氏滴管内）加入泮托拉唑溶液，发现莫菲氏滴管内淡黄色液体立即变为白色浑浊液体，内有白色颗粒状沉淀。作者随后进行了实验验证：抽取左氧氟沙星注射液和临床常用浓度的泮托拉唑输液各 10ml，直接在无菌试管内混合，发现配伍溶液立即出现白色浑浊，内有白色颗粒状悬浮物，振荡后不消失。提示临床和实验条件下，左氧氟沙星注射液和泮托拉唑输液混合存在配伍禁忌。

【临床建议】配伍禁忌

培氟沙星 + 美洛西林（pefloxacin+mezlocillin）

【临床证据】金美兰等[1] 在临床工作中发现，甲培新（甲磺酸培氟沙星，海南长安国际制药）静脉输注完毕后，在同一输液管路连续输注诺美（美洛西林，海南卫康药业）时，莫菲氏滴管内立刻出现乳白色浑浊液，输液管内出现白色絮状物。随后进行了验证实验：取甲磺酸培氟沙星 2ml（0.4g）和美洛西林 2ml（5.0g 溶于 0.9% 氯化钠注射液 250ml 中）在同一注射器内直接混合后，发现混合液立即变为乳白色浑浊液，放置 24 小时浑浊未消失。临床观察和实验结果提示两药在上述条件下混合存在配伍禁忌。

【临床建议】配伍禁忌

培氟沙星 + 头孢曲松（pefloxacin+ceftriaxone）

【临床证据】邢力丹等[1] 在临床工作中输注甲磺酸培氟沙星氯化钠溶液完毕后，接续输注注射用头孢曲松钠溶液（2g 溶于 0.9% 氯化钠注射液 250ml 中），当两种溶液在莫菲氏滴管中接触混合时，输液管内药液变浑浊，呈乳白色。立即停止输液，更换输液器，用 0.9% 氯化钠注射液冲管，继续输注头孢曲松溶液，患者未发生不良反应。作者随后进行了实验验证：按照临床应用实际配制方法，将注射用头孢曲松钠 2g 分别溶于 5%葡萄糖 250ml、10% 葡萄糖 250ml、5% 葡萄糖氯化钠 250ml 或 0.9% 氯化钠注射液 500ml 中。将甲磺酸培氟沙星氯化钠注射液与头孢曲松钠药液混合时，配伍溶液出现浑浊，呈乳白色。重复实验多次反应一致。提示在临床和实验条件下，甲磺酸培氟沙星氯化钠注射液与注射用头孢曲松钠溶液混合存在配伍禁忌。

【临床建议】配伍禁忌

培美曲塞 + 昂丹司琼（pemetrexed+ondansetron）

【临床证据】Trissel 等[1]考察了培美曲塞二钠和盐酸昂丹司琼在 Y 型输液管中配伍的相容性。培美曲塞二钠溶于 0.9% 氯化钠注射液中形成 20mg/ml 浓度，取培美曲塞二钠 5ml 与溶于 5% 葡萄糖或 0.9% 氯化钠中的 5ml 盐酸昂丹司琼（终浓度为 1mg/ml）混合 4 小时后，在普通荧光灯下观察物理方面的变化，没有明显变化的再通过高强度单向光源检测微粒和浊度，最后检测微粒大小和数量。结果发现，实验条件下培美曲塞二钠和盐酸昂丹司琼混合后立即出现轻微浑浊并形成微粒，4 小时后出现白色云状沉淀，提示两种药物混合存在配伍禁忌，要避免在同一容器或同一通路中混合使用。

【临床建议】配伍禁忌

培美曲塞 + 丙氯拉嗪（pemetrexed+prochlorperazine）

【临床证据】Trissel 等[1]考察了培美曲塞二钠和乙二磺酸丙氯拉嗪在 Y 型输液管中配伍的相容性。将培美曲塞二钠溶于 0.9% 氯化钠注射液中形成 20mg/ml 浓度，取培美曲塞二钠 5ml 与溶于 5% 葡萄糖或 0.9% 氯化钠中的 5ml 乙二磺酸丙氯拉嗪（终浓度为 0.5mg/ml）混合 4 小时后，在普通荧光灯下观察物理方面的变化，没有明显变化的再通过高强度单向光源检测微粒和浊度，最后检测微粒大小和数量。结果发现，实验条件下，培美曲塞二钠和乙二磺酸丙氯拉嗪混合后立即出现白色沉淀，提示两种药物混合存在配伍禁忌，要避免在同一容器或同一通路中混合使用。

【临床建议】配伍禁忌

培美曲塞 + 多巴酚丁胺（pemetrexed+dobutamine）

【临床证据】Trissel 等[1]考察了培美曲塞二钠和盐酸多巴酚丁胺在 Y 型输液管中配伍的相容性。培美曲塞二钠溶于 0.9% 氯化钠注射液中形成 20mg/ml 浓度，取培美曲塞二钠 5ml 与溶于 5% 葡萄糖或 0.9% 氯化钠中的 5ml 盐酸多巴酚丁胺（终浓度为 4mg/ml）混合 4 小时后，在普通荧光灯下观察物理方面的变化，没有明显变化的再通过高强度单向光源检测微粒和浊度，最后检测微粒大小和数量。结果发现，实验条件下培美曲塞二钠和盐酸多巴酚丁胺混合后立即出现白色云状沉淀和微粒。提示两种药物混合存在配伍禁忌，要避免在同一容器或同一通路中混合使用。

【临床建议】配伍禁忌

培美曲塞 + 多柔比星（pemetrexed+doxorubicin）

【临床证据】Trissel 等[1]考察了培美曲塞二钠和盐酸多柔比星在 Y

型输液管中配伍的相容性。培美曲塞二钠溶于 0.9% 氯化钠注射液中形成 20mg/ml 浓度，取培美曲塞二钠 5ml 与溶于 5% 葡萄糖或 0.9% 氯化钠中的 5ml 盐酸多柔比星（终浓度为 1mg/ml）混合 4 小时后，在普通荧光灯下观察物理方面的变化，没有明显变化的再通过高强度单向光源检测微粒和浊度，最后检测微粒大小和数量。结果发现，实验条件下，培美曲塞二钠和盐酸多柔比星混合后配伍溶液立即变为深红色。提示两种药物混合存在配伍禁忌，要避免在同一容器或同一通路中混合使用。

【临床建议】配伍禁忌

培美曲塞 + 多西环素（pemetrexed+doxycycline）

【临床证据】Trissel 等[1] 考察了培美曲塞二钠和盐酸多西环素在 Y 型输液管中配伍的相容性。培美曲塞二钠溶于 0.9% 氯化钠注射液中形成 20mg/ml 浓度，取培美曲塞二钠 5ml 与溶于 5% 葡萄糖或 0.9% 氯化钠中的 5ml 盐酸多西环素（终浓度为 1mg/ml）混合 4 小时后，在普通荧光灯下观察物理方面的变化，没有明显变化的再通过高强度单向光源检测微粒和浊度，最后检测微粒大小和数量。结果发现，实验条件下培美曲塞二钠和盐酸多西环素混合后立即出现白色云状沉淀，提示两种药物混合存在配伍禁忌，要避免在同一容器或同一通路中混合使用。

【临床建议】配伍禁忌

培美曲塞 + 氟哌利多（pemetrexed+droperidol）

【临床证据】Trissel 等[1] 考察了培美曲塞二钠和氟哌利多在 Y 型输液管中配伍的相容性。培美曲塞二钠溶于 0.9% 氯化钠注射液中形成 20mg/ml 浓度，取 5ml 与 5ml 氟哌利多（终浓度为 2.5mg/ml，未稀释的原液）混合 4 小时后，在普通荧光灯下观察物理方面的变化，没有明显变化的再通过高强度单向光源检测微粒和浊度，最后检测微粒大小和数量。结果发现，实验条件下培美曲塞二钠和氟哌利多混合后立即出现白色云状沉淀。提示两种药物混合存在配伍禁忌，要避免在同一容器或同一通路中混合使用。

【临床建议】配伍禁忌

培美曲塞 + 环丙沙星（pemetrexed+ciprofloxacin）

【临床证据】Trissel 等[1] 考察了培美曲塞二钠和环丙沙星在 Y 型输液管中配伍的相容性。培美曲塞二钠溶于 0.9% 氯化钠注射液中形成 20mg/ml 浓度，取培美曲塞二钠 5ml 与溶于 5% 葡萄糖或 0.9% 氯化钠中的 5ml 环丙沙星（终浓度为 2mg/ml）混合 4 小时后，在普通荧光灯下观察物理方面的变化，没有明显变化的再通过高强度单向光源检测微粒和浊度，最后检测微粒大小和数量。结果发现，实验条件下培美曲塞二钠和环丙沙星混合 4 小时后颜色轻微加深，提示两种药物混合存在配伍禁忌，要避免在同一容器或同一通路中混合使用。

【临床建议】配伍禁忌

培美曲塞 + 吉西他滨（pemetrexed+gemcitabine）

【临床证据】Trissel 等[1]考察了培美曲塞二钠和盐酸吉西他滨在 Y 型输液管中配伍的相容性。培美曲塞二钠溶于 0.9% 氯化钠注射液中形成 20mg/ml 浓度，取培美曲塞二钠 5ml 与溶于 5% 葡萄糖或 0.9% 氯化钠中的 5ml 盐酸吉西他滨（终浓度为 10mg/ml）混合 4 小时后，在普通荧光灯下观察物理方面的变化，没有明显变化的再通过高强度单向光源检测微粒和浊度，最后检测微粒大小和数量。结果发现，实验条件下培美曲塞二钠和盐酸吉西他滨混合后立即出现白色云状沉淀，提示两种药物混合存在配伍禁忌，要避免在同一容器或同一通路中混合使用。

【临床建议】配伍禁忌

培美曲塞 + 甲硝唑（pemetrexed+metronidazole）

【临床证据】Trissel 等[1]考察了培美曲塞二钠和甲硝唑在 Y 型输液管中配伍的相容性。将培美曲塞二钠溶于 0.9% 的氯化钠注射液中形成 20mg/ml 浓度，取 5ml 与 5ml 甲硝唑（终浓度为 5mg/ml，未稀释的原液）混合 4 小时后，在普通荧光灯下观察物理方面的变化，没有明显变化的再通过高强度单向光源检测微粒和浊度，最后检测微粒大小和数量。结果发现，实验条件下培美曲塞二钠和甲硝唑混合后颜色加深并立即变成褐色，提示两种药物混合存在配伍禁忌，要避免在同一容器或同一通路中混合使用。

【临床建议】配伍禁忌

培美曲塞 + 两性霉素 B（pemetrexed+amphotericin B）

【临床证据】Trissel 等[1]考察了培美曲塞二钠和两性霉素 B 在 Y 型输液管中配伍的相容性。将培美曲塞二钠溶于 0.9% 的氯化钠注射液中形成 20mg/ml 浓度，取 5ml 与溶于 5% 葡萄糖注射液或 0.9% 氯化钠注射液中的 5ml 两性霉素 B（终浓度为 0.6mg/ml）混合 4 小时后，在普通荧光灯下观察物理方面的变化，没有明显变化的再通过高强度单向光源检测微粒和浊度，最后检测微粒大小和数量。结果发现，实验条件下培美曲塞二钠和两性霉素 B 混合后立即出现黄色絮状沉淀。提示两种药物混合存在配伍禁忌，要避免在同一容器或同一通路中混合使用。

【临床建议】配伍禁忌

培美曲塞 + 异丙嗪（pemetrexed+ promethazine）

【临床证据】Trissel 等[1]考察了培美曲塞二钠和盐酸异丙嗪在 Y 型输液管中配伍的相容性。培美曲塞二钠溶于 0.9% 氯化钠注射液中形成 20mg/ml 浓度，取 5ml 与溶于 5% 葡萄糖注射液或 0.9% 氯化钠注射液中的 5ml 盐酸异丙嗪（终浓度为 2mg/ml）混合 4 小时后，在普通荧光灯下观察物理方面的变化，没有明显变化的再通过高强度单向光源检测微粒和浊度，最后检测微粒大小和数量。结果发现，实验条件下培美曲塞二钠和盐酸异丙嗪混合后立即出现白色云状沉淀。提示两种药物混合存在配伍禁忌，要避免在同一容器或同一通路中混合使用。

【临床建议】配伍禁忌

培美曲塞 + 米诺环素（pemetrexed+minocycline）

【临床证据】Trissel 等[1]考察了培美曲塞二钠和盐酸米诺环素在 Y 型输液管中配伍的相容性。培美曲塞二钠溶于 0.9% 的氯化钠注射液中形成 20mg/ml 浓度，取 5ml 与溶于 5% 葡萄糖注射液或 0.9% 氯化钠注射液中的 5ml 盐酸米诺环素（终浓度为 0.2mg/ml）混合 4 小时后，在普通荧光灯下观察物理方面的变化，没有明显变化的再通过高强度单向光源检测微粒和浊度，最后检测微粒大小和数量。结果发现，实验条件下培美曲塞二钠和盐酸米诺环素混合后配伍溶液颜色加深，并在 4 小时后变成褐色。提示两种药物混合存在配伍禁忌，要避免在同一容器或同一通路中混合使用。

【临床建议】配伍禁忌

培美曲塞 + 米托蒽醌（pemetrexed+mitoxantrone）

【临床证据】Trissel 等[1]考察了培美曲塞二钠和盐酸米托蒽醌在 Y 型输液管中配伍的相容性。培美曲塞二钠溶于 0.9% 氯化钠注射液中形成 20mg/ml 浓度，取 5ml 与溶于 5% 葡萄糖注射液或 0.9% 氯化钠注射液中的 5ml 盐酸米托蒽醌（终浓度为 0.5mg/ml）混合 4 小时后，在普通荧光灯下观察物理方面的变化，没有明显变化的再通过高强度单向光源检测微粒和浊度，最后检测微粒大小和数量。结果发现，实验条件下培美曲塞二钠和盐酸米托蒽醌混合后立即出现深蓝色沉淀，提示两种药物混合存在配伍禁忌，要避免在同一容器或同一通路中混合使用。

【临床建议】配伍禁忌

培美曲塞 + 纳布啡（pemetrexed+nalbuphine）

【临床证据】Trissel 等[1]考察了培美曲塞二钠和盐酸纳布啡在 Y 型输液管中配伍的相容性。培美曲塞二钠溶于 0.9% 氯化钠注射液中形成

20mg/ml 浓度，取 5ml 与 5ml 盐酸纳布啡（终浓度为 10mg/ml，未稀释的原液）混合 4 小时后，在普通荧光灯下观察物理方面的变化，没有明显变化的再通过高强度单向光源检测微粒和浊度，最后检测微粒大小和数量。结果发现，实验条件下培美曲塞二钠和盐酸纳布啡混合后立即出现白色沉淀，4 小时后澄清。提示两种药物混合存在配伍禁忌，要避免在同一容器或同一通路中混合使用。

【临床建议】配伍禁忌

培美曲塞 + 葡萄糖酸钙（pemetrexed+calcium gluconate）

【临床证据】Trissel 等[1]考察了培美曲塞二钠和葡萄糖酸钙在 Y 型输液管中配伍的相容性。培美曲塞二钠溶于 0.9% 氯化钠注射液中形成 20mg/ml 浓度，取 5ml 与溶于 5% 葡萄糖注射液或 0.9% 氯化钠注射液中的 5ml 葡萄糖酸钙（终浓度 40mg/ml）混合 4 小时后，在普通荧光灯下观察物理方面的变化，没有明显变化的再通过高强度单向光源检测微粒和浊度，最后检测微粒大小和数量。结果发现，实验条件下培美曲塞二钠和葡萄糖酸钙混合后 4 小时内出现白色微粒。提示两种药物混合存在配伍禁忌，要避免在同一容器或同一通路中混合使用。

【临床建议】配伍禁忌

培美曲塞 + 庆大霉素（pemetrexed+gentamicin）

【临床证据】Trissel 等[1]考察了培美曲塞二钠和硫酸庆大霉素在 Y 型输液管中配伍的相容性。培美曲塞二钠溶于 0.9% 氯化钠注射液中形成 20mg/ml 浓度，取培美曲塞二钠 5ml 与溶于 5% 葡萄糖注射液或 0.9% 氯化钠注射液中的 5ml 硫酸庆大霉素（终浓度为 5mg/ml）混合 4 小时后，在普通荧光灯下观察物理方面的变化，没有明显变化的再通过高强度单向光源检测微粒和浊度，最后检测微粒大小和数量。结果发现，实验条件下培美曲塞二钠和硫酸庆大霉素混合后立即出现白色沉淀。提示两种药物混合存在配伍禁忌，要避免在同一容器或同一通路中混合使用。

【临床建议】配伍禁忌

培美曲塞 + 头孢噻肟（pemetrexed+cefotaxime）

【临床证据】Trissel 等[1]考察了培美曲塞二钠和头孢噻肟钠在 Y 型输液管中配伍的相容性。将培美曲塞二钠溶于 0.9% 氯化钠注射液中配制成 20mg/ml 浓度，取 5ml 与溶于 5% 葡萄糖注射液或 0.9% 氯化钠注射液中的 5ml 头孢噻肟钠（终浓度 20mg/ml）混合 4 小时后，在普通荧光灯下观察物理方面的变化，没有明显变化的再通过高强度单向光源检测微粒和浊度，最后检测微粒大小和数量。结果发现，实验条件下培美曲塞二钠和头孢噻肟钠混合 4 小时后颜色轻微加深。提示两种药物混合存在配伍禁忌，要避免在同一容器或同一通路中混合使用。

【临床建议】配伍禁忌

培美曲塞 + 头孢他啶（pemetrexed+ceftazidime）

【临床证据】Trissel 等[1]考察了培美曲塞二钠和头孢他啶在 Y 型输液管中配伍的相容性。培美曲塞二钠溶于 0.9% 氯化钠注射液中形成 20mg/ml 浓度，取 5ml 与溶于 5% 葡萄糖注射液或 0.9% 氯化钠注射液中的 5ml 头孢他啶（终浓度 40mg/ml）混合 4 小时后，在普通荧光灯下观察物理方面的变化，没有明显变化的再通过高强度单向光源检测微粒和浊度，最后检测微粒大小和数量。结果发现，实验条件下培美曲塞二钠和头孢他啶混合后颜色加深，并在 4 小时后变成褐色。提示两种药物混合存在配伍禁忌，要避免在同一容器或同一通路中混合使用。

【临床建议】配伍禁忌

培美曲塞 + 头孢替坦（pemetrexed+cefotetan）

【临床证据】Trissel 等[1]考察了培美曲塞二钠和头孢替坦钠在 Y 型输液管中配伍的相容性。培美曲塞二钠溶于 0.9% 氯化钠注射液中形成 20mg/ml 浓度，取 5ml 与溶于 5% 葡萄糖注射液或 0.9% 氯化钠注射液中的 5ml 头孢替坦钠（终浓度为 20mg/ml）混合 4 小时后，在普通荧光灯下观察物理方面的变化，没有明显变化的再通过高强度单向光源检测微粒和浊度，最后检测微粒大小和数量。结果发现，实验条件下培美曲塞二钠和头孢替坦钠混合后颜色加深并立即变成褐色。提示两种药物混合存在配伍禁忌，要避免在同一容器或同一通路中混合使用。

【临床建议】配伍禁忌

培美曲塞 + 头孢西丁（pemetrexed+cefoxitin）

【临床证据】Trissel 等[1]考察了培美曲塞二钠和头孢西丁钠在 Y 型输液管中配伍的相容性。培美曲塞二钠溶于 0.9% 氯化钠注射液中形成 20mg/ml 浓度，取 5ml 与溶于 5% 葡萄糖注射液或 0.9% 氯化钠注射液中的 5ml 头孢西丁钠（终浓度为 20mg/ml）混合 4 小时后，在普通荧光灯下观察物理方面的变化，没有明显变化的再通过高强度单向光源检测微粒和浊度，最后检测微粒大小和数量。结果发现，实验条件下培美曲塞二钠和头孢西丁钠混合后颜色加深并立即变成褐色，提示两种药物混合存在配伍禁忌，要避免在同一容器或同一通路中混合使用。

【临床建议】配伍禁忌

培美曲塞 + 头孢唑林（pemetrexed+cefazolin）

【临床证据】Trissel 等[1]考察了培美曲塞二钠和头孢唑林钠在 Y 型输液管中配伍的相容性。培美曲塞二钠溶于 0.9% 氯化钠注射液中形成 20mg/ml 浓度，取 5ml 与溶于 5% 葡萄糖注射液或 0.9% 氯化钠注射液中的 5ml 头孢唑林钠（终浓度为 20mg/ml）混合 4 小时后，在普通荧光灯下观察物理方面的变化，没有明显变化的再通过高强度单向光源检测微粒和浊度，最后检测微粒大小和数量。结果发现，实验条件下培美曲塞二钠和头孢唑林钠混合后 4 小时后颜色轻微加深。提示两种药物混合存在配伍禁忌，要避免在同一容器或同一通路中混合使用。

【临床建议】配伍禁忌

培美曲塞 + 托泊替康（pemetrexed+topotecan）

【临床证据】Trissel 等[1]考察了培美曲塞二钠和盐酸托泊替康在 Y 型输液管中配伍的相容性。培美曲塞二钠溶于 0.9% 氯化钠注射液中形成 20mg/ml 浓度，取 5ml 与溶于 5% 葡萄糖注射液或 0.9% 氯化钠注射液中的 5ml 盐酸托泊替康（中浓度为 0.1mg/ml）混合 4 小时后，在普通荧光灯下观察物理方面的变化，没有明显变化的再通过高强度单向光源检测微粒和浊度，最后检测微粒大小和数量。结果发现，实验条件下培美曲塞二钠和盐酸托泊替康混合后颜色立即加深。提示两种药物混合存在配伍禁忌，要避免在同一容器或同一通路中混合使用。

【临床建议】配伍禁忌

培美曲塞 + 妥布霉素（pemetrexed+tobramycin）

【临床证据】Trissel 等[1]考察了培美曲塞二钠和硫酸妥布霉素在 Y 型输液管中配伍的相容性。培美曲塞二钠溶于 0.9% 氯化钠注射液中形成 20mg/ml 浓度，取 5ml 与溶于 5% 葡萄糖或 0.9% 氯化钠注射液中的 5ml 硫酸妥布霉素（终浓度为 5mg/ml）混合 4 小时后，在普通荧光灯下观察物理方面的变化，没有明显变化的再通过高强度单向光源检测微粒和浊度，最后检测微粒大小和数量。结果发现，实验条件下培美曲塞二钠和硫酸妥布霉素混合后立即出现白色沉淀。提示两种药物混合存在配伍禁忌，要避免在同一容器或同一通路中混合使用。

【临床建议】配伍禁忌

培美曲塞 + 伊立替康（pemetrexed+irinotecan）

【临床证据】Trissel 等[1]考察了培美曲塞二钠和盐酸伊立替康在 Y 型输液管中配伍的相容性。培美曲塞二钠溶于 0.9% 氯化钠注射液中形成 20mg/ml 浓度，取 5ml 与溶于 5% 葡萄糖或 0.9% 氯化钠注射液中的 5ml

盐酸伊立替康（终浓度为 1mg/ml）混合 4 小时后，在普通荧光灯下观察物理方面的变化，没有明显变化的再通过高强度单向光源检测微粒和浊度，最后检测微粒大小和数量。结果发现，实验条件下培美曲塞二钠和盐酸伊立替康混合 4 小时后颜色加深。提示两种药物混合存在配伍禁忌，要避免在同一容器或同一通路中混合使用。

【临床建议】配伍禁忌

泼尼松龙 + 甲氨蝶呤（prednisolone+methotrexate）

【临床证据】McRae 等[1]考察了泼尼松龙磷酸钠和甲氨蝶呤钠在 5% 葡萄糖注射液中混合的相容性。通过紫外吸收光谱法测定对照组（单药）和混合药物（两药）的光谱差异判断药物成分的变化（化学稳定性），通过目视外观变化考察药物混合的物理相容性。结果发现，泼尼松龙磷酸钠和甲氨蝶呤钠混合存在化学方面的配伍禁忌。

【临床建议】配伍禁忌

葡萄糖酸钙 + 地塞米松（calcium gluconate+dexamethasone）

【临床证据】谢晓梅等[1]在临床配药时发现，抽取葡萄糖酸钙注射液推注入 5% 葡萄糖 250ml 内后，用同一注射器抽吸地塞米松磷酸钠注射液时，注射器内药液立刻变成胶冻状。随后进行了验证实验：A 组：用 20ml 无菌注射器先抽取葡萄糖酸钙注射液 10ml，再用另一个注射器抽取地塞米松磷酸钠 5mg 直接混匀；B 组：用 20ml 无菌注射器先抽取地塞米松磷酸钠 5mg，再用另一个注射器抽取葡萄糖酸钙注射液 10ml 直接混匀；C 组：用 20ml 无菌注射器先抽取地塞米松磷酸钠 5mg 后排空，再用同一注射器抽取葡萄糖酸钙注射液 10ml；D 组：用 20ml 无菌注射器先抽取葡萄糖酸钙注射液 10ml 后排空，再用同一注射器抽取地塞米松磷酸钠 5mg。结果发现，ABC 三组注射器内药液性状未发生改变，D 组实验中注射器内的药液瞬间出现胶冻状，摇晃后不溶解，在注射器内均匀分布，静置 30 分钟 ~24 小时后无变化。临床观察和实验结果提示，葡萄糖酸钙注射液与地塞米松不同配伍顺序可能会存在配伍禁忌，先抽葡萄糖酸钙后的注射器再抽地塞米松就会出现配伍禁忌，反之或者用独立的注射器分别抽取就不会出现配伍禁忌。

【临床建议】谨慎配伍

葡萄糖酸钙 + 枸橼酸钾（calcium gluconate+potassium citrate）

【临床证据】[药品说明书]"本品（葡萄糖酸钙）禁与氧化剂、枸橼酸盐、可溶性碳酸盐、磷酸盐及硫酸盐配伍。"

【临床建议】配伍禁忌

葡萄糖酸钙 + 磷酸钠（calcium gluconate+sodium phosphate）

【临床证据】［药品说明书］"本品（葡萄糖酸钙）禁与氧化剂、枸橼酸盐、可溶性碳酸盐、磷酸盐及硫酸盐配伍。"

【临床建议】配伍禁忌

葡萄糖酸钙 + 硫酸镁（calcium gluconate+magnesium sulfate）

【临床证据】［药品说明书］"本品（葡萄糖酸钙）禁与氧化剂、枸橼酸盐、可溶性碳酸盐、磷酸盐及硫酸盐配伍。"

"与本品（硫酸镁）存在配伍禁忌的药物有硫酸多黏菌素 B、硫酸链霉素、葡萄糖酸钙、盐酸多巴酚丁胺、盐酸普鲁卡因、四环素、青霉素和萘夫西林。"

【临床建议】配伍禁忌

葡萄糖酸钙 + 碳酸锂（calcium gluconate+lithium carbonate）

【临床证据】［药品说明书］"本品（葡萄糖酸钙）禁与氧化剂、枸橼酸盐、可溶性碳酸盐、磷酸盐及硫酸盐配伍。"

【临床建议】配伍禁忌

葡萄糖酸钙 + 头孢吡肟（calcium gluconate+cefepime）

【临床证据】范静华等[1]在临床工作中发现，葡萄糖酸钙注射液静脉输注完毕后，经同一输液通路继续输注头孢吡肟时，莫菲氏滴管内立即出现浑浊，并有白色絮状沉淀产生。随后进行验证实验发现，两者混合存在配伍禁忌。临床观察和实验结果提示两药在上述条件下混合存在配伍禁忌。

【临床建议】配伍禁忌

葡萄糖酸钙 + 炎琥宁（calcium gluconate+yanhuning）

【临床证据】李自霞等[1]在临床遵医嘱给予头孢他啶注射液（4g 溶于 5% 葡萄糖注射液 250ml 中）和炎琥宁注射液（0.2g 溶于 5% 葡萄糖注射液 250ml 中），在炎琥宁注射液（海南灵康制药）快输完时，患者出现头面部荨麻疹，考虑是第一组头孢他定注射液过敏，遂停止输液，在同一输液通路中继续输注葡萄糖酸钙注射液（2g 溶于 5% 葡萄糖注射液 100ml 中，天津金耀氨基酸有限公司），结果发现莫菲氏滴管以上输液管内立即出现白色浑浊。随后进行了验证实验：用一次性注射器分别抽取炎琥宁溶液 5ml 和葡萄糖酸钙溶液 5ml 直接混合后，混合液立即出现白色浑浊，大约 30 分钟出现絮凝，室温下放置 24 小时仍呈白色浑浊，放置于热水（40~50℃）、水浴（98~100℃）中白色浑浊不变。临床观察和实验结果提示两药在上述条件下混合存在配伍禁忌。

【临床建议】配伍禁忌

普拉睾酮 + 氯化钠（prasterone+sodium chloride）

【临床证据】［药品说明书］"本品（硫酸普拉睾酮钠）系硫酸盐，不可用生理盐水溶解，应采用注射用水或5%葡萄糖注射液溶解，须充分振荡使其完全溶解后方可使用，且必须立即使用。"

【临床建议】配伍禁忌

普拉睾酮 + 葡萄糖（prasterone+dextrose）

【临床证据】［药品说明书］"本品（硫酸普拉睾酮钠）系硫酸盐，不可用生理盐水溶解，应采用注射用水或5%葡萄糖注射液溶解，须充分振荡使其完全溶解后方可使用，且必须立即使用。"

【临床建议】可以配伍

普拉睾酮 + 注射用水（prasterone+sterile water for Injection）

【临床证据】［药品说明书］"本品（硫酸普拉睾酮钠）系硫酸盐，不可用生理盐水溶解，应采用注射用水或5%葡萄糖注射液溶解，须充分振荡使其完全溶解后方可使用，且必须立即使用。"

【临床建议】可以配伍

普鲁卡因 + 氨茶碱（procaine+aminophylline）

【临床证据】［药品说明书］"本品（盐酸普鲁卡因）忌与下列药物配伍：碳酸氢钠、巴比妥类、氨茶碱、硫酸镁、肝素钠、硝普钠、甘露醇、甲基硫酸新斯的明、氢化可的松、地塞米松等。"

【临床建议】配伍禁忌

普鲁卡因 + 苯巴比妥（procaine+phenobarbital）

【临床证据】［药品说明书］"本品（盐酸普鲁卡因）忌与下列药物配伍：碳酸氢钠、巴比妥类、氨茶碱、硫酸镁、肝素钠、硝普钠、甘露醇、甲基硫酸新斯的明、氢化可的松、地塞米松等。"

【临床建议】配伍禁忌

普鲁卡因 + 地塞米松（procaine+dexamethasone）

【临床证据】［药品说明书］"本品（盐酸普鲁卡因）忌与下列药物配伍：碳酸氢钠、巴比妥类、氨茶碱、硫酸镁、肝素钠、硝普钠、甘露醇、甲基硫酸新斯的明、氢化可的松、地塞米松等。"

【临床建议】配伍禁忌

普鲁卡因 + 甘露醇（procaine+mannitol）

【临床证据】［药品说明书］"本品（盐酸普鲁卡因）忌与下列药物配伍：碳酸氢钠、巴比妥类、氨茶碱、硫酸镁、肝素钠、硝普钠、甘露醇、

P

甲基硫酸新斯的明、氢化可的松、地塞米松等。"

【临床建议】配伍禁忌

普鲁卡因 + 肝素 (procaine+heparin)

【临床证据】[药品说明书]"本品（盐酸普鲁卡因）忌与下列药物配伍：碳酸氢钠、巴比妥类、氨茶碱、硫酸镁、肝素钠、硝普钠、甘露醇、甲基硫酸新斯的明、氢化可的松、地塞米松等。"

【临床建议】配伍禁忌

普鲁卡因 + 氢化可的松 (procaine+hydrocortisone)

【临床证据】[药品说明书]"本品（盐酸普鲁卡因）忌与下列药物配伍：碳酸氢钠、巴比妥类、氨茶碱、硫酸镁、肝素钠、硝普钠、甘露醇、甲基硫酸新斯的明、氢化可的松、地塞米松等。"

【临床建议】配伍禁忌

普鲁卡因 + 碳酸氢钠 (procaine+sodium bicarbonate)

【临床证据】[药品说明书]"本品（盐酸普鲁卡因）忌与下列药物配伍：碳酸氢钠、巴比妥类、氨茶碱、硫酸镁、肝素钠、硝普钠、甘露醇、甲基硫酸新斯的明、氢化可的松、地塞米松等。"

【临床建议】配伍禁忌

普鲁卡因 + 硝普钠 (procaine+sodium nitroprusside)

【临床证据】[药品说明书]"本品（盐酸普鲁卡因）忌与下列药物配伍：碳酸氢钠、巴比妥类、氨茶碱、硫酸镁、肝素钠、硝普钠、甘露醇、甲基硫酸新斯的明、氢化可的松、地塞米松等。"

【临床建议】配伍禁忌

普鲁卡因 + 新斯的明 (procaine+neostigmine)

【临床证据】[药品说明书]"本品（盐酸普鲁卡因）忌与下列药物配伍：碳酸氢钠、巴比妥类、氨茶碱、硫酸镁、肝素钠、硝普钠、甘露醇、甲基硫酸新斯的明、氢化可的松、地塞米松等。"

【临床建议】配伍禁忌

普鲁卡因胺 + 葡萄糖 (procainamide+dextrose)

【临床证据】Sianipar 等[1] 考察了盐酸普鲁卡因胺和葡萄糖配伍的稳定性。结果发现，盐酸普鲁卡因胺和葡萄糖在室温混合 10 小时后能使盐酸普鲁卡因胺的含量降低 10%~15%，主要是因为形成了 α- 葡基胺和 β- 葡基胺混合物所致。提示临床应该避免盐酸普鲁卡因胺和葡萄糖注射液混合使用。

【临床建议】配伍禁忌

普罗帕酮 + 苦碟子（propafenone+kudiezi）

【临床证据】 王会芳[1]在临床工作中遵医嘱给予患者 5% 葡萄糖 250ml+ 苦碟子注射液 20ml+ 盐酸普罗帕酮 210mg 混合静脉滴注，5 分钟后护士发现患者输液器过滤网及下段输液器中出现棕色沉淀物。随后进行了验证实验：将盐酸普罗帕酮 210mg 溶于 5% 葡萄糖 250ml 中，再将苦碟子注射液 20ml 溶于另一瓶 5% 葡萄糖 250ml 中，两种溶液均为澄清溶液。然后取盐酸普罗帕酮注射液和苦碟子注射液各 2ml 混匀，3 分钟后混合液出现棕色沉淀物。临床观察和实验结果提示两药在上述条件下混合存在配伍禁忌。

【临床建议】 配伍禁忌

扫码看参考文献

Q

七叶皂苷钠 + 氧氟沙星（sodium aescinate+ofloxacin）

【临床证据】段萍等[1]观察注射用 β - 七叶皂苷钠与氧氟沙星葡萄糖注射液在 25 ℃条件下混合的配伍稳定性。采用分光光度法测定氧氟沙星和 β - 七叶皂苷钠配伍后 4 小时内的含量，同时观察两药配伍后药液 pH、外观及吸收曲线的变化情况。在 25℃条件下，4 小时内配伍液外观澄明无变色，未见气泡或沉淀，pH 及吸收曲线无明显变化。临床观察和实验结果提示两药在上述实验条件下混合不存在配伍禁忌。

【临床建议】可以配伍

前列地尔 + 海脉素（alprostadil+haemaccel）

【临床证据】［药品说明书］"前列地尔（凯时）避免与血浆增容剂（右旋糖酐、明胶制剂等）混合"，海脉素为聚明胶肽。

【临床建议】配伍禁忌

前列地尔 + 羟乙基淀粉（alprostadil+hydroxyethyl starch）

【临床证据】［药品说明书］"前列地尔（凯时）避免与血浆增容剂（右旋糖酐、明胶制剂等）混合。"

【临床建议】配伍禁忌

前列地尔 + 肾康（alprostadil+shenkang）

【临床证据】范书新[1]在临床工作中输注 0.9% 氯化钠过程中，前列地尔注射液 10μg 经滴壶给药，15 分钟后当前列地尔静脉滴注完毕，接续输注肾康注射液（20ml 溶于 5% 葡萄糖注射液 250ml 中 + 胰岛素 4IU），10 分钟后出现输液不畅，检查输液通道，静脉通道回血好，无渗漏现象，观察输液器导管内液体清亮、无沉淀，但是输液器前端过滤器处有黄色沉淀物，立即停药，更换输液器后输入通畅，患者无不良反应。作者随后进行了实验验证：将肾康注射液和前列地尔注射液分别用 0.9% 氯化钠注射液和 5% 葡萄糖注射液 10ml 稀释，用注射器分别抽吸 0.1ml 混合，注射器内出现棕黄色絮状浑浊现象，室温 22℃下静置 24 小时后浑浊仍未消失。提示临床和实验条件下肾康溶液和前列地尔溶液混合存在配伍禁忌。

【临床建议】配伍禁忌

前列地尔 + 右旋糖酐（alprostadil+dextran）

【临床证据】［药品说明书］"前列地尔（凯时）避免与血浆增容剂（右旋糖酐、明胶制剂等）混合。"

【临床建议】配伍禁忌

羟喜树碱 + 林格液（hydroxycamptothecine+Ringer's solution）

【临床证据】［药品说明书］"本品（羟喜树碱，拓僖）仅限于用 0.9% 的氯化钠注射液稀释。"

【临床建议】配伍禁忌

羟喜树碱 + 氯化钠（hydroxycamptothecine+sodium chloride）

【临床证据】［药品说明书］"本品（羟喜树碱，拓僖）仅限于用 0.9% 的氯化钠注射液稀释。"

【临床建议】可以配伍

羟喜树碱 + 葡萄糖（hydroxycamptothecine+dextrose）

【临床证据】［药品说明书］"本品（羟喜树碱，拓僖）仅限于用 0.9% 的氯化钠注射液稀释。"

【临床建议】配伍禁忌

羟喜树碱 + 乳酸林格
（hydroxycamptothecine+lactated Ringer's）

【临床证据】［药品说明书］"本品（羟喜树碱，拓僖）仅限于用 0.9% 的氯化钠注射液稀释。"

【临床建议】配伍禁忌

清开灵 + 维生素 B_6（qingkailing+vitamin B_6）

【临床证据】李亚莉[1]在临床输液中观察到，在清开灵注射液输注过程中，遵医嘱经输液器"小壶"（滴斗）注入维生素 B_6，4~5 分钟后小壶内混合液体变浑浊。随后进行了验证实验：①取清开灵注射液 1ml 和维生素 B_6 注射液 10mg 直接混匀后，混合液立即出现浑浊，并有白色絮状物产生，静置 2~3 分钟后絮状物沉淀并出现凝固；②将清开灵 9ml 和维生素 $B_6$40mg 同时加入 10% 葡萄糖注射液 100ml 中，发现混合液立即变浑浊，静置 5~10 分钟后出现细小白色沉淀物，摇动后又还原为浑浊液；③取清开灵 10ml 与维生素 $B_6$50mg 同时加入 10% 葡萄糖注射液 250ml 中，混合液立即变浑浊，久置无变化。临床观察和实验结果提示两药在上述条件下混合存在配伍禁忌。

【临床建议】配伍禁忌

Q

清开灵 + 胸腺肽（qingkailing+thymopeptide）

【临床证据】刘春梅[1]在临床护理工作中发现，清开灵注射液输注完毕后，经同一输液通路继续输注胸腺肽注射液时，在莫菲氏滴管内立即出现白色浑浊，并有白色絮状沉淀产生。随后进行了验证实验：取清开灵和胸腺肽各1ml直接混合后，注射器中同样出现白色浑浊，放置24小时无变化。临床观察和实验结果提示两药在上述条件下混合存在配伍禁忌。

【临床建议】配伍禁忌

氢吗啡酮 + 布比卡因（hydromorphone+bupivacaine）

【临床证据】Bianchi等[1]考察了在植入人体的泵系统中使用的氢吗啡酮和布比卡因两种药物在37℃下混合90天的相容性和稳定性。每月抽取样品检测药物浓度并观察外观变化。结果发现，两个药物混合后无外观变化，药物浓度与起始浓度相比无明显变化，提示在上述实验条件下氢吗啡酮和布比卡因混合90天不存在配伍禁忌。Donnelly等[2]考察了布比卡因（终浓度0.01~37.5mg/ml）与氢吗啡酮（终浓度0.01~43.0mg/ml）在0.9%氯化钠注射液中于22℃和37℃混合的物理相容性。结果发现，混合物都是澄清和无色的，pH仅仅有轻微降低。提示在22℃和37℃时布比卡因和氢吗啡酮混合具有物理相容性[编者注：研究缺乏稳定性结果]。

【临床建议】谨慎配伍

氢吗啡酮 + 布比卡因 + 可乐定
（hydromorphone+bupivacaine+clonidine）

【临床证据】Bianchi等[1]考察了在植入人体的泵系统中使用的氢吗啡酮、布比卡因和盐酸可乐定3种药物在37℃下混合90天的相容性和稳定性。每月抽取样品检测药物浓度并观察外观变化。结果发现，3个药物混合后无外观变化，药物浓度与起始浓度相比无明显变化。提示在上述实验条件下氢吗啡酮、布比卡因和盐酸可乐定混合90天不存在配伍禁忌。

【临床建议】可以配伍

氢吗啡酮 + 可乐定（hydromorphone+clonidine）

【临床证据】Bianchi等[1]考察了在植入人体的泵系统中使用的氢吗啡酮和盐酸可乐定两种药物在37℃下混合90天的相容性和稳定性。每月抽取样品检测药物浓度并观察外观变化。结果发现，两个药物混合后无外观变化，药物浓度与起始浓度相比无明显变化。提示在上述实验条件下氢吗啡酮和盐酸可乐定混合90天不存在配伍禁忌。

【临床建议】可以配伍

青霉素 + 阿米卡星（penicillin+amikacin）

【临床证据】［药品说明书］"本品（青霉素钠）与氨基糖苷类抗生素同瓶滴注可导致两者抗菌活性降低，因此不能置于同一容器内给药。"

【临床建议】配伍禁忌

青霉素 + 苯妥英钠（penicillin+phenytoin sodium）

【临床证据】［药品说明书］"青霉素静脉输液中加入头孢噻吩、林可霉素、四环素、万古霉素、琥乙红霉素、两性霉素 B、去甲肾上腺素、间羟胺、苯妥英钠、盐酸羟嗪、丙氯拉嗪、异丙嗪、B 族维生素、维生素 C 后将出现浑浊。"

【临床建议】配伍禁忌

青霉素 + 丙氯拉嗪（penicillin+prochlorperazine）

【临床证据】［药品说明书］"青霉素静脉输液中加入头孢噻吩、林可霉素、四环素、万古霉素、琥乙红霉素、两性霉素 B、去甲肾上腺素、间羟胺、苯妥英钠、盐酸羟嗪、丙氯拉嗪、异丙嗪、B 族维生素、维生素 C 后将出现浑浊。"

【临床建议】配伍禁忌

青霉素 + 长春西汀（penicillin+vinpocetine）

【临床证据】张涛[1]在临床工作中输注青霉素钠溶液（华北制药，800 万单位溶于 0.9% 氯化钠注射液 250ml 中）完毕后，接续输注长春西汀（广东八达制药，20mg 溶于 0.9% 氯化钠注射液 250ml 中），当两种溶液在莫菲氏滴管中接触混合时，滴管内液体即刻出现乳白色浑浊，立即停止输液，更换输液器，并用 0.9% 氯化钠注射液冲管。患者无不良反应。作者随后进行了实验验证：将注射用青霉素钠 160 万单位溶于 0.9% 氯化钠注射液 10ml 中，将注射用长春西汀 10mg 溶于 0.9% 氯化钠注射液 10ml 中，用 20ml 注射器抽取上述两种注射溶液各 5ml 直接混合。混合溶液即刻呈现为乳白色液体，静置 30 分钟后出现白色沉淀物，振荡后不消失。提示在临床和实验条件下，注射用青霉素钠与注射用长春西汀的氯化钠稀释溶液混合存在配伍禁忌。

【临床建议】配伍禁忌

青霉素 + 琥乙红霉素（penicillin+erythromycin ethylsuccinate）

【临床证据】［药品说明书］"青霉素静脉输液中加入头孢噻吩、林可霉素、四环素、万古霉素、琥乙红霉素、两性霉素 B、去甲肾上腺素、间羟胺、苯妥英钠、盐酸羟嗪、丙氯拉嗪、异丙嗪、B 族维生素、维生素 C 后将出现浑浊。"

【临床建议】配伍禁忌

青霉素 + 间羟胺（penicillin+metaraminol）

【临床证据】［药品说明书］"青霉素静脉输液中加入头孢噻吩、林可霉素、四环素、万古霉素、琥乙红霉素、两性霉素 B、去甲肾上腺素、间羟胺、苯妥英钠、盐酸羟嗪、丙氯拉嗪、异丙嗪、B 族维生素、维生素 C 后将出现浑浊。"

【临床建议】配伍禁忌

青霉素 + 两性霉素 B（penicillin+amphotericin B）

【临床证据】［药品说明书］"青霉素静脉输液中加入头孢噻吩、林可霉素、四环素、万古霉素、琥乙红霉素、两性霉素 B、去甲肾上腺素、间羟胺、苯妥英钠、盐酸羟嗪、丙氯拉嗪、异丙嗪、B 族维生素、维生素 C 后将出现浑浊。"

【临床建议】配伍禁忌

青霉素 + 林可霉素（penicillin+lincomycin）

【临床证据】［药品说明书］"青霉素静脉输液中加入头孢噻吩、林可霉素、四环素、万古霉素、琥乙红霉素、两性霉素 B、去甲肾上腺素、间羟胺、苯妥英钠、盐酸羟嗪、丙氯拉嗪、异丙嗪、B 族维生素、维生素 C 后将出现浑浊。"

【临床建议】配伍禁忌

青霉素 + 硫酸锌（penicillin+zinc sulfate）

【临床证据】［药品说明书］"本品（青霉素钠）与重金属，特别是铜、锌、汞呈配伍禁忌。"

【临床建议】配伍禁忌

青霉素 + 硫酸亚铁（penicillin+ferrous sulfate）

【临床证据】［药品说明书］"本品（青霉素钠）与重金属，特别是铜、锌、汞呈配伍禁忌。"

【临床建议】配伍禁忌

青霉素 + 奈替米星（penicillin+netilmicin）

【临床证据】［药品说明书］"本品（青霉素钠）与氨基糖苷类抗生素同瓶滴注可导致两者抗菌活性降低，因此不能置于同一容器内给药。"

【临床建议】配伍禁忌

青霉素 + 庆大霉素（penicillin+gentamicin）

【临床证据】［药品说明书］"本品（青霉素钠）与氨基糖苷类抗生素同瓶滴注可导致两者抗菌活性降低，因此不能置于同一容器内给药。"

【临床建议】配伍禁忌

青霉素 + 去甲肾上腺素（penicillin+norepinephrine）

【临床证据】[药品说明书]"青霉素静脉输液中加入头孢噻吩、林可霉素、四环素、万古霉素、琥乙红霉素、两性霉素 B、去甲肾上腺素、间羟胺、苯妥英钠、盐酸羟嗪、丙氯拉嗪、异丙嗪、B 族维生素、维生素 C 后将出现浑浊。"

【临床建议】配伍禁忌

青霉素 + 四环素（penicillin+tetracycline）

【临床证据】[药品说明书]"青霉素静脉输液中加入头孢噻吩、林可霉素、四环素、万古霉素、琥乙红霉素、两性霉素 B、去甲肾上腺素、间羟胺、苯妥英钠、盐酸羟嗪、丙氯拉嗪、异丙嗪、B 族维生素、维生素 C 后将出现浑浊。"

【临床建议】配伍禁忌

青霉素 + 头孢噻吩（penicillin+cefalotin）

【临床证据】[药品说明书]"青霉素静脉输液中加入头孢噻吩、林可霉素、四环素、万古霉素、琥乙红霉素、两性霉素 B、去甲肾上腺素、间羟胺、苯妥英钠、盐酸羟嗪、丙氯拉嗪、异丙嗪、B 族维生素、维生素 C 后将出现浑浊。"

【临床建议】配伍禁忌

青霉素 + 妥布霉素（penicillin+tobramycin）

【临床证据】[药品说明书]"本品（青霉素钠）与氨基糖苷类抗生素同瓶滴注可导致两者抗菌活性降低，因此不能置于同一容器内给药。"

【临床建议】配伍禁忌

青霉素 + 万古霉素（penicillin+vancomycin）

【临床证据】[药品说明书]"青霉素静脉输液中加入头孢噻吩、林可霉素、四环素、万古霉素、琥乙红霉素、两性霉素 B、去甲肾上腺素、间羟胺、苯妥英钠、盐酸羟嗪、丙氯拉嗪、异丙嗪、B 族维生素、维生素 C 后将出现浑浊。"

【临床建议】配伍禁忌

青霉素 + 维生素 B_1（penicillin+vitamin B_1）

【临床证据】[药品说明书]"青霉素静脉输液中加入头孢噻吩、林可霉素、四环素、万古霉素、琥乙红霉素、两性霉素 B、去甲肾上腺素、间羟胺、苯妥英钠、盐酸羟嗪、丙氯拉嗪、异丙嗪、B 族维生素、维生素 C 后将出现浑浊。"

【临床建议】配伍禁忌

青霉素 + 维生素 B₁₂（penicillin+vitamin B₁₂）

【临床证据】［药品说明书］"青霉素静脉输液中加入头孢噻吩、林可霉素、四环素、万古霉素、琥乙红霉素、两性霉素 B、去甲肾上腺素、间羟胺、苯妥英钠、盐酸羟嗪、丙氯拉嗪、异丙嗪、B 族维生素、维生素 C 后将出现浑浊。"

【临床建议】配伍禁忌

青霉素 + 维生素 B₂（penicillin+vitamin B₂）

【临床证据】［药品说明书］"青霉素静脉输液中加入头孢噻吩、林可霉素、四环素、万古霉素、琥乙红霉素、两性霉素 B、去甲肾上腺素、间羟胺、苯妥英钠、盐酸羟嗪、丙氯拉嗪、异丙嗪、B 族维生素、维生素 C 后将出现浑浊。"

【临床建议】配伍禁忌

青霉素 + 维生素 B₆（penicillin+vitamin B₆）

【临床证据】［药品说明书］"青霉素静脉输液中加入头孢噻吩、林可霉素、四环素、万古霉素、琥乙红霉素、两性霉素 B、去甲肾上腺素、间羟胺、苯妥英钠、盐酸羟嗪、丙氯拉嗪、异丙嗪、B 族维生素、维生素 C 后将出现浑浊。"

【临床建议】配伍禁忌

青霉素 + 维生素 C（penicillin+vitamin C）

【临床证据】［药品说明书］"青霉素静脉输液中加入头孢噻吩、林可霉素、四环素、万古霉素、琥乙红霉素、两性霉素 B、去甲肾上腺素、间羟胺、苯妥英钠、盐酸羟嗪、丙氯拉嗪、异丙嗪、B 族维生素、维生素 C 后将出现浑浊。"

【临床建议】配伍禁忌

青霉素 + 盐酸羟嗪（penicillin+hydroxyzine dihydrochloride）

【临床证据】［药品说明书］"青霉素静脉输液中加入头孢噻吩、林可霉素、四环素、万古霉素、琥乙红霉素、两性霉素 B、去甲肾上腺素、间羟胺、苯妥英钠、盐酸羟嗪、丙氯拉嗪、异丙嗪、B 族维生素、维生素 C 后将出现浑浊。"

【临床建议】配伍禁忌

青霉素 + 依替米星（penicillin+etimicin）

【临床证据】［药品说明书］"本品（青霉素钠）与氨基糖苷类抗生素同瓶滴注可导致两者抗菌活性降低，因此不能置于同一容器内给药。"

【临床建议】配伍禁忌

青霉素 + 异丙嗪（penicillin+promethazine）

【临床证据】［药品说明书］"青霉素静脉输液中加入头孢噻吩、林可霉素、四环素、万古霉素、琥乙红霉素、两性霉素 B、去甲肾上腺素、间羟胺、苯妥英钠、盐酸羟嗪、丙氯拉嗪、异丙嗪、B 族维生素、维生素 C 后将出现浑浊。"

【临床建议】配伍禁忌

青霉素 + 异帕米星（penicillin+isepamicin）

【临床证据】［药品说明书］"本品（青霉素钠）与氨基糖苷类抗生素同瓶滴注可导致两者抗菌活性降低，因此不能置于同一容器内给药。"

【临床建议】配伍禁忌

青霉素 + 脂肪乳（penicillin+fat emulsion）

【临床证据】马玉樊等[1]考察了注射用青霉素钠（华北制药）分别与 10%、20% 和 30% 脂肪乳（西安力邦制药）配伍后的稳定性及体外抑菌活性。模拟临床剂量，取注射用青霉素钠适量分别溶于 10%、20%、30% 脂肪乳中，形成最终浓度 1mg/ml，混匀后分别在室温（25℃）和 4℃下放置 24 小时，在 0、2、4、6、24 小时时观察上述配伍液的外观变化，测定 pH，用动态光散射粒径仪检测其粒径，采用 HPLC 法测定配伍溶液中青霉素的含量变化，采用微量液体稀释法考察配伍液的体外抑菌活性。结果发现，配伍液在 25℃或 4℃下，24 小时内外观、pH、不溶性微粒数量、青霉素含量均无明显改变，配伍后对青霉素钠的抑菌作用也无影响。提示在实验条件下，注射用青霉素钠与 10%、20% 和 30% 脂肪乳至少可以配伍 24 小时。

【临床建议】可以配伍

庆大霉素 + 奥硝唑（gentamycin+ornidazole）

【临床证据】姚苗苗等[1]考察了注射用庆大霉素（山西晋新双鹤药业，4 万 U/ 支）与奥硝唑氯化钠注射液（陕西金裕制药，0.5g/ 瓶）配伍的稳定性和相容性。取注射用庆大霉素 2 支（共 8 万 U）加入少量的奥硝唑氯化钠注射液使其溶解后，用奥硝唑氯化钠注射液定容为 100ml，充分混合均匀，室温下放置 8 小时，分别在 0、1、2、4、6、8 小时时观察配伍溶液外观性状，测定 pH、不溶性微粒及庆大霉素和奥硝唑的含量百分比。结果发现，4 小时内配伍溶液外观及 pH 无明显变化，配伍溶液的紫外吸收曲线、最大波长几乎无变化，庆大霉素和奥硝唑的含量变化 < 5%。4 小时后 pH 随时间推移略有降低。提示在实验条件下注射用庆大霉素与

奥硝唑氯化钠注射液至少可以配伍 4 小时。

【临床建议】可以配伍

曲马多 + 阿昔洛韦（tramadol+acyclovir）

【临床证据】Abanmy 等[1]考察了盐酸曲马多（终浓度 0.4mg/ml）与阿昔洛韦于室温或 4 ℃在 5% 葡萄糖或 0.9% 氯化钠中混合 24 小时的稳定性和相容性。观察混合物的外观（颜色、气体、浑浊、相分离和浊度）变化，并通过 0.45μm 滤膜过滤混合物。应用 HPLC 法测定曲马多的含量。结果发现，盐酸曲马多和阿昔洛韦混合 1 小时后出现了沉淀。提示在上述实验条件下两药混合存在配伍禁忌。

【临床建议】配伍禁忌

曲马多 + 氨苄西林舒巴坦（tramadol+ampicillin sulbactam）

【临床证据】Abanmy 等[1]考察了盐酸曲马多（终浓度 0.4mg/ml）与氨苄西林舒巴坦于室温或 4℃在 5% 葡萄糖或 0.9% 氯化钠中混合 24 小时的稳定性和相容性。观察混合物的外观（颜色、气体、浑浊、相分离和浊度）变化，并通过 0.45μm 滤膜过滤混合物。应用 HPLC 法测定曲马多的含量。结果发现，盐酸曲马多和氨苄西林舒巴坦混合后没有明显的外观变化，两种温度下曲马多的终浓度都在起始浓度的 99% 以上。提示实验条件下两药混合不存在配伍禁忌。

【临床建议】可以配伍

曲马多 + 昂丹司琼（tramadol+ondansetron）

【临床证据】Abanmy 等[1]考察了盐酸曲马多（终浓度 0.4mg/ml）与昂丹司琼于室温或 4℃在 5% 葡萄糖或 0.9% 氯化钠中混合 24 小时的稳定性和相容性。观察混合物的外观（颜色、气体、浑浊、相分离和浊度）变化，并通过 0.45μm 滤膜过滤混合物。应用 HPLC 法测定曲马多的含量。结果发现，盐酸曲马多和昂丹司琼混合后没有明显的外观变化，两种温度下曲马多的终浓度均为起始浓度的 99% 以上。提示在上述实验条件下两药混合不存在配伍禁忌。

【临床建议】可以配伍

曲马多 + 地塞米松（tramadol+dexamethasone）

【临床证据】Negro 等[1]考察了盐酸曲马多和地塞米松磷酸钠混合用于临终关怀患者的相容性和稳定性。盐酸曲马多（8.33~33.33mg/ml）和地塞米松磷酸钠（0.33~3.33mg/ml）在 0.9% 氯化钠注射液中混合，于聚丙烯注射器中 25℃下保存 5 天，观察混合物外观变化，测定 pH 变化（第 0 和 5 天），HPLC 法测定药物浓度（第 1、3 和 5 天）。结果发现，混合物保持澄清和无色，pH 保持稳定（起始为 7.11~7.69，5 天后为 7.06~7.65）。混合物中曲马多和地塞米松最大损失分别为 7% 和 6%，患者应用后能完全缓解疼痛。提示实验条件下，盐酸曲马多和地塞米松磷酸钠混合无配伍禁忌。

【临床建议】可以配伍

曲马多 + 地塞米松 + 氯化钠
（tramadol+dexamethasone+sodium chloride）

【临床证据】陈雯等[1]模拟临床盐酸曲马多与地塞米松静脉自控镇痛给药方案，取注射用地塞米松磷酸钠 2 支（10mg）（鞍山丰原制药，5mg/ 瓶），用适量注射用水稀释溶解，另取盐酸曲马多注射液 10 支（20mL）（德国 Grunenthal 制药中国，100mg/2ml），用一次性注射器吸取上述溶液于镇痛泵输液袋内，以氯化钠注射液为溶媒稀释至刻度，在室温（25±1℃）下避光的情况下放置 72 小时。观察配伍溶液的外观，测定 pH 和药物的相对百分含量变化。结果发现，配伍溶液在室温（25±1℃）下避光放置 72 小时内保持澄清，无变色，无沉淀，无浑浊，无气泡产生。72 小时内盐酸曲马多与地塞米松磷酸钠百分含量均＞起始浓度的 98%，不溶性微粒也符合《中国药典》规定，配伍溶液 pH 未见明显变化，提示在上述实验条件下，盐酸曲马多与地塞米松磷酸钠在 0.9% 氯化钠注射液中 72 小时内保持稳定，临床可以配伍。

【临床建议】可以配伍

曲马多 + 丁溴东莨菪碱（tramadol+hyoscine butylbromide）

【临床证据】临床可以合用曲马多和丁溴东莨菪碱，皮下注射用于转移癌患者的姑息镇痛疗法。Barcia 等[1]考察了盐酸曲马多和丁溴东莨菪碱混合输液中的物理相容性和化学稳定性。盐酸曲马多（终浓度 8.33、16.67 和 33.33mg/ml）和丁溴东莨菪碱（终浓度 3.33、4.99 和 6.67mg/ml）在 4℃和 25℃下于聚丙烯注射器中混合 15 天，观察混合物的外观变化，HPLC 法测定药物浓度的变化。结果发现，混合 15 天后没有出现浑浊、沉淀、气体和颜色变化，pH 的变化小于 0.1 单位；盐酸曲马多终浓度为起始浓度的 98% 之上，而丁溴东莨菪碱的浓度保持在起始浓度的 93% 以上。Negro 等[2]考察了盐酸曲马多和丁溴东莨菪碱在模拟临床皮下注射时的条件下混合后的相容性和稳定性。盐酸曲马多（8.8~33.3mg/ml）和丁溴东莨菪碱（3.33~6.67mg/ml）在 0.9% 氯化钠注射液中于 25℃下混合 15 天，观察溶液外观变化，HPLC 测定药物浓度变化。结果发现，两种药物混合后溶液外观无明显变化，药物浓度都保持稳定（＞92%）。提示两

Q

药在上述实验条件下混合不存在配伍禁忌。

【临床建议】可以配伍

曲马多 + 氟哌啶醇（tramadol+haloperidol）

【临床证据】姑息治疗经常将几种药物皮下混合注射。Negro 等[1]考察了盐酸曲马多和乳酸氟哌啶醇在模拟临床皮下注射时的条件下混合后的相容性和稳定性。盐酸曲马多（8.8~33.3mg/ml）和乳酸氟哌啶醇（0.208~0.624mg/ml）在 0.9% 氯化钠注射液中于 25℃ 下混合 15 天，观察溶液外观变化，HPLC 测定药物浓度变化。结果发现，两种药物混合后溶液外观无明显变化，药物浓度都保持稳定（> 92%）。提示药物在上述实验条件下混合无配伍禁忌。

【临床建议】可以配伍

曲马多 + 氟哌啶醇 + 丁溴东莨菪碱
（tramadol+haloperidol+hyoscine butylbromide）

【临床证据】姑息治疗经常将几种药物皮下混合注射。Negro 等[1]考察了盐酸曲马多、乳酸氟哌啶醇和丁溴东莨菪碱在模拟临床皮下注射时的条件下混合后的相容性和稳定性。盐酸曲马多（8.8~33.3mg/ml）、乳酸氟哌啶醇（0.208~0.624mg/ml）和丁溴东莨菪碱（3.33~6.67mg/ml）在 0.9% 氯化钠注射液中于 25℃ 下混合 15 天，观察溶液外观变化，HPLC 测定药物浓度变化。结果发现，3 种药物混合后溶液外观无明显变化，药物浓度都保持稳定（> 92%）。提示 3 种药物在上述实验条件下混合无配伍禁忌。

【临床建议】可以配伍

曲马多 + 甲氧氯普胺（tramadol+metoclopramide）

【临床证据】Athanasopoulos 等[1]考察了盐酸曲马多（100mg）和盐酸甲氧氯普胺（10mg）在 100ml 5% 葡萄糖注射液中 4℃ 下混合 32 天的稳定性。结果发现，盐酸曲马多和盐酸甲氧氯普胺混合后没有明显的外观变化，曲马多和甲氧氯普胺混合 32 天后的药物含量分别为混合前的 96.9% ± 2.1% 和 97.2% ± 1.3%。提示两药在 4℃ 下可能不存在配伍禁忌。Cabrera 等[2]考察了曲马多（5mg/ml）和甲氧氯普胺（0.5mg/ml）在 0.9% 氯化钠注射液中室温下混合 48 小时的相容性、稳定性和药物含量的变化。结果发现，配伍后没有明显的外观变化，药物浓度也没有显著变化。提示二药混合后稳定，室温下 48 小时内无配伍禁忌。

【临床建议】可以配伍

曲马多 + 甲氧氯普胺 + 雷尼替丁
（tramadol+metoclopramide+ranitidine）

【临床证据】Cabrera 等[1] 考察了曲马多（5mg/ml）和甲氧氯普胺（0.5mg/ml）、雷尼替丁（1.5mg/ml）在 0.9% 氯化钠注射液中室温下混合 48 小时的相容性、稳定性。结果发现，配伍后没有明显的外观变化，药物浓度也没有显著变化。提示药物混合后稳定，室温下 48 小时内无配伍禁忌。

【临床建议】可以配伍

曲马多 + 克林霉素（tramadol+clindamycin）

【临床证据】Abanmy 等[1] 考察了盐酸曲马多（终浓度 0.4mg/ml）与克林霉素在室温或 4 ℃下于 5% 葡萄糖注射液或 0.9% 氯化钠注射液中混合 24 小时的稳定性和相容性。观察混合物的外观（颜色、气体、浑浊、相分离和浊度）变化，并通过 0.45μm 滤膜过滤混合物。应用 HPLC 法测定曲马多的含量。结果发现，盐酸曲马多和克林霉素混合仅仅稳定 2 小时，24 小时后曲马多降解至起始浓度的 65%，并且出现沉淀。提示在上述实验条件下两药混合存在配伍禁忌。

【临床建议】配伍禁忌

曲马多 + 雷尼替丁（tramadol+ranitidine）

【临床证据】Abanmy 等[1] 考察了盐酸曲马多（终浓度 0.4mg/ml）与雷尼替丁于室温或 4℃在 5% 葡萄糖注射液或 0.9% 氯化钠注射液中混合 24 小时的稳定性和相容性。观察混合物的外观（颜色、气体、浑浊、相分离和浊度）变化，通过 0.45μm 滤膜过滤混合物。应用 HPLC 法测定曲马多的含量。结果发现，盐酸曲马多和雷尼替丁混合后没有明显的外观变化，两种温度下曲马多的终浓度为起始浓度的 99% 以上。Cabrera 等[1] 考察了曲马多（5mg/ml）和雷尼替丁（1.5mg/ml）在 0.9% 氯化钠注射液中室温混合 48 小时的相容性、稳定性。结果发现，二药配伍后没有明显的外观变化，药物浓度也没有显著变化。提示在上述实验条件下两药混合不存在配伍禁忌

【临床建议】可以配伍

曲马多 + 硫酸镁（tramadol+magnesium sulfate）

【临床证据】张滔等[1] 考察了盐酸曲马多注射液（多多药业，2ml：100mg）与硫酸镁注射液（扬州中宝制药，10ml：2.5mg）在 0.9% 氯化钠注射液（湖北科伦药业）中配伍的相容性和稳定性。模拟临床用药方案，取盐酸曲马多注射液 10 支（1g）、硫酸镁注射液 10ml（2.5mg）

置于一次性镇痛泵输液袋内，用 0.9% 氯化钠注射液稀释至 100ml，置于（25±1）℃条件下避光保存 168 小时，观察配伍溶液的外观、pH 及不溶性微粒变化，并采用 HPLC 法测定盐酸曲马多质量浓度的变化。结果发现，配伍液在室温条件下放置 168 小时后外观澄清，未见变色、气体、沉淀；pH 及不溶性微粒均无明显变化，符合《中国药典》规定标准；两药配伍后盐酸曲马多相对质量浓度 > 99%。提示实验条件下盐酸曲马多注射液与硫酸镁注射液在 0.9% 氯化钠注射液中可以配伍至少 168 小时。

【临床建议】可以配伍

曲马多 + 酮咯酸（tramadol+ketorolac）

【临床证据】Cabrera 等[1]考察了曲马多（5mg/ml）和酮咯酸（1.5mg/ml）在 0.9% 的氯化钠注射液中于室温下混合 48 小时的相容性、稳定性。结果发现，配伍后没有明显的外观变化，药物浓度也没有显著变化。提示药物混合后稳定，室温 48 小时内无配伍禁忌。

【临床建议】可以配伍

曲马多 + 酮咯酸 + 甲氧氯普胺
（tramadol+ketorolac+metoclopramide）

【临床证据】Cabrera 等[1]考察了曲马多（5mg/ml）、酮咯酸（1.5mg/ml）和甲氧氯普胺（0.5mg/ml）在 0.9% 氯化钠注射液中于室温下混合 48 小时的物理相容性和化学稳定性。结果发现，三药配伍后没有明显的外观变化，药物浓度也没有显著变化。提示 3 种药物混合后稳定，室温 48 小时内无配伍禁忌。

【临床建议】可以配伍

曲马多 + 酮咯酸 + 甲氧氯普胺 + 雷尼替丁
（tramadol+ketorolac+metoclopramide+ranitidine）

【临床证据】Cabrera 等[1]考察了曲马多（5mg/ml）、酮咯酸（1.5mg/ml）、甲氧氯普胺（0.5mg/ml）、雷尼替丁（1.5mg/ml）在 0.9% 氯化钠注射液中于室温下混合 48 小时的物理相容性和化学稳定性。结果发现，药物配伍后没有明显的外观变化，药物浓度也没有显著变化。提示药物混合后稳定，室温 48 小时内无配伍禁忌。

【临床建议】可以配伍

曲马多 + 酮咯酸 + 雷尼替丁（tramadol+ketorolac+ranitidine）

【临床证据】Cabrera 等[1]考察了曲马多（5mg/ml）、酮咯酸（1.5mg/ml）和雷尼替丁（1.5mg/ml）在 0.9% 氯化钠注射液中于室温下混合 48 小时的相容性和稳定性。结果发现，配伍后没有明显的外观变化，药物浓度也没有显著变化。提示药物混合后稳定，室温 48 小时内无配伍禁忌。

【临床建议】可以配伍

去甲万古霉素 + 果糖（norvancomycin+fructose）

【临床证据】李好等[1]考察了不同温度（25 和 37℃）下注射用去甲万古霉素（华北制药）与 5% 果糖注射液（江苏正大丰海制药）配伍的相容性和稳定性。模拟去甲万古霉素的临床用药浓度，用果糖注射液溶解去甲万古霉素得到质量浓度为 1.6mg/L 的配伍溶液。在 25 和 37℃恒温水浴中放置 7 小时，分别在 0、1、3、5、7 小时时观察配伍溶液外观变化，测定其 pH 及去甲万古霉素的百分含量。结果发现，配伍溶液在 7 小时内外观无色澄明，pH 无明显变化，7 小时时去甲万古霉素的浓度 > 98%（0 时为 100%）。[编者注：该研究未考察配伍溶液不溶性微粒数变化及是否符合《中国药典》规定。]

【临床建议】谨慎配伍

去甲万古霉素 + 琥珀酰明胶（norvancomycin+succinylated gelatin）

【临床证据】陈玉皇等[1]在临床输液中发现，静脉滴注佳乐施（琥珀酰明胶）500ml 结束后，在同一输液管路续接万迅（去甲万古霉素 0.4g 溶于 100ml 0.9% 氯化钠注射液中）注射液，中间未用 0.9% 氯化钠注射液冲洗输液管，当两种药物在滴斗内混合后立即出现乳白色改变。随后进行了验证实验：将去甲万古霉素 0.4g 溶于 10ml 0.9% 氯化钠注射液中，取溶液 5ml 与琥珀酰明胶注射液 5ml 在无菌试管中直接混合后，药液立即变为乳白色浑浊液体，冰箱放置 24 小时后试管内液体无变化。去甲万古霉素 pH 是 2.8~4.5，琥珀酰明胶注射液 pH 是 6.2~7.3，混合后 pH 发生较大变化导致出现配伍变化。临床观察和实验结果提示两药在上述条件下混合存在配伍禁忌。

【临床建议】配伍禁忌

去甲万古霉素 + 哌拉西林他唑巴坦
（norvancomycin+piperacillin tazobactam）

【临床证据】张志琼[1]在临床输液中发现，去甲万古霉素输注完毕后，经同一输液通路继续输注哌拉西林他唑巴坦时，在输液管莫菲氏滴管内立即出现白色浑浊现象。随后进行了验证实验：将去甲万古霉素 0.4g 和哌拉西林钠他唑巴坦钠 2.25g 分别溶解于 0.9% 氯化钠注射液 10ml 中，然后将两种药物直接抽入同一注射器内。结果发现，混合液立即出现白色浑浊，且两药浓度越高出现白色浑浊的速度越快。临床观察和实验结果提示两药在上述条件下混合存在配伍禁忌。

【临床建议】配伍禁忌

去甲万古霉素 + 头孢他啶（norvancomycin+cefradine）

【临床证据】刘荣娟等[1]在临床输液中发现，当万迅（去甲万古霉素）输注完毕后，经同一输液通路继续输注泰得欣（头孢他啶）时，莫菲氏滴管内立即出现白色浑浊现象。随后进行了实验验证：①取万迅溶液（0.4g溶于0.9%氯化钠注射液100ml中）2ml滴定至泰得欣溶液（2g溶于0.9%氯化钠注射液100ml中）中，滴定至0.03ml时开始出现肉眼可见的白色浑浊物。②取万迅溶液（0.4g溶于0.9%氯化钠注射液100ml中）2ml滴定至泰得欣溶液（2g溶于5%葡萄糖氯化钠注射液100ml中）中，滴定至0.03ml时开始出现肉眼可见的白色浑浊物。临床观察和实验结果提示两药在上述条件下混合存在配伍禁忌。

【临床建议】配伍禁忌

去乙酰毛花苷 + 泛酸钙（deslanoside+calcium pantothenate）

【临床证据】［药品说明书］"去乙酰毛花苷禁止与钙注射剂合用。"

【临床建议】配伍禁忌

去乙酰毛花苷 + 氯化钙（deslanoside+calcium chloride）

【临床证据】［药品说明书］"去乙酰毛花苷禁止与钙注射剂合用。"

【临床建议】配伍禁忌

去乙酰毛花苷 + 葡萄糖酸钙（deslanoside+calcium gluconate）

【临床证据】［药品说明书］"去乙酰毛花苷禁止与钙注射剂合用。"

【临床建议】配伍禁忌

去乙酰毛花苷 + 碳酸氢钠（deslanoside+sodium bicarbonate）

【临床证据】［药品说明书］"去乙酰毛花苷不宜与酸、碱类配伍。"

【临床建议】配伍禁忌

去乙酰毛花苷 + 亚叶酸钙（deslanoside+calcium folinate）

【临床证据】［药品说明书］"去乙酰毛花苷禁止与钙注射剂合用。"

【临床建议】配伍禁忌

扫码看参考文献

R

热毒宁 + 西咪替丁（reduning+cimetidine）

【临床证据】朴向梅[1]在临床工作中观察到，当在同一输液通路中先后连续静脉输注热毒宁和西咪替丁注射液时，输液管中液体出现絮状物。验证实验发现，将注射用热毒宁 10ml 溶于 5% 葡萄糖注射液 100ml 中，将西咪替丁 2ml 缓慢滴入热毒宁注射液中，可见两药交界处迅速产生絮状物。同法重复多次均出现相同反应。临床观察和实验结果提示两药在上述条件下混合存在配伍禁忌。

【临床建议】配伍禁忌

柔红霉素 + 肝素（daunorubicin+heparin）

【临床证据】[药品说明书]"柔红霉素切不可与肝素混合，因这类药物在化学性质上不相配伍，可产生沉淀物。"

药品说明书"下列药物与本品（肝素钠注射剂）有配伍禁忌：卡那霉素、阿米卡星、柔红霉素、乳糖酸红霉素、硫酸庆大霉素、氢化可的松琥珀酸钠、多黏菌素 B、阿霉素、妥布霉素、万古霉素、头孢孟多、头孢氧哌嗪[编者注：头孢哌酮]、头孢噻吩钠、氯喹、氯丙嗪、异丙嗪和麻醉性镇痛药。"

【临床建议】配伍禁忌

乳酸林格液 + 红细胞（Ringer's lactate solution+red blood cells）

【临床证据】大容量的液体复苏中乳酸林格液比生理盐水更优，主流观点认为乳酸林格液与袋装红细胞配伍可导致理论上的凝血而被禁用。Albert 等[1]考察了乳酸林格液和生理盐水稀释腺嘌呤盐水（adenine-saline 3，AS-3）保存的袋装红细胞是否会导致凝血风险。通过应用重力驱动的标准血液过滤器模拟手术条件下的输血过程。通过显微镜分析不同稀释度下血液凝固情况，采用酶联免疫吸附方法定量凝血酶产生时的降解产物 F1 和 F2 肽段的数量。结果发现，生理盐水和乳酸林格液组的滤器上都没有血栓形成的残留证据。生理盐水组和乳酸林格液组的 F1+F2 数量范围分别为 2.7~38.0 pmol/L 和 3.2~289.7pmol/L，这些数值都低于正常生理情况下的测定结果。提示在这种条件下，与生理盐水相比，用乳酸林格液稀释腺嘌呤盐水保存的袋装红细胞未导致可见的或分子生物学方面触发血栓形成的证据，不增加血栓形成的风险。

【临床建议】谨慎配伍

瑞芬太尼 + 两性霉素 B（remifentanil+amphotericin B）

【临床证据】Trissel 等[1]考察了盐酸瑞芬太尼与两性霉素 B 在 0.9% 氯化钠或 5% 葡萄糖注射液中通过 Y 型输液通路混合的相容性。5ml 盐酸瑞芬太尼（25 和 250μg/ml）与等体积的两性霉素 B 在 23℃下混合 4 小时，在荧光灯和廷德尔光下观察混合物外观变化，测定浊度和微粒大小、含量。结果发现，盐酸瑞芬太尼（250μg/ml）与两性霉素 B 混合出现沉淀，提示两药在上述条件下混合存在配伍禁忌。

【临床建议】配伍禁忌

瑞芬太尼 + 氯丙嗪（remifentanil+chlorpromazine）

【临床证据】Trissel 等[1]考察了盐酸瑞芬太尼与盐酸氯丙嗪在 0.9% 氯化钠或 5% 葡萄糖注射液中通过 Y 型输液通路混合的相容性。5ml 盐酸瑞芬太尼（25 和 250μg/ml）与等体积的盐酸氯丙嗪在 23℃下混合 4 小时，在荧光灯和廷德尔光下观察混合物外观变化，测定浊度和微粒大小、含量。结果发现，盐酸瑞芬太尼（25μg/ml）与盐酸氯丙嗪混合 4 小时内浊度增加，提示两药在上述条件下混合存在配伍禁忌。

【临床建议】配伍禁忌

瑞芬太尼 + 头孢哌酮（remifentanil+cefoperazone）

【临床证据】Trissel 等[1]考察了盐酸瑞芬太尼与头孢哌酮钠在 0.9% 氯化钠或 5% 葡萄糖注射液中通过 Y 型输液通路混合的相容性。5ml 盐酸瑞芬太尼（25μg/ml 和 250μg/ml）与等体积的头孢哌酮钠在 23℃下混合 4 小时，在荧光灯和廷德尔光下观察混合物外观变化，测定浊度和微粒大小、含量。结果发现，盐酸瑞芬太尼（250μg/ml）与头孢哌酮钠混合 1 小时后出现明显的浑浊，提示两药在上述条件下混合存在配伍禁忌。

【临床建议】配伍禁忌

扫码看参考文献

S

噻替派 + 米诺环素（thiotepa+minocycline）

【临床证据】Trissel 等[1]考察了噻替派与盐酸米诺环素在 Y 型输液通路中的相容性。5ml 噻替派（1mg/ml，溶于 5% 葡萄糖注射液中）与 5ml 盐酸米诺环素混合。混合液在普通荧光灯和室温（23℃）下保存，在第 1 小时和第 4 小时目视观察，如果没有明显的配伍禁忌，则在高强度单向光束下测量颗粒大小和浊度。结果发现，噻替派和盐酸米诺环素混合 4 小时后出现亮黄绿色，1 小时后颜色消失。提示两种药物在上述实验条件下混合存在配伍禁忌。

【临床建议】配伍禁忌

噻替派 + 顺铂（thiotepa+cisplatin）

【临床证据】Trissel 等[1]考察了噻替派与顺铂在 Y 型输液通路中的相容性。5ml 噻替派（1mg/ml，溶于 5% 葡萄糖注射液中）与 5ml 顺铂混合。混合液在普通荧光灯和室温（23℃）下保存，在第 1 小时和第 4 小时目视观察，如果没有明显的配伍禁忌，则在高强度单向光束下测量颗粒大小和浊度。结果发现，噻替派和顺铂混合 4 小时后出现浑浊，提示两种药物在上述实验条件下混合存在配伍禁忌。

【临床建议】配伍禁忌

沙丁胺醇 + 妥布霉素（albuterol+tobramycin）

【临床证据】Gooch 等[1]考察了沙丁胺醇和妥布霉素雾化液混合的稳定性和相容性。0.5ml 沙丁胺醇（5mg/ml）和 1ml 妥布霉素（40mg/ml）混合于 2ml 0.9% 氯化钠注射剂中于 4℃保存 7 天。观察混合物外观变化，用 HPLC 法测定药物浓度的变化。结果发现，两药混合后没有颜色变化和沉淀，混合物中妥布霉素的药物浓度大于起始浓度的 99%，沙丁胺醇的浓度大于起始浓度的 96.7%。提示在上述实验条件下沙丁胺醇和妥布霉素雾化液混合不存在配伍禁忌。

【临床建议】可以配伍

参附 + 茶碱（shenfu+theophylline）

【临床证据】［药品说明书］"参附注射液避免直接与辅酶 A、维生素

K、茶碱配伍使用。"

【临床建议】配伍禁忌

参附 + 辅酶 A（shenfu+coenzyme A）

【临床证据】［药品说明书］"参附注射液避免直接与辅酶 A、维生素 K、茶碱配伍使用。"

【临床建议】配伍禁忌

参附 + 维生素 K$_1$（shenfu+vitamin K$_1$）

【临床证据】［药品说明书］"参附注射液避免直接与辅酶 A、维生素 K、茶碱配伍使用。"

【临床建议】配伍禁忌

参附 + 维生素 K$_3$（shenfu+vitamin K$_3$）

【临床证据】［药品说明书］"参附注射液避免直接与辅酶 A、维生素 K、茶碱配伍使用。"

【临床建议】配伍禁忌

参麦 + 果糖（shenmai+fructose）

【临床证据】黄华等[1]考察了 3 个厂家的参麦注射液（正大青春宝药业，河北神威药业，雅安三九药业）与 2 个厂家的果糖注射液（安徽丰原药业，安徽双鹤药业）配伍的相容性和稳定性。将参麦注射液按照说明书中最大临床使用浓度，与果糖注射液进行配伍（体积浓度为 20%），配伍溶液于室温条件静置 5 小时，分别在 0、1、2、3、4、5 小时时观察配伍溶液的外观性状，测定 pH、不溶性微粒含量变化，测定溶液紫外光谱及最大吸收波长、主要成分含量百分比变化。结果发现，配伍溶液 5 小时内澄清度与颜色均未发生改变，pH 略有变化（RSD < 2.0%），且 pH 仍在静脉输液允许的范围内。0~5 小时内紫外图谱无显著变化，最大吸收波长波动在 ±2nm 内。0~5 小时内不溶性微粒未发生显著变化，且在《中国药典》允许范围内。按照"中药注射剂法定标准项下含量"采用 HPLC 法测定参麦注射液主要成分含量无明显变化。提示在实验条件下，参麦注射液与果糖注射液可以配伍 5 小时。

【临床建议】可以配伍

参麦 + 转化糖（shenmai+invert sugar）

【临床证据】黄华等[1]考察了 3 个厂家的参麦注射液（正大青春宝药业，河北神威药业，雅安三九药业）与 2 个厂家的转化糖注射液（上海长征富民金山制药，四川美大康佳乐药业）配伍的相容性和稳定性。将参麦注射液按照说明书中最大临床使用浓度，与转化糖注射液进行配伍（体积浓度为 20%），配伍溶液于室温条件静置 5 小时，分别在 0、1、2、3、4、5 小时观察配伍溶液外观性状，测定 pH、不溶性微粒含量变化，测定溶液紫外光谱及最大吸收波长、主要成分含量百分比变化。结果发现，配伍溶液在 5 小时内澄清度与颜色均未发生改变，pH 略有变化（RSD ＜ 2.0%），且 pH 仍在静脉输液允许范围内。0~5 小时内紫外图谱无显著变化，最大吸收波长波动在 ±2nm 内。0~5 小时内不溶性微粒未发生显著变化，且在《中国药典》允许范围内。按照"中药注射剂法定标准项下含量"采用 HPLC 法测定参麦注射液主要成分含量无明显变化。提示在实验条件下，参麦注射液与转化糖注射液可以配伍 5 小时。

【临床建议】可以配伍

参麦 + 转化糖电解质（shenmai+invert sugar and electrolytes）

【临床证据】黄华等[1]考察了 3 个厂家的参麦注射液（正大青春宝药业，河北神威药业，雅安三九药业）与转化糖电解质注射液（扬子江药业集团上海海尼药业）配伍的相容性和稳定性。将参麦注射液按照说明书中最大临床使用浓度，与转化糖电解质注射液进行配伍（体积浓度为 20%）。配伍溶液于室温条件静置 5 小时，分别在 0、1、2、3、4、5 小时观察配伍溶液外观性状，测定 pH、不溶性微粒含量变化，测定溶液紫外光谱及最大吸收波长、主要成分含量百分比变化。结果发现，配伍溶液在 5 小时内澄清度与颜色均未发生改变，pH 略有变化（RSD ＜ 2.0%），且 pH 仍在静脉输液允许范围内。0~5 小时内紫外图谱无显著变化，最大吸收波长波动在 ±2nm 内。0~5 小时内不溶性微粒未发生显著变化，且在《中国药典》允许范围内。按照"中药注射剂法定标准项下含量"用 HPLC 法测定参麦注射液主要成分含量无明显变化。提示在实验条件下，参麦注射液与转化糖电解质注射液可以配伍 5 小时。

【临床建议】可以配伍

参芪扶正 + 氟尿嘧啶（shenqifuzheng+fluorouracil）

【临床证据】［药品说明书］"本品（参芪扶正注射液）不得与化疗药物混合使用。"

【临床建议】配伍禁忌

生脉 + 氯化钠（shengmai+sodium chloride）

【临床证据】冯珺等[1]考察了生脉注射液（江苏苏中药业集团）在 0.9% 氯化钠注射液中的配伍稳定性。按照临床常用浓度，将 50ml 生脉注射液分别稀释到 0.9% 氯化钠注射液 250 和 500ml 中，摇匀，在室温、不避光的条件下放置 5 小时。观察配伍溶液在 5 小时内的外观变化、不溶性微粒、pH 变化和生脉主要成分之一人参皂苷 Rg1 的含量变化。结果发现，配伍溶液在 5 小时内无沉淀及浑浊出现，也无明显的颜色变化。生脉注射液与 5% 葡萄糖注射液配伍后不溶性微粒数明显比与 0.9% 氯化钠注射液配伍后的微粒数少；生脉注射液与 0.9% 氯化钠注射液配伍后 25μm 及以上的微粒不符合《中国药典》的限量规定。生脉注射液与 0.9% 氯化钠注射液配伍 5 小时内比较稳定，人参皂苷 Rg1 的含量基本不变。提示在实验条件下生脉注射液与 0.9% 氯化钠注射液混合存在配伍禁忌。

【临床建议】配伍禁忌

生脉 + 葡萄糖（shengmai+dextrose）

【临床证据】冯珺等[1]考察了生脉注射液（江苏苏中药业集团）在 5% 葡萄糖注射液中配伍的相容性和稳定性。按照临床常用浓度，将 50ml 生脉注射液分别稀释到 5% 葡萄糖注射液 250 和 500ml 中，摇匀，在室温、不避光的条件下放置 5 小时。观察配伍溶液在 5 小时内的外观变化、不溶性微粒、pH 变化和生脉主要成分之一人参皂苷 Rg1 的含量变化。结果发现，配伍溶液在 5 小时内无沉淀及浑浊出现，也无明显颜色变化。不溶性微粒检查显示：生脉注射液与 5% 葡萄糖注射液配伍后微粒数明显比与 0.9% 氯化钠注射液配伍后的微粒数少，25μm 及以上的微粒符合《中国药典》的限量规定。与 5% 葡萄糖注射液配伍 3 小时后微粒数明显增加。生脉注射液与 5% 葡萄糖注射液配伍 1 小时后人参皂苷 Rg1 的含量明显下降。提示生脉注射液与 5% 葡萄糖注射液应该谨慎配伍，配伍后应在 1 小时内使用完毕。

【临床建议】谨慎配伍

舒芬太尼 + 左布比卡因（sufentanil+levobupivacaine）

【临床证据】Jäppinen 等[1]考察了枸橼酸舒芬太尼和盐酸左布比卡因在 0.9% 氯化钠注射液中混合的化学和生物学稳定性。混合液在 4℃、21℃ 和 36℃ 下保存 30 天，分别在第 0、1、2、3、8、14、23、28 和 30 天用 HPLC 测定药物含量，在无菌层流中考察第 7、14、21 和 28 天时的微生物稳定性。结果发现，未混合时 4℃ 下枸橼酸舒芬太尼可以保持化学稳定 23 天，21℃ 时保持化学稳定 3 天，之后第 3~8 天浓度降低 15%，与 36℃ 时第 1~3 天的下降相似。但是盐酸左布比卡因在 4℃ 和 21℃ 下能稳定保持 28 天的化学稳定性，36℃ 时稳定期为 23 天。而混合后枸橼酸舒芬太尼和盐酸左布比卡因在 4℃、21℃ 和 36℃ 下可以保持 28 天的化学和生物学稳定性，提示两药在上述实验条件下混合没有配伍禁忌。

【临床建议】可以配伍

舒肝宁 + 氯化钠（shuganning+sodium chloride）

【临床证据】林小明等[1]考察舒肝宁注射液（贵州瑞和制药）与 0.9% 氯化钠注射液（广东大冢制药）配伍的稳定性。将舒肝宁注射液按临床使用的质量浓度与 0.9% 氯化钠注射液配伍。根据《中国药典》的方法分别检测配伍液放置 0、2、4、6 小时后的外观、pH、不溶性微粒的变化，同时采用 HPLC 测定配伍液中绿原酸、栀子苷、黄芩苷、黄芩素、野黄芩苷的含量。结果发现，药物配伍溶液的外观、pH、各有效成分含量于 6 小时内均无明显的变化，不溶性微粒数量 0~6 小时内也符合标准。提示在实验条件下舒肝宁注射液与 0.9% 氯化钠注射液可以配伍 6 小时。

【临床建议】可以配伍

舒肝宁 + 葡萄糖（shuganning+dextrose）

【临床证据】梁妙玲等[1]考察舒肝宁注射液（贵州瑞和制药）与 5% 葡萄糖注射液（广东大冢制药）配伍的稳定性。将舒肝宁注射液按临床使用的质量浓度与 5% 葡萄糖注射液配伍。根据《中国药典》的方法分别检测配伍液放置 0、2、4、6 小时后的外观、pH、不溶性微粒的变化，同时采用 HPLC 测定配伍液中绿原酸、栀子苷、黄芩苷、黄芩素、野黄芩苷的含量。结果发现，药物配伍溶液的外观、pH、各有效成分含量于 6 小时内均无明显的变化，4 小时内不溶性微粒数量基本符合标准，但 6 小时后逐渐增加。提示在实验条件下舒肝宁注射液与 5% 葡萄糖注射液可以配伍 4 小时。

【临床建议】可以配伍

舒血宁 + 阿昔洛韦（shuxuening+aciclovir）

【临床证据】孟利娟[1]在临床输液中发现，阿昔洛韦注射液静脉输注完毕后，经同一输液通路继续输注舒血宁时，莫菲氏滴管及输液管内液体立即变成明亮的黄绿色。随后进行了验证实验：在 5% 葡萄糖注射液中分别加舒血宁注射液 5ml 和阿昔洛韦注射液 5ml，结果发现，混合液立即变为明亮的黄绿色液体。临床观察和实验结果提示两药在上述条件下混合存在配伍禁忌。

【临床建议】配伍禁忌

舒血宁 + 环磷腺苷葡胺
（shuxuening+meglumine adenosine cyclophosphate）

【临床证据】张晨华[1]考察了舒血宁注射液（通化谷红制药）与环磷腺苷葡胺注射液（徐州莱恩药业）配伍的相容性和稳定性。取舒血宁注射液 2ml 与环磷腺苷葡胺注射液 1ml（15mg）混合于 25ml 容量瓶中，分别用 0.9% 氯化钠注射液、5% 葡萄糖注射液、5% 葡萄糖氯化钠注射液溶解并定容。将配伍溶液摇匀，根据正交试验表安排试验，考察了温度、光照、放置时间和溶媒 4 个因素下的稳定性。结果发现，在 0、1、4、6 小时配伍溶液外观无变化；配伍溶液的 pH 保持稳定。在 5% 葡萄糖注射液中配伍后，随着放置时间的延长，配伍溶液微粒数有较明显的增加，但仍在《中国药典》规定的范围内。含量测定显示舒血宁注射液中主要成分银杏总黄酮和银杏内酯的含量与温度、光照和放置时间密切相关，与溶媒（葡萄糖或氯化钠注射液）无关。环磷腺苷葡胺注射液中环磷腺苷（以环磷腺苷为对照品）含量稳定。提示在 25℃、避光、以 5% 葡萄糖注射液为溶媒的条件下，舒血宁注射液与环磷腺苷葡胺注射液在 1 小时内可以配伍。

【临床建议】可以配伍

舒血宁 + 前列地尔（shuxuening+alprostadil）

【临床证据】郎静芳等[1]在临床工作中发现，患者在静脉滴注舒血宁（银杏黄酮苷）注射液时，当从莫菲氏滴管中注入前列地尔注射液时，发现输液器滴速越来越慢甚至停止。为查明原因，分别取同一批号上述两种药物各 1ml 直接混合，1~2 分钟后注射器内中出现白色絮状物，常温放置 24 小时后白色絮状物仍未消失。王希[2]在临床输液中发现舒血宁和前列地尔两种药物混合存在配伍禁忌，随后进行了实验验证：先将舒血宁（北京双鹤高科天然药物有限责任公司）20ml 加入 0.9% 氯化钠注射液 250ml 中，再将前列地尔 10μg 用 0.9% 氯化钠注射液 10ml 稀释，取稀释后的舒血宁 3ml 与稀释后的前列地尔 1ml 直接混合，室温 2 分钟后混合液出现黄色沉淀。陶爱莲等[3]在临床工作中输注舒血宁注射液（20ml 溶于 0.9% 氯化钠注射液 100ml）完毕后，直接输注前列地尔注射液（10μg 溶于 0.9% 氯化钠注射液 100ml），约输注 3 分钟后发现输液管道及莫菲氏滴管内有白色絮状物，振摇不消失。立即停止输液，更换输液器，患者未发生不良反应。原输液器中絮状物越来越浓，最后析出沉淀物。随后作者进行了实验验证：用 10ml 注射器抽取 1ml 舒血宁注射液和 1ml 前列地尔注射液直接混合，2 分钟后注射器内出现白色絮状物，并且随时间延长沉淀物越来越多，放置 24 小时无变化。提示在临床和实验条件下，舒血宁注射液稀释液与前列地尔注射液稀释液混合存在配伍禁忌。

【临床建议】配伍禁忌

舒血宁 + 碳酸氢钠（shuxuening+sodium bicarbonate）

【临床证据】董秋玉等[1]在临床输液中发现，给予患者舒血宁注射液(20ml 稀释于 5% 葡萄糖注射液 100ml 中，神威药业)静脉输注完毕后，经同一输液通路继续输注 5% 碳酸氢钠注射液（天津药业集团新郑股份有限公司）100ml 时，发现莫菲氏滴管内溶液立即变为草绿色。随后进行了验证实验：将舒血宁注射液 20ml 溶于 5% 葡萄糖注射液 100ml 中，取 5ml 与 5% 碳酸氢钠注射液 5ml 直接混合后，混合液立即变成草绿色，静置 2 小时后颜色仍不变，重复实验结果一致。临床观察和实验结果提示两药在上述条件下混合存在配伍禁忌。

【临床建议】配伍禁忌

舒血宁 + 脂肪乳（shuxuening+fat emulsion）

【临床证据】王秀宝[1]在临床工作中输注舒血宁注射液（20ml 溶于 10% 葡萄糖注射液 250ml）完毕后，接续输注 30% 脂肪乳剂，5 分钟后莫菲氏滴管内出现白色浑浊物，输液管内有白色絮状物，立即停止输液，更换输液管，并用生理盐水静脉滴注，患者未发生不良反应。随后作者进行了实验验证：用 50ml 注射器抽取舒血宁 20ml 直接与 30% 脂肪乳注射液 20ml 混合，配伍溶液呈白色微黄状，随后出现可见的白色絮状物，放置 24 小时白色絮状物未消失。提示在临床和实验条件下，舒血宁注射液稀释液和 30% 脂肪乳剂混合存在配伍禁忌。

【临床建议】配伍禁忌

双黄连 + 阿米卡星（shuanghuanglian+amikacin）

【临床证据】熊长华[1]在临床工作中输注双黄连注射液（40ml 溶于 5% 葡萄糖注射液 250ml）完毕后，接续输注硫酸阿米卡星(0.4g 溶于 0.9% 氯化钠注射液 250ml)，当双黄连残余溶液与阿米卡星溶液接触时，在莫菲氏滴管及以下输液管中出现黑色颗粒状沉淀物，立即关闭输液管，重新更换输液器并给予生理盐水冲洗，再输入硫酸阿米卡星，患者未发生不良反应。作者随后进行了实验验证：将配制好的临床常用浓度的双黄连和硫酸阿米卡星注射液各取 5ml 直接混合，配伍溶液立即出现黑色颗粒状沉淀物，经摇晃和静置 1 小时后沉淀物仍存在，提示在临床和实验条件下双黄连注射液的稀释溶液和硫酸阿米卡星注射液混合存在配伍禁忌。

【临床建议】配伍禁忌

双黄连 + 庆大霉素（shuanghuanglian+gentamycin）

【临床证据】张云燕等[1]在临床输液中发现，当双黄连注射液输注完毕后，经同一输液通路继续输注庆大霉素时，输液管中迅速出现浑浊现象，甚至阻塞了针头。随后进行了验证实验：取双黄连注射液直接与庆大霉素注射液混合后，立即出现浑浊现象，放置 24 小时出现铁锈色沉淀。

临床观察和实验结果提示两药在上述条件下混合存在配伍禁忌。

【临床建议】配伍禁忌

双氯芬酸 + 维生素 B_1（diclofenac+vitamin B_1）

【临床证据】钟凤玲等[1]在临床遵医嘱给予双氯芬酸钠注射液 50mg 和维生素 B_1 注射液 100mg 深部肌内注射。用 5ml 无菌注射器先抽取维生素 B_1 注射液肌内注射后，更换抽好双氯芬酸钠注射液的注射器，准备用同一针头推注药液时，注射器针头内液体立即呈乳白色。随后用 1 个新的无菌注射器抽取这两种药液，两种药液混合后立即出现乳白色絮状物。静置 24 小时后注射器内的白色絮状物变成沉淀。临床观察和实验结果提示两药在上述条件下混合存在配伍禁忌。

【临床建议】配伍禁忌

顺铂 + 氟尿嘧啶（cisplatin+fluorouracil）

【临床证据】Stewart 等[1]考察了药物浓度和光线对顺铂（200 和 500μg/ml）和氟尿嘧啶（1000 和 10000μg/ml）在 0.9% 氯化钠注射液中于室温（24~26℃）混合 4 小时的相容性和稳定性。观察混合液外观变化，测定 pH 变化，HPLC 法测定药物浓度变化。结果发现，4 小时内没有外观和 pH 的变化；低浓度的顺铂（200μg/ml）和氟尿嘧啶（1000μg/ml）混合 1.5 小时后顺铂浓度降至起始的 90%，4 小时后浓度降至 75%；高浓度的顺铂（500μg/ml）在 3 小时后降至 75%，氟尿嘧啶的浓度降低程度小于 5%。作者认为，无论避光与否，顺铂和氟尿嘧啶混合后应 1 小时内输注完毕。Fournier 等[2]考察了氟尿嘧啶与顺铂在输液容器或管路中混合后对顺铂理化性质和药理活性的影响。用 HPLC 法测定顺铂的含量。结果发现，当氟尿嘧啶和顺铂混合 3.5 小时后，顺铂的含量降低 75%，研究发现顺铂含量的降低并不是与氟尿嘧啶发生反应，而是与氟尿嘧啶制剂中的氨基丁三醇（维持氟尿嘧啶 pH 在 8.2）有关。氨基丁三醇也完全抑制了顺铂与人血清白蛋白和鼠源 P388 白血病细胞的结合。当顺铂与不含氨基丁三醇的氟尿嘧啶混合后对白血病细胞小鼠产生细胞毒性。提示含有氨基丁三醇的氟尿嘧啶制剂与顺铂存在配伍禁忌，临床应该避免在同一容器或输液管路中混合；而不含氨基丁三醇的氟尿嘧啶制剂和顺铂配伍时浓度要低，且应在 1 小时内输注完毕。

【临床建议】谨慎配伍

顺铂 + 氯化钠（cisplatin+sodium chloride）

【临床证据】黄赛杰等[1]考察了顺铂（齐鲁制药）在不同温度、光照和溶媒情况下的稳定性。按临床常规给药剂量，以 0.9% 氯化钠注射液

（上海百特医疗用品）为溶媒，配制顺铂配伍溶液，分别在低温（4℃）、室温（20℃）、室温避光（20℃）、高温（30℃）下放置24小时，观察配伍液外观及性状变化，测定配伍溶液的pH变化和不溶性微粒情况，测定顺铂含量变化百分比（以0时浓度为100%）。结果发现，在24小时内的各个时间点，配伍液外观澄明，无沉淀及浑浊，也无颜色变化；顺铂溶液在低温（4℃）、室温（20℃）、室温避光（20℃）、高温（30℃）下能够24小时内保持含量稳定。配伍溶液pH基本保持稳定，不溶性微粒基本保持稳定，且均符合《中国药典》（2010年版）的规定。研究认为在避光情况下，顺铂与0.9%氯化钠注射液配伍最稳定。提示在实验条件下，顺铂与0.9%氯化钠注射液可以配伍。

【临床建议】可以配伍

顺铂 + 葡萄糖（cisplatin+dextrose）

【临床证据】黄赛杰等[1]考察了顺铂（齐鲁制药）在不同温度、光照和溶媒情况下的稳定性。按临床常规给药剂量，以5%葡萄糖注射液（上海百特医疗用品）为溶媒，配制顺铂配伍溶液，分别在低温（4℃）、室温（20℃）、室温避光（20℃）、高温（30℃）下放置24小时，观察配伍液外观及性状变化，测定配伍溶液的pH变化和不溶性微粒情况，测定顺铂含量变化百分比（以0时浓度为100%）。结果发现，在24小时内的各个时间点，配伍液外观澄明，无沉淀及浑浊，也无颜色变化；顺铂溶液在低温（4℃）、室温（20℃）、室温避光（20℃）、高温（30℃）下能够24小时内保持含量稳定。配伍溶液的pH基本稳定，不溶性微粒基本保持稳定，且均符合《中国药典》（2010年版）的规定。提示在实验条件下，顺铂与5%葡萄糖注射液可以配伍。

【临床建议】可以配伍

顺铂 + 葡萄糖氯化钠（cisplatin+dextrose sodium chloride）

【临床证据】黄赛杰等[1]考察了顺铂（齐鲁制药）在不同温度、光照和溶媒情况下的稳定性。按临床常规给药剂量，以5%葡萄糖氯化钠注射液（上海百特医疗用品）为溶媒，配制顺铂配伍溶液，分别在低温（4℃）、室温（20℃）、室温避光（20℃）、高温（30℃）下放置24小时，观察配伍液外观及性状变化，测定配伍溶液的pH变化和不溶性微粒情况，测定顺铂含量变化百分比（以0时浓度为100%）。结果发现，在24小时内的各个时间点，配伍液外观澄明，无沉淀及浑浊，也无颜色变化；顺铂溶液在低温（4℃）、室温（20℃）、室温避光（20℃）、高温（30℃）下能够24小时内保持含量稳定。常温下配伍溶液pH基本保持稳定，不溶性微粒基本保持稳定，且均符合《中国药典》（2010 年版）规定。提示在实验条件下，顺铂与 5% 葡萄糖氯化钠注射液可以配伍。

【临床建议】可以配伍

顺铂 + 依托泊苷（cisplatin+etoposide）

【临床证据】Stewart 等[1]考察了不同浓度的顺铂（200μg/ml）和依托泊苷（200 和 400μg/ml）在 0.9% 氯化钠、5% 葡萄糖或 0.45% 氯化钠注射液中于室温混合 48 小时的稳定性。观察外观变化，HPLC 法测定依托泊苷和顺铂的含量。结果发现，混合 8 小时后两药的浓度与起始相比下降小于 10%，无外观变化；24 小时后混合物（顺铂 200μg/ml 和依托泊苷 400μg/ml 溶于 0.9% 氯化钠注射液中）出现沉淀。提示在上述实验条件下两药混合在数小时内混合无配伍禁忌。

【临床建议】可以配伍

扫码看参考文献

T

TPN+ 钙磷（total parenteral nutrition+calcium phosphorus）

【临床证据】早产儿需要大量的钙和磷维持骨骼生长，但是因为水溶性低而无法通过肠外喂养满足。Ribeiro 等[1]考察了高浓度的钙和有机磷酸盐（2：1 或 4：1）在 4℃、25℃和 37℃下放置 7 天对自制全合一静脉营养混合制剂（含脂肪、氨基酸、无机盐、葡萄糖、维生素和微量元素）稳定性（颜色、沉淀、pH、渗透压、过氧化物、沉淀和脂肪微粒大小）的影响。结果发现，25℃和 37℃下，TPN 的颜色从第 1 天就发生了变化，第 3 天出现了可逆的脂肪层，而 4℃下一直稳定。合用高浓度钙和磷酸盐不影响颗粒的大小（脂肪颗粒＜ 5μm），过氧化物含量和渗透压都符合要求。提示研究中涉及的高浓度的钙和钙磷比值在 4℃下不影响 TPN 的稳定性，可能不存在配伍禁忌。[编者注：TPN 自配，组分未提供。]

【临床建议】谨慎配伍

TPN+ 钙磷酸盐（total parenteral nutrition+calciumphosphate salt）

【临床证据】Singh 等[1]考察了钙（0.6mg/ml）和磷（0.465mg/ml）与新生儿 TPN 在 37℃下混合后的物理相容性。新生儿常用 TPN 含有 4 种浓度的氨基酸（1%~4%）和 2 种浓度的葡萄糖（5 和 10g/dl），用激光微粒计数仪监测微粒大小和数量。结果发现，在 24 小时的滴注中，含 1g/L 的氨基酸和 5~10g/dl 葡萄糖的 TPN 与高浓度的钙磷混合后不溶性颗粒数量和可见的沉淀显著增加，沉淀只出现在经过 37℃孵育后（而不是 TPN 袋内），提示低氨基酸水平和高温度会增加配伍的不相容性。

【临床建议】配伍禁忌

他克莫司 + 氟康唑（tacrolimus+fluconazole）

【临床证据】Johnson 等[1]考察了他克莫司（终浓度 5 或 20μg/ml）和氟康唑（终浓度 500 或 1,500mg/L）在 0.9% 的氯化钠中经 Y 型输液管路中于室温（23℃）混合 3 小时的物理相容性和化学稳定性。结果发现，混合液在整个过程中浓度没有变化，颜色和 pH 也没有变化，提示在上述实验条件下两者混合不存在配伍禁忌。

【临床建议】可以配伍

痰热清 + 阿米卡星（tanreqing+amikacin）

【临床证据】邢彬等[1]在临床工作中发现，将硫酸阿米卡星200mg用5%葡萄糖注射液10ml稀释，痰热清20ml用5%葡萄糖注射液10ml稀释后，将以上两种溶液混合后立即出现淡黄色颗粒状浑浊、沉淀，实验证实两药在上述条件下混合存在配伍禁忌。

【临床建议】配伍禁忌

痰热清 + 阿莫西林舒巴坦（tanreqing+amoxicillin sulbactam）

【临床证据】陈永祯[1]考察了痰热清注射液与阿莫西林舒巴坦钠的配伍相容性。实验分为痰热清原液组和稀释液组。①原液组：将阿莫西林舒巴坦钠溶于0.9%氯化钠注射液中稀释为1%的浓度。取2ml直接与痰热清注射液原液2ml混合，室温放置30分钟，观察配伍溶液的外观变化。②稀释液组：将10ml痰热清注射液用5%葡萄糖注射液定容至100ml。将阿莫西林舒巴坦钠溶于0.9%氯化钠注射液中，稀释为1%的浓度。取痰热清稀释液2ml与阿莫西林舒巴坦钠稀释液等量混合，室温放置30分钟，观察溶液外观变化。结果发现，在原液组阿莫西林舒巴坦钠配伍溶液在30分钟时颜色变浅；在稀释液组，阿莫西林舒巴坦钠配伍溶液在30分钟时颜色加深。提示在实验条件下，痰热清注射液/稀释溶液与阿莫西林舒巴坦钠混合存在配伍禁忌。

【临床建议】配伍禁忌

痰热清 + 氟罗沙星（tanreqing+fleroxacin）

【临床证据】刘靖等[1]在临床输液中发现，痰热清注射液（上海凯宝药业有限公司）输注完毕，在同一输液管路继续输注氟罗沙星（青岛金峰制药有限公司）后，在莫菲氏滴管内出现乳白色浑浊。提示两药在上述条件下混合存在配伍禁忌。

【临床建议】配伍禁忌

痰热清 + 果糖二磷酸钠（tanreqing+fructose diphosphate sodium）

【临床证据】邢彬等[1]将痰热清注射液20ml稀释于5%葡萄糖250ml中，用20ml注射器抽取10ml，然后再抽取等量的果糖二磷酸钠注射液直接混合，发现药物混合过程中由棕红色澄明液体变成棕色浑浊液体，调换两种药物的加入顺序后结果相同。临床观察和实验结果提示两药在上述条件下混合存在配伍禁忌。

【临床建议】配伍禁忌

痰热清 + 环丙沙星（tanreqing+ciprofloxacin）

【临床证据】王媛媛[1]在临床输液工作中发现，不分先后顺序于同一输液管路中静脉滴注痰热清注射液（上海凯宝药业有限公司，痰热清注射液 20ml 稀释于 5% 葡萄糖注射液 250ml 中）和 0.2% 乳酸环丙沙星氯化钠注射液（四川科伦药业股份有限公司，100ml），在更换药液 1 分钟内，输液管内可见明显的白色浑浊物。随后进行了验证实验：①静脉滴注法验证发现，不管先滴 0.2% 乳酸环丙沙星氯化钠注射液后滴痰热清注射液，还是调换顺序，输液管内均可见明显的白色浑浊物；②只要两种药液相混合，无论体积与比例，都可产生明显的白色浑浊物。谢晓梅等[2] 也在临床输液中发现，在同一输液管路中先后输注环丙沙星注射液和痰热清输液时，管路中出现白色浑浊物。随后进行了实验验证：配制输液浓度的痰热清注射液（上海凯宝药业有限公司，2.0g 稀释于 0.9% 氯化钠注射液 250ml 中，为淡褐色溶液），用无菌注射器抽取痰热清溶液和环丙沙星注射液（回音必集团（江西）东亚制药有限公司，100ml）各 5ml，在注射器内直接混合后瞬间即出现浑浊、白色絮状物，摇晃后不溶解，静置 30 分钟后无变化，放置 24 小时后出现沉淀。但是刘靖等[3] 通过实验发现，痰热清和甲磺酸帕珠沙星（四川百利药业有限公司）、氟罗沙星（青岛金峰制药有限公司）出现乳白色浑浊，但是痰热清与氧氟沙星、环丙沙星、培氟沙星及依诺沙星进行实验未发现上述乳白色浑浊。由于存在不同的研究结果，考虑到中药注射剂的不稳定性，临床应该避免混合输注。

【临床建议】 配伍禁忌

痰热清 + 吉他霉素（tanreqing+kitasamycin）

【临床证据】 崔桂英等[1] 在临床工作中发现，40 万单位的白霉素（吉他霉素）溶于 10% 葡萄糖注射液后，再加入 10ml 痰热清注射液，5 分钟后混合液中出现细小颗粒，放置半小时后出现絮状物。随后对痰热清注射液（上海凯宝药业）和注射用白霉素（20 万单位 / 支，哈药集团）进行配伍观察。结果发现，注射用白霉素与痰热清注射液按不同的浓度和剂量配伍时，均产生浑浊、沉淀现象。李竹等[2] 在临床工作中发现，注射用痰热清 0.12g（上海凯宝药业，溶于 5% 葡萄糖 100ml 中）输注完毕，在同一输液管路继续输注吉他霉素 0.15g（福建省闽东力捷药业，溶于 5% 葡萄糖 150ml 中）时，输液器滴斗内出现褐色沉淀物。随后进行了验证实验：用 20ml 注射器抽取已溶解在 5% 葡萄糖注射液 250ml 中的痰热清溶液 10ml（透明液体），再抽取已溶解在 5% 葡萄糖注射液中的吉他霉素溶液 10ml（透明液体），将两种溶液混合后立即生成褐色沉淀物，重复多次反应一致。临床观察和实验结果提示两药在上述条件下混合存在配伍禁忌。

【临床建议】配伍禁忌

痰热清 + 加替沙星（tanreqing+gatifloxacin）

【临床证据】邢彬等[1]在临床工作中发现，将加替沙星 0.2g 溶于氯化钠注射液 10ml 中，取 0.5ml 加替沙星溶液与 10ml 痰热清溶液混合后，出现白色结晶絮状物。重复几次实验均出现相同反应。提示两药在上述条件下混合存在配伍禁忌。

【临床建议】配伍禁忌

痰热清 + 氯化钠（tanreqing+sodium chloride）

【临床证据】王珍华等[1]研究了痰热清与不同溶剂配伍的稳定性。将痰热清 20ml 分别加入 500ml 复方氯化钠注射液、5% 葡萄糖氯化钠注射液、0.9% 氯化钠注射液、5% 葡萄糖注射液及 10% 葡萄糖注射液后，结果发现混合液 pH 无明显变化，但 0.9% 氯化钠注射液中不溶性微粒数量增加明显，提示两药在上述实验条件下混合存在配伍禁忌。

【临床建议】配伍禁忌

痰热清 + 奈替米星（tanreqing+netilmicin）

【临床证据】巴合藏等[1]报道，奈替米星滴完后在同一管路续滴痰热清注射液时，发现输液管路中出现淡黄色絮状及片状沉淀物。随后进行了验证实验：取痰热清注射液 1、2、3ml，置于 3 个试管中，然后与奈替米星注射液 3、2、1ml 分别混合，结果发现 3 个试管中均立即出现淡黄色浑浊，随之出现絮状或片状沉淀物，静置 30 分钟沉淀不消失，并逐渐变为深褐色。邢彬等[2]在临床用药中发现，痰热清与奈替米星存在配伍禁忌，随后用一次性注射器抽取痰热清注射液 10ml 与奈替米星注射液 1ml 直接混合后，试管中立即出现淡黄色浑浊，随后出现絮状或片状沉淀物，静置 30 分钟沉淀不消失，并逐渐变为深褐色。临床观察和实验结果提示两药在上述条件下混合存在配伍禁忌。

【临床建议】配伍禁忌

痰热清 + 帕珠沙星（tanreqing+pazufloxacin）

【临床证据】陈洪亮等[1]在临床工作中发现，甲磺酸帕珠沙星氯化钠注射液 100ml 静脉滴注完毕后，在同一输液管路连续输注痰热清注射液（20ml 稀释于 5% 葡萄糖注射液 250ml 中）时，30 秒后输液管内出现白色乳糜状浑浊及絮状物。随后进行了验证实验：将甲磺酸帕珠沙星氯化钠注射液 10ml 和痰热清注射液 5ml 分别溶于 5% 葡萄糖注射液 15ml 中，然后将两种稀释药液直接混合后，发现 30 秒内药液出现白色乳糜状浑浊及絮状物。吕会玲[2]在临床工作中发现，甲磺酸帕珠沙星注射液输注完毕，在同一输液管路继续输注痰热清时，在莫菲氏滴管内立即出现棕色颗粒沉淀。随后进行了相同条件下的模拟实验：将两种药物输入顺序给予更换，仍出现上述反应。刘靖等[3]在临床输液中先输入痰热清，然后直接输注甲磺酸帕珠沙星，结果发现在莫菲氏滴管内出现乳白色浑浊。临床观察和实验结果提示两药在上述条件下混合存在配伍禁忌。

【临床建议】配伍禁忌

痰热清 + 葡萄糖（tanreqing+glucose）

【临床证据】伍冬梅等[1]在临床工作中发现，痰热清注射液（上海凯宝药业）与250ml 10%葡萄糖注射液（由四川科伦药业）配伍时，立即产生浑浊。随后用一次性注射器抽取100、250、500ml 3种规格的10%葡萄糖注射液各10ml，按临床常用治疗浓度分别加入痰热清注射液0.4ml（Ⅰ管）、0.8ml（Ⅱ管）摇匀。结果混合液均立即产生浑浊，Ⅰ管随之出现片状沉淀物，Ⅰ管浊度大于Ⅱ管，Ⅰ和Ⅱ管混合液的pH分别为4.60和5.85。酸度计测定100、250、500ml 3种规格的10%葡萄糖注射液的pH分别为3.65、3.20和3.75；痰热清注射液的pH为7.46。痰热清注射液由多种中药提取制成，成分复杂。痰热清溶解度与溶液的pH有关，当痰热清注射液与pH < 3.5的葡萄糖注射液配伍时，均会产生浑浊。临床观察和实验结果提示两药在上述条件下混合存在配伍禁忌。

【临床建议】配伍禁忌

痰热清 + 葡萄糖氯化钠（tanreqing+glucose sodium chloride）

【临床证据】王珍华等[1]研究了痰热清与不同溶剂配伍的稳定性，将痰热清（上海凯宝药业）20ml分别加入500ml复方氯化钠注射液、5%葡萄糖氯化钠注射液、0.9%氯化钠注射液、5%葡萄糖注射液及10%葡萄糖注射液后，结果发现混合液pH无明显变化，但与5%葡萄糖氯化钠注射液混合后变成了深棕色，不溶性微粒数量增加明显。提示痰热清和5%葡萄糖氯化钠注射液在上述实验条件下混合存在配伍禁忌。

【临床建议】配伍禁忌

痰热清 + 葡萄糖酸钙（tanreqing+calcium gluconate）

【临床证据】陈娟[1]在临床工作中发现，当葡萄糖酸钙注射液输注完毕，在同一输液管路继续输注痰热清注射液时，输液管内立即出现淡黄色浑浊絮状物。随后进行了实验验证：用5ml注射器分别抽取葡萄糖酸钙注射液与痰热清注射液，注射器中立即出现淡黄色浑浊现象。临床观察和实验结果提示两药在上述条件下混合存在配伍禁忌。

【临床建议】配伍禁忌

痰热清 + 青霉素（tanreqing+penicillin）

【临床证据】陈永祯[1]考察了痰热清注射液与青霉素钠配伍的相容性。实验分为痰热清原液组和稀释液组。①原液组：将青霉素钠溶于0.9%氯化钠注射液中稀释为1%的浓度。取2ml直接与痰热清注射液原液2ml混合，室温放置30分钟，观察配伍溶液的外观变化。②稀释液组：将10ml痰热清注射液用5%葡萄糖注射液定容至100ml。将青霉素钠溶于0.9%氯化钠注射液中稀释为1%的浓度。取痰热清稀释液2ml与青霉素溶液等量混合，室温放置30分钟，观察溶液外观变化。结果发现，在原液组，青霉素钠配伍溶液30分钟时颜色变浅；在稀释液组，青霉素钠配伍溶液30分钟时颜色加深。提示在实验条件下，痰热清注射液/稀释溶液与青霉素钠溶液混合存在配伍禁忌。

【临床建议】配伍禁忌

痰热清 + 去甲万古霉素（tanreqing+norvancomycin）

【临床证据】郭卫[1]在临床工作中输注去甲万古霉素（商品名万讯，2g溶于0.9%氯化钠注射液250ml）完毕后，接续输注痰热清20ml，当痰热清液体与去甲万古霉素残余液体混合时，输液管中出现灰黄色浑浊，立即更换输液器，患者未发生不良反应。随后作者进行了实验验证：将注射液去甲万古霉素0.4g溶于0.9%氯化钠注射液中，与10ml痰热清注射液直接混合，配伍溶液立即出现乳白色混悬物，30秒后呈乳黄色浑浊液体，振荡后无变化。放置24小时后仍呈现乳黄色浑浊液体。提示在临床和实验条件下，去甲万古霉素注射液和痰热清注射液混合存在配伍禁忌。

【临床建议】配伍禁忌

痰热清 + 头孢吡肟（tanreqing+cefepime）

【临床证据】邢彬等[1]在临床用药中发现，痰热清与头孢吡肟存在配伍禁忌。随后用注射器抽取少量痰热清与用氯化钠注射液溶解的头孢吡肟直接混合，药液立即出现浑浊，静置24小时浑浊无改变。重复几次实验均出现相同反应。临床观察和实验结果提示两药在上述条件下混合存在配伍禁忌。

【临床建议】配伍禁忌

痰热清 + 头孢硫脒（tanreqing+cefathiamidine）

【临床证据】陈永祯[1]考察了痰热清注射液与头孢硫脒配伍的相容性。实验分为痰热清原液组和稀释液组。①原液组：将头孢硫脒溶于0.9%氯化钠注射液中稀释为1%的浓度。取2ml直接与痰热清注射液原液2ml混合，室温放置30分钟，观察配伍溶液的外观变化。②稀释液组：

将 10ml 痰热清注射液用 5% 葡萄糖注射液定容至 100ml。将头孢硫脒溶于 0.9% 氯化钠注射液中稀释为 1% 的浓度。取痰热清稀释液 2ml 与头孢硫脒稀释液等量混合，室温放置 30 分钟，观察溶液外观变化。结果发现，在原液组，头孢硫脒溶液 30 分钟时出现微白色改变；在稀释液组，头孢硫脒外观无显著变化。提示在实验条件下痰热清注射液与头孢硫脒混合存在配伍禁忌。

【临床建议】配伍禁忌

痰热清 + 头孢哌酮（tanreqing+cefoperazone）

【临床证据】郝文耀等[1]模拟临床常用方法考察了痰热清注射液（上海凯宝药业，规格为 10ml/ 支）与注射用头孢哌酮钠（辉瑞制药，规格为 1.0g/ 支）在 0.9% 氯化钠注射液中的配伍稳定性。按照临床用药质量浓度，精密量取痰热清注射液 10mL，称取注射用头孢哌酮钠 0.5g，置 100ml 容量瓶中，用 0.9% 氯化钠注射液溶解并稀释至刻度后摇匀，在室温（25℃）下放置观察。按《中国药典》规定的检查方法于 0、1、2、4 和 6 小时时观察溶液外观，显微镜下测定不溶性微粒，测定 pH 变化，计算各时间点含量百分比（0 时含量为 100%）。结果发现，6 小时内配伍液澄明，无颜色变化，无气泡及沉淀生成；配伍溶液不溶性微粒无显著性差异，配伍溶液中粒径 10μm 及 10μm 以上的微粒数小于 12 粒 /ml，粒径 25μm 及 25μm 以上的微粒数小于 2 粒 /ml，符合《中国药典》的规定；pH 无明显变化（＜0.1）；含量测定结果显示含量变化甚微（＜0.18%），紫外吸收峰位及峰形均无改变，说明两药配伍后无理化变化，没有新物质生成或降解物产生。提示痰热清注射液和注射用头孢哌酮钠在 0.9% 氯化钠注射液中 6 小时内性质稳定，临床上可配伍使用。

【临床建议】可以配伍

痰热清 + 头孢哌酮舒巴坦（tanreqing+cefoperazone sulbactam）

【临床证据】马博等[1]在临床工作中发现，头孢哌酮钠舒巴坦钠（山东罗欣药业）输注完毕，在同一输液管路继续输注痰热清注射液（上海凯宝药业）时，输液管内出现浑浊，随后进行了验证实验：将两瓶液体调换顺序后，输液管内仍由澄清变为浑浊。陈永祯[2]考察了痰热清注射液与头孢哌酮舒巴坦钠配伍相容性。实验分为痰热清原液组和稀释液组。①原液组：将头孢哌酮舒巴坦钠溶于 0.9% 氯化钠注射液中，稀释为 1% 的浓度。取 2ml 直接与痰热清注射液原液 2ml 混合，室温放置 30 分钟，观察配伍溶液的外观变化。②稀释液组：将 10ml 痰热清注射液用 5% 葡萄糖注射液定容为 100ml。将头孢哌酮舒巴坦钠溶于 0.9% 氯化钠注射液中，稀释为 1% 的浓度。取痰热清稀释液 2ml 与头孢哌酮舒巴坦钠稀释液等量混合，室温放置 30 分钟，观察溶液外观变化。结果发现，在原液组，头孢哌酮舒巴坦钠配伍溶液在 30 分钟出现凝胶样改变；在稀释液组，头孢哌酮舒巴坦钠配伍溶液无明显的外观变化。提示实验条件下痰热清注射液与头孢哌酮舒巴坦钠混合存在配伍禁忌。

【临床建议】配伍禁忌

痰热清 + 头孢他啶（tanreqing+ceftazidime）

【临床证据】陈永祯[1]考察了痰热清注射液与头孢他啶配伍的相容性。实验分为痰热清原液组和稀释液组。①原液组：将头孢他啶溶于 0.9% 氯化钠注射液中，稀释为 1% 的浓度。取 2ml 直接与痰热清注射液原液 2ml 混合，室温放置 30 分钟，观察配伍溶液的外观变化。②稀释液组：将 10ml 痰热清注射液用 5% 葡萄糖注射液定容至 100ml。将头孢他啶溶于 0.9% 氯化钠注射液中，稀释为 1% 的浓度。取痰热清稀释液 2ml 与头孢他啶稀释液等量混合，室温放置 30 分钟，观察溶液外观变化。结果发现，在原液组，头孢他啶溶液与痰热清注射液直接混合，5 分钟即出现絮状物，30 分钟未发生变化；在稀释液组，头孢他啶无明显的外观变化。提示实验条件下痰热清注射液与头孢他啶混合存在配伍禁忌。

【临床建议】配伍禁忌

痰热清 + 头孢替安（tanreqing+cefotiam）

【临床证据】陈永祯[1]考察了痰热清注射液与头孢替安配伍的相容性。实验分为痰热清原液组和稀释液组。①原液组：将头孢替安溶于 0.9% 氯化钠注射液中，稀释为 1% 的浓度。取 2ml 直接与痰热清注射液原液 2ml 混合，室温放置 30 分钟，观察配伍溶液的外观变化。②稀释液组：将 10ml 痰热清注射液用 5% 葡萄糖注射液定容至 100ml。将头孢替安溶于 0.9% 氯化钠注射液中，稀释为 1% 的浓度。取痰热清稀释液 2ml 与头孢替安稀释液等量混合，室温放置 30 分钟，观察溶液外观变化。结果发现，在原液组，头孢替安与痰热清注射液直接混合，5 分钟即出现果冻样改变，30 分钟未发生变化；在稀释液组，头孢替安没有明显的外观变化。提示实验条件下痰热清注射液与头孢替安溶液混合存在配伍禁忌。

【临床建议】配伍禁忌

痰热清 + 维生素 B_6（tanreqing+vitamin B_6）

【临床证据】王海亮等[1]考察了痰热清注射液（上海凯宝药业）和维生素 B_6（山东方明药业）配伍的相容性。①取两支 10ml 无菌注射器分别抽取 5% 葡萄糖注射液 5ml、0.9% 氯化钠注射液 5ml，然后分别与 2ml

痰热清注射液混合，药液为棕色澄明液体，静置一段时间后无絮状沉淀生成。②取 10ml 无菌注射器抽取痰热清注射液 2ml，与 2ml 维生素 B₆ 注射液直接混合。结果维生素 B_6 配伍溶液立即出现白色絮状沉淀，静置一段时间后无变化。③取 10ml 无菌注射器抽取 5% 葡萄糖注射液 5ml+ 痰热清注射液 2ml，与 2ml 维生素 B_6 注射液混合。结果发现，配伍溶液立即产生白色絮状沉淀，静置 20 分钟药液无变化。④取 10ml 无菌注射器抽取 0.9% 氯化钠注射液 5ml+ 痰热清注射液 2ml，与 2ml 维生素 B_6 注射液混合。结果发现，维生素 B_6 配伍溶液立即产生白色絮状沉淀，静置 20 分钟混合溶液无变化。提示在实验条件下，痰热清注射液 / 稀释液与维生素 B_6 注射液混合存在配伍禁忌。

【临床建议】配伍禁忌

痰热清 + 维生素 C（tanreqing+vitamin C）

【临床证据】王海亮等[1]考察了痰热清注射液（上海凯宝药业）和维生素 C（山东新华制药）配伍的相容性。①用两支 10ml 无菌注射器各抽取 5% 葡萄糖注射液 5ml、0.9% 氯化钠注射液 5ml，然后分别与 2ml 痰热清注射液混合，药液为棕色澄明液体，静置一段时间后无絮状沉淀生成。②用 10ml 无菌注射器抽取痰热清注射液 2ml，与 2ml 维生素 C 注射液直接混合。结果维生素 C 配伍溶液出现少量白色絮状沉淀，静置一段时间后无变化。③用 10ml 无菌注射器抽取 5% 葡萄糖注射液 5ml+ 痰热清注射液 2ml，与 2ml 维生素 C 注射液直接混合。结果发现维生素 C 配伍溶液出现少量白色絮状沉淀，静置 20 分钟药液出现大量白色块状沉淀。④用 10ml 无菌注射器抽取 0.9% 氯化钠注射液 5ml+ 痰热清注射液 2ml，与 2ml 维生素 C 注射液混合。结果发现维生素 C 配伍溶液出现少量白色絮状沉淀，静置 20 分钟药液出现大量白色块状沉淀。提示在实验条件下，痰热清注射液 / 稀释液与维生素 C 注射液混合存在配伍禁忌。

【临床建议】配伍禁忌

痰热清 + 西咪替丁（tanreqing+cimetidine）

【临床证据】方香淑等[1]、邢彬等[2]和王海莲[3]都在临床用药中发现，痰热清注射液与西咪替丁存在配伍禁忌。抽取痰热清 10ml 加入 250ml 氯化钠注射液中输注，再取西咪替丁 0.2g 从莫菲氏滴管内滴入，莫菲氏滴管内立即出现浑浊的咖啡色絮状物，静置 30 分钟沉淀不消失。杨艳茹[4]在临床静脉输注痰热清注射剂时，给予西咪替丁注射液 0.4g 入"壶"（滴斗）后，出现白色浑浊现象，随后将痰热清注射液与氯化钠注射液相溶后和西咪替丁注射液各抽 2ml 直接混合，结果发现混合液立即变成白色

T

浑浊液，放置 24 小时后出现絮状白色沉淀物。临床观察和实验结果提示两药在上述条件下混合存在配伍禁忌。

【临床建议】配伍禁忌

痰热清 + 依替米星（tanreqing+etimicin）

【临床证据】陈海英等[1]在临床工作中发现，不分前后顺序静脉滴注痰热清注射液（上海凯宝药业有限公司，痰热清注射液 20ml 稀释于 5% 葡萄糖注射液 250ml 中）和悉能输注液（无锡济民可信山禾药业股份有限公司，硫酸依替米星 0.2g 溶于 0.9% 氯化钠注射液 250ml 中），在更换药液 10 分钟后，莫菲氏滴管内立即出现浑浊的咖啡色絮状物。随后进行了静脉滴注法验证实验：将悉能 0.2g 稀释于 0.9% 氯化钠注射液 100ml 中，痰热清注射液 20ml 稀释于 5% 葡萄糖注射液 250ml，先模拟滴注悉能溶液，后滴注痰热清溶液，观察输液器内液体异常反应现象；更换输液器，先滴注痰热清溶液，后滴注依替米星溶液，观察输液器内液体反应。结果发现，不管两药的滴定顺序如何，输液管内均可出现浑浊的咖啡色絮状物，滤网内可见明显的深褐色泥沙样沉淀。临床观察和实验结果提示两药在上述条件下混合存在配伍禁忌。

【临床建议】配伍禁忌

痰热清 + 左氧氟沙星（tanreqing+levofloxacin）

【临床证据】张玲[1]等将左氧氟沙星注射液与痰热清注射液混合后，出现黑色浑浊。王媛媛[2]在临床输液工作中发现，不分先后顺序于同一输液管路中静脉滴注痰热清注射液和盐酸左氧氟沙星注射液，在更换药液 2 分钟内，输液管内可见明显的白色絮状物。随后进行的验证实验发现：不论先滴痰热清注射液，还是先滴盐酸左氧氟沙星注射液，输液管内均可见明显的白色絮状物。同时发现，只要两种药液相混合，无论溶液体积大小和比例，都有明显的白色絮状物。池雪梅[3]在临床观察到，当注射用左氧氟沙星水针在输液管内与痰热清接触时，莫菲氏滴管及输液管内液体立即出现小块状结晶体沉淀。刘胜珍等[4]在临床工作中也发现，痰热清（20ml 稀释于 5% 葡萄糖注射液 250ml 中）与盐酸左氧氟沙星注射液（100ml）不换管连续输注时，在输液管中出现细小沉淀物。陈宁宁[5]在临床工作中静脉输注左氧氟沙星氯化钠注射液（第一三制药，100ml：0.5g）完毕后，接续输注痰热清注射液（上海凯宝药业，20ml 溶于 0.9% 氯化钠注射液 250ml 中），当痰热清溶液在莫菲氏滴管中与残留的左氧氟沙星氯化钠注射液接触混合时，莫菲氏滴管中出现白色絮状物，立即停止输液，更换输液器，患者未发生不良反应。作者随后进行了实验验证：①取左氧氟沙星氯化钠注射液 5ml 与痰热清原液 5ml 直接混合，立刻出现乳白色絮状物，放置 24 小时絮状物不消失；②将痰热清 20ml 溶于 0.9% 氯化钠注射液 250ml 中，取 5ml 与左氧氟沙星氯化钠注射液 5ml 直接混合，混合溶液立刻出现乳白色絮状物，放置 24 小时絮状物不溶解。提示在临床和实验条件下，左氧氟沙星氯化钠注射液与痰热清氯化钠稀释溶液混合存在配伍禁忌。

【临床建议】配伍禁忌

碳酸氢钠 + 胺碘酮（sodium bicarbonate+amiodarone）

【临床证据】王卫群[1]在临床输液过程中发现，当碳酸氢钠注射液静脉输注完毕后，经同一输液通路继续输注盐酸胺碘酮注射液时，输液管及莫菲氏滴管中出现乳白色浑浊现象。随后进行了验证实验：取碳酸氢钠注射液 10ml，加入 1 支盐酸胺碘酮注射液（0.15g），发现混合液变成乳白色浑浊液，静置 1 小时后出现浑浊加重现象，按上述方法重复实验 2 次，均出现上述反应。临床观察和实验结果提示两药在上述条件下混合存在配伍禁忌。

【临床建议】配伍禁忌

碳酸氢钠 + 地西泮（sodium bicarbonate+diazepam）

【临床证据】陈淑惠等[1]在临床工作中观察到碳酸氢钠注射液（江苏黄海药业，250ml：12.5g）和地西泮注射液（天津金耀氨基酸，2ml：10mg）在混合使用时出现白色浑浊和白色絮状物，当即停止输液，更换输液管道并观察病情，报告医生，未发生输液反应。作者随后进行了实验验证：用无菌注射器抽取碳酸氢钠溶液 10ml，再用无菌注射器抽取地西泮注射液 2ml，直接混合于无菌试管内。无菌试管内即刻出现白色浑浊，并有白色沉淀物，静置 30 分钟后未见澄清。按上述方法重复多次，均出现同样反应。提示碳酸氢钠注射液和地西泮注射液直接混合存在配伍禁忌。

【临床建议】配伍禁忌

碳酸氢钠 + 丁卡因（sodium bicarbonate+tetracaine）

【临床证据】钱宇等[1]在临床工作中，给予患者 4% 碳酸氢钠溶液 250ml 漱口和 0.1% 盐酸丁卡因溶液 100ml 漱口。患者在执行过程中，用丁卡因溶液含漱后当即使用碳酸氢钠溶液漱口，在口腔黏膜形成白色药物层，立即停止使用。给予 0.9% 氯化钠溶液漱口后，该现象消失，观察患者未出现不良反应。随后进行了实验验证：将 5% 碳酸氢钠注射液和 0.5% 盐酸丁卡因溶液均用 0.9% 氯化钠溶液稀释至医嘱浓度。用 5ml 注射器各抽取 5ml，两者混合即出现白色浑浊。提示 4% 碳酸氢钠溶液和 0.1% 盐

T

酸丁卡因溶液混合存在配伍禁忌。

【临床建议】配伍禁忌

替拉凡星 + 艾司奥美拉唑（telavancin+esomeprazole）

【临床证据】Housman 等[1]考察了盐酸替拉凡星（终浓度 7.5mg/ml）5ml 与等体积的艾司奥美拉唑钠（终浓度为 0.4mg/ml）在 0.9% 氯化钠、5% 葡萄糖或乳酸林格液中经 Y 型管路室温混合 2 小时的物理相容性。目视观察混合物外观变化，测定浊度和 pH 变化。结果发现，两药混合 1 小时后出现铜色，浊度增加大于 10NTU。提示两药在上述实验条件下混合存在配伍禁忌。

【临床建议】配伍禁忌

替拉凡星 + 丙泊酚（telavancin+propofol）

【临床证据】Housman 等[1]考察了盐酸替拉凡星（终浓度 7.5mg/ml）5ml 与等体积的丙泊酚（终浓度为 10mg/ml）在 0.9% 氯化钠、5% 葡萄糖或乳酸林格液中经 Y 型管路室温混合 2 小时的物理相容性。目视观察混合物外观变化，测定浊度和 pH 变化。结果发现，两药混合后出现分层，上层为游离油层。提示两药在上述实验条件下混合存在配伍禁忌。

【临床建议】配伍禁忌

替拉凡星 + 地高辛（telavancin+digoxin）

【临床证据】Housman 等[1]考察了盐酸替拉凡星（终浓度 7.5mg/ml）5ml 与等体积的地高辛（终浓度为 0.25mg/ml）在 0.9% 氯化钠、5% 葡萄糖注射液或乳酸林格液中经 Y 型管路室温混合 2 小时的物理相容性。目视观察混合物外观变化，测定浊度和 pH 变化。结果发现，两药混合后出现烟雾状浑浊，廷德尔光试验阳性，浊度最大增加 > 90NTU。提示两药在上述实验条件下混合存在配伍禁忌。

【临床建议】配伍禁忌

替拉凡星 + 多黏菌素（telavancin+colistimethate）

【临床证据】Housman 等[1]考察了盐酸替拉凡星（终浓度 7.5mg/ml）5ml 与等体积的多黏菌素甲磺酸钠（终浓度为 4.5mg/ml）在 0.9% 氯化钠、5% 葡萄糖注射液或乳酸林格液中经 Y 型管路室温混合 2 小时的物理相容性。目视观察混合物外观变化，测定浊度和 pH 变化。结果发现，两药混合后出现浑浊、不透明，浊度增加 > 300NTU，廷德尔光试验阳性。提示两药在上述实验条件下混合存在配伍禁忌。

【临床建议】配伍禁忌

替拉凡星 + 呋塞米（telavancin+furosemide）

【临床证据】Housman 等[1]考察了盐酸替拉凡星（终浓度 7.5mg/ml）5ml 与等体积的呋塞米（终浓度为）在 0.9% 氯化钠、5% 葡萄糖注射液或乳酸林格液中经 Y 型管路室温混合 2 小时的物理相容性。目视观察混合物外观变化，测定浊度和 pH 变化。结果发现，两药混合后出现不透明状浑浊，廷德尔光试验阳性，浊度最大增加＞2000NTU。提示两药在上述实验条件下混合存在配伍禁忌。

【临床建议】配伍禁忌

替拉凡星 + 肝素（telavancin+heparin）

【临床证据】Housman 等[1]考察了盐酸替拉凡星（终浓度 7.5mg/ml）5ml 与等体积的肝素钠（终浓度为 3mg/ml）在 0.9% 氯化钠、5% 葡萄糖注射液或乳酸林格液中经 Y 型管路室温混合 2 小时的物理相容性。目视观察混合物外观变化，测定浊度和 pH 变化。结果发现，两药混合后廷德尔光试验阳性，浊度增加＞0.5NTU。提示两药在上述实验条件下混合存在配伍禁忌。

【临床建议】配伍禁忌

替拉凡星 + 环孢素（telavancin+cyclosporine）

【临床证据】Housman 等[1]考察了盐酸替拉凡星（终浓度 7.5mg/ml）5ml 与等体积的环孢素（终浓度为 5mg/ml）在 0.9% 氯化钠、5% 葡萄糖注射液或乳酸林格液中经 Y 型管路室温混合 2 小时的物理相容性。目视观察混合物外观变化，测定浊度和 pH 变化。结果发现，两药混合后出现烟雾状浑浊，浊度增加＞0.5NTU。提示两药在上述实验条件下混合存在配伍禁忌。

【临床建议】配伍禁忌

替拉凡星 + 甲泼尼龙（telavancin+methylprednisolone）

【临床证据】Housman 等[1]考察了盐酸替拉凡星（终浓度 7.5mg/ml）5ml 与等体积的琥珀酸钠甲泼尼龙（终浓度为 5mg/ml）在 0.9% 氯化钠、5% 葡萄糖注射液或乳酸林格液中经 Y 型管路室温混合 2 小时的物理相容性。目视观察混合物外观变化，测定浊度和 pH 变化。结果发现，两药混合后廷德尔光试验阳性，浊度增加＞0.5NTU。提示两药在上述实验条件下混合存在配伍禁忌。

【临床建议】配伍禁忌

T

替拉凡星 + 两性霉素 B 脂质体
（telavancin+ amphotericin B liposome）

【临床证据】Housman 等[1]考察了盐酸替拉凡星（终浓度 7.5mg/ml）5ml 与等体积的两性霉素 B 脂质体(终浓度为 1mg/ml)在 0.9% 氯化钠、5% 葡萄糖注射液或乳酸林格液中经 Y 型管路室温混合 2 小时的物理相容性。目视观察混合物外观变化，测定浊度和 pH 变化。结果发现，两药混合后出现了肉眼可见的沉淀，提示两药在上述实验条件下混合存在配伍禁忌。

【临床建议】配伍禁忌

替拉凡星 + 两性霉素 B 脱氧胆酸
（telavancin+amphotericin B deoxycholate）

【临床证据】Housman 等[1]考察了盐酸替拉凡星（终浓度 7.5mg/ml）5ml 与等体积的两性霉素 B 脱氧胆酸(终浓度为 0.1mg/ml)在 0.9% 氯化钠、5% 葡萄糖注射液或乳酸林格液中经 Y 型管路室温混合 2 小时的物理相容性。目视观察混合物外观变化，测定浊度和 pH 变化。结果发现，两药混合后浊度增加＞ 2.5NTU，提示两药在上述实验条件下混合存在配伍禁忌。

【临床建议】配伍禁忌

替拉凡星 + 米卡芬净（telavancin+micafungin）

【临床证据】Housman 等[1]考察了盐酸替拉凡星（终浓度 7.5mg/ml）5ml 与等体积的米卡芬净钠（终浓度为 5mg/ml）在 0.9% 氯化钠、5% 葡萄糖注射液或乳酸林格液中经 Y 型管路室温混合 2 小时的物理相容性。目视观察混合物外观变化，测定浊度和 pH 变化。结果发现，两药混合后出现白色浑浊，廷德尔光试验阳性，浊度增加＞ 5NTU。提示两药在上述实验条件下混合存在配伍禁忌。

【临床建议】配伍禁忌

替拉凡星 + 亚胺培南西司他丁（telavancin+imipenem cilastatin）

【临床证据】Housman 等[1]考察了盐酸替拉凡星（终浓度 7.5mg/ml）5ml 与等体积的亚胺培南西司他丁钠(终浓度都是 5mg/ml)在 0.9% 氯化钠、5% 葡萄糖注射液或乳酸林格液中经 Y 型管路室温混合 2 小时的物理相容性。目视观察混合物外观变化，测定浊度和 pH 变化。结果发现，两药混合 2 小时后出现浑浊，浊度增加＞ 0.5NTU，廷德尔光试验阳性。提示两药在上述实验条件下混合存在配伍禁忌。

【临床建议】配伍禁忌

替拉凡星 + 左氧氟沙星（telavancin+levofloxacin）

【临床证据】Housman 等[1]考察了盐酸替拉凡星（终浓度 7.5mg/ml）

5ml 与等体积的左氧氟沙星（终浓度为 5mg/ml）在 0.9% 氯化钠、5% 葡萄糖注射液或乳酸林格液中经 Y 型管路室温混合 2 小时的物理相容性。目视观察混合物外观变化，测定浊度和 pH 变化。结果发现，两药混合 15 分钟后出现黄绿色，浊度增加＞ 0.5NTU。提示两药在上述实验条件下混合存在配伍禁忌。

【临床建议】配伍禁忌

替加氟 + 维生素 C（tegafur+vitamin C）

【临床证据】［药品说明书］"本品（替加氟）注射液禁与酸性药物配伍。"

【临床建议】配伍禁忌

替卡西林克拉维酸 + 阿米卡星（ticarcillin clavulanate+amikacin）

【临床证据】［药品说明书］"如果特美汀（替卡西林钠克拉维酸钾）与氨基糖苷类抗生素合用，不可将二者同时混合于注射容器或静脉输注液中，以防氨基糖苷类抗生素作用降低。"

【临床建议】配伍禁忌

替卡西林克拉维酸 + 白蛋白

（ticarcillin clavulanate+albumin）

【临床证据】［药品说明书］"特美汀（替卡西林钠克拉维酸钾）不可与血制品或蛋白质水溶液（如水解蛋白或静注脂质乳剂）混合使用。"

【临床建议】配伍禁忌

替卡西林克拉维酸 + 奈替米星

（ticarcillin clavulanate+netilmicin）

【临床证据】［药品说明书］"如果特美汀（替卡西林钠克拉维酸钾）与氨基糖苷类抗生素合用，不可将二者同时混合于注射容器或静脉输注液中，以防氨基糖苷类抗生素作用降低。"

【临床建议】配伍禁忌

替卡西林克拉维酸 + 庆大霉素

（ticarcillin clavulanate+gentamicin）

【临床证据】［药品说明书］"如果特美汀（替卡西林钠克拉维酸钾）与氨基糖苷类抗生素合用，不可将二者同时混合于注射容器或静脉输注液中，以防氨基糖苷类抗生素作用降低。"

【临床建议】配伍禁忌

T

替卡西林克拉维酸 + 水解蛋白

（ticarcillin clavulanate+proteinum hydrolysatum）

【临床证据】[药品说明书]"特美汀（替卡西林钠克拉维酸钾）不可与血制品或蛋白质水溶液（如水解蛋白或静注脂质乳剂）混合使用。"

【临床建议】配伍禁忌

替卡西林克拉维酸 + 碳酸氢钠

（ticarcillin clavulanate+sodium bicarbonate）

【临床证据】[药品说明书]"特美汀（替卡西林钠克拉维酸钾）在碳酸氢钠溶液中欠稳定。"

【临床建议】配伍禁忌

替卡西林克拉维酸 + 妥布霉素

（ticarcillin clavulanate+tobramycin）

【临床证据】[药品说明书]"如果特美汀（替卡西林钠克拉维酸钾）与氨基糖苷类抗生素合用，不可将二者同时混合于注射容器或静脉输注液中，以防氨基糖苷类抗生素作用降低。"

【临床建议】配伍禁忌

替卡西林克拉维酸 + 依替米星

（ticarcillin clavulanate+etimicin）

【临床证据】[药品说明书]"如果特美汀（替卡西林钠克拉维酸钾）与氨基糖苷类抗生素合用，不可将二者同时混合于注射容器或静脉输注液中，以防氨基糖苷类抗生素作用降低。"

【临床建议】配伍禁忌

替卡西林克拉维酸 + 异帕米星

（ticarcillin clavulanate+isepamicin）

【临床证据】[药品说明书]"如果特美汀（替卡西林钠克拉维酸钾）与氨基糖苷类抗生素合用，不可将二者同时混合于注射容器或静脉输注液中，以防氨基糖苷类抗生素作用降低。"

【临床建议】配伍禁忌

替考拉宁 + 阿米卡星（teicoplanin+amikacin）

【临床证据】[药品说明书]"替考拉宁（他格适）和氨基糖苷类两种溶液直接混合时不相容，因此注射前不能混合。"

【临床建议】配伍禁忌

替考拉宁 + 卡那霉素（teicoplanin+kanamycin）

【临床证据】[药品说明书]"替考拉宁（他格适）和氨基糖苷类两种

溶液直接混合时不相容，因此注射前不能混合。"

【临床建议】配伍禁忌

替考拉宁 + 奈替米星（teicoplanin+netilmicin）

【临床证据】［药品说明书］"替考拉宁（他格适）和氨基糖苷类两种溶液直接混合时不相容，因此注射前不能混合。"

【临床建议】配伍禁忌

替考拉宁 + 前列地尔（teicoplanin+alprostadil）

【临床证据】吴件姿等[1]在临床工作中发现，给予患者前列地尔20μg（溶于 0.9% 氯化钠注射液 20ml 中）微量泵入，当注射用替考拉宁2.0g（溶于 0.9% 氯化钠注射液 100ml）经静脉滴入与右颈内深静脉置管连接的三通管时，管内液体出现白色浑浊、沉淀物及絮状物。进一步的验证实验发现：将注射用替考拉宁溶液 5ml 与前列地尔溶液 2ml 直接混合后，混合液立即出现白色浑浊、沉淀物或絮状物，振摇不能消除，放置 2小时后沉淀物和絮状物仍存在。临床观察和实验结果提示两药在上述条件下混合存在配伍禁忌。

【临床建议】配伍禁忌

替考拉宁 + 庆大霉素（teicoplanin+gentamicin）

【临床证据】［药品说明书］"替考拉宁（他格适）和氨基糖苷类两种溶液直接混合时不相容，因此注射前不能混合。"

【临床建议】配伍禁忌

替考拉宁 + 妥布霉素（teicoplanin+tobramycin）

【临床证据】［药品说明书］"替考拉宁（他格适）和氨基糖苷类两种溶液直接混合时不相容，因此注射前不能混合。"

【临床建议】配伍禁忌

替考拉宁 + 新霉素（teicoplanin+neomycin）

【临床证据】［药品说明书］"替考拉宁（他格适）和氨基糖苷类两种溶液直接混合时不相容，因此注射前不能混合。"

【临床建议】配伍禁忌

替考拉宁 + 依替米星（teicoplanin+etimicin）

【临床证据】［药品说明书］"替考拉宁（他格适）和氨基糖苷类两种溶液直接混合时不相容，因此注射前不能混合。"

【临床建议】配伍禁忌

替考拉宁 + 异帕米星（teicoplanin+isepamicin）

【临床证据】［药品说明书］"替考拉宁（他格适）和氨基糖苷类两种

T

溶液直接混合时不相容，因此注射前不能混合。"

【临床建议】配伍禁忌

替罗非班 + 阿托品（tirofiban+atropine）

【临床证据】[药品说明书]"本品（盐酸替罗非班氯化钠，欣维宁）可以与下列注射药物在同一条静脉输液管路中使用，如硫酸阿托品、多巴酚丁胺、多巴胺、盐酸肾上腺素、呋塞米、利多卡因、盐酸咪达唑仑、硫酸吗啡、硝酸甘油、氯化钾、盐酸普萘洛尔、法莫替丁。"

Bergquist 等[1]考察了盐酸替罗非班（终浓度 0.05mg/ml）与硫酸阿托品在 0.9% 氯化钠和 5% 葡萄糖注射液中经 Y 型输液通路混合的稳定性和相容性。选择药物临床最低和最高剂量浓度，按等体积比在室温下混合 4 小时。观察混合物的外观，测定浊度和 pH，HPLC 法测定药物浓度变化。结果发现，两药混合后保持澄清和无色，没有浊度变化。HPLC 测定显示药物浓度没有显著变化，也没有出现新的产物，混合物的 pH 保持稳定。提示盐酸替罗非班与硫酸阿托品在实验条件下混合 4 小时无配伍禁忌。

【临床建议】可以配伍

替罗非班 + 地西泮（tirofiban+diazepam）

【临床证据】[药品说明书]"本品（盐酸替罗非班氯化钠，欣维宁）不能与地西泮（安定）在同一条静脉输液管路中使用。"

Bergquist 等[1]考察了盐酸替罗非班（终浓度 0.05mg/ml）与地西泮在 0.9% 氯化钠和 5% 葡萄糖注射液中经 Y 型输液通路混合的稳定性和相容性。选择药物临床最低和最高剂量浓度，按等体积比在室温下混合 4 小时。观察混合物的外观，测定浊度和 pH，HPLC 法测定药物浓度变化。结果发现，盐酸替罗非班与地西泮混合后立即出现沉淀，提示盐酸替罗非班与地西泮实验条件下混合存在配伍禁忌。

【临床建议】配伍禁忌

替罗非班 + 丹红（tirofiban+danhong）

【临床证据】刘玲等[1]考察了盐酸替罗非班氯化钠注射液（远大医药，100ml：5mg）与丹红注射液（步长制药，10ml/ 支）在 0.9% 氯化钠注射液中配伍的稳定性和相容性。取丹红注射液 2 支（20ml）溶于 0.9% 氯化钠注射液 250ml 中。然后将盐酸替罗非班氯化钠注射液 20ml 与上述溶液混匀，室温（25℃）放置 6 小时，分别在 0、1、2、4、6 小时观察配伍溶液的外观性状、可见异物，测定溶液 pH、不溶性微粒数和主要成分含量变化。结果发现，配伍溶液在 6 小时内性状均无显著变化，无沉淀、无结晶、无明显可见异物；pH 无明显变化，不溶性微粒数符合《中国药典》

标准，主要成分含量无明显变化。提示在实验条件下盐酸替罗非班氯化钠注射液与丹红注射液在 0.9% 氯化钠注射液中混合至少可以配伍 6 小时。

【临床建议】可以配伍

替罗非班 + 灯盏细辛（tirofiban+fleabane）

【临床证据】刘玲等[1]考察了盐酸替罗非班氯化钠注射液（远大医药，100ml：5mg）与灯盏细辛注射液（云南生物谷药业，10ml/ 支）在 0.9% 氯化钠注射液中配伍的稳定性和相容性。取灯盏细辛注射液 4 支（40ml）溶于 0.9% 氯化钠注射液 250ml 中。然后将盐酸替罗非班氯化钠注射液 20ml 与上述溶液混匀，室温（25℃）放置 6 小时，分别在 0、1、2、4、6 小时观察配伍溶液的外观性状、可见异物，测定溶液 pH、不溶性微粒数和主要成分含量变化。结果发现，配伍溶液在 6 小时内性状均无显著变化，无沉淀、结晶、明显可见异物；pH 无明显变化，不溶性微粒数符合《中国药典》标准，主要成分含量无明显变化。提示在实验条件下盐酸替罗非班氯化钠注射液与灯盏细辛注射液在 0.9% 氯化钠注射液中混合至少可以配伍 6 小时。

【临床建议】可以配伍

替罗非班 + 多巴胺（tirofiban+dopamine）

【临床证据】[药品说明书]"本品（盐酸替罗非班氯化钠，欣维宁）可以与下列注射药物在同一条静脉输液管路中使用，如硫酸阿托品、多巴酚丁胺、多巴胺、盐酸肾上腺素、呋塞米、利多卡因、盐酸咪达唑仑、硫酸吗啡、硝酸甘油、氯化钾、盐酸普萘洛尔、法莫替丁。"

Bergquist 等[1]考察了盐酸替罗非班（终浓度 0.05mg/ml）与盐酸多巴胺在 Y 型输液管路中配伍的相容性。盐酸多巴胺在 0.9% 氯化钠注射液中配制成 3.2mg/ml 和 0.2mg/ml，然后按 1：1 在 Y 型管中室温混合 4 小时。在常规荧光灯下观察颜色和沉淀，测定 pH、浊度和药物含量变化。结果发现，混合物保持澄清、无色、无沉淀，没有视觉上的物理不相容性。HPLC 法测定也没有药物浓度的显著变化，pH 无变化。提示实验条件下盐酸替罗非班和盐酸多巴胺混合无配伍禁忌。

【临床建议】可以配伍

替罗非班 + 多巴酚丁胺（tirofiban+dobutamine）

【临床证据】[药品说明书]"本品（盐酸替罗非班氯化钠，欣维宁）可以与下列注射药物在同一条静脉输液管路中使用，如硫酸阿托品、多巴酚丁胺、多巴胺、盐酸肾上腺素、呋塞米、利多卡因、盐酸咪达唑仑、硫酸吗啡、硝酸甘油、氯化钾、盐酸普萘洛尔、法莫替丁。"

Bergquist 等[1]考察了盐酸替罗非班（终浓度 0.05mg/ml）与盐酸多巴酚丁胺在 0.9% 氯化钠和 5% 葡萄糖注射液中经 Y 型输液通路混合的稳定性和相容性。药物都选择其临床最低和最高剂量浓度，按等体积比在室温下混合 4 小时。观察混合物的外观，测定浊度和 pH，HPLC 法测定药物浓度变化。结果发现，两药混合后保持澄清和无色，没有浊度变化。HPLC 测定显示药物浓度没有显著变化，也没有出现新的产物，混合物的 pH 保持稳定。提示盐酸替罗非班与盐酸多巴酚丁胺在实验条件下混合 4 小时无配伍禁忌。

【临床建议】可以配伍

替罗非班 + 法莫替丁（tirofiban+famotidine）

【临床证据】［药品说明书］"本品（盐酸替罗非班氯化钠，欣维宁）可以与下列注射药物在同一条静脉输液管路中使用，如硫酸阿托品、多巴酚丁胺、多巴胺、盐酸肾上腺素、呋塞米、利多卡因、盐酸咪达唑仑、硫酸吗啡、硝酸甘油、氯化钾、盐酸普萘洛尔、法莫替丁。"

Bergquist 等[1]考察了盐酸替罗非班（终浓度 0.05mg/ml）与法莫替丁在 Y 型输液管路中配伍的相容性。法莫替丁用 0.9% 氯化钠注射液配制成 4 和 0.2mg/ml，然后与盐酸替罗非班按 1 : 1 在 Y 型管中室温混合 4 小时。在常规荧光灯下观察颜色和沉淀，测定 pH、浊度和药物含量变化。结果发现，混合物保持澄清、无色、无沉淀，没有视觉上的物理不相容性。HPLC 法测定也没有药物浓度的显著变化，pH 无变化。提示实验条件下盐酸替罗非班和法莫替丁无配伍禁忌。

【临床建议】可以配伍

替罗非班 + 呋塞米（tirofiban+furosemide）

【临床证据】［药品说明书］"本品（盐酸替罗非班氯化钠，欣维宁）可以与下列注射药物在同一条静脉输液管路中使用，如硫酸阿托品、多巴酚丁胺、多巴胺、盐酸肾上腺素、呋塞米、利多卡因、盐酸咪达唑仑、硫酸吗啡、硝酸甘油、氯化钾、盐酸普萘洛尔、法莫替丁。"

Bergquist 等[1]考察了盐酸替罗非班（终浓度 0.05mg/ml）与呋塞米在 0.9% 氯化钠和 5% 葡萄糖注射液中经 Y 型输液通路混合的稳定性和相容性。药物都选择其临床最低和最高剂量浓度，按等体积比在室温下混合 4 小时。观察混合物的外观，测定浊度和 pH，HPLC 法测定药物浓度变化。结果发现，两药混合后保持澄清和无色，没有浊度变化。HPLC 测定显示药物浓度没有显著变化，也没有出现新的产物，混合物的 pH 保持稳定。提示实验条件下盐酸替罗非班与呋塞米混合 4 小时无配伍禁忌。

【临床建议】可以配伍

替罗非班 + 肝素（tirofiban+heparin）

【临床证据】［药品说明书］"本品（盐酸替罗非班氯化钠，欣维宁）可与肝素联用，从同一液路输入。"

Bergquist 等[1]考察了盐酸替罗非班（终浓度 0.05mg/ml）与肝素钠在 Y 型输液管路中配伍的相容性。肝素钠用 5% 葡萄糖注射液配制成 100 和 40 U/ml，然后与盐酸替罗非班按 1∶1 在 Y 型管中室温混合 4 小时。在常规荧光灯下观察颜色和沉淀，测定 pH、浊度和药物含量变化，肝素钠的活性以 APTT 凝固测定法测定。结果发现，混合物保持澄清，无色，无沉淀，没有视觉上的物理不相容性。HPLC 法测定盐酸替罗非班浓度无显著变化，肝素活性也没有变化，pH 无变化。提示实验条件下盐酸替罗非班和肝素钠混合无配伍禁忌。

【临床建议】可以配伍

替罗非班 + 红花黄色素（tirofiban+honghuahuangsesu）

【临床证据】刘玲等[1]考察了盐酸替罗非班氯化钠注射液（远大医药，100ml∶5mg）与注射用红花黄色素（山西德元堂药业，150mg/ 支）在 0.9% 氯化钠注射液中配伍的稳定性和相容性。取注射用红花黄色素 1 支（150mg）溶于 0.9% 氯化钠注射液 250ml 中。然后将盐酸替罗非班氯化钠注射液 20ml 与上述溶液混匀，室温（25℃）放置 6 小时，分别在 0、1、2、4、6 小时观察配伍溶液的外观性状、可见异物，测定溶液 pH、不溶性微粒数和主要成分含量变化。结果发现，配伍溶液在 6 小时内性状均无显著变化，无沉淀，无结晶，无明显可见异物；pH 无明显变化，不溶性微粒数符合《中国药典》标准，主要成分含量无明显变化。提示实验条件下盐酸替罗非班氯化钠注射液与注射用红花黄色素在 0.9% 氯化钠注射液中混合至少可以配伍 6 小时。

【临床建议】可以配伍

替罗非班 + 苦碟子（tirofiban+kudiezi）

【临床证据】刘玲等[1]考察了盐酸替罗非班氯化钠注射液（远大医药，100ml∶5mg）与苦碟子注射液（通化华夏药业，20ml/ 支）在 0.9% 氯化钠注射液中配伍的稳定性和相容性。取苦碟子注射液 2 支（40ml）溶于 0.9% 氯化钠注射液 250ml 中。然后将盐酸替罗非班氯化钠注射液 20ml 与上述溶液混匀，室温（25℃）放置 6 小时，分别在 0、1、2、4、6 小时观察配伍溶液的外观性状、可见异物，测定溶液 pH、不溶性微粒数和主要成分含量变化。结果发现，配伍溶液在 6 小时内性状均无显著变化，无沉

T

淀，无结晶，无明显可见异物；pH无明显变化，不溶性微粒数符合《中国药典》标准，主要成分含量无明显变化。提示实验条件下盐酸替罗非班氯化钠注射液与苦碟子注射液在 0.9% 氯化钠注射液中混合至少可以配伍 6 小时。

【临床建议】可以配伍

替罗非班 + 利多卡因（tirofiban+lidocaine）

【临床证据】[药品说明书]"本品（盐酸替罗非班氯化钠，欣维宁）可以与下列注射药物在同一条静脉输液管路中使用，如硫酸阿托品、多巴酚丁胺、多巴胺、盐酸肾上腺素、呋塞米、利多卡因、盐酸咪达唑仑、硫酸吗啡、硝酸甘油、氯化钾、盐酸普萘洛尔、法莫替丁。"

Bergquist 等[1]考察了盐酸替罗非班（终浓度 0.05mg/ml）与盐酸利多卡因在 Y 型输液管路中配伍的相容性。盐酸利多卡因用 0.9% 氯化钠注射液配制成 20mg/ml 和 1mg/ml，然后与盐酸替罗非班按 1：1 在 Y 型管中室温混合 4 小时。在常规荧光灯下观察颜色和沉淀，测定 pH、浊度和药物含量变化。结果发现，混合物保持澄清、无色、无沉淀，没有视觉上的物理不相容性。HPLC 法测定药物浓度没有显著变化，pH 无变化。提示实验条件下盐酸替罗非班和盐酸利多卡因混合无配伍禁忌。

【临床建议】可以配伍

替罗非班 + 氯化钾（tirofiban+potassium chloride）

【临床证据】[药品说明书]"本品（盐酸替罗非班氯化钠，欣维宁）可以与下列注射药物在同一条静脉输液管路中使用，如硫酸阿托品、多巴酚丁胺、多巴胺、盐酸肾上腺素、呋塞米、利多卡因、盐酸咪达唑仑、硫酸吗啡、硝酸甘油、氯化钾、盐酸普萘洛尔、法莫替丁。"

Bergquist 等[1]考察了盐酸替罗非班（终浓度 0.05mg/ml）与氯化钾在 Y 型输液管路中配伍的相容性。氯化钾在 0.9% 氯化钠注射液中配制成 40 和 10 mEq/L，然后与盐酸替罗非班按 1：1 在 Y 型管中室温混合 4 小时。在常规荧光灯下观察颜色和沉淀，测定 pH、浊度和药物含量变化。结果发现，混合物保持澄清、无色、无沉淀，没有视觉上的物理不相容性。HPLC 法测定氯化钾浓度没有显著变化，pH 无变化。提示实验条件下盐酸替罗非班和氯化钾混合无配伍禁忌。

【临床建议】可以配伍

替罗非班 + 吗啡（tirofiban+morphine）

【临床证据】[药品说明书]"本品（盐酸替罗非班氯化钠，欣维宁）可以与下列注射药物在同一条静脉输液管路中使用，如硫酸阿托品、多巴酚丁胺、多巴胺、盐酸肾上腺素、呋塞米、利多卡因、盐酸咪达唑仑、硫酸吗啡、硝酸甘油、氯化钾、盐酸普萘洛尔、法莫替丁。"

Bergquist 等[1]考察了盐酸替罗非班（终浓度 0.05mg/ml）与硫酸吗啡在 0.9% 氯化钠和 5% 葡萄糖注射液中经 Y 型输液通路混合的稳定性和相容性。药物都选择其临床最低和最高剂量浓度，按等体积比在室温下混合 4 小时。观察混合物的外观，测定浊度和 pH，HPLC 法测定药物浓度变化。结果发现，两药混合后保持澄清和无色，没有浊度变化。HPLC 测定显示药物浓度没有显著变化，也没有出现新的产物，混合物的 pH 保持稳定。提示盐酸替罗非班与硫酸吗啡实验条件下混合 4 小时无配伍禁忌。

【临床建议】可以配伍

替罗非班 + 咪达唑仑（tirofiban+midazolam）

【临床证据】［药品说明书］"本品（盐酸替罗非班氯化钠，欣维宁）可以与下列注射药物在同一条静脉输液管路中使用，如硫酸阿托品、多巴酚丁胺、多巴胺、盐酸肾上腺素、呋塞米、利多卡因、盐酸咪达唑仑、硫酸吗啡、硝酸甘油、氯化钾、盐酸普萘洛尔、法莫替丁。"

Bergquist 等[1]考察了盐酸替罗非班（终浓度 0.05mg/ml）与盐酸咪达唑仑在 0.9% 氯化钠和 5% 葡萄糖注射液中经 Y 型输液通路混合的稳定性和相容性。药物都选择其临床最低和最高剂量浓度，按等体积比在室温下混合 4 小时。观察混合物的外观，测定浊度和 pH，HPLC 法测定药物浓度变化。结果发现，两药混合后保持澄清和无色，没有浊度变化。HPLC 测定显示药物浓度没有显著变化，也没有出现新的产物，混合物的 pH 保持稳定。提示盐酸替罗非班与盐酸咪达唑仑实验条件下混合 4 小时无配伍禁忌。

【临床建议】可以配伍

替罗非班 + 普萘洛尔（tirofiban+propranolol）

【临床证据】［药品说明书］"本品（盐酸替罗非班氯化钠，欣维宁）可以与下列注射药物在同一条静脉输液管路中使用，如硫酸阿托品、多巴酚丁胺、多巴胺、盐酸肾上腺素、呋塞米、利多卡因、盐酸咪达唑仑、硫酸吗啡、硝酸甘油、氯化钾、盐酸普萘洛尔、法莫替丁。"

Bergquist 等[1]考察了盐酸替罗非班（终浓度 0.05mg/ml）与盐酸普萘洛尔在 0.9% 氯化钠注射液和 5% 葡萄糖注射液中经 Y 型输液通路混合的稳定性和相容性。药物都选择其临床最低和最高剂量浓度，按等体积比在室温下混合 4 小时。观察混合物的外观，测定浊度和 pH，HPLC 法测定药物浓度变化。结果发现，两药混合后保持澄清和无色，没有浊度变

T

化。HPLC 测定显示药物浓度没有显著变化，也没有出现新的产物，混合物的 pH 保持稳定。提示盐酸替罗非班与盐酸普萘洛尔实验条件下混合 4 小时无配伍禁忌。

【临床建议】可以配伍

替罗非班 + 参麦（tirofiban+shenmai）

【临床证据】刘玲等[1]考察了盐酸替罗非班氯化钠注射液（远大医药，100ml∶5mg）与参麦注射液（神威药业，100ml/瓶）在 0.9% 氯化钠注射液中配伍的稳定性和相容性。取参麦注射液 1 瓶（100ml）溶于 0.9% 氯化钠注射液 150ml 中。然后将盐酸替罗非班氯化钠注射液 20ml 与上述溶液混匀，室温（25℃）放置 6 小时，分别在 0、1、2、4、6 小时观察配伍溶液的外观性状、可见异物，测定溶液 pH、不溶性微粒数和主要成分含量变化。结果发现，配伍溶液在 6 小时内性状均无显著变化，无沉淀，无结晶，无明显可见异物；pH 无明显变化，主要成分含量无明显变化，但是不溶性微粒数均超出《中国药典》规定限度。提示实验条件下盐酸替罗非班氯化钠注射液与参麦注射液在 0.9% 氯化钠注射液中混合存在配伍禁忌。

【临床建议】配伍禁忌

替罗非班 + 肾上腺素（tirofiban+epinephrine）

【临床证据】[药品说明书]"本品（盐酸替罗非班氯化钠，欣维宁）可以与下列注射药物在同一条静脉输液管路中使用，如硫酸阿托品、多巴酚丁胺、多巴胺、盐酸肾上腺素、呋塞米、利多卡因、盐酸咪达唑仑、硫酸吗啡、硝酸甘油、氯化钾、盐酸普萘洛尔、法莫替丁。"

Bergquist 等[1]考察了盐酸替罗非班（终浓度 0.05mg/ml）与盐酸肾上腺素在 0.9% 氯化钠注射液和 5% 葡萄糖注射液中经 Y 型输液通路混合的稳定性和相容性。药物都选择其临床最低和最高剂量浓度，按等体积比在室温下混合 4 小时。观察混合物的外观，测定浊度和 pH，HPLC 法测定药物浓度变化。结果发现，两药混合后保持澄清和无色，没有浊度变化。HPLC 测定显示药物浓度没有显著变化，也没有出现新的产物，混合物的 pH 保持稳定。提示盐酸替罗非班与盐酸肾上腺素实验条件下混合 4 小时无配伍禁忌。

【临床建议】可以配伍

替罗非班 + 硝酸甘油（tirofiban+nitroglycerine）

【临床证据】[药品说明书]"本品（盐酸替罗非班氯化钠，欣维宁）可以与下列注射药物在同一条静脉输液管路中使用，如硫酸阿托品、多巴酚丁胺、多巴胺、盐酸肾上腺素、呋塞米、利多卡因、盐酸咪达唑仑、硫酸吗啡、硝酸甘油、氯化钾、盐酸普萘洛尔、法莫替丁。"

Bergquist 等[1]考察了盐酸替罗非班（终浓度 0.05mg/ml）与硝酸甘油在 0.9% 氯化钠注射液和 5% 葡萄糖注射液中经 Y 型输液通路混合的稳定性和相容性。药物都选择其临床最低和最高剂量浓度，按等体积比在室温下混合 4 小时。观察混合物的外观，测定浊度和 pH，HPLC 法测定药物浓度变化。结果发现，两药混合后保持澄清和无色，没有浊度变化。HPLC 测定显示药物浓度没有显著变化，也没有出现新的产物，混合物的 pH 保持稳定。提示盐酸替罗非班与硝酸甘油实验条件下混合 4 小时无配伍禁忌。

【临床建议】可以配伍

替罗非班 + 银杏达莫

（ tirofiban+ginkgo leaf extract and dipyridamole ）

【临床证据】刘玲等[1]考察了盐酸替罗非班氯化钠注射液（远大医药，100ml：5mg）与银杏达莫注射液（贵州益佰制药，10ml/支）在 0.9% 氯化钠注射液中配伍的稳定性和相容性。取银杏达莫注射液 2 支（20ml）溶于 0.9% 氯化钠注射液 250ml 中。然后将盐酸替罗非班氯化钠注射液 20ml 与上述溶液混匀，室温（25℃）放置 6 小时，分别在 0、1、2、4、6 小时观察配伍溶液的外观性状、可见异物，测定溶液 pH、不溶性微粒数和主要成分含量变化。结果发现，配伍溶液在 6 小时内性状均无显著变化，无沉淀，无结晶，无明显可见异物；pH 无明显变化，主要成分含量无明显变化。但是不溶性微粒数均超出《中国药典》规定限度，提示实验条件下盐酸替罗非班氯化钠注射液与银杏达莫注射液在 0.9% 氯化钠注射液中混合存在配伍禁忌。

【临床建议】配伍禁忌

酮洛芬 + 氯胺酮（ ketoprofen+ketamine ）

【临床证据】Hamdi 等[1]考察了酮洛芬（0.5mg/ml）和氯胺酮（0.5mg/ml）混合的稳定性和相容性。药物在 25℃下混合 24 小时，HPLC 法测定药物浓度变化，与起始浓度相比，降低 5% 即定义为显著降低。结果发现，酮洛芬和氯胺酮混合后 pH 保持稳定，没有药物浓度的损失，也没有降解产物产生。提示在上述实验条件下两药混合不存在配伍禁忌。

【临床建议】可以配伍

酮洛芬 + 奈福泮（ ketoprofen+nefopam ）

【临床证据】Hamdi 等[1]考察了酮洛芬（0.5mg/ml）和奈福泮（0.2mg/

ml）混合的稳定性和相容性。药物在 25℃下混合 24 小时，HPLC 法测定药物浓度变化，与起始浓度相比，降低 5% 即定义为显著降低。结果发现，酮洛芬和奈福泮混合后 pH 保持稳定，没有药物浓度的损失，也没有降解产物产生。提示在上述实验条件下两药混合不存在配伍禁忌。

【临床建议】可以配伍

酮咯酸 + 地塞米松（ketorolac+dexamethasone）

【临床证据】临终关怀病人因无法口服，往往需要多种肠外制剂混合输注。Destro 等[1] 在酮咯酸氨丁三醇（< 1.76mg/ml）的 0.9% 氯化钠注射液中加入地塞米松磷酸钠考察二者在 25℃混合 48 小时的物理相容性。观察混合物浊度、沉淀、气体产生和颜色变化，测定 pH 变化。结果发现，酮咯酸氨丁三醇（1.76mg/ml）和地塞米松磷酸钠（0.23 和 0.47mg/ml）混合物保持澄清，无颜色变化，无气体产生。提示实验条件下盐酸吗啡和酮咯酸氨丁三醇与地塞米松磷酸钠混合具有物理相容性。[**编者注：无化学稳定性研究资料。**]

【临床建议】谨慎配伍

酮咯酸 + 丁溴东莨菪碱（ketorolac+hyoscine butylbromide）

【临床证据】临终关怀病人因无法口服，往往需要多种肠外制剂混合输注。Destro 等[1] 在酮咯酸氨丁三醇（< 1.76mg/ml）的 0.9% 氯化钠注射液中加入丁溴东莨菪碱，考察其在 25℃混合 48 小时的物理相容性。观察混合物浊度、沉淀、气体产生和颜色变化，测定 pH 变化。结果发现，酮咯酸氨丁三醇（1.76mg/ml）和丁溴东莨菪碱（5.88mg/ml）混合物保持澄清，无颜色变化，无气体产生。提示实验条件下盐酸吗啡和酮咯酸氨丁三醇与丁溴东莨菪碱混合具有物理相容性。[**编者注：无化学稳定性研究资料。**]

【临床建议】谨慎配伍

酮咯酸 + 氟哌啶醇（ketorolac+haloperidol）

【临床证据】临终关怀病人因无法口服，往往需要多种肠外制剂混合输注。Destro 等[1] 在酮咯酸氨丁三醇（< 1.76mg/ml）的 0.9% 氯化钠注射液中加入乳酸氟哌啶醇考察其在 25℃混合 48 小时的物理相容性。观察混合物浊度、沉淀、气体产生和颜色变化，测定 pH 变化。结果发现，酮咯酸氨丁三醇（< 1.76mg/ml）和乳酸氟哌啶醇（0.12mg/ml）混合物保持澄清，无颜色变化，无气体产生，但是和 0.23mg/ml 的乳酸氟哌啶醇混合后出现乳白色浑浊。提示酮咯酸氨丁三醇与低浓度乳酸氟哌啶醇混合具有物理相容性，和高浓度的乳酸氟哌啶醇混合存在配伍禁忌。

【临床建议】谨慎配伍

酮咯酸 + 甲氧氯普胺（ketorolac+metoclopramide）

【临床证据】Cabrera 等[1]考察了酮咯酸（1.5mg/ml）和甲氧氯普胺（0.5mg/ml）在 0.9% 氯化钠注射液中室温下混合 48 小时的相容性和稳定性。结果发现，配伍后没有明显的外观变化，药物浓度也没有显著变化。提示药物混合后稳定，室温 48 小时内无配伍禁忌。

【临床建议】可以配伍

酮咯酸 + 甲氧氯普胺 + 雷尼替丁
（ketorolac+metoclopramide+ranitidine）

【临床证据】Cabrera 等[1]考察了酮咯酸（1.5mg/ml）、甲氧氯普胺（0.5mg/ml）和雷尼替丁（1.5mg/ml）在 0.9% 氯化钠注射液中室温下混合 48 小时的相容性和稳定性。结果发现，配伍后没有明显的外观变化，药物浓度也没有显著变化。提示药物混合后稳定，室温 48 小时内无配伍禁忌。

【临床建议】可以配伍

酮咯酸 + 雷尼替丁（ketorolac+ranitidine）

【临床证据】Cabrera 等[1]考察了酮咯酸（1.5mg/ml）和雷尼替丁（1.5mg/ml）在 0.9% 氯化钠注射液中室温下混合 48 小时的相容性、稳定性和药物含量的变化。结果发现，配伍后没有明显的外观变化，药物浓度也没有显著变化。提示药物混合后稳定，室温 48 小时内无配伍禁忌。

【临床建议】可以配伍

酮咯酸氨丁三醇 + 地西泮
（ketorolac tromethamine+diazepam）

【临床证据】王金峰等[1]在临床工作发现，给予患者连续输注酮咯酸氨丁三醇注射液和地西泮（安定）注射液时，在输液管内药液混合处出现白色浑浊物，立即停止输液、更换输液管及药液，密切观察患者病情变化，未发生输液反应。随后进行了实验验证：取酮咯酸氨丁三醇注射液 2 支（每支 1ml：30mg）溶于 0.9% 氯化钠注射液 100ml 中，先模拟输注酮咯酸氨丁三醇溶液，然后更换为地西泮注射液，结果输液管内药液出现白色浑浊物。提示在实验条件下，酮咯酸氨丁三醇溶液和地西泮注射液混合存在配伍禁忌。

【临床建议】配伍禁忌

酮咯酸氨丁三醇 + 地佐辛（ketorolac tromethamine+dezocine）

【临床证据】董芸芳等[1]考察了酮咯酸氨丁三醇注射液（永信药品

工业，1ml：30mg）与地佐辛注射液（扬子江药业，1ml：5mg）在常温条件下在静脉自控镇痛（PCIA）中配伍的相容性。按照临床常用质量浓度配制 PCIA 溶液：分别取酮咯酸氨丁三醇注射液 1 支（30mg）和地佐辛注射液 1 支（5mg），加入 100ml 比色管中，用 0.9% 氯化钠注射液液稀释至刻度。分别在 20、25、30、35、40℃水浴温度下，考察在 0、2、4、6、8、12 小时配伍溶液的外观澄明度、颜色变化、pH、不溶性微粒、药物浓度变化（HPLC 法）。结果发现，在上述温度下，配伍溶液保持澄清、无色、无沉淀，12 小时内 PCIA 配伍溶液各成分含量均无明显变化，pH 变化均小于 0.07，在室温（25℃）条件下微粒产生数量无显著差异，配伍溶液中 10μm 和 25μm 以上微粒数均在合格范围内，符合《中国药典》质量标准要求。提示在临床条件下酮咯酸氨丁三醇注射液与地佐辛注射液混合稀释配伍成为静脉自控镇痛溶液具有相容性。

【临床建议】可以配伍

酮咯酸氨丁三醇 + 纳布啡（ketorolac tromethamine+nalbuphine）

【临床证据】董苏琳等[1]在临床工作中发现，为患者配制静脉自控镇痛泵时，在 0.9% 氯化钠注射液 100ml 中加入酮咯酸氨丁三醇注射液（四川美大康佳乐药业，1ml：30mg）60mg 和盐酸纳布啡注射液（宜昌人福药业，2ml：20mg）40mg，输液袋中液体立刻出现乳白色浑浊和絮状物，停止配制，立即更换。作者随后进行了实验验证：用一次性注射器抽取酮咯酸氨丁三醇注射液 1ml，然后用同一注射器抽取盐酸纳布啡注射液 1ml，两者混合后立刻出现乳白色浑浊和絮状物，静置 30 分钟、1 小时、24 小时后乳白色浑浊和絮状物无改变，重复多次实验结果相同。提示在临床和实验条件下，酮咯酸氨丁三醇注射液和盐酸纳布啡注射液直接混合或稀释后混合存在配伍禁忌。

【临床建议】配伍禁忌

头孢吡肟 + 阿米卡星（cefepime+amikacin）

【临床证据】Baririan 等[1]考察了头孢吡肟（终浓度 12% g/v）与阿米卡星（输注浓度 15mg/ml）在 20~30℃混合持续输注（24 小时内）的稳定性和相容性。观察有无沉淀，测定 pH 变化，如果没有沉淀则应用 HPLC 法测定药物浓度变化。药物浓度变化小于起始浓度的 10% 定义为化学稳定。结果发现，头孢吡肟和阿米卡星混合后无外观变化，药物浓度保持稳定，具有物理相容性和化学稳定性。提示在上述实验条件下两药混合无配伍禁忌。

【临床建议】可以配伍

头孢吡肟 + 氨苄西林（cefepime+ampicillin）

【临床证据】[药品说明书]"头孢吡肟的浓度超过 40mg/ml 时，不可加至氨苄青霉素（氨苄西林）溶液中。"

【临床建议】配伍禁忌

头孢吡肟 + 氨茶碱（cefepime+aminophylline）

【临床证据】[药品说明书]"盐酸头孢吡肟（恒苏）溶液不可加至甲硝唑、万古霉素、庆大霉素、妥布霉素或硫酸奈替米星、氨茶碱溶液中。"

【临床建议】配伍禁忌

头孢吡肟 + 氨基酸（cefepime+amino acid）

【临床证据】Baririan 等[1]考察了头孢吡肟（终浓度 12% g/v）与氨基酸（输注浓度 18mg/ml）在 20~30℃混合持续输注（24 小时内）的稳定性和相容性。观察有无沉淀，测定 pH 变化，如果没有沉淀则应用 HPLC 法测定药物浓度变化。药物浓度变化小于起始浓度的 10% 定义为化学稳定。结果发现，头孢吡肟和氨基酸混合后无外观变化，药物浓度保持稳定，具有物理相容性和化学稳定性。提示在上述实验条件下两药混合无配伍禁忌。

【临床建议】可以配伍

头孢吡肟 + 氨甲环酸（cefepime+tranexamic acid）

【临床证据】Zaki 等[1]考察了头孢吡肟与氨甲环酸混合的相容性。头孢吡肟(10 和 20mg/ml)溶于林格液中，与临床常用浓度的氨甲环酸（终浓度 100mg/ml）于室温（25℃）混合 24 小时，在普通荧光灯下观察外观变化（沉淀、颜色、气体产生），HPLC 法测定头孢吡肟的药物含量变化，混合 24 小时后的头孢吡肟的活性通过标准大肠埃希菌、金黄色葡萄球菌和铜绿假单胞菌测定。结果发现，两药混合后无外观变化，pH 变化小于 1 个单位，药物浓度没有明显变化，但是与氨甲环酸混合后显示在初始时有一定的拮抗微生物的作用。提示实验条件下两药混合具有物理相容性和化学稳定性。

【临床建议】可以配伍

头孢吡肟 + 氨溴索（cefepime+ambroxol）

【临床证据】杨洪杰[1]在临床静脉输注盐酸头孢吡肟注射液时，遵医嘱在同一输液管路静脉推注盐酸氨溴索注射液时，发现无菌注射器乳头部与头皮针连接出口处出现乳白色浑浊现象。随后进行了验证实验：取稀释的注射用盐酸头孢吡肟溶液 2ml 与盐酸氨溴索注射液 15mg 直接混合，发现混合液立即出现白色浑浊，24 小时后出现颗粒状白色沉淀物。临床观察和实验结果提示两药在上述条件下混合存在配伍禁忌。

【临床建议】配伍禁忌

头孢吡肟 + 奥美拉唑（cefepime+omeprazole）

【临床证据】辛红菊等[1]在临床输液中发现，在头孢吡肟（广州白云山天心制药）静脉输液过程中，遵医嘱予以奥美拉唑钠（中国预防医学科学院流行病学微生物学研究所晋城海斯药业有限公司）"入壶"（滴斗）注射时，在输液管中出现乳白色沉淀。随后进行了验证实验：将盐酸头孢吡肟 0.5g 溶于 0.9% 氯化钠注射液 20ml 中，将奥美拉唑钠 20mg 溶于 0.9% 氯化钠注射液 10ml 中，将上述两种药物直接混合后，立即出现乳白色沉淀，持续 10 分钟后逐渐恢复透明色。重复多次，反应一致。临床观察和实验结果提示两药在上述条件下混合存在配伍禁忌。

【临床建议】配伍禁忌

头孢吡肟 + 苯妥英（cefepime+phenytoin）

【临床证据】Baririan 等[1]考察了头孢吡肟（终浓度 12% g/v）与苯妥英（输注浓度 50mg/ml）在 20~30℃混合持续输注（24 小时内）的稳定性和相容性。观察有无沉淀，测定 pH 变化，如果没有沉淀则应用 HPLC 法测定药物浓度变化。药物浓度变化小于起始浓度的 10% 定义为化学稳定。结果发现，头孢吡肟和苯妥英混合后出现了沉淀或颗粒等物理不相容性，提示在上述实验条件下两药混合存在配伍禁忌。

【临床建议】配伍禁忌

头孢吡肟 + 丙泊酚（cefepime+propofol）

【临床证据】Baririan 等[1]考察了头孢吡肟（终浓度 12% g/v）与丙泊酚（输注浓度 1mg/ml）在 20~30℃混合持续输注（24 小时内）的稳定性和相容性。观察有无沉淀，测定 pH 变化，如果没有沉淀则应用 HPLC 法测定药物浓度变化。药物浓度变化小于起始浓度的 10% 定义为化学稳定。结果发现，头孢吡肟和丙泊酚混合后出现了沉淀或颗粒等物理不相容性，提示在上述实验条件下两药混合存在配伍禁忌。

【临床建议】配伍禁忌

头孢吡肟 + 丙戊酸（cefepime+valproic acid）

【临床证据】Baririan 等[1]考察了头孢吡肟（终浓度 12% g/v）与丙戊酸（输注浓度 100mg/ml）在 20~30℃混合持续输注（24 小时内）的稳定性和相容性。观察有无沉淀，测定 pH 变化，如果没有沉淀则应用 HPLC 法测定药物浓度变化。药物浓度变化小于起始浓度的 10% 定义为化学稳定。结果发现，头孢吡肟和丙戊酸混合后无外观变化，药物浓度保持稳定，具有物理相容性和化学稳定性，提示在上述实验条件下两药混合无配伍禁忌。

【临床建议】可以配伍

头孢吡肟 + 茶碱（cefepime+theophylline）

【临床证据】Baririan 等[1]考察了头孢吡肟（终浓度 12% g/v）与茶碱（输注浓度 20mg/ml）在 20~30℃混合持续输注（24 小时内）的稳定性和相容性。观察有无沉淀，测定 pH 变化，如果没有沉淀则应用 HPLC 法测定药物浓度变化。药物浓度变化小于起始浓度的 10% 定义为化学稳定。结果发现，头孢吡肟和茶碱混合后稳定性降低，在 1 小时内，头孢吡肟的浓度变化大于起始浓度的 25%，提示在上述实验条件下两药混合存在配伍禁忌。

【临床建议】配伍禁忌

头孢吡肟 + 多巴胺（cefepime+dopamine）

【临床证据】Baririan 等[1]考察了头孢吡肟（终浓度 12% g/v）与多巴胺（输注浓度 0.4mg/ml）在 20~30℃混合持续输注（24 小时内）的稳定性和相容性。观察有无沉淀，测定 pH 变化，如果没有沉淀则应用 HPLC 法测定药物浓度变化。药物浓度变化小于起始浓度的 10% 定义为化学稳定。结果发现，头孢吡肟和多巴胺混合后无外观变化，药物浓度保持稳定，具有物理相容性和化学稳定性，提示在上述实验条件下两药混合无配伍禁忌。

【临床建议】可以配伍

头孢吡肟 + 多巴酚丁胺（cefepime+dobutamine）

【临床证据】Baririan 等[1]考察了头孢吡肟（终浓度 12% g/v）与多巴酚丁胺（输注浓度 1mg/ml）在 20~30℃混合持续输注（24 小时内）的稳定性和相容性。观察有无沉淀，测定 pH 变化，如果没有沉淀则应用 HPLC 法测定药物浓度变化。药物浓度变化小于起始浓度的 10% 定义为化学稳定。结果发现，头孢吡肟和多巴酚丁胺（250mg/ml）混合后出现了沉淀或颗粒等物理不相容性，但是低浓度（1mg/ml）时没有出现沉淀，提示在上述实验条件下头孢吡肟和高浓度多巴酚丁胺混合存在配伍禁忌。

【临床建议】配伍禁忌

头孢吡肟 + 非尼拉敏（cefepime+pheniramine）

【临床证据】Zaki 等[1]考察了头孢吡肟与马来酸非尼拉敏混合的相容性。头孢吡肟（10 和 20mg/ml）溶于林格液中，与临床常用浓度的马来酸非尼拉敏（终浓度 22.75mg/ml）于室温（25℃）混合 24 小时，在普通荧光灯下观察外观变化（沉淀、颜色、气体产生），HPLC法测定头孢吡肟的药物含量变化，混合24小时后头孢吡肟的活性通过标准大肠埃希菌、金黄色葡萄球菌和铜绿假单胞菌测定。结果发现，两药混合后无外观变化，pH变化小于1个单位，药物浓度没有明显变化，微生物活性没有损失。提示实验条件下头孢吡肟和马来酸非尼拉敏混合具有物理相容性和化学稳定性。

【临床建议】可以配伍

头孢吡肟 + 呋塞米（cefepime+furosemide）

【临床证据】Baririan等[1]考察了头孢吡肟（终浓度12% g/v）与呋塞米（输注浓度10mg/ml）在20~30℃混合持续输注（24小时内）的稳定性和相容性。观察有无沉淀，测定pH变化，如果没有沉淀则应用HPLC法测定药物浓度变化。药物浓度变化小于起始浓度的10%定义为化学稳定。结果发现，头孢吡肟和呋塞米混合后无外观变化，药物浓度保持稳定，具有物理相容性和化学稳定性，提示在上述实验条件下两药混合无配伍禁忌。

【临床建议】可以配伍

头孢吡肟 + 氟康唑（cefepime+fluconazole）

【临床证据】Baririan等[1]考察了头孢吡肟（终浓度12% g/v）与氟康唑（输注浓度2mg/ml）在20~30℃混合持续输注（24小时内）的稳定性和相容性。观察有无沉淀，测定pH变化，如果没有沉淀则应用HPLC法测定药物浓度变化。药物浓度变化小于起始浓度的10%定义为化学稳定。结果发现，头孢吡肟和氟康唑混合后无外观变化，药物浓度保持稳定。郑芳[2]考察了注射用头孢吡肟与氟康唑氯化钠注射液配伍的稳定性和相容性。取注射用头孢吡肟（深圳致君制药，1g/支）1g溶于100ml氟康唑氯化钠注射液（山东鲁抗辰欣药业，含氟康唑0.2g、氯化钠0.9g）中，混匀。模拟临床用药浓度，在室温（20±1）℃、不避光的条件下，观察配伍溶液的外观变化，测定pH和头孢吡肟、氟康唑相对百分含量的变化。结果发现，配伍溶液放置0~6小时内保持无色澄明，无肉眼可见的物理变化。在配伍4小时内，两种主药的含量和pH均无明显变化，但是在4~6小时变化较大。[编者注：上述2个研究都未考察配伍溶液不溶性微粒数的变化及是否符合《中国药典》规定，建议谨慎配伍。]

【临床建议】谨慎配伍

头孢吡肟 + 红霉素（cefepime+erythromycin）

【临床证据】Baririan等[1]考察了头孢吡肟（终浓度12% g/v）与红

霉素（输注浓度 5mg/ml）在 20~30℃混合持续输注（24 小时内）的稳定性和相容性。观察有无沉淀，测定 pH 变化，如果没有沉淀则应用 HPLC 法测定药物浓度变化。药物浓度变化小于起始浓度的 10% 定义为化学稳定。结果发现，头孢吡肟和红霉素混合后稳定性降低，头孢吡肟的浓度明显降低（浓度变化大于起始浓度的 10%），提示在上述实验条件下两药存在配伍禁忌。

【临床建议】配伍禁忌

头孢吡肟 + 甲泼尼龙（cefepime+methylprednisolone）

【临床证据】Baririan 等[1]考察了头孢吡肟（终浓度 12% g/v）与甲泼尼龙（输注浓度 50mg/ml）在 20~30℃混合持续输注（24 小时内）的稳定性和相容性。观察有无沉淀，测定 pH 变化，如果没有沉淀则应用 HPLC 法测定药物浓度变化。药物浓度变化小于起始浓度的 10% 定义为化学稳定。结果发现，头孢吡肟和甲泼尼龙混合后无外观变化，药物浓度保持稳定，具有物理相容性和化学稳定性，提示在上述实验条件下两药混合无配伍禁忌。

【临床建议】可以配伍

头孢吡肟 + 甲硝唑（cefepime+metronidazole）

【临床证据】[药品说明书]"盐酸头孢吡肟（恒苏）溶液不可加至甲硝唑、万古霉素、庆大霉素、妥布霉素或硫酸奈替米星、氨茶碱溶液中。"

【临床建议】配伍禁忌

头孢吡肟 + 甲氧氯普胺（cefepime+metoclopramide）

【临床证据】Zaki 等[1]考察了头孢吡肟与盐酸甲氧氯普胺混合的相容性。头孢吡肟（10 和 20mg/ml）溶于林格液中，与临床常用浓度的盐酸甲氧氯普胺（终浓度 5mg/ml）在室温（25℃）混合 24 小时，在普通荧光灯下观察外观变化（沉淀、颜色、气体产生），HPLC 法测定头孢吡肟的药物含量变化，混合 24 小时后头孢吡肟的活性通过标准大肠埃希菌、金黄色葡萄球菌和铜绿假单胞菌测定。结果发现，两药混合后无外观变化，pH 变化小于 1 个单位，药物浓度没有明显变化，微生物活性没有损失。提示实验条件下头孢吡肟和盐酸甲氧氯普胺混合具有物理相容性和化学稳定性。

【临床建议】可以配伍

头孢吡肟 + 克拉霉素（cefepime+clarithromycin）

【临床证据】Baririan 等[1]考察了头孢吡肟（终浓度 12% g/v）与克拉霉素（输注浓度 50mg/ml）在 20~30℃混合持续输注（24 小时内）的

稳定性和相容性。观察有无沉淀，测定 pH 变化，如果没有沉淀则应用 HPLC 法测定药物浓度变化。药物浓度变化小于起始浓度的 10% 定义为化学稳定。结果发现，头孢吡肟和克拉霉素混合后无外观变化，药物浓度保持稳定，具有物理相容性和化学稳定性，提示在上述实验条件下两药混合无配伍禁忌。

【临床建议】可以配伍

头孢吡肟 + 氯胺酮（cefepime+ketamine）

【临床证据】Baririan 等[1]考察了头孢吡肟（终浓度 12% g/v）与氯胺酮（输注浓度 10mg/ml）在 20~30℃混合持续输注（24 小时内）的稳定性和相容性。观察有无沉淀，测定 pH 变化，如果没有沉淀则应用 HPLC 法测定药物浓度变化。药物浓度变化小于起始浓度的 10% 定义为化学稳定。结果发现，头孢吡肟和氯胺酮混合后无外观变化，药物浓度保持稳定，具有物理相容性和化学稳定性，提示在上述实验条件下两药混合无配伍禁忌。

【临床建议】可以配伍

头孢吡肟 + 吗啡（cefepime+morphine）

【临床证据】Baririan 等[1]考察了头孢吡肟（终浓度 12% g/v）与吗啡（输注浓度 1mg/ml）在 20~30℃混合持续输注（24 小时内）的稳定性和相容性。观察有无沉淀，测定 pH 变化，如果没有沉淀则应用 HPLC 法测定药物浓度变化。药物浓度变化小于起始浓度的 10% 定义为化学稳定。结果发现，头孢吡肟和吗啡混合后无外观变化，药物浓度保持稳定，具有物理相容性和化学稳定性，提示在上述实验条件下两药混合无配伍禁忌。

【临床建议】可以配伍

头孢吡肟 + 咪达唑仑（cefepime+midazolam）

【临床证据】Baririan 等[1]考察了头孢吡肟（终浓度 12% g/v）与咪达唑仑（输注浓度 5mg/ml）在 20~30℃混合持续输注（24 小时内）的稳定性和相容性。观察有无沉淀，测定 pH 变化，如果没有沉淀则应用 HPLC 法测定药物浓度变化。药物浓度变化小于起始浓度的 10% 定义为化学稳定。结果发现，头孢吡肟和咪达唑仑混合后稳定性降低，头孢吡肟的浓度明显降低（浓度变化大于起始浓度的 10%），提示在上述实验条件下两药混合存在配伍禁忌。

【临床建议】配伍禁忌

头孢吡肟 + 奈替米星（cefepime+netilmicin）

【临床证据】［药品说明书］"盐酸头孢吡肟（恒苏）溶液不可加至甲

硝唑、万古霉素、庆大霉素、妥布霉素或硫酸奈替米星、氨茶碱溶液中。"

【临床建议】配伍禁忌

头孢吡肟 + 尼卡地平（cefepime+nicardipine）

【临床证据】Baririan 等[1]考察了头孢吡肟（终浓度 12% g/v）与尼卡地平（输注浓度 1mg/ml）在 20~30℃混合持续输注（24 小时内）的稳定性和相容性。观察有无沉淀，测定 pH 变化，如果没有沉淀则应用 HPLC 法测定药物浓度变化。药物浓度变化小于起始浓度的 10% 定义为化学稳定。结果发现，头孢吡肟和尼卡地平混合后出现了沉淀或颗粒等物理不相容性，提示在上述实验条件下两药混合存在配伍禁忌。

【临床建议】配伍禁忌

头孢吡肟 + 哌腈米特（cefepime+piritramide）

【临床证据】Baririan 等[1]考察了头孢吡肟（终浓度 12% g/v）与哌腈米特（输注浓度 2mg/ml）在 20~30℃混合持续输注（24 小时内）的稳定性和相容性。观察有无沉淀，测定 pH 变化，如果没有沉淀则应用 HPLC 法测定药物浓度变化。药物浓度变化小于起始浓度的 10% 定义为化学稳定。结果发现，头孢吡肟和哌腈米特混合后出现了沉淀或颗粒等物理不相容性，提示在上述实验条件下两药混合存在配伍禁忌。

【临床建议】可以配伍

头孢吡肟 + 七叶皂苷钠（cefepime+sodium aescinate）

【临床证据】吴爱华等[1]在临床工作输注注射用头孢吡肟溶液（2.0g 溶于 0.9% 氯化钠注射液 250ml 中）完毕后，用原输液器直接输注七叶皂苷钠溶液（20mg 溶于 0.9% 氯化钠注射液 250ml 中），在莫菲氏滴管内当残余液体与七叶皂苷钠溶液混合后迅速出现浑浊。立即停止输液，重新更换输液器输注 0.9% 氯化钠注射液，病人无不适反应。作者随后进行了实验验证：按照临床质量浓度配制两种药物溶液，用注射器抽取头孢吡肟透明溶液 10ml，再抽取七叶皂苷钠透明溶液 10ml。两种液体混合后即刻产生白色结晶体。提示在临床和实验条件下，头孢吡肟溶液和七叶皂苷钠溶液混合存在配伍禁忌。

【临床建议】配伍禁忌

头孢吡肟 + 庆大霉素（cefepime+gentamicin）

【临床证据】［药品说明书］"盐酸头孢吡肟（恒苏）溶液不可加至甲硝唑、万古霉素、庆大霉素、妥布霉素或硫酸奈替米星、氨茶碱溶液中。"

但是，Baririan 等[1]考察了头孢吡肟（终浓度 12% g/v）与庆大霉素（输注浓度 6mg/ml）在 20~30℃混合持续输注（24 小时内）的稳定性和相容性。

观察有无沉淀，测定 pH 变化，如果没有沉淀则应用 HPLC 法测定药物浓度变化。药物浓度变化小于起始浓度的 10% 定义为化学稳定。结果发现，头孢吡肟和庆大霉素混合后无外观变化，药物浓度保持稳定，药物混合后具有物理相容性和化学稳定性。虽然此研究提示在上述实验条件下两药混合无配伍禁忌，但是考虑到药品说明书中明确要求不可加至庆大霉素溶液中，因此两药应该避免配伍。

【临床建议】配伍禁忌

头孢吡肟 + 屈他维林（cefepime+drotaverine）

【临床证据】Zaki 等[1] 考察了头孢吡肟与盐酸屈他维林混合的相容性。头孢吡肟（10 和 20mg/ml）溶于林格液中，与临床常用浓度的盐酸屈他维林（终浓度 20mg/ml）于室温（25℃）混合 24 小时，在普通荧光灯下观察外观变化（沉淀、颜色、气体产生），HPLC 法测定头孢吡肟的药物含量变化，混合 24 小时后头孢吡肟的活性通过标准大肠埃希菌、金黄色葡萄球菌和铜绿假单胞菌测定。结果发现，两药混合后立即出现沉淀，提示实验条件下两药混合输注具有配伍禁忌。

【临床建议】配伍禁忌

头孢吡肟 + 瑞芬太尼（cefepime+remifentanil）

【临床证据】Baririan 等[1] 考察了头孢吡肟（终浓度 12% g/v）与瑞芬太尼（输注浓度 0.2mg/ml）在 20~30℃混合持续输注（24 小时内）的稳定性和相容性。观察有无沉淀，测定 pH 变化，如果没有沉淀则应用 HPLC 法测定药物浓度变化。药物浓度变化小于起始浓度的 10% 定义为化学稳定。结果发现，头孢吡肟和瑞芬太尼混合后无外观变化，药物浓度保持稳定，具有物理相容性和化学稳定性，提示在上述实验条件下两药混合无配伍禁忌。

【临床建议】可以配伍

头孢吡肟 + 沙丁胺醇（cefepime+salbutamol）

【临床证据】Zaki 等[1] 考察了头孢吡肟与硫酸沙丁胺醇混合的相容性。头孢吡肟（10 和 20mg/ml）溶于林格液中，与临床常用浓度的硫酸沙丁胺醇（终浓度 500μg/ml）于室温（25℃）混合 24 小时，在普通荧光灯下观察外观变化（沉淀、颜色、气体产生），HPLC 法测定头孢吡肟的药物含量变化，混合 24 小时后头孢吡肟的活性通过标准大肠埃希菌、金黄色葡萄球菌和铜绿假单胞菌测定。结果发现，两药混合后无外观变化，pH 变化小于 1 个单位，药物浓度没有明显变化，微生物活性没有损失。提示实验条件下头孢吡肟和硫酸沙丁胺醇混合具有物理相容性和化学稳定性。

【临床建议】可以配伍

头孢吡肟 + 舒芬太尼（cefepime+sufentanil）

【临床证据】Baririan 等[1]考察了头孢吡肟（终浓度 12% g/v）与舒芬太尼（输注浓度 0.005mg/ml）在 20~30℃混合持续输注（24 小时内）的稳定性和相容性。观察有无沉淀，测定 pH 变化，如果没有沉淀则应用 HPLC 法测定药物浓度变化。药物浓度变化小于起始浓度的 10% 定义为化学稳定。结果发现，头孢吡肟和舒芬太尼混合后无外观变化，药物浓度保持稳定，具有物理相容性和化学稳定性，提示在上述实验条件下两药混合无配伍禁忌。

【临床建议】可以配伍

头孢吡肟 + 妥布霉素（cefepime+tobramycin）

【临床证据】［药品说明书］"盐酸头孢吡肟（恒苏）溶液不可加至甲硝唑、万古霉素、庆大霉素、妥布霉素或硫酸奈替米星、氨茶碱溶液中。"

但是 Baririan 等[1]考察了头孢吡肟（终浓度 12% g/v）与（妥布霉素输注浓度 6mg/ml）在 20~30℃混合持续输注（24 小时内）的稳定性和相容性。观察有无沉淀，测定 pH 变化，如果没有沉淀则应用 HPLC 法测定药物浓度变化。药物浓度变化小于起始浓度的 10% 定义为化学稳定。结果发现，头孢吡肟和妥布霉素混合后无外观变化，药物浓度保持稳定，具有物理相容性和化学稳定性。虽然此研究提示在上述实验条件下两药混合无配伍禁忌，但是考虑到药品说明书中明确要求头孢吡肟不可加至妥布霉素溶液中，临床应该避免配伍使用。

【临床建议】配伍禁忌

头孢吡肟 + 万古霉素（cefepime+vancomycin）

【临床证据】［药品说明书］"盐酸头孢吡肟（恒苏）溶液不可加至甲硝唑、万古霉素、庆大霉素、妥布霉素或硫酸奈替米星、氨茶碱溶液中。"

但是 Baririan 等[1]考察了头孢吡肟（终浓度 12% g/v）与万古霉素（输注浓度 30mg/ml）在 20~30℃混合持续输注（24 小时内）的稳定性和相容性。观察有无沉淀，测定 pH 变化，如果没有沉淀则应用 HPLC 法测定药物浓度变化。药物浓度变化小于起始浓度的 10% 定义为化学稳定。结果发现，头孢吡肟和万古霉素混合后无外观变化，药物浓度保持稳定，具有物理相容性和化学稳定性。虽然此研究提示在上述实验条件下两药混合无配伍禁忌，但是考虑到药品说明书中明确要求头孢吡肟不可加至万古霉素溶液中，临床应该避免配伍使用。

【临床建议】配伍禁忌

头孢吡肟 + 乌拉地尔（cefepime+urapidil）

【临床证据】Baririan 等[1]考察了头孢吡肟（终浓度 12% g/v）与乌拉地尔（输注浓度 5mg/ml）在 20~30℃混合持续输注（24 小时内）的稳定性和相容性。观察有无沉淀，测定 pH 变化，如果没有沉淀则应用 HPLC 法测定药物浓度变化。药物浓度变化小于起始浓度的 10% 定义为化学稳定。结果发现，头孢吡肟和乌拉地尔混合后无外观变化，药物浓度保持稳定，具有物理相容性和化学稳定性，提示在上述实验条件下两药混合无配伍禁忌。

【临床建议】可以配伍

头孢吡肟 + 硝酸异山梨酯（cefepime+isosorbide dinitrate）

【临床证据】Baririan 等[1]考察了头孢吡肟（终浓度 12% g/v）与硝酸异山梨酯（输注浓度 0.2mg/ml）在 20~30℃混合持续输注（24 小时内）的稳定性和相容性。观察有无沉淀，测定 pH 变化，如果没有沉淀则应用 HPLC 法测定药物浓度变化。药物浓度变化小于起始浓度的 10% 定义为化学稳定。结果发现，头孢吡肟和硝酸异山梨酯混合后无外观变化，药物浓度保持稳定，具有物理相容性和化学稳定性，提示在上述实验条件下两药混合无配伍禁忌。

【临床建议】可以配伍

头孢吡肟 + 依替米星（cefepime+etimicin）

【临床证据】曾青林 等[1]在临床输液中发现，头孢吡肟注射液（2g 溶于 0.9% 氯化钠注射液 100ml 中）静脉输注完毕后，经同一输液通路继续输注依替米星注射液（0.3g 溶于 5% 葡萄糖注射液 250ml 中）时，莫菲氏滴管内液体立即出现乳白色的絮状沉淀。随后进行了验证实验：将头孢吡肟 2g 溶于 100ml 0.9% 氯化钠注射液中，取 1ml 与依替米星溶液 1ml 直接混合后，混合液立即变成乳白色的浑浊液体。临床观察和实验结果提示两药在上述条件下混合存在配伍禁忌。

【临床建议】配伍禁忌

头孢吡肟 + 胰岛素（cefepime+insulin）

【临床证据】Baririan 等[1]考察了头孢吡肟（终浓度 12% g/v）与胰岛素（输注浓度 100 IU/ml）在 20~30℃混合持续输注（24 小时内）的稳定性和相容性。观察有无沉淀，测定 pH 变化，如果没有沉淀则应用 HPLC 法测定药物浓度变化。药物浓度变化小于起始浓度的 10% 定义为化学稳定。结果发现，头孢吡肟和胰岛素混合后无外观变化，药物浓度保持稳定，具有物理相容性和化学稳定性，提示在上述实验条件下两药混合无配伍禁忌。

【临床建议】可以配伍

头孢吡肟 + 乙酰半胱氨酸（cefepime+acetylcysteine）

【临床证据】Baririan 等[1]考察了头孢吡肟（终浓度 12% g/v）与乙酰半胱氨酸（输注浓度 100mg/ml）在 20~30℃混合持续输注（24 小时内）的稳定性和相容性。观察有无沉淀，测定 pH 变化，如果没有沉淀则应用 HPLC 法测定药物浓度变化。药物浓度变化小于起始浓度的 10% 定义为化学稳定。结果发现，头孢吡肟和乙酰半胱氨酸混合后稳定性降低，头孢吡肟的浓度明显降低（浓度变化大于起始浓度的 10%），提示在上述实验条件下两药混合存在配伍禁忌。

【临床建议】配伍禁忌

头孢地嗪 + 阿司匹林（cefodizime+aspirin）

【临床证据】Merighi 等[1]考察了头孢地嗪与阿司匹林在 0.9% 氯化钠或 5% 葡萄糖注射液中于 4℃或室温分别混合 6 和 24 小时的配伍稳定性。观察颜色、澄明度变化，测定 pH 变化，通过微生物法测定头孢地嗪的活性变化。结果发现，两药在 4℃或室温分别混合 6 和 24 小时后没有外观变化和 pH 变化，微生物法测定头孢地嗪的含量保持在起始浓度的 90% 以上。提示两药实验条件下混合不存在配伍禁忌。

【临床建议】可以配伍

头孢地嗪 + 氨茶碱（cefodizime+aminophylline）

【临床证据】Merighi 等[1]考察了头孢地嗪与氨茶碱在 0.9% 氯化钠或 5% 葡萄糖注射液中于 4℃或室温分别混合 6 和 24 小时的配伍稳定性。观察颜色、澄明度变化，测定 pH 变化，通过微生物法测定头孢地嗪的活性变化。结果发现，两药在 4℃或室温下混合后 pH 显著升高。提示两药实验条件下混合存在配伍禁忌。

【临床建议】配伍禁忌

头孢地嗪 + 氨基酸（cefodizime+amino acid）

【临床证据】Merighi 等[1]考察了头孢地嗪与 5% 氨基酸注射液在 4℃或室温分别混合 6 小时和 24 小时的配伍稳定性。观察颜色、澄明度变化，测定 pH 变化，通过微生物法测定头孢地嗪的活性变化。结果发现，两者在 4℃或室温下分别混合 6 小时和 24 小时后没有外观方面的变化和 pH 的变化，微生物法测定头孢地嗪的含量保持在起始浓度的 90% 以上。提示两药实验条件下不存在配伍禁忌。

T

【临床建议】可以配伍

头孢地嗪 + 奥美拉唑（cefodizime+omeprazole）

【临床证据】段雪云等[1]考察了避光条件下注射用头孢地嗪钠（山东鲁抗医药，2g/ 支）与注射用奥美拉唑钠（江苏奥赛康药业，40mg/ 支）配伍的稳定性和相容性。模拟临床用药浓度，将注射用头孢地嗪钠 1g 置于 100ml 量瓶中，加入 0.9% 氯化钠注射液定容，得到质量浓度 10mg/ml 的溶液。将注射用奥美拉唑钠 40mg 置于 100ml 量瓶中，加专用溶媒溶解后，再用 0.9% 氯化钠注射液定容，得到质量浓度为 0.4mg/ml 的溶液。取等量的上述溶液混合均匀，在避光条件下，分别在 4、25 和 37℃下放置 8 小时，观察 0、2、4、6、8 小时时配伍溶液的外观变化，测定 pH 变化，HPLC 法测定头孢地嗪和奥美拉唑的含量变化百分比。结果发现，在 4℃ 放置 8 小时、25℃放置 4 小时、37℃放置 2 小时内配伍溶液的外观及 pH 无明显变化，头孢地嗪和奥美拉唑的含量变化在 5% 内。[**编者注：考虑到该研究未考察配伍溶液不溶性微粒数的变化情况，建议临床谨慎配伍**]。

【临床建议】谨慎配伍

头孢地嗪 + 奥硝唑（cefodizime+ornidazole）

【临床证据】蔡正萍[1]在临床工作中输注头孢地嗪钠溶液（海南灵康制药，0.5g 溶于 0.9% 氯化钠注射液 100ml 中）完毕后，接续输注奥硝唑注射液（山西普德制药，0.5g 溶于 0.9% 氯化钠注射液 100ml 中），当两种输液在莫菲氏滴管内接触混合时，输液管道及后一袋液体部分变为淡粉红色。汤丽彬[2]在临床工作中输注头孢地嗪钠溶液（1g 头孢地秦钠溶于 0.9% 氯化钠注射液 100ml 中）完毕后，接续输注奥硝唑溶液（0.5g 奥硝唑溶于 0.9% 氯化钠注射液 100ml 中）2 分钟后，发现输液管及莫菲氏滴管内有白色浑浊及絮状物，摇晃不消失。立即停止输液，更换输液器及三通管，患者未发生任何不良反应。作者随后进行了实验验证：用一次性注射器抽取奥硝唑溶液 1ml 与溶解后的头孢地嗪钠溶液 1ml 直接混合，结果发现注射器内混合溶液即刻出现白色浑浊及絮状物，经摇晃不消失，放置 24 小时后无变化。提示在临床和实验条件下，头孢地嗪钠溶液和奥硝唑溶液混合存在配伍禁忌。

【临床建议】配伍禁忌

头孢地嗪 + 倍他米松（cefodizime+betamethasone）

【临床证据】Merighi 等[1]考察了头孢地嗪与倍他米松在 0.9% 氯化钠或 5% 葡萄糖注射液于 4℃或室温分别混合 6 小时和 24 小时的配伍稳定性。观察颜色、澄明度变化，测定 pH 变化，通过微生物法测定头孢地嗪的活性变化。结果发现，两药在 4℃或室温下分别混合 6 小时和 24 小时后没有外观和 pH 的变化，微生物法测定头孢地嗪的含量保持在起始浓度的 90% 以上。提示两药实验条件下混合不存在配伍禁忌。

【临床建议】可以配伍

头孢地嗪 + 地高辛（cefodizime+digoxin）

【临床证据】Merighi 等[1]考察了头孢地嗪与地高辛在 0.9% 氯化钠或 5% 葡萄糖注射液中于 4℃或室温分别混合 6 小时和 24 小时的配伍稳定性。观察颜色、澄明度变化，测定 pH 变化，通过微生物法测定头孢地嗪的活性变化。结果发现，两药在 4℃或室温下分别混合 6 小时和 24 小时后没有外观和 pH 的变化，微生物法测定头孢地嗪的含量保持在起始的浓度 90% 以上。提示两药实验条件下混合不存在配伍禁忌。

【临床建议】可以配伍

头孢地嗪 + 地塞米松（cefodizime+dexamethasone）

【临床证据】Merighi 等[1]考察了头孢地嗪与地塞米松在 0.9% 氯化钠或 5% 葡萄糖注射液中于 4℃或室温分别混合 6 小时和 24 小时的配伍稳定性。观察颜色、澄明度变化，测定 pH 变化，通过微生物法测定头孢地嗪的浓度变化。结果发现，两药在 4℃或室温分别混合 6 小时和 24 小时后没有外观和 pH 的变化，微生物法测定头孢地嗪的含量保持在起始浓度的 90% 以上。提示两药实验条件下混合不存在配伍禁忌。

【临床建议】可以配伍

头孢地嗪 + 地西泮（cefodizime+diazepam）

【临床证据】Merighi 等[1]考察了头孢地嗪与地西泮在 0.9% 氯化钠或 5% 葡萄糖注射液中于 4℃或室温分别混合 6 小时和 24 小时的配伍稳定性。观察颜色、澄明度变化，测定 pH 变化，通过微生物法测定头孢地嗪的活性变化。结果发现，两药在 4℃或室温分别混合 6 小时和 24 小时后没有外观和 pH 的变化，微生物法测定头孢地嗪的含量保持在起始浓度的 90% 以上。提示两药实验条件下混合不存在配伍禁忌。

【临床建议】可以配伍

头孢地嗪 + 呋塞米（cefodizime+furosemide）

【临床证据】Merighi 等[1]考察了头孢地嗪与呋塞米在 0.9% 的氯化钠或 5% 的葡萄糖注射液中在 4℃或室温分别混合 6 小时和 24 小时的配伍稳定性。观察颜色、澄明度变化，测定 pH 变化，通过微生物法测定头孢地嗪的活性变化。结果发现，两药在 4℃或室温分别混合 6 小时和 24 小时后没有外观和 pH 的变化，微生物法测定头孢地嗪的含量保持在起始浓度的 90% 以上。提示两药实验条件下混合不存在配伍禁忌。

【临床建议】可以配伍

头孢地嗪 + 果糖（cefodizime+fructose）

【临床证据】黄攀豪等[1]在 10% 果糖注射液 250ml（江苏正大丰海）中加入头孢地嗪粉针剂 1g（汕头金石，先用 10ml 灭菌注射用水溶解）混合均匀。在室温（25℃）条件下，考察配伍溶液放置 0、3、6 小时的外观变化。结果发现，除去本身药液颜色外，混合液颜色无明显变化仍保持澄清透明，无气泡产生，无浑浊产生，并且随着时间变化混合液外观无明显变化。采用校准 pH 酸度计测定 0、3、6 小时的 pH 也没有显著变化。配伍溶液在 0、3、6 小时 3 个时间点 ≥ 10μm 和 ≥ 25μm 不溶性微粒的数量都符合注射剂的要求。含量测定结果显示，果糖没有明显变化。作者认为在实验条件下，头孢地嗪与 10% 果糖可以配伍。[编者注：该研究未测定头孢地嗪百分含量变化，建议谨慎配伍。]

【临床建议】谨慎配伍

头孢地嗪 + 甲泼尼龙（cefodizime+methylprednisolone）

【临床证据】Merighi 等[1]考察了头孢地嗪与甲泼尼龙在 0.9% 氯化钠或 5% 葡萄糖注射液中于 4℃或室温分别混合 6 小时和 24 小时的配伍稳定性。观察颜色、澄明度变化，测定 pH 变化，通过微生物法测定头孢地嗪的活性变化。结果发现，两药在 4℃或室温分别混合 6 小时和 24 小时后没有外观和 pH 的变化，微生物法测定头孢地嗪的含量保持在起始浓度 90% 以上。提示两药实验条件下混合不存在配伍禁忌。

【临床建议】可以配伍

头孢地嗪 + 甲硝唑磷酸二钠

（cefodizime+metronidazole disodium hydrogen phosphate）

【临床证据】刘瑞琴等[1]考察注射用头孢地嗪钠(山东鲁抗，1.0g/ 支)与注射用甲硝唑磷酸二钠（山西仟源制药，0.915g/ 支）分别在 0.9% 氯化钠注射液和 5% 葡萄糖注射液中配伍的稳定性和相容性。模拟临床常用浓度，将注射用头孢地嗪钠 1.0g 用 10ml 灭菌注射用水溶解后，置于 100ml 容量瓶中，将注射用甲硝唑磷酸二钠 0.915g 置于同一容量瓶中，用 0.9% 氯化钠注射液或 5% 葡萄糖注射液定容。在室温（25±1）℃不避光的条件下放置 6 小时，分别在 0、1、2、4、6 小时时观察配伍溶液的外观，测定 pH，HPLC 法测定头孢地嗪钠与甲硝唑磷酸二钠的含量并考察有无新物质生成。结果发现，配伍溶液在 6 小时内外观、pH、药物含量均无明显变化。考虑到该研究没有考察配伍溶液不溶性微粒数的变化及是否符合

《中国药典》要求，建议临床谨慎配伍。

【临床建议】谨慎配伍

头孢地嗪 + 甲氧氯普胺（cefodizime+metoclopramide）

【临床证据】Merighi 等[1]考察了头孢地嗪与甲氧氯普胺在 0.9% 氯化钠或 5% 葡萄糖注射液中于 4℃或室温分别混合 6 小时和 24 小时的配伍稳定性。观察颜色、澄明度变化，测定 pH 变化，通过微生物法测定头孢地嗪的活性变化。结果发现，两药在 4℃或室温分别混合 6 小时和 24 小时后没有外观和 pH 的变化，微生物法测定头孢地嗪的含量保持在起始浓度的 90% 以上。提示两药实验条件下混合不存在配伍禁忌。

【临床建议】可以配伍

头孢地嗪 + 聚明胶肽（cefodizime+polygeline）

【临床证据】Merighi 等[1]考察了头孢地嗪与 3% 聚明胶肽在 4℃或室温分别混合 6 小时和 24 小时的配伍稳定性。观察颜色、澄明度变化，测定 pH 变化，通过微生物法测定头孢地嗪的活性变化。结果发现，两药在 4℃或室温分别混合 6 小时和 24 小时后没有外观和 pH 的变化，微生物法测定头孢地嗪的含量保持在起始浓度的 90% 以上。提示两药实验条件下混合不存在配伍禁忌。

【临床建议】可以配伍

头孢地嗪 + 可乐定（cefodizime+clonidine）

【临床证据】Merighi 等[1]考察了头孢地嗪与可乐定在 0.9% 氯化钠或 5% 葡萄糖注射液中于 4℃或室温分别混合 6 小时和 24 小时的配伍稳定性。观察颜色、澄明度变化，测定 pH 变化，通过微生物法测定头孢地嗪的活性变化。结果发现，两药在 4℃或室温分别混合 6 小时和 24 小时后没有外观和 pH 的变化，微生物法测定头孢地嗪的含量保持在起始浓度的 90% 以上。提示两药实验条件下混合不存在配伍禁忌。

【临床建议】可以配伍

头孢地嗪 + 雷尼替丁（cefodizime+ranitidine）

【临床证据】Merighi 等[1]考察了头孢地嗪与雷尼替丁在 0.9% 氯化钠或 5% 葡萄糖注射液中于 4℃或室温分别混合 6 小时和 24 小时的配伍稳定性。观察颜色、澄明度变化，测定 pH 变化，通过微生物法测定头孢地嗪的活性变化。结果发现，两药在 4℃或室温分别混合 6 小时和 24 小时后没有外观和 pH 的变化，微生物法测定头孢地嗪的含量保持在起始浓度的 90% 以上。提示两药实验条件下混合不存在配伍禁忌。

【临床建议】可以配伍

T

头孢地嗪 + 硫普罗宁 （cefodizime+tiopronin）

【临床证据】文艺英[1]在临床工作中发现，注射用头孢地嗪钠 2.0g（溶于 0.9% 氯化钠注射液 250ml 中）输注完毕，在同一输液管路继续输注硫普罗宁 0.2g（溶于 5% 葡萄糖注射液 250ml 中）后，莫菲氏滴管内迅速出现乳白色浑浊液。随后进行了验证实验：将注射用头孢地嗪钠 2.0g 溶于 0.9% 氯化钠注射液 250ml 中，硫普罗宁注射液 0.2g 溶于 5% 葡萄糖注射液 250ml 中，两种药物分别取 5ml 在玻璃管内混合后，立即出现乳白色絮状悬浮物，4 小时后无变化。临床观察和实验结果提示两药在上述条件下混合存在配伍禁忌。

【临床建议】配伍禁忌

头孢地嗪 + 氯丙嗪 （cefodizime+chlorpromazine）

【临床证据】Merighi 等[1]考察了头孢地嗪与氯丙嗪在 0.9% 氯化钠或 5% 葡萄糖注射液中于 4℃或室温分别混合 6 小时和 24 小时的配伍稳定性。观察颜色、澄明度变化，测定 pH 变化，通过微生物法测定头孢地嗪的活性变化。结果发现，两药在 4℃或室温下混合后立即出现云状浑浊。提示两药实验条件下混合存在配伍禁忌。

【临床建议】配伍禁忌

头孢地嗪 + 氯米帕明 （cefodizime+clomipramine）

【临床证据】Merighi 等[1]考察了头孢地嗪与氯米帕明在 0.9% 氯化钠或 5% 葡萄糖注射液中于 4℃或室温分别混合 6 和 24 小时的配伍稳定性。观察颜色、澄明度变化，测定 pH 变化，通过微生物法测定头孢地嗪的活性变化。结果发现，两药在 4℃或室温下分别混合 6 小时和 24 小时后没有外观和 pH 的变化，微生物法测定头孢地嗪的含量保持在起始浓度的 90% 以上。提示两药实验条件下混合不存在配伍禁忌。

【临床建议】可以配伍

头孢地嗪 + 喷他佐辛 （cefodizime+pentazocine）

【临床证据】朱春兰等[1]在临床工作中静脉输注头孢地嗪溶液（3g 溶于 0.9% 氯化钠注射液 250ml 中）完毕后，为缓解患者切口疼痛，按麻醉医师处方静脉滴注喷他佐辛 30mg，当喷他佐辛注射液与莫菲氏滴管内残留的头孢地嗪溶液接触混合时，莫菲氏滴管内液体出现白色浑浊。立即停止输液，更换输液器，用 0.9% 氯化钠注射液冲管后再静脉滴注喷他佐辛，未再出现上述现象，患者无不良反应。作者随后进行了实验验证：将头孢地嗪钠 3g 溶于 0.9% 氯化钠注射液 250ml 中，用 5ml 一次性注射器抽取 2ml 直接与喷他佐辛注射液 2ml 混合，注射器内立即出现白色浑浊，静置 30 分钟未见白色浑浊消失。提示在临床和实验条件下，注射用头孢地嗪钠的氯化钠稀释溶液与喷他佐辛混合存在配伍禁忌。

【临床建议】配伍禁忌

头孢地嗪 + 氢化可的松（cefodizime+hydrocortisone）

【临床证据】Merighi 等[1]考察了头孢地嗪与氢化可的松在 0.9% 氯化钠或 5% 葡萄糖注射液中于 4℃或室温分别混合 6 小时和 24 小时的配伍稳定性。观察颜色、澄明度变化，测定 pH 变化，通过微生物法测定头孢地嗪的活性变化。结果发现，两药在 4℃或室温分别混合 6 小时和 24 小时后没有外观和 pH 的变化，微生物法测定头孢地嗪的含量保持在起始浓度的 90% 以上。提示两药实验条件下混合不存在配伍禁忌。

【临床建议】可以配伍

头孢地嗪 + 去甲氨基比林（cefodizime+noramidopyrine）

【临床证据】Merighi 等[1]考察了头孢地嗪与去甲氨基比林在 0.9% 氯化钠或 5% 葡萄糖注射液中于 4℃或室温分别混合 6 小时和 24 小时的配伍稳定性。观察颜色、澄明度变化，测定 pH 变化，通过微生物法测定头孢地嗪的活性变化。结果发现，两药在 4℃或室温分别混合 6 小时和 24 小时后没有外观和 pH 的变化，微生物法测定头孢地嗪的含量保持在起始浓度的 90% 以上。提示两药实验条件下混合不存在配伍禁忌。

【临床建议】可以配伍

头孢地嗪 + 酮洛芬（cefodizime+ketoprofen）

【临床证据】Merighi 等[1]考察了头孢地嗪与酮洛芬在 0.9% 氯化钠或 5% 葡萄糖注射液中于 4℃或室温分别混合 6 小时和 24 小时的配伍稳定性。观察颜色、澄明度变化，测定 pH 变化，通过微生物法测定头孢地嗪的活性变化。结果发现，两药在 4℃或室温分别混合 6 小时和 24 小时后没有外观和 pH 的变化，微生物法测定头孢地嗪的含量保持在起始浓度的 90% 以上。提示两药实验条件下混合不存在配伍禁忌。

【临床建议】可以配伍

头孢地嗪 + 亚叶酸（cefodizime+folinic acid）

【临床证据】Merighi 等[1]考察了头孢地嗪与亚叶酸在 0.9% 氯化钠或 5% 葡萄糖注射液中于 4℃或室温分别混合 6 小时和 24 小时的配伍稳定性。观察颜色、澄明度变化，测定 pH 变化，通过微生物法测定头孢地嗪的活性变化。结果发现，两药在 4℃或室温分别混合 6 小时和 24 小时后没有外观和 pH 的变化，微生物法测定头孢地嗪的含量保持在起始浓度的 90% 以上。提示两药实验条件下混合不存在配伍禁忌。

T

【临床建议】可以配伍

头孢地嗪 + 乙酰半胱氨酸（cefodizime+acetylcysteine）

【临床证据】Merighi 等[1]考察了头孢地嗪与乙酰半胱氨酸在 0.9% 氯化钠或 5% 葡萄糖注射液中于 4℃或室温分别混合 6 小时和 24 小时的配伍稳定性。观察颜色、澄明度变化，测定 pH 变化，通过微生物法测定头孢地嗪的活性变化。结果发现，两药在 4℃或室温混合后出现了颜色变化。提示两药实验条件下混合存在配伍禁忌。

【临床建议】配伍禁忌

头孢地嗪 + 转化糖电解质

（cefodizime+multiple electrolytic and invert sugar）

【临床证据】张英梅[1]在临床输液中发现，头孢地嗪钠粉针剂 2g 溶于转化糖电解质注射液 250ml 中静脉滴注，开始滴注约 5 分钟后，发现输液管内出现白色浑浊及絮状物。随后进行了验证实验：将输注用的头孢地嗪钠溶液 5ml 与转化糖电解质注射液 5ml 溶液在无菌干燥的试管中直接混合，5 分钟后发现混合液变为白色浑浊物，静置 30 分钟仍有白色浑浊，放置 24 小时后有沉淀析出。林永炼[2]考察了头孢地嗪钠（山东鲁亚制药）和转化糖电解质（四川美大康佳乐药业）配伍的稳定性。参照临床常用质量浓度，取头孢地嗪钠 0.5g 溶于 50ml 注射用水作为对照品溶液；再取等质量的头孢地嗪钠 0.5g 溶于 5% 转化糖电解质 50ml 中，作为研究的配伍溶液。两组溶液在室温下用适当频率振荡，放置 5 小时。分别在 0、0.5、1.0、2.0、3.0、4.0 和 5.0 小时通过纳氏比色管观察两组外观变化，测定 pH。结果发现，对照组溶液颜色一直保持澄明，pH 维持在 6.1 左右，而配伍溶液混合 10 分钟左右即可见白色浑浊，0.5 小时后浑浊并不消失，5.0 小时可见沉淀已基本析出，而 pH 基本维持在 5.91~5.83。提示在临床和实验条件下，注射用头孢地嗪钠与转化糖电解质注射液混合输注存在配伍禁忌。

【临床建议】配伍禁忌

头孢呋辛 + 阿米卡星（cefuroxime+amikacin）

【临床证据】[药品说明书]"本品（头孢呋辛，伏乐新）与下列药物有配伍禁忌：硫酸阿米卡星、庆大霉素、卡那霉素、妥布霉素、新霉素、盐酸金霉素、盐酸四环素、盐酸土霉素、甲磺酸多黏菌素、硫酸多黏菌素 B、葡萄糖酸红霉素、乳糖酸红霉素、林可霉素、磺胺异噁唑、氨茶碱、可溶性巴比妥类、氯化钙、葡萄糖酸钙、盐酸苯海拉明、抗组胺药、利多卡因、去甲肾上腺素、间羟胺、哌甲酯、琥珀胆碱等。"

【临床建议】配伍禁忌

头孢呋辛+氨茶碱（cefuroxime+aminophylline）

【临床证据】［药品说明书］"本品（头孢呋辛，伏乐新）与下列药物有配伍禁忌：硫酸阿米卡星、庆大霉素、卡那霉素、妥布霉素、新霉素、盐酸金霉素、盐酸四环素、盐酸土霉素、甲磺酸多黏菌素、硫酸多黏菌素B、葡萄糖酸红霉素、乳糖酸红霉素、林可霉素、磺胺异噁唑、氨茶碱、可溶性巴比妥类、氯化钙、葡萄糖酸钙、盐酸苯海拉明、抗组胺药、利多卡因、去甲肾上腺素、间羟胺、哌甲酯、琥珀胆碱等。"

【临床建议】配伍禁忌

头孢呋辛+氨溴索（cefuroxime+ambroxol）

【临床证据】李婷[1]在临床工作中发现，推注完沐舒坦（盐酸氨溴索）注射液后换为达力欣（头孢呋辛钠）注射液时，头皮针管内立刻出现白色浑浊及絮状物。随后进行了验证实验：将配制好的盐酸氨溴索和头孢呋辛钠两种输液直接混合，1分钟内药液出现白色絮状物，放置30分钟后出现白色结晶，继而堵塞针头。临床观察和实验结果提示两药在上述条件下混合存在配伍禁忌。

【临床建议】配伍禁忌

头孢呋辛+苯巴比妥（cefuroxime+phenobarbital）

【临床证据】［药品说明书］"本品（头孢呋辛，伏乐新）与下列药物有配伍禁忌：硫酸阿米卡星、庆大霉素、卡那霉素、妥布霉素、新霉素、盐酸金霉素、盐酸四环素、盐酸土霉素、甲磺酸多黏菌素、硫酸多黏菌素B、葡萄糖酸红霉素、乳糖酸红霉素、林可霉素、磺胺异噁唑、氨茶碱、可溶性巴比妥类、氯化钙、葡萄糖酸钙、盐酸苯海拉明、抗组胺药、利多卡因、去甲肾上腺素、间羟胺、哌甲酯、琥珀胆碱等。"

【临床建议】配伍禁忌

头孢呋辛+苯海拉明（cefuroxime+diphenhydramine）

【临床证据】［药品说明书］"本品（头孢呋辛，伏乐新）与下列药物有配伍禁忌：硫酸阿米卡星、庆大霉素、卡那霉素、妥布霉素、新霉素、盐酸金霉素、盐酸四环素、盐酸土霉素、甲磺酸多黏菌素、硫酸多黏菌素B、葡萄糖酸红霉素、乳糖酸红霉素、林可霉素、磺胺异噁唑、氨茶碱、可溶性巴比妥类、氯化钙、葡萄糖酸钙、盐酸苯海拉明、抗组胺药、利多卡因、去甲肾上腺素、间羟胺、哌甲酯、琥珀胆碱等。"

【临床建议】配伍禁忌

T

头孢呋辛 + 苯妥英钠（cefuroxime+phenytoin sodium）

【临床证据】［药品说明书］本品（头孢呋辛，伏乐新）"偶亦可能与下列药物发生配伍禁忌：青霉素、甲氧西林、琥珀酸氢化可的松、苯妥英钠、丙氯拉嗪、B 族维生素和维生素 C、水解蛋白"。

【临床建议】配伍禁忌

头孢呋辛 + 丙氯拉嗪（cefuroxime+prochlorperazine）

【临床证据】［药品说明书］本品（头孢呋辛，伏乐新）"偶亦可能与下列药物发生配伍禁忌：青霉素、甲氧西林、琥珀酸氢化可的松、苯妥英钠、丙氯拉嗪、B 族维生素和维生素 C、水解蛋白"。

【临床建议】配伍禁忌

头孢呋辛 + 多黏菌素 B（cefuroxime+polymyxin B）

【临床证据】［药品说明书］"本品（头孢呋辛，伏乐新）与下列药物有配伍禁忌：硫酸阿米卡星、庆大霉素、卡那霉素、妥布霉素、新霉素、盐酸金霉素、盐酸四环素、盐酸土霉素、甲磺酸多黏菌素、硫酸多黏菌素 B、葡萄糖酸红霉素、乳糖酸红霉素、林可霉素、磺胺异噁唑、氨茶碱、可溶性巴比妥类、氯化钙、葡萄糖酸钙、盐酸苯海拉明、抗组胺药、利多卡因、去甲肾上腺素、间羟胺、哌甲酯、琥珀胆碱等。"

【临床建议】配伍禁忌

头孢呋辛 + 多黏菌素 E（cefuroxime+polymyxin E）

【临床证据】［药品说明书］"本品（头孢呋辛，伏乐新）与下列药物有配伍禁忌：硫酸阿米卡星、庆大霉素、卡那霉素、妥布霉素、新霉素、盐酸金霉素、盐酸四环素、盐酸土霉素、甲磺酸多黏菌素、硫酸多黏菌素 B、葡萄糖酸红霉素、乳糖酸红霉素、林可霉素、磺胺异噁唑、氨茶碱、可溶性巴比妥类、氯化钙、葡萄糖酸钙、盐酸苯海拉明、抗组胺药、利多卡因、去甲肾上腺素、间羟胺、哌甲酯、琥珀胆碱等。"

【临床建议】配伍禁忌

头孢呋辛 + 氟康唑（cefuroxime+fluconazole）

【临床证据】刘晶晶[1]研究了不同温度、光照、放置时间下注射用头孢呋辛钠（苏州中化，0.75g/ 支）与氟康唑氯化钠注射液（山东鲁抗辰欣药业，0.2g/100ml）配伍的稳定性和相容性。按照临床常用浓度，将注射用头孢呋辛钠 0.75g 置于 250ml 的容量瓶内，以氟康唑氧化钠注射液作为溶剂定容。配伍溶液混匀后在 4 和 25℃下避光或不避光放置 8 小时，分别在 0、0.5、1、2、4、6、8 小时时观察配伍溶液的外观变化，测定配伍溶液的不溶性微粒、PH 和头孢呋辛、氟康唑的百分含量。结果发现，光照与否对外观、PH、不溶性微粒的影响不大；25℃下配伍溶液在 4 小时时便出现逐渐变黄的趋势，而 4℃下则在 6 小时出现变化；25℃下在 6 小时时 pH 变化较大，4℃下变化不大；配伍溶液在所有条件下不溶性微粒数保持稳定；6 小时内所有条件下头孢呋辛的含量都＞97.3%，氟康唑的含量保持稳定，也没有发现新的物质吸收峰。提示在实验条件下，注射用头孢呋辛钠与氟康唑氯化钠注射液混合至少可以配伍 4 小时。

【临床建议】可以配伍

头孢呋辛 + 更昔洛韦 + 葡萄糖氯化钠钾

（cefuroxime+ganciclovir+glucose and sodium chloride,potassium chloride）

【临床证据】刘晓东等[1]考察了注射用头孢呋辛钠（意大利依塞特大药厂，750mg/ 瓶）在常温下与更昔洛韦（湖北科益药业，50mg/ 瓶）在葡萄糖氯化钠钾注射液（中国大冢制药）中的配伍稳定性。按照院内儿科常用给药方案，将注射用头孢呋辛钠 500mg 与更昔洛韦 45mg 溶于葡萄糖氯化钠钾注射液 100ml 中，混合均匀后在常温下放置 4 小时，分别在 0、1、2、4 小时时观察配伍溶液的外观变化和不溶性微粒的含量，测定溶液 pH，用 HPLC 法测定头孢呋辛钠、更昔洛韦的含量。结果发现，0~2 小时内配伍溶液外观基本无变化，输液中微粒在配伍前后均符合《中国药典》要求，pH 稳定在 9.03~9.22 之间，但是 4 小时时 pH 为 8.90。头孢呋辛钠和更昔洛韦在葡萄糖氯化钠钾注射液中配伍存储 4 小时内更昔洛韦含量无显著变化，都＞99.54%；而头孢呋辛钠的含量随放置时间延长而降低，2 小时的相对含量为 95.50%，4 小时时降至 91.49%。提示在实验条件下，注射用头孢呋辛钠和更昔洛韦在葡萄糖氯化钠钾注射液中可以配伍 2 小时。

【临床建议】可以配伍

头孢呋辛 + 果糖氯化钠（cefuroxime+fructose and sodium chloride）

【临床证据】黄滔敏等[1]考察了注射用头孢呋辛钠（苏州中化药品工业，0.75g/ 瓶）与果糖氯化钠注射液（四川科伦药业，250ml/ 瓶）在室温 2 5 ℃和 4 ℃下配伍的稳定性和相容性。模拟临床用药浓度，取注射用头孢呋辛钠 0.75 g 置于 250ml 容量瓶中，用果糖氯化钠注射液溶解并稀释至刻度。将配伍溶液分别在 25℃和 4℃放置 24 小时，在 0、1、2、4、6、12、24 小时时观察配伍液的外观，测定其 pH，测定头孢呋辛含量变化百分比，观察色谱图确定有无新物质峰出现。结果表明，在 25℃下 0 ~4 小时及 4℃下 0~12 小时内配伍溶液的外观保持无色透明，没有变化；

T

头孢呋辛钠的含量均无明显变化（＞98.77%），25℃下6小时开始出现未知的有色物质形成；pH稍有升高，从4.43升至5.23。作者认为在实验条件下，注射用头孢呋辛钠和果糖氯化钠注射液可以稳定配伍至少4小时（25℃：≤4小时，4℃：≤12小时）。[编者注：该研究未考察配伍溶液不溶性微粒数的变化及是否符合《中国药典》规定。]

【临床建议】可以配伍

头孢呋辛＋红霉素（cefuroxime+erythromycin）

【临床证据】[药品说明书]"本品（头孢呋辛，伏乐新）与下列药物有配伍禁忌：硫酸阿米卡星、庆大霉素、卡那霉素、妥布霉素、新霉素、盐酸金霉素、盐酸四环素、盐酸土霉素、甲磺酸多黏菌素、硫酸多黏菌素B、葡萄糖酸红霉素、乳糖酸红霉素、林可霉素、磺胺异噁唑、氨茶碱、可溶性巴比妥类、氯化钙、葡萄糖酸钙、盐酸苯海拉明、抗组胺药、利多卡因、去甲肾上腺素、间羟胺、哌甲酯、琥珀胆碱等。"

【临床建议】配伍禁忌

头孢呋辛＋琥珀胆碱（cefuroxime+succinylcholine）

【临床证据】[药品说明书]"本品（头孢呋辛，伏乐新）与下列药物有配伍禁忌：硫酸阿米卡星、庆大霉素、卡那霉素、妥布霉素、新霉素、盐酸金霉素、盐酸四环素、盐酸土霉素、甲磺酸多黏菌素、硫酸多黏菌素B、葡萄糖酸红霉素、乳糖酸红霉素、林可霉素、磺胺异噁唑、氨茶碱、可溶性巴比妥类、氯化钙、葡萄糖酸钙、盐酸苯海拉明、抗组胺药、利多卡因、去甲肾上腺素、间羟胺、哌甲酯、琥珀胆碱等。"

【临床建议】配伍禁忌

头孢呋辛＋磺胺异噁唑（cefuroxime+sulfisoxazole）

【临床证据】[药品说明书]"本品（头孢呋辛，伏乐新）与下列药物有配伍禁忌：硫酸阿米卡星、庆大霉素、卡那霉素、妥布霉素、新霉素、盐酸金霉素、盐酸四环素、盐酸土霉素、甲磺酸多黏菌素、硫酸多黏菌素B、葡萄糖酸红霉素、乳糖酸红霉素、林可霉素、磺胺异噁唑、氨茶碱、可溶性巴比妥类、氯化钙、葡萄糖酸钙、盐酸苯海拉明、抗组胺药、利多卡因、去甲肾上腺素、间羟胺、哌甲酯、琥珀胆碱等。"

【临床建议】配伍禁忌

头孢呋辛＋甲氧西林（cefuroxime+methicillin）

【临床证据】[药品说明书]本品（头孢呋辛，伏乐新）"偶亦可能与下列药物发生配伍禁忌：青霉素、甲氧西林、琥珀酸氢化可的松、苯妥英钠、丙氯拉嗪、B族维生素和维生素C、水解蛋白"。

【临床建议】配伍禁忌

头孢呋辛＋间羟胺（cefuroxime+metaraminol）

【临床证据】［药品说明书］"本品（头孢呋辛，伏乐新）与下列药物有配伍禁忌：硫酸阿米卡星、庆大霉素、卡那霉素、妥布霉素、新霉素、盐酸金霉素、盐酸四环素、盐酸土霉素、甲磺酸多黏菌素、硫酸多黏菌素B、葡萄糖酸红霉素、乳糖酸红霉素、林可霉素、磺胺异噁唑、氨茶碱、可溶性巴比妥类、氯化钙、葡萄糖酸钙、盐酸苯海拉明、抗组胺药、利多卡因、去甲肾上腺素、间羟胺、哌甲酯、琥珀胆碱等。"

【临床建议】配伍禁忌

头孢呋辛＋金霉素（cefuroxime+chlortetracycline）

【临床证据】［药品说明书］"本品（头孢呋辛，伏乐新）与下列药物有配伍禁忌：硫酸阿米卡星、庆大霉素、卡那霉素、妥布霉素、新霉素、盐酸金霉素、盐酸四环素、盐酸土霉素、甲磺酸多黏菌素、硫酸多黏菌素B、葡萄糖酸红霉素、乳糖酸红霉素、林可霉素、磺胺异噁唑、氨茶碱、可溶性巴比妥类、氯化钙、葡萄糖酸钙、盐酸苯海拉明、抗组胺药、利多卡因、去甲肾上腺素、间羟胺、哌甲酯、琥珀胆碱等。"

【临床建议】配伍禁忌

头孢呋辛＋卡那霉素（cefuroxime+kanamycin）

【临床证据】［药品说明书］"本品（头孢呋辛，伏乐新）与下列药物有配伍禁忌：硫酸阿米卡星、庆大霉素、卡那霉素、妥布霉素、新霉素、盐酸金霉素、盐酸四环素、盐酸土霉素、甲磺酸多黏菌素、硫酸多黏菌素B、葡萄糖酸红霉素、乳糖酸红霉素、林可霉素、磺胺异噁唑、氨茶碱、可溶性巴比妥类、氯化钙、葡萄糖酸钙、盐酸苯海拉明、抗组胺药、利多卡因、去甲肾上腺素、间羟胺、哌甲酯、琥珀胆碱等。"

【临床建议】配伍禁忌

头孢呋辛＋利多卡因（cefuroxime+lidocaine）

【临床证据】［药品说明书］"本品（头孢呋辛，伏乐新）与下列药物有配伍禁忌：硫酸阿米卡星、庆大霉素、卡那霉素、妥布霉素、新霉素、盐酸金霉素、盐酸四环素、盐酸土霉素、甲磺酸多黏菌素、硫酸多黏菌素B、葡萄糖酸红霉素、乳糖酸红霉素、林可霉素、磺胺异噁唑、氨茶碱、可溶性巴比妥类、氯化钙、葡萄糖酸钙、盐酸苯海拉明、抗组胺药、利多卡因、去甲肾上腺素、间羟胺、哌甲酯、琥珀胆碱等。"

【临床建议】配伍禁忌

T

头孢呋辛 + 林可霉素（cefuroxime+lincomycin）

【临床证据】［药品说明书］"本品（头孢呋辛，伏乐新）与下列药物有配伍禁忌：硫酸阿米卡星、庆大霉素、卡那霉素、妥布霉素、新霉素、盐酸金霉素、盐酸四环素、盐酸土霉素、甲磺酸多黏菌素、硫酸多黏菌素 B、葡萄糖酸红霉素、乳糖酸红霉素、林可霉素、磺胺异噁唑、氨茶碱、可溶性巴比妥类、氯化钙、葡萄糖酸钙、盐酸苯海拉明、抗组胺药、利多卡因、去甲肾上腺素、间羟胺、哌甲酯、琥珀胆碱等。"

【临床建议】配伍禁忌

头孢呋辛 + 氯化钙（cefuroxime+calcium chloride）

【临床证据】［药品说明书］"本品（头孢呋辛，伏乐新）与下列药物有配伍禁忌：硫酸阿米卡星、庆大霉素、卡那霉素、妥布霉素、新霉素、盐酸金霉素、盐酸四环素、盐酸土霉素、甲磺酸多黏菌素、硫酸多黏菌素 B、葡萄糖酸红霉素、乳糖酸红霉素、林可霉素、磺胺异噁唑、氨茶碱、可溶性巴比妥类、氯化钙、葡萄糖酸钙、盐酸苯海拉明、抗组胺药、利多卡因、去甲肾上腺素、间羟胺、哌甲酯、琥珀胆碱等。"

【临床建议】配伍禁忌

头孢呋辛 + 哌甲酯（cefuroxime+methylphenidate）

【临床证据】［药品说明书］"本品（头孢呋辛，伏乐新）与下列药物有配伍禁忌：硫酸阿米卡星、庆大霉素、卡那霉素、妥布霉素、新霉素、盐酸金霉素、盐酸四环素、盐酸土霉素、甲磺酸多黏菌素、硫酸多黏菌素 B、葡萄糖酸红霉素、乳糖酸红霉素、林可霉素、磺胺异噁唑、氨茶碱、可溶性巴比妥类、氯化钙、葡萄糖酸钙、盐酸苯海拉明、抗组胺药、利多卡因、去甲肾上腺素、间羟胺、哌甲酯、琥珀胆碱等。"

【临床建议】配伍禁忌

头孢呋辛 + 葡萄糖酸钙（cefuroxime+calcium gluconate）

【临床证据】［药品说明书］"本品（头孢呋辛，伏乐新）与下列药物有配伍禁忌：硫酸阿米卡星、庆大霉素、卡那霉素、妥布霉素、新霉素、盐酸金霉素、盐酸四环素、盐酸土霉素、甲磺酸多黏菌素、硫酸多黏菌素 B、葡萄糖酸红霉素、乳糖酸红霉素、林可霉素、磺胺异噁唑、氨茶碱、可溶性巴比妥类、氯化钙、葡萄糖酸钙、盐酸苯海拉明、抗组胺药、利多卡因、去甲肾上腺素、间羟胺、哌甲酯、琥珀胆碱等。"

【临床建议】配伍禁忌

头孢呋辛 + 青霉素（cefuroxime+penicillin）

【临床证据】［药品说明书］本品（头孢呋辛，伏乐新）"偶亦可能与下列药物发生配伍禁忌：青霉素、甲氧西林、琥珀酸氢化可的松、苯妥英钠、丙氯拉嗪、B族维生素和维生素C、水解蛋白"。

【临床建议】配伍禁忌

头孢呋辛＋氢化可的松（cefuroxime+hydrocortisone）

【临床证据】[药品说明书] 本品（头孢呋辛，伏乐新）"偶亦可能与下列药物发生配伍禁忌：青霉素、甲氧西林、琥珀酸氢化可的松、苯妥英钠、丙氯拉嗪、B族维生素和维生素C、水解蛋白"。

【临床建议】配伍禁忌

头孢呋辛＋庆大霉素（cefuroxime+gentamicin）

【临床证据】[药品说明书] "本品（头孢呋辛，伏乐新）与下列药物有配伍禁忌：硫酸阿米卡星、庆大霉素、卡那霉素、妥布霉素、新霉素、盐酸金霉素、盐酸四环素、盐酸土霉素、甲磺酸多黏菌素、硫酸多黏菌素B、葡萄糖酸红霉素、乳糖酸红霉素、林可霉素、磺胺异噁唑、氨茶碱、可溶性巴比妥类、氯化钙、葡萄糖酸钙、盐酸苯海拉明、抗组胺药、利多卡因、去甲肾上腺素、间羟胺、哌甲酯、琥珀胆碱等。"

【临床建议】配伍禁忌

头孢呋辛＋去甲肾上腺素（cefuroxime+norepinephrine）

【临床证据】[药品说明书] "本品（头孢呋辛，伏乐新）与下列药物有配伍禁忌：硫酸阿米卡星、庆大霉素、卡那霉素、妥布霉素、新霉素、盐酸金霉素、盐酸四环素、盐酸土霉素、甲磺酸多黏菌素、硫酸多黏菌素B、葡萄糖酸红霉素、乳糖酸红霉素、林可霉素、磺胺异噁唑、氨茶碱、可溶性巴比妥类、氯化钙、葡萄糖酸钙、盐酸苯海拉明、抗组胺药、利多卡因、去甲肾上腺素、间羟胺、哌甲酯、琥珀胆碱等。"

【临床建议】配伍禁忌

头孢呋辛＋水解蛋白（cefuroxime+proteinum hydrolysatum）

【临床证据】[药品说明书] 本品（头孢呋辛，伏乐新）"偶亦可能与下列药物发生配伍禁忌：青霉素、甲氧西林、琥珀酸氢化可的松、苯妥英钠、丙氯拉嗪、B族维生素和维生素C、水解蛋白"。

【临床建议】配伍禁忌

头孢呋辛＋四环素（cefuroxime+tetracycline）

【临床证据】[药品说明书] "本品（头孢呋辛，伏乐新）与下列药物有配伍禁忌：硫酸阿米卡星、庆大霉素、卡那霉素、妥布霉素、新霉素、盐酸金霉素、盐酸四环素、盐酸土霉素、甲磺酸多黏菌素、硫酸多黏菌素B、葡萄糖酸红霉素、乳糖酸红霉素、林可霉素、磺胺异噁唑、氨茶碱、可溶性巴比妥类、氯化钙、葡萄糖酸钙、盐酸苯海拉明、抗组胺药、利多卡因、去甲肾上腺素、间羟胺、哌甲酯、琥珀胆碱等。"

【临床建议】配伍禁忌

头孢呋辛 + 碳酸氢钠（cefuroxime+sodium bicarbonate）

【临床证据】[药品说明书]"本品（头孢呋辛，伏乐新）不能以碳酸氢钠溶液溶解。"

【临床建议】配伍禁忌

头孢呋辛 + 土霉素（cefuroxime+oxytetracycline）

【临床证据】[药品说明书]"本品（头孢呋辛，伏乐新）与下列药物有配伍禁忌：硫酸阿米卡星、庆大霉素、卡那霉素、妥布霉素、新霉素、盐酸金霉素、盐酸四环素、盐酸土霉素、甲磺酸多黏菌素、硫酸多黏菌素B、葡萄糖酸红霉素、乳糖酸红霉素、林可霉素、磺胺异噁唑、氨茶碱、可溶性巴比妥类、氯化钙、葡萄糖酸钙、盐酸苯海拉明、抗组胺药、利多卡因、去甲肾上腺素、间羟胺、哌甲酯、琥珀胆碱等。"

【临床建议】配伍禁忌

头孢呋辛 + 妥布霉素（cefuroxime+tobramycin）

【临床证据】[药品说明书]"本品（头孢呋辛，伏乐新）与下列药物有配伍禁忌：硫酸阿米卡星、庆大霉素、卡那霉素、妥布霉素、新霉素、盐酸金霉素、盐酸四环素、盐酸土霉素、甲磺酸多黏菌素、硫酸多黏菌素B、葡萄糖酸红霉素、乳糖酸红霉素、林可霉素、磺胺异噁唑、氨茶碱、可溶性巴比妥类、氯化钙、葡萄糖酸钙、盐酸苯海拉明、抗组胺药、利多卡因、去甲肾上腺素、间羟胺、哌甲酯、琥珀胆碱等。"

【临床建议】配伍禁忌

头孢呋辛 + 维生素 B_1（cefuroxime+vitamin B_1）

【临床证据】[药品说明书]本品（头孢呋辛，伏乐新）"偶亦可能与下列药物发生配伍禁忌：青霉素、甲氧西林、琥珀酸氢化可的松、苯妥英钠、丙氯拉嗪、B族维生素和维生素C、水解蛋白"。

【临床建议】配伍禁忌

头孢呋辛 + 维生素 B_{12}（cefuroxime+vitamin B_{12}）

【临床证据】[药品说明书]本品（头孢呋辛，伏乐新）"偶亦可能与下列药物发生配伍禁忌：青霉素、甲氧西林、琥珀酸氢化可的松、苯妥英钠、丙氯拉嗪、B族维生素和维生素C、水解蛋白"。

【临床建议】配伍禁忌

头孢呋辛 + 维生素 B₂（cefuroxime+vitamin B₂）

【临床证据】［药品说明书］本品（头孢呋辛，伏乐新）"偶亦可能与下列药物发生配伍禁忌：青霉素、甲氧西林、琥珀酸氢化可的松、苯妥英钠、丙氯拉嗪、B 族维生素和维生素 C、水解蛋白"。

【临床建议】配伍禁忌

头孢呋辛 + 维生素 B₆（cefuroxime+vitamin B₆）

【临床证据】［药品说明书］本品（头孢呋辛，伏乐新）"偶亦可能与下列药物发生配伍禁忌：青霉素、甲氧西林、琥珀酸氢化可的松、苯妥英钠、丙氯拉嗪、B 族维生素和维生素 C、水解蛋白"。

【临床建议】配伍禁忌

头孢呋辛 + 维生素 C（cefuroxime+vitamin C）

【临床证据】［药品说明书］本品（头孢呋辛，伏乐新）"偶亦可能与下列药物发生配伍禁忌：青霉素、甲氧西林、琥珀酸氢化可的松、苯妥英钠、丙氯拉嗪、B 族维生素和维生素 C、水解蛋白"。

【临床建议】配伍禁忌

头孢呋辛 + 新霉素（cefuroxime+neomycin）

【临床证据】［药品说明书］"本品（头孢呋辛，伏乐新）与下列药物有配伍禁忌：硫酸阿米卡星、庆大霉素、卡那霉素、妥布霉素、新霉素、盐酸金霉素、盐酸四环素、盐酸土霉素、甲磺酸多黏菌素、硫酸多黏菌素 B、葡萄糖酸红霉素、乳糖酸红霉素、林可霉素、磺胺异噁唑、氨茶碱、可溶性巴比妥类、氯化钙、葡萄糖酸钙、盐酸苯海拉明、抗组胺药、利多卡因、去甲肾上腺素、间羟胺、哌甲酯、琥珀胆碱等"。

【临床建议】配伍禁忌

头孢呋辛 + 溴己新（cefuroxime+bromhexine）

【临床证据】朱敏等[1]在临床工作中输注头孢呋辛钠溶液（上海新亚药业，3g 溶于 0.9% 氯化钠注射液 250ml 中）完毕后，接续输注盐酸溴己新溶液（上海旭东海普药业，16mg 溶于 0.9% 氯化钠注射液 250ml 中），当两种输液在莫菲氏滴管内接触混合时，滴管内即刻出现乳白色浑浊，振荡后不消失。立即停止输液，更换输液器，患者未出现不良反应。作者随后进行了实验验证：将注射用头孢呋辛钠 0.75g 溶于 0.9% 氯化钠注射液 5ml 中，溶液澄清透明；取盐酸溴己新注射液 2ml 溶于 0.9% 氯化钠注射液 5ml 中，溶液澄清透明。用 20ml 一次性注射器分别抽取上述溶液各 5ml 直接混合，注射器内立即出现肉眼可见的乳白色浑浊液，振荡后不消失。提示在临床和实验条件下，注射用头孢呋辛钠与盐酸溴己新注射液的氯化钠稀释溶液混合存在配伍禁忌。

【临床建议】配伍禁忌

头孢甲肟 + 更昔洛韦（cefmenoxime+ganciclovir）

【临床证据】王建欣等[1]考察了注射用盐酸头孢甲肟（浙江尖峰药业，1g/支）与注射用更昔洛韦（武汉长联中福制药，0.25g/支）在0.9%氯化钠注射液和5%葡萄糖注射液中配伍的相容性和稳定性。模拟临床常用浓度，将注射用盐酸头孢甲肟1g溶于5%葡萄糖或0.9%氯化钠注射液中，再将注射用更昔洛韦0.25g溶于5%葡萄糖或0.9%氯化钠注射液中，最后混合定容至100ml。在室温放置6小时，分别在0、0.5、1、2、4、6小时时观察配伍溶液外观变化，测定pH变化，HPLC法测定头孢甲肟和更昔洛韦的百分含量变化。结果发现，配伍溶液在6小时内外观保持稳定，pH无明显变化，6小时时更昔洛韦含量＞98%，但头孢甲肟含量下降迅速，1小时时为92.67（0.9%氯化钠注射液）和94.72%（5%葡萄糖注射液）。此外该研究没有考察配伍溶液不溶性微粒数的变化情况。提示在实验条件下，注射用盐酸头孢甲肟与注射用更昔洛韦在0.9%氯化钠注射液和5%葡萄糖中混合存在配伍禁忌。

【临床建议】配伍禁忌

头孢甲肟 + 果糖（cefmenoxime+fructose）

【临床证据】黄攀豪等[1]将注射用头孢甲肟（浙江尖峰）1g先用5ml灭菌注射用水溶解，再溶于10%果糖注射液（江苏正大丰海）250ml中，混合均匀，在室温（25℃）放置6小时，观察配伍溶液在0、3、6小时时的外观变化。结果发现配伍溶液颜色无明显变化，保持澄清透明，无气泡产生，无浑浊产生；pH无显著变化；配伍溶液在不同时间点≥10μm和≥25μm的不溶性微粒的数量都符合注射剂的要求；头孢甲肟含量无明显变化。王建欣等[2]考察了注射用盐酸头孢甲肟（浙江尖峰药业，1g/支）与果糖注射液（安徽双鹤药业，250ml/瓶）配伍的相容性和稳定性。模拟临床用药浓度，将注射用盐酸头孢甲肟1g溶于果糖注射液250ml中，混匀后在室温下放置6小时，分别在0、0.5、1、2、4、6小时观察配伍溶液的外观变化，测定不溶性微粒数和pH变化，HPLC法测定配伍溶液中头孢甲肟的百分含量变化。结果发现，6小时内配伍溶液外观保持澄清透明，未见颜色变化，无沉淀和气体产生；pH无明显变化；不溶性微粒无明显变化，且符合《中国药典》规定；头孢甲肟百分含量无明显变化，6小时时＞97.5%。提示在实验条件下，注射用盐酸头孢甲肟与果糖注射液混合至少可以配伍6小时。

【临床建议】可以配伍

头孢甲肟 + 木糖醇（cefmenoxime+xylitol）

【临床证据】王建欣等[1]考察了注射用盐酸头孢甲肟（浙江尖峰药业，1g/ 支）与木糖醇注射液（南京正大天晴，250ml/ 瓶）配伍的相容性和稳定性。模拟临床用药浓度，将注射用盐酸头孢甲肟 1g 溶于木糖醇注射液 250ml 中，混匀后在室温下放置 6 小时，分别在 0、0.5、1、2、4、6 小时观察配伍溶液的外观变化，测定不溶性微粒数和 pH 变化，HPLC 法测定配伍溶液中头孢甲肟的百分含量变化。结果发现，6 小时内配伍溶液外观保持澄清透明，未见颜色变化，无沉淀和气体产生；pH 无明显变化；不溶性微粒无明显变化，且符合《中国药典》规定；头孢甲肟百分含量无明显变化，6 小时时 > 97.5%。提示在实验条件下，注射用盐酸头孢甲肟与木糖醇注射液混合至少可以配伍 6 小时。

【临床建议】可以配伍

头孢甲肟 + 木糖醇氯化钠
（cefmenoxime+xylitol and sodium chloride）

【临床证据】王建欣等[1]考察了注射用盐酸头孢甲肟（浙江尖峰药业，1g/ 支）与木糖醇氯化钠注射液（河北天成药业，250ml/ 瓶）配伍的相容性和稳定性。模拟临床用药浓度，将注射用盐酸头孢甲肟 1g 溶于木糖醇氯化钠注射液 250ml 中，混匀后在室温下放置 6 小时，分别在 0、0.5、1、2、4、6 小时观察配伍溶液的外观变化，测定不溶性微粒数和 pH 变化，HPLC 法测定配伍溶液中头孢甲肟的百分含量变化。结果发现，6 小时内配伍溶液外观保持澄清透明，未见颜色变化，无沉淀和气体产生；pH 无明显变化；不溶性微粒无明显变化，且符合《中国药典》规定；头孢甲肟百分含量无明显变化，6 小时时 > 97.5%。提示在实验条件下，注射用盐酸头孢甲肟与木糖醇氯化钠注射液混合至少可以配伍 6 小时。

【临床建议】可以配伍

头孢甲肟 + 帕珠沙星（cefmenoxime+pazufloxacin）

【临床证据】刘小春[1] 在临床工作中发现，连续输注盐酸头孢甲肟和甲磺酸帕珠沙星溶液时输液管及茂菲氏滴管内药液出现白色絮状物。作者随后进行了实验验证：将注射用盐酸头孢甲肟及注射用甲磺酸帕珠沙星分别用 0.9% 氯化钠注射液 100ml 溶解，然后用 10ml 的一次性注射器抽取上述两种稀释溶液各 5ml 直接混合，注射器内立即出现白色絮状沉淀物，放置 24 小时后无改变。提示在临床和实验条件下，注射用盐酸头孢甲肟与注射用甲磺酸帕珠沙星的氯化钠稀释溶液混合存在配伍禁忌。

T

【临床建议】配伍禁忌

头孢甲肟 + 血栓通（cefmenoxime+xueshuantong）

【临床证据】邢雪等[1]考察了注射用盐酸头孢甲肟（吉林省辉南长龙生化药业，1.0g/支）与注射用血栓通粉针（广西梧州制药，0.25g/支）配伍的相容性和稳定性。按照临床常规治疗浓度，取1瓶（1.0g）头孢西丁和1瓶（0.25g）血栓通按说明书指定的5%葡萄糖注射液、10%葡萄糖注射液、0.9%氯化钠注射液中分别溶解，15分钟后再用同一溶剂将两种注射剂配伍并定容至100ml量瓶中，摇匀，在37℃下避光保存7小时，分别于0、1、2、3、5和7小时观察溶液外观变化，测定不溶性颗粒、pH变化、渗透压变化和主要物质成分和含量的变化。结果发现，配伍溶液7小时内能始终保持澄清透明，无浑浊和可见异物产生，但颜色有不同程度加深。通过与单一头孢甲肟溶液样品（对照组）颜色变化结果比较后发现，配伍溶液颜色加深是由头孢甲肟自身变化引起。用精密pH仪对配伍溶液样品和单一头孢甲肟溶液样品pH进行测定（$n=3$）。结果发现，配伍溶液在7小时内pH稳定，且在规定范围内。测定配伍溶液样品渗透压（$n=3$），结果表明，配伍溶液7小时内渗透压稳定。将配伍溶液分别于0小时和7小时取样，按照《中国药典》（2015年版）收载的"注射液不溶性微粒检查法"中显微镜计数法对样品进行检测，结果表明，配伍溶液7小时内不溶性微粒数无明显变化且符合规定（10μm及10μm以上的微粒数不得过6000粒，含25μm及25μm以上的微粒数不得过600粒）。7小时内配伍溶液中血栓通主要成分人参皂苷含量百分比（以0时为100%）稳定（>90%）。配伍溶液中头孢甲肟含量稳定，但是有降低趋势，与单一头孢甲肟溶液降解趋势一致，表明配伍溶液中头孢甲肟含量的下降是由头孢菌素自身降解引起。配伍溶液和单一头孢甲肟溶液样品的头孢菌素色谱图一致，表明配伍没有产生新物质。提示在实验条件下，注射用头孢甲肟与注射用血栓通粉针在5%葡萄糖注射液、10%葡萄糖注射液、0.9%氯化钠注射液中混合7小时内是稳定的，临床可以配伍。

【临床建议】可以配伍

头孢甲肟 + 转化糖（cefmenoxime+invert sugar）

【临床证据】何培根等[1]考察了注射用盐酸头孢甲肟(桂林澳林制药，1.0g/支)和转化糖注射液（四川美大康佳乐药业，250ml/瓶）配伍的相容性和稳定性。取注射用盐酸头孢甲肟1g溶于5%转化糖注射液250ml中，摇匀，室温（25℃）下储存8小时，分别于0、1、2、3、4、6、8小时用纳氏比色管观察颜色变化、测定配伍溶液pH，测定头孢甲肟相对含量变化。结果发现，在8小时内配伍溶液的外观从无色（0小时）逐渐变成微黄色（3小时）最后变成黄色（8小时），pH从6.98（0小时）升至7.39（3小时）和7.99（8小时），头孢甲肟相对含量逐渐降至97.6%（3小时）和95.8%（8小时）。但是本研究没有考察配伍溶液不溶性微粒数的变化，也没有考察是否有新物质（新色谱峰）的形成。王建欣等[2]考察了注射用盐酸头孢甲肟（浙江尖峰药业，1g/支）与转化糖注射液（四川美大康佳乐药业，250ml/瓶）配伍的相容性和稳定性。模拟临床用药浓度，将注射用盐酸头孢甲肟1g溶于转化糖注射液250ml中，混匀后在室温下放置6小时，分别在0、0.5、1、2、4、6小时观察配伍溶液的外观变化，测定不溶性微粒数和pH变化，HPLC法测定配伍溶液中头孢甲肟的百分含量变化。结果发现，6小时内配伍溶液外观保持澄清透明，未见颜色变化，无沉淀和气体产生；pH无明显变化；不溶性微粒无明显变化，且符合《中国药典》规定；头孢甲肟百分含量无明显变化，6小时时＞97.5%。综合上述两个研究结果，建议临床谨慎配伍。

【临床建议】谨慎配伍

头孢甲肟＋转化糖电解质
（cefmenoxime+multiple electrolytic and invert sugar）

【临床证据】王建欣等[1]考察了注射用盐酸头孢甲肟（浙江尖峰药业，1g/支）与转化糖电解质注射液（扬子江药业，500ml/瓶）配伍的相容性和稳定性。模拟临床用药浓度，将注射用盐酸头孢甲肟1g溶于转化糖电解质注射液500ml中，混匀后在室温下放置6小时，分别在0、0.5、1、2、4、6小时观察配伍溶液的外观变化，测定不溶性微粒数和pH变化，HPLC法测定配伍溶液中头孢甲肟的百分含量变化。结果发现，6小时内配伍溶液外观保持澄清透明，未见颜色变化，无沉淀和气体产生；pH无明显变化；不溶性微粒无明显变化，且符合《中国药典》规定；头孢甲肟百分含量无明显变化，6小时时＞97.5%。提示在实验条件下，注射用盐酸头孢甲肟与转化糖电解质注射液混合至少可以配伍6小时。

【临床建议】可以配伍

头孢拉定＋环丙沙星（cefradine+ciprofloxacin）

【临床证据】李金煌等[1]在临床工作中发现，头孢拉定和环丙沙星两种输液静脉滴注顺序不同，导致输液管内液体出现两种不同反应。随后进行验证实验：①采取模拟静脉滴注验证，先滴入环丙沙星后滴入头孢拉定时，输液管内无异常反应。更换输液器，先滴入头孢拉定后滴入环丙沙星时，输液管内可见白色絮状沉淀。②抽取不同量的头孢拉定和环丙沙星

T

直接混合：取环丙沙星 1ml 与头孢拉定 1ml 混合后，液体无浑浊。取环丙沙星 2ml 与头孢拉定 2ml 混合后见液体浑浊，无絮状物沉淀，但随着环丙沙星的量增加，可出现明显白色絮状物。两者出现配伍禁忌可能与环丙沙星的含量或浓度相关。谌雪芳[2] 在临床输液中发现，当注射用头孢拉定溶液与输液管中残留的乳酸环丙沙星注射液混合后，输液管中出现了白色浑浊，析出白色的针状结晶。随后进行了验证实验：将注射用头孢拉定 2.0g 溶于 50ml 0.9% 氯化钠注射液中，加入 50ml 乳酸环丙沙星溶液混合，约 2 分钟后溶液浑浊，并析出了白色结晶，测定 pH 为 8.3，然后滴加过量 NaOH 溶液至 pH 为 10 以上时，沉淀消失，溶液澄清。王彩云[3] 在临床工作中发现，0.2% 乳酸环丙沙星 100ml 静脉滴注完后，在同一输液管路接续输注头孢拉定（2.0g 溶于 5% 葡萄糖 250ml）时，输液管滴斗内立即出现白色絮状沉淀。乳酸环丙沙星注射液（pH 为 3.5~4.5）在碱性条件下会析出结晶（此结晶可溶于过量碱中），而注射用头孢拉定溶液为碱性，所以两药不能混合使用。临床观察和实验结果提示两药在上述条件下混合存在配伍禁忌。

【临床建议】配伍禁忌

头孢拉定 + 替硝唑（cefradine+tinidazole）

【临床证据】张敏等[1] 对头孢拉定（哈尔滨制药总厂）与替硝唑注射液（四川科伦大药厂）的配伍情况进行了考察，包括混合后药物的含量及 pH 变化，外观变化等。结果发现，头孢拉定与替硝唑注射液混合后于 4℃、25℃和 37℃分别能在 6、2 和 1 小时内保持澄明，药物的 pH 和含量无明显变化。紫外扫描没有发现最大峰位的变化。提示在室温下两药配伍 2 小时内无配伍禁忌，临床应谨慎配伍。

【临床建议】谨慎配伍

头孢硫脒 + 阿昔洛韦（cefathiamidine+acyclovir）

【临床证据】刘瑞琴等[1] 考察了注射用头孢硫脒（山东罗欣药业，0.5g/ 支）与注射用阿昔洛韦（武汉华龙生物制药，0.25g/ 支）分别在 0.9% 氯化钠注射液和 5% 葡萄糖注射液中的配伍稳定性。模拟临床常用浓度，将注射用头孢硫脒 0.5g 和注射用阿昔洛韦 0.25g 置于同一 100ml 容量瓶中，用 0.9% 氯化钠注射液或 5% 葡萄糖注射液溶解、定容得 2 种配伍溶液。混匀后在（25±1）℃、不避光的条件下放置 6 小时，分别在 0、1、2、4、6 小时时观察配伍溶液的外观变化，测定 pH，采用 HPLC 法测定头孢硫脒和阿昔洛韦的百分含量变化，并观察色谱图有无新物质峰出现。结果发现，配伍溶液在 6 小时内外观呈现淡黄色，随时间延长颜色加深；pH

逐渐下降；头孢硫脒含量显著下降，1小时时分别为 86.06%（0.9% 氯化钠注射液中）和 80.87%（5% 葡萄糖注射液中）。提示在实验条件下，注射用头孢硫脒与注射用阿昔洛韦在 0.9% 氯化钠注射液中或 5% 葡萄糖注射液中混合存在配伍禁忌。

【临床建议】配伍禁忌

头孢洛林 + 地西泮（ceftaroline+diazepam）

【临床证据】Singh 等[1]考察了头孢洛林酯与地西泮经 Y 型输液通路混合 4 小时的相容性。5ml 头孢洛林酯（溶于 5% 葡萄糖，终浓度为 2.22mg/ml）与地西泮（原液，终浓度为 5mg/ml）按等体积在室温下混合于 5% 葡萄糖注射液、0.9% 氯化钠注射液和乳酸林格液中，荧光灯和廷德尔光下观察外观变化，测量浊度和微粒。物理不相容性定义为：出现可见的沉淀、浑浊、颜色变化、气体产生和浊度增加 ≥ 0.5 NTU。结果发现，两药混合于 3 种输液中后出现了稠厚的浑浊沉淀。提示实验条件下头孢洛林酯与地西泮混合存在配伍禁忌。

【临床建议】配伍禁忌

头孢洛林 + 非格司亭（ceftaroline+filgrastim）

【临床证据】Singh 等[1]考察了头孢洛林酯与非格司亭经 Y 型输液通路混合 4 小时的相容性。5ml 头孢洛林酯（溶于 5% 葡萄糖，终浓度为 2.22mg/ml）与非格司亭（溶于 5% 葡萄糖，终浓度为 0.03mg/ml）按等体积在室温下混合于 5% 葡萄糖注射液、0.9% 氯化钠注射液和乳酸林格液中，荧光灯和廷德尔光下观察外观变化，测量浊度和微粒。物理不相容性定义为：出现可见的沉淀、浑浊、颜色变化、气体产生和浊度增加 ≥ 0.5 NTU。结果发现，两药混合于 3 种输液中后出现了镜下微粒增多。提示实验条件下头孢洛林酯与非格司亭混合存在配伍禁忌。

【临床建议】配伍禁忌

头孢洛林 + 卡泊芬净（ceftaroline+caspofungin）

【临床证据】Singh 等[1]考察了头孢洛林酯与醋酸卡泊芬净经 Y 型输液通路混合 4 小时的相容性。5ml 头孢洛林酯（溶于 5% 葡萄糖，终浓度为 2.22mg/ml）与醋酸卡泊芬净（溶于 0.9% 氯化钠注射液或乳酸林格液，终浓度为 0.5mg/ml）按等体积在室温下混合于 0.9% 氯化钠注射液和乳酸林格液，荧光灯和廷德尔光下观察外观变化，测量浊度和微粒。物理不相容性定义为：出现可见的沉淀、浑浊、颜色变化、气体产生和浊度增加 ≥ 0.5 NTU。结果发现，两药混合于 2 种输液后浊度测定值升高并出现镜下微粒。提示实验条件下头孢洛林酯与醋酸卡泊芬净混合存在配伍禁忌。

【临床建议】配伍禁忌

头孢洛林 + 拉贝洛尔（ceftaroline+labetalol）

【临床证据】Singh 等[1]考察了头孢洛林酯与盐酸拉贝洛尔经 Y 型输液通路混合 4 小时的相容性。5ml 头孢洛林酯（溶于 5% 葡萄糖，终浓度为 2.22mg/ml）与盐酸拉贝洛尔（原液，终浓度为 5mg/ml）按等体积在室温下混合于 5% 葡萄糖、0.9% 氯化钠注射液和乳酸林格液中，荧光灯和廷德尔光下观察外观变化，测量浊度和微粒。物理不相容性定义为：出现可见的沉淀、浑浊、颜色变化、气体产生和浊度增加 ≥ 0.5 NTU。结果发现，两药混合于 3 种输液中出现浊度测定值升高，其中在 5% 葡萄糖注射液中还出现了镜下微粒。提示实验条件下头孢洛林酯与盐酸拉贝洛尔混合存在配伍禁忌。

【临床建议】配伍禁忌

头孢洛林 + 两性霉素 B（ceftaroline+amphotericin B）

【临床证据】Singh 等[1]考察了头孢洛林酯与胶体两性霉素 B 经 Y 型输液通路混合 4 小时的相容性。5ml 头孢洛林酯（溶于 5% 葡萄糖，终浓度为 2.22mg/ml）与胶体两性霉素 B（溶于 5% 葡萄糖，终浓度为 0.6mg/ml）按等体积在室温下混合于 5% 葡萄糖注射液、0.9% 氯化钠注射液和乳酸林格液中，荧光灯和廷德尔光下观察外观变化，测量浊度和微粒。物理不相容性定义为：出现可见的沉淀、浑浊、颜色变化、气体产生和浊度增加 ≥ 0.5 NTU。结果发现，两药混合于 3 种输液中后出现浊度测定值升高和镜下微粒。提示实验条件下头孢洛林酯与胶体两性霉素 B 混合存在配伍禁忌。

【临床建议】配伍禁忌

头孢洛林 + 磷酸钾（ceftaroline+potassium phosphate）

【临床证据】Singh 等[1]考察了头孢洛林酯与磷酸钾经 Y 型输液通路混合 4 小时的相容性。5ml 头孢洛林酯（溶于 5% 葡萄糖，终浓度为 2.22mg/ml）与磷酸钾（溶于相应的溶液，终浓度为 0.5 mmol/ml）按等体积在室温下混合于 5% 葡萄糖注射液、0.9% 氯化钠注射液和乳酸林格液中，荧光灯和廷德尔光下观察外观变化，测量浊度和微粒。物理不相容性定义为：出现可见的沉淀、浑浊、颜色变化、气体产生和浊度增加 ≥ 0.5 NTU。结果发现，两药混合于 3 种输液中后出现浊度测定值升高，在 5% 葡萄糖注射液中还出现了镜下微粒。提示实验条件下头孢洛林酯与磷酸钾混合存在配伍禁忌。

【临床建议】配伍禁忌

头孢洛林 + 磷酸钠（ceftaroline+sodium phosphate）

【临床证据】Singh 等[1]考察了头孢洛林酯与磷酸钠经 Y 型输液通路混合 4 小时的相容性。5ml 头孢洛林酯（溶于 5% 葡萄糖，终浓度为 2.22mg/ml）与磷酸钠（溶于相应的输液中，终浓度为 0.5mmol/ml）按等体积在室温下混合于 5% 葡萄糖注射液、0.9% 氯化钠注射液和乳酸林格液中，荧光灯和廷德尔光下观察外观变化，测量浊度和微粒。物理不相容性定义为：出现可见的沉淀、浑浊、颜色变化、气体产生和浊度增加 ≥ 0.5 NTU。结果发现，混合后出现浊度测定值升高。提示实验条件下头孢洛林酯与磷酸钠混合存在配伍禁忌。

【临床建议】配伍禁忌

头孢洛林 + 硫酸镁（ceftaroline+magnesium sulfate）

【临床证据】Singh 等[1]考察了头孢洛林酯与硫酸镁经 Y 型输液通路混合 4 小时的相容性。5ml 头孢洛林酯(溶于 5% 葡萄糖，终浓度为 2.22mg/ml）与硫酸镁（溶于 5% 葡萄糖，终浓度为 100mg/ml）按等体积在室温下混合于 5% 葡萄糖注射液、0.9% 氯化钠注射液和乳酸林格液中，荧光灯和廷德尔光下观察外观变化，测量浊度和微粒。物理不相容性定义为：出现可见的沉淀、浑浊、颜色变化、气体产生和浊度增加 ≥ 0.5 NTU。结果发现，两药混合于乳酸林格液中后，出现浊度测定值升高。在 5% 葡萄糖和 0.9% 氯化钠注射液中具有物理相容性。提示实验条件下头孢洛林酯与硫酸镁混合于乳酸林格液中存在配伍禁忌。

【临床建议】配伍禁忌

头孢美唑 + 苯海拉明（cefmetazole+diphenhydramine）

【临床证据】Hutchings 等[1]考察了头孢美唑钠（100mg/ml）与盐酸苯海拉明在 Y 型输液管路中混合相容性。按照临床输液的速率收集混合液，通过 0.8μm 滤膜过滤。目视观察混合物的颜色和沉淀变化，显微镜观察滤膜变化是否符合《美国药典》(United States Pharmacopeia, USP）标准。结果发现，头孢美唑钠与盐酸苯海拉明混合后出现了沉淀，提示实验条件下两药混合存在配伍禁忌。

【临床建议】配伍禁忌

头孢美唑 + 丙氯拉嗪（cefmetazole+prochlorperazine）

【临床证据】Hutchings 等[1]考察了头孢美唑钠（100mg/ml）与乙二磺酸丙氯拉嗪在 Y 型输液管路中混合相容性。按照临床输液的速率收集混合液，通过 0.8μm 滤膜过滤。目视观察混合物的颜色和沉淀变化，显微镜观察滤膜变化是否符合 USP 标准。结果发现，头孢美唑钠与乙二磺酸丙氯拉嗪混合后出现了沉淀，提示实验条件下两药混合存在配伍禁忌。

【临床建议】配伍禁忌

头孢美唑 + 丹参多酚酸盐（cefmetazole+salvianolate）

【临床证据】陈瑶等[1]考察了注射用头孢美唑钠（四川合信药业，1g/支）与注射用丹参多酚酸盐（上海绿谷制药，50mg/支）在 0.9% 氯化钠注射液或 5% 葡萄糖注射液中配伍的稳定性和相容性。按照临床用药剂量配制头孢美唑和注射用丹参多酚酸盐的配伍溶液，室温放置 8 小时，分别在 0、1、2、4、6、8 小时时观察配伍溶液外观，测定 pH 和不溶性微粒数的变化，并采用 HPLC 法测定配伍溶液中头孢美唑钠的含量变化。结果发现，室温下 8 小时内配伍溶液的外观、pH 都无显著变化，头孢美唑钠含量无明显变化，但不溶性微粒数则存在不同程度的增加且超过《中国药典》（2010 年版）规定。提示实验条件下注射用头孢美唑钠和注射用丹参多酚酸盐输液混合存在配伍禁忌。

【临床建议】配伍禁忌

头孢美唑 + 多巴酚丁胺（cefmetazole+dobutamine）

【临床证据】Hutchings 等[1]考察了头孢美唑钠（100mg/ml）与多巴酚丁胺在 Y 型输液管路中混合相容性。按照临床输液的速率收集混合液，通过 0.8μm 滤膜过滤。目视观察混合物的颜色和沉淀变化，显微镜观察滤膜变化是否符合 USP 标准。结果发现，头孢美唑钠与多巴酚丁胺混合后，虽然没有沉淀和颜色变化，但是显微镜检查到的颗粒超过了 USP 标准，提示实验条件下两药混合存在配伍禁忌。

【临床建议】配伍禁忌

头孢美唑 + 氟哌啶醇（cefmetazole+haloperidol）

【临床证据】Hutchings 等[1]考察了头孢美唑钠（100mg/ml）与乳酸氟哌啶醇在 Y 型输液管路中混合相容性。按照临床输液的速率收集混合液，通过 0.8μm 滤膜过滤。目视观察混合物的颜色和沉淀变化，显微镜观察滤膜变化是否符合 USP 标准。结果发现，头孢美唑钠与乳酸氟哌啶醇混合后出现了沉淀，提示实验条件下两药混合存在配伍禁忌。

【临床建议】配伍禁忌

头孢美唑 + 氟哌利多（cefmetazole+droperidol）

【临床证据】Hutchings 等[1]考察了头孢美唑钠（100mg/ml）与氟哌利多在 Y 型输液管路中混合相容性。按照临床输液的速率收集混合液，通过 0.8μm 滤膜过滤。目视观察混合物的颜色和沉淀变化，显微镜观察滤膜变化是否符合 USP 标准。结果发现，头孢美唑钠与氟哌利多混合后出现了沉淀，提示实验条件下两药混合存在配伍禁忌。

【临床建议】配伍禁忌

头孢美唑 + 红霉素（cefmetazole+erythromycin）

【临床证据】Hutchings 等[1]考察了头孢美唑钠（100mg/ml）与红霉素在 Y 型输液管路中混合相容性。按照临床输液的速率收集混合液，通过 0.8μm 滤膜过滤。目视观察混合物的颜色和沉淀变化，显微镜观察滤膜变化是否符合 USP 标准。结果发现，头孢美唑钠与红霉素（50mg/ml）混合后出现了沉淀；头孢美唑钠与红霉素（10mg/ml）混合后虽然没有沉淀和颜色变化，但是显微镜检查到的颗粒超过了 USP 标准，提示实验条件下两药混合存在配伍禁忌。

【临床建议】配伍禁忌

头孢美唑 + 热毒宁（cefmetazole+reduning）

【临床证据】陈瑶等[1]考察了注射用头孢美唑钠（四川合信药业，1g/ 支）与热毒宁注射液（江苏康缘药业，10ml/ 支）在 0.9% 氯化钠注射液或 5% 葡萄糖注射液中配伍的稳定性和相容性。按照临床用药剂量配制头孢美唑和热毒宁注射液的配伍溶液，室温放置 8 小时，分别在 0、1、2、4、6、8 小时时观察配伍溶液外观，测定 pH 和不溶性微粒数的变化，并采用 HPLC 法测定配伍溶液中头孢美唑钠的含量变化。结果发现，室温下 8 小时内配伍溶液的外观、pH 都无显著变化，头孢美唑钠含量无明显变化，但不溶性微粒数则存在不同程度的增加且超过《中国药典》（2010 年版）的规定。提示在实验条件下注射用头孢美唑钠与热毒宁注射液混合存在配伍禁忌。

【临床建议】配伍禁忌

头孢美唑 + 万古霉素（cefmetazole+vancomycin）

【临床证据】Hutchings 等[1]考察了头孢美唑钠（100mg/ml）与盐酸万古霉素（50mg/ml）在 Y 型输液管路中混合相容性。按照临床输液的速率收集混合液，通过 0.8μm 滤膜过滤。目视观察混合物的颜色和沉淀变化，显微镜观察滤膜变化是否符合 USP 标准。结果发现，头孢美唑钠与盐酸万古霉素混合后出现了沉淀，提示实验条件下两药混合存在配伍禁忌。

【临床建议】配伍禁忌

头孢美唑 + 血栓通（cefmetazole+xueshuantong）

【临床证据】邢雪等[1]考察了注射用头孢美唑（哈药集团制药总厂，1.0g/ 支）与注射用血栓通粉针（广西梧州制药，0.25g/ 支）配伍的相容性和稳定性。按照临床常规治疗浓度，取 1 瓶（1.0g）头孢西丁和 1 瓶（0.25g）血栓通按说明书指定的 5% 葡萄糖注射液、10% 葡萄糖注射液、0.9% 氯化钠注射液分别溶解，15 分钟后再用同一溶剂将两种注射剂配伍并定容至 100ml 量瓶中，摇匀，在 37℃下避光保存 7 小时，分别于 0、1、2、3、5 和 7 小时观察溶液外观，测定不溶性颗粒、pH 变化、渗透压变化及主要物质成分和含量的变化。结果发现，配伍溶液 7 小时内能始终保持澄清透明，无浑浊和可见异物产生，但颜色有不同程度加深。通过与单一头孢美唑溶液样品（对照组）颜色变化结果比较后发现，配伍溶液颜色加深是由头孢美唑自身变化引起。用精密 pH 仪对配伍溶液样品和单一头孢美唑溶液样品 pH 进行测定（$n=3$）。结果发现，配伍溶液在 7 小时内 pH 稳定，且在规定范围内。测定配伍溶液样品渗透压（$n=3$），结果表明配伍溶液 7 小时内渗透压稳定。将配伍溶液分别于 0 小时和 7 小时取样，按照《中国药典》（2015 年版）收载的"注射液不溶性微粒检查法"中显微镜计数法对样品进行检测，结果表明配伍溶液 7 小时内不溶性微粒数无明显变化且符合规定（10μm 及 10μm 以上的微粒数不得过 6000 粒，含 25μm 及 25μm 以上的微粒数不得过 600 粒）。在 7 小时内配伍溶液中血栓通主要成分人参皂苷的含量百分比（以 0 时为 100%）稳定（百分含量 > 90%）。配伍溶液中头孢美唑含量百分比稳定。配伍溶液中头孢美唑含量百分比的降低与单一头孢菌素溶液降解趋势一致，表明配伍溶液中抗菌药物含量的下降是由头孢菌素自身降解引起。配伍溶液和单一头孢美唑溶液样品的头孢菌素色谱图一致，表明配伍没有产生新物质。提示在实验条件下，注射用头孢美唑与注射用血栓通粉针在 5% 葡萄糖注射液、10% 葡萄糖注射液、0.9% 氯化钠注射液中混合 7 小时内是稳定的，临床可以配伍。

【临床建议】可以配伍

头孢美唑 + 异丙嗪（cefmetazole+promethazine）

【临床证据】Hutchings 等[1]考察了头孢美唑钠（100mg/ml）与盐酸异丙嗪在 Y 型输液管路中混合相容性。按照临床输液的速率收集混合液，通过 0.8μm 滤膜过滤。目视观察混合物的颜色和沉淀变化，显微镜观察滤膜变化是否符合 USP 标准。结果发现，头孢美唑钠与盐酸异丙嗪混合后出现了沉淀，提示实验条件下两药混合存在配伍禁忌。

【临床建议】配伍禁忌

头孢孟多 + 奥美拉唑（cefamandole+omeprazole）

【临床证据】王璐[1]在临床工作中发现，注射用头孢孟多酯钠 2g（溶于 0.9% 氯化钠注射液 100ml 中）输注完毕，在同一输液管路继续输注奥美拉唑钠 60mg（溶于 0.9% 氯化钠注射液 100ml 中）时，莫菲氏滴管内原透明的液体变为淡黄色。随后进行了验证实验：取 10ml 浓度为 20g/L 的注射用头孢孟多酯钠溶液与 10ml 浓度为 0.06g/L 的注射用奥美拉唑钠溶液直接混合后，混合液立即变为黄色，30 分钟后呈淡咖啡色，放置 12 小时颜色不消褪。黎敏如[2]考察了注射用头孢孟多酯钠（海南灵康制药，0.5g/ 支）与注射用奥美拉唑钠（苏州二叶制药，60mg/ 支）在 0.9% 氯化钠注射液中配伍的稳定性和相容性。模拟临床用药浓度，称取注射用头孢孟多酯钠 1g 和奥美拉唑钠 42.6mg 分别溶于 0.9% 氯化钠注射液中，得到质量浓度分别为 10mg/ml 和 0.4mg/ml 的稀释溶液，然后分别量取等体积溶液混合，在避光条件下于 25 和 30℃放置 6 小时，分别在 0、2、4、6 小时时观察配伍溶液外观变化及有无可见异物，测定 pH 及不同时间点头孢孟多酯钠、奥美拉唑钠的相对含量变化。结果发现，配伍溶液在 10 分钟左右颜色逐渐加深变为黄色，1 小时时为淡咖啡色，放置 6 小时颜色无消褪，期间有少许沉淀物析出；pH 在 2 小时内发生明显变化；温度越高、时间越长，头孢孟多酯钠和奥美拉唑钠的相对含量越低。研究未考察配伍溶液不溶性微粒的变化。提示在临床和实验条件下，注射用头孢孟多酯钠与注射用奥美拉唑钠的 0.9% 氯化钠稀释溶液中混合存在配伍禁忌。

【临床建议】配伍禁忌

头孢孟多 + 酚磺乙胺（cefamandole+etamsylate）

【临床证据】王淑萍等[1]在临床工作中输注注射用头孢孟多酯钠溶液（2g 溶于 0.9% 氯化钠注射液 100ml 中），完毕后接续输注酚磺乙胺注射液（2g 溶于 0.9% 氯化钠注射液 100ml 中），当两种输液在莫菲氏滴管内接触混合时，输液管呈现茶样色，澄清透明，无沉渣。立即关闭输液管，更换输液器，并用 0.9% 氯化钠注射液冲管，再次静脉输入酚磺乙胺注射液，未发生液体变化，患者未发生不良反应。作者随后进行了实验验证：按照上述临床应用实际配制方法，分别配制两种输液，用一次性注射器分别取 5ml 直接混合，注射器内立即出现茶样色液体，多次实验结果一致。提示在临床和实验条件下酚磺乙胺注射液与注射用头孢孟多酯钠输液混合存在配伍禁忌。

【临床建议】配伍禁忌

头孢孟多 + 果糖（cefamandole+fructose）

【临床证据】黄攀豪等[1]在 10% 果糖注射液 250ml（江苏正大丰海）中加入头孢孟多酯粉针剂 1.0g（上海新亚，先用 10ml 灭菌注射用水溶解）混合均匀。在室温（25℃）条件下，考察配伍溶液放置 0、3、6 小时的外观变化。结果发现，除去本身药液颜色外，混合液颜色无明显变化，澄清透明，无气泡产生，无浑浊产生，并且随着时间变化混合液外观无明显变化。采用校准 pH 酸度计测定 0、3、6 小时的 pH 也没有显著变化。配伍溶液在 0、3、6 小时 3 个时间点 ≥ 10μm 和 ≥ 25μm 的不溶性微粒数量都符合注射剂的要求。含量测定结果显示，果糖含量没有明显变化。作者认为在实验条件下，头孢孟多酯与 10% 果糖可以配伍。[**编者注：该研究未测定头孢孟多酯百分含量变化，建议谨慎配伍。**]

【临床建议】谨慎配伍

头孢孟多 + 环丙沙星（cefamandole+ciprofloxacin）

【临床证据】姚琼[1]在临床工作中输注头孢孟多酯钠溶液（海南灵康制药，4g 溶于 5% 葡萄糖注射液 250ml 中）完毕后，接续输注乳酸环丙沙星氯化钠注射液（广州南新制药）100ml。当环丙沙星氯化钠注射液与莫菲氏滴管内残留的头孢孟多输液接触混合后，输液管内即刻出现乳白色浑浊液，立即停止输液，更换输液器，用 0.9% 氯化钠注射液冲管，再输注乳酸环丙沙星氯化钠注射液，未再出现此种现象，患者未出现任何不良反应。作者随后进行了实验验证：将头孢孟多酯钠 2g 溶于 5% 葡萄糖溶液 250ml 中，用 5ml 注射器抽取 1ml，与乳酸环丙沙星氯化钠注射液（广州南新制药）1ml 充分混合，混合液即刻变为乳白色浑浊液。贾志霞[2]在临床工作中静脉输注 0.2% 乳酸环丙沙星氯化钠注射液（上海华中药业）完毕后，接续输注注射用头孢孟多酯注射溶液（山东罗欣药业，2g 溶于 0.9% 氯化钠注射液 100ml 中）时，发现滴管内出现白色絮状物，立即停止输液，更换输液器，患者未发生任何不良反应。作者随后进行了实验验证：抽取乳酸环丙沙星氯化钠注射液 2ml 注入 2ml 头孢孟多酯液中，立即出现白色絮状物。提示在临床和实验条件下，注射用头孢孟多酯钠稀释溶液和乳酸环丙沙星氯化钠注射液混合存在配伍禁忌。

【临床建议】配伍禁忌

头孢孟多 + 甲氧苄啶（cefamandole+trimethoprim）

【临床证据】张小敏[1]在临床配药工作中发现，注射用头孢孟多酯钠与甲氧苄啶注射液加入同一瓶液体中，液体呈现乳白色浑浊沉淀物。作者进行了观察：将注射用头孢孟多酯钠与甲氧苄啶注射液的混合液体在室温下静置 24 小时，白色浑浊沉淀物仍未消失。提示在临床条件下注射用头孢孟多酯钠输液与甲氧苄啶注射液混合存在配伍禁忌。

【临床建议】配伍禁忌

头孢孟多 + 卡络磺钠

（cefamandole+carbazochrome sodium sulfonate）

【临床证据】郑芳等[1]将注射用头孢孟多酯钠（海南新世通制药，1g/支）2g加入5%葡萄糖注射液或0.9%氯化钠注射液100ml（20g/L）中，将注射用卡络磺钠（海南通用康力制药，40mg/瓶）80mg加入5%葡萄糖注射液或0.9%氯化钠注射液100ml（0.8g/L）中。将上述两种溶液按1:1混匀得到配伍溶液。在室温（25℃）、不避光条件下观察配伍溶液6小时内外观、pH和主要药物百分含量变化。结果发现，在6小时内配伍溶液外观均为橙红色澄明，无沉淀生成，无气泡产生。但是pH（变化＞0.2）和药物含量（头孢孟多酯含量下降大于5%，卡络磺钠含量变化接近4%）均有明显变化。提示在实验条件下，头孢孟多酯钠和卡络磺钠在5%葡萄糖注射液中混合存在配伍禁忌。而且初步研究显示，配伍禁忌不是由所用溶媒导致的，可能是头孢孟多酯钠与卡络磺钠发生反应所致。

【临床建议】配伍禁忌

头孢孟多 + 泮托拉唑（cefamandole+pantoprazole）

【临床证据】王明建[1]在临床工作发现，注射用头孢孟多酯（上海新亚药业，0.5g/支）和注射用泮托拉唑钠（海南卫康制药，40mg/支）溶于0.9%氯化钠注射液中，在接续输注时出现了配伍禁忌。患者入院后静脉输注头孢孟多酯钠(3g溶于0.9%氯化钠注射液100ml)，然后未经0.9%氯化钠注射液冲管，直接接续输注泮托拉唑钠溶液（40mg溶于0.9%氯化钠注射液100ml），当两种药物溶液在输液器内混合后迅速变为白色浑浊液，出现白色絮状物，振摇注射器后絮状物不消失。发现这种情况后，立即停止输液，更换输液器，观察患者是否出现不良反应。提示在临床条件下，注射用头孢孟多酯和注射用泮托拉唑钠在0.9%氯化钠注射液中混合存在配伍禁忌。

【临床建议】配伍禁忌

头孢米诺 + 氨茶碱（cefminox+aminophylline）

【临床证据】[药品说明书]"本品（头孢米诺钠）与氨茶碱、磷酸吡哆醛配伍会降低效价或着色，故不得配伍。"

【临床建议】配伍禁忌

头孢米诺 + 呋喃硫胺（cefminox+fursultiamine）

【临床证据】[药品说明书]"本品（头孢米诺钠）与呋喃硫胺、硫辛酸、氢化可的松琥珀酸钠及腺苷钴胺配伍后时间稍长会变色，故配伍后应尽快使用。"

【临床建议】谨慎配伍

头孢米诺 + 果糖（cefminox+fructose）

【临床证据】黄攀豪等[1]在 10% 果糖注射液 250ml（江苏正大丰海）中加入头孢米诺粉针剂 1g（日本明治，先用 10ml 灭菌注射用水溶解）混合均匀。在室温（25℃）条件下，考察配伍溶液放置 0、3、6 小时的外观变化。结果发现，除去本身药液颜色外，混合液颜色无明显变化，澄清透明，无气泡产生，无浑浊产生，并且随着时间变化混合液外观无明显变化。采用校准 pH 酸度计测定 0、3、6 小时的 pH 也没有显著变化。配伍溶液在 0、3、6 小时 3 个时间点 ≥ 10μm 和 ≥ 25μm 的不溶性微粒数量都符合注射剂的要求。含量测定结果显示，果糖没有明显变化。作者认为在实验条件下，头孢米诺与 10% 果糖可以配伍。[**编者注：该研究未测定头孢米诺百分含量变化，建议谨慎配伍。**]

【临床建议】谨慎配伍

头孢米诺 + 尖吻蝮蛇血凝酶

（cefminox+haemocoagulase Agkistrodon）

【临床证据】梁华金等[1]在临床工作，给予头孢米诺钠溶液（冻干粉 2g 溶于 0.9% 氯化钠注射液 100ml 中）静脉滴注，在通过莫菲氏管静脉推注尖吻蝮蛇血凝酶（2U 溶于 0.9% 氯化钠注射液 5ml 中）时，莫菲氏管内混合液即刻出现白色浑浊，立即停止输液，更换输液管道，密切观察，未发现患者有不良反应。作者随后进行了实验验证：按照临床用法分别重新配制两种药物溶液，用 10ml 无菌注射器抽取稀释后的两种药液各 5ml 直接混合，混合溶液立即出现乳白色浑浊样改变，静置 30 分钟后仍为乳白色浑浊液体，按照上述方法重复多次，均呈现相同反应。提示在临床应用及实验条件下，头孢米诺钠冻干粉的氯化钠溶液与尖吻蝮蛇血凝氯化钠溶液混合存在配伍禁忌。

【临床建议】配伍禁忌

头孢米诺 + 磷酸吡哆醛（cefminox+pyridoxal phosphate）

【临床证据】［药品说明书］"本品（头孢米诺钠）与氨茶碱、磷酸吡哆醛配伍会降低效价或着色，故不得配伍。"

【临床建议】配伍禁忌

头孢米诺 + 硫辛酸（cefminox+lipoic acid）

【临床证据】［药品说明书］"本品（头孢米诺钠）与呋喃硫胺、硫辛酸、氢化可的松琥珀酸钠及腺苷钴胺配伍后时间稍长会变色，故配伍后应尽快使用。"

【临床建议】谨慎配伍

头孢米诺 + 木糖醇（cefminox+xylitol）

【临床证据】林利展等[1]考察了注射用头孢米诺钠（江苏华源药业，500mg/ 支）在木糖醇注射液（徐州远恒药业，250ml/ 支）中配伍的稳定性。模拟临床用法，将注射用头孢米诺钠 500mg 与木糖醇注射液 500ml 混合，配伍溶液在常温下存储 8 小时，分别在 1、2、4、6、8 小时观察溶液外观变化，测定 pH，进行不溶性微粒计数，测定头孢米诺含量百分比变化，并模拟临床滴注（30 滴 / 分钟，滴注 30 分钟）观察输液管及滤片上是否有沉淀物质。结果发现，头孢米诺和木糖醇注射液混合后各时间点外观无变化，保持澄清。混合溶液 pH、不溶性微粒数与混合前比较无变化。模拟临床滴注实验显示，输液管及滤膜并无异常沉淀物。混合溶液中头孢米诺含量无显著改变，且无新物质产生。提示在临床输注条件下，注射用头孢米诺钠在木糖醇注射液中混合（浓度 1mg/ml）配伍，可以稳定至少 8小时。

【临床建议】可以配伍

头孢米诺 + 氢化可的松（cefminox+hydrocortisone）

【临床证据】[药品说明书]"本品（头孢米诺钠）与呋喃硫胺、硫辛酸、氢化可的松琥珀酸钠及腺苷钴胺配伍后时间稍长会变色，故配伍后应尽快使用。"

【临床建议】谨慎配伍

头孢米诺 + 腺苷钴胺（cefminox+cobamamide）

【临床证据】[药品说明书]"本品（头孢米诺钠）与呋喃硫胺、硫辛酸、氢化可的松琥珀酸钠及腺苷钴胺配伍后时间稍长会变色，故配伍后应尽快使用。"

【临床建议】谨慎配伍

头孢米诺 + 依诺沙星（cefminox+enoxacin）

【临床证据】陈晓晴等[1]在临床配药工作中发现，葡萄糖酸依诺沙星注射液与注射用头孢米诺钠混合后，输液管中液体立即呈现白色浑浊。作者随后进行了实验验证：用无菌注射器抽取葡萄糖酸依诺沙星注射液5ml 注入无菌试管内，另取 5ml 头孢米诺钠注射液（溶于 0.9% 氯化钠注射液中）加入同一试管中，结果试管内混合溶液立即出现白色浑浊，静置后管内浑浊不消失。提示在临床和实验条件下注射用头孢米诺钠溶液与葡萄糖酸依诺沙星注射液混合存在配伍禁忌。

【临床建议】配伍禁忌

头孢米诺 + 转化糖电解质
（cefminox+multiple electrolytic and invert sugar）

【临床证据】孙成春等[1]在25℃下，将注射用头孢米诺钠400mg（扬子江药业集团）与转化糖电解质注射液100ml配伍后，观察配伍溶液的外观变化，测定pH以及含量变化；观察配伍溶液对兔血管的刺激性，是否会产生体外溶血现象；观察动物重复注射配伍溶液后所产生的变态反应情况。结果发现，溶液配伍后颜色为无色透明，在4小时内无明显变化，无沉淀结晶，无气泡产生，未发现肉眼可见的絮状物、色斑、色块等异物。配伍后在4小时内pH无明显变化，头孢米诺的含量无显著变化。配伍溶液对兔血管无刺激性，未产生溶血和变态反应。作者认为在临床和实验条件下，头孢米诺与转化糖电解质注射液在25℃下混合4小时内具有配伍相容性。[编者注：该研究未考察配伍溶液不溶性微粒数的变化及是否符合《中国药典》规定。]

【临床建议】可以配伍

头孢尼西 + 果糖（cefonicid+fructose）

【临床证据】惠慧等[1]考察了注射用头孢尼西钠（深圳信立泰，1g/支）在室温（25±1）℃下与果糖注射液（江苏正大丰海制药，250ml/瓶）配伍的稳定性和相容性。模拟临床用药浓度，将注射用头孢尼西钠1g溶于10ml果糖注射液中，混合均匀后，在室温（25±1）℃放置6小时，观察配伍溶液在0、1、2、4、6小时时的外观变化，测定pH变化，并采用HPLC法测定头孢尼西的百分含量变化，考察有无新物质生成。结果发现，在室温（25±1）℃下6小时内配伍溶液外观无明显变化，pH无明显变化，6小时时头孢尼西的含量为98.71%。作者认为在实验条件下，头孢尼西钠注射溶液与果糖注射液混合至少可以配伍6小时。[编者注：该研究未考察配伍溶液不溶性微粒数的变化及是否符合《中国药典》规定。]

【临床建议】可以配伍

头孢尼西 + 炎琥宁（cefonicid+yanhuning）

【临床证据】史明等[1]考察了注射用头孢尼西钠（苏州东瑞制药，1g/支）与注射用炎琥宁（重庆药友制药，80mg/支）在0.9%氯化钠注射液中配伍的相容性和稳定性。模拟临床用药浓度，取注射用炎琥宁160mg和注射用头孢尼西钠1g先后溶于0.9%氯化钠注射液100ml中，混匀得到配伍溶液。在室温下放置6小时，分别在0、0.5、1、2、3、4、5、6小时观察配伍溶液外观变化，测定pH，采用HPLC法检测头孢尼西钠和炎琥宁含量变化。结果发现，在6小时内配伍溶液外观无变化，保持微黄色澄清，无沉淀产生；pH 为 5.36~5.42；6 小时时头孢尼西钠和炎琥宁的百分含量分别为 99.3% 和 99.0%。**[编者注：该研究没有考察不溶性微粒数含量是否符合《中国药典》规定。建议临床谨慎配伍。]**

【临床建议】谨慎配伍

头孢哌酮 + 阿米卡星（cefoperazone+amikacin）

【临床证据】辛学俊[1]在临床工作中多次发现，头孢哌酮钠注射剂输注完毕，在同一输液管路继续输注阿米卡星注射液时，在输液器内出现白色浑浊。随后进行了验证实验发现，两药直接混合后迅速出现浑浊，实验药物浓度远低于临床常用的头孢哌酮钠（8~20mg/ml）和阿米卡星（2.4mg/ ml）浓度。临床观察和实验结果提示，两药在上述条件下混合存在配伍禁忌。

【临床建议】配伍禁忌

头孢哌酮 + 氨溴索（cefoperazone+ambroxol）

【临床证据】刘丽华等[1]在临床工作中发现，沐舒坦（氨溴索）与头孢哌酮在同一管路中混合应用时，莫菲氏滴管内出现了乳白色浑浊。随后进行了验证实验：将头孢哌酮钠溶于 5ml 0.9% 氯化钠注射液中，与一定量的氨溴索混合后，混合液立即出现乳白色浑浊。梅珍等[2]报道了 6 例氨溴索注射液与头孢哌酮钠注射液混合使用时出现浑浊和沉淀的情况。随后取不同稀释度的氨溴索溶液分别加到不同稀释度的头孢哌酮钠溶液中，结果发现，各种浓度的氨溴索与不同稀释度的头孢哌酮钠溶液混合后均产生乳白色浑浊，随着浓度增高乳白色浑浊越强，并形成絮状沉淀析出且不易再溶解。赵娜[3]在工作中也发现，头孢哌酮钠与氨溴索配伍时出现乳白色浑浊、沉淀。苏晓丽等[4]在临床遵医嘱用 0.9% 氯化钠注射液 100ml 溶解注射用头孢哌酮钠 2g 后静脉输注，随后经同一头皮针给予盐酸氨溴索注射液 30mg 静脉注射，推注过程中发现输液器头皮针管内迅速出现白色絮状物。随后进行了验证实验：将注射用头孢哌酮钠 1g 溶于 0.9% 氯化钠注射液 10ml 中，取 1ml 与盐酸氨溴索注射液 1ml 直接混匀后，试管内立即出现白色浑浊，呈絮状，放置 2 小时后白色浑浊絮状液无变化。临床观察和实验结果提示两药在上述条件下混合存在配伍禁忌。

【临床建议】配伍禁忌

头孢哌酮 + 吡硫醇（cefoperazone+pyritinol）

【临床证据】房永红等[1]在临床工作中发现，当脑复新（吡硫醇）静脉输注完毕后，经同一输液通路继续输注头孢哌酮时，输液管内立即出现白色浑浊物。随后进行了验证实验：取脑复新注射液少许与头孢哌酮注射液直接混合后，立即出现白色絮状物，静置 24 小时仍为浑浊物，并且出现沉淀。临床观察和实验结果提示两药在上述条件下混合存在配伍禁忌。

【临床建议】配伍禁忌

头孢哌酮 + 丁二磺酸腺苷蛋氨酸
（cefoperazone+ademetionine1,4-butanedisulfonate）

【临床证据】罗峰等[1]在临床工作中输注注射用头孢哌酮钠溶液（3g 溶于 0.9% 氯化钠注射液 100ml 中）完毕后，接续输注注射用丁二磺酸腺苷蛋氨酸溶液（1g 溶于 5% 葡萄糖注射液 250ml 中），当两种输液在莫菲氏滴管中接触混合时，莫菲氏滴管中出现白色絮状物，立即停止输液，更换输液器，患者未发生不良反应。作者随后进行了实验验证：按照上述临床用药浓度和配制方法制备两种输液，用 10ml 注射器分别抽吸上述两种输液各 5ml 直接混合，配伍溶液立即出现白色絮状物，更换抽吸次序，出现相同的反应。提示在临床和实验条件下，注射用头孢哌酮钠与注射用丁二磺酸腺苷蛋氨酸的稀释液混合存在配伍禁忌。

【临床建议】配伍禁忌

头孢哌酮 + 多巴酚丁胺（cefoperazone+dobutamine）

【临床证据】多兰凤等[1]在临床工作中发现，头孢哌酮钠注射液与多巴酚丁胺注射液经三通管共用一条静脉通路混合输注过程中，出现 5 例药液浑浊和沉淀现象。随后进行了验证实验：取配制好的 30mg/ml 头孢哌酮钠溶液 2ml 与多巴酚丁胺注射液 2ml 直接混合后，混合物出现浑浊、沉淀现象。同时发现，浓度越高、温度越高，药液出现浑浊和沉淀越快。临床观察和实验结果提示两药在上述条件下混合存在配伍禁忌。

【临床建议】配伍禁忌

头孢哌酮 + 氟罗沙星（cefoperazone+fleroxacin）

【临床证据】向景艳等[1]在临床工作中发现，当力达乃欣（氟罗沙星）注射液 0.8g 输注完毕后，经同一输液通路继续输注先抗（头孢哌酮钠 2g 溶于 0.9% 氯化钠 100ml 中）时，发现莫菲氏滴管内液体出现白色浑浊。随后进行了验证实验：取上述输液浓度的头孢哌酮钠药液 1ml 与氟罗沙星药液 1ml 直接在干燥试管内混合后，立即出现白色浑浊现象，放置 6 小时试管内液体仍呈白色浑浊，并出现白色颗粒沉淀。阚景平等[2]在临床输液过程中发现，当头孢哌酮钠输注完毕后，经同一输液通路继续输注氟罗沙星时，输液管内出现白色浑浊及絮状物。随后进行了验证实验：取 5ml 头孢哌酮钠溶液和氟罗沙星注射液 1ml（0.1g）直接在注射器内混合后，混合液立即出现了白色浑浊及絮状物。韩凤云[3]在临床输液中发现，当氟罗沙星葡萄糖注射液（氟罗沙星 0.4g/100ml）输注完毕，在同一输液管路继续输注头孢哌酮钠（2.0g 溶于 5% 葡萄糖氯化钠注射液 250ml 中）时，莫菲氏滴管内液体立即出现乳白色浑浊。任红霞等[4]也发现，氟罗沙星注射液 0.4g（溶于 5% 葡萄糖注射液 250ml 中）输注完毕，在同一输液管路继续输注头孢哌酮钠（2.0g 溶于 0.9% 氯化钠注射液 100ml 中）时，莫菲氏滴管内出现沉淀。徐彩霞[5]在临床工作中发现，有 3 例患者在输完氟罗沙星葡萄糖注射液（0.2g/100ml）后，继续输注头孢哌酮钠注射液（2.0g 溶于 0.9% 氯化钠注射液 100ml 中），在输液管中出现乳白色浑浊；另 2 例在输完头孢哌酮钠溶液后继续输注氟罗沙星葡萄糖注射液时，输液管中也出现了乳白色浑浊。随后进行了实验验证：取头孢哌酮钠 1.0g 加 0.9% 氯化钠注射液 10ml 溶解，分别抽取 1、2、3、4ml 置入试管，再抽取氟罗沙星葡萄糖注射液（0.2g/100ml）2ml 分别与其混合。各试管溶液混合后立即出现乳白色浑浊。放置 24 小时后各试管底部可见白色沉淀物析出，存在较小颗粒，摇动试管后不再溶解。栾海霞等[6]在临床工作中发现，头孢哌酮钠输注完毕，在同一输液管路继续输注氟罗沙星注射液时，或两药输注先后顺序相反，莫菲氏滴管中液体立即出现乳白色浑浊。随后进行了验证实验：将头孢哌酮钠 1.5g 溶于 0.9% 氯化钠注射液 20ml 中，取此溶液与氟罗沙星注射液各 5ml 在无菌容器中混合后，立即出现乳白色浑浊，并有絮状物出现。临床观察和实验结果提示两药在上述条件下混合存在配伍禁忌。

【临床建议】配伍禁忌

头孢哌酮 + 环丙沙星（cefoperazone+ciprofloxacin）

【临床证据】王彦华等[1]在临床工作中发现，当头孢哌酮溶液（2g 溶于 0.9% 氯化钠注射液 150ml 中）输注完毕，在同一输液管路继续输注环丙沙星注射液（0.2g/100ml），或输完环丙沙星更换头孢哌酮时，在更换的瞬间输液管内出现白色浑浊现象，然后出现密度较高的白色絮状物。随后进行了实验验证：将上述浓度的头孢哌酮注射液和环丙沙星注射液直接混合，立刻出现乳白色浑浊，30 秒后出现白色絮状物，10 分钟后变成白色沉淀，放置 24 小时无变化。张本香[2]在临床输完头孢哌酮溶液（2g 溶于 0.9% 氯化钠注射液 100ml 中）后直接输注环丙沙星注射液（0.2g/100ml），输液管中立即出现白色浑浊并堵塞管路，随后将剩余的 2 种药液直接混合同样立即出现浑浊。将头孢哌酮的稀释液改为 5% 葡萄糖注射液和 5% 葡萄糖氯化钠注射液，分别与环丙沙星注射液混合，也同样出现浑浊。王廷英[3]在实际工作中也发现，头孢哌酮钠与环丙沙星混合后出现乳白色浑浊，当环丙沙星与头孢哌酮钠在注射器中或莫菲氏滴管中接触后会出现浑浊等现象，甚至导致输液器过滤处阻塞。随后进行了验证实验：取头孢哌酮 2g 溶于 0.9% 氯化钠注射液 5ml 中，取 1ml 与环丙沙星 1ml 直接混合，1 分钟后出现浑浊，静置 10 小时后无变化。吴世芹[4]在临床工作中发现，当头孢哌酮钠注射液（1g 溶于 5% 葡萄糖注射液 100ml 中）输注完毕后，经同一输液通路继续输注环丙沙星注射液（0.2g/100ml）约 30 秒后，发现输液管中出现白色浑浊现象，并有白色渣样物出现。随后进行实验验证：取环丙沙星注射液 5ml 直接加入头孢哌酮钠注射液中，结果混合液出现白色沉淀，放置 24 小时后仍为白色沉淀。韩桂华[5]在临床输液中发现，当环丙沙星注射液输注完毕后，经同一输液通路继续输注头孢哌酮钠时，发现输液管内出现浑浊，并出现大量白色絮状物。随后进行实验验证：①模拟静脉滴注法：先模拟滴注环丙沙星液（四川奇力制药，0.2g）100ml，然后在同一管路继续输注头孢哌酮钠（1g溶于 0.9% 氯化钠注射液 83ml 中，浓度 1.2%，上海先锋药业）时，当滴入第 1 滴时莫菲氏滴管内立刻变白色浑浊，然后出现白色絮状物，放置 24 小时后絮状物仍存在。改变输注顺序结果相同。②试管实验：取环丙沙星注射液 1ml 分别与上述浓度的头孢哌酮钠注射剂 1、2、3 和 4ml 混合后，混合物立即出现浑浊变白，随后出现大量沉淀。王秀莲[6]在临床输液过程中发现，环丙沙星注射液输注完毕后，经同一输液通路继续输注头孢哌酮钠注射液时，整个输液器内出现白色絮状物，放置 2 天后未消失。随后进行了验证实验：取环丙沙星注射液和头孢哌酮钠临床浓度的输液直接混合后，立即出现白色絮状物，放置 24 小时不变。李慧[7]、赵娜[8]和申秋梅等[9]也在临床输液中发现，头孢哌酮钠输完直接输注乳酸环丙沙星时，两液体在"小壶"中混合立即出现白色浑浊，随后取注射用头孢哌酮钠溶液 1ml 后与乳酸环丙沙星注射液 1ml 直接混合后，也立即出现白色浑浊。冯志敏[10]同样在临床输液中发现，0.2% 乳酸环丙沙星注射液静脉输注结束后，经同一输液管路继续输注头孢哌酮钠（2g 溶于 0.9% 氯化钠注射液 100ml 中）时，莫菲氏滴管内立即出现白色沉淀物。临床观察和实验结果提示两药在上述条件下混合存在配伍禁忌。

【临床建议】配伍禁忌

头孢哌酮 + 甲磺酸加贝酯（cefoperazone+gabexate mesilate）

【临床证据】董颖[1]在临床工作中发现，当加贝酯溶液（100mg 溶于 0.9% 氯化钠注射液 250ml 中）输注完毕，在同一输液管路继续输注头孢哌酮钠溶液（2g 溶于 0.9% 氯化钠注射液 100ml 中）时，输液管内出现白色浑浊现象。随后分别取上述浓度的头孢哌酮钠溶液 5ml 与甲磺酸加贝酯溶液 5ml 直接混合后，混合液立即出现白色浑浊。临床观察和实验结果提示两药在上述条件下混合存在配伍禁忌。

【临床建议】配伍禁忌

头孢哌酮 + 加替沙星（cefoperazone+gatifloxacin）

【临床证据】张燕[1]在临床工作中输注注射用头孢哌酮钠溶液（珠海联邦制药，4g 溶于 0.9% 氯化钠注射液 250ml 中）完毕后，接续输注注射用加替沙星（南京海辰药业，0.4g 溶于 0.9% 氯化钠注射液 250ml 中），当加替沙星注射液与莫菲氏滴管中残留的头孢哌酮钠溶液接触混合时，输液器莫菲氏滴管内立即出现乳白色浑浊，数秒后出现白色絮状物。立即停止输液，更换输液器，患者未出现不良反应。作者随后进行了实验验证：将注射用头孢哌酮钠 2g 溶入 0.9% 氯化钠注射液 100ml 中，将注射用加替沙星 0.2g 溶于 0.9% 氯化钠注射液 100ml 中。用 20ml 无菌注射器抽取上述 2 种输液各 5ml 直接混合，注射器内立即出现白色浑浊并混有白色絮状物。提示在临床和实验条件下，注射用头孢哌酮钠与注射用加替沙星的氯化钠稀释溶液混合存在配伍禁忌。

【临床建议】配伍禁忌

头孢哌酮 + 硫普罗宁（cefoperazone+tiopronin）

【临床证据】王晓燕[1]在输液过程中发现，头孢哌酮钠注射液输注完毕，在同一输液管路继续输注硫普罗宁注射液时，在莫菲氏滴管中出现乳白色絮状浑浊。随后进行了验证实验：取注射用头孢哌酮钠（2g/ 支）与硫普罗宁注射剂（0.1g ： 2ml）各 1 支用 0.9% 氯化钠注射液溶解，各取 2ml 混合后，立即出现白色絮状浑浊。临床观察和实验结果提示两药在上述条件下混合存在配伍禁忌。

【临床建议】配伍禁忌

头孢哌酮 + 培氟沙星（cefoperazone+pefloxacin）

【临床证据】赵娜[1]在临床工作中发现，头孢哌酮钠与培氟沙星配伍时出现乳白色浑浊。提示两药在临床条件下混合存在配伍禁忌。

【临床建议】配伍禁忌

头孢哌酮 + 普罗帕酮（cefoperazone+propafenone）

【临床证据】李爱云等[1]在给予患者头孢哌酮 2g（溶于 0.9% 氯化钠注射液 50ml 中）静脉滴注时，由于患者突发室上性心动过速，遵医嘱给予普罗帕酮 70mg（20ml）静脉注射，当通过静脉输注用的头皮针推注普罗帕酮时，头皮针管内出现白色浑浊现象，堵塞针头。随后进行了实验验证：取 2ml 头孢哌酮溶液（1g 溶于 0.9% 氯化钠注射液 10ml 中，淡黄色）与 2ml 无色的普罗帕酮注射液直接混合后，立即出现白色浑浊，继而成胶冻状、牛乳状浑浊。赵娜[2]在工作中也发现，头孢哌酮钠与普罗帕酮配伍时出现白色浑浊。临床观察和实验结果提示两药在上述条件下混合存在配伍禁忌。

【临床建议】配伍禁忌

头孢哌酮 + 妥布霉素（cefoperazone+tobramycin）

【临床证据】吴世芹[1]在临床工作中发现，当先锋铋溶液（头孢哌酮钠 1g 溶于 5% 葡萄糖注射液 100ml 中）输注完毕后，经同一输液通路继续输注妥布霉素溶液（16mg 溶于 5% 葡萄糖注射液 100ml 中）约 1 分钟后，输液管中出现乳白色浑浊现象，并有白色渣样物出现。随后进行验证实验：取妥布霉素注射液 4ml 直接与头孢哌酮钠注射液混合后，混合液立即出现白色沉淀，放置 24 小时后白色沉淀无变化。临床观察和实验结果提示两药在上述条件下混合存在配伍禁忌。

【临床建议】配伍禁忌

头孢哌酮 + 西咪替丁（cefoperazone+cimetidine）

【临床证据】向景艳等[1]在临床工作中发现，当头孢哌酮钠（2g 溶于 0.9% 氯化钠 100ml 中）输注完毕后，经同一输液通路的头皮针静脉推注西咪替丁（0.4g 溶于 0.9% 氯化钠 20ml 中）时，静脉注射针管内出现乳白色浑浊。随后进行了验证实验：将上述浓度的头孢哌酮钠注射液 1ml 与西咪替丁药液 1ml 直接在干燥试管内混合后，立即出现白色浑浊现象，放置 6 小时后试管内液体由白色浑浊转为无色透明，但出现乳黄色絮状沉淀。临床观察和实验结果提示两药在上述条件下混合存在配伍禁忌。

【临床建议】配伍禁忌

头孢哌酮 + 氧氟沙星（cefoperazone+ofloxacin）

【临床证据】吕丽等[1]在临床工作中发现，氧氟沙星注射液与头孢哌酮钠注射液混合存在配伍禁忌，随后进行了实验验证：①模拟静脉滴注法：用 5% 葡萄糖注射液 100ml 溶解氧氟沙星 0.2g，用 0.9% 氯化钠注射液注射液 50ml 溶解头孢哌酮钠 1g，先模拟静脉滴注氧氟沙星溶液，然后用同一输液通路滴注头孢哌酮钠溶液，当两种药物在管路中接触后，莫菲氏滴管内立即变成白色，呈白色乳样，1 分钟后整个输液管全部是白色絮状物，24 小时后絮状物仍存在。改变两种药物的滴注顺序，结果相同；②试管实验：用滴管取上述浓度的氧氟沙星溶液和头孢哌酮钠溶液直接混合后出现浑浊、絮状物和沉淀。赵娜[2]在临床工作中发现，头孢哌酮钠与氧氟沙星配伍时出现白色絮状物。临床观察和实验结果提示两药在上述条件下混合存在配伍禁忌。

【临床建议】配伍禁忌

头孢哌酮 + 依替米星（cefoperazone+etimicin）

【临床证据】傅霞晴[1]在临床输液中发现，在输注完头孢哌酮钠溶液（3g 溶于 0.9% 氯化钠注射液 100ml 中）后，经同一输液管路接输硫酸依替米星溶液（0.4g 溶于 5% 葡萄糖注射液 250ml 中）时，输液管中溶液出现浑浊、沉淀现象，并堵塞输液器。随后进行了实验验证：配制上述临床浓度的溶液，将头孢哌酮钠溶液 20ml 与等体积的硫酸依替米星溶液直接混合后，试管溶液立即出现浑浊及沉淀现象。伊丽萍等[2]在临床工作中发现，硫酸依替米星与头孢哌酮钠配伍输注时，输液管中液体呈现乳白色。随后进行了验证实验：将头孢哌酮钠 3.0g 溶于 0.9% 氯化钠注射液 100ml 中，然后将硫酸依替米星溶于 0.9% 氯化钠注射液 250ml 后，缓慢滴入头孢哌酮钠稀释溶液中，发现两药混合处迅速变成乳白色，静置 2~3 分钟后变成白色浑浊液。重复多次均出现相同反应。临床观察和实验结果提示两药在上述条件下混合存在配伍禁忌。

【临床建议】配伍禁忌

头孢哌酮 + 左氧氟沙星（cefoperazone+levofloxacin）

【临床证据】傅霞晴[1]在临床输液中发现，输注完头孢哌酮钠溶液（3g 溶于 0.9% 氯化钠注射液 100ml 中）后经同一输液管路接输乳酸左氧氟沙星溶液（0.4g 溶于 5% 葡萄糖注射液 250ml 中）时，输液管中溶液出现浑浊、沉淀现象，并堵塞输液器。随后进行了实验验证：配制上述临床浓度的溶液，将头孢哌酮钠注射液 20ml 与乳酸左氧氟沙星注射液直接混合后，试管溶液立即出现浑浊及沉淀现象。叶郢等[2]在临床工作中发现，头孢哌酮钠注射液输注完毕，在同一输液管路继续输注盐酸左氧氟沙星氯化钠注射液时，莫菲氏滴管内立即出现乳白色絮状物。随后将头孢哌酮钠 3.0g 分别溶于 5% 葡萄糖液 250ml、5% 葡萄糖氯化钠液 250ml 和 0.9% 氯化钠液 250ml 中，然后分别取 5ml 溶液与 0.3% 盐酸左氧氟沙星氯化钠注射液 1ml 混合，结果发现，3 个试管内立即出现乳白色的絮状物。赵立芳等[3]在临床工作中输注头孢哌酮钠溶液（2g 溶于 0.9% 氯化钠注射液 100ml 中）完毕后，接续输注乳酸左氧氟沙星氯化钠注射液 100ml（0.2g），当左氧氟沙星注射液在莫菲氏滴管中与残留的头孢哌酮钠溶液接触混合时，输液管内迅速出现白色浑浊。立即停止输液，更换输液器，用

T

0.9% 氯化钠注射液冲管间隔后，患者未出现不良反应。作者随后进行了实验验证：①将头孢哌酮钠 2g 溶于 0.9% 氯化钠注射液 5ml 中，然后加入乳酸左氧氟沙星氯化钠注射液 100ml 中，混合溶液立即呈现白色浑浊，放置 24 小时后可见沉淀析出；②将头孢哌酮钠 2g 溶于 0.9% 氯化钠注射液 100ml 中，用 5ml 注射器抽取 2ml 加入乳酸左氧氟沙星氯化钠注射液 100ml 中，混合溶液立即呈现白色浑浊，放置 24 小时后可见细小沉淀析出。提示在临床和实验条件下，头孢哌酮钠注射液和乳酸左氧氟沙星氯化钠注射液混合存在配伍禁忌。

【临床建议】配伍禁忌

头孢哌酮舒巴坦 + 阿米卡星（cefoperazone sulbactam+amikacin）

【临床证据】[药品说明书]"由于头孢哌酮 / 舒巴坦与氨基糖苷类抗生素之间有物理性配伍禁忌，因此两种药液不能直接混合。"

【临床建议】配伍禁忌

头孢哌酮舒巴坦 + 氨溴索（cefoperazone sulbactam+ambroxol）

【临床证据】田金满等[1] 报道，在临床静脉输注斯坦定（头孢哌酮舒巴坦 2.0g+ 生理盐水 200ml）时，同时给予沐舒坦（氨溴索）30mg "小壶"（滴斗）内注入时，莫菲氏滴管内立即出现白色浑浊，莫菲氏滴管内下段可见白色絮状物出现。随后进行验证实验：将斯坦定（山东瑞阳制药）用生理盐水溶解后抽取 1ml，与沐舒坦（勃林格殷格翰）注射液 4ml（30mg）直接混合摇匀，立即出现白色浑浊及絮状沉淀物，放置 24 小时仍为浑浊液，并可见沉淀。将沐舒坦注射液 30mg 直接加入生理盐水 200ml 中后，加入斯坦定液体后，瓶内液体立即出现白色絮状物，放置 24 小时沉淀物不溶解。杨春红等[2] 在临床工作中发现，沐舒坦（氨溴索）输注完毕时在同一输液管路继续输注舒普深注射剂（头孢哌酮舒巴坦）时，输液管内立即出现白色浑浊，调换输液先后顺序再次出现上述白色浑浊现象。吴淑君等[3] 在临床工作中发现，当微量泵静脉推注舒普深溶液（2g 溶于 0.9% 氯化钠注射液 40ml）后，若续泵入沐舒坦溶液（90mg 溶于 0.9% 氯化钠注射液 40ml）则延伸管内会出现白色浑浊物。随后进行了验证实验：取清洁干燥的玻璃试管 1 支，将舒普深溶液（1g 溶于 0.9% 氯化钠注射液 20ml）1ml 加入试管中，再加入沐舒坦注射液（15mg/2ml）1ml 后，试管中立即出现白色浑浊物，用不同批号的舒普深与沐舒坦做同样的实验，结果相同。赵佳等[4] 发现，若伊诺舒（氨溴索，天津药物化学研究院）与舒普深（头孢哌酮舒巴坦，辉瑞制药有限公司）直接在同一管路中先后使用，药物接触后即出现乳白色。随后进行验证实验：配制浓度为 50mg/

ml 的舒普深氯化钠注射液和浓度为 1.5mg/ml 的伊诺舒氯化钠注射液，用滴管取伊诺舒注射液滴入舒普深注射液的试管中，两种溶液接触后立即出现乳白色变化，并伴有白色絮状物，静置 5 分钟后白色絮状物大部分沉淀至试管底部。李小华[5] 在临床工作中也发现，先静脉滴注完舒普深（头孢哌酮钠舒巴坦），再从头皮针接头处静脉缓慢推注沐舒坦（盐酸氨溴索），头皮针管内立即出现白色絮状物。随后用注射器抽吸 1~2ml 舒普深溶液，再吸入 1ml 沐舒坦，针管内立即出现白色絮状物，静置 24 小时未消失。李焕梅等[6] 报道了沐舒坦（盐酸氨溴索注射液）与头孢哌酮钠舒巴坦钠配伍会出现白色浑浊。随后进行了实验：用 5ml 注射器抽取沐舒坦注射液 1ml，与用 0.9% 生理盐水稀释后的头孢哌酮钠舒巴坦钠 1ml 混合后迅速出现白色浑浊放置后药液呈现白色絮状。如将沐舒坦用生理盐水或葡萄糖溶液稀释后再与头孢哌酮钠舒巴坦钠混合，则开始为白色浑浊后迅速澄清。周海桃等[7] 在临床工作中也发现，在静脉滴注头孢哌酮钠舒巴坦钠液体过程中，予同一静脉软管内推注盐酸氨溴索注射液，回抽时发现头皮针连接口及注射器内出现乳白色浑浊现象。随后取头孢哌酮钠舒巴坦钠溶液（2g 溶于 0.9% 氯化钠注射液 100ml 中）3ml 注入 2 支玻璃试管中，分别取国产和进口盐酸氨溴索注射液 0.5ml 注入含头孢哌酮钠舒巴坦钠溶液的试管中，药液混合后立即出现乳白色浑浊和白色絮状物，放置 24 小时后絮状物不增加，也不溶解。如此反复实验，结果一致。李丽[8] 在临床工作中发现，头孢哌酮舒巴坦（山东罗欣药业）静脉滴注，同时给予盐酸氨溴素（沈阳新马药业）滴斗内注入，当盐酸氨溴索滴入莫菲氏滴管内，液体立即变为浑浊并出现白色絮状物，随后将稀释好的头孢哌酮舒巴坦溶液（2g 溶于 0.9% 氯化钠注射液 100ml 中）和盐酸氨溴素溶液（开顺，沈阳新马药业；15mg 溶于 0.9% 氯化钠注射液 10ml 中）各 10ml 在无菌注射器中混合，混合液立即变为浑浊，随后产生白色絮状物。陈荣莉等[9] 在临床工作中输注头孢哌酮钠舒巴坦钠溶液（3g 溶于 0.9% 氯化钠注射液 250ml 中）完毕后，接续输注注射用盐酸氨溴索溶液（30mg 溶于 5% 葡萄糖注射液 250ml 中），当氨溴索输液与莫菲氏滴管内残留的头孢哌酮钠舒巴坦钠溶液接触混合时，输液管内即刻出现乳白色混悬液。立即停止输液，更换输液器，患者未出现不良反应。作者随后进行了实验验证：将注射用盐酸氨溴索 30mg 溶于 5% 葡萄糖注射液 250ml 中，将注射用头孢哌酮钠舒巴坦钠 3g 溶于注射用水 10ml 中，再用 10ml 注射器分别抽取稀释后的两种药物溶液各 5ml 直接混合，注射器内即刻出现乳白色浑浊，2 分钟后呈现出乳白色絮状悬浮物。静置 2~3 分钟后注射器内出现豆花样凝块，放置 10 小时无变化。头孢哌酮舒巴坦钠的碱性强于氨溴索，当两种水溶液混合时，盐酸氨溴索被中和并释放出游离的氨溴索，由于其极性弱不易溶于水，故形成氨溴索游离碱沉淀。提示在临床和实验条件下，注射用头孢哌酮舒巴坦钠与注射用盐酸氨溴索的稀释溶液混合存在配伍禁忌。

【临床建议】配伍禁忌

头孢哌酮舒巴坦 + 穿琥宁（cefoperazone sulbactam+chuanhuning）

【临床证据】张利娟等[1]在临床工作中发现，头孢哌酮钠/舒巴坦钠与穿琥宁在输液管内一经混合就出现浑浊，提示两药在上述临床条件下混合存在配伍禁忌。

【临床建议】配伍禁忌

头孢哌酮舒巴坦 + 丁二磺酸腺苷蛋氨酸

（cefoperazone sulbactam+ademetionine1,4-butanedisulfonate）

【临床证据】方菊飞等[1]在临床工作中输注注射用头孢哌酮舒巴坦钠溶液（辉瑞制药，1.5g 溶于 0.9% 氯化钠注射液 100ml 中）完毕后，接续输注注射用丁二磺酸腺苷蛋氨酸溶液（0.5g 溶于 0.9% 氯化钠注射液 100ml 中），当两种输液在莫菲氏滴管中接触混合时，莫菲氏滴管内液体立即出现浑浊，并产生絮块状物。立即关闭滴注液体，更换输液器，用 0.9% 氯化钠注射液冲管，患者未发生不良反应。作者随后进行了实验验证：将注射用头孢哌酮钠舒巴坦钠 1.5g 溶于 0.9% 氯化钠注射液 100ml 中，将注射用丁二磺酸腺苷蛋氨酸 0.5g 溶于 0.9% 氯化钠注射液 100ml 中，然后用注射器分别取两种溶液各 10ml 混合在透明容器内，混合溶液立即产生浑浊，并生成絮状物，放置 10 分钟后仍为粉末状浑浊悬液，24 小时后仍未能溶解。邱玥等[2]在临床输注注射用头孢哌酮舒巴坦钠溶液（辉瑞制药，3g 溶于 0.9% 氯化钠注射液 100ml 中）完毕后，接续输注注射用丁二磺酸腺苷蛋氨酸（1g 溶于 0.9% 氯化钠注射液 100ml 中）。当两种输液在莫菲氏滴管中接触混合时，输液器内出现白色絮状物，立即停止静脉输液，更换输液器，患者无不适主诉。作者随后进行了实验验证：将注射用头孢哌酮钠舒巴坦钠 3g 溶于 0.9% 氯化钠注射液 10ml 中，将注射用丁二磺酸腺苷蛋氨酸 1g 溶于 0.9% 氯化钠注射液 10ml 中，将两种溶液混合到无色透明容器中，混合液立即变成白色浑浊液并伴有絮状物出现，放置 30 分钟后仍为浑浊悬液。徐红等[3]考察了注射用丁二磺酸腺苷蛋氨酸（浙江海正药业）与注射用头孢哌酮钠舒巴坦钠（辉瑞制药）配伍相容性和稳定性：①将注射用丁二磺酸腺苷蛋氨酸 0.5g 用专用溶剂溶解，然后加入 5% 葡萄糖注射液 100ml 中（此时溶液 pH=7.1）；或者②不用专用溶媒溶解，而是直接溶解到 5% 葡萄糖注射液 100ml 中（pH=1.8）。再将注射用头孢哌酮钠舒巴坦钠 0.75g 溶于 0.9% 氯化钠注射液 100ml。取 5ml 丁二磺酸腺苷蛋氨酸葡萄糖稀释液加入头孢哌酮钠舒巴坦钠稀释溶液中，观察是否有浑浊出现；再依次将配伍溶液碱化至 pH=12，再酸化至 pH=2，再碱化至 pH=12。结果发现，用专用溶剂溶解丁二磺酸腺苷蛋氨酸配制的配伍溶液保持澄清，碱化后仍然保持澄清，酸化后出现了浑浊，再次碱化后重新变澄清。但是注射用丁二磺酸腺苷蛋氨酸直接溶于 5% 葡萄糖注射液后形成的配伍溶液（pH=1.8）加入注射用头孢哌酮钠舒巴坦钠中形成的配伍溶液出现浑浊，再碱化后浑浊消失。进一步研究发现，加酶抑制剂（舒巴坦钠、他唑巴坦钠）的抗菌药物产生浑浊可能是由于此类药物在酸性条件下舒巴坦钠、他唑巴坦钠变成了舒巴坦、他唑巴坦而析出或浑浊，加碱后恢复成舒巴坦钠、他唑巴坦钠而复溶。而注射用丁二磺酸腺苷蛋氨酸专用溶剂为碱性（包含 L- 赖氨酸、氢氧化钠、注射用水），使用专用溶剂溶解后再溶于 5% 葡萄糖注射液后为中性（pH=7.1）。因此必须按照说明书的要求"注射用冻干粉针须在临用前用所附溶剂溶解"。但是该研究未考察配伍溶液的不溶性微粒数、主药成分含量的变化，临床应该谨慎配伍。

【临床建议】谨慎配伍

头孢哌酮舒巴坦 + 多巴酚丁胺
（cefoperazone sulbactam+dobutamine）

【临床证据】姚佩君等[1] 在临床工作中经颈内深静脉管微泵输注（100ml/h）头孢哌酮钠舒巴坦钠溶液（辉瑞制药，3g 溶于 0.9% 氯化钠注射液 100ml 中），同时接三通微泵输入（8ml/h）盐酸多巴酚丁胺注射液（上药第一生化药业，160mg 溶于 0.9% 氯化钠注射液 34ml 中），二者共用同一条静脉通路输注。输注约 7 ~ 8 分钟后管路泵入液体不畅，检查管路发现泵入两液体在三通相遇处至接颈内深静脉管一次性体外延长管内见白色浑浊、沉淀物，近三通端更明显。立即更换三通及输液管路，分两条静脉通路分别泵入液体，静脉通路及三通内液体无色澄明，患者无不良反应，继续输注至结束未见异常。作者随后进行了体外模拟验证实验：将注射用头孢哌酮钠舒巴坦钠 3g 溶于 0.9% 氯化钠注射液 100ml 中，置于注射器 A 中；将盐酸多巴酚丁胺注射液 160mg 溶于 0.9% 氯化钠注射液 34ml 中，置于注射器 B 中，两注射器微经三通连接后接一次性体外延长管泵入：①注射器 A 以 100ml/h 泵入，注射器 B 分别以 2ml/h 或 3ml/h 泵入，观察 30 分钟，三通及一次性体外延长管未见浑浊、变色、沉淀、絮状物，管路内呈无色澄明。②注射器 A 以 100ml/h 泵入，注射器 B 分别以 5ml/h

或 6ml/h 泵入，观察 30 分钟，三通及一次性体外延长管未见浑浊、变色、沉淀、絮状物，管路内呈无色澄明。③注射器 A 以 100ml/h 泵入，注射器 B 以 8ml/h 泵入，观察 3 分钟后可见三通及一次性体外延长管开始出现白色浑浊物、沉淀现象，轻摇不消失；继续予泵入液体，白色浑浊沉淀物逐渐增多，2 小时后白色浑浊沉淀物不消失。④注射器 A 以 100ml/h 泵入，注射器 B 以 10ml/h 泵入，观察 2~3 分钟后可见三通及一次性体外延长管开始出现白色浑浊物、沉淀现象，轻摇不消失；继续泵入液体，白色浑浊沉淀物逐渐增多，2 小时后白色浑浊沉淀物不消失。提示在临床和实验条件下，注射用头孢哌酮钠舒巴坦钠与盐酸多巴酚丁胺注射液在 0.9% 氯化钠注射液中混合存在配伍禁忌。

【临床建议】配伍禁忌

头孢哌酮舒巴坦 + 法舒地尔
（cefoperazone sulbactam+fasudil）

【临床证据】任海云[1] 在临床工作中输注注射用头孢哌酮钠舒巴坦钠溶液（3g 溶于 0.9% 氯化钠注射液 100ml 中）完毕后，接续输注盐酸法舒地尔注射液（2ml 溶于 0.9% 氯化钠注射液 250ml 中），当法舒地尔溶液与莫菲氏滴管内残留的头孢哌酮钠舒巴坦钠溶液接触混合时，输液器莫菲氏滴管中立刻出现白色絮状物。立即停止输液，更换输液器，患者未出现不良反应。作者随后进行了实验验证：将注射用头孢哌酮钠舒巴坦钠 1.5g 溶于 0.9% 氯化钠注射液 100ml 中，用一次性注射器抽取盐酸法舒地尔注射液 2ml 加入头孢哌酮钠舒巴坦钠溶液中，混合溶液立刻出现白色絮状物，静置 6 小时配伍溶液仍为白色絮状物。提示在临床和实验条件下，注射用头孢哌酮舒巴坦钠的氯化钠稀释溶液与盐酸法舒地尔注射液混合存在配伍禁忌。

【临床建议】配伍禁忌

头孢哌酮舒巴坦 + 氟罗沙星（cefoperazone sulbactam+fleroxacin）

【临床证据】何丹丹等[1] 在临床工作中发现，头孢哌酮钠舒巴坦钠（舒普深）溶液与氟罗沙星（富络克）注射液在输液管中一经混合就会出现白色絮状浑浊。王家华等[2] 在临床输液中发现，普德欣（头孢哌酮舒巴坦钠（3g 溶于 0.9% 氯化钠注射液 250ml 中）注射液输注完毕，在同一输液管路继续输注邦来立欣注射液（氟罗沙星甘露醇）约 2 分钟后，输液管中出现白色浑浊。随后进行了验证实验：将普得欣 3g 溶入 0.9% 氯化钠注射液 250ml 中，然后缓慢滴入邦来立欣注射液中，两药交界处迅速变成乳白色，静置 2~3 分钟后，变成白色浑浊液，并出现絮状物。重复多次均出现相同反应。黄春媛等[3]在临床输液中也发现，头孢哌酮舒巴坦钠输注完毕时在同一输液管路继续输注氟罗沙星甘露醇时，莫菲氏滴管内立即出现白色浑浊乳状液。于爱英等[4]在临床工作中发现，氟罗沙星葡萄糖注射液（广东彼迪药业）输注完毕，在同一输液管路继续输注头孢哌酮钠舒巴坦钠（苏州二叶制药，2g 溶于 0.9% 氯化钠注射液 100ml 中）时，莫菲氏滴管内立即产生白色絮状物质。随后进行了验证实验：将头孢哌酮钠舒巴坦钠 3.0g 溶于 100ml 氯化钠注射液中，将输液器插入输液内排好气后，拔下输液器插入氟罗沙星葡萄糖注射液中，打开输液器开关滴注液体时，输液器的莫菲氏滴管内立刻产生白色絮状沉淀物，静置或摇动后不消失，立即分离头皮针，将输液器中的头孢哌酮钠舒巴坦钠溶液排尽，输液器莫菲氏滴管中的液体不变色；接着将输液器再插入头孢哌酮钠舒巴坦钠液体瓶中，打开输液器开关滴注时，输液器莫菲氏滴管中又立刻产生白色絮状沉淀物，静置或摇动后不消失。唐梅[5]在临床工作中发现，头孢哌酮钠舒巴坦钠与氟罗沙星葡萄糖注射液之间存在配伍禁忌，随后将输注用头孢哌酮钠舒巴坦钠溶液 2ml 与氟罗沙星葡萄糖注射液 2ml 直接混合，立即出现肉眼可见浑浊和白色絮状沉淀。罗永祥等[6]和田雯[7]也发现，当静脉滴注 0.9% 氯化钠注射液 + 头孢哌酮钠舒巴坦钠后，同一输液通路接续输注氟罗沙星葡萄糖注射液时，输液管内出现白色絮状物，调换液体顺序再次出现上述现象。临床观察和实验研究结果提示两药在上述条件下混合存在配伍禁忌。

【临床建议】配伍禁忌

头孢哌酮舒巴坦 + 复方氨基酸
（cefoperazone sulbactam+compound amino acid）

【临床证据】张晶晶等[1]在临床工作中发现，头孢哌酮钠舒巴坦钠静脉输注完毕，在同一输液管路继续输注复方氨基酸注射液时出现乳白色浑浊。随后进行了验证实验：将头孢哌酮钠舒巴坦钠溶于 100ml 氯化钠注射液中，抽取 10ml 与复方氨基酸注射液混合，混合液立即变为乳白色浑浊液，静置并常温放置 24 小时浑浊未消失。临床观察和实验结果提示两药在上述条件下混合存在配伍禁忌。

【临床建议】配伍禁忌

头孢哌酮舒巴坦 + 果糖（cefoperazone sulbactam+fructose）

【临床证据】黄攀豪等[1]在 10% 果糖注射液 250mL（江苏正大丰海）中加入头孢哌酮舒巴坦粉针剂 1.0g（无锡辉瑞，先用 10mL 灭菌注射用水溶解）混合均匀。在室温（25℃）条件下，考察配伍溶液放置 0、3、6 小时的外观变化。结果发现，除去本身药液颜色外，混合液颜色无明显变化，澄清透明，无气泡产生，无浑浊产生，并且随着时间变化混合液外观无明显变化。采用校准 pH 酸度计测定 0、3、6 小时的 pH 也没有显著变化。配伍溶液在 0、3、6 小时 3 个时间点 ≥ 10μm 和 ≥ 25μm 的不溶性微粒数量都符合注射剂的要求。含量测定结果显示果糖没有明显变化。作者认为在实验条件下，头孢哌酮舒巴坦与 10% 果糖可以配伍。**[编者注：该研究未测定头孢哌酮百分含量变化，建议谨慎配伍。]**

【临床建议】谨慎配伍

头孢哌酮舒巴坦 + 环丙沙星
（cefoperazone sulbactam+ciprofloxacin）

【临床证据】张爱梅等[1]对不同浓度和比例的头孢哌酮钠舒巴坦钠（深圳九新制药）与乳酸环丙沙星（河南省华利制药）进行多次混合实验，发现药液均出现白色浑浊。孙翠花等[2]在临床工作中发现，头孢哌酮舒巴坦钠（悦康药业集团）静脉输注完毕，在同一输液管路继续输注乳酸环丙沙星氯化钠注射液[回音必集团（江西）东亚制药]时，出现白色浑浊。随后进行了实验验证：将注射用头孢哌酮舒巴坦钠 2.25g 溶于 100ml 氯化钠注射液中，取 2ml 溶液与 2ml 乳酸环丙沙星注射液混合，注射器内立即出现白色浑浊，10 分钟后出现絮状物，再 10 分钟后现出白色结晶沉淀。孟沙沙[3]在临床工作中发现，当乳酸环丙沙星氯化钠注射液（四川美大康佳乐药业）静脉滴注完毕后，在同一输液管路连续输注头孢哌酮钠舒巴坦钠（广州白云山天心制药，3g 溶于 0.9% 氯化钠注射液 250ml 中），输液管内立刻出现白色絮状物。崔丽华[4]在临床输液中也发现，0.2% 乳酸环丙沙星注射液静脉滴注完毕后，在同一输液管路连续输注头孢哌酮钠舒巴坦钠（1.5g 溶于 0.9% 氯化钠注射液 100ml 中）时，莫菲氏滴管内即出现白色沉淀物。调换输入药物的顺序，即输完头孢哌酮钠舒巴坦钠接输0.2% 乳酸环丙沙星注射液时，仍出现上述现象。

【临床建议】配伍禁忌

头孢哌酮舒巴坦 + 加替沙星（cefoperazone sulbactam+gatifloxacin）

【临床证据】陈洪亮等[1]在临床工作中发现，当头孢哌酮钠舒巴坦钠输注完毕时在同一输液管路继续输注加替沙星时，莫菲氏滴管内立刻出现乳白色浑浊。临床观察提示两药在临床条件下混合存在配伍禁忌。

【临床建议】配伍禁忌

头孢哌酮舒巴坦 + 利多卡因
（cefoperazone sulbactam+lidocaine）

【临床证据】［药品说明书］"由于本品（头孢哌酮钠舒巴坦钠，舒普深）与 2% 盐酸利多卡因注射液混合后有配伍禁忌，因此应避免在最初溶解时使用此溶液。"

刘红等[1]在临床工作中发现，头孢哌酮钠舒巴坦与 2% 利多卡因溶液配伍时，出现白色沉淀。头孢哌酮钠母核头孢烯 4 位上有羟酸钠，遇钙离子而产生头孢烯 4- 羟酸钙析出。提示两药在上述临床条件下混合存在配伍禁忌。

【临床建议】配伍禁忌

头孢哌酮舒巴坦 + 洛美沙星
（cefoperazone sulbactam+lomefloxacin）

【临床证据】韵磊等[1]在临床工作中发现，门冬氨酸洛美沙星输注完毕时在同一输液管路继续输注头孢哌酮钠舒巴坦钠注射液时，输液管内立即形成白色混悬液体。随后进行了验证实验：在室温（20~30℃）下，将门冬氨酸洛美沙星（上海复旦复华药业）0.2g 溶于 0.9% 氯化钠注射液 250ml 中，将头孢哌酮钠 / 舒巴坦钠（悦康药业集团）3g 溶于 0.9% 氯化钠注射液 250ml 中，各取上述两种溶液 5ml 在无菌干燥管内直接混合后，都出现白色混悬现象，静置 12 小时仍有浑浊，并有少量白色沉淀。临床观察和实验结果提示两药在上述条件下混合存在配伍禁忌。

【临床建议】配伍禁忌

头孢哌酮舒巴坦 + 米力农（cefoperazone sulbactam+milrinone）

【临床证据】张小玉等[1]取米力农（鲁南制药股份有限公司）7.5mg 加入 0.9% 氯化钠注射液 32.5ml 中，用一次性延长管连接尼龙针微泵静注，10ml/h 维持 4 小时。输注完毕，在同一输液管路继续输注舒普深（头孢哌酮钠舒巴坦钠，辉瑞制药有限公司），发现延长管内液体立即变为乳白色不透明状，并出现沉淀，有时堵塞尼龙针。随后进行了验证实验：将米力农 7.5mg 溶于 0.9% 氯化钠注射液 32.5ml 中（231μg/ml），将舒普深 2g 溶于 0.9% 氯化钠注射液 40ml 中（50mg/ml）。用滴管取米力农溶液缓慢滴入内装 2ml 舒普深溶液的试管内，当米力农注射液滴入 1.5ml 时，开始出现少量微小混悬颗粒，当继续滴入约 2.5ml 左右时开始出现乳白色絮状物，静置 3 分钟后在试管底可见白色沉淀。临床观察和实验结果提示两药在上述条件下混合存在配伍禁忌。

【临床建议】配伍禁忌

头孢哌酮舒巴坦 + 奈替米星

（cefoperazone sulbactam+netilmicin）

【临床证据】[药品说明书]"由于头孢哌酮舒巴坦与氨基糖苷类抗生素之间有物理性配伍禁忌，因此两种药液不能直接混合。"

【临床建议】配伍禁忌

头孢哌酮舒巴坦 + 帕珠沙星

（cefoperazone sulbactam+pazufloxacin）

【临床证据】吕红[1]在临床输液过程中发现，头孢哌酮钠舒巴坦钠（先捷）输注完毕时在同一输液管路继续输注甲磺酸帕珠沙星（莱美净）时，输液管中及莫菲氏滴管中液体出现乳白色浑浊，静置后出现颗粒状沉淀。临床观察提示两药在临床条件下混合存在配伍禁忌。

【临床建议】配伍禁忌

头孢哌酮舒巴坦 + 培氟沙星（cefoperazone sulbactam+pefloxacin）

【临床证据】张丽[1]在临床输液过程中发现，头孢哌酮舒巴坦钠（优普同）静脉输注完毕，在同一输液管路继续输注培氟沙星注射液（甲培新）时，莫菲氏滴管内立即出现白色絮状物，放置24小时不消失。周龙兰等[2]在临床工作中发现，新浩欣（头孢哌酮钠舒巴坦钠干粉，1.5g/支）静脉滴注完后，在同一输液管路接瓶输注甲磺酸培氟沙星（0.4g/5ml）时，输液管路会产生浑浊和絮状沉淀。随后进行了验证实验：取新浩欣溶液与培氟沙星注射液按不同比例配伍混合后，都出现浑浊或絮状沉淀，用力摇动试管絮状沉淀物不能散开，加入0.9%氯化钠注射液仍不能溶解。牛凤珍等[3]同样发现，可夫新（甲磺酸培氟沙星）溶液（0.4g溶于5%葡萄糖注射液250ml中）滴注完毕，在同一输液管路继续输注头孢哌酮钠舒巴坦钠溶液（3g溶于0.9%氯化钠注射液100ml中）时，滴管内液体变为乳白色浑浊液。随后进行了验证实验：将可夫新0.4g溶于5%葡萄糖注射液255ml中，将头孢哌酮钠舒巴坦钠3g溶于0.9%氯化钠注射液105ml中，各取2ml直接混合后，混合液立即变为乳白色浑浊液。临床观察和实验结果提示两药在上述条件下混合存在配伍禁忌。

【临床建议】配伍禁忌

头孢哌酮舒巴坦 + 庆大霉素（cefoperazone sulbactam+gentamycin）

【临床证据】[药品说明书]"由于头孢哌酮舒巴坦与氨基糖苷类抗生素之间有物理性配伍禁忌，因此两种药液不能直接混合。"

刘红等[1]在临床工作中发现，头孢哌酮钠舒巴坦注射液输注完毕，在同一输液管路继续输注庆大霉素注射液时，莫菲氏滴管内出现白色浑浊、沉淀。提示两药在临床条件下混合存在配伍禁忌。

【临床建议】配伍禁忌

头孢哌酮舒巴坦 + 去甲万古霉素

（cefoperazone sulbactam+norvancomycin）

【临床证据】金燕等[1]在临床工作中发现，为患者输注注射用头孢哌酮钠舒巴坦钠（溶于 0.9% 氯化钠注射液）与注射用去甲万古霉素（溶于 0.9% 氯化钠注射液）时，接续输注时输液混合处立即出现乳白色絮状浑浊现象。作者随后进行了实验验证：将头孢哌酮钠舒他钠 4.5g 溶于 0.9% 氯化钠注射液 250ml 中，将去甲万古霉素 0.8g 溶于 0.9% 氯化钠注射液 100ml 中，用 10ml 注射器抽取上述两种溶液各 2ml 直接混合，混合液立即变为乳白色浑浊伴絮状液。提示在临床和实验条件下，注射用头孢哌酮钠舒巴坦钠溶液和去甲万古霉素输液混合存在配伍禁忌。

【临床建议】配伍禁忌

头孢哌酮舒巴坦 + 乳酸钠林格

（cefoperazone sulbactam+Sodium Lactate Ringer's）

【临床证据】[药品说明书]"由于本品（头孢哌酮钠舒巴坦钠，舒普深）与乳酸钠林格注射液混合后有配伍禁忌，因此应避免在最初溶解时使用该溶液。"

白志芳[1]在临床工作中发现，头孢哌酮钠舒巴坦钠溶液（3g 溶于 0.9% 氯化钠注射液 100ml 中）静脉输注完毕，在同一输液管路继续输注乳酸钠林格注射液时，莫菲氏滴管内迅速出现白色沉淀物。随后将注射用头孢哌酮钠舒巴坦钠溶于乳酸钠林格液 10ml 中，容器内立即出现白色沉淀，重复多次仍有白色沉淀产生，静置 24 小时后容器内的白色沉淀未消失。刘红等[2]在临床工作中发现，头孢哌酮钠舒巴坦注射液输注完毕，在同一输液管路继续输注乳酸林格液时，输液通路中出现白色沉淀。临床观察和实验结果提示两药在上述条件下混合存在配伍禁忌。

【临床建议】配伍禁忌

头孢哌酮舒巴坦 + 妥布霉素

（cefoperazone sulbactam+tobramycin）

【临床证据】[药品说明书]"由于头孢哌酮舒巴坦与氨基糖苷类抗生素之间有物理性配伍禁忌，因此两种药液不能直接混合。"

【临床建议】配伍禁忌

头孢哌酮舒巴坦 + 维生素 B₆

（cefoperazone sulbactam+vitamin B₆）

【临床证据】李丽娜[1]报道了1例患者在静脉输注头孢哌酮钠舒巴坦钠时，当维生素 B₆通过入"壶"（滴斗）静脉滴注时，输液管路立刻出现白色浑浊。随后将输液用的头孢哌酮钠舒巴坦钠溶液 5ml 与维生素 B₆ 1ml 直接混合，立即出现肉眼可见的浑浊。加大头孢哌酮钠舒巴坦钠与维生素 B₆ 浓度，白色絮状沉淀更明显。张丹靖[2]在临床给予维生素 B₆ 静脉滴注时，再给予头孢哌酮钠舒巴坦钠入"壶"，"壶"中立即出现白色絮状物。临床观察和实验结果提示两药在上述条件下混合存在配伍禁忌。

【临床建议】配伍禁忌

头孢哌酮舒巴坦 + 西咪替丁

（cefoperazone sulbactam+cimetidine）

【临床证据】苏永杰等[1]在临床输液中发现，在静脉滴注头孢哌酮钠舒巴坦钠时，采用西咪替丁入"壶"（滴斗）静脉滴注时，输液管内立即出现白色浑浊。随后验证实验发现，将 2 种药物溶液直接在注射器内混合，立即出现乳白色浑浊，放置 24 小时无变化。临床观察和实验结果提示两药在上述条件下混合存在配伍禁忌。

【临床建议】配伍禁忌

头孢哌酮舒巴坦 + 依诺沙星

（cefoperazone sulbactam+enoxacin）

【临床证据】吴静等[1]临床观察到，头孢哌酮钠舒巴坦钠输注完毕，在同一输液管路继续输注依诺沙星时，莫菲氏滴管中出现乳白色絮状物。随后进行了验证实验：将两种药液直接混合后立即出现白色沉淀，振荡后沉淀不消失。临床观察和实验结果提示两药在上述条件下混合存在配伍禁忌。

【临床建议】配伍禁忌

头孢哌酮舒巴坦 + 依替米星

（cefoperazone sulbactam+etimicin）

【临床证据】[药品说明书]"由于头孢哌酮舒巴坦与氨基糖苷类抗生素之间有物理性配伍禁忌，因此两种药液不能直接混合。"

骆静[1]报道了1例硫酸依替米星注射剂输注完毕，在同一输液管路继续输注头孢哌酮钠舒巴坦钠时，输液管内立即出现乳白色浑浊。潘瑞芳[2]在临床输注头孢哌酮舒巴坦钠溶液（3g 溶于 0.9% 氯化钠注射液 100ml 中）完毕后，接续输注硫酸依米替星氯化钠溶液时，输液管内即刻出现乳白色浑浊液，立即关闭输液管，更换输液器，用 0.9% 氯化钠注射液冲管后，再输注硫酸依米替星氯化钠溶液，患者未出现不良反应。作者随后进行了实验验证：将注射用头孢哌酮舒巴坦钠 3g 溶于 0.9% 氯化钠注射液 100ml 中，用无菌注射器抽取 2ml 与硫酸依米替星氯化钠 2ml 直接混合，混合溶液即刻变为乳白色浑浊液。周兴[3] 在临床输注头孢哌酮钠舒巴坦钠注射液（3g 溶于 0.9% 氯化钠注射液 100ml）完毕后，接续输注硫酸依替米星氯化钠注射液（海南爱科，0.15g/100ml），当两种药液在莫菲氏滴管内接触混合时，溶液迅速变成乳白色，立即停止输液，更换输液管，用生理盐水冲管后再输入另一液体，患者未发生输液反应。作者随后进行了实验验证：将注射用头孢哌酮钠舒巴坦钠（安徽宏业药业）1.5g 和注射用头孢哌酮钠舒巴坦钠（辉瑞制药）3g 溶于 0.9% 氯化钠注射液 100ml 中形成 2 种不同浓度的溶液，抽取 5ml 与硫酸依替米星氯化钠注射液 5ml 混匀，混合溶液立即变成乳白色，静置 2~3 分钟后，输液管内出现白色浑浊。提示在临床和实验条件下，头孢哌酮钠舒巴坦钠注射液和硫酸依替米星氯化钠注射液混合存在配伍禁忌。

【临床建议】配伍禁忌

头孢哌酮舒巴坦 + 乙酰谷酰胺

（cefoperazone sulbactam+aceglutamide）

【临床证据】刘丽倩[1] 在临床工作中发现，当乙酰谷酰胺输注完毕时在同一输液管路继续输注头孢哌酮钠舒巴坦钠时，输液管中出现白色絮状沉淀。临床观察提示两药在临床条件下混合存在配伍禁忌。

【临床建议】配伍禁忌

头孢哌酮舒巴坦 + 异帕米星

（cefoperazone sulbactam+isepamicin）

【临床证据】[药品说明书]"由于头孢哌酮舒巴坦与氨基糖苷类抗生素之间有物理性配伍禁忌，因此两种药液不能直接混合。"

【临床建议】配伍禁忌

头孢哌酮舒巴坦 + 罂粟碱

（cefoperazone sulbactam+papaverine）

【临床证据】幸兰[1] 在临床工作中输注注射用头孢哌酮舒巴坦钠溶液（2g 溶于 0.9% 氯化钠注射液 100ml 中）完毕后，接续输注盐酸罂粟碱注射液（60mg 溶于 0.9% 氯化钠注射液 100ml 中）。当盐酸罂粟碱注射液与莫菲氏滴管中残留的头孢哌酮钠舒巴坦钠溶液接触混合时，输液器莫菲氏滴管内液体随即呈现白色，立即停止输液，更换输液器，报告医生，给予 0.9% 氯化钠注射液冲管，患者未出不良反应。作者随后进行了实验验证：将注射用头孢哌酮舒巴坦钠 2g 溶于 0.9% 氯化钠注射液 10ml 中，取 5ml 直接与盐酸罂粟碱注射液 5ml 在试管中混合，试管内液体即刻变为白色浑浊液，并出现大量白色块状物，静置 30 分钟后液体颜色变淡，白色块状物未减少，静置 1 小时后液体变清澈，白色块状物减少并附着在管壁，振荡后不能消除。提示在临床和实验条件下注射用头孢哌酮钠舒巴坦钠的氯化钠稀释溶液与盐酸罂粟碱注射液混合存在配伍禁忌。

【临床建议】配伍禁忌

头孢哌酮舒巴坦 + 左氧氟沙星
（cefoperazone sulbactam+levofloxacin）

【临床证据】宋红[1] 在临床工作中观察到，在同一管路先后连续输注立健舒（头孢派酮舒巴坦钠）与优普罗康（盐酸左氧氟沙星氯化钠注射液）时，输液管中液体呈现乳白色。随后验证实验发现，将注射用立健舒 4g 溶入 0.9% 注射用氯化钠 250ml 中，缓慢滴入优普罗康溶液时，两药交界处迅速变成乳白色，静置 1~2 分钟后出现白色絮状沉淀，加热无变化。苏颖等[2] 在临床工作中发现，头孢哌酮钠舒巴坦钠与左氧氟沙星氯化钠注射液联合应用时，输液管中出现白色浑浊及絮状物，随后将配制好的头孢哌酮钠舒巴坦钠溶液 2ml 与左氧氟沙星氯化钠注射液 2ml 在注射器中混合，立刻出现白色浑浊和絮状物。刘红等[3] 在临床输液过程中发现，头孢哌酮钠舒巴坦注射液输注完毕，在同一输液管路继续输注左氧氟沙星时，莫菲氏滴管内产生白色浑浊。张永刚等[4] 在临床工作中发现，头孢哌酮钠舒巴坦钠联合左氧氟沙星治疗时，二者输液混合时产生了乳白色絮状物。随后作者进行了实验验证：将 2.5g 注射用头孢哌酮钠舒巴坦钠（石药集团中诺药业）溶于 0.9% 氯化钠注射液 100ml，将 0.4g 盐酸左氧氟沙星注射液（扬子江药业）稀释于 0.9% 氯化钠注射液 500ml 中。用 30ml 的无菌注射器抽取头孢哌酮钠舒巴坦钠溶液 10ml，用另一个 30ml 的无菌注射器抽取盐酸左氧氟沙星注射液（稀释）10ml，再用另一个 30ml 的无菌注射器依次抽取 10ml 头孢哌酮钠舒巴坦钠溶液和 5ml 盐酸左氧氟沙星注射液（稀释），直接混合。结果发现，与两种溶液相比，配伍溶液立即出现乳白色絮状物，摇晃后静置 10 分钟后，浑浊不消失。调整抽吸顺序，进行多次实验，结果一致。提示在实验条件下，头孢哌酮钠舒巴坦钠输液与左氧氟沙星注射液（稀释）混合存在配伍禁忌。

【临床建议】配伍禁忌

头孢哌酮他唑巴坦 + 氨溴索
（cefoperazone tazobactam+ambroxol）

【临床证据】沈爱武[1]在临床工作中发现，输注头孢哌酮他唑巴坦钠（5.0g 溶于 0.9% 氯化钠注射液 250ml 中）过程中经头皮针给予氨溴索溶液（60mg 溶于 0.9% 氯化钠注射液 10ml 中）静脉推注，在静脉推注过程中头皮针内出现白色颗粒物。随后进行了验证实验：取头孢哌酮他唑巴坦钠（仙必他，石药集团中诺药业，）溶液（0.5g 溶于 0.9% 氯化钠注射液 15ml 中）2ml 与 2ml 盐酸氨溴索（伊诺舒，天津药物研究院药业）溶液（15mg 溶于 0.9% 氯化钠注射液 5ml 中）直接混合后立即出现白色颗粒状沉淀物，放置 30 分钟未有变化。临床观察和实验结果提示两药在上述条件下混合存在配伍禁忌。

【临床建议】配伍禁忌

头孢哌酮他唑巴坦 + 川芎嗪
（cefoperazone tazobactam+ligustrazine）

【临床证据】朱凤珍[1]在临床工作中发现，在头孢哌酮钠他唑巴坦钠溶液（2g 溶于 0.9% 氯化钠注射液 250ml 中）输注完毕，在同一输液管路继续输注盐酸川芎嗪氯化钠溶液（120mg 溶于 0.9% 氯化钠注射液 250ml 中）时，在莫菲氏滴管内出现白色浑浊现象，并有白色小颗粒形成。随后取头孢哌酮钠他唑巴坦钠溶液（1g 溶于 0.9% 氯化钠注射液 10ml 中）5ml 与盐酸川芎嗪溶液（40mg 溶于 0.9% 氯化钠注射液 10ml 中）5ml 直接混合，混合液立即变为白色浑浊液且有不溶性的白色块状物出现，剧烈摇晃或放置 24 小时后无变化。临床观察和实验结果提示两药在上述条件下混合存在配伍禁忌。

【临床建议】配伍禁忌

头孢哌酮他唑巴坦 + 法莫替丁
（cefoperazone tazobactam+famotidine）

【临床证据】李娟等[1]在工作中发现，头孢哌酮钠他唑巴坦钠与法莫替丁混合应用时出现白色沉淀，进一步的实验也发现，当头孢哌酮钠他唑巴坦钠（1g 用 0.9% 氯化钠注射液注射液 2ml 溶解）溶液与法莫替丁注射液 2ml 混合后立即出现白色浑浊物，放置 24 小时仍有部分颗粒状沉淀物，提示两药在上述条件下混合存在配伍禁忌。

【临床建议】配伍禁忌

头孢哌酮他唑巴坦 + 夫西地酸
（cefoperazone tazobactam+fusidic acid）

【临床证据】侯隽[1]在临床工作中输注头孢哌酮钠他唑巴坦钠溶液（海南通用三洋药业，2g 溶于 0.9% 氯化钠注射液 100ml 中）完毕后，接续输注夫西地酸钠溶液（成都天台山制药，0.5g 溶于 5% 葡萄糖注射液 250ml 中），当两种输液在莫菲氏滴管内接触混合时，输液器内液体呈现白色浑浊样。立即停止输液，更换输液器，用 0.9% 氯化钠注射液冲洗管路，患者未出现不良反应。作者随后进行了实验验证：将夫西地酸钠 0.125g 溶于 5% 葡萄糖注射液或 0.9% 氯化钠注射液 100ml 中，然后将注射用头孢哌酮钠他唑巴坦钠 1g 溶于上述夫西地酸钠输液中，混合溶液立即呈白色浑浊。提示在临床和实验条件下注射用头孢哌酮钠他唑巴坦钠与夫西地酸钠输液混合存在配伍禁忌。

【临床建议】配伍禁忌

头孢哌酮他唑巴坦 + 诺氟沙星
（cefoperazone tazobactam+norfloxacin）

【临床证据】刘雪梅等[1]在工作中发现，头孢哌酮钠他唑巴坦钠溶液（5g 溶于 0.9% 氯化钠注射液 100ml 中）输注完毕，在同一输液管路继续输注谷氨酸诺氟沙星氯化钠注射液（0.2g）时，莫菲氏滴管内立即出现乳白色浑浊，经摇晃不消失。随后进行了验证实验：将头孢哌酮钠他唑巴坦钠 5g 溶于氯化钠注射液 100ml 中，再抽吸谷氨酸诺氟沙星氯化钠注射液 10ml 缓慢滴入头孢哌酮钠他唑巴坦钠溶液中，溶液迅速变成乳白色，30 分钟后液体仍呈乳白色浑浊。临床观察和实验结果提示两药在上述条件下混合存在配伍禁忌。

【临床建议】配伍禁忌

头孢哌酮他唑巴坦 + 甲砜霉素甘氨酸酯
（cefoperazone tazobaetam+thiamphenicol glycinate hydrochloride）

【临床证据】杨锁柱[1]在临床工作中输注注射用头孢哌酮钠他唑巴坦钠溶液（海口奇力制药，2.25g 溶于 0.9% 氯化钠注射液 100ml 中），这组输液完毕后，接续输注注射用盐酸甲砜霉素甘氨酸酯溶液（海口奇力制药，1.0g 溶于 0.9% 氯化钠注射液 100ml 中）时，与头孢哌酮钠他唑巴坦钠残余溶液在输液器莫菲氏滴管内混合时迅速出现白色浑浊。立即关闭输液器调节夹，并更换输液器，患者未出现输液反应。作者随后进行了实验验证：取注射用头孢哌酮钠他唑巴坦钠 2.25g 溶于 0.9% 氯化钠注射液 10ml 中，取注射用盐酸甲砜霉素甘氨酸酯 1.0g 溶于 0.9% 氯化钠注射液

10ml 中。用 20ml 无菌注射器分别抽取上述两种溶液混合后立即出现白色浑浊，放置 2 小时后仍呈白色浑浊。重复上述实验 5 次，结果一致。提示在临床和实验条件下，头孢哌酮钠他唑巴坦钠溶液与盐酸甲砜霉素甘氨酸酯溶液混合存在配伍禁忌。

【临床建议】配伍禁忌

头孢哌酮他唑巴坦 + 甲氧氯普胺
（cefoperazone tazobactam+metoclopramide）

【临床证据】栾子岩[1] 发现，在输注孢哌酮钠他唑巴坦钠溶液（2.5g 溶于 0.9% 氯化钠注射液 250ml 中）的过程中，从莫菲氏滴管中加入盐酸甲氧氯普胺 10mg 时，滴管内的液体立刻出现白色浑浊。随后进行了验证实验：取 4ml 上述浓度的头孢哌酮钠他唑巴坦钠溶液与 1ml 盐酸甲氧氯普胺注射液直接混合，混合液立即出现白色浑浊，在室内放置 1 小时，浑浊未消失。临床观察和实验结果提示两药在上述条件下混合存在配伍禁忌。

【临床建议】配伍禁忌

头孢哌酮他唑巴坦 + 莫西沙星
（cefoperazone tazobactam+moxifloxacin）

【临床证据】邓秋花等[1] 在头孢哌酮钠他唑巴坦钠（凯斯）溶液（2g 溶于 0.9% 氯化钠注射液 100ml 中）输注完毕后，经同一输液管路继续输注盐酸莫西沙星氯化钠注射液（拜复乐，0.4g）时，莫菲氏滴管内出现白色浑浊，经摇晃不消失。随后进行了验证实验：用一次性注射器抽取上述浓度的头孢哌酮钠他唑巴坦钠溶液与盐酸莫西沙星氯化钠注射液直接混合后，针筒内液体立即变浑浊，放置 12 小时后针筒内液体出现白色絮状物，24 小时后絮状物不消失。临床观察和实验结果提示两药在上述条件下混合存在配伍禁忌。

【临床建议】配伍禁忌

头孢哌酮他唑巴坦 + 帕珠沙星
（cefoperazone tazobactam+pazufloxacin）

【临床证据】万正兰等[1] 在工作中发现，头孢哌酮钠他唑巴坦钠溶液（2g 溶于 0.9% 氯化钠注射液 100ml 中）静脉输注完毕，在同一输液管路继续输注甲磺酸帕珠沙星（1g 溶于 5% 葡萄糖注射液 100ml 中）时，输液管内出现白色浑浊。随后进行了验证实验：采用不同溶媒配制成不同浓度的两种溶液（头孢哌酮钠他唑巴坦钠 2%，甲磺酸帕珠沙星注射液 1%）进行混合，均出现白色浑浊。陈淑婧等[2] 在临床给糖尿病患者输液

T

过程中发现，当输注甲磺酸帕珠沙星注射液（0.3g 溶于 0.9% 氯化钠注射液 100ml）完毕后，接续输注头孢哌酮他唑巴坦钠溶液（2.5g 溶于 0.9% 氯化钠注射液 100ml）时，残余的甲磺酸帕珠沙星溶液与头孢哌酮他唑巴坦钠溶液接触时，分装袋内或输液管内的混合液体立即变浑浊，呈米汤样。立即停止输液，更换输液管，患者无不良事件发生。作者随后进行了实验验证：将甲磺酸帕珠沙星注射液 0.3g 溶于 0.9% 氯化钠注射液 100ml 中，将注射用头孢哌酮他唑巴坦钠 2.5g 溶于 0.9% 氯化钠注射液 100ml 中，取 5ml 甲磺酸帕珠沙星稀释溶液直接与头孢哌酮他唑巴坦钠溶液 5ml 混合，配伍溶液即刻变浑浊，呈米汤样。提示在临床和实验条件下，甲磺酸帕珠沙星稀释溶液与头孢哌酮他唑巴坦钠溶液混合存在配伍禁忌。

【临床建议】配伍禁忌

头孢哌酮他唑巴坦 + 去甲万古霉素
（cefoperazone tazobactam+norvancomycin）

【临床证据】李慧敏等[1] 在使用头孢哌酮钠他唑巴坦钠（仙必他）溶液（2.5g 溶于 0.9% 氯化钠注射液 100ml 中）过程中发现，与去甲万古霉素（万迅）溶液（0.4g 溶于 5% 葡萄糖注射液 250ml 中）混合时会产生絮状物。随后进行了验证实验：将 2.5g 头孢哌酮钠他唑巴坦钠溶于 0.9% 氯化钠注射液 100ml 中，将 0.4g 去甲万古霉素溶于 5% 葡萄糖 250ml 中，分别取上述两种溶液各 5ml 混合后，均出现絮状物，放置 24 小时仍有絮状物。贺媛[2] 在临床工作中输注注射用头孢哌酮钠他唑巴坦钠溶液（3g 溶于 0.9% 氯化钠注射液 100ml 中）完毕后，接续输注盐酸去甲万古霉素溶液（800mg 溶于 0.9% 氯化钠注射液 100ml 中），当两种输液在莫菲氏滴管内接触混合时，输液器莫菲氏滴管内立即出现了白色絮状物浑浊，摇动后不消失。立即停止输液，更换输液器并用 0.9% 氯化钠注射液冲管后再输入去甲万古霉素溶液，患者未发现不良反应。作者随后进行了实验验证：将注射用头孢哌酮钠他唑巴坦钠 3g 溶于 0.9% 氯化钠注射液 100ml 中，将盐酸去甲万古霉素 800mg 溶于 0.9% 氯化钠注射液 100ml 中，取上述两种溶液各 2ml 直接混合，混合溶液立即出现白色絮状物沉淀，摇动后不消失。提示在临床和实验条件下，注射用头孢哌酮钠他唑巴坦钠与盐酸去甲万古霉素的氯化钠稀释溶液混合存在配伍禁忌。

【临床建议】配伍禁忌

头孢哌酮他唑巴坦 + 万古霉素
（cefoperazone tazobactam+vancomycin）

【临床证据】李慧敏等[1] 在使用头孢哌酮钠他唑巴坦钠（仙必他）

溶液（2.5g 溶于 0.9% 氯化钠注射液 100ml 中）过程中发现，与万古霉素溶液（0.5g 溶于 5% 葡萄糖注射液 250ml 中）混合时会产生絮状物。随后进行了验证实验：将 2.5g 头孢哌酮钠他唑巴坦钠溶于 0.9% 氯化钠注射液 100ml 中，将 0.5g 万古霉素溶于 5% 葡萄糖 250ml 中，取 2 组上述两种溶液各 5ml 混合后，都出现絮状物，放置 24 小时仍有絮状物。管华[2] 在临床工作中连续输注注射用盐酸万古霉素与注射用头孢哌酮钠他唑巴坦钠两种输液时，在莫菲氏滴管内出现乳白色浑浊，提示二者存在配伍禁忌。作者随后进行了实验验证：将注射用盐酸万古霉素 500mg 溶于 0.9% 氯化钠注射液 250ml 中，将注射用头孢哌酮钠他唑巴坦钠 2.5g 溶于 0.9% 氯化钠注射液 250ml 中，用 5ml 一次性注射器抽取上述两种溶液各 2ml 在试管中混合，结果混合溶液立即出现白色浑浊，呈乳白色。静置 30 分钟后，乳白色浑浊未见消失。提示在临床和实验条件下注射用盐酸万古霉素与注射用头孢哌酮钠他唑巴坦钠在 0.9% 氯化钠注射液中混合存在配伍禁忌。

【临床建议】配伍禁忌

头孢哌酮他唑巴坦 + 依替米星

（ cefoperazone tazobactam+etimicin ）

【临床证据】尹小英[1] 在临床工作中发现，头孢哌酮钠他唑巴坦钠溶液（2g 溶于 0.9% 氯化钠注射液 100ml 中）输注完毕，在同一输液管路继续输注硫酸依替米星溶液（100mg 溶于 0.9% 氯化钠注射液 100ml 中）时，输液管内立即出现浑浊及白色絮状物。随后进行了验证实验：取上述浓度的头孢哌酮钠他唑巴坦钠和硫酸依替米星溶液体各 10ml 在无菌试管中混合后，立即出现浑浊及白色絮状物，放置 24 小时白色絮状物形成沉淀。临床观察和实验结果提示两药在上述条件下混合存在配伍禁忌。

【临床建议】配伍禁忌

头孢匹胺 + 阿米卡星（ cefpiramide+amikacin ）

【临床证据】李玉美等[1] 在临床工作中发现，头孢匹胺钠（斯壮，山东鲁抗，1.0g/ 支）溶液（2g 溶于 0.9% 氯化钠注射液 100ml 中）静脉输注完毕后，经同一输液通路继续输注阿米卡星（乐山方明生产，0.2g/ 支）溶液（0.4g 溶于 0.9% 氯化钠注射液 250ml 中）时，输液管内出现白色浑浊絮状物，并且不会自行溶解。随后进行了验证实验：将头孢匹胺钠 2g 溶于 0.9% 氯化钠注射液 100ml 溶液中，将阿米卡星 0.4g 溶于 0.9% 氯化钠注射液 250ml 中，将阿米卡星溶液滴入头孢匹胺溶液中，立即出现絮状沉淀。经过多批次实验均出现絮状沉淀。临床观察和实验结果提示两药在上述条件下混合存在配伍禁忌。

【临床建议】配伍禁忌

头孢匹胺 + 氨溴索（cefpiramide+ambroxol）

【临床证据】赵娜[1]在临床输液中发现，迅尔奇（头孢匹胺，广东博州药业）溶液（2g溶于0.9%氯化钠注射液100ml中）静脉滴注过程中，遵医嘱给予沐舒坦（氨溴索，勃林格殷格翰）30mg入"壶"（滴斗）静脉滴注时，莫菲氏滴管内迅速出现乳白色沉淀。随后进行了验证实验：将迅尔奇2g溶于0.9%氯化钠注射液100ml中，取5ml溶液与一定量的沐舒坦注射液直接混合后，混合液中立即出现乳白色沉淀。杜萍等[2]在临床给予患者头孢匹胺钠溶液（3g溶于0.9%氯化钠注射液250ml中）静脉滴注完毕后，经同一输液通路继续输注伊诺舒（氨溴索30mg溶于5%葡萄糖注射液100ml中）时，输液管内立刻出现乳白色浑浊。随后也进行了验证实验：将头孢匹胺钠3g溶解于0.9%氯化钠注射液注射液10ml中，取2ml溶液直接与伊诺舒原液混合后，混合液立即变为白色浑浊液。张润平[3]在临床工作中发现，当静脉滴注菲得欣（盐酸氨溴索葡萄糖注射液，石家庄四药）后，在同一管路继续输注头孢匹胺钠（溶于0.9%氯化钠注射液中，山东鲁抗医药股份）时，输液管内立即出现白色絮状物。随后进行了实验验证：按照临床应用方法配制药液：将头孢匹胺钠0.5g溶于100ml 0.9%氯化钠注射液中，将菲得欣0.3g溶于5%葡萄糖注射液250ml中，取两种药物各5ml直接混合后，立即出现白色絮状物，重复多次结果一致。高秀荣等[4]在临床工作中发现，注射用盐酸氨溴索药液输注完毕，在同一管路中继续输入注射用头孢匹胺钠药液时，输液管内出现白色浑浊物。随后进行验证实验：取上述两种配制液适量直接混合后，即出现明显的白色浑浊物。周杰等[5]在临床静脉输液过程中发现，头孢匹胺钠注射液输注完毕，在同一输液管路继续输注盐酸氨溴索注射液时，约3分钟后莫菲氏滴管中的液体变为乳白色。随后进行验证实验：①将头孢匹胺钠3g溶于0.9%氯化钠注射液中，取5ml与盐酸氨溴索注射液5ml直接混合后，液体立即变成乳白色，静置1小时后无变化；②将2种药物分别加入5%葡萄糖注射液150ml中（先溶头孢匹胺钠于溶剂中），取头孢匹胺钠和盐酸氨溴索注射液各5ml直接混合后，针筒内立即出现乳白色浑浊液，静置10小时无变化；③将2种药物分别加入0.85%氯化钠注射液250ml中，取头孢匹胺钠和盐酸氨溴索注射液各5ml直接混合，针筒内立即出现乳白色浑浊液，肉眼可见，静置10小时后无变化。龚兵等[6]在临床输液中也发现，头孢匹胺钠注射液（1.0g溶于0.9%氯化钠注射液100ml

中）静脉滴注完毕后，经同一输液通路继续输注氨溴索（15mg 溶于 10% 葡萄糖注射液 100ml 中）时，莫菲氏滴管立刻出现白色浑浊，并有少许絮状物。随后将抽吸过头孢匹胺而且尚有残余药液的注射器直接抽吸氨溴索时，注射器里立即出现白色浑浊，重复多次都呈现相同的反应。王金欣[7] 在临床工作中输注注射用头孢匹胺钠溶液（2g 溶于 0.9% 氯化钠注射液 100ml 中）完毕后，接续输注盐酸氨溴索葡萄糖注射液 100ml，当头孢匹胺钠溶液与盐酸氨溴索葡萄糖注射液在莫菲氏滴管内混合时，输液管内液体立即出现白色絮状物，立即停止输液，更换输液器，患者未出现不良反应。作者随后进行了验证实验：将注射用头孢匹胺钠 2g 溶于 0.9% 氯化钠注射液 100ml 中，用一次性无菌注射器抽取 1ml，再抽取盐酸氨溴索葡萄糖注射液 1ml 直接混合，注射器内即刻出现白色絮状物，反复多次结果均一致。陆秀杰[8] 在临床观察到，当头孢匹胺钠（瑞阳制药，0.5g/ 支）输液输完后，在同一输液通路中继续静脉滴注盐酸氨溴索 50ml（含盐酸氨溴索 30mg 与葡萄糖 2.5g，石家庄四药有限公司），莫菲氏滴管内立刻出现白色浑浊现象，随后将头孢匹胺钠 0.5g 溶于 5ml 0.9% 氯化钠注射液中，用注射器抽取 2ml 与盐酸氨溴索 2ml 直接混合，混合液即刻变为白色浑浊液，且注射器管壁上有白色沉淀出现，剧烈摇晃后或放置 24 小时后无变化。提示在临床和实验条件下头孢匹胺和氨溴索混合存在配伍禁忌。

【临床建议】配伍禁忌

头孢匹胺 + 奥美拉唑（cefpiramide+omeprazole）

【临床证据】武艳[1] 在临床输液过程中发现，当头孢匹胺钠（力仙尼，山东罗欣药业）溶液（1g 溶于 0.9% 氯化钠注射液 100ml 中）输注完毕后，经同一输液通路继续输注奥美拉唑钠（中国预防医学科学院流行病学微生物学研究所晋城海斯药业）溶液（40mg 溶于 0.9% 氯化钠注射液 100ml 中）时，输液管内立刻出现白色浑浊现象。随后进行了验证实验：将上述输注浓度的头孢匹胺钠溶液 5ml 与奥美拉唑钠溶液 1ml 直接混合后，混合液立即出现白色浑浊，放置 24 小时后有沉淀析出。临床观察和实验结果提示两药在上述条件下混合存在配伍禁忌。

【临床建议】配伍禁忌

头孢匹胺 + 奥硝唑（cefpiramide+ornidazole）

【临床证据】马红霞[1] 在临床输液中发现，头孢匹胺钠注射液（2g 溶于 0.9% 氯化钠注射液 100ml 中）静脉输注完毕后，经同一输液通路继续输注奥硝唑注射液（0.5g 溶于 0.9% 氯化钠注射液 100ml 中）时，莫菲氏滴管及输液器中会出现白色絮状物。随后进行了验证实验：将上述浓度的头孢匹胺钠溶液 2ml 与奥硝唑注射液 2ml 直接混合后，发现混合液立即出现浑浊，稍后出现白色絮状物。临床观察和实验结果提示两药在上述条件下混合存在配伍禁忌。

【临床建议】配伍禁忌

头孢匹胺 + 丙帕他莫（cefpiramide+propacetamol）

【临床证据】张伟[1]在临床工作中发现，注射用头孢匹胺钠（山东瑞阳有限公司）溶液（溶于 0.9% 氯化钠注射液中）静脉输注完毕，在同一输液管路中继续输注盐酸丙帕他莫（山西泰盛制药，溶于 0.9% 氯化钠注射液中）时，输液管路出现白色絮状沉淀。随后进行了验证实验：将注射用头孢匹胺钠溶液 5ml 与注射用盐酸丙帕他莫溶液 5ml 直接混合后，混合液立即出现白色絮状沉淀，放置 24 小时后仍有沉淀析出。童燕美等[2]在临床工作中发现：输注头孢匹胺（广州白云山天心制药，2g 溶于 0.9% 氯化钠注射液 100ml）溶液完毕后接续输注盐酸丙帕他莫（山西振东泰盛制药，2g 溶于 0.9% 氯化钠注射液 100ml）溶液，在输注头孢匹胺溶液完毕后，接续输注盐酸丙帕他莫溶液时，当头孢匹胺的残留溶液和盐酸丙帕他莫溶液接触时，输液管立即出现白色浑浊絮状物，立即停止输注，重新更换输液管道后液体澄清，患者无不适感，密切观察患者病情变化。随后作者进行了实验验证：取头孢匹胺 2g 溶于 0.9% 氯化钠注射液 100ml 中，取盐酸丙帕他莫 2g 溶于 0.9% 氯化钠注射液 100ml，然后用 20ml 无菌注射器抽取上述两种溶液各 5ml 直接混合，配伍溶液立即出现白色浑浊絮状物，常温下放置 10 分钟，管壁有白色固体附着物出现。提示临床和实验条件下，头孢匹胺溶液和盐酸丙帕他莫溶液混合存在配伍禁忌。

【临床建议】配伍禁忌

头孢匹胺 + 多巴胺（cefpiramide+dopamine）

【临床证据】刘奇玉[1]在临床工作中发现，头孢匹胺钠溶液（2g 溶于 0.9% 氯化钠注射液 100ml 中）静脉滴注结束后，经由同一个头皮针泵入盐酸多巴胺溶液（40mg 溶于 0.9% 氯化钠注射液 50ml 中）时，头皮针管内液体立即变成白色浑浊液。随后进行验证实验：取上述浓度的头孢匹胺钠溶液 5ml 与盐酸多巴胺直接混合后，液体立即变成白色浑浊状。临床观察和实验结果提示两药在上述条件下混合存在配伍禁忌。

【临床建议】配伍禁忌

头孢匹胺 + 多巴酚丁胺（cefpiramide+dobutamine）

【临床证据】梁玉花[1]在临床工作中应用 Y 型留置针接三通共用一

条静脉通路输液过程中发现，头孢匹胺和多巴酚丁胺混合接触后，在三通管腔内出现乳白色浑浊现象。随后进行了验证实验：将头孢匹胺 2.0g 溶于 20ml 0.9% 氯化钠注射液中，将 20mg 多巴酚丁胺用 20ml 0.9% 氯化钠注射液稀释，各取 10ml 直接混合后，混合药液立即变为乳白色浑浊液，放置 5 分钟后可析出白色沉淀，置 2 小时后上层为白色絮状物，下层为无色澄清液体。临床观察和实验结果提示两药在上述条件下混合存在配伍禁忌。

【临床建议】配伍禁忌

头孢匹胺 + 氟罗沙星（cefpiramide+fleroxacin）

【临床证据】许春丽[1]在临床工作中发现，头孢匹胺钠静脉输注完毕，在同一输液管路中继续输注氟罗沙星时，输液器管路中立即出现了白色浑浊，输液器过滤器被堵塞。随后进行了实验验证：按照临床实际配制方法，将 2g 头孢匹胺钠溶入 0.9% 氯化钠注射液 250ml 中，然后缓慢滴入氟罗沙星溶液中，两药交界处迅速变成乳白色，静置两小时后变成白色絮状物。临床观察和实验结果提示两药在上述条件下混合存在配伍禁忌。

【临床建议】配伍禁忌

头孢匹胺 + 诺氟沙星（cefpiramide+norfloxacin）

【临床证据】金桂月等[1]在临床输液过程中发现，抗力欣（头孢匹胺）静脉输注完毕后，在同一输液管路连续输注福沙（谷氨酸诺氟沙星）时，输液管及莫菲氏滴管中的液体出现浑浊。提示两药在临床条件下混合存在配伍禁忌。

【临床建议】配伍禁忌

头孢匹胺 + 果糖二磷酸钠
（cefpiramide+fructose diphosphate sodium）

【临床证据】彭小兰[1]在临床工作中发现，当注射用头孢匹胺钠输注完毕，在同一输液管路中继续输注果糖二磷酸钠注射液时，莫菲氏滴管中出现白色浑浊。进一步实验发现，将注射用头孢匹胺钠 2g 溶于 0.9% 氯化钠注射液 100ml 中，取少量稀释溶液与果糖二磷酸钠注射液混合后，混合液呈白色浑浊，静置 24 小时后白色浑浊无改变。临床观察和实验结果提示两药在上述条件下混合存在配伍禁忌。

【临床建议】配伍禁忌

头孢匹胺 + 加替沙星（cefpiramide+gatifloxacin）

【临床证据】吕霞娟[1]在临床输液过程中发现，当罗航（头孢匹胺钠）溶液（2.0g 溶于 0.9% 氯化钠 250ml 中）静脉输注完毕后，经同一输液通路继续输注利欧（加替沙星）注射液（100ml）时，输液器管道中立刻出现白色浑浊。随后进行了验证实验：将头孢匹胺钠 2.0g 溶于 0.9% 氯化钠 250ml 中，取 5ml 和加替沙星注射液 5ml 直接在无菌干燥的试管中混合，混合液立即出现白色浑浊，静置 30 分钟仍有白色浑浊。王兰[2]在临床输液工作中发现，头孢匹胺溶液（2.0g 溶于 0.9% 氯化钠 100ml 中）静脉输注完毕后，经同一输液通路继续输注加替沙星葡萄糖注射液（100ml）时发现，输液管内出现乳白色絮状物。随后进行了验证实验：将头孢匹胺 2g 溶于 0.9% 氯化钠注射液 100ml 中，取头孢匹胺钠溶液和加替沙星注射液各 2ml 直接混合后，立即出现乳白色絮状物，振荡后不消失。高新玲[3]在临床工作中输注头孢匹胺（3.0g 溶于 0.9% 氯化钠注射液 250ml）和加替沙星氯化钠注射液 200ml。在输注头孢匹胺完毕后，直接接续输注加替沙星氯化钠注射液，当头孢匹胺残留溶液与加替沙星氯化钠注射液在输液管相遇时，迅速出现白色浑浊和絮状物。立即停止输液，更换输液器后予生理盐水间隔静脉滴注后再输入加替沙星氯化钠注射液，患者未出现不良反应。随后作者进行了实验验证：按照临床配制方法将注射用头孢匹胺（深圳力健药业，1g/ 支）3.0g 溶于 0.9% 氯化钠注射液 250ml 中，用 10ml 的无菌注射器分别抽取头孢匹胺溶液 5ml 和加替沙星氯化钠注射液（扬子江药业，100ml∶0.2g）5ml 直接混合。混合液立即变为白色浑浊液，放置 30 分钟后，有沉淀析出。放置 24 小时后，仍有沉淀析出。曹美珍[4]在临床工作中输注注射用头孢匹胺钠溶液（1g 溶于 5% 葡萄糖注射液 250ml 中）完毕后，接续输注注射用加替沙星溶液（0.4g 溶于 5% 葡萄糖注射液 500ml 中），当两种溶液在莫菲氏滴管中接触混合时，莫菲氏滴管内液体迅速呈现乳白色浑浊，立即停止输液，更换输液器，用 5% 葡萄糖注射液冲管，患者未发生不良反应。作者随后进行了验证实验：在常温下（室内温度 20~24℃）将注射用头孢匹胺钠 1g 溶于 5% 葡萄糖注射液 250ml 中，将注射用加替沙星 0.4g 溶于 5% 葡萄糖注射液 250ml 中，取上述两种溶液各 10ml 在无菌试管中混合，试管内配伍溶液立即出现乳白色浑浊，重复多次反应一致。静置 24 小时后试管内乳白色浑浊仍未消失。提示在临床和实验条件下，注射用头孢匹胺钠与注射用加替沙星的葡萄糖稀释溶液混合存在配伍禁忌。

【临床建议】配伍禁忌

头孢匹胺＋甲氧氯普胺（cefpiramide+metoclopramide）

【临床证据】刘颖[1]在临床工作中发现，给予患者静脉输注头孢匹胺钠（3g 溶于 0.9% 氯化钠注射液 100ml 中）过程中，遵医嘱给予盐酸甲氧氯普胺注射液 10mg 经莫菲氏滴管中（"小壶"）静脉注射时，滴管中的液体立刻出现白色浑浊及絮状物。随后进行了验证实验：取输注用的头孢匹胺钠溶液 4ml 与盐酸甲氧氯普胺注射液 1ml 直接混合，发现混合后液体立即出现白色浑浊絮状物，在室内放置 1 小时仍有白色浑浊。临床观察和实验结果提示两药在上述条件下混合存在配伍禁忌。

【临床建议】配伍禁忌

头孢匹胺 + 洛美沙星（cefpiramide+lomefloxacin）

【临床证据】彭小伟等[1] 在临床输液过程中发现，当头孢匹胺溶液静脉输注完毕后，经同一输液通路继续输注门冬氨酸洛美沙星溶液时，输液管中立刻出现白色浑浊。随后进行了验证实验：将上述浓度的头孢匹胺溶液 5ml 与注射用门冬氨酸洛美沙星溶液 5ml 直接混合后，混合液立刻出现白色浑浊，放置 30 分钟后有沉淀析出，放置 24 小时后仍然有沉淀析出。临床观察和实验结果提示两药在上述条件下混合存在配伍禁忌。

【临床建议】配伍禁忌

头孢匹胺 + 氯诺昔康（cefpiramide+lornoxicam）

【临床证据】方宝霞等考察注射用头孢匹胺（湖南方盛制药，1g/支）与注射用氯诺昔康（北京利祥制药，8mg/支）在 0.9% 氯化钠注射液中的配伍稳定性和相容性。取注射用头孢匹胺 1g 和注射用氯诺昔康 8mg 用注射用水溶解后置于 100ml 容量瓶，用 0.9% 氯化钠注射液定容。配伍溶液混匀后在室温条件下放置 8 小时。分别在 0、1、2、3、4、6、8 小时观察配伍溶液的外观变化，测定 pH，HPLC 法测定头孢匹胺与氯诺昔康的百分含量变化。结果发现，8 小时内配伍溶液外观无明显变化，pH 无明显变化。氯诺昔康 8 小时时的含量为 99.7%，头孢匹胺 8 小时的含量为 96.5%。但是该研究没有考察配伍溶液的不溶性微粒数的变化，建议临床谨慎配伍。

【临床建议】配伍禁忌

头孢匹胺 + 帕珠沙星（cefpiramide+pazufloxacin）

【临床证据】李玉美等[1] 在临床工作中发现，头孢匹胺钠（斯壮，山东鲁抗）溶液输注完毕后，经同一管路继续输注甲磺酸帕珠沙星（佳乐同欣，四川美大康，0.3g/100ml 时，输液管内出现白色浑浊絮状物，并且不会自行溶解。随后进行了验证实验：将头孢匹胺钠 2g 溶于 0.9% 氯化钠 100ml 溶液中，再将甲磺酸帕珠沙星注射液缓慢滴入其中，立即出现乳白色絮状浑浊，多次实验均出现絮状沉淀。邝丽霞等[2] 在临床工作中发现，注射用头孢匹胺（石家庄石药集团中诺药业，溶于 5% 葡萄糖 100ml

或 0.9% 氯化钠注射液中）输注完毕后，经同一管路继续输注甲磺酸帕珠沙星（四川百利药业，溶于 5% 葡萄糖注射液 100ml 或 0.9% 氯化钠注射液中）时，莫菲氏滴管内即出现乳白色浑浊悬液。随后也进行了验证实验：将头孢匹胺钠 0.25g 溶于 0.9% 氯化钠注射液中，与甲磺酸帕珠沙星溶液（0.5g 溶于 0.9% 氯化钠注射液 100ml）混合后，立即出现乳白色粉状沉淀，放置 10 小时无变化。林召梅等[3]在临床输液中也发现，当头孢匹胺静脉输注完毕后，在同一输液管路连续输注甲磺酸帕珠沙星时，输液管内立即呈现乳白色浑浊结晶。随后进行了验证实验：取头孢匹胺 1g 溶于 0.9% 氯化钠注射液 10ml 中，与甲磺酸帕珠沙星注射液 10ml 在同一个注射器内直接混合后，混合液立即变成乳白色浑浊结晶液体。侯晓明[4]在临床工作中发现，注射用头孢匹胺钠溶液（2g 溶于 0.9% 氯化钠注射液 250ml 中）静脉输注完毕，在同一输液管路中继续输注甲磺酸帕珠沙星注射液时，莫菲氏滴管内立即出现白色浑浊。陈淑婧等[5]在临床工作中输注甲磺酸帕珠沙星注射液（0.3g 溶于 0.9% 氯化钠注射液 100ml）完毕后，接续输注头孢匹胺溶液（2g 溶于 0.9% 氯化钠注射液 100ml）时，莫菲氏滴管内残余的甲磺酸帕珠沙星溶液与头孢匹胺溶液接触混合时，输液管内的混合液体立即变浑浊，呈米汤样。立即停止输液，更换输液管，患者无不良事件发生。作者随后进行了验证实验：将甲磺酸帕珠沙星注射液 0.3g 溶于 0.9% 氯化钠注射液 100ml 中，将注射用头孢匹胺 2g 溶于 0.9% 氯化钠注射液 100ml 中，取 5ml 甲磺酸帕珠沙星稀释溶液直接与头孢匹胺溶液 5ml 混合，配伍溶液即刻变浑浊，呈米汤样液体。段妍[6]在临床工作中发现甲磺酸帕珠沙星氯化钠注射液和头孢匹胺钠溶液混合时，输液管中会出现白色不溶性浑浊物。作者随后进行了验证实验：将注射用头孢匹胺钠 1g 溶于 0.9% 氯化钠注射液 100ml 中，用无菌注射器抽取 1ml 稀释溶液，直接和甲磺酸帕珠沙星氯化钠注射液 1ml 在试管内混合，试管内立即出现白色絮状物，振荡后不消失。提示临床和实验条件下甲磺酸帕珠沙星氯化钠注射液和头孢匹胺钠溶液混合存在配伍禁忌。

【临床建议】配伍禁忌

头孢匹胺 + 培氟沙星（cefpiramide+pefloxacin）

【临床证据】侯霁芯[1]在临床工作中发现，注射用头孢匹胺溶液（1g 溶于 0.9% 氯化钠注射液 100ml 中）静脉输注完毕，在同一输液管路中继续输注甲磺酸培氟沙星（0.4g 溶于 5% 葡萄糖注射液 100ml 中）时，输液管内会出现白色豆腐渣样物质。随后进行了验证实验：按照临床用法配制实验药物，将注射用头孢匹胺 1g 溶于 0.9% 氯化钠注射液 100ml 中，将甲磺酸培氟沙星 0.4g 溶于 5% 葡萄糖注射液 100ml 中，分别取头孢匹胺 10ml 和甲磺酸培氟沙星 10ml 直接混合后，混合液立即出现白色豆腐渣样物质，重复多次反应一致。临床观察和实验结果提示两药在上述条件下混合存在配伍禁忌。

【临床建议】配伍禁忌

头孢匹胺 + 葡萄糖酸钙（cefpiramide+calcium gluconate）

【临床证据】聂盼娜等[1] 在临床工作中发现，注射用头孢匹胺钠溶液与 10% 葡萄糖酸钙注射液配伍时存在配伍禁忌。随后进行了验证实验：用 5ml 0.9% 氯化钠注射液溶解注射用头孢匹胺钠，取葡萄糖酸钙注射液 5ml 与稀释好的注射用头孢匹胺钠直接混合后，立即产生乳白色絮状物，摇匀放置 24 小时后沉淀物不消失。临床观察和实验结果提示两药在上述条件下混合存在配伍禁忌。

【临床建议】配伍禁忌

头孢匹胺 + 去甲万古霉素（cefpiramide+norvancomycin）

【临床证据】何海硕[1] 在临床输液中发现，当头孢匹胺钠溶液（2g 溶于 0.9% 氯化钠注射液 100ml 中）输注完毕后，经同一输液通路继续输注去甲万古霉素溶液（0.8g 溶于 0.9% 氯化钠注射液 100ml 中）时，输液管内出现白色浑浊。随后进行了验证实验：取上述浓度的注射用去甲万古霉素溶液 2ml 与头孢匹胺钠溶液 2ml 直接混合后，发现混合液立即出现白色浑浊，在室温放置 24 小时后有沉淀析出。临床观察和实验结果提示两药在上述条件下混合存在配伍禁忌。

【临床建议】配伍禁忌

头孢匹胺 + 舒血宁（cefpiramide+shuxuening）

【临床证据】王之华[1] 在临床工作中静脉注射用头孢匹胺溶液（湖南方胜制药，3g 溶于 0.9% 氯化钠注射液 250ml 中）完毕后，接续输注舒血宁注射液（神威药业，20ml 溶于 5% 葡萄糖注射液 250ml 中），当两种输液在莫菲氏滴管中接触混合时，莫菲氏滴管中的液体立即由无色变为有色，且较舒血宁注射液颜色明显加深，呈黄绿色。立即停止输液，更换输液器，患者未发生不良反应。作者随后进行了验证实验：将注射用头孢匹胺 0.5g 溶于 0.9% 氯化钠注射液 8ml 中，①用一次性注射器取 2ml 与舒血宁注射液（神威药业）2ml 直接混合，混合溶液立即变为深黄绿色，振荡后颜色未变，放置 30 分钟后仍为深黄绿色。②再次用一次性注射器取 2ml 与舒血宁注射液（黑龙江珍宝岛制药）2ml 直接混合，混合溶液立即变为黄褐色，振荡后颜色未变，放置 30 分钟后仍为黄褐色。提示临床和实验条件下注射用头孢匹胺的氯化钠稀释溶液与舒血宁注射液混合存在配伍禁忌。

【临床建议】配伍禁忌

头孢匹胺 + 痰热清（cefpiramide+tanreqing）

【临床证据】杨淑霞[1]在临床执行医嘱过程中发现，注射用头孢匹胺（1g溶于0.9%氯化钠注射液中）静脉输注完毕，在同一输液管路中继续输注痰热清注射液（20ml溶于0.9%氯化钠注射液中）时，输液管内会出现白色浑浊物。随后进行了验证实验：将注射用头孢匹胺1g溶于0.9%氯化钠注射液100ml中，将痰热清注射液20ml稀释于0.9%氯化钠注射液250ml中，分别取头孢匹胺溶液和痰热清溶液各10ml直接混合后，混合液立即出现白色浑浊物。陈永祯[2]考察了痰热清注射液与头孢匹胺配伍相容性。实验分为痰热清原液组和稀释液组。①原液组：将头孢匹胺溶于0.9%氯化钠注射液中，稀释为1%的浓度。取2ml直接与痰热清注射液原液2ml混合，室温放置30分钟，观察配伍溶液的外观变化。②稀释液组：将10ml痰热清注射液用5%葡萄糖注射液定容至100ml。将头孢匹胺溶于0.9%氯化钠注射液中，稀释为1%的浓度。取痰热清稀释2ml与头孢匹胺溶液等量混合，室温放置30分钟，观察溶液外观变化。结果发现，原液组头孢匹胺溶液与痰热清注射液直接混合后，5分钟即出现白色浑浊，30分钟未发生变化。稀释液组头孢匹胺配伍溶液在30分钟出现颜色加深。提示在实验条件下，痰热清注射液/稀释溶液与头孢匹胺溶液混合存在配伍禁忌。

【临床建议】配伍禁忌

头孢匹胺 + 妥布霉素（cefpiramide+tobramycin）

【临床证据】李艳兰等[1]在临床工作中发现，当输完头孢匹胺钠溶液接续输注妥布霉素时，莫菲氏滴管内液体即刻出现乳白色浑浊。作者随后进行了验证实验：将注射用头孢匹胺钠2g溶于0.9%氯化钠注射用250ml中，用一次性注射器抽取2ml直接与硫酸妥布霉素注射液2ml混合，注射器内即刻出现乳白色浑浊。提示在临床和实验条件下，注射用头孢匹胺钠的氯化钠溶液与硫酸妥布霉素注射液混合存在配伍禁忌。

【临床建议】配伍禁忌

头孢匹胺 + 维生素 B_6（cefpiramide+vitamin B_6）

【临床证据】孙秀玲等[1]在临床工作中发现，头孢匹胺钠与维生素B_6之间存在配伍禁忌。为此进行了验证实验：将临床浓度的头孢匹胺溶液与维生素B_6注射液直接混合后，发现混合液立即出现白色絮状沉淀。

临床观察和实验结果提示两药在上述条件下混合存在配伍禁忌。

【临床建议】配伍禁忌

头孢匹胺 + 西咪替丁（cefpiramide+cimetidine）

【临床证据】武艳[1]研究发现，将临床输注用的头孢匹胺钠溶液5ml与西咪替丁注射液（徐州莱恩药业）1ml直接混合后，发现混合液立即变为白色浑浊液，放置24小时后有沉淀析出。实验结果提示头孢匹胺与西咪替丁在上述实验条件下混合存在配伍禁忌。

【临床建议】配伍禁忌

头孢匹胺 + 腺苷蛋氨酸（cefpiramide+ademetionine）

【临床证据】惠菊芬[1]在临床输液中发现，当头孢匹胺钠溶液（溶解于5%葡萄糖注射液中）输注完毕后，经同一输液通路继续输注思美泰（腺苷蛋氨酸，溶解于5%葡萄糖注射液中）溶液时，输液管内立即出现白色絮状物。随后进行了验证实验：取头孢匹胺钠葡萄糖溶液10ml（透明液体）与思美泰葡萄糖溶液10ml（透明液体）直接混合后，混合液立即出现白色絮状物。临床观察和实验结果提示两药在上述条件下混合存在配伍禁忌。

【临床建议】配伍禁忌

头孢匹胺 + 小诺霉素（cefpiramide+micronomicin）

【临床证据】王远清[1]在临床输液中发现，头孢匹胺钠（2.0g溶于0.9%氯化钠注射液100ml中）静脉输注完毕，在同一输液管路中继续输注硫酸小诺霉素氯化钠注射液100ml时，莫菲氏滴管及输液管内液体立即出现白色浑浊，而后有絮状沉淀物形成。随后进行了验证实验：①将头孢匹胺钠1.0g以10ml 0.9%氯化钠注射液充分溶解后，取硫酸小诺霉素氯化钠注射液2ml注入头孢匹胺钠溶液中，混合液立即变浑浊，形成白色细小颗粒，30秒后出现白色絮状物，静置24小时絮状物未溶解。②将头孢匹胺钠2.0g溶于100ml 0.9%氯化钠注射液，取硫酸小诺霉素氯化钠注射液20ml加入头孢匹胺钠溶液中，液体迅速变浑浊并形成白色细小颗粒，2分钟后出现白色絮状物，静置24小时絮状物未溶解。临床观察和实验结果提示两药在上述条件下混合存在配伍禁忌。

【临床建议】配伍禁忌

头孢匹胺 + 溴己新（cefpiramide+bromhexine）

【临床证据】李红艳[1]在临床工作中输注注射用头孢匹胺（广州白云山天心制药，1g溶于10%葡萄糖注射液100ml中）完毕后，接续输注盐酸溴己新葡萄糖注射液80ml。当两种输液在莫菲氏滴管中接触混合时，输液管中的液体立刻由无色变成乳白色浑浊絮状液，立即停止输液，更换输液管，患者未出现不良反应。作者随后进行了实验验证：将注射用头孢匹胺 0.5g 直接溶于盐酸溴己新葡萄糖注射液中，溶液立即变成浑浊，呈乳液状，静置 24 小时后仍呈乳液状。提示在临床和实验条件下，注射用头孢匹胺的葡萄糖稀释溶液与盐酸溴己新葡萄糖注射液混合存在配伍禁忌。

【临床建议】配伍禁忌

头孢匹胺 + 氧氟沙星（cefpiramide+ofloxacin）

【临床证据】任丽琼[1]在临床工作中发现，当头孢匹胺钠溶液（2g 溶于 5% 葡萄糖液 250ml 中）静脉输注完毕后，经同一输液通路继续输注氧氟沙星葡萄糖注射液时，输液管内会立即出现白色絮状物。随后进行了验证实验：将头孢匹胺 2g 溶于 5% 葡萄糖注射液 20ml 中，然后与氧氟沙星葡萄糖注射液 20ml 直接混合后，立即出现白色絮状物，重复多次，结果一致。卓丽荣等[2]在临床工作中遵医嘱给予头孢匹胺钠溶液（2g 溶于 0.9% 氯化钠注射液 100ml 中，山东鲁抗医药股份有限公司）静脉输注完毕后，经同一输液通路继续输注氧氟沙星氯化钠注射液（江西回音必集团东亚制药）时，约 5 秒后输液管中溶液出现乳白色浑浊物。随后进行了验证实验：将头孢匹胺钠 2g 溶于 0.9% 氯化钠注射液 100ml 中，分别取氧氟沙星氯化钠和头孢匹胺钠溶液各 2ml 缓慢在试管内混合后，立即出现肉眼可见的乳白色浑浊，放置 24 小时后试管底部出现沉淀物。更换药物混合顺序，结果相同。临床观察和实验结果提示两药在上述条件下混合存在配伍禁忌。

【临床建议】配伍禁忌

头孢匹胺 + 氧氟沙星甘露醇
（cefpiramide+ofloxacin and mannitol）

【临床证据】陈小娟等[1]在临床工作中输注注射用头孢匹胺钠溶液（2g 溶于 0.9% 氯化钠注射液 100ml 中）完毕后，接续输注氧氟沙星甘露醇注射液，15 秒后输液管内出现白色浑浊，立即停止输液，患者未出现不良反应。作者随后进行了验证实验：将注射用头孢匹胺钠 1g 溶于 0.9% 氯化钠注射液 10ml 中，然后加入氧氟沙星甘露醇注射液 100ml 中，配伍溶液 15 秒内出现白色浑浊。提示在临床和实验条件下，注射用头孢匹胺钠的氯化钠溶液与氧氟沙星甘露醇注射液混合存在配伍禁忌。

【临床建议】配伍禁忌

头孢匹胺 + 依诺沙星（cefpiramide+enoxacin）

【临床证据】颜琴[1]在临床工作中发现，注射用头孢匹胺（广州白云山天心制药，1.0g）与葡萄糖酸依诺沙星（武汉远大制药，100ml，0.2g）混合存在配伍禁忌。随后进行了验证实验：用一次性10ml无菌注射器抽取葡萄糖酸依诺沙星和注射用头孢匹胺5ml在同一注射器内直接混合后，立即出现白色浑浊，放置24小时浑浊现象仍未消失，甚至出现结晶现象。陈洁[2]在临床工作中发现，头孢匹胺钠注射液（头孢匹胺钠2g溶于5%葡萄糖注射液250ml中）静脉输注完毕后，经同一输液通路继续输注葡萄糖依诺沙星溶液（0.2g溶于0.9%氯化钠注射液250ml中）时，输液管内液体立即出现乳白色浑浊。随后进行了验证实验：将头孢匹胺钠0.5g溶于5%葡萄糖注射液250ml中，依诺沙星0.2g溶于5%葡萄糖注射液250ml或0.9%氯化钠注射液250ml中，取上述头孢匹胺溶液和依诺沙星溶液各2ml直接混合后，注射器内的混合液即刻出现乳白色浑浊，重复多次反应一致。曾玉龙[3]在临床工作中输注头孢匹胺钠溶液（山东鲁抗，2g溶于0.9%氯化钠注射液100ml中）完毕后，接续输注葡萄糖依诺沙星注射液（武汉远大制药）100ml。当依诺沙星注射液在莫菲氏滴管内与残留的头孢匹胺钠溶液接触混合时，莫菲氏滴管及输液管内液体即刻出现白色浑浊，而后有雾状沉淀物形成。立即停止输液，更换输液器，患者未出现不良反应。作者随后进行了实验验证：将注射用头孢匹胺钠1g溶于0.9%氯化钠注射液10ml中，用一次性注射器抽吸葡萄糖依诺沙星注射液2ml注入头孢匹胺钠稀释液中，配伍溶液立即变浑浊，形成雾状沉淀物，静置12小时雾状物未溶解。再将头孢匹胺钠2g溶于0.9%氯化钠注射液100ml中，再加入葡萄糖依诺沙星注射液20ml，配伍溶液迅速变浑浊，2分钟后出现雾状沉淀物，静置24小时雾状物未溶解。提示在临床和实验条件下，注射用头孢匹胺钠的氯化钠稀释溶液与葡萄糖依诺沙星注射液混合存在配伍禁忌。

【临床建议】配伍禁忌

头孢匹胺 + 左氧氟沙星（cefpiramide+levofloxacin）

【临床证据】王晴[1]在临床输液过程中发现，当头孢匹胺钠（抗力欣）溶液（1g溶于0.9%氯化钠注射液100ml中）输注完毕后，经同一输液通路继续输注乳酸左氧氟沙星注射液（0.3g）时，输液管内立刻出现白色浑浊及絮状物。随后进行了验证实验：取上述浓度的头孢匹胺钠溶液5ml与乳酸左氧氟沙星注射液1ml直接混合后，混合液立即出现白色浑浊，放置24小时后有沉淀析出。段成花等[2]在临床工作中也发现，经同一输液管路先后连续输注头孢匹胺钠和左氧氟沙星两种药物时，输液器管道立即出现了白色浑浊。随后进行了验证实验：将头孢匹胺钠 2g 溶入 0.9% 氯化钠注射液 250ml 中，缓慢地将头孢吡肟钠溶液滴入盐酸左氧氟沙星氯化钠注射液中，发现两药交界处迅速变成乳白色浑浊液，静置 1~2 分钟后出现白色絮状沉淀，常温放置 24 小时白色絮状物仍未消失。王晓娟等[3]遵医嘱静脉输注泰毗信溶液（头孢匹胺钠 1g 溶于 0.9% 氯化钠注射液 250ml 中），以 60 滴 / 分的速度滴入，头孢匹胺钠输注完毕后，经同一输液通路继续输注左氧氟沙星（0.2g 溶于 5% 葡萄糖注射液 250ml 中）时，输液管内立即出现乳白色浑浊物。随后进行了验证实验：取上述浓度的头孢匹胺钠氯化钠溶液适量与上述左氧氟沙星葡萄糖注射液 2ml 直接混合后，注射器内即刻出现乳白色浑浊物。曹多巧等[4]在临床工作中输注头孢匹胺钠溶液（瑞阳制药，2g 溶于 0.9% 氯化钠注射液 100ml），输注完毕后，直接输注盐酸左氧氟沙星氯化钠注射液（山东齐都药业，100ml：0.25g）。结果发现，头孢匹胺残液与左氧氟沙星氯化钠注射液在滴管中混合后，即可出现白色浑浊及絮状物。立即停止输液，更换输液器，用 0.9% 氯化钠注射液冲管，继续输注盐酸左氧氟沙星氯化钠注射液，患者未出现任何不良反应。作者随后进行了实验验证：将头孢匹胺钠稀释液 2ml 和盐酸左氧氟沙星氯化钠注射液 2ml 直接混合，发现混合液立即变为白色浑浊液，放置 30 分钟后有沉淀析出，放置 24 小时仍有沉淀析出。柯冬梅[5]在临床工作中输注头孢匹胺钠溶液（海南美好西林生物制药，4g 溶于 0.9% 氯化钠注射液 200ml 中）完毕后，接续输注盐酸左氧氟沙星氯化钠注射液（山乐齐都药业）100ml。当左氧氟沙星氯化钠注射液与头孢匹胺钠溶液在莫菲氏滴管内接触混合时，输液管内立即出现乳白色浑浊物，立即停止输液，更换输液管，用 0.9% 氯化钠注射液冲管后，再继续输注盐酸左氧氟沙星氯化钠注射液，患者未出现不良反应。作者随后进行了验证实验：将注射用头孢匹胺钠 1g 溶于 0.9% 氯化钠注射液（后续研究了 5% 葡萄糖注射液、10% 葡萄糖注射液、5% 葡萄糖氯化钠注射液）50ml 中，取 2ml 稀释溶液与盐酸左氧氟沙星氯化钠注射液 2ml 在试管内混合，混合溶液均立即呈现乳白色浑浊，随后出现乳白色絮状物，放置 8 小时无变化。提示在临床和实验条件下，注射用头孢匹胺钠注射溶液和盐酸左氧氟沙星氯化钠注射液混合存在配伍禁忌。

【临床建议】配伍禁忌

头孢匹罗＋阿米卡星（cefpirome+amikacin）

【临床证据】Allen 等[1]考察了硫酸头孢匹罗与硫酸阿米卡星在 Y 型

输液通路中的稳定性。硫酸头孢匹罗用 0.9% 氯化钠、0.45% 氯化钠或 5% 葡萄糖注射液稀释为 50mg/ml，然后在 23℃于 Y 型管中与硫酸阿米卡星（12mg/ml）等比例混合 8 小时。观察混合物的外观变化、测定 pH 变化和 HPLC 测定药物浓度。结果发现，硫酸头孢匹罗与硫酸阿米卡星混合后无明显的理化方面的变化，药物浓度保持稳定。提示在上述实验条件下两药混合不存在配伍禁忌。

【临床建议】可以配伍

头孢匹罗 + 奥硝唑（cefpirome+ornidazole）

【临床证据】李红等[1]考察了硫酸头孢匹罗与奥硝唑配伍的相容性和稳定性。模拟临床用药浓度，将注射用硫酸头孢匹罗（山东鲁抗医药，1.0g/ 瓶）1.0g 溶于 0.9% 氯化钠注射液或 5% 葡萄糖注射液 10ml 中，取注射用奥硝唑（武汉长联来福制药，0.25g/ 瓶）0.5g 溶于 0.9% 氯化钠注射液或 5% 葡萄糖注射液中。将上述两种药物溶液注入 100ml 量瓶中，用相应溶液（0.9% 氯化钠注射液或 5% 葡萄糖注射液）定容至 100ml。配伍溶液中硫酸头孢匹罗浓度为 10mg/ml，奥硝唑为 5mg/ml。配伍溶液在室温（20±1）℃下放置 6 小时，观察配伍溶液在 0、1、2、4、6 小时的颜色、澄清度变化，测定配伍溶液的 pH 变化，用 HPLC 法测定配伍溶液中两种药物浓度变化百分比。结果发现，在室温放置 6 小时内，配伍液外观均为淡黄色澄明液体，未见颜色变化，无沉淀和气体产生。pH 稳定在 3.359~3.588 之间。与配伍初时（0 小时含量为 100%）相比，各时间点硫酸头孢匹罗、奥硝唑在 0.9% 氯化钠注射液中的含量分别稳定在 100.2%~100.3% 和 99.9%~100.4%，在 5% 葡萄糖注射液中的含量分别稳定在 99.7%~99.9% 和 99.4%~99.6%。作者认为在实验条件下，硫酸头孢匹罗与奥硝唑在 0.9% 氯化钠注射液和 5% 葡萄糖注射液中可以配伍至少 6 小时。[编者注：该研究未考察配伍溶液不溶性微粒数的变化及是否符合《中国药典》规定，建议谨慎配伍。]

【临床建议】谨慎配伍

头孢匹罗 + 地塞米松（cefpirome+dexamethasone）

【临床证据】Allen 等[1]考察了硫酸头孢匹罗与地塞米松磷酸钠在 Y 型输液通路中的稳定性。硫酸头孢匹罗用 0.9% 氯化钠、0.45% 氯化钠或 5% 葡萄糖注射液稀释为 50mg/ml，然后在 23℃下于 Y 型管中与地塞米松磷酸钠（4mg/ml）等比例混合 8 小时。观察混合物的外观变化，测定 pH 变化，HPLC 测定药物浓度。结果发现，硫酸头孢匹罗与地塞米松磷酸钠混合后无明显的理化方面的变化，药物浓度保持稳定。提示在上述实验条

T

件下两药混合不存在配伍禁忌。

【临床建议】可以配伍

头孢匹罗 + 多巴胺（cefpirome+dopamine）

【临床证据】Allen 等[1]考察了硫酸头孢匹罗与盐酸多巴胺在 Y 型输液通路中的稳定性。硫酸头孢匹罗用 0.9% 氯化钠、0.45% 氯化钠或 5% 葡萄糖注射液稀释为 50mg/ml，然后在 23℃下于 Y 型管中与盐酸多巴胺（0.8mg/ml）等比例混合 8 小时。观察混合物的外观变化，测定 pH 变化，HPLC 测定药物浓度。结果发现，硫酸头孢匹罗与盐酸多巴胺混合后无明显的理化方面的变化，药物浓度保持稳定。提示在上述实验条件下两药混合不存在配伍禁忌。

【临床建议】可以配伍

头孢匹罗 + 氟康唑（cefpirome+fluconazole）

【临床证据】Allen 等[1]考察了硫酸头孢匹罗与氟康唑在 Y 型输液通路中的稳定性。硫酸头孢匹罗用 0.9% 氯化钠、0.45% 氯化钠或 5% 葡萄糖注射液稀释为 50mg/ml，然后在 23℃下于 Y 型管中与氟康唑（2mg/ml）等比例混合 8 小时。观察混合物的外观变化，测定 pH 变化，HPLC 测定药物浓度。结果发现，硫酸头孢匹罗与氟康唑混合后无明显的理化方面的变化，药物浓度保持稳定。提示在上述实验条件下两药混合不存在配伍禁忌。

【临床建议】可以配伍

头孢匹罗 + 两性霉素 B（cefpirome+amphotericin B）

【临床证据】Allen 等[1]考察了硫酸头孢匹罗与两性霉素 B 在 Y 型输液通路中的稳定性。硫酸头孢匹罗用 0.9% 氯化钠、0.45% 氯化钠或 5% 葡萄糖注射液稀释为 50mg/ml，然后在 23℃下于 Y 型管中与两性霉素 B（0.1mg/ml）等比例混合 8 小时。观察混合物的外观变化，测定 pH 变化，HPLC 测定药物浓度。结果发现，硫酸头孢匹罗与两性霉素 B 混合后导致两性霉素 B 的稳定性降低，提示在上述实验条件下两药混合存在配伍禁忌。

【临床建议】配伍禁忌

头孢匹罗 + 庆大霉素（cefpirome+gentamicin）

【临床证据】Allen 等[1]考察了硫酸头孢匹罗与硫酸庆大霉素在 Y 型输液通路中的稳定性。硫酸头孢匹罗用 0.9% 氯化钠、0.45% 氯化钠或 5% 葡萄糖注射液稀释为 50mg/ml，然后在 23℃下于 Y 型管中与硫酸庆大霉素（1mg/ml）等比例混合 8 小时。观察混合物的外观变化，测定 pH 变化，HPLC 测定药物浓度。结果发现，硫酸头孢匹罗与硫酸庆大霉素混合后无明显的理化方面的变化，药物浓度保持稳定。提示在上述实验条件下两药混合不存在配伍禁忌。

【临床建议】可以配伍

头孢匹罗 + 肾上腺素（cefpirome+epinephrine）

【临床证据】Allen 等[1]考察了硫酸头孢匹罗与盐酸肾上腺素在 Y 型输液通路中的稳定性。硫酸头孢匹罗用 0.9% 氯化钠、0.45% 氯化钠或 5% 葡萄糖注射液稀释为 50mg/ml，然后在 23℃下于 Y 型管中与盐酸肾上腺素（0.1mg/ml）等比例混合 8 小时。观察混合物的外观变化，测定 pH 变化，HPLC 测定药物浓度。结果发现，硫酸头孢匹罗与盐酸肾上腺素混合后无明显的理化方面的变化，药物浓度保持稳定。提示在上述实验条件下两药混合不存在配伍禁忌。

【临床建议】可以配伍

头孢匹罗 + 替硝唑（cefpirome+tinidazole）

【临床证据】李红等[1]考察了注射用硫酸头孢匹罗与注射用替硝唑配伍的相容性和稳定性。模拟临床用药浓度，分别将 1g 头孢匹罗注入 0.9% 氯化钠注射液和 5% 葡萄糖注射液 10ml 中，让药物充分溶解。另取 0.8g 注射用替硝唑注入 0.9% 氯化钠注射液和 5% 葡萄糖注射液 10ml 中，让药物充分溶解。将两种药物注入 100ml 量瓶之中，并以相应的注射液定容，制备成配伍溶液。在 20℃条件下放置 6 小时，分别在 0、1、2、4、6 小时的时间点观察配伍溶液的外观，测定 pH 变化，HPLC 法测定配伍溶液中头孢匹罗和替硝唑的含量变化百分比（以 0 时为 100%）。结果发现，配伍溶液在 6 小时内外观无变化，pH 稳定，头孢匹罗及替硝唑的含量在 99.4%~100.4% 之间。提示在实验条件下，注射用硫酸头孢匹罗与注射用替硝唑在 0.9% 氯化钠注射液或 5% 葡萄糖注射液中至少可以配伍 6 小时。

【临床建议】可以配伍

头孢匹罗 + 头孢唑林（cefpirome+cefazolin）

【临床证据】Allen 等[1]考察了硫酸头孢匹罗与头孢唑林钠在 Y 型输液通路中的稳定性。硫酸头孢匹罗用 0.9% 氯化钠、0.45% 氯化钠或 5% 葡萄糖注射液稀释为 50mg/ml，然后在 23℃下于 Y 型管中与头孢唑林钠（10mg/ml）等比例混合 8 小时。观察混合物的外观变化，测定 pH 变化，HPLC 测定药物浓度。结果发现，硫酸头孢匹罗与头孢唑林钠混合后无明显的理化方面的变化，药物浓度保持稳定。提示在上述实验条件下两药混合不存在配伍禁忌。

【临床建议】可以配伍

T

头孢匹罗 + 万古霉素（cefpirome+vancomycin）

【临床证据】 Allen 等[1]考察了硫酸头孢匹罗与盐酸万古霉素在 Y 型输液通路中的稳定性。硫酸头孢匹罗用 0.9% 氯化钠、0.45% 氯化钠或 5% 葡萄糖注射液稀释为 50mg/ml，然后在 23℃下于 Y 型管中与盐酸万古霉素（5mg/ml）等比例混合 8 小时。观察混合物的外观变化，测定 pH 变化，HPLC 测定药物浓度。结果发现，硫酸头孢匹罗与盐酸万古霉素混合后无明显的理化方面的变化，药物浓度保持稳定。提示在上述实验条件下两药混合不存在配伍禁忌。

【临床建议】 可以配伍

头孢曲松 + 阿米卡星（ceftriaxone+amikacin）

【临床证据】［药品说明书］"本品（头孢曲松钠，泛生舒复）与氨苯蝶啶、万古霉素、氟康唑及氨基糖苷类抗菌药物具有不相容性。"

【临床建议】 配伍禁忌

头孢曲松 + 氨苯蝶啶（ceftriaxone+triamterene）

【临床证据】［药品说明书］"本品（头孢曲松钠，泛生舒复）与氨苯蝶啶、万古霉素、氟康唑及氨基糖苷类抗菌药物具有不相容性。"

【临床建议】 配伍禁忌

头孢曲松 + 奥硝唑（ceftriaxone+ornidazole）

【临床证据】 刘素琴等[1]在临床工作中发现 2 例患者在接续输注头孢曲松和奥硝唑时发生配伍禁忌。输注头孢曲松钠（台湾泛生制药，4g 溶于 0.9% 氯化钠注射液 250ml）完毕后，接续输注奥硝唑注射液（山西普德药业，5mg/ml）100ml，当奥硝唑注射液与莫菲氏滴管内残留的头孢曲松溶液混合后，液体迅速变为淡玫瑰红色。立即停止输液，更换输液器，用 0.9% 氯化钠注射液冲管，患者没有发生不良事件。随后作者进行了验证实验：按临床常用浓度，将头孢曲松钠 3g 溶于 0.9% 氯化钠注射液 250ml 中，将奥硝唑注射液 100ml（500mg）溶于 0.9% 氯化钠注射液 250ml 中。取上述头孢曲松溶液 2ml 加入奥硝唑氯化钠溶液中，振荡摇匀，5 分钟后出现淡玫瑰红色，随着时间延长颜色加深，1 小时后变为玫瑰红色，24 小时后为深红色。将奥硝唑溶媒改为 0.9% 氯化钠注射液重复上述实验，结果一致。王小兵[2]在临床工作中发现 2 例头孢曲松与奥硝唑氯化钠溶液在同一管路接续输注时发生变色反应。患者 1 因为术后常规抗感染，输注头孢曲松（上海罗氏，2g 溶于 0.9% 氯化钠注射液 100ml）完毕后，接续输注奥硝唑氯化钠注射液（四川科伦药业，100ml：0.5g），输注约 1 小时（剩余 10ml 溶液）输液瓶和输液管路内液体变成澄清红色。患者 2 通过同一输液器接续输注头孢曲松溶液和奥硝唑氯化钠溶液，在排输液器内气泡约 40 分钟后，输液瓶内变为淡红色澄清溶液。更换输液器，密切关注患者的反应，未出现输液反应。作者随后进行了实验验证：根据临床常用浓度，将注射用头孢曲松 1g 溶于 0.9% 氯化钠注射液 10ml 中（浓度 10%），溶液为澄明淡黄色，测 pH 为 8.2。取 1ml 加入试管中备用，余下 9ml 稀释液再加入 0.9% 氯化钠溶液稀释成为 2% 头孢曲松氯化钠溶液，测定 pH 为 6.5。取不同体积的 2% 头孢曲松氯化钠溶液与 10ml 奥硝唑氯化钠注射液混合，再取 10ml 奥硝唑氯化钠注射液与试管中 10% 头孢曲松溶液 1ml 混合，观察上述配伍溶液颜色变化，测定 pH。结果发现，当 0.1~1.5ml 的 2% 头孢曲松溶液与 0.5% 奥硝唑溶液 10ml 混合后，1.5 小时内会发生变红色反应；而把奥硝唑加入头孢曲松中则无变红色反应。改变奥硝唑 pH 范围 3.2-9.0 之间未观察到变色反应。提示临床不可以同一管路接续输注，必要时用 0.9% 氯化钠注射液冲管后输注。刘琴红[3] 在临床工作中输注头孢曲松钠溶液完毕后接续输注奥硝唑注射液时，发现莫菲氏滴管内出现粉红色混合物，振荡后不消失，而且颜色由浅粉色逐渐变为玫红色。立即停止输液，更换输液器，用 0.9% 氯化钠注射液冲管。作者随后进行了验证实验：将头孢曲松 0.5g 溶于 0.9% 氯化钠注射液 2ml 中，用一次性注射器抽取 1ml 与奥硝唑注射液 1ml 在透明玻璃杯中混合，混合物开始为浅粉色，10~15 秒后逐渐由浅变深，放置 24 小时后为玫红色。提示在临床和实验条件下，注射用头孢曲松钠的氯化钠稀释溶液与奥硝唑注射液混合存在配伍禁忌。

【临床建议】配伍禁忌

头孢曲松 + 氟康唑（ceftriaxone+fluconazole）

【临床证据】［药品说明书］"本品（头孢曲松钠，泛生舒复）与氨苄螺啶、万古霉素、氟康唑及氨基糖苷类抗菌药物具有不相容性。"

【临床建议】配伍禁忌

头孢曲松 + 果糖（ceftriaxone+fructose）

【临床证据】黄攀豪等[1] 在 10% 果糖注射液 250ml（江苏正大丰海）中加入头孢曲松粉针剂 1g（上海罗氏，先用 10ml 灭菌注射用水溶解）混合均匀。在室温（25℃）条件下，考察配伍溶液放置 0、3、6 小时的外观变化。结果发现，除去药液本身颜色外，混合液颜色无明显变化，澄清透明，无气泡产生，无浑浊产生，并且随着时间变化混合液外观仍无明显变化。采用校准 pH 酸度计测定 0、3、6 小时的 pH 也没有显著变化。配伍溶液在 0、3、6 小时 3 个时间点 ≥ 10μm 和 ≥ 25μm 的不溶性微粒数量都符合注射剂的要求。含量测定结果显示，果糖没有明显变化。作者认为在实验条件下，头孢曲松与 10% 果糖可以配伍。[**编者注：该研究未测定头孢曲松百分含量变化，建议谨慎配伍。**]

【临床建议】谨慎配伍

头孢曲松 + 卡那霉素（ceftriaxone+kanamycin）

【临床证据】[药品说明书]"本品（头孢曲松钠，泛生舒复）与氨苯蝶啶、万古霉素、氟康唑及氨基糖苷类抗菌药物具有不相容性。"

【临床建议】配伍禁忌

头孢曲松 + 林格液（ceftriaxone+Ringer's solution）

【临床证据】[药品说明书]"本品（头孢曲松钠，泛生舒复）不能加入哈特曼氏 [**编者注：即乳酸林格液**] 以及林格液等含钙溶液中使用。"

【临床建议】配伍禁忌

头孢曲松 + 奈替米星（ceftriaxone+netilmicin）

【临床证据】[药品说明书]"本品（头孢曲松钠，泛生舒复）与氨苯蝶啶、万古霉素、氟康唑及氨基糖苷类抗菌药物具有不相容性。"

【临床建议】配伍禁忌

头孢曲松 + 泮托拉唑（ceftriaxone+pantoprazole）

【临床证据】刘春亮等[1]在临床工作中输注注射用头孢曲松钠溶液（溶于 0.9% 氯化钠注射液 100ml 中）完毕后，接续输注泮托拉唑钠（溶于 5% 葡萄糖注射液 100ml 中），结果发现头孢曲松残余溶液与泮托拉唑溶液在莫菲氏滴管内接触时，混合溶液变为淡红色，10 秒后淡红色消失。立即停止输液，更换输液器，用 5% 葡萄糖注射液冲管，患者未发生不良反应。作者随后进行了实验验证：取注射用头孢曲松钠和注射用泮托拉唑钠分别溶于 5ml 0.9% 氯化钠注射液和 5% 葡萄糖注射液中，然后将两种溶液直接混合后，液体立即变为淡红色，观察 10 秒后淡红色消失。提示临床和实验条件下，头孢曲松溶液和泮托拉唑溶液混合存在配伍禁忌。

【临床建议】配伍禁忌

头孢曲松 + 葡萄糖酸钙（ceftriaxone+calcium gluconate）

【临床证据】尚玉芳[1]在临床工作中发现注射用头孢曲松钠与 10% 葡萄糖酸钙注射液联合应用存在配伍禁忌，随后进行了实验验证：将注射用头孢曲松钠 1 支（0.5g）溶于 0.9% 氯化钠注射液 5ml 中，用 20ml 一次性注射器分别抽取头孢曲松注射溶液 5ml 和 10% 葡萄糖酸钙注射液 5ml 直接混合，注射器内混合溶液立即产生乳白色絮状物，将其摇匀放置，24 小时后沉淀物不消失。提示在临床和实验条件下注射用头孢曲松钠的氯化钠稀释液与 10% 葡萄糖酸钙注射液混合存在配伍禁忌。

【临床建议】配伍禁忌

头孢曲松 + 庆大霉素（ceftriaxone+gentamicin）

【临床证据】［药品说明书］"本品（头孢曲松钠，泛生舒复）与氨苄蝶啶、万古霉素、氟康唑及氨基糖苷类抗菌药物具有不相容性。"

【临床建议】配伍禁忌

头孢曲松 + 乳酸林格液（ceftriaxone+lactated Ringer's solution）

【临床证据】［药品说明书］"本品（头孢曲松钠，泛生舒复）不能加入哈特曼氏［编者注：即乳酸林格液］以及林格液等含钙溶液中使用。"

【临床建议】配伍禁忌

头孢曲松 + 妥布霉素（ceftriaxone+tobramycin）

【临床证据】［药品说明书］"本品（头孢曲松钠，泛生舒复）与氨苄蝶啶、万古霉素、氟康唑及氨基糖苷类抗菌药物具有不相容性。"

【临床建议】配伍禁忌

头孢曲松 + 万古霉素（ceftriaxone+vancomycin）

【临床证据】［药品说明书］"本品（头孢曲松钠，泛生舒复）与氨苄蝶啶、万古霉素、氟康唑及氨基糖苷类抗菌药物具有不相容性。"

【临床建议】配伍禁忌

头孢曲松 + 新霉素（ceftriaxone+neomycin）

【临床证据】［药品说明书］"本品（头孢曲松钠，泛生舒复）与氨苄蝶啶、万古霉素、氟康唑及氨基糖苷类抗菌药物具有不相容性。"

【临床建议】配伍禁忌

头孢曲松 + 溴己新（ceftriaxone+bromhexine）

【临床证据】李梅兰[1]在临床工作中发现，菌必治（头孢曲松钠 2.0g 溶于 5% 葡萄糖注射液 250ml 中）溶液输注完毕，在同一输液管路继续输注必嗽平（盐酸溴己新）溶液（16mg 溶于 5% 葡萄糖注射液 250ml 中）时，患者出现呼吸困难，烦躁不安，寒颤、四肢冰凉，颜面及颈部出现散在粟粒样红色丘疹，立即停止输液，此时发现输液管中液体已变为乳白色。临床观察提示两药在临床条件下混合存在配伍禁忌。

【临床建议】配伍禁忌

头孢曲松 + 血栓通（ceftriaxone+xueshuantong）

【临床证据】邢雪等[1]考察了注射用头孢曲松（山东罗欣药业，1.0g/支）与注射用血栓通粉针（广西梧州制药，0.25g/ 支）配伍的相容性和稳定性。按照临床常规治疗浓度，取 1 瓶（1.0g）头孢曲松和 1 瓶（0.25g）

T

血栓通按说明书指定的 5% 葡萄糖注射液和 0.9% 氯化钠注射液分别溶解，15 分钟后再用同一溶剂将两种注射剂混合并定容至 100ml 量瓶中，摇匀，在 37℃下避光保存 7 小时，分别于 0、1、2、3、5 和 7 小时观察溶液外观，测定不溶性颗粒、pH 变化、渗透压变化和主要物质成分和含量的变化。结果发现，配伍溶液 7 小时内能始终保持澄清透明，无浑浊和可见异物产生，但颜色有不同程度加深。通过与单一头孢曲松溶液样品（对照组）颜色变化结果比较后发现，配伍溶液颜色加深是由头孢菌素自身变化引起。用精密 pH 仪对配伍溶液样品和单一头孢曲松溶液样品 pH 进行测定（$n=3$），结果发现配伍溶液在 7 小时内 pH 稳定，且在规定范围内。测定配伍溶液样品渗透压（$n=3$），结果表明配伍溶液 7 小时内渗透压稳定。将配伍溶液分别于 0 小时和 7 小时取样，按照《中国药典》（2015 年版）收载的"注射液不溶性微粒检查法"中显微镜计数法对样品进行检测，结果表明配伍溶液 7 小时内不溶性微粒数无明显变化且符合规定（10μm 及10μm 以上的微粒数不得过 6000 粒，含 25μm 及 25μm 以上的微粒数不得过 600 粒）。配伍溶液中血栓通的主要成分人参皂苷含量百分比（以 0 时为 100%）7 小时内保持稳定（百分含量＞90%）。配伍溶液中头孢曲松含量百分比稳定，配伍溶液中头孢曲松与单一头孢曲松溶液降解趋势一致，表明配伍溶液中头孢曲松含量的轻微降低是由头孢菌素自身降解引起。配伍溶液和单一头孢曲松溶液样品检测头孢菌素的色谱图一致，表明二者配伍没有产生新物质。提示在实验条件下，注射用头孢曲松与注射用血栓通粉针在 5% 葡萄糖注射液和 0.9% 氯化钠注射液中混合 7 小时内是稳定的，临床可以配伍。

【临床建议】可以配伍

头孢曲松 + 依替米星（ceftriaxone+etimicin）

【临床证据】［药品说明书］"本品（头孢曲松钠，泛生舒复）与氨苄蝶啶、万古霉素、氟康唑及氨基糖苷类抗菌药物具有不相容性。"

【临床建议】配伍禁忌

头孢曲松 + 异帕米星（ceftriaxone+isepamicin）

【临床证据】［药品说明书］"本品（头孢曲松钠，泛生舒复）与氨苄蝶啶、万古霉素、氟康唑及氨基糖苷类抗菌药物具有不相容性。"

【临床建议】配伍禁忌

头孢曲松 + 转化糖电解质

（ceftriaxone+multiple electrolytic and invert sugar）

【临床证据】孙成春等[1]考察在 25℃下将注射用头孢曲松钠 400mg

（扬子江药业集团）与转化糖电解质注射液 100ml 配伍后的外观、pH 以及含量变化；观察配伍溶液对兔血管刺激性，是否会产生体外溶血现象；观察动物重复注射配伍溶液后所产生的变态反应情况。结果发现，溶液配伍后颜色为无色透明，在 4 小时内无明显变化，无沉淀结晶，无气泡产生，未发现肉眼可见的絮状物、色斑、色块等异物。配伍后在 4 小时内 pH 无明显变化，头孢曲松的含量无显著变化。配伍溶液对兔血管无刺激性，未产生溶血和变态反应。提示在临床和实验条件下，头孢曲松与转化糖电解质注射液在 25℃ 下混合 4 小时内可以保持配伍相容性。

【临床建议】可以配伍

头孢噻利 + 氨溴索（cefoselis+ambroxol）

【临床证据】傅军霞等[1] 考察了注射用硫酸头孢噻利（江苏恒瑞医药，0.5g/ 瓶）与盐酸氨溴索氯化钠注射液（江苏豪森药业，30mg/100ml）配伍的稳定性。按照临床常用浓度，将 0.5g 注射用硫酸头孢噻利溶于盐酸氨溴索氯化钠注射液 100ml 中，观察外观为微泛黄色澄清溶液。在室温下放置 8 小时，分别在 0、1、2、4、6、8 小时观察外观变化，测定 pH，测定头孢噻利和氨溴索相对百分含量变化（以 0 时为 100%）。结果发现，在不同时间点配伍液均为淡黄色澄清溶液，无肉眼可见的沉淀及气泡产生。混合液的 pH 也无明显变化。8 小时内配伍液中头孢塞利相对百分含量为（100.05 ± 0.13）%，RSD 为 0.13%；氨溴索相对百分含量为（100.01 ± 0.08）%，RSD 为 0.08%，配伍液的 pH 都为 4.77。提示在实验条件下，注射用硫酸头孢噻利与盐酸氨溴索氯化钠注射液配伍后在 8 小时内稳定，可以配伍使用。

【临床建议】可以配伍

头孢噻利 + 甲硝唑（cefoselis+metronidazole）

【临床证据】李铭铭等[1] 模拟临床用药情况，取注射用硫酸头孢噻利 0.5g2 份分别溶于 0.9% 氯化钠注射液和 5% 葡萄糖注射液 100ml 中，分别与 0.5% 甲硝唑注射液 100ml 混合得到两种配伍溶液。在 30℃ 下放置 6 小时，考察两种配伍溶液的外观，测定 pH 和药物含量变化。结果发现，两种配伍液在 6 小时内均保持澄清，颜色无明显变化，无沉淀和浑浊生成。pH 无明显变化，头孢噻利与甲硝唑在各时间点的含量无明显变化，作者认为在实验条件下，头孢噻利溶液和甲硝唑注射液可以配伍 6 小时。

[编者注：该研究未考察配伍溶液不溶性微粒数的变化及是否符合《中国药典》规定，建议谨慎配伍。]

【临床建议】谨慎配伍

头孢噻利 + 替硝唑（cefoselis+tinidazole）

【临床证据】王淑梅等[1]考察了注射用硫酸头孢噻利（江苏恒瑞医药）与替硝唑氯化钠注射液（扬子江药业集团南京海陵药业）配伍的相容性和稳定性。模拟临床用药浓度，取注射用硫酸头孢噻利 0.5g 置于 100ml 容量瓶中，用替硝唑氯化钠注射液稀释和定容至刻度，混匀并在室温放置 8 小时。在 0、1、2、3、4、6、8 小时观察配伍溶液的外观变化，测定 pH 和头孢噻利和替硝唑含量。结果发现，4 小时内配伍溶液外观无显著变化，8 小时后溶液颜色逐渐加深，由微黄色变为淡黄色，最后变为黄色，无肉眼可见的沉淀及气泡产生。在 8 小时内的不同时间点配伍溶液 pH 变化不大，8 小时时头孢噻利含量为 94.1%（0 时为 100%），替硝唑含量为 89.1%，两种药物含量变化不大。配伍溶液经 HPLC 分析，未见有新的峰出现，说明两药配伍后溶液中没有新物质或降解物质产生。作者认为在实验条件下，注射用硫酸头孢噻利与替硝唑氯化钠注射液可配伍 4 小时。[**编者注：该研究未考察配伍溶液不溶性微粒数的变化及是否符合《中国药典》规定，建议谨慎配伍。**]

【临床建议】谨慎配伍

头孢噻利 + 维生素 C（cefoselis+vitamin C）

【临床证据】华俊彦等[1]考察了注射用硫酸头孢噻利（江苏恒瑞医药，0.5g/ 瓶）与维生素 C 注射液（浙江瑞新药业，2ml : 0.5g）在 5% 葡萄糖注射液中配伍的稳定性和相容性。将注射用硫酸头孢噻利 0.5g 溶于 5% 葡萄糖注射液 80ml 中，观察外观为澄清透明，再加入维生素 C 注射液 4ml，最后用 5% 葡萄糖注射液稀释至 100ml，混匀。室温下储存 8 小时，分别于 0、1、2、3、4、6、8 小时时观察溶液外观变化，测定配伍溶液 pH，HPLC 法测定头孢噻利和维生素 C 的含量变化百分比。结果发现，配伍溶液在 8 小时内澄清透明，颜色无变化；pH 基本无变化；硫酸头孢噻利与维生素 C 注射液的最低相对百分含量（以 0 时为 100%）分别为 99.7% 和 99.6%，含量符合《中国药典》有关规定。配伍溶液经 HPLC 分析，未见有新的峰出现，说明两药配伍后溶液中没有新物质或降解物质产生。提示在实验条件下，注射用硫酸头孢噻利与维生素 C 注射液在 5% 葡萄糖注射液中可以配伍至少 8 小时。[**编者注：该研究未考察配伍溶液不溶性微粒数的变化及是否符合《中国药典》规定，建议谨慎配伍。**]

【临床建议】谨慎配伍

头孢噻肟 + 氨茶碱（cefotaxime+aminophylline）

【临床证据】刘虎军[1]考察了注射用头孢噻肟钠（华北制药河北华

民药业，1.0g/支）与氨茶碱注射液（天津金耀氨基酸，0.25g/10ml）配伍的相容性和稳定性。称取注射用头孢噻肟钠冻干粉100mg置于25ml容量瓶中，加入氨茶碱注射液1ml，用5%葡萄糖注射液稀释并定容至刻度。在室温放置4小时，分别在0、1、2、4小时观察外观变化，测定溶液pH变化和氨茶碱浓度（以0时为100%）变化。结果发现，头孢噻肟钠与氨茶碱注射液配伍后1小时时配伍溶液出现氨味，4小时时氨味更浓，百分含量也发生明显变化（降至94.58%），但外观保持无色澄清，提示实验条件下头孢噻肟钠与氨茶碱混合存在配伍禁忌。

【临床建议】配伍禁忌

头孢噻肟 + 地塞米松（cefotaxime+dexamethasone）

【临床证据】刘虎军[1]考察了注射用头孢噻肟钠（华北制药河北华民药业，1.0g/支）与地塞米松磷酸钠注射液（国药集团容生制药，1ml：5mg）配伍的相容性和稳定性。称取注射用头孢噻肟钠冻干粉100mg置于25ml容量瓶中，加入地塞米松磷酸钠注射液0.1ml，用5%葡萄糖注射液稀释并定容至刻度。在室温放置4小时，分别在0、1、2、4小时观察外观变化，测定溶液pH变化和地塞米松浓度（以0时为100%）变化。结果发现，头孢噻肟钠与地塞米松磷酸钠注射液配伍1小时后溶液含量变化较小，4小时后溶液百分含量为98.65%，外观也无明显变化，pH稳定在6.1~6.3，作者认为在实验条件下头孢噻肟钠与地塞米松磷酸钠注射液混合4小时内可以配伍。[编者注：该研究未考察配伍溶液不溶性微粒数的变化及是否符合《中国药典》规定，建议谨慎配伍。]

【临床建议】谨慎配伍

头孢噻肟 + 替硝唑（cefotaxime+tinidazole）

【临床证据】Guo等[1]考察了头孢噻肟（1g）和替硝唑（0.4g）在5%葡萄糖注射液200ml中于20℃混合24小时的相容性。观察混合物外观变化，测定混合物pH变化，HPLC法测定药物浓度变化。结果发现，混合物澄清微黄色，无浑浊、沉淀、气体产生，pH没有明显变化，但是24小时后头孢噻肟的浓度显著降低（降至91%），替硝唑无显著变化（99.7%），8小时之内头孢噻肟的浓度无显著变化（98%）。提示在上述实验条件下两药混合8小时内无配伍禁忌。

【临床建议】可以配伍

头孢噻肟 + 维生素 B6（cefotaxime+vitamin B6）

【临床证据】刘虎军[1]考察了注射用头孢噻肟钠（华北制药河北华民药业，1.0g/支）与维生素 B6 注射液（天津药业集团新郑，2ml：0.1g）

T

配伍的相容性和稳定性。取注射用头孢噻肟钠冻干粉 100mg 和 2ml 维生素 B₆ 注射液置于同一容量瓶中，用 0.9% 氯化钠注射液稀释并定容至刻度。在室温放置 4 小时，分别在 0、1、2、4 小时观察外观变化，测定溶液 pH 变化和维生素 B₆ 浓度（以 0 时为 100%）变化。结果发现，头孢噻肟钠与维生素 B₆ 注射液配伍溶液的 pH 虽无明显变化，外观保持澄明淡黄色、无沉淀，但百分含量在 2 小时内就明显降低（降至 94.43%），作者认为实验条件下头孢噻肟钠与维生素 B₆ 注射液应该谨慎配伍，配伍溶液需 1 小时内输注完毕。[编者注：该研究未考察配伍溶液不溶性微粒数的变化及是否符合《中国药典》规定，建议谨慎配伍。]

【临床建议】谨慎配伍

头孢噻肟 + 血栓通（cefotaxime+xueshuantong）

【临床证据】邢雪等[1]考察了注射用头孢噻肟（悦康药业，1.0g/ 支）与注射用血栓通粉针（广西梧州制药，0.25g/ 支）配伍的相容性和稳定性。按照临床常规治疗浓度，取 1 瓶（1.0g）头孢西丁和 1 瓶（0.25g）血栓通按说明书指定的 10% 葡萄糖注射液溶解，15 分钟后再用同一溶剂将两种注射剂配伍并定容至 100ml 量瓶中，摇匀，在 37℃下避光保存 7 小时，分别于 0、1、2、3、5 和 7 小时观察溶液外观，测定不溶性颗粒、pH 变化、渗透压变化和主要物质成分和含量的变化。结果发现，配伍溶液 7 小时内能始终保持澄清透明，无浑浊和可见异物产生，但颜色有不同程度加深。通过与单一头孢噻肟溶液样品（对照组）颜色变化结果比较后发现，配伍溶液颜色加深是由头孢噻肟自身变化引起。用精密 pH 仪对配伍溶液样品和单一头孢噻肟溶液样品的 pH 进行测定（n=3）。结果发现，配伍溶液 pH 在 7 小时内稳定，且在规定范围内。测定配伍溶液样品渗透压（n=3），结果表明配伍溶液 7 小时内渗透压稳定。将配伍溶液分别于 0 小时和 7 小时取样，按照《中国药典》（2015 年版）收载的"注射液不溶性微粒检查法"中显微镜计数法对样品进行检测，结果表明配伍溶液 7 小时内不溶性微粒数无明显变化且符合规定（10μm 及 10μm 以上的微粒数不得过 6000 粒，含 25μm 及 25μm 以上的微粒数不得过 600 粒）。配伍溶液中血栓通的主要成分人参皂苷含量百分比（以 0 时为 100%）在 7 小时内稳定（百分含量 > 90%）。但是配伍溶液中头孢噻肟含量变化明显，相比 0 小时含量下降 22%；进一步研究发现，配伍溶液与单一头孢噻肟溶液中头孢菌素含量下降趋势一致，表明配伍溶液中头孢噻肟含量的下降是由头孢菌素自身降解引起。配伍溶液和单一头孢菌素溶液样品检测头孢菌素的色谱图一致，表明配伍没有产生新物质。提示在实验条件下，注射用头孢噻肟与注射用血栓通粉针在 10% 葡萄糖注射液中混合 2 小时内是稳定的，临床可以配伍。

【临床建议】可以配伍

头孢他啶 + 阿米卡星（ceftazidime+amikacin）

【临床证据】Servais 等[1]考察了头孢他啶和阿米卡星配伍的理化稳定性。结果发现，头孢他啶与阿米卡星具有物理和化学相容性。Baririan 等[2]考察了头孢他啶（终浓度 12%，W/V）与阿米卡星（输注浓度 15mg/ml）在 20~30℃混合持续输注（24 小时内）的稳定性和相容性。观察有无沉淀，测定 pH 变化，如果没有沉淀则应用 HPLC 法测定药物浓度变化。药物浓度变化小于起始浓度的 10% 定义为化学稳定。结果发现，头孢他啶和阿米卡星混合后无外观变化，药物浓度保持稳定，具有物理相容性和化学稳定性。实验结果提示在上述实验条件下两药混合无配伍禁忌。

【临床建议】可以配伍

头孢他啶 + 氨茶碱（ceftazidime+aminophylline）

【临床证据】Pleasants 等[1]考察了头孢他啶和氨茶碱溶于 5% 葡萄糖或 0.9% 氯化钠注射液在同一输液容器中配伍的相容性和稳定性。结果发现，两药混合后没有颜色、外观等方面的变化，但是药物浓度下降明显，存在不稳定性。提示两药在同一容器中混合输注存在配伍禁忌。

【临床建议】配伍禁忌

头孢他啶 + 氨基酸（ceftazidime+amino acid）

【临床证据】Baririan 等[1]考察了头孢他啶（终浓度 12%，W/V）与氨基酸（输注浓度 1.8g/L）在 20~30℃混合持续输注（24 小时内）的稳定性和相容性。观察有无沉淀，测定 pH 变化，如果没有沉淀则应用 HPLC 法测定药物浓度变化。药物浓度变化小于起始浓度的 10% 定义为化学稳定。结果发现，头孢他啶和氨基酸混合后无外观变化，药物浓度保持稳定，具有物理相容性和化学稳定性，提示在上述实验条件下两药混合无配伍禁忌。

【临床建议】可以配伍

头孢他啶 + 苯妥英（ceftazidime+phenytoin）

【临床证据】Baririan 等[1]考察了头孢他啶（终浓度 12%，W/V）与苯妥英（输注浓度 50mg/ ml）在 20~30℃混合持续输注（24 小时内）的稳定性和相容性。观察有无沉淀，测定 pH 变化，如果没有沉淀则应用 HPLC 法测定药物浓度变化。药物浓度变化小于起始浓度的 10% 定义为化学稳定。结果发现，头孢他啶和苯妥英混合后出现了沉淀或颗粒等物理不相容性，提示在上述实验条件下两药混合存在配伍禁忌。

【临床建议】配伍禁忌

头孢他啶 + 丙泊酚（ceftazidime+propofol）

【临床证据】Servais 等[1]考察了头孢他啶和丙泊酚配伍的理化稳定性。结果发现，头孢他啶与丙泊酚存在物理方面的配伍禁忌。Baririan 等[2]考察了头孢他啶（终浓度 12%，W/V）与丙泊酚（输注浓度 1mg/ml）在 20~30℃混合持续输注（24 小时内）的稳定性和相容性。观察有无沉淀，测定 pH 变化，如果没有沉淀则应用 HPLC 法测定药物浓度变化。药物浓度变化小于起始浓度的 10% 定义为化学稳定。结果发现，头孢他啶和丙泊酚混合后出现了沉淀或颗粒等物理不相容性。实验结果提示在上述实验条件下两药混合存在配伍禁忌。

【临床建议】配伍禁忌

头孢他啶 + 丙戊酸（ceftazidime+valproic acid）

【临床证据】Servais 等[1]考察了头孢他啶和丙戊酸配伍的理化稳定性。结果发现，头孢他啶与丙戊酸有物理和化学相容性。Baririan 等[2]考察了头孢他啶（终浓度 12%，W/V）与丙戊酸（输注浓度 100mg/ml）在 20~30℃混合持续输注（24 小时内）的稳定性和相容性。观察有无沉淀，测定 pH 变化，如果没有沉淀则应用 HPLC 法测定药物浓度变化。药物浓度变化小于起始浓度的 10% 定义为化学稳定。结果发现，头孢他啶和丙戊酸混合后无外观变化，药物浓度保持稳定，具有物理相容性和化学稳定性。实验结果提示在上述实验条件下两药混合无配伍禁忌。

【临床建议】可以配伍

头孢他啶 + 茶碱（ceftazidime+theophylline）

【临床证据】Baririan 等[1]考察了头孢他啶（终浓度 12%，W/V）与茶碱（输注浓度 20mg/ml）在 20~30℃混合持续输注（24 小时内）的稳定性和相容性。观察有无沉淀，测定 pH 变化，如果没有沉淀则应用 HPLC 法测定药物浓度变化。药物浓度变化小于起始浓度的 10% 定义为化学稳定。结果发现，头孢他啶和茶碱混合后稳定性降低，头孢他啶的浓度在 1 小时内明显降低（＞起始浓度的 25%），提示在上述实验条件下两药混合存在配伍禁忌。

【临床建议】配伍禁忌

头孢他啶 + 多巴胺（ceftazidime+dopamine）

【临床证据】Baririan 等[1]考察了头孢他啶（终浓度 12%，W/V）与多巴胺（输注浓度 0.4mg/ml）在 20~30℃混合持续输注（24 小时内）的稳定性和相容性。观察有无沉淀，测定 pH 变化，如果没有沉淀则应用 HPLC 法测定药物浓度变化。药物浓度变化小于起始浓度的 10% 定义为化学稳定。结果发现，头孢他啶和多巴胺混合后无外观变化，药物浓度保持稳定，具有物理相容性和化学稳定性，提示在上述实验条件下两药混合无配伍禁忌。

【临床建议】可以配伍

头孢他啶 + 多巴酚丁胺（ceftazidime+dobutamine）

【临床证据】Baririan 等[1]考察了头孢他啶（终浓度 12%，W/V）与多巴酚丁胺（输注浓度 1mg/ml）在 20~30℃混合持续输注（24 小时内）的稳定性和相容性。观察有无沉淀，测定 pH 变化，如果没有沉淀则应用 HPLC 法测定药物浓度变化。药物浓度变化小于起始浓度的 10% 定义为化学稳定。结果发现，头孢他啶和多巴酚丁胺（250mg/ml）混合后出现了沉淀或颗粒等物理不相容性，但是低浓度（1mg/ml）时没有出现沉淀，提示在上述实验条件下头孢他啶和高浓度多巴酚丁胺混合存在配伍禁忌。

【临床建议】配伍禁忌

头孢他啶 + 呋塞米（ceftazidime+furosemide）

【临床证据】Servais 等[1]考察了头孢他啶和呋塞米配伍的理化稳定性。结果发现，头孢他啶与呋塞米具有物理和化学相容性。Baririan 等[2]考察了头孢他啶（终浓度 12%，W/V）与呋塞米（输注浓度 10mg/ml）在 20~30℃混合持续输注（24 小时内）的稳定性和相容性。观察有无沉淀，测定 pH 变化，如果没有沉淀则应用 HPLC 法测定药物浓度变化。药物浓度变化小于起始浓度的 10% 定义为化学稳定。结果发现，头孢他啶和呋塞米混合后无外观变化，药物浓度保持稳定，具有物理相容性和化学稳定性。实验结果提示在上述实验条件下两药混合无配伍禁忌。

【临床建议】可以配伍

头孢他啶 + 氟康唑（ceftazidime+fluconazole）

【临床证据】Servais 等[1]考察了头孢他啶和氟康唑配伍的理化稳定性。结果发现，头孢他啶与氟康唑具有物理和化学相容性。Baririan 等[2]考察了头孢他啶（终浓度 12%，W/V）与氟康唑（输注浓度 2mg/ml）在 20~30℃混合持续输注（24 小时内）的稳定性和相容性。观察有无沉淀，测定 pH 变化，如果没有沉淀则应用 HPLC 法测定药物浓度变化。药物浓度变化小于起始浓度的 10% 定义为化学稳定。结果发现，头孢他啶和氟康唑混合后无外观变化，药物浓度保持稳定，具有物理相容性和化学稳定

T

性。实验结果提示在上述实验条件下两药混合无配伍禁忌。

【临床建议】可以配伍

头孢他啶 + 果糖（ceftazidime+fructose）

【临床证据】黄攀豪等[1]在10%果糖注射液250ml（江苏正大丰海）中加入头孢他啶粉针剂1g（葛兰素史克，先用10ml灭菌注射用水溶解）混合均匀。在室温（25℃）条件下，考察配伍溶液放置0、3、6小时的外观变化。结果发现，除去药液本身颜色外，混合液颜色无明显变化，澄清透明，无气泡产生，无浑浊产生，并且随着时间变化混合液外观无明显变化。采用校准pH酸度计测定0、3、6小时的pH也没有显著变化。配伍溶液在0、3、6小时3个时间点≥10μm和≥25μm的不溶性微粒数量都符合注射剂的要求。含量测定结果显示，果糖没有明显变化。作者认为在实验条件下，头孢他啶与10%果糖可以配伍。[编者注：该研究未测定头孢他定的百分含量变化，建议谨慎配伍。]

【临床建议】谨慎配伍

头孢他啶 + 红霉素（ceftazidime+erythromycin）

【临床证据】Servais等[1]考察了头孢他啶和高浓度红霉素（50mg/ml）配伍的理化稳定性。结果发现，头孢他啶与高浓度红霉素配伍出现沉淀。Baririan等[2]考察了头孢他啶（终浓度12%，W/V）与红霉素（输注浓度5mg/ml）在20~30℃混合持续输注（24小时内）的稳定性和相容性。观察有无沉淀，测定pH变化，如果没有沉淀则应用HPLC法测定药物浓度变化。药物浓度变化小于起始浓度的10%定义为化学稳定。结果发现，头孢他啶和红霉素混合后出现了沉淀或颗粒等物理不相容性。实验结果提示在上述实验条件下两药混合存在配伍禁忌。

【临床建议】配伍禁忌

头孢他啶 + 甲泼尼龙（ceftazidime+methylprednisolone）

【临床证据】Baririan等[1]考察了头孢他啶（终浓度12%，W/V）与甲泼尼龙（输注浓度50mg/ml）在20~30℃混合持续输注（24小时内）的稳定性和相容性。观察有无沉淀，测定pH变化，如果没有沉淀则应用HPLC法测定药物浓度变化。药物浓度变化小于起始浓度的10%定义为化学稳定。结果发现，头孢他啶和甲泼尼龙混合后无外观变化，药物浓度保持稳定，具有物理相容性和化学稳定性，提示在上述实验条件下两药混合无配伍禁忌。

【临床建议】可以配伍

头孢他啶 + 克拉霉素（ceftazidime+clarithromycin）

【临床证据】Servais 等[1]考察了头孢他啶和高浓度克拉霉素（50mg/ml）配伍的理化稳定性。结果发现，头孢他啶与高浓度克拉霉素配伍出现沉淀。Baririan 等[2]考察了头孢他啶（终浓度 12%）与克拉霉素（输注浓度 50mg/ml）在 20~30℃混合持续输注（24 小时内）的稳定性和相容性。观察有无沉淀，测定 pH 变化，如果没有沉淀则应用 HPLC 法测定药物浓度变化。药物浓度变化小于起始浓度的 10% 定义为化学稳定。结果发现，头孢他啶和克拉霉素混合后出现了沉淀或颗粒等物理不相容性。实验结果提示在上述实验条件下两药混合存在配伍禁忌。

【临床建议】配伍禁忌

头孢他啶 + 氯胺酮（ceftazidime+ketamine）

【临床证据】Servais 等[1]考察了头孢他啶和氯胺酮配伍的理化稳定性。结果发现，头孢他啶与氯胺酮具有物理和化学相容性。Baririan 等[2]考察了头孢他啶（终浓度 12%，W/V）与氯胺酮（输注浓度 10mg/ml）在 20~30℃混合持续输注（24 小时内）的稳定性和相容性。观察有无沉淀，测定 pH 变化，如果没有沉淀则应用 HPLC 法测定药物浓度变化。药物浓度变化小于起始浓度的 10% 定义为化学稳定。结果发现，头孢他啶和氯胺酮混合后无外观变化，药物浓度保持稳定，具有物理相容性和化学稳定性。实验结果提示在上述实验条件下两药混合无配伍禁忌。

【临床建议】可以配伍

头孢他啶 + 吗啡（ceftazidime+morphine）

【临床证据】Baririan 等[1]考察了头孢他啶（终浓度 12%，W/V）与吗啡（输注浓度 3mg/ml）在 20~30℃混合持续输注（24 小时内）的稳定性和相容性。观察有无沉淀，测定 pH 变化，如果没有沉淀则应用 HPLC 法测定药物浓度变化。药物浓度变化小于起始浓度的 10% 定义为化学稳定。结果发现，头孢他啶和吗啡混合后无外观变化，药物浓度保持稳定，具有物理相容性和化学稳定性，提示在上述实验条件下两药混合无配伍禁忌。

【临床建议】可以配伍

头孢他啶 + 咪达唑仑（ceftazidime+midazolam）

【临床证据】Servais 等[1]考察了头孢他啶和咪达唑仑配伍的理化稳定性。结果发现，头孢他啶与咪达唑仑存在物理方面的配伍禁忌。Baririan 等[2]考察了头孢他啶（终浓度 12%，W/V）与咪达唑仑（输注浓度 5mg/ml）在 20~30℃混合持续输注（24 小时内）的稳定性和相容性。

观察有无沉淀，测定 pH 变化，如果没有沉淀则应用 HPLC 法测定药物浓度变化。药物浓度变化小于起始浓度的 10% 定义为化学稳定。结果发现，头孢他啶和咪达唑仑混合后出现了沉淀或颗粒等物理不相容性。实验结果提示在上述实验条件下两药混合存在配伍禁忌。

【临床建议】配伍禁忌

头孢他啶 + 尼卡地平（ceftazidime+nicardipine）

【临床证据】Servais 等[1]考察了头孢他啶和尼卡地平配伍的理化稳定性。结果发现，头孢他啶与尼卡地平存在物理方面的配伍禁忌。Baririan 等[2]考察了头孢他啶（终浓度 12%，W/V）与尼卡地平（输注浓度 1mg/ml）在 20~30℃混合持续输注（24 小时内）的稳定性和相容性。观察有无沉淀，测定 pH 变化，如果没有沉淀则应用 HPLC 法测定药物浓度变化。药物浓度变化小于起始浓度的 10% 定义为化学稳定。结果发现，头孢他啶和尼卡地平混合后出现了沉淀或颗粒等物理不相容性。实验结果提示在上述实验条件下两药混合存在配伍禁忌。

【临床建议】配伍禁忌

头孢他啶 + 哌腈米特（ceftazidime+piritramide）

【临床证据】Baririan 等[1]考察了头孢他啶（终浓度 12%，W/V）与哌腈米特（输注浓度 2mg/ml）在 20~30℃混合持续输注（24 小时内）的稳定性和相容性。观察有无沉淀，测定 pH 变化，如果没有沉淀则应用 HPLC 法测定药物浓度变化。药物浓度变化小于起始浓度的 10% 定义为化学稳定。结果发现，头孢他啶和哌腈米特混合后出现了沉淀或颗粒等物理不相容性，提示在上述实验条件下两药混合存在配伍禁忌。

【临床建议】配伍禁忌

头孢他啶 + 庆大霉素（ceftazidime+gentamicin）

【临床证据】Servais 等[1]考察了头孢他啶和庆大霉素配伍的理化稳定性。结果发现，头孢他啶与庆大霉素配伍具有物理相容性和化学稳定性。Baririan 等[2]考察了头孢他啶（终浓度 12%，W/V）与庆大霉素（输注浓度 6mg/ml）在 20~30℃混合持续输注（24 小时内）的稳定性和相容性。观察有无沉淀，测定 pH 变化，如果没有沉淀则应用 HPLC 法测定药物浓度变化。药物浓度变化小于起始浓度的 10% 定义为化学稳定。结果发现，头孢他啶和庆大霉素混合后无外观变化，药物浓度保持稳定，具有物理相容性和化学稳定性。实验结果提示在上述实验条件下两药混合无配伍禁忌。

【临床建议】可以配伍

头孢他啶 + 瑞芬太尼（ceftazidime+remifentanil）

【临床证据】Baririan 等[1]考察了头孢他啶（终浓度 12%，W/V）与瑞芬太尼（输注浓度 0.2mg/ml）在 20~30℃混合持续输注（24 小时内）的稳定性和相容性。观察有无沉淀，测定 pH 变化，如果没有沉淀则应用 HPLC 法测定药物浓度变化。药物浓度变化小于起始浓度的 10% 定义为化学稳定。结果发现，头孢他啶和瑞芬太尼混合后无外观变化，药物浓度保持稳定，具有物理相容性和化学稳定性，提示在上述实验条件下两药混合无配伍禁忌。

【临床建议】可以配伍

头孢他啶 + 肾上腺素（ceftazidime+epinephrine）

【临床证据】Baririan 等[1]考察了头孢他啶（终浓度 12%，W/V）与肾上腺素（输注浓度 0.05mg/ml）在 20~30℃混合持续输注（24 小时内）的稳定性和相容性。观察有无沉淀，测定 pH 变化，如果没有沉淀则应用 HPLC 法测定药物浓度变化。药物浓度变化小于起始浓度的 10% 定义为化学稳定。结果发现，头孢他啶和肾上腺素混合后无外观变化，药物浓度保持稳定，具有物理相容性和化学稳定性，提示在上述实验条件下两药混合无配伍禁忌。

【临床建议】可以配伍

头孢他啶 + 舒芬太尼（ceftazidime+sufentanil）

【临床证据】Servais 等[1]考察了头孢他啶和舒芬太尼配伍的理化稳定性。结果发现，头孢他啶与舒芬太尼具有物理和化学相容性。Baririan 等[2]考察了头孢他啶（终浓度 12%，W/V）与舒芬太尼（输注浓度 0.005mg/ml）在 20~30℃混合持续输注（24 小时内）的稳定性和相容性。观察有无沉淀，测定 pH 变化，如果没有沉淀则应用 HPLC 法测定药物浓度变化。药物浓度变化小于起始浓度的 10% 定义为化学稳定。结果发现，头孢他啶和舒芬太尼混合后无外观变化，药物浓度保持稳定，具有物理相容性和化学稳定性。实验结果提示在上述实验条件下两药混合无配伍禁忌。

【临床建议】可以配伍

头孢他啶 + 妥布霉素（ceftazidime+tobramycin）

【临床证据】Servais 等[1]考察了头孢他啶和妥布霉素配伍的理化稳定性。结果发现，头孢他啶与妥布霉素具有物理相容性和化学稳定性。Baririan 等[2]考察了头孢他啶（终浓度 12%，W/V）与妥布霉素（输注浓度 6mg/ml）在 20~30℃混合持续输注（24 小时内）的稳定性和相容性。观察有无沉淀，测定 pH 变化，如果没有沉淀则应用 HPLC 法测定药浓度变化。药物浓度变化小于起始浓度的 10% 定义为化学稳定。结果发现，头孢他啶和妥布霉素混合后无外观变化，药物浓度保持稳定，具有物理相容性和化学稳定性。实验结果提示在上述实验条件下两药混合无配伍禁忌。

【临床建议】可以配伍

头孢他啶 + 万古霉素（ceftazidime+vancomycin）

【临床证据】Servais 等[1]考察了头孢他啶和万古霉素配伍的理化稳定性。结果发现，头孢他啶与万古霉素存在物理方面的配伍禁忌。Baririan 等[2]考察了头孢他啶（终浓度 12%，W/V）与万古霉素（输注浓度 30mg/ml）在 20~30℃混合持续输注（24 小时内）的稳定性和相容性。观察有无沉淀，测定 pH 变化，如果没有沉淀则应用 HPLC 法测定药物浓度变化。药物浓度变化小于起始浓度的 10% 定义为化学稳定。结果发现，头孢他啶和万古霉素混合后出现了沉淀或颗粒等物理不相容性。曾思君[3]在临床工作中发现，注射用头孢他啶（复达欣，深圳立健药业）与注射用盐酸万古霉素（稳可信）混合存在配伍禁忌。随后进行了验证实验：取头孢他啶溶液（头孢他啶 1.0g 稀释于 0.9% 氯化钠注射液 10ml 中）2ml 及注射用盐酸万古霉素（0.9% 氯化钠注射液 10ml+ 注射用盐酸万古霉素 0.25g）2ml 直接混合后，即刻出现白色絮状浑浊现象，放置 24 小时后浑浊现象仍未消失，甚至出现结晶现象。临床观察和实验结果提示两药在上述条件下混合存在配伍禁忌。

【临床建议】配伍禁忌

头孢他啶 + 乌拉地尔（ceftazidime+urapidil）

【临床证据】Servais 等[1]考察了头孢他啶和乌拉地尔配伍的理化稳定性。结果发现，头孢他啶与乌拉地尔具有物理相容性和化学稳定性。Baririan 等[2]考察了头孢他啶（终浓度 12%，W/V）与乌拉地尔（输注浓度 5mg/ml）在 20~30℃混合持续输注（24 小时内）的稳定性和相容性。观察有无沉淀，测定 pH 变化，如果没有沉淀则应用 HPLC 法测定药物浓度变化。药物浓度变化小于起始浓度的 10% 定义为化学稳定。结果发现，头孢他啶和乌拉地尔混合后无外观变化，药物浓度保持稳定，具有物理相容性和化学稳定性。实验结果提示在上述实验条件下两药混合无配伍禁忌。

【临床建议】可以配伍

头孢他啶 + 硝酸异山梨酯（ceftazidime+isosorbide dinitrate）

【临床证据】Baririan 等[1]考察了头孢他啶（终浓度 12%，W/V）与硝酸异山梨酯（输注浓度 0.2mg/ml）在 20~30℃混合持续输注（24 小时内）的稳定性和相容性。观察有无沉淀，测定 pH 变化，如果没有沉淀则应用 HPLC 法测定药物浓度变化。药物浓度变化小于起始浓度的 10% 定义为化学稳定。结果发现，头孢他啶和硝酸异山梨酯混合后无外观变化，药物浓度保持稳定，具有物理相容性和化学稳定性，提示在上述实验条件下两药混合无配伍禁忌。

【临床建议】可以配伍

头孢他啶 + 胰岛素（ceftazidime+insulin）

【临床证据】Baririan 等[1]考察了头孢他啶（终浓度 12%）与胰岛素（输注浓度 100 IU/ml）在 20~30℃混合持续输注（24 小时内）的稳定性和相容性。观察有无沉淀，测定 pH 变化，如果没有沉淀则应用 HPLC 法测定药物浓度变化。药物浓度变化小于起始浓度的 10% 定义为化学稳定。结果发现，头孢他啶和胰岛素混合后无外观变化，药物浓度保持稳定，具有物理相容性和化学稳定性，提示在上述实验条件下两药混合无配伍禁忌。

【临床建议】可以配伍

头孢他啶 + 乙酰半胱氨酸（ceftazidime+acetylcystein）

【临床证据】Servais 等[1]考察了头孢他啶和乙酰半胱氨酸配伍的理化稳定性。结果发现，头孢他啶与乙酰半胱氨酸配伍出现沉淀。Baririan 等[2]考察了头孢他啶（终浓度 12%）与乙酰半胱氨酸（输注浓度 100mg/ml）在 20~30℃混合持续输注（24 小时内）的稳定性和相容性。观察有无沉淀，测定 pH 变化，如果没有沉淀则应用 HPLC 法测定药物浓度变化。药物浓度变化小于起始浓度的 10% 定义为化学稳定。结果发现，头孢他啶和乙酰半胱氨酸混合后稳定性降低，头孢他啶的浓度明显降低（＞起始浓度的 10%）。实验结果提示在上述实验条件下两药混合存在配伍禁忌。

【临床建议】配伍禁忌

头孢他啶 + 异帕米星（ceftazidime+isepamicin）

【临床证据】Servais 等[1]考察了头孢他啶和异帕米星配伍的理化稳定性。结果发现，头孢他啶与异帕米星具有物理和化学相容性，提示实验条件下，头孢他啶和异帕米星不存在配伍禁忌。

【临床建议】可以配伍

头孢替安 + 氯化钠（cefotiam+sodium chloride）

【临床证据】王庆等[1]考察注射用盐酸头孢替安（重庆圣华曦药业，0.5g/ 支）与 0.9% 氯化钠注射液（四川科伦药业，250ml/ 瓶）配伍的稳定性。取注射用盐酸头孢替安 1 支（500mg）溶于 0.9% 氯化钠注射液 10ml（浓度为 50mg/ml）或 50ml（浓度为 10mg/ml）中，混匀，在室温不避光的条件下放置 8 小时。分别在 0、2、4、8 小时观察配伍溶液的外观和性状，测定渗透压摩尔浓度，采用 HPLC 法测定头孢替安、有关物质含量变化。结果发现，配伍溶液在 8 小时内保持澄清，但是颜色逐渐变深，有关物质含量增加明显（增幅在 1.8%~2.6%），主要为聚合物杂质；头孢替安含量逐渐下降（4%~7%），但均在《中国药典》要求的含量范围内（90%~110%）；渗透压摩尔浓度有降低趋势，变化不明显。[**编者注：本研究未考察配伍溶液 pH 和不溶性微粒数的变化。**] 提示在实验条件下，注射用盐酸头孢替安与 0.9% 氯化钠注射液配伍不稳定，建议配伍后应立即使用，以避免因配伍时间长导致杂质增多、头孢替安含量下降。

【临床建议】谨慎配伍

头孢替安 + 诺氟沙星（cefotiam+norfloxacin）

【临床证据】吴丽心[1]在临床工作中发现，头孢替安 2.0g（哈药集团制药，溶于 0.9% 氯化钠注射液 100ml 中）输注完毕，在同一输液管路继续输注谷氨酸诺氟沙星 0.4g（华北制药集团制剂有限公司，溶于 0.9% 氯化钠注射液 100ml 中）时，输液管内立即出现白色浑浊。随后进行了验证实验：取头孢替安（2.0g 溶于 0.9% 氯化钠注射液 100ml 中）溶液 5ml 与谷氨酸诺氟沙星（0.4g 溶于 0.9% 氯化钠注射液 100ml 中）溶液 5ml 直接混合后，立即出现白色浑浊，放置 24 小时后出现白色结晶物。临床观察和实验结果提示两药在上述条件下混合存在配伍禁忌。

【临床建议】配伍禁忌

头孢替安 + 葡萄糖（cefotiam+dextrose）

【临床证据】王庆等[1]考察注射用盐酸头孢替安（重庆圣华曦药业，0.5g/ 支）与 5% 葡萄糖注射液（贵州科伦药业，250ml/ 瓶）配伍的稳定性。取注射用盐酸头孢替安 1 支（500mg），溶于 5% 葡萄糖注射液 10ml（浓度为 50mg/ml）或 50ml（浓度为 10mg/ml）中，混匀，在室温不避光的条件下放置 8 小时。分别在 0、2、4、8 小时观察配伍溶液的外观和性状，测定渗透压摩尔浓度，采用 HPLC 法测定头孢替安、有关物质、5- 羟甲基糠醛含量变化。结果发现，配伍溶液在 8 小时内保持澄清，但是颜色逐渐变深，有关物质含量增加明显（增幅在 1.8%~2.6%），主要为聚合物杂质；头孢替安含量逐渐下降（4%~7%），但均在《中国药典》要求的含量范围内（90%~110%）；渗透压摩尔浓度有降低趋势，变化不明显；5- 羟甲基糠醛含量无明显变化。[**编者注：本研究未考察配伍溶液 pH 和不溶性微粒数的变化。**] 提示在实验条件下，注射用盐酸头孢替安与 5% 葡萄糖注射液配伍不稳定，建议配伍后应立即使用，以避免因配伍时间长导致杂质增多、头孢替安含量下降。

【临床建议】谨慎配伍

头孢替安 + 血栓通（cefotiam+xueshuantong）

【临床证据】邢雪等[1]考察了注射用盐酸头孢替安（南京海辰药业，1.0g/支）与注射用血栓通粉针（广西梧州制药，0.25g/支）配伍的相容性和稳定性。按照临床常规治疗浓度，取1瓶（1.0g）头孢西丁和1瓶（0.25g）血栓通按说明书指定的5%葡萄糖注射液、10%葡萄糖注射液、0.9%氯化钠注射液3种溶媒中分别溶解，15分钟后再用同一溶剂将两种注射剂配伍并定容至100ml量瓶中，摇匀，在37℃下避光保存7小时，分别于0、1、2、3、5和7小时观察溶液外观，测定不溶性颗粒、pH变化、渗透压变化和主要物质成分和含量的变化。结果发现，配伍溶液7小时内始终保持澄清透明，无浑浊和可见异物产生，但颜色有不同程度加深。通过与单一头孢替安溶液样品（对照组）颜色变化结果比较后发现，配伍溶液颜色加深是由头孢菌素自身变化引起。用精密pH仪对配伍溶液样品和单一头孢替安溶液样品pH进行测定（n=3）。结果发现配伍溶液pH在7小时内稳定，且在规定范围内。测定配伍溶液样品渗透压（n=3），结果表明配伍溶液7小时内渗透压稳定、将配伍溶液分别于0小时和7小时取样，按照《中国药典》（2015年版）收载的"注射液不溶性微粒检查法"中显微镜计数法对样品进行检测，结果表明配伍溶液7小时内不溶性微粒数无明显变化且符合规定（10μm及10μm以上的微粒数不得过6000粒，含25μm及25μm以上的微粒数不得过600粒）。配伍溶液中血栓通的主要成分人参皂苷含量百分比（以0时为100%）在7小时内稳定（百分含量>90%）。10%葡萄糖注射液和0.9%氯化钠注射液配伍溶液中头孢替安百分含量稳定，但是5%葡萄糖注射液配伍溶液中头孢替安相比0小时含量下降10%。配伍溶液与单一头孢替安溶液含量下降趋势一致，表明配伍溶液中头孢替安含量的下降是由头孢菌素自身降解引起。配伍溶液和单一头孢替安溶液样品检测头孢菌素的色谱图一致，表明配伍没有产生新物质。提示在实验条件下，注射用头孢替安与注射用血栓通粉针在10%葡萄糖注射液、0.9%氯化钠注射液中混合7小时内是稳定的，临床可以配伍。

【临床建议】可以配伍

头孢替唑 + 转化糖（ceftezole+invert sugar）

【临床证据】何培根等[1]考察了注射用头孢替唑钠（天津新丰制药，1.0g/支）和转化糖注射液（四川美大康佳乐药业，250ml/瓶）配伍的稳定性。取注射用头孢替唑钠溶于 5% 转化糖注射液 250ml 中，摇匀，置于室温（25℃）下储存 8 小时，分别于 0、1、2、3、4、6、8 小时用纳氏比色管观察颜色变化、测定配伍溶液 pH，测定主药成分的相对含量变化。结果发现，在 8 小时内配伍溶液的外观保持无色澄清，pH 介于 4.42~4.58，头孢替唑钠相对含量无明显变化，8 小时时为 98.0%。作者认为在实验条件下，注射用头孢替唑粉针剂和转化糖注射液可以配伍 8 小时。[**编者注：该研究未考察配伍溶液不溶性微粒数的变化及是否符合《中国药典》规定，建议谨慎配伍。**]

【临床建议】谨慎配伍

头孢托罗 + 阿米卡星（ceftobiprole+amikacin）

【临床证据】Chan 等[1]考察了头孢托罗酯与在不同溶媒中配伍的相容性。头孢托罗酯用无菌注射用水重新溶解为 2.67mg/ml（头孢托罗为 2mg/ml），加入 5% 葡萄糖注射液、0.9% 氯化钠注射液和乳酸林格液中，分别取 5ml 头孢托罗酯和 5ml 硫酸阿米卡星（5mg/ml）混合，测定室温条件下混合 4 小时后的浊度、微粒大小和数量。结果发现，头孢托罗酯与硫酸阿米卡星在 5% 葡萄糖注射液、0.9% 氯化钠注射液和乳酸林格液中混合后都出现浊度增加及镜下微粒，提示临床两药混合存在配伍禁忌。

【临床建议】配伍禁忌

头孢托罗 + 阿奇霉素（ceftobiprole+azithromycin）

【临床证据】Chan 等[1]考察了头孢托罗酯与阿奇霉素在不同溶媒中配伍的相容性。头孢托罗酯用无菌注射用水重新溶解为 2.67mg/ml（头孢托罗为 2mg/ml），加入 5% 葡萄糖注射液、0.9% 氯化钠注射液和乳酸林格液中，分别取 5ml 头孢托罗酯和 5ml 阿奇霉素（2mg/ml）混合，测定室温条件下混合 4 小时后的浊度、微粒大小和数量。结果发现，头孢托罗酯与阿奇霉素在 5% 葡萄糖注射液、0.9% 氯化钠注射液和乳酸林格液中混合具有物理相容性，但是缺乏化学稳定性研究结果。

【临床建议】谨慎配伍

头孢托罗 + 阿昔洛韦（ceftobiprole+acyclovir）

【临床证据】Chan 等[1]考察了头孢托罗酯与阿昔洛韦在不同溶媒中配伍的相容性。头孢托罗酯用无菌注射用水重新溶解为 2.67mg/ml（头孢托罗为 2mg/ml），加入 5% 葡萄糖注射液、0.9% 氯化钠注射液和乳酸林格液中，分别取 5ml 头孢托罗酯和 5ml 阿昔洛韦钠（7mg/ml）混合，测定室温条件下混合 4 小时后的浊度、微粒大小和数量。结果发现，头孢托罗酯与阿昔洛韦钠在 5% 葡萄糖注射液和 0.9% 氯化钠注射液中具有很好的相容性；在乳酸林格液中混合出现镜下微粒而存在配伍禁忌，提示临床应该根据溶媒不同确定两者能否在同一容器或输液通路中配伍。[**编者注：该研究缺乏化学稳定性研究结果。**]

【临床建议】谨慎配伍

头孢托罗 + 艾司奥美拉唑（ceftobiprole+esomeprazole）

【临床证据】Chan 等[1]考察了头孢托罗酯与艾司奥美拉唑钠在不同溶媒中配伍的相容性。头孢托罗酯用无菌注射用水重新溶解为 2.67mg/ml（头孢托罗为 2mg/ml），加入 5% 葡萄糖注射液、0.9% 氯化钠注射液和乳酸林格液中，分别取 5ml 头孢托罗酯和 5ml 艾司奥美拉唑钠（0.4mg/ml）混合，测定室温条件下混合 4 小时后的浊度、微粒大小和数量。结果发现，头孢托罗酯与艾司奥美拉唑钠在 5% 葡萄糖注射液和 0.9% 氯化钠注射液中混合具有相容性；但是在乳酸林格液中混合后出现浊度增加和镜下微粒，提示头孢托罗酯和艾司奥美拉唑钠在不同的溶剂中混合具有不同的后果，临床应该避免在乳酸林格液中配伍。

【临床建议】谨慎配伍

头孢托罗 + 氨茶碱（ceftobiprole+aminophylline）

【临床证据】Chan 等[1]考察了头孢托罗酯与氨茶碱在不同溶媒中配伍的稳定性和相容性。头孢托罗酯用无菌注射用水重新溶解为 2.67mg/ml（头孢托罗为 2mg/ml），加入 5% 葡萄糖注射液、0.9% 氯化钠注射液和乳酸林格液中，分别取 5ml 头孢托罗酯和 5ml 氨茶碱（2.5mg/ml）混合，测定室温条件下混合 4 小时后的浊度、微粒大小和数量。结果发现，头孢托罗酯与氨茶碱在 5% 葡萄糖注射液、0.9% 氯化钠注射液和乳酸林格液中混合具有物理相容性，但是缺乏化学稳定性研究结果。

【临床建议】谨慎配伍

头孢托罗 + 胺碘酮（ceftobiprole+amiodarone）

【临床证据】Chan 等[1]考察了头孢托罗酯与胺碘酮在不同溶媒中配伍的相容性。头孢托罗酯用无菌注射用水重新溶解为 2.67mg/ml（头孢托罗为 2mg/ml），加入 5% 葡萄糖注射液、0.9% 氯化钠注射液和乳酸林格液中，分别取 5ml 头孢托罗酯和 5ml 盐酸胺碘酮（4mg/ml）混合，测定室温条件下混合 4 小时后的浊度、微粒大小和数量。结果发现，头孢托罗酯与盐酸胺碘酮在 5% 葡萄糖注射液、0.9% 氯化钠注射液和乳酸林格液中混合后出现白色浑浊、沉淀，提示两药在上述实验条件下混合存在配伍禁忌。

【临床建议】配伍禁忌

头孢托罗 + 昂丹司琼（ceftobiprole+ondansetron）

【临床证据】Chan 等[1]考察了头孢托罗酯与盐酸昂丹司琼在不同溶媒中配伍的相容性。头孢托罗酯用无菌注射用水重新溶解为 2.67mg/ml（头孢托罗为 2mg/ml），加入 5% 葡萄糖注射液、0.9% 氯化钠注射液和乳酸林格液中，分别取 5ml 头孢托罗酯和 5ml 盐酸昂丹司琼（1mg/ml）混合，测定室温条件下混合 4 小时后的浊度、微粒大小和数量。结果发现，头孢托罗酯与盐酸昂丹司琼在 5% 葡萄糖注射液、0.9% 氯化钠注射液和乳酸林格液中混合后出现白色云状沉淀和松散微粒。提示两药在上述实验条件下混合具有配伍禁忌。

【临床建议】配伍禁忌

头孢托罗 + 苯海拉明（ceftobiprole+diphenhydramine）

【临床证据】Chan 等[1]考察了头孢托罗酯与盐酸苯海拉明在不同溶媒中配伍的相容性。头孢托罗酯用无菌注射用水重新溶解为 2.67mg/ml（头孢托罗为 2mg/ml），加入 5% 葡萄糖注射液、0.9% 氯化钠注射液和乳酸林格液中，分别取 5ml 头孢托罗酯和 5ml 盐酸苯海拉明（2mg/ml）混合，测定室温条件下混合 4 小时后的浊度、微粒大小和数量。结果发现，头孢托罗酯与盐酸苯海拉明在 5% 葡萄糖注射液、0.9% 氯化钠注射液和乳酸林格液中混合后都出现了云状小微粒，提示两药在上述实验条件下混合具有配伍禁忌。

【临床建议】配伍禁忌

头孢托罗 + 丙泊酚（ceftobiprole+propofol）

【临床证据】Chan 等[1]考察了头孢托罗酯与丙泊酚在不同溶媒中配伍的相容性。头孢托罗酯用无菌注射用水重新溶解为 2.67mg/ml（头孢托罗为 2mg/ml），加入 5% 葡萄糖注射液、0.9% 氯化钠注射液和乳酸林格液中，分别取 5ml 头孢托罗酯和 5ml 丙泊酚（10mg/ml）混合，测定室温条件下混合 4 小时后的浊度、微粒大小和数量。结果发现，头孢托罗酯与丙泊酚在 5% 葡萄糖注射液、0.9% 氯化钠注射液和乳酸林格液中混合具有物理相容性，但是缺乏化学稳定性研究结果。

【临床建议】谨慎配伍

头孢托罗 + 布美他尼（ceftobiprole+bumetanide）

【临床证据】Chan 等[1]考察了头孢托罗酯与布美他尼在不同溶媒中配伍的相容性。头孢托罗酯用无菌注射用水重新溶解为 2.67mg/ml（头孢托罗为 2mg/ml），加入 5% 葡萄糖注射液、0.9% 氯化钠注射液和乳酸林格液中，分别取 5ml 头孢托罗酯和 5ml 布美他尼（0.04mg/ml）混合，测定室温条件下混合 4 小时后的浊度、微粒大小和数量。结果发现，头孢托罗酯与布美他尼在 5% 葡萄糖注射液、0.9% 氯化钠注射液和乳酸林格液中混合具有物理相容性，但是缺乏化学稳定性研究的结果。

【临床建议】谨慎配伍

头孢托罗 + 地尔硫䓬（ceftobiprole+diltiazem）

【临床证据】Chan 等[1]考察了头孢托罗酯与盐酸地尔硫䓬在不同溶媒中配伍的相容性。头孢托罗酯用无菌注射用水重新溶解为 2.67mg/ml（头孢托罗为 2mg/ml），加入 5% 葡萄糖注射液、0.9% 氯化钠注射液和乳酸林格液中，分别取 5ml 头孢托罗酯和 5ml 盐酸地尔硫䓬（5mg/ml）混合，测定室温条件下混合 4 小时后的浊度、微粒大小和数量。结果发现，头孢托罗酯与盐酸地尔硫䓬在 5% 葡萄糖注射液、0.9% 氯化钠注射液和乳酸林格液中混合后都出现了浓的白色雾状沉淀和松散的微粒。提示两药在上述实验条件下混合具有配伍禁忌。

【临床建议】配伍禁忌

头孢托罗 + 地高辛（ceftobiprole+digoxin）

【临床证据】Chan 等[1]考察了头孢托罗酯与地高辛在不同溶媒中配伍的相容性。头孢托罗酯用无菌注射用水重新溶解为 2.67mg/ml（头孢托罗为 2mg/ml），加入 5% 葡萄糖注射液、0.9% 氯化钠注射液和乳酸林格液中，分别取 5ml 头孢托罗酯和 5ml 地高辛（0.25mg/ml）混合，室温条件下混合 4 小时后浊度、微粒大小和数量。结果发现，头孢托罗酯与地高辛在 5% 葡萄糖注射液、0.9% 氯化钠注射液和乳酸林格液中混合具有物理相容性，但是缺乏化学稳定性研究结果。

【临床建议】谨慎配伍

头孢托罗 + 地塞米松（ceftobiprole+dexamethasone）

【临床证据】Chan 等[1]考察了头孢托罗酯与地塞米松磷酸钠在不同溶媒中配伍的相容性。头孢托罗酯用无菌注射用水重新溶解为 2.67mg/ml（头孢托罗为 2mg/ml），加入 5% 葡萄糖注射液、0.9% 氯化钠注射液和乳酸林格液中，分别取 5ml 头孢托罗酯和 5ml 地塞米松磷酸钠（1mg/ml）混合，测定室温条件下混合 4 小时后浊度、微粒大小和数量。结果发现，头孢托罗酯与地塞米松磷酸钠在 5% 葡萄糖注射液、0.9% 氯化钠注射液和乳酸林格液中混合具有物理相容性，但是缺乏化学稳定性研究结果。

【临床建议】谨慎配伍

头孢托罗 + 地西泮（ceftobiprole+diazepam）

【临床证据】Chan 等[1]考察了头孢托罗酯与地西泮在不同溶媒中配伍的相容性。头孢托罗酯用无菌注射用水重新溶解为 2.67mg/ml（头孢托罗为 2mg/ml），加入 5% 葡萄糖注射液、0.9% 氯化钠注射液和乳酸林格液中，分别取 5ml 头孢托罗酯和 5ml 地西泮（5mg/ml）混合，测定室温条件下混合 4 小时后浊度、微粒大小和数量。结果发现，头孢托罗酯与地西泮在 5% 葡萄糖注射液、0.9% 氯化钠注射液和乳酸林格液中混合后都出现了浓白色雾状沉淀，提示两药在上述实验条件下混合具有配伍禁忌。

【临床建议】配伍禁忌

头孢托罗 + 多巴胺（ceftobiprole+dopamine）

【临床证据】Chan 等[1]考察了头孢托罗酯与盐酸多巴胺在不同溶媒中配伍的相容性。头孢托罗酯用无菌注射用水重新溶解为 2.67mg/ml（头孢托罗为 2mg/ml），加入 5% 葡萄糖注射液、0.9% 氯化钠注射液和乳酸林格液中，分别取 5ml 头孢托罗酯和 5ml 盐酸多巴胺（3.2mg/ml）混合，测定室温条件下混合 4 小时后浊度、微粒大小和数量。结果发现，头孢托罗酯与盐酸多巴胺在 5% 葡萄糖注射液、0.9% 氯化钠注射液和乳酸林格液中混合后都出现了浑浊和镜下微粒。提示两药在上述实验条件下混合具有配伍禁忌。

【临床建议】配伍禁忌

头孢托罗 + 多巴酚丁胺（ceftobiprole+dobutamine）

【临床证据】Chan 等[1]考察了头孢托罗酯与盐酸多巴酚丁胺在不同溶媒中配伍的相容性。头孢托罗酯用无菌注射用水重新溶解为 2.67mg/ml（头孢托罗为 2mg/ml），加入 5% 葡萄糖注射液、0.9% 氯化钠注射液和乳酸林格液中，分别取 5ml 头孢托罗酯和 5ml 盐酸多巴酚丁胺（4mg/ml）混合，测定室温条件下混合 4 小时后浊度、微粒大小和数量。结果发现，头孢托罗酯与盐酸多巴酚丁胺在 5% 葡萄糖注射液、0.9% 氯化钠注射液和乳酸林格液中混合后都出现了白色絮状沉淀，提示两药在上述实验条件下混合具有配伍禁忌。

【临床建议】配伍禁忌

头孢托罗 + 多利培南（ceftobiprole+doripenem）

【临床证据】Chan 等[1]考察了头孢托罗酯与多利培南在不同溶媒中配伍的相容性。头孢托罗酯用无菌注射用水重新溶解为 2.67mg/ml（头孢托罗为 2mg/ml），加入 5% 葡萄糖注射液、0.9% 氯化钠注射液和乳酸林格液中，分别取 5ml 头孢托罗酯和 5ml 多利培南（5mg/ml）混合，测定室温条件下混合 4 小时后浊度、微粒大小和数量。结果发现，头孢托罗酯与多利培南在 5% 葡萄糖注射液、0.9% 氯化钠注射液和乳酸林格液中混合具有物理相容性，但是缺乏化学稳定性研究结果。

【临床建议】谨慎配伍

头孢托罗 + 多种维生素（ceftobiprole+multivitamins）

【临床证据】Chan 等[1]考察了头孢托罗酯与多种维生素在不同溶媒中配伍的相容性。头孢托罗酯用无菌注射用水重新溶解为 2.67mg/ml（头孢托罗为 2mg/ml），加入 5% 葡萄糖注射液、0.9% 氯化钠注射液和乳酸林格液中，分别取 5ml 头孢托罗酯和 5ml 多种维生素（0.005mg/ml）混合，测定室温条件下混合 4 小时后浊度、微粒大小和数量。结果发现，头孢托罗酯与多种维生素在 5% 葡萄糖注射液、0.9% 氯化钠注射液和乳酸林格液中混合具有物理相容性。

【临床建议】谨慎配伍

头孢托罗 + 氢吗啡酮（ceftobiprole+hydromorphone）

【临床证据】Chan 等[1]考察了头孢托罗酯与盐酸氢吗啡酮在不同溶媒中配伍的相容性。头孢托罗酯用无菌注射用水重新溶解为 2.67mg/ml（头孢托罗为 2mg/ml），加入 5% 葡萄糖注射液、0.9% 氯化钠注射液和乳酸林格液中，分别取 5ml 头孢托罗酯和 5ml 盐酸氢吗啡酮（1mg/ml）混合，测定室温条件下混合 4 小时后浊度、微粒大小和数量。结果发现，头孢托罗酯与盐酸氢吗啡酮在 5% 葡萄糖注射液、0.9% 氯化钠注射液和乳酸林格液中混合都出现了浊度增加和镜下微粒，提示两药在上述实验条件下混合具有配伍禁忌。

【临床建议】配伍禁忌

头孢托罗 + 法莫替丁（ceftobiprole+famotidine）

【临床证据】Chan 等[1]考察了头孢托罗酯与法莫替丁在不同溶媒中配伍的相容性。头孢托罗酯用无菌注射用水重新溶解为 2.67mg/ml（头孢托罗为 2mg/ml），加入 5% 葡萄糖注射液、0.9% 氯化钠注射液和乳酸林格液中，分别取 5ml 头孢托罗酯和 5ml 法莫替丁（2mg/ml）混合，测定室温条件下混合 4 小时后浊度、微粒大小和数量。结果发现，头孢托罗酯与法莫替丁在 5% 葡萄糖注射液、0.9% 氯化钠注射液和乳酸林格液中混合都出现了云雾状和镜下微粒。提示两药在上述实验条件下混合具有配伍禁忌。

【临床建议】配伍禁忌

T

头孢托罗 + 非格司亭（ceftobiprole+filgrastim）

【临床证据】Chan 等[1]考察了头孢托罗酯与非格司亭在不同溶媒中配伍的相容性。头孢托罗酯用无菌注射用水重新溶解为 2.67mg/ml（头孢托罗为 2mg/ml），加入 5% 葡萄糖注射液、0.9% 氯化钠注射液和乳酸林格液中，分别取 5ml 头孢托罗酯和 5ml 非格司亭（0.03mg/ml）混合，测定室温条件下混合 4 小时后浊度、微粒大小和数量。结果发现，头孢托罗酯与非格司亭在 5% 葡萄糖注射液和 0.9% 氯化钠注射液中混合都出现了可见的松散沉淀和浊度增加，在乳酸林格液中混合后出现浊度增加和镜下微粒。提示两药在上述实验条件下混合具有配伍禁忌。

【临床建议】配伍禁忌

头孢托罗 + 芬太尼（ceftobiprole+fentanyl）

【临床证据】Chan 等[1]考察了头孢托罗酯与枸橼酸芬太尼在不同溶媒中配伍的相容性。头孢托罗酯用无菌注射用水重新溶解为 2.67mg/ml（头孢托罗为 2mg/ml），加入 5% 葡萄糖注射液、0.9% 氯化钠注射液和乳酸林格液中，分别取 5ml 头孢托罗酯和 5ml 枸橼酸芬太尼（0.05mg/ml）混合，测定室温条件下混合 4 小时后浊度、微粒大小和数量。结果发现，头孢托罗酯与枸橼酸芬太尼在 5% 葡萄糖注射液、0.9% 氯化钠注射液和乳酸林格液中混合具有物理相容性，但是缺乏化学稳定性研究结果。

【临床建议】谨慎配伍

头孢托罗 + 呋塞米（ceftobiprole+furosemide）

【临床证据】Chan 等[1]考察了头孢托罗酯与呋塞米在不同溶媒中配伍的相容性。头孢托罗酯用无菌注射用水重新溶解为 2.67mg/ml（头孢托罗为 2mg/ml），加入 5% 葡萄糖注射液、0.9% 氯化钠注射液和乳酸林格液中，分别取 5ml 头孢托罗酯和 5ml 呋塞米（3mg/ml）混合，测定室温条件下混合 4 小时后浊度、微粒大小和数量。结果发现，头孢托罗酯与呋塞米在 5% 葡萄糖注射液、0.9% 氯化钠注射液和乳酸林格液中混合具有物理相容性，但是缺乏化学稳定性研究结果。

【临床建议】谨慎配伍

头孢托罗 + 伏立康唑（ceftobiprole+voriconazole）

【临床证据】Chan 等[1]考察了头孢托罗酯与伏立康唑在不同溶媒中配伍的相容性。头孢托罗酯用无菌注射用水重新溶解为 2.67mg/ml（头孢托罗为 2mg/ml），加入 5% 葡萄糖注射液、0.9% 氯化钠注射液和乳酸林格液中，分别取 5ml 头孢托罗酯和 5ml 伏立康唑（4mg/ml）混合，测定室温条件下混合 4 小时后浊度、微粒大小和数量。结果发现，头孢托罗酯与伏立康唑在 5% 葡萄糖注射液、0.9% 氯化钠注射液和乳酸林格液中混合具有物理相容性，但是缺乏化学稳定性研究结果。

【临床建议】谨慎配伍

头孢托罗 + 氟康唑（ceftobiprole+fluconazole）

【临床证据】Chan 等[1] 考察了头孢托罗酯与氟康唑在不同溶媒中配伍的相容性。头孢托罗酯用无菌注射用水重新溶解为 2.67mg/ml（头孢托罗为 2mg/ml），加入 5% 葡萄糖注射液、0.9% 氯化钠注射液和乳酸林格液中，分别取 5ml 头孢托罗酯和 5ml 氟康唑（2mg/ml）混合，测定室温条件下混合 4 小时后浊度、微粒大小和数量。结果发现，头孢托罗酯与氟康唑在 5% 葡萄糖注射液、0.9% 氯化钠注射液和乳酸林格液中混合具有物理相容性，但是缺乏化学稳定性研究结果。

【临床建议】谨慎配伍

头孢托罗 + 氟哌啶醇（ceftobiprole+haloperidol）

【临床证据】Chan 等[1] 考察了头孢托罗酯与乳酸氟哌啶醇在不同溶媒中配伍的相容性。头孢托罗酯用无菌注射用水重新溶解为 2.67mg/ml（头孢托罗为 2mg/ml），加入 5% 葡萄糖注射液、0.9% 氯化钠注射液和乳酸林格液中，分别取 5ml 头孢托罗酯和 5ml 乳酸氟哌啶醇（0.2mg/ml）混合，测定室温条件下混合 4 小时后浊度、微粒大小和数量。结果发现，头孢托罗酯与乳酸氟哌啶醇在 5% 葡萄糖注射液、0.9% 氯化钠注射液和乳酸林格液中混合后都出现了白色浑浊和（或）松散沉淀。提示两药在上述实验条件下混合具有配伍禁忌。

【临床建议】配伍禁忌

头孢托罗 + 甘露醇（ceftobiprole+mannitol）

【临床证据】Chan 等[1] 考察了头孢托罗酯与甘露醇在不同溶媒中配伍的相容性。头孢托罗酯用无菌注射用水重新溶解为 2.67mg/ml（头孢托罗为 2mg/ml），加入 5% 葡萄糖注射液、0.9% 氯化钠注射液和乳酸林格液中，分别取 5ml 头孢托罗酯和 5ml 甘露醇（15%）混合，测定室温条件下混合 4 小时后浊度、微粒大小和数量。结果发现，头孢托罗酯与甘露醇在 5% 葡萄糖注射液、0.9% 氯化钠注射液和乳酸林格液中混合具有物理相容性，但是缺乏化学稳定性研究结果。

【临床建议】谨慎配伍

头孢托罗 + 肝素（ceftobiprole+heparin）

【临床证据】Chan 等[1] 考察了头孢托罗酯与肝素钠在不同溶媒中配伍的相容性。头孢托罗酯用无菌注射用水重新溶解为 2.67mg/ml（头孢托罗为 2mg/ml），加入 5% 葡萄糖注射液、0.9% 氯化钠注射液和乳酸林格液中，分别取 5ml 头孢托罗酯和 5ml 肝素钠（100U/ml）混合，测定室温条件下混合 4 小时后浊度、微粒大小和数量。结果发现，头孢托罗酯与肝素钠在 5% 葡萄糖注射液、0.9% 氯化钠注射液和乳酸林格液中混合具有物理相容性，但是缺乏化学稳定性研究结果。

【临床建议】谨慎配伍

头孢托罗 + 格拉司琼（ceftobiprole+granisetron）

【临床证据】Chan 等[1] 考察了头孢托罗酯与盐酸格拉司琼在不同溶媒中配伍的相容性。头孢托罗酯用无菌注射用水重新溶解为 2.67mg/ml（头孢托罗为 2mg/ml），加入 5% 葡萄糖注射液、0.9% 氯化钠注射液和乳酸林格液中，分别取 5ml 头孢托罗酯和 5ml 盐酸格拉司琼（0.05mg/ml）混合，测定室温条件下混合 4 小时后浊度、微粒大小和数量。结果发现，头孢托罗酯与盐酸格拉司琼在 5% 葡萄糖注射液、0.9% 氯化钠注射液和乳酸林格液中混合具有物理相容性，但是缺乏化学稳定性研究结果。

【临床建议】谨慎配伍

头孢托罗 + 环孢素（ceftobiprole+cyclosporine）

【临床证据】Chan 等[1] 考察了头孢托罗酯与环孢素在不同溶媒中配伍的相容性。头孢托罗酯用无菌注射用水重新溶解为 2.67mg/ml（头孢托罗为 2mg/ml），加入 5% 葡萄糖注射液、0.9% 氯化钠注射液和乳酸林格液中，分别取 5ml 头孢托罗酯和 5ml 环孢素（5mg/ml）混合，测定室温条件下混合 4 小时后浊度、微粒大小和数量。结果发现，头孢托罗酯与环孢素在 5% 葡萄糖注射液、0.9% 氯化钠注射液和乳酸林格液中混合具有物理相容性，但是缺乏化学稳定性研究结果。

【临床建议】谨慎配伍

头孢托罗 + 环丙沙星（ceftobiprole+ciprofloxacin）

【临床证据】Chan 等[1] 考察了头孢托罗酯与环丙沙星在不同溶媒中配伍的相容性。头孢托罗酯用无菌注射用水重新溶解为 2.67mg/ml（头孢托罗为 2mg/ml），加入 5% 葡萄糖注射液、0.9% 氯化钠注射液和乳酸林格液中，分别取 5ml 头孢托罗酯和 5ml 环丙沙星（2mg/ml）混合，测定室温条件下混合 4 小时后浊度、微粒大小和数量。结果发现，头孢托罗酯与环丙沙星在 5% 葡萄糖注射液、0.9% 氯化钠注射液和乳酸林格液中混合后都出现了白色絮状沉淀，提示两药在上述实验条件下混合具有配伍禁忌。

【临床建议】配伍禁忌

头孢托罗 + 磺胺甲噁唑甲氧苄啶
（ceftobiprole+sulfamethoxazole trimethoprim）

【临床证据】Chan 等[1]考察了头孢托罗酯与磺胺甲噁唑甲氧苄啶在不同溶媒中配伍的相容性。头孢托罗酯用无菌注射用水重新溶解为 2.67mg/ml（头孢托罗为 2mg/ml），加入 5% 葡萄糖注射液、0.9% 氯化钠注射液和乳酸林格液中，分别取 5ml 头孢托罗酯和 5ml 磺胺甲噁唑 / 甲氧苄啶（5mg/ml）混合，测定室温条件下混合 4 小时后浊度、微粒大小和数量。结果发现，头孢托罗酯与磺胺甲噁唑甲氧苄啶在 5% 葡萄糖注射液、0.9% 氯化钠注射液和乳酸林格液中混合具有物理相容性，但是缺乏化学稳定性研究结果。

【临床建议】谨慎配伍

头孢托罗 + 加压素（ceftobiprole+vasopressin）

【临床证据】Chan 等[1]考察了头孢托罗酯与加压素在不同溶媒中配伍的相容性。头孢托罗酯用无菌注射用水重新溶解为 2.67mg/ml（头孢托罗为 2mg/ml），加入 5% 葡萄糖注射液、0.9% 氯化钠注射液和乳酸林格液中，分别取 5ml 头孢托罗酯和 5ml 加压素（1U/ml）混合，测定室温条件下混合 4 小时后浊度、微粒大小和数量。结果发现，头孢托罗酯与加压素在 5% 葡萄糖注射液、0.9% 氯化钠注射液和乳酸林格液中混合具有物理相容性，但是缺乏化学稳定性研究结果。

【临床建议】谨慎配伍

头孢托罗 + 甲泼尼龙（ceftobiprole+methylprednisolone）

【临床证据】Chan 等[1]考察了头孢托罗酯与琥珀酸钠甲泼尼龙在不同溶媒中配伍的相容性。头孢托罗酯用无菌注射用水重新溶解为 2.67mg/ml（头孢托罗为 2mg/ml），加入 5% 葡萄糖注射液、0.9% 氯化钠注射液和乳酸林格液中，分别取 5ml 头孢托罗酯和 5ml 琥珀酸甲泼尼龙钠（5mg/ml）混合，测定室温条件下混合 4 小时后浊度、微粒大小和数量。结果发现，头孢托罗酯与琥珀酸甲泼尼龙钠在 5% 葡萄糖注射液、0.9% 氯化钠注射液和乳酸林格液中混合具有物理相容性，但是缺乏化学稳定性研究结果。

【临床建议】谨慎配伍

头孢托罗 + 甲硝唑（ceftobiprole+metronidazole）

【临床证据】Chan 等[1]考察了头孢托罗酯与甲硝唑在不同溶媒中配伍的相容性。头孢托罗酯用无菌注射用水重新溶解为 2.67mg/ml（头孢托罗为 2mg/ml），加入 5% 葡萄糖注射液、0.9% 氯化钠注射液和乳酸林格液中，分别取 5ml 头孢托罗酯和 5ml 甲硝唑（5mg/ml）混合，测定室温条件下混合 4 小时后浊度、微粒大小和数量。结果发现，头孢托罗酯与甲硝唑在 5% 葡萄糖注射液、0.9% 氯化钠注射液和乳酸林格液中混合具有物理相容性，但是缺乏化学稳定性研究结果。

【临床建议】谨慎配伍

头孢托罗 + 甲氧氯普胺（ceftobiprole+metoclopramide）

【临床证据】Chan 等[1] 考察了头孢托罗酯与盐酸甲氧氯普胺在不同溶媒中配伍的相容性。头孢托罗酯用无菌注射用水重新溶解为 2.67mg/ml（头孢托罗为 2mg/ml），加入 5% 葡萄糖注射液、0.9% 氯化钠注射液和乳酸林格液中，分别取 5ml 头孢托罗酯和 5ml 盐酸甲氧氯普胺（5mg/ml）混合，测定室温条件下混合 4 小时后浊度、微粒大小和数量。结果发现，头孢托罗酯与盐酸甲氧氯普胺在 5% 葡萄糖注射液、0.9% 氯化钠注射液和乳酸林格液中混合后出现浑浊和微粒。提示两药在上述实验条件下混合具有配伍禁忌。

【临床建议】配伍禁忌

头孢托罗 + 卡泊芬净（ceftobiprole+caspofungin）

【临床证据】Chan 等[1] 考察了头孢托罗酯与卡泊芬净在不同溶媒中配伍的相容性。头孢托罗酯用无菌注射用水重新溶解为 2.67mg/ml（头孢托罗为 2mg/ml），加入 5% 葡萄糖注射液、0.9% 氯化钠注射液和乳酸林格液中，分别取 5ml 头孢托罗酯和 5ml 醋酸卡泊芬净（0.5mg/ml）混合，测定室温条件下混合 4 小时后浊度、微粒大小和数量。结果发现，头孢托罗酯与醋酸卡泊芬净在 5% 葡萄糖注射液、0.9% 氯化钠注射液和乳酸林格液中混合后都出现了浓白雾样沉淀和微粒，提示两药在上述实验条件下混合具有配伍禁忌。

【临床建议】配伍禁忌

头孢托罗 + 克林霉素（ceftobiprole+clindamycin）

【临床证据】Chan 等[1] 考察了头孢托罗酯与克林霉素磷酸酯在不同溶媒中配伍的相容性。头孢托罗酯用无菌注射用水重新溶解为 2.67mg/ml（头孢托罗为 2mg/ml），加入 5% 葡萄糖注射液、0.9% 氯化钠注射液和乳酸林格液中，分别取 5ml 头孢托罗酯和 5ml 克林霉素磷酸酯（10mg/ml）混合，测定室温条件下混合 4 小时后浊度、微粒大小和数量。结果发现，头孢托罗酯与克林霉素磷酸酯在 5% 葡萄糖注射液、0.9% 氯化钠注射液和乳酸林格液中混合具有物理相容性，但是缺乏化学稳定性研究结果。

【临床建议】谨慎配伍

头孢托罗 + 拉贝洛尔（ceftobiprole+labetalol）

【临床证据】Chan 等[1]考察了头孢托罗酯与盐酸拉贝洛尔在不同溶媒中配伍的相容性。头孢托罗酯用无菌注射用水重新溶解为 2.67mg/ml（头孢托罗为 2mg/ml），加入 5% 葡萄糖注射液、0.9% 氯化钠注射液和乳酸林格液中，分别取 5ml 头孢托罗酯和 5ml 盐酸拉贝洛尔（5mg/ml）混合，测定室温条件下混合 4 小时后浊度、微粒大小和数量。结果发现，头孢托罗酯与盐酸拉贝洛尔在 5% 葡萄糖注射液、0.9% 氯化钠注射液和乳酸林格液中混合都出现了白色沉淀，提示两药在上述实验条件下混合具有配伍禁忌。

【临床建议】配伍禁忌

头孢托罗 + 赖脯胰岛素（ceftobiprole+insulin lispro）

【临床证据】Chan 等[1]考察了头孢托罗酯与赖脯胰岛素在不同溶媒中配伍的相容性。头孢托罗酯用无菌注射用水重新溶解为 2.67mg/ml（头孢托罗为 2mg/ml），加入 5% 葡萄糖注射液、0.9% 氯化钠注射液和乳酸林格液中，分别取 5ml 头孢托罗酯和 5ml 赖脯胰岛素（10U/ml）混合，测定室温条件下混合 4 小时后浊度、微粒大小和数量。结果发现，头孢托罗酯与赖脯胰岛素在 5% 葡萄糖注射液和 0.9% 氯化钠注射液中混合具有相容性；但是在乳酸林格液中混合后浊度增加，提示临床应避免在乳酸林格液中配伍头孢托罗酯和赖脯胰岛素。[**编者注：该研究缺乏化学稳定性研究结果。**]

【临床建议】谨慎配伍

头孢托罗 + 劳拉西泮（ceftobiprole+lorazepam）

【临床证据】Chan 等[1]考察了头孢托罗酯与劳拉西泮在不同溶媒中配伍的相容性。头孢托罗酯用无菌注射用水重新溶解为 2.67mg/ml（头孢托罗为 2mg/ml），加入 5% 葡萄糖注射液、0.9% 氯化钠注射液和乳酸林格液中，分别取 5ml 头孢托罗酯和 5ml 劳拉西泮（0.5mg/ml）混合，测定室温条件下混合 4 小时后浊度、微粒大小和数量。结果发现，头孢托罗酯与劳拉西泮在 5% 葡萄糖注射液、0.9% 氯化钠注射液和乳酸林格液中混合具有物理相容性，但是缺乏化学稳定性研究结果。

【临床建议】谨慎配伍

头孢托罗 + 雷尼替丁（ceftobiprole+ranitidine）

【临床证据】Chan 等[1]考察了头孢托罗酯与盐酸雷尼替丁在不同溶媒中配伍的相容性。头孢托罗酯用无菌注射用水重新溶解为 2.67mg/ml（头孢托罗为 2mg/ml），加入 5% 葡萄糖注射液、0.9% 氯化钠注射液和乳酸

T

林格液中，分别取 5ml 头孢托罗酯和 5ml 盐酸雷尼替丁（2mg/ml）混合，测定室温条件下混合 4 小时后浊度、微粒大小和数量。结果发现，头孢托罗酯与盐酸雷尼替丁在 5% 葡萄糖注射液、0.9% 氯化钠注射液和乳酸林格液中混合具有物理相容性，但是缺乏化学稳定性研究结果。

【临床建议】谨慎配伍

头孢托罗 + 利多卡因（ceftobiprole+lidocaine）

【临床证据】Chan 等[1]考察了头孢托罗酯与盐酸利多卡因在不同溶媒中配伍的相容性。头孢托罗酯用无菌注射用水重新溶解为 2.67mg/ml（头孢托罗为 2mg/ml），加入 5% 葡萄糖注射液、0.9% 氯化钠注射液和乳酸林格液中，分别取 5ml 头孢托罗酯和 5ml 盐酸利多卡因（10mg/ml）混合，测定室温条件下混合 4 小时后浊度、微粒大小和数量。结果发现，头孢托罗酯与盐酸利多卡因在 5% 葡萄糖注射液和乳酸林格液中混合后浊度增加，而在 0.9% 氯化钠注射液中混合还出现了镜下微粒。提示两药在上述实验条件下混合具有配伍禁忌。

【临床建议】配伍禁忌

头孢托罗 + 两性霉素 B（ceftobiprole+amphotericin B）

【临床证据】Chan 等[1]考察了头孢托罗酯与两性霉素 B 在不同溶媒中配伍的相容性。头孢托罗酯用无菌注射用水重新溶解为 2.67mg/ml（头孢托罗为 2mg/ml），加入 5% 葡萄糖注射液、0.9% 氯化钠注射液和乳酸林格液中，分别取 5ml 头孢托罗酯和 5ml 两性霉素 B（0.6mg/ml）混合，测定室温条件下混合 4 小时后浊度、微粒大小和数量。结果发现，头孢托罗酯与两性霉素 B 在 5% 葡萄糖注射液混合后出现浊度增加和镜下微粒，在 0.9% 氯化钠注射液和乳酸林格液中混合后出现黄色絮状沉淀，提示两药在上述实验条件下混合存在配伍禁忌。

【临床建议】配伍禁忌

头孢托罗 + 磷酸钾（ceftobiprole+potassium phosphates）

【临床证据】Chan 等[1]考察了头孢托罗酯与磷酸钾在不同溶媒中配伍的相容性。头孢托罗酯用无菌注射用水重新溶解为 2.67mg/ml（头孢托罗为 2mg/ml），加入 5% 葡萄糖注射液、0.9% 氯化钠注射液和乳酸林格液中，分别取 5ml 头孢托罗酯和 5ml 磷酸钾（0.5mmol/ml）混合，测定室温条件下混合 4 小时后浊度、微粒大小和数量。结果发现，头孢托罗酯与磷酸钾在 5% 葡萄糖注射液、0.9% 氯化钠注射液和乳酸林格液中混合后出现浊度增加。提示两药在上述实验条件下混合具有配伍禁忌。

【临床建议】配伍禁忌

头孢托罗 + 磷酸钠（ceftobiprole+sodium phosphate）

【临床证据】Chan 等[1]考察了头孢托罗酯与磷酸钠在不同溶媒中配伍的相容性。头孢托罗酯用无菌注射用水重新溶解为 2.67mg/ml（头孢托罗为 2mg/ml），加入 5% 葡萄糖注射液、0.9% 氯化钠注射液和乳酸林格液中，分别取 5ml 头孢托罗酯和 5ml 磷酸钠（0.5mmol/ml）混合，测定室温条件下混合 4 小时后浊度、微粒大小和数量。结果发现，头孢托罗酯与磷酸钠在 5% 葡萄糖注射液和 0.9% 氯化钠注射液中混合具有相容性，但是在乳酸林格液中混合后出现浊度增加。提示两药在上述实验条件下不能在乳酸林格液中配伍。[编者注：该研究缺乏化学稳定性研究结果]。

【临床建议】谨慎配伍

头孢托罗 + 硫酸镁（ceftobiprole+magnesium sulfate）

【临床证据】Chan 等[1]考察了头孢托罗酯与硫酸镁在不同溶媒中配伍的相容性。头孢托罗酯用无菌注射用水重新溶解为 2.67mg/ml（头孢托罗为 2mg/ml），加入 5% 葡萄糖注射液、0.9% 氯化钠注射液和乳酸林格液中，分别取 5ml 头孢托罗酯和 5ml 硫酸镁（100mg/ml）混合，测定室温条件下混合 4 小时后浊度、微粒大小和数量。结果发现，头孢托罗酯与硫酸镁在 5% 葡萄糖注射液、0.9% 氯化钠注射液和乳酸林格液中混合后都出现浊度增加，提示两药在上述实验条件下混合具有配伍禁忌。

【临床建议】配伍禁忌

头孢托罗 + 氯化钾（ceftobiprole+potassium chloride）

【临床证据】Chan 等[1]考察了头孢托罗酯与氯化钾在不同溶媒中配伍的相容性。头孢托罗酯用无菌注射用水重新溶解为 2.67mg/ml（头孢托罗为 2mg/ml），加入 5% 葡萄糖注射液、0.9% 氯化钠注射液和乳酸林格液中，分别取 5ml 头孢托罗酯和 5ml 氯化钾（0.1mEq/ml）混合，测定室温条件下混合 4 小时后浊度、微粒大小和数量。结果发现，头孢托罗酯与氯化钾在 5% 葡萄糖注射液、0.9% 氯化钠注射液和乳酸林格液中混合具有物理相容性，但是缺乏化学稳定性研究结果。

【临床建议】谨慎配伍

头孢托罗 + 氯化钠（ceftobiprole+sodium chloride）

【临床证据】Chan 等[1]考察了头孢托罗酯与氯化钠在不同溶媒中配伍的相容性。头孢托罗酯用无菌注射用水重新溶解为 2.67mg/ml（头孢托罗为 2mg/ml），加入 5% 葡萄糖注射液、0.9% 氯化钠注射液和乳酸林格液中，分别取 5ml 头孢托罗酯和 5ml 氯化钠（0.90%）混合，测定室温条件下混合 4 小时后浊度、微粒大小和数量。结果发现，头孢托罗酯与 0.9%

T

氯化钠在 5% 葡萄糖注射液、0.9% 氯化钠注射液和乳酸林格液中混合具有物理相容性，但是缺乏化学稳定性研究结果。

【临床建议】谨慎配伍

头孢托罗 + 吗啡（ceftobiprole+morphine）

【临床证据】Chan 等[1]考察了头孢托罗酯与硫酸吗啡在不同溶媒中配伍的相容性。头孢托罗酯用无菌注射用水重新溶解为 2.67mg/ml（头孢托罗为 2mg/ml），加入 5% 葡萄糖注射液、0.9% 氯化钠注射液和乳酸林格液中，分别取 5ml 头孢托罗酯和 5ml 硫酸吗啡（15mg/ml）混合，测定室温条件下混合 4 小时后浊度、微粒大小和数量。结果发现，头孢托罗酯与硫酸吗啡在 5% 葡萄糖注射液、0.9% 氯化钠注射液和乳酸林格液中混合后都出现了白色云状沉淀和松散微粒。提示两药在上述实验条件下混合具有配伍禁忌。

【临床建议】配伍禁忌

头孢托罗 + 美托洛尔（ceftobiprole+metoprolol）

【临床证据】Chan 等[1]考察了头孢托罗酯与酒石酸美托洛尔在不同溶媒中配伍的相容性。头孢托罗酯用无菌注射用水重新溶解为 2.67mg/ml（头孢托罗为 2mg/ml），加入 5% 葡萄糖注射液、0.9% 氯化钠注射液和乳酸林格液中，分别取 5ml 头孢托罗酯和 5ml 酒石酸美托洛尔（1mg/ml）混合，测定室温条件下混合 4 小时后浊度、微粒大小和数量。结果发现，头孢托罗酯与酒石酸美托洛尔在 5% 葡萄糖注射液、0.9% 氯化钠注射液和乳酸林格液中混合具有物理相容性，但是缺乏化学稳定性研究结果。

【临床建议】谨慎配伍

头孢托罗 + 咪达唑仑（ceftobiprole+midazolam）

【临床证据】Chan 等[1]考察了头孢托罗酯与盐酸咪达唑仑在不同溶媒中配伍的相容性。头孢托罗酯用无菌注射用水重新溶解为 2.67mg/ml(头孢托罗为 2mg/ml)，加入 5% 葡萄糖注射液、0.9% 氯化钠注射液和乳酸林格液中，分别取 5ml 头孢托罗酯和 5ml 盐酸咪达唑仑（2mg/ml）混合，测定室温条件下混合 4 小时后浊度、微粒大小和数量。结果发现，头孢托罗酯与盐酸咪达唑仑在 5% 葡萄糖注射液、0.9% 氯化钠注射液和乳酸林格液中混合出现白色云状沉淀。提示两药在上述实验条件下混合具有配伍禁忌。

【临床建议】配伍禁忌

头孢托罗 + 米力农（ceftobiprole+milrinone）

【临床证据】Chan 等[1]考察了头孢托罗酯与米力农乳酸盐在不同溶

媒中配伍的相容性。头孢托罗酯用无菌注射用水重新溶解为2.67mg/ml（头孢托罗为2mg/ml），加入5%葡萄糖注射液、0.9%氯化钠注射液和乳酸林格液中，分别取5ml头孢托罗酯和5ml米力农乳酸盐（0.2mg/ml）混合，测定室温条件下混合4小时后浊度、微粒大小和数量。结果发现，头孢托罗酯与米力农乳酸盐在5%葡萄糖注射液和0.9%氯化钠注射液混合后出现浊度增加和镜下微粒，在乳酸林格液中混合具有相容性。提示临床条件下应该避免头孢托罗酯与米力农乳酸盐在5%葡萄糖注射液或0.9%氯化钠注射液中混合。[编者注：该研究缺乏化学稳定性研究结果。]

【临床建议】谨慎配伍

头孢托罗 + 莫西沙星（ceftobiprole+moxifloxacin）

【临床证据】Chan 等[1]考察了头孢托罗酯与盐酸莫西沙星在不同溶媒中配伍的相容性。头孢托罗酯用无菌注射用水重新溶解为2.67mg/ml（头孢托罗为2mg/ml），加入5%葡萄糖注射液、0.9%氯化钠注射液和乳酸林格液中，分别取5ml头孢托罗酯和5ml盐酸莫西沙星（1.6mg/ml）混合，测定室温条件下混合4小时后浊度、微粒大小和数量。结果发现，头孢托罗酯与盐酸莫西沙星在5%葡萄糖注射液、0.9%氯化钠注射液和乳酸林格液中混合后出现云状白色松散微粒。提示两药在上述实验条件下混合具有配伍禁忌。

【临床建议】配伍禁忌

头孢托罗 + 哌替啶（ceftobiprole+meperidine）

【临床证据】Chan 等[1]考察了头孢托罗酯与盐酸哌替啶在不同溶媒中配伍的相容性。头孢托罗酯用无菌注射用水重新溶解为2.67mg/ml（头孢托罗为2mg/ml），加入5%葡萄糖注射液、0.9%氯化钠注射液和乳酸林格液中，分别取5ml头孢托罗酯和5ml盐酸哌替啶（10mg/ml）混合，测定室温条件下混合4小时后浊度、微粒大小和数量。结果发现，头孢托罗酯与盐酸哌替啶在5%葡萄糖注射液、0.9%氯化钠注射液和乳酸林格液中混合后都出现了云状沉淀。提示两药在上述实验条件下混合具有配伍禁忌。

【临床建议】配伍禁忌

头孢托罗 + 泮托拉唑（ceftobiprole+pantoprazole）

【临床证据】Chan 等[1]考察了头孢托罗酯与泮托拉唑钠在不同溶媒中配伍的相容性。头孢托罗酯用无菌注射用水重新溶解为2.67mg/ml（头孢托罗为2mg/ml），加入5%葡萄糖注射液、0.9%氯化钠注射液和乳酸林格液中，分别取5ml头孢托罗酯和5ml泮托拉唑钠（0.4mg/ml）混合，测定室温条件下混合 4 小时后浊度、微粒大小和数量。结果发现，头孢托罗酯与泮托拉唑钠在 5% 葡萄糖注射液混合具有相容性；在 0.9% 氯化钠注射液中混合 4 小时后出现浑浊和微粒；在乳酸林格液中混合后浊度增加。提示两药可以在 5% 葡萄糖注射液中可以配伍，但是在 0.9% 氯化钠注射液或乳酸林格液中混合存在配伍禁忌。[**编者注：该研究缺乏化学稳定性研究结果。**]

【临床建议】谨慎配伍

头孢托罗 + 葡萄糖酸钙（ceftobiprole+calcium gluconate）

【临床证据】Chan 等[1]考察了头孢托罗酯与葡萄糖酸钙在不同溶媒中配伍的相容性。头孢托罗酯用无菌注射用水重新溶解为 2.67mg/ml（头孢托罗为 2mg/ml），加入 5% 葡萄糖注射液、0.9% 氯化钠注射液和乳酸林格液中，分别取 5ml 头孢托罗酯和 5ml 葡萄糖酸钙（40mg/ml）混合，测定室温条件下混合 4 小时后浊度、微粒大小和数量。结果发现，头孢托罗酯与葡萄糖酸钙在 5% 葡萄糖注射液、0.9% 氯化钠注射液和乳酸林格液中混合具有物理相容性，但是缺乏化学稳定性研究结果。

【临床建议】谨慎配伍

头孢托罗 + 氢化可的松（ceftobiprole+hydrocortisone）

【临床证据】Chan 等[1]考察了头孢托罗酯与琥珀酸氢化可的松在不同溶媒中配伍的相容性。头孢托罗酯用无菌注射用水重新溶解为 2.67mg/ml（头孢托罗为 2mg/ml），加入 5% 葡萄糖注射液、0.9% 氯化钠注射液和乳酸林格液中，分别取 5ml 头孢托罗酯和 5ml 琥珀酸氢化可的松（1mg/ml）混合，测定室温条件下混合 4 小时后浊度、微粒大小和数量。结果发现，头孢托罗酯与琥珀酸氢化可的松在 5% 葡萄糖注射液、0.9% 氯化钠注射液和乳酸林格液中混合具有物理相容性，但是缺乏化学稳定性研究结果。

【临床建议】谨慎配伍

头孢托罗 + 庆大霉素（ceftobiprole+gentamicin）

【临床证据】Chan 等[1]考察了头孢托罗酯与硫酸庆大霉素在不同溶媒中配伍的相容性。头孢托罗酯用无菌注射用水重新溶解为 2.67mg/ml（头孢托罗为 2mg/ml），加入 5% 葡萄糖注射液、0.9% 氯化钠注射液和乳酸林格液中，分别取 5ml 头孢托罗酯和 5ml 硫酸庆大霉素（5mg/ml）混合，测定室温条件下混合 4 小时后浊度、微粒大小和数量。结果发现，头孢托罗酯与硫酸庆大霉素在 5% 葡萄糖注射液、0.9% 氯化钠注射液和乳酸林格液中混合后都出现了白色松散沉淀或云状沉淀。提示两药在上述实验条件下混合具有配伍禁忌。

【临床建议】配伍禁忌

头孢托罗 + 去甲肾上腺素（ceftobiprole+norepinephrine）

【临床证据】Chan 等[1]考察了头孢托罗酯与重酒石酸去甲肾上腺素在不同溶媒中配伍的相容性。头孢托罗酯用无菌注射用水重新溶解为 2.67mg/ml（头孢托罗为 2mg/ml），加入 5% 葡萄糖注射液、0.9% 氯化钠注射液和乳酸林格液中，分别取 5ml 头孢托罗酯和 5ml 重酒石酸去甲肾上腺素（0.128mg/ml）混合，测定室温条件下混合 4 小时后浊度、微粒大小和数量。结果发现，头孢托罗酯与重酒石酸去甲肾上腺素在 5% 葡萄糖注射液、0.9% 氯化钠注射液和乳酸林格液中混合具有相容性，但是缺乏化学稳定性研究结果。

【临床建议】谨慎配伍

头孢托罗 + 瑞芬太尼（ceftobiprole+remifentanil）

【临床证据】Chan 等[1]考察了头孢托罗酯与盐酸瑞芬太尼在不同溶媒中配伍的相容性。头孢托罗酯用无菌注射用水重新溶解为 2.67mg/ml（头孢托罗为 2mg/ml），加入 5% 葡萄糖注射液、0.9% 氯化钠注射液和乳酸林格液中，分别取 5ml 头孢托罗酯和 5ml 盐酸瑞芬太尼（0.25mg/ml）混合，测定室温条件下混合 4 小时后浊度、微粒大小和数量。结果发现，头孢托罗酯与盐酸瑞芬太尼在 5% 葡萄糖注射液和 0.9% 氯化钠注射液中混合后出现浊度增加和镜下微粒，提示两药不能在 5% 葡萄糖注射液和 0.9% 氯化钠注射液中配伍；但在乳酸林格液中混合具有相容性。[编者注：该研究缺乏化学稳定性研究结果。]

【临床建议】谨慎配伍

头孢托罗 + 顺阿曲库铵（ceftobiprole+cisatracurium）

【临床证据】Chan 等[1]考察了头孢托罗酯与苯磺顺阿曲库铵在不同溶媒中配伍的相容性。头孢托罗酯用无菌注射用水重新溶解为 2.67mg/ml（头孢托罗为 2mg/ml），加入 5% 葡萄糖注射液、0.9% 氯化钠注射液和乳酸林格液中，分别取 5ml 头孢托罗酯和 5ml 苯磺顺阿曲库铵（0.5mg/ml）混合，测定室温条件下混合 4 小时后浊度、微粒大小和数量。结果发现，头孢托罗酯与苯磺顺阿曲库铵在 5% 葡萄糖注射液、0.9% 氯化钠注射液和乳酸林格液中混合后都出现沉淀，提示两药在上述实验条件下混合具有配伍禁忌。

【临床建议】配伍禁忌

头孢托罗 + 碳酸氢钠（ceftobiprole+sodium bicarbonate）

【临床证据】Chan 等[1]考察了头孢托罗酯与碳酸氢钠在不同溶媒中

T

配伍的相容性。头孢托罗酯用无菌注射用水重新溶解为 2.67mg/ml（头孢托罗为 2mg/ml），加入 5% 葡萄糖注射液、0.9% 氯化钠注射液和乳酸林格液中，分别取 5ml 头孢托罗酯和 5ml 碳酸氢钠（1meq/ml）混合，测定室温条件下混合 4 小时后浊度、微粒大小和数量。结果发现，头孢托罗酯与碳酸氢钠在 5% 葡萄糖注射液、0.9% 氯化钠注射液和乳酸林格液中混合具有物理相容性，但是缺乏化学稳定性研究结果。

【临床建议】谨慎配伍

头孢托罗 + 妥布霉素（ceftobiprole+tobramycin）

【临床证据】Chan 等[1] 考察了头孢托罗酯与硫酸妥布霉素在不同溶媒中配伍的相容性。头孢托罗酯用无菌注射用水重新溶解为 2.67mg/ml（头孢托罗为 2mg/ml），加入 5% 葡萄糖注射液、0.9% 氯化钠注射液和乳酸林格液中，分别取 5ml 头孢托罗酯和 5ml 硫酸妥布霉素（5mg/ml）混合，测定室温条件下混合 4 小时后浊度、微粒大小和数量。结果发现，头孢托罗酯与硫酸妥布霉素在 5% 葡萄糖注射液、0.9% 氯化钠注射液和乳酸林格液中混合后出现了白色云状沉淀，提示两药在上述实验条件下混合具有配伍禁忌。

【临床建议】配伍禁忌

头孢托罗 + 盐酸羟嗪（ceftobiprole+hydroxyzine hydrochloride）

【临床证据】Chan 等[1] 考察了头孢托罗酯与盐酸羟嗪在不同溶媒中配伍的相容性。头孢托罗酯用无菌注射用水重新溶解为 2.67mg/ml（头孢托罗为 2mg/ml），加入 5% 葡萄糖注射液、0.9% 氯化钠注射液和乳酸林格液中，分别取 5ml 头孢托罗酯和 5ml 盐酸羟嗪（2mg/ml）混合，测定室温条件下混合 4 小时后浊度、微粒大小和数量。结果发现，头孢托罗酯与盐酸羟嗪在 5% 葡萄糖注射液、0.9% 氯化钠注射液和乳酸林格液中混合后都出现了松散的沉淀。提示两药在上述实验条件下混合具有配伍禁忌。

【临床建议】配伍禁忌

头孢托罗 + 依那普利拉（ceftobiprole+enalaprilat）

【临床证据】Chan 等[1] 考察了头孢托罗酯与依那普利拉在不同溶媒中配伍的相容性。头孢托罗酯用无菌注射用水重新溶解为 2.67mg/ml（头孢托罗为 2mg/ml），加入 5% 葡萄糖注射液、0.9% 氯化钠注射液和乳酸林格液中，分别取 5ml 头孢托罗酯和 5ml 依那普利拉（0.1mg/ml）混合，测定室温条件下混合 4 小时后浊度、微粒大小和数量。结果发现，头孢托罗酯与依那普利拉在 5% 葡萄糖注射液、0.9% 氯化钠注射液和乳酸林格液中混合具有物理相容性，但是缺乏化学稳定性研究结果。

【临床建议】谨慎配伍

头孢托罗 + 胰岛素（ceftobiprole+insulin）

【临床证据】Chan 等[1]考察了头孢托罗酯与人常规胰岛素在不同溶媒中配伍的相容性。头孢托罗酯用无菌注射用水重新溶解为 2.67mg/ml（头孢托罗为 2mg/ml），加入 5% 葡萄糖注射液、0.9% 氯化钠注射液和乳酸林格液中，分别取 5ml 头孢托罗酯和 5ml 人常规胰岛素（1U/ml）混合，测定室温条件下混合 4 小时后浊度、微粒大小和数量。结果发现，头孢托罗酯与人常规胰岛素在 5% 葡萄糖注射液、0.9% 氯化钠注射液和乳酸林格液中混合后都出现了浊度增加。提示两药在上述实验条件下混合具有配伍禁忌。

【临床建议】配伍禁忌

头孢托罗 + 异丙嗪（ceftobiprole+promethazine）

【临床证据】Chan 等[1]考察了头孢托罗酯与盐酸异丙嗪在不同溶媒中配伍的相容性。头孢托罗酯用无菌注射用水重新溶解为 2.67mg/ml（头孢托罗为 2mg/ml），加入 5% 葡萄糖注射液、0.9% 氯化钠注射液和乳酸林格液中，分别取 5ml 头孢托罗酯和 5ml 盐酸异丙嗪（2mg/ml）混合，测定室温条件下混合 4 小时后浊度、微粒大小和数量。结果发现，头孢托罗酯与盐酸异丙嗪在 5% 葡萄糖注射液、0.9% 氯化钠注射液和乳酸林格液中混合后都出现了白色浑浊伴有松散颗粒。提示两药在上述实验条件下混合具有配伍禁忌。

【临床建议】配伍禁忌

头孢托罗 + 左氧氟沙星（ceftobiprole+levofloxacin）

【临床证据】Chan 等[1]考察了头孢托罗酯与左氧氟沙星在不同溶媒中配伍的相容性。头孢托罗酯用无菌注射用水重新溶解为 2.67mg/ml（头孢托罗为 2mg/ml），加入 5% 葡萄糖注射液、0.9% 氯化钠注射液和乳酸林格液中，分别取 5ml 头孢托罗酯和 5ml 左氧氟沙星（5mg/ml）混合，测定室温条件下混合 4 小时后浊度、微粒大小和数量。结果发现，头孢托罗酯与左氧氟沙星在 5% 葡萄糖注射液、0.9% 氯化钠注射液和乳酸林格液中混合都出现了白色沉淀，提示两药在上述实验条件下混合具有配伍禁忌。

【临床建议】配伍禁忌

头孢西丁 + 长春西汀（cefoxitin+vinpocetine）

【临床证据】吕红[1]在临床工作中发现，在同一输液器中先后输注头孢西丁溶液和长春西汀溶液（开封康诺药业有限公司）时，输液管及莫

菲氏滴管中液体出现乳白色浑浊。随后进行了实验验证：两种药物分别用
0.9% 氯化钠注射液稀释，各取少许直接混合后出现白色絮状物，在室温
下（18~20℃）放置 2 小时白色絮状物仍不消失，并出现沉淀。临床观察
和实验结果提示两药在上述条件下混合存在配伍禁忌。

【临床建议】配伍禁忌

头孢西丁 + 地塞米松（cefoxitin+dexamethasone）

【临床证据】谢艳青[1]考察了注射用头孢西丁钠（辅仁药业，1g/ 支）
在 0.9% 氯化钠注射液中与地塞米松磷酸钠（天津金耀氨基酸）配伍的稳
定性和相容性。取注射用头孢西丁钠 1g 溶于 0.9% 氯化钠注射液 250ml 中，
再加入地塞米松磷酸钠注射液 1g，混匀后在室温放置 6 小时。分别在
0~6 小时观察配伍溶液的外观变化，测定溶液 pH、不溶性微粒数的变化，
HPLC 法测定配伍溶液中头孢西丁和地塞米松的含量百分比变化。结果发
现，配伍溶液在 6 小时内外观无明显变化，保持无色、澄清透明；pH 基
本不变，不溶性微粒数符合《中国药典》规定，6 小时时头孢西丁的含量
为 98.12%，且没有出现新的色谱峰。作者认为在实验条件下注射用头孢
西丁钠与地塞米松磷酸钠在 0.9% 氯化钠注射液中至少可以配伍 6 小时。
[编者注：该研究没有考察地塞米松含量变化。]

【临床建议】可以配伍

头孢西丁 + 氟康唑（cefoxitin+fluconazole）

【临床证据】何培根等[1]考察了注射用头孢西丁钠（扬子江药业，
1g/ 支）在氟康唑氯化钠注射液（山东鲁抗辰欣药业，100ml：0.2g）中配
伍的相容性和稳定性。取注射用头孢西丁钠 1g 溶于氟康唑氯化钠注射液
100ml 中，混匀得到配伍溶液。在室温下放置 6 小时，分别于 0、1、2、
3、4、5、6 小时时用纳氏比色管观察颜色变化并测定 pH，用 HPLC 法测
定头孢西丁钠和氟康唑的相对百分含量。结果发现，配伍溶液在 6 小时
内保持淡黄色澄清，无肉眼可见的物理变化发生；4 小时内配伍溶液 pH
在 5.54~5.69 之间；4 小时时头孢西丁钠和氟康唑的相对百分含量分别为
98.8% 和 98.7%。作者认为在实验条件下注射用头孢西丁钠与氟康唑氯化
钠注射液至少可以配伍 4 小时。[编者注：本研究未考察配伍溶液不溶性
微粒数的变化以及是否符合《中国药典》规定，建议谨慎配伍。]

【临床建议】谨慎配伍

头孢西丁 + 血栓通（cefoxitin+xueshuantong）

【临床证据】邢雪等[1]考察了注射用头孢西丁（国药集团致君制药，
1.0g/ 支）与注射用血栓通粉针（广西梧州制药，0.25g/ 支）配伍的相容

性和稳定性。按照临床常规治疗浓度，取 1 瓶（1.0g）头孢西丁和 1 瓶（0.25g）血栓通按说明书指定的 3 种溶媒（5% 葡萄糖注射液、10% 葡萄糖注射液、0.9% 氯化钠注射液）分别溶解，15 分钟后再用同一溶剂将两种注射剂配伍并定容至 100ml 量瓶中，摇匀，在 37℃下避光保存 7 小时，分别在 0、1、2、3、5 和 7 小时观察溶液外观，测定不溶性颗粒、pH 变化、渗透压变化和主要物质成分和含量的变化。结果发现，配伍溶液 7 小时内能始终保持澄清透明，无浑浊和可见异物产生，但颜色有不同程度加深，通过与单一头孢西丁溶液样品（对照组）颜色变化结果比较后发现，配伍溶液颜色加深是由头孢菌素自身变化引起。用精密 pH 仪对配伍溶液样品和单一头孢西丁溶液样品 pH 进行测定（$n=3$）。结果发现，pH 变化明显，但是 2 小时内 pH 变化 < 1，与单一头孢西丁溶液 pH 变化结果比较发现，头孢西丁的 pH 上升是由头孢西丁自身变化引起。测定配伍溶液的渗透压（$n=3$），结果表明配伍溶液 7 小时内渗透压稳定。将配伍溶液分别于 0 小时和 7 小时取样，按照《中国药典》（2015 年版）收载的"注射液不溶性微粒检查法"中显微镜计数法对样品进行检测，结果表明配伍溶液 7 小时内不溶性微粒数无明显变化且符合规定（10μm 及 10μm 以上的微粒数不得过 6000 粒，含 25μm 及 25μm 以上的微粒数不得过 600 粒）。配伍溶液中血栓通的主要成分人参皂苷含量百分比（以 0 时为 100%）7 小时内稳定（百分含量 > 90%）。但是头孢西丁和血栓通的 5% 葡萄糖配伍溶液与 0h 相比，头孢西丁含量下降 10%。配伍溶液中头孢西丁含量的降低与单一头孢西丁溶液降解趋势一致，表明配伍溶液中头孢西丁含量的下降是由自身降解引起。配伍溶液和单一头孢西丁溶液样品检测头孢菌素的色谱图一致，表明配伍没有产生新物质。提示在实验条件下，注射用头孢西丁与注射用血栓通粉针在 10% 葡萄糖注射液、0.9% 氯化钠注射液中混合 2 小时内是稳定的，临床可以配伍。

【临床建议】可以配伍

头孢唑林 + 阿米卡星（cefazolin+amikacin）

【临床证据】［药品说明书］"本品（五水头孢唑林钠，新泰林）与下列药物有配伍禁忌：硫酸阿米卡星、庆大霉素、卡那霉素、妥布霉素、新霉素、盐酸金霉素、盐酸土霉素、甲磺酸多黏菌素、硫酸多黏菌素 B、葡萄糖酸红霉素、乳糖酸红霉素、林可霉素、磺胺异噁唑、氨茶碱、可溶性巴比妥类、氯化钙、葡萄糖酸钙、盐酸苯海拉明、抗组胺药、利多卡因、去甲肾上腺素、间羟胺、哌甲酯、琥珀胆碱等。"

【临床建议】配伍禁忌

头孢唑林 + 氨茶碱（cefazolin+aminophylline）

【临床证据】［药品说明书］"本品（五水头孢唑林钠，新泰林）与下列药物有配伍禁忌：硫酸阿米卡星、庆大霉素、卡那霉素、妥布霉素、新霉素、盐酸金霉素、盐酸土霉素、甲磺酸多黏菌素、硫酸多黏菌素 B、葡萄糖酸红霉素、乳糖酸红霉素、林可霉素、磺胺异噁唑、氨茶碱、可溶性巴比妥类、氯化钙、葡萄糖酸钙、盐酸苯海拉明、抗组胺药、利多卡因、去甲肾上腺素、间羟胺、哌甲酯、琥珀胆碱等。"

【临床建议】配伍禁忌

头孢唑林 + 氨溴索（cefazolin+ambroxol）

【临床证据】亢彩[1]在临床输液中发现，头孢唑林钠注射液（4.0g溶于 0.9% 氯化钠注射液 250ml）静脉滴注时，遵医嘱同时给予氨溴索 30mg 经"小壶"（滴斗）静脉注射，发现莫菲氏滴管内出现浑浊及絮状物。随后进行了验证实验：将氨溴索 15mg 和头孢唑林钠 0.5g 分别溶于10ml 0.9% 氯化钠注射液，然后将两药液直接混合，立即出现白色絮状物，放置 30 分钟出现结晶，继而堵塞针头。范章云等[2]在临床工作中发现，在静脉滴注五水头孢唑林钠（新泰林，深圳九新药业，1g 溶于 0.9% 氯化钠 100ml 中）时，将注射用盐酸氨溴索（开顺，沈阳新马药业有限公司，30mg 溶于 0.9% 氯化钠 2ml 中）注入莫菲氏滴管中，当两种药液接触时输液管中出现了浑浊现象。随后进行了验证实验：①将注射用五水头孢唑林钠 0.5g 溶于 5ml 0.9% 氯化钠中，再将注射用盐酸氨溴索 30mg 溶于 0.9%氯化钠 2ml 中，然后分别取上述两种药液 0.1ml 在玻璃试管内混合后，混合液立即浑浊变白，肉眼观察 2 小时仍为白色浑浊液，4 小时后出现白色结晶沉淀。②将注射用五水头孢唑林钠 0.5g 溶于 10ml 0.9% 氯化钠中，再将注射用盐酸氨溴索 30mg 溶于 0.9% 氯化钠 10ml 中，然后分别取上述两种药液 0.1ml 在玻璃试管内混合，5 分钟后混合液浑浊变白，24 小时后出现白色结晶颗粒。临床观察和实验结果提示两药在上述条件下混合存在配伍禁忌。

【临床建议】配伍禁忌

头孢唑林 + 苯巴比妥（cefazolin+phenobarbital）

【临床证据】［药品说明书］"本品（五水头孢唑林钠，新泰林）与下列药物有配伍禁忌：硫酸阿米卡星、庆大霉素、卡那霉素、妥布霉素、新霉素、盐酸金霉素、盐酸土霉素、甲磺酸多黏菌素、硫酸多黏菌素 B、葡萄糖酸红霉素、乳糖酸红霉素、林可霉素、磺胺异噁唑、氨茶碱、可溶性巴比妥类、氯化钙、葡萄糖酸钙、盐酸苯海拉明、抗组胺药、利多卡因、去甲肾上腺素、间羟胺、哌甲酯、琥珀胆碱等。"

【临床建议】配伍禁忌

头孢唑林 + 苯海拉明（cefazolin+diphenhydramine）

【临床证据】[药品说明书]"本品（五水头孢唑林钠，新泰林）与下列药物有配伍禁忌：硫酸阿米卡星、庆大霉素、卡那霉素、妥布霉素、新霉素、盐酸金霉素、盐酸土霉素、甲磺酸多黏菌素、硫酸多黏菌素B、葡萄糖酸红霉素、乳糖酸红霉素、林可霉素、磺胺异噁唑、氨茶碱、可溶性巴比妥类、氯化钙、葡萄糖酸钙、盐酸苯海拉明、抗组胺药、利多卡因、去甲肾上腺素、间羟胺、哌甲酯、琥珀胆碱等。"

【临床建议】配伍禁忌

头孢唑林 + 苯妥英钠（cefazolin+phenytoin sodium）

【临床证据】[药品说明书]本品（五水头孢唑林钠，新泰林）"偶亦可能与下列药物发生配伍禁忌：青霉素、甲氧西林、琥珀酸氢化可的松、苯妥英钠、丙氯拉嗪、B族维生素和维生素C、水解蛋白"。

【临床建议】配伍禁忌

头孢唑林 + 丙氯拉嗪（cefazolin+prochlorperazine）

【临床证据】[药品说明书]本品（五水头孢唑林钠，新泰林）"偶亦可能与下列药物发生配伍禁忌：青霉素、甲氧西林、琥珀酸氢化可的松、苯妥英钠、丙氯拉嗪、B族维生素和维生素C、水解蛋白"。

【临床建议】配伍禁忌

头孢唑林 + 丹皮酚磺酸钠（cefazolin+paeononlsilatie sodium）

【临床证据】陈锡创等[1]考察了注射用头孢唑林钠（华北制药，0.5g/支）与丹皮酚磺酸钠注射液（金陵药业，2ml : 0.1g）在0.9%氯化钠注射液中配伍的相容性和稳定性。在室温自然光线和无菌条件下，模拟临床常用剂量，将注射用头孢唑林钠0.5g溶于适量0.9%氯化钠注射液并置于100ml容量瓶中，再将丹皮酚磺酸钠注射液0.2g加入容量瓶中，最后用0.9%氯化钠注射液定容至100ml。配伍溶液在室温放置6小时，分别在0、1、2、4、6小时时观察溶液外观变化，测定溶液pH和不溶性微粒数的变化，采用HPLC法测定头孢唑林和丹皮酚磺酸钠的相对百分含量。结果发现，配伍溶液在6小时内外观、不溶性微粒数及pH均无明显变化，6小时时头孢唑林和丹皮酚磺酸钠的百分含量分别为97.45%和99.09%。作者认为在实验条件下，注射用头孢唑林钠与丹皮酚磺酸钠在0.9%氯化钠注射液中至少可以配伍6小时。

【临床建议】可以配伍

头孢唑林 + 多黏菌素 B（cefazolin+polymyxin B）

【临床证据】［药品说明书］"本品（五水头孢唑林钠，新泰林）与下列药物有配伍禁忌：硫酸阿米卡星、庆大霉素、卡那霉素、妥布霉素、新霉素、盐酸金霉素、盐酸土霉素、甲磺酸多黏菌素、硫酸多黏菌素 B、葡萄糖酸红霉素、乳糖酸红霉素、林可霉素、磺胺异噁唑、氨茶碱、可溶性巴比妥类、氯化钙、葡萄糖酸钙、盐酸苯海拉明、抗组胺药、利多卡因、去甲肾上腺素、间羟胺、哌甲酯、琥珀胆碱等。"

【临床建议】配伍禁忌

头孢唑林 + 多黏菌素 E（cefazolin+polymyxin E）

【临床证据】［药品说明书］"本品（五水头孢唑林钠，新泰林）与下列药物有配伍禁忌：硫酸阿米卡星、庆大霉素、卡那霉素、妥布霉素、新霉素、盐酸金霉素、盐酸土霉素、甲磺酸多黏菌素、硫酸多黏菌素 B、葡萄糖酸红霉素、乳糖酸红霉素、林可霉素、磺胺异噁唑、氨茶碱、可溶性巴比妥类、氯化钙、葡萄糖酸钙、盐酸苯海拉明、抗组胺药、利多卡因、去甲肾上腺素、间羟胺、哌甲酯、琥珀胆碱等。"

【临床建议】配伍禁忌

头孢唑林 + 红霉素（cefazolin+erythromycin）

【临床证据】［药品说明书］"本品（五水头孢唑林钠，新泰林）与下列药物有配伍禁忌：硫酸阿米卡星、庆大霉素、卡那霉素、妥布霉素、新霉素、盐酸金霉素、盐酸土霉素、甲磺酸多黏菌素、硫酸多黏菌素 B、葡萄糖酸红霉素、乳糖酸红霉素、林可霉素、磺胺异噁唑、氨茶碱、可溶性巴比妥类、氯化钙、葡萄糖酸钙、盐酸苯海拉明、抗组胺药、利多卡因、去甲肾上腺素、间羟胺、哌甲酯、琥珀胆碱等。"

【临床建议】配伍禁忌

头孢唑林 + 琥珀胆碱（cefazolin+succinylcholine）

【临床证据】［药品说明书］"本品（五水头孢唑林钠，新泰林）与下列药物有配伍禁忌：硫酸阿米卡星、庆大霉素、卡那霉素、妥布霉素、新霉素、盐酸金霉素、盐酸土霉素、甲磺酸多黏菌素、硫酸多黏菌素 B、葡萄糖酸红霉素、乳糖酸红霉素、林可霉素、磺胺异噁唑、氨茶碱、可溶性巴比妥类、氯化钙、葡萄糖酸钙、盐酸苯海拉明、抗组胺药、利多卡因、去甲肾上腺素、间羟胺、哌甲酯、琥珀胆碱等。"

【临床建议】配伍禁忌

头孢唑林 + 磺胺异噁唑（cefazolin+sulfisoxazole）

【临床证据】［药品说明书］"本品（五水头孢唑林钠，新泰林）与下列药物有配伍禁忌：硫酸阿米卡星、庆大霉素、卡那霉素、妥布霉素、新霉素、盐酸金霉素、盐酸土霉素、甲磺酸多黏菌素、硫酸多黏菌素 B、葡萄糖酸红霉素、乳糖酸红霉素、林可霉素、磺胺异噁唑、氨茶碱、可溶性巴比妥类、氯化钙、葡萄糖酸钙、盐酸苯海拉明、抗组胺药、利多卡因、去甲肾上腺素、间羟胺、哌甲酯、琥珀胆碱等。"

【临床建议】配伍禁忌

头孢唑林 + 甲氧西林（cefazolin+methicillin）

【临床证据】［药品说明书］本品（五水头孢唑林钠，新泰林）"偶亦可能与下列药物发生配伍禁忌：青霉素、甲氧西林、琥珀酸氢化可的松、苯妥英钠、丙氯拉嗪、B 族维生素和维生素 C、水解蛋白"。

【临床建议】配伍禁忌

头孢唑林 + 间羟胺（cefazolin+metaraminol）

【临床证据】［药品说明书］"本品（五水头孢唑林钠，新泰林）与下列药物有配伍禁忌：硫酸阿米卡星、庆大霉素、卡那霉素、妥布霉素、新霉素、盐酸金霉素、盐酸土霉素、甲磺酸多黏菌素、硫酸多黏菌素 B、葡萄糖酸红霉素、乳糖酸红霉素、林可霉素、磺胺异噁唑、氨茶碱、可溶性巴比妥类、氯化钙、葡萄糖酸钙、盐酸苯海拉明、抗组胺药、利多卡因、去甲肾上腺素、间羟胺、哌甲酯、琥珀胆碱等。"

【临床建议】配伍禁忌

头孢唑林 + 金霉素（cefazolin+chlortetracycline）

【临床证据】［药品说明书］"本品（五水头孢唑林钠，新泰林）与下列药物有配伍禁忌：硫酸阿米卡星、庆大霉素、卡那霉素、妥布霉素、新霉素、盐酸金霉素、盐酸土霉素、甲磺酸多黏菌素、硫酸多黏菌素 B、葡萄糖酸红霉素、乳糖酸红霉素、林可霉素、磺胺异噁唑、氨茶碱、可溶性巴比妥类、氯化钙、葡萄糖酸钙、盐酸苯海拉明、抗组胺药、利多卡因、去甲肾上腺素、间羟胺、哌甲酯、琥珀胆碱等。"

【临床建议】配伍禁忌

头孢唑林 + 卡那霉素（cefazolin+kanamycin）

【临床证据】［药品说明书］"本品（五水头孢唑林钠，新泰林）与下列药物有配伍禁忌：硫酸阿米卡星、庆大霉素、卡那霉素、妥布霉素、新霉素、盐酸金霉素、盐酸土霉素、甲磺酸多黏菌素、硫酸多黏菌素 B、葡萄糖酸红霉素、乳糖酸红霉素、林可霉素、磺胺异噁唑、氨茶碱、可溶性巴比妥类、氯化钙、葡萄糖酸钙、盐酸苯海拉明、抗组胺药、利多卡因、去甲肾上腺素、间羟胺、哌甲酯、琥珀胆碱等。"

【临床建议】配伍禁忌

头孢唑林+克林霉素+庆大霉素（cefazolin+clindamycin+gentamicin）

【临床证据】Zbrozek 等[1]考察了头孢唑林钠（1g）、克林霉素磷酸酯（900mg）和硫酸庆大霉素（80mg）分别在 100ml 0.9% 氯化钠注射液和 100ml 5% 葡萄糖注射液中混合的稳定性。采用 HPLC 法测定不同时间点的克林霉素磷酸酯和头孢唑林钠的浓度，应用荧光免疫偏振方法测定庆大霉素的含量。观察混合物外观变化，测定 pH。结果发现，混合物中克林霉素和庆大霉素的含量高于起始浓度的 90%，但是在 5% 葡萄糖注射液中 4 小时后或者在 0.9% 氯化钠注射液中 12 小时后，头孢唑林的浓度低于起始浓度的 90%。外观和 pH 没有显著变化。提示在 5% 葡萄糖注射液中，头孢唑林钠、克林霉素磷酸酯和硫酸庆大霉素混合可以保持 4 小时的配伍相容性，但是在 0.9% 氯化钠注射液中可以保持 12 小时的配伍相容性。

【临床建议】可以配伍

头孢唑林+利多卡因（cefazolin+lidocaine）

【临床证据】[药品说明书]"本品（五水头孢唑林钠，新泰林）与下列药物有配伍禁忌：硫酸阿米卡星、庆大霉素、卡那霉素、妥布霉素、新霉素、盐酸金霉素、盐酸土霉素、甲磺酸多黏菌素、硫酸多黏菌素 B、葡萄糖酸红霉素、乳糖酸红霉素、林可霉素、磺胺异噁唑、氨茶碱、可溶性巴比妥类、氯化钙、葡萄糖酸钙、盐酸苯海拉明、抗组胺药、利多卡因、去甲肾上腺素、间羟胺、哌甲酯、琥珀胆碱等。"

龙星颖等[1]考察了注射用五水头孢唑啉钠（深圳华润九新药业）在利多卡因注射液（山东方明药业）中配伍的相容性和稳定性。将五水头孢唑啉钠 0.8g 溶于利多卡因注射液（2ml/ 支，研究未记录溶液总量），浓度均为临床常用浓度，在 4℃和 25℃条件下保存 48 小时，分别在 0、2、4、8、24、48 小时时观察配伍溶液外观变化，测定 pH，采用 HPLC 法测定头孢唑林百分含量的变化。结果发现，配伍溶液在 25℃下 24 小时内无浑浊、沉淀、云状物、气泡且不变色，24 小时后配伍溶液变黄，48 小时后颜色加深，pH 在 8 小时内稳定之后显著升高；五水头孢唑啉钠在 25℃下 2 小时时的浓度为 83.39%~91.28%。[**编者注：该研究未考察配伍溶液的不溶性微粒数的变化及是否符合《中国药典》规定，也没有考察在 30 分钟和 1 小时时头孢唑林的百分含量是否符合要求，参考说明书的建议，临床应该避免配伍。但如果配制后马上进行一次性肌内注射，临床可以配伍**]。

【临床建议】配伍禁忌

头孢唑林 + 林可霉素（cefazolin+lincomycin）

【临床证据】[药品说明书]"本品（五水头孢唑林钠，新泰林）与下列药物有配伍禁忌：硫酸阿米卡星、庆大霉素、卡那霉素、妥布霉素、新霉素、盐酸金霉素、盐酸土霉素、甲磺酸多黏菌素、硫酸多黏菌素B、葡萄糖酸红霉素、乳糖酸红霉素、林可霉素、磺胺异噁唑、氨茶碱、可溶性巴比妥类、氯化钙、葡萄糖酸钙、盐酸苯海拉明、抗组胺药、利多卡因、去甲肾上腺素、间羟胺、哌甲酯、琥珀胆碱等。"

【临床建议】配伍禁忌

头孢唑林 + 氯化钙（cefazolin+calcium chloride）

【临床证据】[药品说明书]"本品（五水头孢唑林钠，新泰林）与下列药物有配伍禁忌：硫酸阿米卡星、庆大霉素、卡那霉素、妥布霉素、新霉素、盐酸金霉素、盐酸土霉素、甲磺酸多黏菌素、硫酸多黏菌素B、葡萄糖酸红霉素、乳糖酸红霉素、林可霉素、磺胺异噁唑、氨茶碱、可溶性巴比妥类、氯化钙、葡萄糖酸钙、盐酸苯海拉明、抗组胺药、利多卡因、去甲肾上腺素、间羟胺、哌甲酯、琥珀胆碱等。"

【临床建议】配伍禁忌

头孢唑林 + 钠钾镁钙葡萄糖

（cefazolin+sodium potassium magnesium calcium and glucose）

【临床证据】杨静等[1]考察了注射用五水头孢唑林钠（深圳华润九新药业）与钠钾镁钙葡萄糖注射液（江苏恒瑞医药）配伍的相容性和稳定性。按照临床使用浓度，将五水头孢唑林钠4g溶于10ml钠钾镁钙葡萄糖注射液中，再稀释到500ml得到质量浓度为8mg/ml的配伍溶液，在室温下放置8小时，分别在0、1、2、4、6、8小时时考察配伍溶液的外观变化、不溶性微粒数和pH变化，采用HPLC法测定头孢唑林钠的百分含量。结果发现，8小时内配伍溶液保持淡黄色澄清，pH稳定在5.16，不溶性微粒数无显著变化，符合《中国药典》规定；8小时时头孢唑林钠的相对百分含量为98.22%（光照）和97.88%（避光）。提示在实验条件下，注射用五水头孢唑林钠与钠钾镁钙葡萄糖注射液可以配伍至少8小时。

【临床建议】可以配伍

头孢唑林 + 哌甲酯（cefazolin+methylphenidate）

【临床证据】[药品说明书]"本品（五水头孢唑林钠，新泰林）与下列药物有配伍禁忌：硫酸阿米卡星、庆大霉素、卡那霉素、妥布霉素、新霉素、盐酸金霉素、盐酸土霉素、甲磺酸多黏菌素、硫酸多黏菌素B、葡萄糖酸红霉素、乳糖酸红霉素、林可霉素、磺胺异噁唑、氨茶碱、可溶性巴比妥类、氯化钙、葡萄糖酸钙、盐酸苯海拉明、抗组胺药、利多卡因、去甲肾上腺素、间羟胺、哌甲酯、琥珀胆碱等。"

【临床建议】配伍禁忌

头孢唑林 + 葡萄糖酸钙（cefazolin+calcium Gluconate）

【临床证据】［药品说明书］"本品（五水头孢唑林钠，新泰林）与下列药物有配伍禁忌：硫酸阿米卡星、庆大霉素、卡那霉素、妥布霉素、新霉素、盐酸金霉素、盐酸土霉素、甲磺酸多黏菌素、硫酸多黏菌素 B、葡萄糖酸红霉素、乳糖酸红霉素、林可霉素、磺胺异噁唑、氨茶碱、可溶性巴比妥类、氯化钙、葡萄糖酸钙、盐酸苯海拉明、抗组胺药、利多卡因、去甲肾上腺素、间羟胺、哌甲酯、琥珀胆碱等。"

【临床建议】配伍禁忌

头孢唑林 + 青霉素（cefazolin+penicillin）

【临床证据】［药品说明书］本品（五水头孢唑林钠，新泰林）"偶亦可能与下列药物发生配伍禁忌：青霉素、甲氧西林、琥珀酸氢化可的松、苯妥英钠、丙氯拉嗪、B 族维生素和维生素 C、水解蛋白"。

【临床建议】配伍禁忌

头孢唑林 + 氢化可的松（cefazolin+hydrocortisone）

【临床证据】［药品说明书］本品（五水头孢唑林钠，新泰林）"偶亦可能与下列药物发生配伍禁忌：青霉素、甲氧西林、琥珀酸氢化可的松、苯妥英钠、丙氯拉嗪、B 族维生素和维生素 C、水解蛋白"。

【临床建议】配伍禁忌

头孢唑林 + 庆大霉素（cefazolin+gentamicin）

【临床证据】［药品说明书］"本品（五水头孢唑林钠，新泰林）与下列药物有配伍禁忌：硫酸阿米卡星、庆大霉素、卡那霉素、妥布霉素、新霉素、盐酸金霉素、盐酸土霉素、甲磺酸多黏菌素、硫酸多黏菌素 B、葡萄糖酸红霉素、乳糖酸红霉素、林可霉素、磺胺异噁唑、氨茶碱、可溶性巴比妥类、氯化钙、葡萄糖酸钙、盐酸苯海拉明、抗组胺药、利多卡因、去甲肾上腺素、间羟胺、哌甲酯、琥珀胆碱等。"

【临床建议】配伍禁忌

头孢唑林 + 去甲肾上腺素（cefazolin+norepinephrine）

【临床证据】［药品说明书］"本品（五水头孢唑林钠，新泰林）与下列药物有配伍禁忌：硫酸阿米卡星、庆大霉素、卡那霉素、妥布霉素、新霉素、盐酸金霉素、盐酸土霉素、甲磺酸多黏菌素、硫酸多黏菌素 B、葡萄糖酸红霉素、乳糖酸红霉素、林可霉素、磺胺异噁唑、氨茶碱、可溶性巴比妥类、氯化钙、葡萄糖酸钙、盐酸苯海拉明、抗组胺药、利多卡因、去甲肾上腺素、间羟胺、哌甲酯、琥珀胆碱等。"

【临床建议】配伍禁忌

头孢唑林 + 水解蛋白（cefazolin+proteinum hydrolysatum）

【临床证据】[药品说明书]本品（五水头孢唑林钠，新泰林）"偶亦可能与下列药物发生配伍禁忌：青霉素、甲氧西林、琥珀酸氢化可的松、苯妥英钠、丙氯拉嗪、B族维生素和维生素C、水解蛋白"。

【临床建议】配伍禁忌

头孢唑林 + 四环素（cefazolin+tetracycline）

【临床证据】[药品说明书]"本品（五水头孢唑林钠，新泰林）与下列药物有配伍禁忌：硫酸阿米卡星、庆大霉素、卡那霉素、妥布霉素、新霉素、盐酸金霉素、盐酸土霉素、甲磺酸多黏菌素、硫酸多黏菌素B、葡萄糖酸红霉素、乳糖酸红霉素、林可霉素、磺胺异噁唑、氨茶碱、可溶性巴比妥类、氯化钙、葡萄糖酸钙、盐酸苯海拉明、抗组胺药、利多卡因、去甲肾上腺素、间羟胺、哌甲酯、琥珀胆碱等。"

【临床建议】配伍禁忌

头孢唑林 + 替硝唑（cefazolin+tinidazole）

【临床证据】郝好华等[1]考察了五水头孢唑啉钠在替硝唑氯化钠注射液和替硝唑葡萄糖注射液中的相容性和稳定性。将注射用五水头孢唑啉钠(深圳九新药业)1g或2g分别溶于替硝唑葡萄糖注射液(湖南科伦制药)和替硝唑氯化钠注射液（山东华鲁制药）200ml中混匀，配伍溶液分别在4℃或25℃条件下放置15天，在0、8、24、48、72、96、120、168、240、360小时观察配伍溶液外观变化，测定PH变化，采用HPLC法测定头孢唑林钠和替硝唑的百分含量变化。结果发现，配伍溶液在25℃下24小时内外观不变色，无浑浊、沉淀、云状物、气泡，48小时后开始变黄，72小时后颜色加深。24小时后pH开始升高。25℃时2小时内替硝唑含量为89.12%，头孢唑林钠为98.74%。因此作者认为五水头孢唑啉钠与替硝唑氯化钠注射液、替硝唑葡萄糖注射液配伍溶液在25℃避光条件下应现配现用。考虑到2小时时替硝唑浓度降至89.12%，而且该研究没有考察配伍溶液不溶性微粒数的变化，建议临床禁忌配伍。

【临床建议】配伍禁忌

头孢唑林 + 土霉素（cefazolin+oxytetracycline）

【临床证据】[药品说明书]"本品（五水头孢唑林钠，新泰林）与下列药物有配伍禁忌：硫酸阿米卡星、庆大霉素、卡那霉素、妥布霉素、新霉素、盐酸金霉素、盐酸土霉素、甲磺酸多黏菌素、硫酸多黏菌素B、葡萄糖酸红霉素、乳糖酸红霉素、林可霉素、磺胺异噁唑、氨茶碱、可溶性巴比妥类、氯化钙、葡萄糖酸钙、盐酸苯海拉明、抗组胺药、利多卡因、去甲肾上腺素、间羟胺、哌甲酯、琥珀胆碱等。"

【临床建议】配伍禁忌

头孢唑林 + 妥布霉素（cefazolin+tobramycin）

【临床证据】［药品说明书］"本品（五水头孢唑林钠，新泰林）与下列药物有配伍禁忌：硫酸阿米卡星、庆大霉素、卡那霉素、妥布霉素、新霉素、盐酸金霉素、盐酸土霉素、甲磺酸多黏菌素、硫酸多黏菌素B、葡萄糖酸红霉素、乳糖酸红霉素、林可霉素、磺胺异噁唑、氨茶碱、可溶性巴比妥类、氯化钙、葡萄糖酸钙、盐酸苯海拉明、抗组胺药、利多卡因、去甲肾上腺素、间羟胺、哌甲酯、琥珀胆碱等。"

【临床建议】配伍禁忌

头孢唑林 + 维生素 B_1（cefazolin+vitamin B_1）

【临床证据】［药品说明书］本品（五水头孢唑林钠，新泰林）"偶亦可能与下列药物发生配伍禁忌：青霉素、甲氧西林、琥珀酸氢化可的松、苯妥英钠、丙氯拉嗪、B族维生素和维生素C、水解蛋白"。

【临床建议】配伍禁忌

头孢唑林 + 维生素 B_{12}（cefazolin+vitamin B_{12}）

【临床证据】［药品说明书］本品（五水头孢唑林钠，新泰林）"偶亦可能与下列药物发生配伍禁忌：青霉素、甲氧西林、琥珀酸氢化可的松、苯妥英钠、丙氯拉嗪、B族维生素和维生素C、水解蛋白"。

【临床建议】配伍禁忌

头孢唑林 + 维生素 B_2（cefazolin+vitamin B_2）

【临床证据】［药品说明书］本品（五水头孢唑林钠，新泰林）"偶亦可能与下列药物发生配伍禁忌：青霉素、甲氧西林、琥珀酸氢化可的松、苯妥英钠、丙氯拉嗪、B族维生素和维生素C、水解蛋白"。

【临床建议】配伍禁忌

头孢唑林 + 维生素 B_6（cefazolin+vitamin B_6）

【临床证据】［药品说明书］本品（五水头孢唑林钠，新泰林）"偶亦可能与下列药物发生配伍禁忌：青霉素、甲氧西林、琥珀酸氢化可的松、苯妥英钠、丙氯拉嗪、B族维生素和维生素C、水解蛋白"。

【临床建议】配伍禁忌

头孢唑林 + 维生素 C（cefazolin+vitamin C）

【临床证据】[药品说明书]本品（五水头孢唑林钠，新泰林）"偶亦可能与下列药物发生配伍禁忌：青霉素、甲氧西林、琥珀酸氢化可的松、苯妥英钠、丙氯拉嗪、B 族维生素和维生素 C、水解蛋白"。

【临床建议】配伍禁忌

头孢唑林 + 新霉素（cefazolin+neomycin）

【临床证据】[药品说明书]"本品（五水头孢唑林钠，新泰林）与下列药物有配伍禁忌：硫酸阿米卡星、庆大霉素、卡那霉素、妥布霉素、新霉素、盐酸金霉素、盐酸土霉素、甲磺酸多黏菌素、硫酸多黏菌素 B、葡萄糖酸红霉素、乳糖酸红霉素、林可霉素、磺胺异噁唑、氨茶碱、可溶性巴比妥类、氯化钙、葡萄糖酸钙、盐酸苯海拉明、抗组胺药、利多卡因、去甲肾上腺素、间羟胺、哌甲酯、琥珀胆碱等。"

【临床建议】配伍禁忌

头孢唑林 + 脂肪乳（cefazolin+fat emulsion）

【临床证据】马玉樊等[1]考察了注射用头孢唑林钠（石药集团中诺药业）与脂肪乳（西安力邦制药）配伍的稳定性和相容性以及对体内外抑菌活性的影响。模拟临床剂量，将头孢唑林钠溶于 10%、20% 和 30% 的脂肪乳中，得到质量浓度为 1g/L 的配伍溶液。混匀后在 4℃和室温（25℃）下放置 24 小时，分别在 0、2、4、6、24 小时时观察配伍溶液外观变化，测定 pH，测定稀释 1000 倍后脂肪乳粒径的变化，HPLC 法检测头孢唑林钠的百分含量变化。结果发现，24 小时内配伍溶液外观没有明显变化，无漂油、絮凝、沉淀及分层现象；pH 无明显变化，符合一般注射剂 pH 的要求范围；24 小时内粒径无显著性差异，10%、20% 和 30% 脂肪乳配伍溶液的粒径均值均 < 1μm，分别为 287、306 和 330nm，符合注射剂的粒径要求。24 小时时 3 种脂肪乳（10%、20% 和 30%）中头孢唑林钠的百分含量分别为 98.2%（25℃）和 98.5%（4℃）、99.1%（25℃）和 99.4%（4℃）、97.5%（25℃）和 97.8%（4℃）。3 种脂肪乳（10%、20% 和 30%）与头孢唑林钠的配伍溶液对大肠杆菌的最小抑菌浓度（Minimum Inhibitory Concentration，MIC）分别为 1、0.5、0.5mg/L，与对照组头孢唑林钠的 MIC2mg/L 相比无明显差异；对金黄色葡萄球菌的 MIC 分别为 0.25、0.25、0.25mg/L，与对照组头孢唑林钠的 MIC0.5mg/L 相比无明显差异。作者认为在实验条件下注射用头孢唑林钠与脂肪乳至少可以配伍 24 小时。

【临床建议】可以配伍

头孢唑肟 + 维生素 B$_6$（ceftizoxime+vitamin B$_6$）

【临床证据】程道海等[1]在临床工作中输注维生素 B$_6$（徐州莱恩药业，0.1g 溶于 5% 葡萄糖注射液 100ml 中）过程中，经莫菲氏滴管推注头孢唑肟钠溶液（深圳致君制药，1.5 支溶于 0.9% 氯化钠注射液 100ml 中），数分钟后莫菲氏滴管内出现乳白色浑浊。立即停止输液，更换输液管，患者未发生不良反应。作者随后进行了实验验证：取两个厂家不同规格的注射用头孢唑肟钠各 1 支分别加入 5% 葡萄糖注射液 5ml 或 10ml 中，用精密 pH 纸测定 pH 为 6.0。当加入约 300μl 维生素 B$_6$ 注射液时，混合液开始出现乳白色浑浊，此时溶液 pH 为 5.5，并随时间延长浑浊增多，产生沉淀。当向浑浊液中加入一定体积的 0.1mol/L 的 NaOH 溶液时，浑浊液又开始变清，此时测定 pH 为 6.0。按以上方法重复操作，出现相同的反应。陆华等[2]考察了注射用头孢唑肟钠（韩国钟根堂制药，1g/ 支）和维生素 B$_6$ 注射液（徐州莱恩药业，0.1g/ 支）在 5% 葡萄糖注射液中配伍的相容性和稳定性。模拟临床用药浓度和配制方法，先将维生素 B$_6$ 注射液 0.1g 溶于 5% 葡萄糖注射液 100ml 中，再将注射用头孢唑肟钠 1.0g 溶于 0.9% 氯化钠注射液 5ml 中，再加入维生素 B$_6$ 的 5% 葡萄糖注射液 100ml 中，混匀后形成配伍溶液。在室温下放置 2 小时，分别在 0、10、30、60 和 120 分钟时观察配伍溶液的外观变化，测定 pH 变化，用 HPLC 法测定头孢唑肟钠百分含量的变化。结果发现，配伍溶液在 30 分钟时出现白色浑浊和沉淀,pH 也发生明显改变，从 4.65 升至 5.42；头孢唑肟钠的含量明显降低，2 小时时降至 84.2%。杨爱霞等[3]考察注射用头孢唑肟钠（深圳致君制药，1g/ 支）与维生素 B$_6$ 注射液（湖北天药药业，0.1g/ 支）在 0.9% 氯化钠注射液或 5% 葡萄糖注射液中配伍的相容性和稳定性。在室温（25℃）条件下，按临床常用配制方法将注射用头孢唑肟钠 1.5g 溶于 0.9% 氯化钠注射液 2ml 中，振荡溶解后加入 0.9% 氯化钠注射液 250ml 中。取维生素 B$_6$ 注射液 0.1g 溶于上述液体中形成配伍溶液。同法配制在 5% 葡萄糖注射液中的配伍溶液。在室温下放置 24 小时，观察 1、10、30、60、90、120、180 分钟和 24 小时配伍溶液的外观变化，采用 HPLC 法测定头孢唑肟和维生素 B$_6$ 的百分含量变化。结果发现，配伍溶液在 30 分钟时出现了白色浑浊或沉淀，且药物浓度越高出现白色浑浊越早越明显。提示在临床和实验条件下，注射用头孢唑肟钠与维生素 B$_6$ 注射液在 0.9% 氯化钠注射液或 5% 葡萄糖注射液中混合存在配伍禁忌。

【临床建议】配伍禁忌

头孢唑肟 + 西咪替丁（ceftizoxime+cimetidine）

【临床证据】黄祥智[1]在临床工作中输注头孢唑肟溶液（1g 溶于 0.9%

氯化钠注射液 100ml 中）完毕后，接续输注西咪替丁注射液（10mg 溶于 10% 葡萄糖注射液 100ml 中），当两种液体在莫菲氏滴管内接触混合时，莫菲氏滴管内出现白色浑浊。立即停止输液，更换输液器，用 10% 葡萄糖注射液冲管，再输注西咪替丁注射液，患者未出现不良反应。提示在临床条件下注射用头孢唑肟和西咪替丁的稀释溶液混合存在配伍禁忌。

【临床建议】配伍禁忌

托烷司琼 + 地塞米松（tropisetron+dexamethasone）

【临床证据】俞霞[1] 在临床工作中分别抽取盐酸托烷司琼注射液 5mg 与地塞米松磷酸钠注射液 5mg 注入同一注射器内，发现混合溶液出现浑浊、变色现象，立即停用。作者随后进行了实验重复研究：将盐酸托烷司琼注射液与地塞米松磷酸钠注射液分别各取少量混合在同一注射器内，立即出现乳色浑浊，经反复实验发现结果一致。提示在临床和实验条件下，盐酸托烷司琼注射液与地塞米松磷酸钠注射液原液直接混合存在配伍禁忌。但是也有不同的研究结果，何光照等[2] 在室温（25±2）℃ 不避光的情况下，用注射器抽取单次常用量的盐酸托烷司琼（齐鲁制药，1ml：5mg）1ml 加入 0.9% 氯化钠注射液 5ml 稀释，再与地塞米松磷酸钠注射液（广州白云山天心制药，1ml：5mg）10mg 混合均匀。在 5 分钟、2.5 小时、5 小时观察配伍溶液的外观变化、不溶性微粒数和 pH 变化，测定主药药物百分含量变化。结果发现，配伍后 5 小时内溶液保持无色、澄清，未见有气泡、絮状物和沉淀产生；不溶性微粒数、pH 与主药药物百分含量变化无明显变化，且色谱图均未发现异常色谱峰。综合上述 2 个研究结果，建议临床谨慎配伍，尤其是避免高浓度的原液直接配伍。

【临床建议】谨慎配伍

托烷司琼 + 呋塞米（tropisetron+furosemide）

【临床证据】张晓燕等[1] 在临床工作中发现，将速尿（呋塞米）经"小壶"（滴斗）注入 0.9% 氯化钠注射液中，随后再将欣贝（托烷司琼）经同一"小壶"注入 0.9% 氯化钠注射液中时，在莫菲氏滴管中立即出现白色浑浊。随后进行了验证实验：用一次性注射器抽取呋塞米与托烷司琼直接混合后，混合液立即出现白色浑浊，放置 24 小时无变化。临床观察和实验结果提示两药在上述条件下混合存在配伍禁忌。

【临床建议】配伍禁忌

扫码看参考文献

W

万古霉素 + 氨茶碱（vancomycin+aminophylline）

【临床证据】［药品说明书］盐酸万古霉素（稳可信）"与氨茶碱、5-氟尿嘧啶混合后可引起外观改变，随时间延长药物效价可显著降低"。

【临床建议】配伍禁忌

万古霉素 + 多烯磷脂酰胆碱

（vancomycin+polyene phosphatidylcholine）

【临床证据】吴小飞[1]在临床工作中发现，多烯磷脂酰胆碱注射液（易善复）输注完毕，在同一输液管路继续输注盐酸万古霉素（稳可信）时，输液管内出现白色絮状浑浊，之后变成沉淀。随后进行了验证实验：将万古霉素 500mg 用 5% 葡萄糖注射液 50ml 溶解为澄清溶液，将多烯磷脂酰胆碱 10ml 加入 5% 葡萄糖液 50ml 溶解，取以上两种溶液各 1ml 直接混合后，即刻出现白色浑浊和絮状物，静置 3 分钟后可见白色沉淀。临床观察和实验结果提示两药在上述条件下混合存在配伍禁忌。

【临床建议】配伍禁忌

万古霉素 + 氟尿嘧啶（vancomycin+fluorouracil）

【临床证据】［药品说明书］盐酸万古霉素"与氨茶碱、5- 氟尿嘧啶混合后可引起外观改变，随时间延长药物效价可显著降低"。

【临床建议】配伍禁忌

万古霉素 + 果糖（vancomycin+fructose）

【临床证据】李好等[1]考察了不同温度（25℃和37℃）下注射用万古霉素（礼来制药）与 5% 果糖注射液（江苏正大丰海制药）配伍的相容性和稳定性。模拟万古霉素临床用药浓度，用果糖注射液直接溶解万古霉素得到质量浓度为 2mg/L 的配伍溶液。在 25 和 37℃恒温水浴中放置 7 小时，分别在 0、1、3、5、7 小时时观察配伍溶液外观变化，测定 pH 及万古霉素百分含量变化。结果发现，配伍溶液在 7 小时内外观无色澄明，pH 无明显变化，7 小时时万古霉素的浓度＞98%（0 时为 100%）。但是该研究没有考察配伍溶液不溶性微粒数的变化及是否符合《中国药典》规定。黄攀豪等[2]将注射用万古霉素（美国礼来）0.5g 先用 10ml 灭菌注射用水溶解，再稀释于 10% 果糖注射液（江苏正大丰海）250ml 中，在室温（25℃）条件下放置 0、3、6 小时，观察配伍溶液外观变化。结果发现，在 6 小时内配伍溶液颜色无明显变化，保持澄清透明，无气泡产生、无浑浊产生，pH 无明显变化；≥10μm 和 ≥25μm 的不溶性微粒数量都符合注射剂的要求；但是配伍溶液中果糖百分含量（以 0 小时为 100%）在 3 小时时为 93.3%，6 小时时为 88.4%，未检测万古霉素的百分含量变化。综合上述研究，建议临床谨慎配伍。

【临床建议】谨慎配伍

万古霉素 + 聚明胶肽（vancomycin+polygeline）

【临床证据】石晓华等[1] 在临床工作中输注万古霉素溶液（1g 溶于 0.9% 氯化钠注射液 100ml 中）完毕后，接续输注聚明胶肽注射液，刚输入液体约 5ml，即发现莫菲氏滴管及输液管内液体立刻由澄清变为浑浊。立即夹闭输液管，更换输液器，用 0.9% 氯化钠注射液 100ml 冲管，患者未出现不良反应。作者随后进行了实验验证：将注射用万古霉素（礼来制药）0.5g 溶于 0.9% 氯化钠注射液 10ml 中（澄清透明液体），然后与 10ml 聚明胶肽注射液（安徽丰原药业）混合，混合溶液出现乳白色浑浊，静置 24 小时后浑浊仍未消失。提示在临床和实验条件下，注射用万古霉素的氯化钠稀释溶液与聚明胶肽注射液混合存在配伍禁忌。

【临床建议】配伍禁忌

万古霉素 + 美洛西林（vancomycin+mezlocillin）

【临床证据】梁君妃等[1] 报道，临床在美洛西林（山东瑞阳制药）输注完毕后，经同一输液通路继续输注万古霉素（礼来公司）时，莫菲氏滴管内立即出现白色浑浊乳状液。临床观察提示两药在临床条件下混合存在配伍禁忌。

【临床建议】配伍禁忌

万古霉素 + 头孢哌酮舒巴坦
（vancomycin+cefoperazone sulbactam）

【临床证据】刘凌云等[1] 在临床工作中发现，头孢哌酮钠舒巴坦钠溶液（2g 溶于 0.9% 氯化钠注射液中）静脉输注完毕后，经同一输液通路继续输注万古霉素溶液（500mg 溶于 0.9% 氯化钠注射液中）时，两种药液在输液管内混合后立即形成乳白色液体，1 分钟后白色液体变成浑浊不透明状，并有白色沉淀物形成。随后进行了实验验证：多次抽取上述浓度的两种药液各 5ml 直接混合后，均出现浑浊现象，静置 20 分钟后有白色沉淀物。张琳等[2] 在临床工作中发现，连续静脉滴注注射用盐酸万

W

古霉素和注射用头孢哌酮钠舒巴坦钠溶液时，输液器管内出现白色絮状物，及时更换输液器后上述现象消失，患者未述不适。作者随后进行了实验验证：将万古霉素 0.5g 溶于 5% 葡萄糖注射液 100ml 中，将注射用头孢哌酮钠舒巴坦钠 1.5g 溶于 0.9% 氯化钠注射液 100ml 中，然后用 5ml 一次性注射器分别抽取上述两种输液各 2ml 在同一无菌试管内混合，试管内混合溶液立即出现白色絮状物，放置 15~30 分钟后浑浊不消失。陈燕[3] 在临床工作中输注盐酸万古霉素溶液（500mg 溶于 0.9% 氯化钠注射液 100ml 中）完毕后，接续头孢哌酮钠舒巴坦钠溶液（2g 溶于 0.9% 氯化钠注射液 250ml 中），当两种溶液在莫菲氏滴管内接触混合时，滴管中立即出现乳白色浑浊现象，立即停止输液，更换输液管并用 0.9% 氯化钠注射液冲管，患者未发生输液反应。作者随后进行了实验验证：按照上述临床浓度配制盐酸万古霉素溶液和头孢哌酮钠舒巴坦钠溶液，用 5ml 一次性注射器分别抽取上述两种溶液各 1ml 直接混合，溶液立即出现乳白色浑浊现象。谭映林[4] 在临床工作中输注头孢哌酮钠舒巴坦钠溶液（2g 溶于 0.9% 氯化钠注射液 250ml 中）完毕后，接续输注万古霉素注射液，两种液体在莫菲氏滴管中接触混合时产生白色絮状物沉淀，立即停止输液，更换输液器，患者未出现不良反应。作者随后进行了实验验证：将盐酸万古霉素（华北制药集团，0.4g/ 瓶）溶于 0.9% 氯化钠注射液 10ml，溶液 pH 为 3.17；将头孢哌酮钠舒巴坦钠（辉瑞制药）2g 溶于 0.9% 氯化钠注射液 10ml 中，溶液 pH 为 4.62。将盐酸万古霉素溶液 10ml 与头孢哌酮钠舒巴坦钠溶液 10ml 混合后，立即产生大量白色絮状物，此时 pH 为 6.04，加入 2.5% 氢氧化钠溶液后白色絮状物逐渐消失，加至总量 8.5ml 时完全消失，此时 pH 为 7.31；再滴加稀硫酸 8ml 后，白色絮状物逐渐产生，此时 pH 为 6.07。程瑜琳[5] 在临床工作中输注头孢哌酮钠舒巴坦钠（3g 溶于 0.9% 氯化钠注射液 100ml 中）完毕后，接续输注万古霉素溶液（0.5g 溶于 0.9% 氯化钠注射液 100ml 中），当万古霉素溶液和莫菲氏滴管中残余的头孢哌酮钠舒巴坦钠溶液接触时，溶液立即变为乳白色，随之出现少许沉淀，立即停止输注，更换输液器，患者没有发生不良反应。作者随后进行了验证实验：将万古霉素 0.5g 溶于 0.9% 氯化钠注射液 100ml 中，将头孢哌酮钠舒巴坦钠 1.5g 溶于 0.9% 氯化钠注射液 100ml 中。用 20ml 无菌注射器分别抽取上述两种溶液各 5ml 直接混合，结果注射器内液体立即变为乳白色，并且出现少许白色沉淀，放置 20 分钟后沉淀不消失。提示在临床和实验条件下，盐酸万古霉素注射溶液与头孢哌酮钠舒巴坦钠溶液混合存在配伍禁忌，且白色絮状物的产生可能与溶液 pH 的变化相关。

【临床建议】配伍禁忌

万古霉素 + 头孢匹胺（vancomycin+cefpiramide）

【临床证据】谢芳芳等[1]在临床工作中输注头孢匹胺钠溶液（1.5g溶于0.9%氯化钠注射液250ml中）完毕后，接续输注盐酸万古霉素溶液（0.2g溶于0.9%氯化钠注射液250ml中），当两种溶液在莫菲氏滴管内混合时，滴管中出现乳白色浑浊液，立即停止输液，报告值班医师，更换输液器，予0.9%氯化钠注射液冲管后，继续输注盐酸万古霉素，未发生不良反应。作者随后进行了实验验证：用0.9%氯化钠注射液5ml分别稀释盐酸万古霉素0.2g及头孢匹胺钠1.5g，再将溶解后的这两种药物溶液混合在同一注射器内，注射器内液体立即呈乳白色。提示在临床和实验条件下，盐酸万古霉素注射液及头孢匹胺钠注射液混合存在配伍禁忌。

【临床建议】配伍禁忌

维生素 B₁+ 枸橼酸钠（vitamin B₁+sodium citrate）

【临床证据】［药品说明书］"本品（维生素 B_1）在碱性溶液中易分解，与碱性药物如碳酸氢钠、枸橼酸钠配伍易引起变质。"

【临床建议】配伍禁忌

维生素 B₁+ 碳酸氢钠（vitamin B₁+sodium bicarbonate）

【临床证据】［药品说明书］"本品（维生素 B_1）在碱性溶液中易分解，与碱性药物如碳酸氢钠、枸橼酸钠配伍易引起变质。"

【临床建议】配伍禁忌

维生素 B₆+ 多种微量元素（Ⅱ）

（vitamin B₆+multitrace elements Ⅱ）

【临床证据】刘美琴等[1]在临床工作中遵医嘱拟给患者输注多种微量元素注射液(Ⅱ)（四川美大康佳乐药业，2ml/支）、维生素 C 注射液(安徽联谊药业，5ml：1g)和维生素 B_6 注射液。配制过程中在5%葡萄糖注射液250ml中加入多种微量元素注射液（Ⅱ）和维生素 C（2g），发现混合溶液瞬间变成浅灰色，立即停止配液，报告医生。医生更改医嘱，分两组输注，第1组为5%葡萄糖注射液250ml中加入多种微量元素注射液（Ⅱ），第2组为5%葡萄糖注射液250ml中加入维生素 C（2g）和维生素 B_6（200mg），且在输注两种液体中间用0.9%氯化钠注射液100ml冲管，未见不良反应。作者随后进行了实验验证：用20ml注射器抽取维生素 B_6 注射液5ml，与多种微量元素注射液（Ⅱ）2ml直接混合，配伍溶液立即变成桔黄色。当维生素 B_6、维生素 C 和多种微量元素注射液三者混合时，配伍溶液变成浅黄色。提示临床和实验条件下，维生素 B_6 注射液与多种

W

微量元素注射液（Ⅱ）在 5% 葡萄糖注射液中混合存在配伍禁忌。

【临床建议】配伍禁忌

维生素 C+ 阿昔洛韦（vitamin C+aciclovir）

【临床证据】莫慧琴等[1]在临床工作中发现，静脉滴注达维欣（维生素 C 葡糖糖注射液，四川科伦药业）250ml 时，加入阿昔洛韦（0.5g，华北制药集团制剂有限公司）后产生白色絮状物。临床观察提示两药在临床条件下混合存在配伍禁忌。

【临床建议】配伍禁忌

维生素 C+ 多种微量元素（Ⅱ）
（vitamin C+multitrace elements Ⅱ）

【临床证据】刘美琴等[1]在临床工作中遵医嘱拟给患者输注多种微量元素注射液（Ⅱ）（四川美大康佳乐药业，2ml/ 支）、维生素 C 注射液（安徽联谊药业，5ml∶1g）和维生素 B_6 注射液。配制过程中在 5% 葡萄糖注射液 250ml 中加入多种微量元素注射液（Ⅱ）和维生素 C（2g）后，混合溶液瞬间变成浅灰色，立即停止配液，报告医生。医生更改医嘱，分两组输注，第 1 组为 5% 葡萄糖 250ml 中加入多种微量元素注射液（Ⅱ），第 2 组为 5% 葡萄糖 250ml 中加入维生素 C（2g）和维生素 B_6（200mg），且在输注两种液体中间用 0.9% 氯化钠注射液 100ml 冲管，未见不良反应。作者随后进行了实验验证：用 20ml 注射器抽取维生素 C 注射液 5ml，与多种微量元素注射液（Ⅱ）2ml 直接混合，配伍溶液立即变成浅灰色，振摇或静置 1 小时后无变化。重复实验 3 次，结果相同。提示临床和实验条件下，维生素 C 注射液与多种微量元素注射液（Ⅱ）在 5% 葡萄糖注射液中混合存在配伍禁忌。

【临床建议】配伍禁忌

维生素 C+ 酚磺乙胺（vitamin C+etamsylate）

【临床证据】宋加荣等[1]考察了维生素 C 注射液（上海现代哈森药业，5ml∶1g）和酚磺乙胺注射液（山东方明药业，2ml∶0.5g）在 5% 葡萄糖注射液（广东大冢制药，250ml）中配伍的相容性。按照临床常用药物浓度，将 2g 维生素 C 注射液加入 5% 葡萄糖注射液 250ml 中，混合均匀。然后加入 0.5g 酚磺乙胺注射液，混匀后室温下放置 8 小时，观察并记录配伍溶液在 0、1、2、4、6、8 小时外观变化，测定 pH 变化（重复 3 次），参照《中国药典》（2015 年版）用微粒分析仪测定不溶性微粒含量（重复 3 次）。结果发现，配伍溶液在 4 小时内 pH 相对稳定，配伍溶液中 ≥10μm 微粒数符合《中国药典》标准，但是该研究没有考察主要药物含量百分比的变化以及是否产生新物质，建议临床谨慎配伍。

【临床建议】谨慎配伍

维生素 C+ 氯化钾（vitamin C+potassium chloride）

【临床证据】宋加荣等[1]考察了维生素 C 注射液（上海现代哈森药业，5ml∶1g）和氯化钾注射液（中国大冢制药，10ml∶1g）在 5% 葡萄糖注射液（广东大冢制药，250ml）中配伍的相容性。按照临床常用药物浓度，将 2g 维生素 C 注射液加入 5% 葡萄糖注射液 250ml 中，混合均匀。然后加入氯化钾注射液 7.5ml，混匀后室温下放置 8 小时，观察并记录配伍溶液在 0、1、2、4、6、8 小时时的外观变化，测定 pH 变化（重复 3次），参照《中国药典》（2015 年版）用微粒分析仪测定不溶性微粒含量（重复 3 次）。结果发现，配伍溶液在 4 小时内 pH 相对稳定，配伍溶液中 ≥ 10μm 微粒数符合《中国药典》标准，但是该研究没有考察维生素 C 含量百分比的变化。建议临床谨慎配伍。

【临床建议】谨慎配伍

维生素 C+ 门冬氨酸钾镁
（vitamin C+potassium magnesium aspartate）

【临床证据】吴畏等[1]考察了维生素 C 注射液（西南药业，2ml∶0.5g）与门冬氨酸钾镁注射液（匈牙利吉瑞大药厂，10ml/支）在 0.9%氯化钠注射液（四川科伦）中配伍的稳定性。模拟临床用药浓度，将维生素 C 注射液 4ml（1g）和门冬氨酸钾镁注射液 20ml 溶于 100ml 容量瓶并用 0.9% 氯化钠注射液定容。摇匀后室温放置 24 小时，分别在 0、1、2、4、6、8、12 和 24 小时观察溶液外观变化，测定 pH 变化，测定维生素 C 和门冬氨酸钾镁相对含量。结果发现，维生素 C 注射液和门冬氨酸钾镁注射液在 0.9% 氯化钠注射液中配伍后，24 小时内配伍溶液外观均无明显变化，保持澄清。配伍溶液 pH 在 6.11~6.27 之间，12 小时时维生素百分含量为 99.62%（以 0 时为 100%），24 小时时门冬氨酸钾镁的百分含量为 99.30%。作者认为在实验条件下维生素 C 注射液和门冬氨酸钾镁注射液在 0.9% 氯化钠注射液中可以配伍至少 12 小时。[**编者注：该研究未考察配伍溶液不溶性微粒数的变化及是否符合《中国药典》规定。**]

【临床建议】可以配伍

维生素 C+ 维生素 B₆（vitamin C+vitamin B₆）

【临床证据】宋加荣等[1]考察了维生素 C 注射液（上海现代哈森药业，5ml∶1g）和维生素 B₆ 注射液（石药银湖制药，2ml∶0.1g）在 5%葡萄糖注射液（广东大冢制药，250ml）中配伍的相容性。按照临床常用药物浓度，将 2g 维生素 C 注射液加入 5% 葡萄糖注射液 250ml 中，混合均匀。然后加入 0.1g 维生素 B_6 注射液，混匀后室温下放置 8 小时，观察并记录配伍溶液在 0、1、2、4、6、8 小时外观变化，测定 pH（重复 3 次）变化，参照《中国药典》（2015 年版）用微粒分析仪测定不溶性微粒含量（重复 3 次）。结果发现，配伍溶液在 4 小时之内 pH 相对稳定，配伍溶液中 ≥10μm 微粒数符合《中国药典》标准，但是该研究没有考察维生素 C 和维生素 B_6 百分含量变化以及是否产生新物质。建议临床谨慎配伍。

【临床建议】谨慎配伍

维生素 C+ 小牛血去蛋白提取物
（vitamin C+deproteinized hemoderivative of calf blood）

【临床证据】吕新芝等[1]在工作中输注维生素 C（2g 溶于 5% 葡萄糖注射液 250ml 中）和小牛血去蛋白提取物 400mg。先将小牛血去蛋白提取物溶解后抽吸到注射器内，再抽吸维生素 C 注射液时，注射器内药物出现黑色浑浊现象，随后报告医生更改医嘱。提示在临床条件下，维生素 C 输液和小牛血去蛋白提取物输液混合存在配伍禁忌。

【临床建议】配伍禁忌

维生素 K_1+ 苯妥英钠（vitamin K_1+phenytoin sodium）

【临床证据】［药品说明书］"本品（维生素 K_1）与苯妥英钠混合 2 小时后可出现颗粒沉淀，与维生素 C、维生素 B_{12}、右旋糖酐混合易出现浑浊。"

【临床建议】配伍禁忌

维生素 K_1+ 复合磷酸氢钾
（vitamin K_1+compound potassium hydrogen phosphate）

【临床证据】赵建芳等[1]在临床工作中将维生素 K_1 注射液（浙江诚意药业）20mg 和复合磷酸氢钾注射液（天津金耀氨基酸）2ml 加入 5% 葡萄糖注射液（四川科伦药业）500ml 中输注。当使用无菌注射器抽取维生素 K_1 和复合磷酸氢钾时注射器内出现黄色絮状团块，将抽取的混合液体注入 5% 葡萄糖注射液后又变成黄色小颗粒，马上用手充分摇匀溶液，发现配伍溶液变清。报告医生后修改医嘱，分别输注。作者随后进行了实验验证：①将维生素 K_1 注射液 20mg 与复合磷酸氢钾注射液 2ml 同时抽入 10ml 的一次性无菌针筒内，随即出现黄色絮状团块，静置 1 小时呈黄色絮状团块，4 小时药液逐渐变清，黄色团块聚集不溶解。②将维生素 K_1 注射液 20mg 稀释于 0.9% 氯化钠注射液 250ml 中未见絮状物出现，观察 4 小时无絮状物，药液澄清。③将复合磷酸氢钾注射液 2ml 加入 0.9% 氯化钠注射液 250ml 中未见絮状物出现，观察 4 小时无絮状物，药液澄清。④取上述②、③药液各 5ml 置于同一无菌试管中混合，未见絮状物出现，观察 4 小时无絮状物，药液澄清。⑤将维生素 K_1 20mg 稀释于 0.9% 氯化钠注射液 100ml 中，将复合磷酸氢钾注射液 2ml 稀释于 5% 葡萄糖注射液 250ml 中，两组液体接续输注，在更换输液时莫菲氏滴管内药液澄清，未见絮状物出现。⑥将维生素 K_1 注射液 20mg 稀释于 0.9% 氯化钠注射液 250ml 中，然后取复合磷酸氢钾注射液 2ml 加入其中，配伍溶液未出现黄色絮状团块，观察 4 小时仍无黄色絮状团块，药液澄清。把上述研究中的 0.9% 氯化钠注射液换成 5% 葡萄糖注射液 250ml 得到相同的结果。提示高浓度的维生素 K_1 注射液和复合磷酸氢钾注射液直接混合存在配伍禁忌，稀释后药液配伍由于未测定主药成分含量变化和有无新物质形成，建议临床避免配伍。

【临床建议】配伍禁忌

维生素 K_1 + 硫酸镁 + 阿托品

（vitamin K_1+magnesium sulfate+atropine）

【临床证据】徐帆等[1]考察维生素 K_1 注射液（天津药业集团新郑，1ml：10mg）、硫酸镁注射液（杭州民生药业，10ml：2.5g）与阿托品注射液（上海禾丰制药，1ml：0.5mg）在 0.9% 氯化钠注射液和 5% 葡萄糖注射液配伍的稳定性和相容性。模拟临床常用浓度，分别取维生素 K_1 注射液 20mg、硫酸镁注射液 2.5g 和阿托品注射液 1mg 注入 0.9% 氯化钠注射液 500ml 或 5% 葡萄糖注射液 500ml 中，充分混匀，在室温避光下放置 24 小时。在 0、1、2、4、6、8、16、24 小时时观察配伍液的外观变化，测定配伍溶液的 pH 变化、不溶性微粒数量变化(用激光微粒测定仪测定)，采用 HPLC 法测定配伍液中维生素 K_1、阿托品的相对含量变化，用火焰原子吸收分光光度法测定配伍液中硫酸镁的相对含量变化。结果发现，两种(0.9% 氯化钠和 5% 葡萄糖注射液)配伍溶液于室温避光放置 24 小时内，溶液透明澄清，颜色无变化，无沉淀、浑浊或气体产生；pH（5.71~5.82）、不溶性微粒数（符合《中国药典》标准）及主药含量均无明显变化。提示在临床条件下（尤其是避光）维生素 K_1、硫酸镁、阿托品可以在 0.9% 氯化钠注射液或 5% 葡萄糖注射液中配伍，混合溶液在避光条件下 24 小时内可以配伍使用。

【临床建议】可以配伍

维生素 K_1 + 维生素 B_{12}（vitamin K_1+vitamin B_{12}）

【临床证据】[药品说明书]"本品（维生素 K_1）与苯妥英钠混合 2

W

小时后可出现颗粒沉淀，与维生素 C、维生素 B_{12}、右旋糖酐混合易出现浑浊。"

【临床建议】配伍禁忌

维生素 K_1+ 维生素 C（vitamin K_1+vitamin C）

【临床证据】［药品说明书］"本品（维生素 K_1）与苯妥英钠混合 2 小时后可出现颗粒沉淀，与维生素 C、维生素 B_{12}、右旋糖酐混合易出现浑浊。"

宋加荣等[1]考察了维生素 C 注射液（上海现代哈森药业，5ml：1g）和维生素 K_1 注射液（成都倍特药业，1ml：10mg）在 5% 葡萄糖注射液（广东大冢制药，250ml）中配伍的相容性。按照临床常用药物浓度，将 2g 维生素 C 注射液加入 5% 葡萄糖注射液 250ml 中，混合均匀。然后加入 10mg 维生素 K_1 注射液，混匀后室温下放置 8 小时，观察并记录配伍溶液在 0、1、2、4、6、8 小时的外观变化，测定 pH（重复 3 次）变化，参照《中国药典》（2015 年版）用微粒分析仪测定不溶性微粒含量（重复 3 次）。结果发现，配伍溶液在 4 小时之内 pH 相对稳定，但是配伍溶液中 ≥10μm 微粒数超出《中国药典》标准。同时该研究没有考察维生素 C 和 K_1 的百分含量变化以及是否产生新物质。提示实验条件下维生素 C 与维生素 K_1 注射液在 5% 葡萄糖注射液中混合存在配伍禁忌。

【临床建议】配伍禁忌

维生素 K_1+ 右旋糖酐（vitamin K_1+dextran）

【临床证据】［药品说明书］"本品（维生素 K_1）与苯妥英钠混合 2 小时后可出现颗粒沉淀，与维生素 C、维生素 B_{12}、右旋糖酐混合易出现浑浊。"

【临床建议】配伍禁忌

乌拉地尔 + 多巴酚丁胺（urapidil+dobutamine）

【临床证据】牛慧云等[1]考察了乌拉地尔注射液（西安利君制药）与多巴酚丁胺注射液（山东方明药业）在 0.9% 氯化钠注射液中配伍的稳定性和相容性。按临床常用剂量，分别取盐酸乌拉地尔注射液 25mg 和盐酸多巴酚丁胺注射液 20mg 注入 0.9% 氯化钠注射液 50ml 中，室温放置 12 小时。观察配伍溶液在 0、2、4、6、8、12 小时时外观变化、pH 变化和乌拉地尔和多巴酚丁胺相对百分含量的变化。结果发现，乌拉地尔注射液与多巴酚丁胺注射液在 0.9% 氯化钠注射液中配伍 12 小时内外观保持稳定，均未发生沉淀，也未产生气泡，颜色无明显变化，配伍溶液的 pH、主药含量变化均无显著差异。作者认为在实验条件下乌拉地尔注射液与多巴酚丁胺注射液在 0.9% 氯化钠注射液中可以稳定配伍至少 12 小时。[**编者注：该研究未考察配伍溶液不溶性微粒数的变化及是否符合《中国药典》规定，建议谨慎配伍。**]

【临床建议】谨慎配伍

乌拉地尔 + 碳酸氢钠（urapidil+sodium bicarbonate）

【临床证据】[药品说明书]"本品（盐酸乌拉地尔注射液，亚宁定，利喜定）不能与碱性液体混合，因其酸性性质可能引起溶液浑浊或絮状物形成。"

【临床建议】配伍禁忌

乌司他丁 + 复方氨基酸（ulinastatin+compound amino acid）

【临床证据】赵丽萍[1]在临床工作中发现注射用乌司他丁与复方氨基酸混合存在配伍禁忌。随后进行了实验验证：将注射用乌司他丁（广东天普，20 万 IU/ 支）20 万 IU 溶于 0.9% 氯化钠注射液 10ml 中，抽取其中 5ml 注入复方氨基酸（安徽丰原药业）250ml 中，配伍溶液呈现白色浑浊，形成不相容混合物且轻摇不消失，放置 4 小时呈酸奶样絮状物。提示在临床和实验条件下，注射用乌司他丁的 0.9% 氯化钠稀释溶液与复方氨基酸混合存在配伍禁忌。

【临床建议】配伍禁忌

五水头孢唑啉钠 + 氨溴索

（cefazolin sodium pentahydrate+ambroxol）

【临床证据】曾玉萍等[1]在临床给患者静脉滴注新泰林（五水头孢唑啉钠）药液时，从头皮针接头处静脉推注沐舒坦（氨溴索），发现头皮针软管内立即出现白色浑浊。随后进行了验证实验：将新泰林（1.0g）溶于 10ml 0.9% 氯化钠注射液中，取沐舒坦 15mg 注入溶解后的新泰林密封瓶内，液体立即浑浊，形成白色细小颗粒，然后出现白色絮状物，静置 24 小时絮状物未溶解。将新泰林 3g 溶于 0.9% 氯化钠注射液 100ml 中，取沐舒坦 15mg 加入新泰林溶液中，混合液出现少许絮状物，继续加入 1 支沐舒坦，混合液体迅速变浑浊，形成白色细小颗粒，5 分钟后出现白色絮状物，静置 24 小时絮状物未溶解。临床观察和实验结果提示两药在上述条件下混合存在配伍禁忌。

【临床建议】配伍禁忌

W

扫码看参考文献

X

西咪替丁 + 酚妥拉明（cimetidine+phentolamine）

【临床证据】张慧芝等[1]考察了西咪替丁（山东方明药业，2ml：0.2g）与酚妥拉明（上海旭东海普药业，1ml：10mg）在0.9%氯化钠注射液或5%葡萄糖注射液中配伍的相容性和稳定性。参照临床常用药物浓度，取西咪替丁注射液24ml溶于0.9%氯化钠注射液或5%葡萄糖注射液500ml中（浓度4.8g/L），将酚妥拉明注射液4ml溶于0.9%氯化钠注射液或5%葡萄糖注射液100ml中定容（浓度0.4g/L），取等量的西咪替丁溶液和酚妥拉明溶液等体积混合得到配伍溶液。配伍溶液在室温25℃放置6小时，分别在0、2、4、6小时时观察溶液外观变化，测定pH变化和主药相对百分含量（以0时为100%）的变化。结果发现，配伍溶液保持无色澄清透明，6小时内无颜色变化，无气泡或沉淀形成；配伍溶液6小时内pH无明显变化，主药含量无明显变化。作者认为在实验条件下西咪替丁注射液和酚妥拉明在0.9%氯化钠注射液或5%葡萄糖注射液中可以配伍至少6小时。[编者注：该研究未考察配伍溶液不溶性微粒数的变化及是否符合《中国药典》规定，建议谨慎配伍。]

【临床建议】谨慎配伍

西咪替丁 + 两性霉素 B（cimetidine+amphotericin B）

【临床证据】Yuhas等[1]考察了临床浓度的盐酸西咪替丁与两性霉素B在室温下配伍24小时的稳定性。观察混合物颜色和澄明度变化，测定pH变化，HPLC法测定西咪替丁浓度的变化。结果发现，西咪替丁和两性霉素B混合后出现了沉淀，提示在上述实验条件下，西咪替丁和两性霉素B混合存在配伍禁忌。

【临床建议】配伍禁忌

西咪替丁 + 头孢孟多（cimetidine+cefamandole）

【临床证据】Yuhas等[1]考察了临床浓度的盐酸西咪替丁与头孢孟多酯在室温下配伍24小时的稳定性。观察混合物颜色和澄明度变化，测定pH变化，HPLC法测定西咪替丁浓度的变化。结果发现，西咪替丁和头孢孟多酯混合后出现了沉淀，提示在上述实验条件下，西咪替丁和头孢孟多酯混合存在配伍禁忌。

【临床建议】配伍禁忌

西咪替丁 + 头孢哌酮舒巴坦
（ cimetidine+cefoperazone sulbactam ）

【临床证据】苏永杰等[1]在临床工作中发现，静脉滴注头孢哌酮钠舒巴坦钠时遵医嘱给予西咪替丁"入壶"静脉滴注时，输液管内立即出现白色浑浊。随后进行了验证实验：取两种药物在同一针管内直接混合后，立即出现乳白色浑浊，放置 24 小时无变化。临床观察和实验结果提示两药在上述条件下混合存在配伍禁忌。

【临床建议】配伍禁忌

西咪替丁 + 头孢噻吩（ cimetidine+cephalothin ）

【临床证据】Yuhas 等[1]考察了临床浓度的盐酸西咪替丁与头孢噻吩钠在室温下配伍 24 小时的稳定性。观察混合物颜色和澄明度变化，测定 pH 变化，HPLC 法测定西咪替丁浓度的变化。结果发现，西咪替丁和头孢噻吩钠混合后出现了沉淀，而且盐酸西咪替丁（300mg）和头孢噻吩钠（100mg）混合后西咪替丁的浓度降至理论浓度的 77%。提示在上述实验条件下，西咪替丁和头孢噻吩钠混合存在配伍禁忌。

【临床建议】配伍禁忌

西咪替丁 + 头孢唑林（ cimetidine+cefazolin ）

【临床证据】Yuhas 等[1]考察了临床浓度的盐酸西咪替丁与头孢唑林钠在室温下配伍 24 小时的稳定性。观察混合物颜色和澄明度变化，测定 pH 变化，HPLC 法测定西咪替丁浓度的变化。结果发现，西咪替丁和头孢唑林钠混合后出现了沉淀，提示在上述实验条件下，西咪替丁和头孢唑林钠混合存在配伍禁忌。

【临床建议】配伍禁忌

西咪替丁 + 维生素 B_6（ cimetidine+vitamin B6 ）

【临床证据】张慧芝等[1]考察了西咪替丁（山东方明药业，2ml：0.2g）与维生素 B_6（国药集团容生制药，2ml：0.1g）在 0.9% 氯化钠注射液或 5% 葡萄糖注射液中配伍的相容性和稳定性。参照临床常用药物浓度，取西咪替丁注射液 24ml 溶于 0.9% 氯化钠注射液或 5% 葡萄糖注射液 500ml 中（浓度 4.8g/L），将维生素 B_6 注射液 4ml 溶于 0.9% 氯化钠注射液或 5% 葡萄糖注射液 100ml 中定容（浓度 2g/L），量取等量的西咪替丁溶液和维生素 B_6 溶液混合得到配伍溶液。配伍溶液在室温 25℃放置 6 小时，分别在 0、2、4、6 小时时观察溶液外观变化，测定 pH 变化和主

X

药相对百分含量（以 0 时为 100%）的变化。结果发现，配伍溶液保持无色澄清透明，6 小时内无颜色变化，无气泡或沉淀形成；配伍溶液 6 小时内 pH 无明显变化，主药含量无明显变化。作者认为在实验条件下，西咪替丁注射液和维生素 B₆ 注射液在 0.9% 氯化钠注射液或 5% 葡萄糖注射液中可以配伍至少 6 小时。[**编者注：该研究未考察配伍溶液不溶性微粒数的变化及是否符合《中国药典》规定，建议谨慎配伍。**]

【临床建议】谨慎配伍

西咪替丁 + 维生素 C（cimetidine+vitamin C）

【临床证据】张慧芝等[1] 考察了西咪替丁（山东方明药业，2ml：0.2g）与维生素 C（山西普德药业）在 0.9% 氯化钠注射液或 5% 葡萄糖注射液中配伍的相容性和稳定性。参照临床常用药物浓度，取西咪替丁注射液 24ml 溶于 0.9% 氯化钠注射液或 5% 葡萄糖注射液 500ml 中（浓度 4.8g/L），将维生素 C 粉针 2g 溶于 0.9% 氯化钠注射液或 5% 葡萄糖注射液 100ml 中定容（浓度 20g/L），量取等量的西咪替丁溶液和维生素 C 溶液混合得到配伍溶液。配伍溶液在室温 25℃放置 6 小时，分别在 0、2、4、6 小时时观察溶液外观变化，测定 pH 变化和主药相对百分含量（以 0 时为 100%）的变化。结果发现，配伍溶液保持无色澄清透明，6 小时内无颜色变化，无气泡或沉淀形成；配伍溶液 6 小时内 pH 无明显变化，主药含量无明显变化。作者认为在实验条件下，西咪替丁注射液和维生素 C 在 0.9% 氯化钠注射液或 5% 葡萄糖注射液中可以配伍至少 6 小时。[**编者注：该研究未考察配伍溶液不溶性微粒数的变化及是否符合《中国药典》规定，建议谨慎配伍。**]

【临床建议】谨慎配伍

西咪替丁 + 异丙嗪（cimetidine+promethazine）

【临床证据】张慧芝等[1] 考察了西咪替丁（山东方明药业，2ml：0.2g）与异丙嗪（上海禾丰制药，1ml：25mg）在 0.9% 氯化钠注射液或 5% 葡萄糖注射液中配伍的相容性和稳定性。参照临床常用药物浓度，取西咪替丁注射液 24ml 溶于 0.9% 氯化钠注射液或 5% 葡萄糖注射液 500ml 中（浓度 4.8g/L），将异丙嗪注射液 40ml 溶于 0.9% 氯化钠注射液或 5% 葡萄糖注射液 100ml 中定容（浓度 10g/L），量取等量的西咪替丁溶液和异丙嗪溶液混合得到配伍溶液。配伍溶液在室温 25℃放置 6 小时，分别在 0、2、4、6 小时时观察溶液外观变化，测定 pH 变化和主药相对百分含量（以 0 时为 100%）的变化。结果发现，配伍溶液保持无色澄清透明，6 小时内无颜色变化，无气泡或沉淀形成；配伍溶液 6 小时内 pH

无明显变化，主药含量无明显变化。作者认为在实验条件下，西咪替丁注射液和异丙嗪注射液在 0.9% 氯化钠注射液或 5% 葡萄糖注射液中可以配伍至少 6 小时。[编者注：该研究未考察配伍溶液不溶性微粒数的变化及是否符合《中国药典》规定，建议谨慎配伍。]

【临床建议】谨慎配伍

吸入用盐酸氨溴索溶液 + 丙酸氟替卡松雾化吸入用混悬液
（ ambroxol hydrochloride solution for inhalation+fluticasone propionate nebuliser suspension ）

【临床证据】郭思瑞等[1] 考察了丙酸氟替卡松雾化吸入用混悬液（葛兰素史克，2ml：0.5mg）与吸入用盐酸氨溴索溶液（北京韩美，2ml：15mg）配伍的稳定性。取丙酸氟替卡松雾化吸入用混悬液 3ml 与吸入用盐酸氨溴索溶液 3ml 混合，室温下放置 6 小时，分别在 0、2、4、6 小时的时间点观察配伍溶液外观变化，测定 pH 变化，HPLC 法测定药物百分含量变化（以 0 时为 100%）。结果发现，配伍溶液在 6 小时内外观均无明显变化；pH 稳定，RSD 均 < 2%；配伍溶液中各成分 6 小时内峰面积变化 RSD 均 < 2%。提示在实验条件下吸入用盐酸氨溴索溶液与丙酸氟替卡松雾化吸入用混悬液可以配伍至少 6 小时。

【临床建议】可以配伍

吸入用盐酸氨溴索溶液 + 硫酸特布他林雾化液
（ ambroxol hydrochloride solution for inhalation+terbutaline sulfate nebulizer solution ）

【临床证据】郭思瑞等[1] 考察了硫酸特布他林雾化液（阿斯利康，2ml：5mg）与吸入用盐酸氨溴索溶液（北京韩美，2ml：15mg）配伍的稳定性。取硫酸特布他林雾化液 3ml 与吸入用盐酸氨溴索溶液 3ml 混合，室温下放置 6 小时，分别在 0、2、4、6 小时的时间点观察配伍溶液外观变化，测定 pH 变化，HPLC 法测定药物百分含量变化（以 0 时为 100%）。结果发现，配伍溶液在 6 小时内外观均无明显变化；pH 稳定，RSD 均 < 2%；配伍溶液中各成分 6 小时内峰面积变化 RSD 均 < 2%。提示在实验条件下吸入用盐酸氨溴索溶液与硫酸特布他林雾化液可以配伍至少 6 小时。

【临床建议】可以配伍

X

吸入用盐酸氨溴索溶液 + 吸入用丙酸倍氯米松混悬液
（ambroxol hydrochloride solution for inhalation+beclometasone dipropionate suspension for inhalation）

【临床证据】郭思瑞等[1]考察了吸入用丙酸倍氯米松混悬液（凯西制药，2ml：0.8mg）与吸入用盐酸氨溴索溶液（北京韩美，2ml：15mg）配伍的稳定性。取吸入用丙酸倍氯米松混悬液 3ml 与吸入用盐酸氨溴索溶液 3ml 混合，室温下放置 6 小时，分别在 0、2、4、6 小时的时间点观察配伍溶液外观变化，测定 pH 变化，HPLC 法测定药物百分含量变化（以 0 时为 100%）。结果发现，配伍溶液在 6 小时内外观均无明显变化；pH 稳定，RSD 均＜2%；配伍溶液中各成分 6 小时内峰面积变化 RSD 均＜2%。提示在实验条件下吸入用盐酸氨溴索溶液与吸入用丙酸倍氯米松混悬液（凯西制药，2ml：0.8mg）可以配伍至少 6 小时。

【临床建议】可以配伍

吸入用盐酸氨溴索溶液 + 吸入用布地奈德混悬液
（ambroxol hydrochloride solution for inhalation+budesonide suspension for inhalation）

【临床证据】郭思瑞等[1]考察了吸入用布地奈德混悬液（阿斯利康，2ml：1mg）与吸入用盐酸氨溴索溶液（北京韩美，2ml：15mg）配伍的稳定性。取吸入用布地奈德混悬液 3ml 与吸入用盐酸氨溴索溶液 3ml 混合，室温下放置 6 小时，分别在 0、2、4、6 小时的时间点观察配伍溶液外观变化，测定 pH 变化，HPLC 法测定药物百分含量变化（以 0 时为 100%）。结果发现，配伍溶液在 6 小时内外观均无明显变化；pH 稳定，RSD 均＜2%；配伍溶液中各成分 6 小时内峰面积变化 RSD 均＜2%。提示在实验条件下吸入用盐酸氨溴索溶液与吸入用布地奈德混悬液可以配伍至少 6 小时。

【临床建议】可以配伍

吸入用盐酸氨溴索溶液 + 吸入用异丙托溴铵溶液
（ambroxol hydrochloride solution for inhalation+ipratropium bromide solution for inhalation）

【临床证据】郭思瑞等[1]考察了吸入用异丙托溴铵溶液（勃林格殷格翰，2ml：0.25mg）与吸入用盐酸氨溴索溶液（北京韩美，2ml：15mg）配伍的稳定性。取吸入用异丙托溴铵溶液 3ml 与吸入用盐酸氨溴索溶液 3ml 混合，室温下放置 6 小时，分别在 0、2、4、6 小时的时间点观察配伍溶液外观变化，测定 pH 变化，HPLC 法测定药物百分含量变化（以 0

时为 100%）。结果发现，配伍溶液在 6 小时内外观均无明显变化；pH 稳定，RSD 均 < 2%；配伍溶液中各成分 6 小时内峰面积变化 RSD 均 < 2%。提示在实验条件下吸入用盐酸氨溴索溶液与吸入用异丙托溴铵溶液（勃林格殷格翰，2ml∶0.25mg）可以配伍至少 6 小时。

【临床建议】可以配伍

喜炎平 + 酚妥拉明（xiyanping+phentolamine）

【临床证据】郭秀梅等[1]在临床工作中发现，静脉滴注喜炎平溶液（1.5ml 溶于 5% 葡萄糖注射液 50ml 中）过程中，遵医嘱从莫菲氏滴管内加入雷击停（甲磺酚妥拉明）4mg，滴管内立即出现乳白色浑浊。随后进行了验证实验：将喜炎平注射液 2ml 分别加入 5% 葡萄糖注射液 100ml、10% 葡萄糖注射液 100ml、5% 葡萄糖盐水注射液 100ml 和 0.9% 氯化钠注射液 100ml 中，然后分别加入甲磺酚妥拉明 4mg，所有液体瓶内立即出现乳白色浑浊，放置 2 小时后浑浊无改变，重复实验结果一致。临床观察和实验结果提示两药在上述条件下混合存在配伍禁忌。

【临床建议】配伍禁忌

喜炎平 + 氟罗沙星（xiyanping+fleroxacin）

【临床证据】孟莉[1]考察了喜炎平注射液（江西青峰药业）和注射用氟罗沙星（沈阳新马药业）在 5% 葡萄糖注射液中的配伍相容性。结果发现，在临床常温条件下，喜炎平注射液与氟罗沙星在 5% 葡萄糖注射液中配伍 6 小时内无明显外观变化；喜炎平注射液中的穿心莲内酯磺化物等主要成分含量显著下降，尤其是配伍后 4 小时穿心莲内酯磺化物含量有明显下降，但是氟罗沙星含量未出现明显变化；配伍溶液中不溶性微粒有所增加；配伍后溶液 pH 明显下降，不符合临床应用标准，因此认为喜炎平注射液与氟罗沙星不宜在 5% 葡萄糖注射液中配伍使用。

【临床建议】配伍禁忌

喜炎平 + 头孢拉定（xiyanping+cephradine）

【临床证据】叶子彬等[1]考察了喜炎平注射液（江西青峰制药，2ml∶50mg）与头孢拉定（汕头金石制药，1.0g/ 支）在 0.9% 氯化钠注射液中配伍的相容性和稳定性。参照临床用药浓度，将喜炎平注射液 4ml 与 2.0g 头孢拉定分别溶于 0.9% 氯化钠注射液 250ml 中，配伍溶液混匀后在室温（23±2）℃下放置 6 小时。分别在 0、1、2、3、4、6 小时观察配伍溶液外观变化，测定 pH、不溶性微粒的变化，测定主药相对百分含量的变化。结果发现，配伍溶液在 6 小时内保持澄清，呈微黄绿色，无沉淀无气体产生；配伍溶液不溶性微粒无明显变化，符合《中国药典》相关标准

X

要求；pH 稳定在 6.78~6.80 之间，主药相对百分含量未出现明显变化。提示在实验条件下，喜炎平注射液和头孢拉定在 0.9% 氯化钠注射液中可以配伍至少 6 小时。

【临床建议】可以配伍

喜炎平 + 头孢曲松（xiyanping+ceftriaxone）

【临床证据】叶子彬等[1]考察了喜炎平注射液（江西青峰制药，2ml∶50mg）与头孢曲松（台湾泛生制药 1.0g/ 支）在 0.9% 氯化钠注射液中配伍的相容性和稳定性。参照临床用药浓度，将喜炎平注射液 4ml 与 2.0g 头孢曲松分别溶于 0.9% 氯化钠注射液 250ml 中，配伍溶液混匀后在室温（23±2）℃下放置 6 小时。分别在 0、1、2、3、4、6 小时观察配伍溶液外观变化，测定 pH、不溶性微粒的变化，测定主药相对百分含量的变化。结果发现，配伍溶液在 6 小时内保持澄清，呈微黄绿色，无沉淀无气体产生；配伍溶液不溶性微粒无明显变化，符合《中国药典》相关标准要求；pH 稳定在 7.52~7.55 之间，主药相对百分含量未出现明显变化。提示在实验条件下，喜炎平注射液和头孢曲松在 0.9% 氯化钠注射液中可以配伍至少 6 小时。

【临床建议】可以配伍

喜炎平 + 头孢噻肟（xiyanping+cefotaxime）

【临床证据】叶子彬等[1]考察了喜炎平注射液（江西青峰制药，2ml∶50mg）与头孢噻肟钠（上海新亚药业 2.0g/ 支）在 0.9% 氯化钠注射液中配伍的相容性和稳定性。参照临床用药浓度，将喜炎平注射液 4ml 与 2.0g 头孢噻肟钠分别溶于 0.9% 氯化钠注射液 250ml 中，配伍溶液混匀后在室温（23±2）℃下放置 6 小时。分别在 0、1、2、3、4、6 小时观察配伍溶液外观变化，测定 pH、不溶性微粒的变化，测定主药相对百分含量的变化。结果发现，配伍溶液在 6 小时内保持澄清，呈微黄绿色，无沉淀无气体产生；配伍溶液不溶性微粒无明显变化，符合《中国药典》相关标准要求；pH 稳定在 7.84~7.86 之间，主药相对百分含量未出现明显变化。提示在实验条件下，喜炎平注射液和头孢曲松在 0.9% 氯化钠注射液中可以配伍至少 6 小时。

【临床建议】可以配伍

喜炎平 + 头孢他啶（xiyanping+ceftazidime）

【临床证据】叶子彬等[1]考察了喜炎平注射液（江西青峰制药，2ml∶50mg）与头孢他啶（海南海灵药业 1.0g/ 支）在 0.9% 氯化钠注射液中配伍的相容性和稳定性。参照临床用药浓度，将喜炎平注射液 4ml 与

3.0g 头孢他啶分别溶于 0.9% 氯化钠注射液 250ml 中，配伍溶液混匀后在室温（23±2）℃下放置 6 小时。分别在 0、1、2、3、4、6 小时观察配伍溶液外观变化，测定 pH、不溶性微粒的变化，测定主药相对百分含量的变化。结果发现，配伍溶液在 6 小时内保持澄清，呈微黄绿色，无沉淀无气体产生；配伍溶液不溶性微粒无明显变化，符合《中国药典》相关标准要求；pH 稳定在 7.22~7.24 之间，主药相对百分含量未出现明显变化。提示在实验条件下，喜炎平注射液和头孢他啶在 0.9% 氯化钠注射液中可以配伍至少 6 小时。

【临床建议】可以配伍

喜炎平 + 头孢替唑（xiyanping+ceftezole）

【临床证据】叶子彬等[1] 考察了喜炎平注射液（江西青峰制药，2ml：50mg）与头孢替唑钠（哈药制药总厂，1.0g/ 支）在 0.9% 氯化钠注射液中配伍的相容性和稳定性。参照临床用药浓度，将喜炎平注射液 4ml 与 2.5g 头孢替唑钠分别溶于 0.9% 氯化钠注射液 250ml 中，配伍溶液混匀后在室温（23±2）℃下放置 6 小时。分别在 0、1、2、3、4、6 小时观察配伍溶液外观变化，测定 pH、不溶性微粒的变化，测定主药相对百分含量的变化。结果发现，配伍溶液在 6 小时内保持澄清，呈微黄绿色，无沉淀无气体产生；配伍溶液不溶性微粒无明显变化，符合《中国药典》相关标准要求;pH 稳定在 4.33~4.41 之间，主药相对百分含量未发生明显变化。提示在实验条件下，喜炎平注射液和头孢替唑钠在 0.9% 氯化钠注射液中可以配伍至少 6 小时。

【临床建议】可以配伍

喜炎平 + 依诺沙星（xiyanping+enoxacin）

【临床证据】廖淑霞等[1] 考察了喜炎平注射液（江西青峰药业，2ml：50mg）与依诺沙星注射液（山西普德药业，2ml：0.1g）配伍的相容性和稳定性。按照常用临床用药浓度配制配伍溶液：将喜炎平注射液 4ml 和 5% 葡萄糖注射液定容于 10ml 容量瓶中，取 1ml 稀释液和 0.2ml 的依诺沙星，用 5% 葡萄糖注射液定容于 10ml 容量瓶中。将配伍液在室温下放置 6 小时，分别在 0、0.25、2、3、4、5、6 小时观察配伍液外观变化，测定 pH 变化，采用 HPLC 法测定两种药物的浓度变化百分比。结果发现，在各个时间点溶液都无色澄清,pH 从 0 时的 5.09 降至 6 小时的 4.68。喜炎平主要活性成分穿心莲内酯的含量明显降低，从 0 时的 100% 降至 0.25 小时的 72.5%，降到 6 小时的 57%。提示在实验条件下，喜炎平注射液与依诺沙星溶液混合存在配伍禁忌。

X

【临床建议】配伍禁忌

腺苷蛋氨酸 + 呋塞米（ademetionine+furosemide）

【临床证据】程亚红[1]在临床输液中发现，在静脉输注丁二磺酸腺苷蛋氨酸（雅培制药，1g溶于5%葡萄糖100ml中）过程中，遵医嘱给予呋塞米40mg经"滴斗"内注入，莫菲氏滴管内立刻出现白色浑浊和白色絮状物。临床观察提示两药在临床条件下混合存在配伍禁忌。

【临床建议】配伍禁忌

腺苷蛋氨酸 + 哌拉西林他唑巴坦
（ademetionine+piperacillin tazobactam）

【临床证据】麻青芽等[1]在临床输液中发现，当静脉滴注锋泰灵（哌拉西林他唑巴坦）输注完毕，在同一输液管路继续输注思美泰（丁二磺酸腺苷蛋氨酸）时，莫菲氏滴管内出现白色絮状物。随后进行了验证实验：取思美泰1g用专用溶媒溶解后加入5%葡萄糖注射液100ml稀释成A液，另取锋泰灵4.5g加入0.9%氯化钠注射液100ml稀释成B液。取3根无菌玻璃试管均注入B液体10ml，再分别加入A液2、5、10ml，3根试管立即出现白色浑浊伴有絮状物，且A液10ml的管内絮状物最多，A液2ml的管内絮状物最少。张彬娥等[2]在临床工作中发现，丁二磺酸腺苷蛋氨酸静脉输注完毕，在同一输液管路继续输注哌拉西林钠他唑巴坦钠时，在输液管中出现乳白色浑浊。随后进行了实验验证：将丁二磺酸腺苷蛋氨酸与哌拉西林钠他唑巴坦钠分别溶于0.9%氯化钠注射液100ml中，再各取稀释后的两种药液10ml在无菌玻璃试管中直接混合，试管中的液体立即变成乳白色浑浊液。临床观察和实验结果提示两药在上述条件下混合存在配伍禁忌。

【临床建议】配伍禁忌

腺苷钴胺 + 氯丙嗪（cobamamide+chloropromazine）

【临床证据】[药品说明书]"不宜与氯丙嗪、维生素C、维生素K等混合于同一容器中；与葡萄糖液有配伍禁忌。"

【临床建议】配伍禁忌

腺苷钴胺 + 葡萄糖（cobamamide+dextrose）

【临床证据】[药品说明书]"不宜与氯丙嗪、维生素C、维生素K等混合于同一容器中；与葡萄糖液有配伍禁忌。"

【临床建议】配伍禁忌

腺苷钴胺 + 维生素 B_1（cobamamide+vitamin B_1）

【临床证据】江小四等[1]研究了维生素 B_1 注射液（石药银湖制药，

2ml：100mg）作为注射用腺苷钴胺（哈尔滨三联药业，1mg/支）溶媒进行两种药物配伍的稳定性和相容性，以实现一次肌注即达到联合用药的目的。模拟临床用法用量，用 5ml 注射器吸取维生素 B_1 注射液 2ml，注入注射用腺苷钴胺瓶中，超声 2 分钟使溶解，摇匀即得配伍溶液，在室温避光、红光、部分见光及完全见光条件放置 2 小时，分别在 0、5、10、20、30、40、50、60、90、120 分钟时观察配伍溶液外观变化，测定 pH 和不溶性微粒数，测定腺苷钴胺和维生素 B_1 百分浓度的变化。结果发现，在避光和红光条件下，注射用腺苷钴胺与维生素 B_1 注射液配伍 2 小时内外观、pH、不溶性微粒数均未发生明显变化；20 分钟内腺苷钴胺的百分含量为 97.2%；在部分见光及完全见光条件下，配伍溶液 2 小时内不溶性微粒数、pH 及维生素 B_1 含量保持稳定（2 小时内含量＞99%），但腺苷钴胺的含量明显下降，5 分钟时百分含量为 96.7%。提示在实验条件下，注射用腺苷钴胺与维生素 B_1 注射液直接混合或肌内注射时可以短时间配伍。

【临床建议】可以配伍

腺苷钴胺 + 维生素 C（cobamamide+vitamin C）

【临床证据】［药品说明书］"不宜与氯丙嗪、维生素 C、维生素 K 等混合于同一容器中；与葡萄糖液有配伍禁忌。"

【临床建议】配伍禁忌

腺苷钴胺 + 维生素 K（cobamamide+vitamin K）

【临床证据】［药品说明书］"不宜与氯丙嗪、维生素 C、维生素 K 等混合于同一容器中；与葡萄糖液有配伍禁忌。"

【临床建议】配伍禁忌

香丹 + 氯化钠（xiangdan+sodium chloride）

【临床证据】昝珂等[1]考察了香丹注射液（正大青春宝药业，10ml/支）与 0.9% 氯化钠注射液配伍的化学稳定性。按临床常用浓度配制溶液：将香丹注射液 10ml 加入 0.9% 氯化钠注射液 250ml 中混匀。配伍溶液在室温（25±1）℃放置 6 小时，分别于 0、1、2、4、6 小时的时间点测定香丹注射液中参素钠、原儿茶醛、咖啡酸、紫草酸、丹酚酸 B 和丹酚酸 A 的含量变化。结果发现，配伍溶液中紫草酸逐渐下降，6 小时内从 0.230mg/ml 下降到 0.211mg/ml，下降了 8.26%；丹酚酸 A 在 6 小时内从 1.135mg/ml 下降到 0.412mg/ml，下降 63.70%；咖啡酸含量却逐渐上升，6 小时内从 0.026mg/ml 上升到 0.140mg/ml，上升超过 4 倍。提示在实验条件下香丹注射液和 0.9% 氯化钠注射液混合存在配伍禁忌。

【临床建议】配伍禁忌

香丹 + 葡萄糖氯化钠（xiangdan+dextrose sodium chloride）

【临床证据】昝珂等[1]考察了香丹注射液（正大青春宝药业，10ml/支）与5%葡萄糖氯化钠注射液配伍的化学稳定性。按临床常用浓度配制溶液：将香丹注射液10ml加入5%葡萄糖氯化钠注射液250ml中混匀。配伍溶液在室温（25±1）℃放置6小时，分别于0、1、2、4、6小时的时间点测定香丹注射液中参素钠、原儿茶醛、咖啡酸、紫草酸、丹酚酸B和丹酚酸A的含量变化。结果发现，配伍溶液中丹酚酸A含量在6小时内从1.152mg/ml下降到1.069mg/ml，下降7.20%，而咖啡酸含量却逐渐上升，6小时内从0.026mg/ml上升到0.039mg/ml，上升50%。提示在实验条件下香丹注射液和5%葡萄糖氯化钠注射液混合存在配伍禁忌。

【临床建议】配伍禁忌

香菇多糖 + 维生素 A（lentinan+vitamin A）

【临床证据】［药品说明书］"本品（注射用香菇多糖，天地欣）应避免与维生素A制剂混用。"

【临床建议】配伍禁忌

硝普钠 + 多巴酚丁胺 + 头孢哌酮
（sodium nitroprusside+dobutamine+cefoperazone）

【临床证据】张伟峰等[1]报道，在临床用三通管输入硝普钠、多巴酚丁胺和头孢哌酮钠时，发现三通与头皮针连接处及头皮针输液管内有白色絮状沉淀。后将头孢哌酮钠溶液单独另路输入，未再出现类似情况。随后进行实验研究：将含有硝普钠和多巴酚丁胺的溶液各10ml混合后未见异常；将头孢哌酮钠溶液与前两者混合后，混合液出现白色絮状沉淀。临床观察和实验结果提示三药在上述实验条件下混合存在配伍禁忌。

【临床建议】配伍禁忌

硝普钠 + 葡萄糖（sodium nitroprusside+dextrose）

【临床证据】林小明等[1]考察了注射用硝普钠（晋城海斯制药，50mg/支）与5%葡萄糖注射液（广西裕源药业）配伍的稳定性和相容性。将注射用硝普钠200mg溶于5%葡萄糖注射液1000ml中（配伍溶液A），将注射用硝普钠50mg溶于5%葡萄糖注射液1000ml中（配伍溶液B），在20℃和35℃的水浴恒温中避光或不避光条件下放置26小时，每隔2小时观察配伍溶液的外观变化，测定pH和不溶性微粒数变化，测定硝普钠的百分含量。结果发现，避光时两种温度下硝普钠与5%葡萄糖注射液的配伍溶液在26小时内外观保持淡棕色，无可见变化，澄明度符合规定，未发现可见异物；pH和不溶性微粒无明显变化，符合《中国药典》规定；

硝普钠百分含量无明显变化。但是不避光时，任何温度条件下配伍溶液都不稳定，二者存在配伍禁忌。提示在避光的实验条件下注射用硝普钠与5%葡萄糖注射液可以配伍至少26小时。

【临床建议】可以配伍

硝酸甘油+复合磷酸氢钾
（nitroglycerin+compound potassium dihydrogn phosphate）

【临床证据】张玲等[1]在临床配制极化液（5%葡萄糖液250ml+复合磷酸氢钾注射液2ml+硫酸镁10ml+硝酸甘油5mg+胰岛素4U）时发现，用注射器将复合磷酸氢钾注射液与硫酸镁、硝酸甘油3种药物抽吸到一起时，立即出现白色浑浊，且有白色絮状物出现。随后进行了验证实验：用5ml注射器抽取复合磷酸氢钾注射液1ml，再抽吸硝酸甘油注射液0.5ml直接混合后，观察到液体分为2层，下层为有沉淀的透明结晶。临床观察和实验结果提示两药在上述条件下混合存在配伍禁忌。

【临床建议】配伍禁忌

硝酸甘油+肝素（nitroglycerin+heparin）

【临床证据】王莉[1]在临床输液中发现，应用一次性注射器抽吸硝酸甘油注射液（北京益民药业）和肝素钠注射液（江苏万邦医药）混合时，注射器中出现白色浑浊，静置1小时后液体分为2层，上层为白色浑浊，下层为油性沉淀物，加热2分钟后液体较前澄清，油性沉淀变为乳白色胶冻状物附着于注射器管壁，摇晃后不溶解，再放置1小时液体无明显变化。临床观察和实验结果提示两药在上述条件下混合存在配伍禁忌。

【临床建议】配伍禁忌

硝酸甘油+甘露醇（nitroglycerin+mannitol）

【临床证据】赵红[1]在临床工作发现，在静脉输注20%甘露醇注射液250ml过程中，同时给予硝酸甘油氯化钠注射液（5mg硝酸甘油溶于0.9%氯化钠注射液40ml中）8ml/h泵入，药物混合时即产生白色沉淀物，并堵塞输液针头。立即拔针更换输液器，重新建立静脉通道。密切观察，患者未出现不良反应。随后进行了实验观察：用2ml注射器抽取20%甘露醇注射液1ml，直接与硝酸甘油注射液1ml在输液器中混合后，注射器内溶液立即出现白色沉淀物。提示临床和实验条件下20%甘露醇注射液与硝酸甘油注射液存在配伍禁忌。临床应该避免在同一输液容器或输液管路中配伍。

【临床建议】配伍禁忌

X

硝酸甘油 + 左氧氟沙星（nitroglycerin+levofloxacin）

【临床证据】巴明等[1]在临床输液中发现，当盐酸左氧氟沙星氯化钠注射液 0.2g 输注完毕后，经同一输液通路继续输注硝酸甘油（10mg 溶于 5% 葡萄糖 500ml 中）时，莫菲氏滴管出现白色浑浊。后将两种药液直接在注射器中混合后，混合液中也出现白色浑浊。临床观察和实验结果提示两药在上述条件下混合存在配伍禁忌。

【临床建议】配伍禁忌

小儿电解质补给注射液 + 阿米卡星
（pediatric electrolyte supplements injection+amikacin）

【临床证据】魏霞等[1]探讨了硫酸阿米卡星注射液（2ml：0.2g，山东方明药业）与小儿电解质补给注射液（100ml/ 瓶，江苏恒瑞）配伍的稳定性。模拟临床常用浓度，分别用小儿电解质补给注射液和参比溶液 0.9% 氯化钠注射液（100ml/ 瓶，大冢制药）或 5% 葡萄糖注射液（100ml/瓶，大冢制药）将阿米卡星溶解并稀释至 2mg/ml。根据药物稳定性和临床实际用药情况（配制时间和滴注时间），确定硫酸阿米卡星配伍溶液的考察时间点为 0、2、4、8 小时。结果发现，硫酸阿米卡星注射液与小儿电解质补给注射液混合后在 0~8 小时内配伍溶液外观澄清，未见明显异物产生；pH 稳定，RSD 均 < 5%；主要成分相对含量均无明显变化，RSD 均 < 5%。提示在实验条件下，硫酸阿米卡星注射液与小儿电解质补给注射液可以配伍至少 8 小时。

【临床建议】可以配伍

小儿电解质补给注射液 + 阿奇霉素
（pediatric electrolyte supplements injection+azithromycin）

【临床证据】魏霞等[1]探讨了注射用阿奇霉素（0.5g/ 支，PharaciaUpjohnCompanyLLC）与小儿电解质补给注射液（100ml/ 瓶，江苏恒瑞）配伍的稳定性。模拟临床常用浓度，分别用小儿电解质补给注射液和参比溶液 0.9% 氯化钠注射液（100ml/ 瓶，大冢制药）或 5% 葡萄糖注射液（100ml/ 瓶，大冢制药）将阿奇霉素溶解并稀释至 1mg/ml。根据药物稳定性和临床实际用药情况（配制时间和滴注时间），确定阿奇霉素配伍溶液的考察时间点为 0、2、4、8 小时。结果发现，注射用阿奇霉素与小儿电解质补给注射液混合后在 0~8 小时内配伍溶液外观澄清，未见明显异物产生；pH 稳定，RSD 均 < 5%；主要成分相对含量均无明显变化，RSD 均 < 5%。提示在实验条件下，注射用阿奇霉素与小儿电解质补给注射液可以配伍至少 8 小时。

小儿电解质补给注射液 + 伏立康唑

（ pediatric electrolyte supplements injection+voriconazole ）

【临床证据】魏霞等[1]探讨了注射用伏立康唑（0.2g/ 支，PharaciaUpjohnCompany）与小儿电解质补给注射液（100ml/ 瓶，江苏恒瑞）配伍的稳定性。模拟临床常用浓度，分别用小儿电解质补给注射液和参比溶液 0.9% 氯化钠注射液（100ml/ 瓶，大冢制药）或 5% 葡萄糖注射液（100ml/ 瓶，大冢制药）将伏立康唑溶解并稀释至 2mg/ml。根据药物稳定性和临床实际用药情况（配制时间和滴注时间），确定伏立康唑配伍溶液的考察时间点为 0、2、4、8 小时。结果发现，注射用伏立康唑与小儿电解质补给注射液混合后在 0~8 小时内配伍溶液外观澄清，未见明显异物产生；pH 稳定，RSD 均 < 5%；主要成分相对含量均无明显变化，RSD 均 < 5%。提示在实验条件下，注射用伏立康唑与小儿电解质补给注射液可以配伍至少 8 小时。

【临床建议】可以配伍

小儿电解质补给注射液 + 拉氧头孢

（ pediatric electrolyte supplements injection+laoxycef ）

【临床证据】魏霞等[1]探讨了注射用拉氧头孢钠（0.25g/ 支，海南海灵化学）与小儿电解质补给注射液（100ml/ 瓶，江苏恒瑞）配伍的稳定性。模拟临床常用浓度，分别用小儿电解质补给注射液和参比溶液 0.9% 氯化钠注射液（100ml/ 瓶，大冢制药）或 5% 葡萄糖注射液（100ml/ 瓶，大冢制药）将拉氧头孢钠溶解并稀释至 5mg/ml。根据药物稳定性和临床实际用药情况（配制时间和滴注时间），确定拉氧头孢钠配伍溶液的考察时间点为 0、1、2、4 小时。结果发现，注射用拉氧头孢钠与小儿电解质补给注射液混合后在 0~4 小时内配伍溶液外观澄清，未见明显异物产生；pH 稳定，RSD 均 < 5%；主要成分相对含量均无明显变化，RSD 均 < 5%。提示在实验条件下，注射用拉氧头孢钠与小儿电解质补给注射液可以配伍至少 4 小时。

【临床建议】可以配伍

小儿电解质补给注射液 + 美罗培南

（ pediatric electrolyte supplements injection+meropenem ）

【临床证据】魏霞等[1]探讨了注射用美罗培南（0.5g/ 支，住友制药）与小儿电解质补给注射液（100ml/ 瓶，江苏恒瑞）配伍的稳定性。模拟临床常用浓度，分别用小儿电解质补给注射液和参比溶液 0.9% 氯化钠注射液（100ml/瓶，大冢制药）或 5% 葡萄糖注射液（100ml/瓶，大冢制药）将美罗培南溶解并稀释至 10mg/ml。根据药物稳定性和临床实际用药情况（配制时间和滴注时间），确定美罗培南配伍溶液的考察时间点为 0、1、2、4 小时。结果发现，注射用美罗培南与小儿电解质补给注射液混合后在 0~4 小时内配伍溶液外观澄清，未见明显异物产生；pH 稳定，RSD 均 < 5%；主要成分相对含量均无明显变化，RSD 均 < 5%。提示在实验条件下，注射用美罗培南与小儿电解质补给注射液可以配伍至少 4 小时。

【临床建议】可以配伍

小儿电解质补给注射液 + 哌拉西林他唑巴坦
（ pediatric electrolyte supplements injection+piperacillin tazobactam ）

【临床证据】魏霞等[1]探讨了注射用哌拉西林钠他唑巴坦钠（4.5g/支，WyethLederleS.R.L）与小儿电解质补给注射液（100ml/瓶，江苏恒瑞）配伍的稳定性。模拟临床常用浓度，分别用小儿电解质补给注射液和参比溶液 0.9% 氯化钠注射液（100ml/瓶，大冢制药）或 5% 葡萄糖注射液（100ml/瓶，大冢制药）将哌拉西林钠他唑巴坦钠溶解并稀释至 10mg/ml（以哌拉西林钠计）。根据药物稳定性和临床实际用药情况（配制时间和滴注时间），确定哌拉西林钠他唑巴坦钠配伍溶液的考察时间点为 0、1、2、4 小时。结果发现，注射用哌拉西林钠他唑巴坦钠与小儿电解质补给注射液混合后在 0~4 小时内配伍溶液外观澄清，未见明显异物产生；pH 稳定，RSD 均 < 5%；主要成分相对含量均无明显变化，RSD 均 < 5%。提示在实验条件下，注射用哌拉西林钠他唑巴坦钠与小儿电解质补给注射液可以配伍至少 4 小时。马伟峰等[2]考察了小儿电解质补给注射液（江苏恒瑞医药，100ml/支）与注射用哌拉西林钠他唑巴坦钠(珠海联邦制药，2.25g/支）配伍的物理相容性和化学稳定性。模拟临床用药浓度，取注射用哌拉西林钠他唑巴坦钠 3.37g 加入 100ml 小儿电解质补给注射液中混匀。配伍溶液在室温（25℃）、自然光条件下放置 8 小时，分别于 0、1、2、4、6、8 小时观察配伍液外观变化，测定 pH、不溶性微粒的变化，HPLC 法测定主要成分的百分含量（以 0 时为 100%）的变化。结果发现，配伍溶液在 0~8 小时内保持澄清无色，pH 略呈下降趋势，但未见明显变化（RSD < 2%）；不溶性微粒符合《中国药典》规定，有关物质、主要成分的百分含量变化均未见明显异常。提示在实验条件下注射用哌拉西林钠他唑巴坦钠与小儿电解质补给注射液可以配伍至少 8 小时。

【临床建议】可以配伍

小儿电解质补给注射液 + 头孢呋辛
（pediatric electrolyte supplements injection+cefuroxime）

【临床证据】魏霞等[1]探讨了注射用头孢呋辛钠（0.75g/ 支，Esseti Faemaceutici S.r.l）与小儿电解质补给注射液（100ml/ 瓶，江苏恒瑞）配伍的稳定性。模拟临床常用浓度，分别用小儿电解质补给注射液和参比溶液 0.9% 氯化钠注射液（100ml/ 瓶，大冢制药）或 5% 葡萄糖注射液（100ml/ 瓶，大冢制药）将头孢呋辛钠溶解并稀释至 15mg/ml。根据药物稳定性和临床实际用药情况（配制时间和滴注时间），确定头孢呋辛钠配伍溶液的考察时间点为 0、1、2、4 小时。结果发现，注射用头孢呋辛钠与小儿电解质补给注射液混合后在 0~4 小时内配伍溶液外观澄清，未见明显异物产生；pH 稳定，RSD 均＜ 5%；主要成分相对含量均无明显变化，RSD 均＜ 5%。提示在实验条件下，注射用头孢呋辛钠与小儿电解质补给注射液可以配伍至少 4 小时。

【临床建议】可以配伍

小儿电解质补给注射液 + 头孢美唑
（pediatric electrolyte supplements injection+cefmetazole）

【临床证据】魏霞等[1]探讨了注射用头孢美唑钠（1.0g/ 支，四川合信）与小儿电解质补给注射液（100ml/ 瓶，江苏恒瑞）配伍的稳定性。模拟临床常用浓度，分别用小儿电解质补给注射液和参比溶液 0.9% 氯化钠注射液（100ml/ 瓶，大冢制药）或 5% 葡萄糖注射液（100ml/ 瓶，大冢制药）将头孢美唑钠溶解并稀释至 10mg/ml。根据药物稳定性和临床实际用药情况（配制时间和滴注时间），确定头孢美唑钠配伍溶液的考察时间点为 0、1、2、4 小时。结果发现，注射用头孢美唑钠与小儿电解质补给注射液混合后在 0~4 小时内配伍溶液外观澄清，未见明显异物产生；pH 稳定，RSD 均＜ 5%；主要成分相对含量均无明显变化，RSD 均＜ 5%。提示在实验条件下，注射用头孢美唑钠与小儿电解质补给注射液可以配伍至少 4 小时。

【临床建议】可以配伍

小儿电解质补给注射液 + 头孢哌酮舒巴坦
（pediatric electrolyte supplements injection+cefoperazone sulbactam）

【临床证据】魏霞等[1]探讨了注射用头孢哌酮钠舒巴坦钠（1.5g/ 支，辉瑞制药）与小儿电解质补给注射液（100ml/ 瓶，江苏恒瑞）配伍的稳定性。模拟临床常用浓度，分别用小儿电解质补给注射液和参比溶液 0.9% 氯化钠注射液（100ml/ 瓶，大冢制药）或 5% 葡萄糖注射液（100ml/

X

瓶，大冢制药）将头孢哌酮钠舒巴坦钠溶解并稀释至 10mg/ml（以头孢哌酮钠计）。根据药物稳定性和临床实际用药情况（配制时间和滴注时间），确定头孢哌酮钠舒巴坦钠配伍溶液的考察时间点为 0、2、4、8 小时。结果发现，注射用头孢哌酮钠舒巴坦钠与小儿电解质补给注射液混合后在 0~8 小时内配伍溶液外观澄清，未见明显异物产生；pH 稳定，RSD 均 < 5%；主要成分相对含量均无明显变化，RSD 均 < 5%。提示在实验条件下，注射用头孢哌酮钠舒巴坦钠与小儿电解质补给注射液可以配伍至少 8 小时。马爱玲等[2]等考察了注射用头孢哌酮钠舒巴坦钠（PfizerPharmaceuticalsLimited，1.5g/ 支）与小儿电解质补给注射液（江苏恒瑞，100ml/ 瓶）配伍的相容性和稳定性。取注射用头孢哌酮钠舒巴坦钠 1 支（1.5g）溶于 100ml 小儿电解质补给注射液中，摇匀作为配伍溶液。在室温下放置 24 小时，分别于 0、1、2、4、6、8、12、24 小时时间点观察配伍溶液的外观，测定 pH 变化和不溶性微粒数，采用 HPLC 法测定头孢哌酮钠和舒巴坦钠的百分含量变化（以 0 时为 100%）。结果发现，24h 内各时间点配伍溶液外观、pH 均无显著变化，不溶性微粒符合《中国药典》（2015 年版）规定，药物含量无明显变化。提示在实验条件下注射用头孢哌酮钠舒巴坦钠与小儿电解质补给注射液可以配伍至少 24h。马伟峰等[3] 考察了小儿电解质补给注射液（江苏恒瑞医药，100ml/ 支）与注射用头孢哌酮钠舒巴坦钠（辉瑞制药，1.0g/ 支）配伍的相容性和化学稳定性。模拟临床用药浓度，取注射用头孢哌酮钠舒巴坦钠 1.0g 加入 100ml 小儿电解质补给注射液中，混匀。配伍溶液在室温（25℃）、自然光条件下放置 8 小时，分别于 0、1、2、4、6、8 小时观察配伍液外观变化，测定 pH、不溶性微粒变化情况，HPLC 法测定主要成分的百分含量（以 0 时为 100%）和有关物质的含量变化。结果发现，配伍溶液在 0~8 h 内保持澄清无色，pH 略呈上升趋势，但未见明显变化（RSD < 2%）；不溶性微粒符合规定，主要成分的百分含量未见明显变化。头孢哌酮杂质 C 是制剂中的主要有关物质，《中国药典》（2020 年版四部）规定头孢哌酮杂质 C 不得超过标示量的 0.5%。研究发现 0 时起配伍溶液中头孢哌酮杂质 C 的含量即超过了《中国药典》（2020 年版四部）规定，且随时间延长头孢哌酮杂质 C 的含量呈上升趋势 [编者注：该研究未排除药物本身是否存在质量问题对实验结果的影响]，作者因此认为注射用头孢哌酮钠舒巴坦钠与小儿电解质补给注射液混合存在配伍禁忌。综合上述三个研究，从常规配伍相容性的判定指标（未要求考察杂质含量变化）来说，小儿电解质补给注射液与注射用头孢哌酮钠舒巴坦钠可以配伍至少 8 小时。

【临床建议】可以配伍

小儿电解质补给注射液 + 头孢曲松

（pediatric electrolyte supplements injection+ceftriaxone）

【临床证据】魏霞等[1]探讨了注射用头孢曲松钠（0.5g/ 支，上海罗氏）与小儿电解质补给注射液（100ml/ 瓶，江苏恒瑞）配伍的稳定性。模拟临床常用浓度，分别用小儿电解质补给注射液和参比溶液 0.9% 氯化钠注射液（100ml/ 瓶，大冢制药）或 5% 葡萄糖注射液（100ml/ 瓶，大冢制药）将头孢曲松钠溶解并稀释至 10mg/mL。根据药物稳定性和临床实际用药情况（配制时间和滴注时间），确定头孢曲松钠配伍溶液的考察时间点为 0、1、2、4 小时。结果发现，注射用头孢曲松钠与小儿电解质补给注射液混合后在 0~4 小时内配伍溶液外观澄清，未见明显异物产生；pH 稳定，RSD 均 < 5%；主要成分相对含量均无明显变化，RSD 均 < 5%。提示在实验条件下，注射用头孢曲松钠与小儿电解质补给注射液可以配伍至少 4 小时。

【临床建议】可以配伍

小儿电解质补给注射液 + 头孢他啶

（pediatric electrolyte supplements injection+ceftazidime）

【临床证据】魏霞等[1]探讨了注射用头孢他啶（1g/ 支，Antibioticos do Brasil Ltda.）与小儿电解质补给注射液（100ml/ 瓶，江苏恒瑞）配伍的稳定性。模拟临床常用浓度，分别用小儿电解质补给注射液和参比溶液 0.9% 氯化钠注射液（100ml/ 瓶，大冢制药）或 5% 葡萄糖注射液（100ml/ 瓶，大冢制药）将头孢他啶溶解并稀释至 10mg/mL。根据药物稳定性和临床实际用药情况（配制时间和滴注时间），确定头孢他啶配伍溶液的考察时间点为 0、1、2、4 小时。结果发现，注射用头孢他啶与小儿电解质补给注射液混合后在 0~4 小时内配伍溶液外观澄清，未见明显异物产生；pH 稳定，RSD 均 < 5%；主要成分相对含量均无明显变化，RSD 均 < 5%。提示在实验条件下，注射用头孢他啶与小儿电解质补给注射液可以配伍至少 4 小时。

【临床建议】可以配伍

小儿电解质补给注射液 + 万古霉素

（pediatric electrolyte supplements injection+vancomycin）

【临床证据】魏霞等[1]探讨了注射用盐酸万古霉素（0.5g/ 支，VIANEXS.A.）与小儿电解质补给注射液（100ml/ 瓶，江苏恒瑞）配伍的稳定性。模拟临床常用浓度，分别用小儿电解质补给注射液和参比溶液

X

0.9%氯化钠注射液(100ml/瓶，大冢制药)或5%葡萄糖注射液(100ml/瓶，大冢制药)将万古霉素溶解并稀释至2.5mg/mL。根据药物稳定性和临床实际用药情况(配制时间和滴注时间)，确定万古霉素配伍溶液的考察时间点为0、2、4、8小时。结果发现，注射用盐酸万古霉素与小儿电解质补给注射液混合后在0~8小时内配伍溶液外观澄清，未见明显异物产生；pH稳定，RSD均< 5%；主要成分相对含量均无明显变化，RSD均< 5%。提示在实验条件下，注射用盐酸万古霉素与小儿电解质补给注射液可以配伍至少8小时。

【临床建议】可以配伍

小儿电解质补给注射液 + 亚胺培南西司他丁
(pediatric electrolyte supplements injection+imipenem cilastatin)

【临床证据】魏霞等[1]探讨了注射用亚胺培南西司他丁钠(1g/支，默沙东)与小儿电解质补给注射液(100ml/瓶，江苏恒瑞)配伍的稳定性。模拟临床常用浓度，分别用小儿电解质补给注射液和参比溶液0.9%氯化钠注射液(100ml/瓶，大冢制药)或5%葡萄糖注射液(100ml/瓶，大冢制药)将亚胺培南西司他丁钠溶解并稀释至5mg/ml(以亚胺培南计)。根据药物稳定性和临床实际用药情况(配制时间和滴注时间)，确定亚胺培南西司他丁钠配伍溶液的考察时间点为0、1、2、4小时。结果发现，注射用亚胺培南西司他丁钠与小儿电解质补给注射液混合后在0~4小时内配伍溶液外观澄清，未见明显异物产生；pH稳定，RSD均< 5%；主要成分相对含量均无明显变化，RSD均< 5%。提示在实验条件下，注射用亚胺培南西司他丁钠与小儿电解质补给注射液可以配伍至少4小时。

【临床建议】可以配伍

小儿复方氨基酸 + 碳酸氢钠
(pediatric compound amino acid+sodium bicarbonate)

【临床证据】蔡伟明等[1]考察了小儿复方氨基酸注射液(广东利泰药业100ml/瓶)与5%碳酸氢钠注射液(天津金耀氨基酸，10ml/支)配伍的稳定性和相容性。模拟临床用法，在无菌环境下用注射器按一次临床用药量将5%碳酸氢钠注射液5ml加入小儿复方氨基酸注射液100ml内混合。配伍溶液在22℃下放置5小时，分别在0、1、2、3、4、5小时观察配伍溶液的外观变化，测定pH和不溶性微粒数(光阻法)的变化。结果发现，配伍溶液在0~5小时内外观无明显变化。小儿复方氨基酸注射液配伍前后pH随着放置时间的延长而升高，变化范围为6.73~7.06；不溶性微粒数量在配伍后3~5小时明显增多，超过《中国药典》标准。提示小儿复方氨基酸注射液和 5% 碳酸氢钠注射液直接混合存在配伍禁忌。

【临床建议】配伍禁忌

小牛血清去蛋白注射液 + 果糖

（deproteinised calf blood serum+fructose）

【临床证据】邹立芳等[1]考察了小牛血清去蛋白注射液（锦州奥鸿药，20ml∶0.8g）与果糖注射液（安徽丰原药业，250ml）配伍的稳定性。模拟临床用药浓度，将小牛血清去蛋白注射液 20ml 加入 250ml 果糖注射液中，在室温下放置 6 小时，分别在 0、1、2、4、6 小时观察配伍溶液外观变化，测定 pH 和不溶性微粒的变化，用紫外吸收光谱观察是否有新物质形成并进行无菌检查。结果发现，配伍液在各时间点的溶液外观澄清，无可见异物；pH、紫外吸收光谱均无显著变化，且无菌检查合格，但是不溶性微粒明显增多且超过《中国药典》相关标准规定。作者认为不溶性颗粒增多可能与配制后出现的气泡（仪器无法分辨）有关，而且《中国药典》没有对临床配制的静脉输液不溶性微粒有相关要求。该研究也没有考察小牛血清去蛋白含量的变化，提示临床谨慎配伍小牛血清去蛋白注射液和果糖注射液。

【临床建议】谨慎配伍

小牛血清去蛋白注射液 + 氯化钠

（deproteinised calf blood serum+sodium chloride）

【临床证据】邹立芳等[1]考察了小牛血清去蛋白注射液（锦州奥鸿药，20ml∶0.8g）与 0.9% 氯化钠注射液（浙江国镜药业，250ml）配伍的稳定性。模拟临床用药浓度，将小牛血清去蛋白注射液 20ml 加入 250ml 0.9% 氯化钠注射液中，在室温下放置 6 小时，分别在 0、1、2、4、6 小时观察配伍溶液的外观变化，测定 pH 和不溶性微粒的变化，用紫外吸收光谱观察是否有新物质形成，并进行无菌检查。结果发现，配伍液在各时间点外观澄清，无可见异物；pH、紫外吸收光谱均无显著变化，且无菌检查合格，但是不溶性微粒明显增多且超过《中国药典》相关规定。作者认为不溶性颗粒增多可能与配制后出现的气泡（仪器无法分辨）有关，而且《中国药典》没有对临床配制的静脉输液不溶性微粒有相关要求。该研究也没有考察小牛血清去蛋白含量的变化，提示临床谨慎配伍小牛血清去蛋白注射液和 0.9% 氯化钠注射液。

【临床建议】谨慎配伍

X

小牛血清去蛋白注射液＋葡萄糖

（deproteinised calf blood serum+dextrose）

【临床证据】邹立芳等[1]考察了小牛血清去蛋白注射液（锦州奥鸿药，20ml：0.8g）与 5% 葡萄糖注射液（浙江国镜药业，250ml）和 10% 葡萄糖注射液（浙江国镜药业，250ml）配伍的稳定性。模拟临床用药浓度，将小牛血清去蛋白注射液 20ml 分别加入 250ml 的 5% 和 10% 葡萄糖注射液注射液中，在室温下放置 6 小时，分别在 0、1、2、4、6 小时观察配伍溶液的外观变化，测定 pH 和不溶性微粒的变化，用紫外吸收光谱观察是否有新物质形成，并进行无菌检查。结果发现，配伍液在各时间点外观澄清，无可见异物；pH、紫外吸收光谱均无显著变化，且无菌检查合格，但是不溶性微粒明显增多且超过《中国药典》相关规定。作者认为不溶性颗粒增多可能与配制后的气泡（仪器无法分辨）有关，而且《中国药典》没有对临床配制的静脉输液不溶性微粒有相关要求。该研究也没有考察小牛血清去蛋白含量的变化，提示临床谨慎配伍小牛血清去蛋白注射液和 5% 或 10% 葡萄糖注射液。

【临床建议】谨慎配伍

小牛血清去蛋白注射液＋葡萄糖氯化钠

（deproteinised calf blood serum+glucose and sodium chloride）

【临床证据】邹立芳等[1]考察了小牛血清去蛋白注射液（锦州奥鸿药，20ml：0.8g）与 5% 葡萄糖氯化钠注射液（浙江国镜药业，250ml）配伍的稳定性。模拟临床用药浓度，将小牛血清去蛋白注射液 20ml 加入 250ml 5% 葡萄糖氯化钠注射液中，在室温下放置 6 小时，分别在 0、1、2、4、6 小时观察配伍溶液外观变化，测定 pH 和不溶性微粒的变化，用紫外吸收光谱观察是否有新物质形成，并进行无菌检查。结果发现，配伍液在各时间点外观澄清，无可见异物；pH、紫外吸收光谱均无显著变化，且无菌检查合格，但是不溶性微粒明显增多且超过《中国药典》相关规定。作者认为不溶性颗粒增多可能与配制后的气泡（仪器无法分辨）有关，而且《中国药典》没有对临床配制的静脉输液不溶性微粒有相关要求。该研究也没有考察小牛血清去蛋白含量的变化，提示临床谨慎配伍小牛血清去蛋白注射液和 5% 葡萄糖氯化钠注射液。

【临床建议】谨慎配伍

小牛血清去蛋白注射液＋转化糖

（deproteinised calf blood serum+invert sugar）

【临床证据】邹立芳等[1]考察了小牛血清去蛋白注射液（锦州奥鸿药，

20ml：0.8g）与转化糖注射液（四川美大康佳乐药业，250ml）配伍的稳定性。模拟临床用药浓度，将小牛血清去蛋白注射液 20ml 加入 250ml 转化糖注射液中，在室温下放置 6 小时，分别在 0、1、2、4、6 小时观察配伍溶液外观变化，测定 pH 和不溶性微粒的变化，用紫外吸收光谱观察是否有新物质形成，并进行无菌检查。结果发现，配伍液在各时间点外观澄清，无可见异物；pH、紫外吸收光谱均无显著变化，且无菌检查合格，但是不溶性微粒明显增多且超过《中国药典》相关规定标准。作者认为不溶性颗粒增多可能与配制后的气泡（仪器无法分辨）有关，而且《中国药典》没有对临床配制的静脉输液不溶性微粒有相关要求。该研究也没有考察小牛血清去蛋白含量的变化，提示临床谨慎配伍小牛血清去蛋白注射液和转化糖注射液。

【临床建议】谨慎配伍

溴己新 + 阿莫西林克拉维酸
（bromhexine+amoxicillin clavulanate）

【临床证据】靳凤香[1] 在临床工作中发现，阿莫西林克拉维酸钾溶液（0.4g 溶于 0.9% 氯化钠注射液 50ml 中）输注完毕，在同一输液管路继续输注盐酸溴己新葡萄糖注射液（100ml）时，阿莫西林克拉维酸钾药液与盐酸溴己新葡萄糖注射液接触时，液体立即变浑浊。随后进行了验证实验：取注射用阿莫西林克拉维酸钾 1 支（0.6g）溶于 0.9% 氯化钠注射液 10ml 中，取 1ml 和盐酸溴己新葡萄糖注射液 1ml 在试管内混匀后，试管内立即出现浑浊，放置 2 小时后仍呈浑浊。方灵芝[2] 在临床工作中输注注射用阿莫西林克拉维酸钾溶液（0.3g 溶于 0.9% 氯化钠注射液 30ml 中）完毕后，接续输注注射用盐酸溴己新溶液（4mg 溶于 5% 葡萄糖注射液 15ml 中），发现当少量注射用阿莫西林克拉维酸钾输液与注射用盐酸溴己新输液在莫菲氏滴管内接触混合时，混合溶液立即出现乳白色结晶，护士重新更换溴己新并进行了冲管，从而避免了不良反应的发生。提示在上述临床条件下，阿莫西林克拉维酸钾和盐酸溴己新存在配伍禁忌。

【临床建议】配伍禁忌

溴己新 + 兰索拉唑（bromhexine+lansoprazole）

【临床证据】李媛媛等[1] 在临床工作中输注兰索拉唑溶液时，遵医嘱经莫菲氏滴管静脉推注盐酸溴己新溶液（4mg 溶于 0.9% 氯化钠注射液 20ml 中），结果发现莫菲氏滴管中出现白色浑浊物，立即停止输液，更换输液器，用 0.9% 氯化钠注射液冲管后重新静脉推注盐酸溴己新溶液，莫菲氏滴管内无浑浊，患者未出现不良反应。作者随后进行了实验验证：将

X

注射用盐酸溴己新(马鞍山丰原制药, 4mg/支)4mg 和注射用兰索拉唑(悦康药业集团, 30mg/支) 30mg 溶于 0.9% 氯化钠注射液 20ml 中, 分别抽取 5ml 稀释液混合, 混合溶液立即出现白色浑浊, 静置 1 小时后白色浑浊物未溶解。提示在临床和实验条件下注射用盐酸溴己新与注射用兰索拉唑在 0.9% 氯化钠注射液中混合存在配伍禁忌。

【临床建议】配伍禁忌

溴己新 + 磷霉素(bromhexine+fosfomycin)

【临床证据】余世荣等[1]在临床工作中发现, 在输注盐酸溴己新(必嗽平, 水希尔康制药有限公司)溶液(8mg 溶于 5% 葡萄糖注射液 500ml 中)完毕时, 经同一输液管接输磷霉素钠(哈药集团三精制药)溶液(4g 溶于 5% 葡萄糖注射液 500ml 中)时, 在输液管内出现乳白色浑浊。随后进行了验证实验: 用 10ml 注射器抽取上述临床浓度的盐酸溴己新溶液和磷霉素钠溶液各 5ml 直接混合后, 立刻出现浑浊且有白色絮状物出现, 静置 24 小时后药液中出现许多小颗粒的沉淀物。临床观察和实验结果提示两药在上述条件下混合存在配伍禁忌。

【临床建议】配伍禁忌

溴己新 + 美罗培南(bromhexine+meropenem)

【临床证据】葛春璐[1]在临床输液中发现, 美罗培南(美平)溶液(0.5g 溶于 0.9% 氯化钠注射液 100ml 中)输注完毕, 在同一输液管路继续输注溴己新葡萄糖注射液(江西科伦药业, 0.1g)时, 莫菲氏滴管内立即出现白色浑浊。随后进行了验证实验: 将美罗培南 0.5g 溶于 0.9% 氯化钠注射液 100ml 中, 取 5ml 与盐酸溴己新葡萄糖注射液 5ml 直接混合, 结果发现混合后立刻出现白色浑浊, 放置 1 小时后仍为白色浑浊, 无沉淀生成。取另一个厂家的美罗培南(倍能, 深圳市海滨制药)0.5g 溶于 0.9% 氯化钠注射液 100ml 中, 取 5ml 与盐酸溴己新葡萄糖注射液 5ml 在干燥无菌试管中混合后, 立刻出现白色浑浊, 放置 1 小时后仍为白色浑浊, 无沉淀生成。临床观察和实验结果提示两药在上述条件下混合存在配伍禁忌。

【临床建议】配伍禁忌

溴己新 + 痰热清(bromhexine+tanreqing)

【临床证据】陆娟[1]在临床工作中输注盐酸溴己新(12mg 溶于 5% 葡萄糖注射液 100ml 中)输注完毕后接续输注痰热清溶液(20ml 稀释于 5% 葡萄糖注射液 250ml 中), 当痰热清溶液与莫菲管内残余的溴己新溶液混合时, 莫菲氏滴管及输液器内即刻出现棕红色浑浊, 立即关闭输液调节器、更换输液器，患者未发生不良反应。作者随后进行了实验验证：用 5ml 一次性注射器抽取盐酸溴己新 2ml（无色澄明液体，2ml：4mg），再抽取痰热清溶液 2ml（棕红色澄明液体，20ml/支），直接在注射器中混合，溶液即刻出现棕红色浑浊，放置 10 小时后无变化。提示在临床和实验条件下，盐酸溴己新葡萄糖溶液与痰热清注射液混合存在配伍禁忌。

【临床建议】配伍禁忌

溴己新 + 碳酸氢钠（bromhexine+sodium bicarbonate）

【临床证据】李庆[1]在临床工作中观察到护士输注碳酸氢钠注射液（10ml 溶于 5% 葡萄糖注射液 250ml 中）完毕后，接续输注盐酸溴己新葡萄糖注射液 100ml 后，当溴己新药液与莫菲氏滴管中残余的碳酸氢钠溶液混合时，输液管内出现白色浑浊，立即停止输液，患者未发生不良反应。作者随后进行了实验验证：取 10ml 碳酸氢钠注射液（无色澄清）加入 5% 葡萄糖注射液 250ml（无色澄清）中，放置 1 小时，液体澄清无浑浊，后取 20ml 盐酸溴己新葡萄糖注射液（无色澄清）加入以上 250ml 液体中，混合液立即出现白色浑浊，放置 1 小时后白色浑浊仍然存在，提示在临床和实验条件下盐酸溴己新葡萄糖注射液与碳酸氢钠稀释液混合存在配伍禁忌。

【临床建议】配伍禁忌

血塞通 + 氨曲南（xuesaitong+aztreonam）

【临床证据】张民等[1]考察了注射用血塞通（云南植物药业）与氨曲南（海南新中正制药）在 5% 葡萄糖注射液（中国大冢制药）或 0.9% 氯化钠注射液（四川科伦药业）混合的相容性。根据临床用药习惯，以 5% 葡萄糖注射液或 0.9% 氯化钠注射液为溶媒分别配制注射用血塞通溶液和单次临床常用剂量的氨曲南溶液，然后将血塞通溶液和氨曲南溶液等量混合成为配伍溶液。在室温放置 4 小时，分别在 0、1、2、3、4 小时时观察配伍溶液外观变化，测定不溶性微粒（光阻法）和 pH 变化。结果发现，配伍溶液在 4 小时内外观颜色、澄清度、pH、不溶性微粒均相对稳定，无明显变化，符合《中国药典》相关要求。但是该研究未测定药物成分的含量变化以及是否有新物质形成。临床应该谨慎配伍。

【临床建议】谨慎配伍

血塞通 + 头孢曲松（xuesaitong+ceftriaxone）

【临床证据】张民等[1]考察了注射用血塞通（云南植物药业）与注射用头孢曲松钠（台湾泛生制药）在 5% 葡萄糖注射液（中国大冢制药）和 0.9% 氯化钠注射液（四川科伦药业）中混合的相容性。根据临床用药习惯，以 5% 葡萄糖注射液或 0.9% 氯化钠注射液为溶媒分别配制注射用血塞通溶液和单次临床常用剂量的头孢曲松钠溶液，然后将血塞通溶液和头孢曲松钠溶液等量混合成为配伍溶液，在室温放置 4 小时，分别在 0、1、2、3、4 小时时观察配伍溶液外观变化，测定不溶性微粒（光阻法）和 pH 变化。结果发现，配伍溶液在 4 小时内外观颜色、澄清度、pH、不溶性微粒均相对稳定，无明显变化，符合《中国药典》相关要求。但是该研究未测定药物成分的含量变化以及是否有新物质形成。临床应该谨慎配伍。

【临床建议】谨慎配伍

血塞通 + 头孢他啶（xuesaitong+ceftazidime）

【临床证据】张民等[1]考察了注射用血塞通（云南植物药业）与注射用头孢他啶（海南海灵化学制药）在 5% 葡萄糖注射液（中国大冢制药）或 0.9% 氯化钠注射液（四川科伦药业）中混合的相容性。根据临床用药习惯，以 5% 葡萄糖注射液或 0.9% 氯化钠注射液作为溶媒分别配制注射用血塞通溶液和单次临床常用剂量的头孢他啶溶液，然后将血塞通溶液和头孢他啶溶液等量混合成为配伍溶液。在室温放置 4 小时，分别在 0、1、2、3、4 小时时观察配伍溶液外观变化，测定不溶性微粒（光阻法）和 pH 变化。结果发现，配伍溶液在 4 小时内外观颜色、澄清度均无明显变化，符合《中国药典》相关要求。在 5% 葡萄糖注射液中，头孢他啶与血塞通配伍后不溶性微粒数变化较大，pH 变化幅度最大，为 0.35；而以 0.9% 氯化钠注射液为溶媒时，头孢他啶与血塞通配伍后不溶性微粒变化较大，差异均有统计学意义。提示在实验条件下，注射用头孢他啶与血塞通注射液配伍时无论以 5% 葡萄糖注射液还是 0.9% 氯化钠注射液为溶媒都存在配伍禁忌。

【临床建议】配伍禁忌

血塞通 + 头孢西丁（xuesaitong+cefoxitin）

【临床证据】张民等[1]考察了注射用血塞通（云南植物药业）与注射用头孢西丁钠（深圳致君制药）在 5% 葡萄糖注射液（中国大冢制药）或 0.9% 氯化钠注射液（四川科伦药业）中混合的相容性。根据临床用药习惯，以 5% 葡萄糖注射液或 0.9% 氯化钠注射液为溶媒分别配制注射用血塞通溶液和单次临床常用剂量的注射用头孢西丁钠溶液，然后将血塞通溶液和头孢西丁钠溶液等量混合成为配伍溶液。在室温放置 4 小时，分别在 0、1、2、3、4 小时时观察配伍溶液外观变化，测定不溶性微粒（光阻法）和 pH 变化。结果发现，配伍溶液在 4 小时内外观颜色、澄清度均无明显变化，符合《中国药典》相关要求。以 5% 葡萄糖注射液为溶媒，头孢西丁钠与血塞通配伍后不溶性微粒数目变化较大；以 0.9% 氯化钠注射液为溶媒，头孢西丁钠与血塞通配伍后 pH 变化幅度最大，为 0.31。该研究未测定配伍溶液中药物成分的含量变化以及是否有新物质形成。提示注射用头孢西丁与血塞通注射液混合存在配伍禁忌。

【临床建议】配伍禁忌

血塞通 + 头孢唑林（xuesaitong+cefazolin）

【临床证据】张民等[1]考察了注射用血塞通（云南植物药业）与注射用头孢唑林钠（哈药集团制药总厂）在 5% 葡萄糖注射液（中国大冢制药）和 0.9% 氯化钠注射液（四川科伦药业）中混合的相容性。根据临床用药习惯，以 5% 葡萄糖注射液或 0.9% 氯化钠注射液为溶媒分别配制注射用血塞通溶液和单次临床常用剂量的头孢唑林钠溶液，然后将血塞通溶液和头孢唑林钠溶液等量混合成为配伍溶液。在室温放置 4 小时，分别在 0、1、2、3、4 小时时观察配伍溶液外观变化，测定不溶性微粒（光阻法）和 pH 变化。结果发现，配伍溶液在 4 小时内外观颜色、澄清度、pH、不溶性微粒均相对稳定，无明显变化，符合《中国药典》相关要求。但是研究未测定药物成分的含量变化以及是否有新物质形成，临床应该谨慎配伍。

【临床建议】谨慎配伍

血栓通 + 胞磷胆碱钠（xueshuantong+citicoline sodium）

【临床证据】王海燕等[1]考察了血栓通注射液（梧州制药，2ml/支）和胞磷胆碱钠注射液（辰欣药业，2ml/支）在 5% 葡萄糖注射液中配伍的相容性和稳定性。取血栓通注射液 5ml 和胞磷胆碱钠注射液 4ml（2 支）置于 250ml 量瓶中，用 5% 葡萄糖注射液稀释至 250ml，混匀。配伍溶液在室温放置 8 小时，分别在 0、2、4、6、8 小时的时间点观察外观变化，测定 pH、不溶性微粒数、渗透压变化，HPLC 法测定药物主成分（R1、Rg1、Rb1、Rd、胞磷胆碱等）百分含量变化。结果发现，在 8 小时内配伍溶液的外观、可见异物、pH、渗透压、不溶性微粒和药物主要成分含量均无显著变化。提示血栓通注射液与胞磷胆碱钠注射液在 5% 葡萄糖注射液中混合可以配伍至少 8 小时。

【临床建议】可以配伍

血栓通 + 刺五加（xueshuantong+ciwujia）

【临床证据】徐卓等[1]考察了血栓通注射液（广西梧州制药，5ml/支）和刺五加注射液（乌苏里江制药，100ml/支）在 0.9% 氯化钠注射液和 5%

葡萄糖注射液中配伍的相容性和稳定性。取血栓通注射液 2 支（10ml）与刺五加注射液 165ml 置于 500ml 容量瓶中，用 0.9% 氯化钠注射液或 5% 葡萄糖注射液、10% 葡萄糖注射液定容至刻度，混匀，在室温下放置 8 小时，在 0、2、4、6、8 小时的时间点观察配伍溶液外观，测定 pH、渗透压和不溶性微粒数，HPLC 法测定主要成分含量变化。结果发现，配伍溶液在 8 小时内呈棕黄色，无气体产生，也未出现浑浊或沉淀现象；pH 和渗透压无明显变化，不溶性微粒数符合《中国药典》规定，主要成分（三七总苷）含量在 8 小时内无显著变化，稳定性良好。提示在实验条件下血栓通注射液与刺五加注射液在 0.9% 氯化钠注射液或 5%、10% 葡萄糖注射液中混合至少可以配伍 8 小时。

【临床建议】可以配伍

血栓通 + 果糖（xueshuantong+fructose）

【临床证据】黄华等[1]考察了注射用血栓通（广西梧州制药）与不同厂家的果糖注射液（安徽丰原药业，安徽双鹤药业）配伍的相容性和稳定性。将注射用血栓通按照说明书中最大临床使用浓度，与果糖注射液进行配伍。配伍溶液于室温条件下静置 5 小时，分别在 0、1、2、3、4、5 小时时观察配伍溶液外观性状，测定 pH、不溶性微粒含量变化，测定溶液紫外光谱及最大吸收波长、主要成分含量百分比变化。结果发现配伍溶液 5 小时内澄清度与颜色均未发生改变，pH 在正常范围内略有变化（RSD < 2.0%），且 pH 仍在静脉输液允许的范围内。0~5 小时内紫外图谱无显著变化，最大吸收波长波动在 ±2nm 内。0~5 小时内不溶性微粒未发生显著变化，且在《中国药典》允许范围内。按照"中药注射剂法定标准项下含量"采用 HPLC 法测定注射用血栓通主要成分含量无明显变化。提示在实验条件下注射用血栓通与果糖注射液可以配伍 5 小时。

【临床建议】可以配伍

血栓通 + 黄芪（xueshuantong+huangqi）

【临床证据】黄运琦等[1]考察了血栓通注射液（梧州制药，5ml/支）与黄芪注射液（神威药业，10ml/支）配伍的相容性和稳定性。按照临床使用的质量浓度，取血栓通注射液 2 支（10ml）与黄芪注射液 4 支（40ml）置于 500ml 容量瓶中，用 0.9% 氯化钠注射液或 5% 葡萄糖注射液、10% 葡萄糖注射液定容至刻度，小心混匀，在室温下放置 8 小时，分别在 0、2、4、6、8 小时的时间点观察配伍溶液外观，测定 pH、不溶性微粒数和渗透压变化，用 HPLC 法测定主要成分（三七总苷）百分含量（以 0 时为 100%）的变化。结果发现，配伍溶液在 8 小时内外观性状、pH、不溶性微粒、渗透压及三七总皂苷的含量均无明显变化。提示在实验条件下血栓通注射液与黄芪注射液在 0.9% 氯化钠注射液或 5% 葡萄糖注射液、10% 葡萄糖注射液中混合可以配伍至少 8h。

【临床建议】可以配伍

血栓通 + 克林霉素（xueshuantong+clindamycin）

【临床证据】吕林艳等[1]考察了注射用血栓通（广西梧州制药，100mg/ 支）与克林霉素注射液（广州白云山天心制药，2ml：0.3g）配伍的相容性。将注射用血栓通 500mg（5 支）溶于 0.9% 氯化钠注射液 100ml 中，最后配制成为质量浓度为 5mg/ml 的溶液。将克林霉素注射液 12ml（1.8g）稀释到 0.9% 氯化钠注射液 288ml 中，得到质量浓度为 6mg/ml 的溶液。取克林霉素注射溶液 30ml 加入等量的血栓通注射溶液中，混合均匀，放置 4 小时，分别在 0、0.5、1、2、4 小时时观察配伍溶液的外观变化，测定 pH 和不溶性微粒数，检测配伍溶液对红细胞溶血与凝血的影响。结果发现，配伍溶液在 4 小时内外观无明显变化，pH 和不溶性微粒数符合《中国药典》规定；配伍溶液增加了溶血作用。作者认为应该避免注射用血栓通和克林霉素注射液配伍。贤明华等[2]研究显示，注射用血栓通（冻干）与克林霉素注射液在配伍 4 小时内小鼠急性毒性增强。此外配伍 4 小时内克林霉素的含量无显著差异，保持稳定。血栓通中的三七总皂苷（三七皂苷 Rl、人参皂苷 Rgl、人参皂苷 Re、人参皂苷 Rbl 和人参皂苷 Rd）含量保持稳定。综上所述，注射用血栓通和克林霉素注射液混合存在配伍禁忌。

【临床建议】配伍禁忌

血栓通 + 转化糖（xueshuantong+invert sugar）

【临床证据】黄华等[1]考察了注射用血栓通（广西梧州制药）与转化糖注射液（上海长征富民金山制药，四川美大康佳乐药业）配伍的相容性和稳定性。将注射用血栓通按照说明书中最大临床使用浓度，与转化糖注射液进行配伍（浓度为 1mg/1ml）。配伍溶液于室温条件静置 5 小时，分别在 0、1、2、3、4、5 小时时观察配伍溶液外观性状，测定 pH、不溶性微粒含量变化，测定溶液紫外光谱及最大吸收波长、主要成分含量百分比变化。结果发现配伍溶液 5 小时内澄清度与颜色均未发生改变，pH 在正常范围内略有变化（RSD < 2.0%），且 pH 仍在静脉输液允许的范围内。0~5 小时内紫外图谱无显著变化，最大吸收波长波动在 ±2nm 内。0~5 小时内不溶性微粒未发生显著变化，且在《中国药典》允许范围内。按照中药注射剂法定标准项下规定的方法采用 HPLC 法测定注射用血栓通的主要

X

成分含量无明显变化。提示在实验条件下注射用血栓通与转化糖注射液可以配伍 5 小时。

【临床建议】可以配伍

血栓通 + 转化糖电解质
（xueshuantong+multiple electrolytic and invert sugar）

【临床证据】黄华等[1]考察了注射用血栓通（广西梧州制药）与转化糖电解质注射液（扬子江药业集团上海海尼药业）配伍的相容性和稳定性。将注射用血栓通按照说明书中最大临床使用浓度，与转化糖电解质注射液进行配伍（浓度为 1mg/1ml）。配伍溶液于室温条件静置 5 小时，分别在 0、1、2、3、4、5 小时时观察配伍溶液外观性状，测定 pH、不溶性微粒含量变化，测定溶液紫外光谱及最大吸收波长、主要成分含量百分比变化。结果发现配伍溶液 5 小时内澄清度与颜色均未发生改变，pH 在正常范围内略有变化（RSD < 2.0%），且 pH 仍在静脉输液允许的范围内。0~5 小时内紫外图谱无显著变化，最大吸收波长波动在 ±2nm 内。0~5 小时内不溶性微粒未发生显著变化，且在《中国药典》允许范围内。按照中药注射剂法定标准项下规定的方法采用 HPLC 法测定注射用血栓通的主要成分含量无明显变化。提示在实验条件下注射用血栓通与转化糖电解质注射液可以配伍 5 小时。

【临床建议】可以配伍

扫码看参考文献

新编药物配伍禁忌速查手册
——基于 2000 组药物配伍研究结果

Y

亚胺培南西司他丁 + 氨溴索（imipenem cilastatin+ambroxol）

【临床证据】张海燕[1]在临床工作中发现，亚胺培南西司他丁溶液（1g 溶于 0.9% 氯化钠注射液 100ml 中）输注完毕，在同一输液管路继续输注盐酸氨溴索溶液（30mg 溶于 0.9% 氯化钠注射液 100ml 中）时，莫菲氏滴管中液体立即变浑浊，产生许多白色絮状物。随后进行了验证实验：将亚胺培南西司他丁 1g 溶于 0.9% 氯化钠注射液 100ml 中，将盐酸氨溴索 30mg 溶于 0.9% 氯化钠注射液 100ml 中，分别取亚胺培南西司他丁和盐酸氨溴索溶液 10ml 在试管中直接混合，混合液立即出现浑浊，2~3 秒后出现白色絮状物，放置 24 小时后产生白色絮状物沉淀。重复多次反应结果一致。临床观察和实验结果提示两药在上述条件下混合存在配伍禁忌。

【临床建议】配伍禁忌

亚胺培南西司他丁 + 奥美拉唑（imipenem cilastatin+omeprazole）

【临床证据】潘莲等[1]在临床工作中输注亚胺培南西司他丁溶液（1g 溶入 0.9% 氯化钠 100ml 中）时，遵医嘱经莫菲氏滴管静脉推注奥美拉唑钠溶液（80mg 溶于 0.9% 氯化钠 10ml 中），推注完毕后输液管中立即出现乳白色浑浊并有沉淀物。作者随后进行了实验验证：将亚胺培南西司他丁 1g 溶入 0.9% 氯化钠 100ml 中，将奥美拉唑钠 80mg 溶于 0.9% 氯化钠 10ml 中，用一次性注射器分别抽取上述两种溶液各 5ml 混合，混合溶液立即出现乳白色浑浊并有沉淀物形成，重复多次结果一致。提示在临床和实验条件下注射用亚胺培南西司他丁与奥美拉唑钠在 0.9% 氯化钠注射液中混合存在配伍禁忌。

【临床建议】配伍禁忌

亚胺培南西司他丁 + 复方氨基酸
（imipenem cilastatin+compound amino acid）

【临床证据】胡飞等[1]在临床工作中发现，注射用亚胺培南西司他丁钠溶液输注完毕，在同一输液管路继续输注复方氨基酸注射液(乐凡命，18AA-Ⅱ)时，输液管中出现白色浑浊及絮状物，尤以莫菲氏滴管中明显。

随后进行了验证实验：将注射用亚胺培南西司他丁钠溶于 0.9% 氯化钠注射液 10ml 中，取 5ml 溶液与复方氨基酸注射液（18AA-Ⅱ）5ml 直接混合，混合液立即变为乳白色浑浊液，常温放置 24 小时浑浊未消失。临床观察和实验结果提示两药在上述条件下混合存在配伍禁忌。

【临床建议】配伍禁忌

亚胺培南西司他丁 + 乳酸林格
（imipenem cilastatin+lactated Ringer's）

【临床证据】［药品说明书］"静脉滴注用的本品（亚胺培南西司他丁）化学特性与乳酸盐不相容，因此使用的溶液不能含有乳酸盐。"

【临床建议】配伍禁忌

亚叶酸钙 + 葡萄糖（calciumfolicacid+dextrose）

【临床证据】黄小燕[1]考察了注射用亚叶酸钙与葡萄糖注射液配伍的相容性和稳定性。将注射用亚叶酸钙 100mg（3 支）溶于 5% 葡萄糖注射液 250ml 中，在室温光照或避光条件下放置 48 小时，分别在 0、6、12、24、48 小时观察配伍溶液的外观变化，检测 pH 及不溶性微粒数变化情况，测定亚叶酸钙的含量变化百分比（以 0 时为 100%）。结果发现，配伍溶液在 48 小时内外观无明显变化，pH 无明显变化，光照条件下 pH 在 7.2~7.5，避光时 pH 在 7.2~7.4；在光照及避光条件下，配伍溶液中不溶性微粒数无明显改变且符合《中国药典》规定。12 小时时葡萄糖注射液中亚叶酸钙含量为 102.3%（光照下）和 99.5%（避光下），48 小时时葡萄糖注射液中亚叶酸钙含量为 94.0%（光照下）和 99.2%（避光下）。提示在光照实验条件下，注射用亚叶酸钙与 5% 葡萄糖注射液可以配伍至少 12 小时，避光下可以配伍 48 小时。

【临床建议】可以配伍

炎琥宁 + 阿米卡星（yanhuning+amikacin）

【临床证据】纪敏芳等[1]在临床工作中发现，当炎琥宁溶液输注完毕，在同一输液管路继续输注阿米卡星溶液时，输液管中立即出现乳白色浑浊现象且越来越多，甚至堵塞针头。反之，在输完阿米卡星液体后，再继续输注炎琥宁溶液时出现同样现象。随后进行了实验验证：取炎琥宁注射液与阿米卡星注射液直接混合后，立即出现白色沉淀。庞淑芬[2]在临床工作中发现，炎琥宁（海南灵康制药）200mg 溶于 5% 葡萄糖注射液 100ml 中，再加入硫酸丁胺卡那霉素（阿米卡星，山东鲁抗辰欣药业）0.4g 后，混合液中立刻出现白色浑浊。随后进行实验验证：取炎琥宁 80mg 分别配制成 20、10、5 和 2mg/ml 的溶液，将阿米卡星注射液（2ml：200mg）

稀释成为 100、50、25 和 2mg/ml 的浓度，将两种药物分别从高浓度至低浓度按体积比 1∶1 配伍。结果发现，高浓度溶液混合后立刻出现沉淀，0.5 小时后白色浑浊液内有乳白色凝块，摇动后放置 4 小时保持不变。低浓度溶液立刻出现乳白色浑浊，放置 0.5 小时后白色浑浊液内有絮状凝块出现，放置 4 小时不变。临床观察和实验结果提示两药在上述条件下混合存在配伍禁忌。

【临床建议】配伍禁忌

炎琥宁 + 阿奇霉素（yanhuning+azithromycin）

【临床证据】纪敏芳等[1]在临床工作中发现，当炎琥宁溶液输注完毕，在同一输液管路继续输注阿奇霉素溶液时，输液管中立即出现乳白色浑浊现象且越来越多，甚至堵塞针头。改变输注顺序，在输完阿奇霉素后再继续输注炎琥宁时出现相同的现象。随后进行了验证实验：取炎琥宁注射液与阿奇霉素注射液直接混合后，立即出现白色沉淀。曹旭[2]在临床工作中发现连续输注阿奇霉素氯化钠注射液（四川科伦药业）与炎琥宁注射液时，液体混合处出现乳白色絮状物。立即更换输液器及液体，未发生不良反应。作者随后进行实验验证：将炎琥宁（80mg/支，成都天台山制药）160mg 加入 0.9% 氯化钠注射液 100ml 中。将阿奇霉素（0.25g/支，湖南中南科伦药业）0.25g 加入 0.9% 氯化钠注射液 250ml 中。用无菌注射器分别抽取上述两种输液 5ml 充分混合，静置 2~3 分钟，针筒内出现白色絮状物且不溶解。作者认为应该避免两种输液配伍，也不能直接接续输注。但是也有不同的研究结果，张成湘[3]考察了注射用门冬氨酸阿奇霉素（湖南斯达药业，125mg/支）与炎琥宁粉针（重庆药友制药，80mg）配伍的相容性和稳定性。按照临床常规配制方法，将注射用门冬氨酸阿奇霉素 125mg 用灭菌注射用水 5ml 溶解，然后稀释于 5% 葡萄糖注射液或 0.9% 氯化钠注射液 100ml 中，再取注射用炎琥宁 80mg 溶于灭菌注射用水 5ml 中，然后再溶于上述阿奇霉素输液中充分混合，在室温下放置 8 小时，观察 0~8 小时配伍溶液的外观变化，测定不同时间点配伍溶液的 pH 变化、不溶性微粒变化和炎琥宁相对含量变化。结果发现，注射用门冬氨酸阿奇霉素和注射用炎琥宁在 5% 葡萄糖注射液和 0.9% 氯化钠注射液中混合 8 小时内，外观无明显变化，配伍溶液的 pH、不溶性微粒均无明显变化。HPLC 法测定炎琥宁含量在 2 种输液中 4 小时内无明显变化，4 小时后含量有较为明显的下降。阿奇霉素百分含量在 2 种输液中 8 小时内含量无明显变化。上述两项研究结果不同，可能与配制后阿奇霉素注射溶液（注射用门冬氨酸阿奇霉素、阿奇霉素氯化钠注射液）的 pH 不同相关，建议临床谨慎配伍。

Y

【临床建议】谨慎配伍

炎琥宁 + 氨溴索（yanhuning+ambroxol）

【临床证据】张翠萍等[1]在临床工作中发现，盐酸氨溴索葡萄糖注射液（上海华源安徽锦辉制药有限公司，30mg/100ml）输注完毕，在同一输液管路继续输注炎琥宁(晋城海斯制药有限公司)溶液（0.2g溶于0.9%氯化钠注射液250ml中）时，两组药液在莫菲氏滴管内混合时立即出现乳白色浑浊，更换下的输液器内液体约2分钟呈现无色胶水样，静置2小时后仍呈现无色胶水样。随后进行了验证实验：取上述浓度的炎琥宁溶液10ml与盐酸氨溴索葡萄糖注射液10ml混合后，立即出现乳白色浑浊，继而呈现无色胶水样，改变顺序并重复多次实验，其结果相同。刘保梅[2]在临床工作中为患儿输注炎琥宁（120mg溶于5%葡萄糖注射液50ml中）和盐酸氨溴索（15mg溶于5%葡萄糖注射液50ml）。输注炎琥宁完毕后接续输注氨溴索时，当两种输液在莫菲氏滴管内混合时迅速出现白色浑浊，立即停止输液并更换输液器，用0.9%氯化钠注射液冲管后接输盐酸氨溴索溶液，输液瓶中液体澄清，输液管内未再出白色浑浊样变化，顺利滴注完，患儿无不良反应。作者随后进行了实验验证：①用一次性注射器抽取炎琥宁注射液2ml与盐酸氨溴索注射液2ml直接混合，立即出现白色浑浊，形成白色不相溶性混合物，轻摇不消失，放置24小时无改变；②参照药物使用说明书，分别取两种注射液2ml，用0.9%氯化钠注射液10ml稀释后，再各取2ml直接混合，混合溶液立即出现白色浑浊，产生不溶性混合物，放置24小时无改变。提示临床和实验条件下，炎琥宁与盐酸氨溴索稀释溶液混合存在配伍禁忌。

【临床建议】配伍禁忌

炎琥宁 + 奥硝唑（yanhuning+ornidazole）

【临床证据】冯志芳[1]在临床工作中发现，炎琥宁（320mg溶于5%葡萄糖250ml）输注完毕，在同一输液管路继续输注奥硝唑（0.5g溶于0.9%氯化钠100ml）时，发现输液管路中出现白色浑浊。随后进行验证实验：分别取上述浓度的炎琥宁注射5ml和奥硝唑溶液5ml直接混合后，立刻出现白色浑浊物。临床观察和实验结果提示两药在上述条件下混合存在配伍禁忌。

【临床建议】配伍禁忌

炎琥宁 + 川芎嗪（yanhuning+ligustrazine）

【临床证据】杨晓静[1]在临床工作中发现，川芎嗪溶液（240mg溶于250ml 5%葡萄糖注射液中）输注完毕，在同一输液管路继续输注炎琥宁溶液（1.2g溶于250ml 5%葡萄糖注射液中）时，输液管内立即出现白色浑浊。随后进行了验证实验：将川芎嗪注射液 240mg 溶于 250ml 5% 葡萄糖中，炎琥宁 1.2g 溶于 250ml 5% 葡萄糖中，取上述药液各 20ml 直接混合后，立即出现白色浑浊。赵东星[2]也在临床输液中发现，川芎嗪输注完毕，在同一输液管路继续输注炎琥宁时，莫菲氏滴管内立即出现白色絮状物，摇动后不消失，且越来越多果冻样物质沉积在输液管内，导致输液器下端的过滤器堵塞。随后进行了验证实验：取川芎嗪注射液与炎琥宁注射液各 1ml 直接混合后，立即出现白色絮状物，随后变为果冻样物质，放置 24 小时无变化。钟荣[3]在临床工作中发现，盐酸川芎嗪溶液输注完毕，在同一输液管路继续输注炎琥宁溶液时，输液滴管内立即出现白色浑浊及絮状物。随后进行了验证实验：将注射用炎琥宁注射液 80mg 及盐酸川芎嗪注射液 40mg 分别溶于 0.9% 氯化钠 100ml 中，取适量体积的炎琥宁溶液及盐酸川芎嗪溶液混合后，溶液迅速变成乳白色，静置 1 小时后有絮状物和少量结晶析出，继续静置 24 小时无变化，重复多次均出现相同反应。临床观察和实验结果提示两药在上述条件下混合存在配伍禁忌。

【临床建议】配伍禁忌

炎琥宁 + 果糖二磷酸钠（yanhuning+fructose diphosphate sodium）

【临床证据】李岩等[1]在临床工作中发现，当炎琥宁溶液（80mg 溶于 5% 葡萄糖 100ml）输注完毕，在同一输液管路继续输注果糖二磷酸钠时，输液管及莫菲氏滴管中很快出现乳白色浑浊和沉淀。随后进行了验证实验：将注射用炎琥宁 80mg 溶于 5% 葡萄糖注射液 100ml 中，再抽吸果糖二磷酸钠 10ml 后缓慢滴入炎琥宁溶液中，两药混合后迅速变成乳白色，静置 5 分钟后变成胶状透明液体（似胶冻样）。重复操作观察数次，均出现上述反应。临床观察和实验结果提示两药在上述条件下混合存在配伍禁忌。

【临床建议】配伍禁忌

炎琥宁 + 红霉素（yanhuning+erythromycin）

【临床证据】纪敏芳等[1]在临床工作中发现，当炎琥宁溶液输注完毕，在同一输液管路继续输注红霉素溶液时，输液管中立即出现乳白色浑浊现象且越来越多，甚至堵塞针头。改变输注顺序，在输完红霉素溶液后再继续输注炎琥宁时出现相同的现象。随后进行了验证实验：取炎琥宁注射液与红霉素溶液直接混合后，立即出现白色沉淀。临床观察和实验结果提示两药在上述条件下混合存在配伍禁忌。

【临床建议】配伍禁忌

Y

炎琥宁 + 吉他霉素（yanhuning+kitasamycin）

【临床证据】崔桂英等[1]在临床工作中发现，40万单位的白霉素（吉他霉素，20万单位/支，哈药集团）溶于10%葡萄糖注射液后，再加入10ml炎琥宁注射液，5分钟后混合液中出现细小颗粒，放置半小时后出现絮状物。随后对炎琥宁注射液（重庆药友制药）和注射用白霉素进行了配伍观察，结果发现，注射用白霉素与注射用炎琥宁按不同的浓度和剂量配伍时，均产生浑浊、沉淀现象。李竹等[2]在临床工作中发现，注射用炎琥宁（重庆药友制药，0.12g溶于5%葡萄糖注射液100ml中）输注完毕，在同一输液管路继续输注吉他霉素（福建省闽东力捷药业，0.15g溶于5%葡萄糖注射液150ml）时，输液器滴斗内出现白色沉淀物。随后进行了验证实验：用20ml注射器抽取用5%葡萄糖注射液250ml稀释的炎琥宁溶液10ml（透明液体），再抽取已溶解在5%葡萄糖注射液中的吉他霉素溶液10ml（透明液体），两种溶液混合后立即生成白色沉淀物，重复多次，反应一致。临床观察和实验结果提示两药在上述条件下混合存在配伍禁忌。

【临床建议】配伍禁忌

炎琥宁 + 甲氧氯普胺（yanhuning+metoclopramide）

【临床证据】王菊梅等[1]在临床工作中发现，当静脉输注炎琥宁药液时，在"小壶"（滴斗）中加入胃复安（甲氧氯普胺）注射液时，在莫菲氏滴管及输液管中会出现浑浊现象。随即进行了验证实验：分别取炎琥宁与甲氧氯普胺注射液各2ml，在透明无菌试管中混合后，随即出现乳白色浑浊现象，摇晃后乳白色溶液变成透明澄清的淡黄色溶液，静置30分钟后溶液不变色，但呈胶冻状。临床观察和实验结果提示两药在上述条件下混合存在配伍禁忌。

【临床建议】配伍禁忌

炎琥宁 + 卡那霉素（yanhuning+kanamycin）

【临床证据】苏坤华等[1]考察了炎琥宁注射液（武汉华龙生物制药，0.2g/支）与硫酸卡那霉素注射液（郑州羚锐制药，0.5g/支）在5%葡萄糖注射液中配伍的相容性和稳定性。模拟临床用法用量，将炎琥宁80mg溶于5%葡萄糖注射液500ml中，取100ml溶解卡那霉素0.5g，混匀后在室温（25℃）放置8小时，分别在0、1、2、4、6、8小时时观察配伍溶液外观变化，测定pH，测定炎琥宁百分含量变化。结果发现，配伍溶液在1小时内保持无色，无沉淀，但随着放置时间增长逐渐发生变化，在1~2小时后出现乳白色沉淀、胶冻状或絮状沉淀物结晶；pH在8小时内保持稳定；吸收峰形及峰位也无明显变化，但是炎琥宁相对百分含量有明显改变。提示在实验条件下炎琥宁注射液与卡那霉素在5%葡萄糖注射液中混合存在配伍禁忌。

【临床建议】配伍禁忌

炎琥宁 + 克林霉素（yanhuning+clindamycin）

【临床证据】朱珠[1]在临床工作中发现，注射用炎琥宁与注射用克林霉素磷酸酯混合后会出现果冻样凝固。随后进行了多次实验观察，发现两药浓度越高，混合出现白色浑浊物并形成结晶的速度越快。临床观察结果提示两药在上述条件下混合存在配伍禁忌。

【临床建议】配伍禁忌

炎琥宁 + 链霉素（yanhuning+streptomycin）

【临床证据】苏坤华等[1]考察了炎琥宁注射液（武汉华龙生物制药，0.2g/支）与硫酸链霉素注射液（乐山三九长山药业，1g/支）在5%葡萄糖注射液中配伍的相容性和稳定性。模拟临床用法用量，将炎琥宁80mg溶于5%葡萄糖注射液500ml中，取100ml溶解链霉素1g，混匀后在室温（25℃）放置8h，分别在0、1、2、4、6、8h时观察配伍溶液外观变化，测定pH，测定炎琥宁的百分含量变化。结果发现，配伍溶液在1h内保持无色，无沉淀，但随着放置时间增长，逐渐发生变化，在1~2h后出现乳白色沉淀、胶冻或絮状沉淀物状结晶；pH在8h内保持稳定；吸收峰形及峰位也无明显变化，但是主要药物的相对百分含量有明显改变。提示在实验条件下炎琥宁注射液与链霉素在5%葡萄糖注射用中混合存在配伍禁忌。

【临床建议】配伍禁忌

炎琥宁 + 硫普罗宁（yanhuning+tiopronin）

【临床证据】崔英姬[1]在临床工作中发现，炎琥宁药液（400mg溶于5%葡萄糖注射液250ml或0.9%氯化钠注射液）输注完毕，在同一输液管路继续输注丁舒药液（硫普罗宁，0.4g溶于5%葡萄糖注射液或0.9%氯化钠注射液）时，莫菲氏滴管内立刻出现白色浑浊悬液，调换2种药物输入顺序，结果相同。随后进行验证实验：将炎琥宁200mg用0.9%氯化钠注射液溶解后与硫普罗宁溶液（0.2g溶于0.9%氯化钠注射液100ml）直接混合后，立即出现白色絮状沉淀，2~3分钟后变为胶冻样透明凝聚物，放置10小时以上无变化。孙佛晓等[2]在临床工作中也发现，当输完炎琥宁溶液更换为硫普罗宁输液时，输液管中立即出现乳白色浑浊，随后取炎琥宁注射液5ml与硫普罗宁注射液5ml混合，即刻出现乳白色浑浊。

临床观察和实验结果提示两药在上述条件下混合存在配伍禁忌。

【临床建议】配伍禁忌

炎琥宁 + 奈替米星（yanhuning+netilmicin）

【临床证据】纪敏芳等[1]在临床工作中发现，当炎琥宁溶液输注完毕，在同一输液管路继续输注奈替米星溶液后，输液管中出现乳白色浑浊现象，且越来越多，针头甚至被堵塞。当输完奈替米星注射液后，再继续输注炎琥宁时同样出现上述现象。随后进行了验证实验：取炎琥宁注射液与奈替米星注射液直接混合后，立即出现白色沉淀。张翠萍等[2]临床工作中发现，当奈替米星药液滴注完毕，接续输注炎琥宁药液时，两组药液在莫菲氏滴管内混合时立即出现乳白色浑浊，继而呈现乳白色絮状物，更换下的输液器内液体静置 2 小时后仍呈现乳白色絮状物。随后取配制好的炎琥宁溶液 10ml 与等体积的硫酸奈替米星溶液混合后，立即出现乳白色浑浊，继而出现乳白色絮状物。改变顺序并重复多次实验，其结果相同。临床观察和实验结果提示两药在上述条件下混合存在配伍禁忌。

【临床建议】配伍禁忌

炎琥宁 + 帕珠沙星（yanhuning+pazufloxacin）

【临床证据】唐朝焕[1]在临床工作中发现，甲磺酸帕珠沙星氯化钠注射液输注完毕，在同一输液管路继续输注炎琥宁氯化钠注射液时，莫菲氏滴管内立即出现浑浊并产生淡黄色絮状沉淀，更换下的输液器静置 8 小时后，淡黄色沉淀仍未消失。张翠萍等[2]也在临床工作中发现，当甲磺酸帕珠沙星氯化钠注射液（湖北广济药业股份有限公司，0.3g/100ml）组滴注完毕，更换炎琥宁输液（晋城海斯制药有限公司，400mg 溶于 0.9% 氯化钠注射液 250ml）时，两组药液在莫菲氏滴管内混合时立即出现浑浊，并产生淡黄色絮状沉淀。随后进行了实验验证：取上述浓度的炎琥宁溶液 10ml 与甲磺酸帕珠沙星氯化钠注射液 10ml 混合后，立即出现浑浊，继而呈现淡黄色凝胶状。改变顺序并重复多次实验，其结果相同。临床观察和实验结果提示两药在上述条件下混合存在配伍禁忌。

【临床建议】配伍禁忌

炎琥宁 + 葡萄糖（yanhuning+dextrose）

【临床证据】黄芳[1]在临床配制输液过程发现，将注射用炎琥宁 80mg 溶于 10% 葡萄糖注射液 250ml 时，配伍溶液立即出现乳白色似牛奶状浑浊。作者随后进行了实验验证：取炎琥宁 80mg 溶于 10% 葡萄糖注射液 250ml 中，混合溶液立即出现乳白色似牛奶状的浑浊，放置 30 分钟后再进行观察，结果与之前一样。提示在临床和实验条件下注射用炎琥宁与 10% 葡萄糖注射液混合存在配伍禁忌。

【临床建议】配伍禁忌

炎琥宁 + 葡萄糖酸钙（yanhuning+calcium gluconate）

【临床证据】张志琼[1]在临床输液中发现，炎琥宁注射液静脉输注完毕，在同一输液管路中继续输注葡萄糖酸钙时，两种药液在输液管路中一经接触，输液管内立即出现白色浑浊，调换两种药物的输入顺序，仍出现相同的反应。随后进行了实验验证：将炎琥宁粉针剂溶于 4ml 0.9% 氯化钠注射液中，然后与葡萄糖酸钙注射液直接在同一注射器内混合后，混合液即刻出现白色浑浊，1 分钟后药液出现白色絮状物继而转为白色沉淀。临床观察和实验结果提示两药在上述条件下混合存在配伍禁忌。

【临床建议】配伍禁忌

炎琥宁 + 庆大霉素（yanhuning gentamycin）

【临床证据】纪敏芳等[1]在临床工作中发现，当炎琥宁溶液输注完毕，在同一输液管路继续输注庆大霉素药液时，输液管中立即出现乳白色浑浊现象且越来越多，甚至堵塞针头。在输完庆大霉素液体后，再继续输注炎琥宁溶液时出现同样现象。随后进行了实验验证：取炎琥宁注射液与庆大霉素注射液直接混合后，立即出现白色沉淀。苏坤华等[2]考察了炎琥宁注射液（武汉华龙生物制药，0.2g/ 支）与硫酸庆大霉素注射液（安阳九州药业，0.5g/ 支）在 5% 葡萄糖注射液中配伍的相容性和稳定性。模拟临床用法用量，将炎琥宁 80mg 溶于 5% 葡萄糖注射液 500ml 中，取100ml 溶解庆大霉素 0.5g，混匀后在室温（25℃）放置 8 小时，分别在 0、1、2、4、6、8 小时时观察配伍溶液外观变化，测定 pH，测定炎琥宁的百分含量变化。结果发现，配伍溶液在 1 小时内保持无色，无沉淀，但随着放置时间增长逐渐发生变化，在 1~2 小时后出现乳白色沉淀、胶冻状或絮状沉淀物结晶；pH 在 8 小时内保持稳定；吸收峰形及峰位也无明显变化，但是炎琥宁的相对百分含量有明显改变。提示在实验条件下炎琥宁注射液与庆大霉素在 5% 葡萄糖注射液中混合存在配伍禁忌。

【临床建议】配伍禁忌

炎琥宁 + 头孢哌酮（yanhuning+cefoperazone）

【临床证据】张英明[1]在临床工作发现，头孢哌酮钠溶液输注完毕，在同一输液管路继续输注炎琥宁溶液（80mg 溶于 10% 葡萄糖注射液中）时，输液管内出现白色浑浊物，调换输液先后顺序结果一致。随后的验证实验发现：取头孢哌酮钠溶液与炎琥宁溶液直接混合后，立即出现浑浊现象。临床观察和实验结果提示两药在上述条件下混合存在配伍禁忌。

Y

【临床建议】配伍禁忌

炎琥宁 + 维生素 B_6（yanhuning+vitamin B_6）

【临床证据】朱冬梅[1]在临床工作中发现，静脉滴注炎琥宁溶液（80mg 稀释于 5% 葡萄糖注射液 250ml 中）中加入维生素 B_6 200mg 后，瓶内出现浑浊现象。随后进行验证实验：①将炎琥宁 80mg 和维生素 B_6 200mg 一起加入 0.9% 氯化钠注射液 250ml 后，瓶内立即出现白色浑浊，加热后无变化；②将炎琥宁 80mg 和维生素 B_6 200mg 分别溶于 5% 葡萄糖溶液 250ml 中，再各取 15ml 注入输液器中，输液管内立即出现乳白色浑浊，该白色沉淀能将 5 号半头皮静脉针阻塞。梁琳莉[2]在临床输液中发现，注射用炎虎宁（重庆药友制药有限责任公司，40mg/ 瓶）溶液与维生素 B_6 注射液（天津药业焦作有限公司，50mg/ 支）混合在一瓶输液中静脉点滴时，出现浑浊现象。随后进行实验验证：分别在用 5% 葡萄糖注射液或 0.9% 氯化钠注射液稀释的炎虎宁溶液中加入维生素 B_6 注射液时，溶液出现浑浊。纪敏芳等[3]在临床工作中发现，炎琥宁与维生素 B_6 注射液配伍后出现沉淀。随后进行了验证实验：取炎琥宁注射液与维生素 B_6 注射液直接混合后，混合液立即出现白色混悬液状沉淀，放置 24 小时后仍为白色沉淀和混悬液状沉淀。肖小梅等[4]在临床工作中输注炎琥宁注射液（120mg 溶于 5% 葡萄糖氯化钠注射液 100ml 中）完毕后，接续输注维生素 B_6 注射液（200mg 溶于 0.9% 氯化钠注射液 200ml 中），当维生素 B_6 注射液与莫菲氏滴管中残留的炎琥宁注射液接触混合时，莫菲氏滴管内呈白色果冻样浑浊和沉淀现象。立即停止输液，更换输液器，给予 5% 葡萄糖注射液冲管，患者未发生不良反应。作者随后进行了实验验证：将炎琥宁 200mg 溶于 5% 葡萄糖氯化钠注射液 100ml 中，将维生素 B_6 100mg 溶于 0.9% 氯化钠注射液 100ml 中，用 5ml 一次性注射器抽取上述两种输液各 2ml 直接混合，混合溶液呈现白色果冻样浑浊和沉淀。提示在临床和实验条件下，注射用炎琥宁与维生素 B_6 注射液的稀释溶液混合存在配伍禁忌。

【临床建议】配伍禁忌

炎琥宁 + 西索米星（yanhuning+sisomicin）

【临床证据】纪敏芳等[1]在临床工作中发现，当炎琥宁溶液输注完毕，在同一输液管路继续输注西索米星药液时，输液管中立即出现乳白色浑浊现象且越来越多，甚至堵塞针头。在输完西索米星液体后，再继续输注炎琥宁溶液时出现同样现象。随后进行了实验验证：取炎琥宁注射液与西索米星注射液直接混合后，立即出现白色沉淀。临床观察和实验结果提示两药在上述条件下混合存在配伍禁忌。

【临床建议】配伍禁忌

炎琥宁＋小诺霉素（yanhuning+micronomicin）

【临床证据】苏坤华等[1]考察了炎琥宁注射液（武汉华龙生物制药，0.2g/支）与硫酸小诺霉素注射液（天津药业焦作，0.5g/支）在5%葡萄糖注射液中配伍的相容性和稳定性。模拟临床用法用量，将炎琥宁80mg溶于5%葡萄糖注射液500ml中，取100ml溶解小诺霉素0.5g，混匀后在室温（25℃）放置8小时，分别在0、1、2、4、6、8小时时观察配伍溶液外观变化，测定pH，测定炎琥宁百分含量变化。结果发现，配伍溶液在1小时内保持无色，无沉淀，但随着放置时间增长逐渐发生变化，在1~2小时后出现乳白色沉淀、胶冻状或絮状沉淀物结晶；pH在8小时内保持稳定；吸收峰形及峰位也无明显变化，但是炎琥宁的相对百分含量有明显改变。提示在实验条件下炎琥宁注射液与小诺霉素在5%葡萄糖注射液中混合存在配伍禁忌。

【临床建议】配伍禁忌

炎琥宁＋溴己新（yanhuning+bromhexine）

【临床证据】陈艳娥等[1]在临床工作中输注炎琥宁（80mg溶于0.9%氯化钠注射液100ml）和盐酸溴己新溶液（4mg溶于0.9%氯化钠注射液100ml），当输完炎琥宁组液体接续输注盐酸溴己新溶液时，炎琥宁残留溶液与盐酸溴己新溶液混合时，输液管内立即出现白色絮状物，迅速停止输液更换输液管，用0.9%氯化钠注射液50ml冲管后，此现象消失，患儿无不适感。作者随后进行了实验验证：抽取炎琥宁溶液（80mg溶于0.9%氯化钠注射液100ml）10ml和盐酸溴己新溶液（4mg溶于0.9%氯化钠注射液100ml）10ml直接混合后，注射器内立即出现白色絮状物，放置24小时无变化。提示在临床和实验条件下炎琥宁注射液和盐酸溴己新溶液混合存在配伍禁忌。

【临床建议】配伍禁忌

炎琥宁＋依诺沙星（yanhuning+enoxacin）

【临床证据】蒋英军等[1]在临床工作中发现，炎琥宁药液（240mg溶于5%葡萄糖注射液250ml中）输注完毕，在同一输液管路继续输注依诺沙星溶液（0.4g溶于5%葡萄糖注射液250ml中）时，莫菲氏滴管内立即出现果冻样凝块。随后进行实验验证：取配制好的上述浓度的依诺沙星溶液和炎琥宁药液各10ml直接混合后，混合液立即出现肉眼可见的果冻样凝块，重复实验得到相同的结果。杨文娇[2]在临床工作中输注葡萄糖

Y

酸依诺沙星注射液（武汉远大制药，100ml/瓶）和炎琥宁溶液（珠海经济特区生物化学制药，0.4g 溶于 0.9% 氯化钠注射液 250ml 中）。当输注完依诺沙星后接续输注炎琥宁注射液时，两种液体在莫菲氏滴管中混合接触时立即出现白色浑浊，迅速停止输液，更换输液器，给予 0.9% 氯化钠注射液冲洗后再继续输注炎琥宁溶液，无浑浊、变色现象，患者未出现不良反应。作者随后进行了实验验证：①将炎琥宁 0.4g 溶于 0.9% 氯化钠注射液 250ml 中，抽取 5ml 直接与葡萄糖酸依诺沙星注射液 5ml 混合，配伍溶液立即变成白色浑浊液；②将葡萄糖酸依诺沙星注射液接输液器排气至针头，此时将溶液换为炎琥宁溶液继续输注，两种药物输液速度为每分钟 60 滴，10 分钟后输液管内液体为白色浑浊液，更换输液器继续接炎琥宁液输注，无白色浑浊现象。提示在临床和实验条件下，葡萄糖酸依诺沙星注射液和炎琥宁稀释溶液混合存在配伍禁忌。

【临床建议】配伍禁忌

盐酸吗啡 + 阿立必利（morphine hydrochloride+alizapride）

【临床证据】Vermeire 等[1]研究发现，盐酸吗啡和盐酸阿立必利（25mg/ml）在 22℃ 或 32℃ 下混合 7 天，没有出现物理方面的不相容性（可见的颜色、浑浊等）和化学方面的不稳定性（HPLC 检测药物浓度大于 90%）。提示盐酸阿立必利和盐酸吗啡不存在配伍禁忌，可以在同一容器或输液通路中混合。

【临床建议】可以配伍

盐酸吗啡 + 阿托品（morphine hydrochloride+atropine）

【临床证据】Vermeire 等[1]研究发现，盐酸吗啡和硫酸阿托品（0.25、0.5 和 1mg/ml）在 22℃ 或 32℃ 下混合 7 天，没有出现物理方面的不相容性（可见的颜色、浑浊等）和化学方面的不稳定性（HPLC 检测药物浓度大于 90%）。提示硫酸阿托品和盐酸吗啡混合不存在配伍禁忌，可以在同一容器或输液通路中混合。

【临床建议】可以配伍

盐酸吗啡 + 奥曲肽（morphine hydrochloride+octreotide）

【临床证据】Vermeire 等[1]研究发现，盐酸吗啡和乳酸奥曲肽（0.1 和 0.5mg/ml）在 22℃ 或 32℃ 下混合 7 天，没有出现物理方面的不相容性（可见的颜色、浑浊等）和化学方面的不稳定性（HPLC 检测药物浓度大于 90%）。提示乳酸奥曲肽和盐酸吗啡混合不存在配伍禁忌，可以在同一容器或输液通路中混合。

【临床建议】可以配伍

盐酸吗啡 + 布比卡因（morphine hydrochloride+bupivacaine）

【临床证据】Wulf 等[1]考察了盐酸吗啡（终浓度 6.66mg/ml）和盐酸布比卡因（终浓度 3mg/ml）在慢性疼痛患者的便携泵中室温避光混合储存 90 天的稳定性。观察混合物的外观变化，测定 pH 变化，HPLC 法测定盐酸吗啡和盐酸布比卡因的浓度变化。结果发现，混合物没有出现沉淀和颜色变化，pH 保持稳定。两种药物的浓度都保持稳定（大于初始浓度的 99%），提示在上述实验条件下两种药物混合不存在配伍禁忌。

【临床建议】可以配伍

盐酸吗啡 + 布比卡因 + 可乐定
（morphine hydrochloride+bupivacaine+clonidine）

【临床证据】Wulf 等[1]考察了盐酸吗啡（终浓度 6.66mg/ml）、盐酸布比卡因（终浓度 3mg/ml）和盐酸可乐定（终浓度 30 pg/ml）在慢性疼痛患者的便携泵中室温避光混合储存 90 天的稳定性。观察混合物的外观变化，测定 pH 变化，HPLC 法测定盐酸吗啡、盐酸布比卡因和盐酸可乐定的浓度变化。结果发现，混合物没有出现沉淀和颜色变化，pH 保持稳定。3 种药物的浓度都保持稳定（大于初始浓度的 99%），提示在上述实验条件下 3 种药物混合不存在配伍禁忌。

【临床建议】可以配伍

盐酸吗啡 + 地塞米松（morphine hydrochloride+dexamethasone）

【临床证据】Vermeire 等[1]考察了盐酸吗啡（10 和 50mg/ml）与地塞米松磷酸钠（0.83、1.67 和 3.33mg/ml）混合的稳定性。将盐酸吗啡注射液（50mg/ml）加入地塞米松磷酸钠溶液中，在 22℃下避光混合 28 天，观察外观变化，测定溶液 pH 和渗透压变化，用 HPLC 法测定药物浓度变化。结果发现，地塞米松磷酸钠和盐酸吗啡按体积比 10∶10、5∶10、1∶10 混合具有物理相容性，渗透压没有明显变化，但是混合物 pH 在存储过程中显著降低（降至 3.5~6.5）。HPLC 浓度测定结果显示地塞米松磷酸钠药物降解大于 10%。Vermeire 等[2]新近研究发现，盐酸吗啡和地塞米松磷酸钠（5mg/ml）在 22℃或 32℃下混合 7 天，没有出现物理方面的不相容性（可见的颜色、浑浊等）和化学方面的不稳定性（HPLC 检测药物浓度大于 90%）。[编者注：同一个人两个不同时期的研究得到不同的结果，与实验条件（混合时间）密切相关]。Destro 等[3]在已经证明无配伍禁忌的盐酸吗啡（< 4.70mg/ml）和酮咯酸氨丁三醇（< 1.76mg/ml）的 0.9% 氯化钠溶液中加入地塞米松磷酸钠，考察其在 25℃混合 48 小时的物理相容性。观察混合物浊度、沉淀、气体产生和颜色变化，测定 pH 变化。结

Y

果发现，盐酸吗啡（4.70mg/ml）、酮咯酸氨丁三醇（1.76mg/ml）和地塞米松磷酸钠（0.23 和 0.47mg/ml）的混合物保持澄清，无颜色变化，无气体产生，提示实验条件下盐酸吗啡和酮咯酸氨丁三醇与地塞米松磷酸钠混合具有物理相容性。[编者注：缺乏化学稳定性的结果。]

【临床建议】谨慎配伍

盐酸吗啡 + 丁溴东莨菪碱
（morphine hydrochloride+hyoscine butylbromide）

【临床证据】Vermeire 等[1]研究发现，盐酸吗啡和丁溴东莨菪碱（20mg/ml）在 22℃或 32℃下混合 7 天，没有出现物理方面的不相容性（可见的颜色、浑浊等）和化学方面的不稳定性（HPLC 检测药物浓度大于90%）。提示丁溴东莨菪碱和盐酸吗啡混合不存在配伍禁忌，可以在同一容器或输液通路中混合。Negro 等[2]考察了盐酸吗啡和丁溴东莨菪碱在0.9% 氯化钠注射液中在 25℃混合 15 天的稳定性。观察外观变化，HPLC法测定药物的浓度变化。结果发现，药物混合后外观没有明显变化，药物浓度也大于起始浓度的 92.5%。提示两药在上述实验条件下混合不存在配伍禁忌。

【临床建议】可以配伍

盐酸吗啡 + 氟哌啶醇（morphine hydrochloride+haloperidol）

【临床证据】Vermeire 等[1]考察了盐酸吗啡（10 和 50mg/ml）与乳酸氟哌啶醇（1、2.5 和 5mg/ml）混合的稳定性。将盐酸吗啡注射液（50mg/ml）加入乳酸氟哌啶醇溶液中，在 22℃下避光混合 28 天，观察外观变化，测定溶液 pH 和渗透压变化，用 HPLC 法测定药物浓度变化。结果发现，乳酸氟哌啶醇和盐酸吗啡按体积比 10：10、5：10、1：10 混合具有物理相容性，混合物的 pH 保持稳定。HPLC 测定结果显示氟哌啶醇的浓度稳定在 95% 以上，吗啡的浓度也保持在起始浓度的 99%。Negro等[2]考察了盐酸吗啡和乳酸氟哌啶醇在 0.9% 氯化钠注射液中于 25℃混合 15 天的稳定性。观察外观变化，HPLC 法测定药物的浓度变化。结果发现，药物混合后外观没有明显变化，药物浓度也大于起始浓度的92.5%。提示两药在上述实验条件下混合不存在配伍禁忌。

【临床建议】可以配伍

盐酸吗啡 + 氟哌啶醇 + 丁溴东莨菪碱
（morphine hydrochloride+haloperidol+hyoscine butylbromide）

【临床证据】Negro 等[1]考察了盐酸吗啡、乳酸氟哌啶醇和丁溴东莨菪碱在 0.9% 氯化钠注射液中于 25℃混合 15 天的稳定性。观察外观变化，

HPLC法测定3个药物的浓度。结果发现，三药混合后外观没有明显变化，药物浓度也大于起始浓度的92.5%。提示三药在上述实验条件下混合不存在配伍禁忌。

【临床建议】可以配伍

盐酸吗啡 + 甲泼尼龙
（morphine hydrochloride+methylprednisolone）

【临床证据】Vermeire 等[1]考察了盐酸吗啡（10 和 50mg/ml）与甲泼尼龙琥珀酸钠（10、50 和 100mg/ml）混合的稳定性。将盐酸吗啡注射液（50mg/ml）加入甲泼尼龙琥珀酸钠溶液中，在 22℃下避光混合 28 天，观察外观变化，测定溶液 pH 和渗透压变化，用 HPLC 法测定药物浓度变化。结果发现，甲泼尼龙琥珀酸钠和盐酸吗啡按体积比 1∶10 混合出现不相容性，混合溶液的 pH 在存储过程中显著降低（降至 3.5~6.5）。HPLC 浓度测定结果显示甲泼尼龙琥珀酸钠药物降解大于 10%。提示两药在上述实验条件下混合存在配伍禁忌。

【临床建议】配伍禁忌

盐酸吗啡 + 甲氧氯普胺
（morphine hydrochloride+metoclopramide）

【临床证据】Vermeire 等[1]研究发现，盐酸吗啡和盐酸甲氧氯普胺（5mg/ml）在 22℃或 32℃下混合 7 天，没有出现物理方面的不相容性（可见的颜色、浑浊等）和化学方面的不稳定性（HPLC 检测药物浓度大于 90%）。提示盐酸甲氧氯普胺和盐酸吗啡混合不存在配伍禁忌，可以在同一容器或输液通路中混合。

【临床建议】可以配伍

盐酸吗啡 + 可乐定（morphine hydrochloride+clonidine）

【临床证据】Wulf 等[1]考察了盐酸吗啡（终浓度 6.66mg/ml）和盐酸可乐定（终浓度 30 pg/ml）在慢性疼痛患者的便携泵中室温避光混合储存 90 天的稳定性。观察混合物的外观变化，测定 pH 变化，HPLC 法测定盐酸吗啡和盐酸可乐定的浓度变化。结果发现，混合物没有出现沉淀和颜色变化，pH 保持稳定。两种药物的浓度都保持稳定（大于初始浓度的 99%），提示在上述实验条件下两种药物混合不存在配伍禁忌。

【临床建议】可以配伍

盐酸吗啡 + 雷尼替丁（morphine hydrochloride+ranitidine）

【临床证据】Vermeire 等[1]研究发现，盐酸吗啡和盐酸雷尼替丁（25mg/ml）在 22℃或 32℃下混合 7 天，当盐酸吗啡溶液浓度大于 40mg/ml，与盐酸雷尼替丁以特定的比例混合（雷尼替丁：吗啡比值为 4/42、10/6、8/8）时出现了物理方面的不相容性，提示临床应该避免盐酸吗啡与盐酸雷尼替丁的配伍使用。

【临床建议】配伍禁忌

盐酸吗啡 + 咪达唑仑（ morphine hydrochloride+midazolam ）

【临床证据】Vermeire 等[1]考察了盐酸吗啡（10 和 50mg/ml）与盐酸咪达唑仑（1、2.5 和 5mg/ml）混合的稳定性。将盐酸吗啡注射液（50mg/ml）加入盐酸咪达唑仑溶液中，在 22℃下避光混合 28 天，观察外观变化，测定溶液 pH 和渗透压变化，用 HPLC 法测定药物浓度变化。结果发现，盐酸咪达唑仑和盐酸吗啡按体积比 10∶10、5∶10、1∶10 混合具有物理相容性，混合物的 pH 保持稳定。HPLC 测定显示咪达唑仑的浓度稳定在 95% 以上，吗啡的浓度也保持在起始浓度的 99%。提示在上述实验条件下两药混合无配伍禁忌。

【临床建议】可以配伍

盐酸吗啡 + 氢溴酸东莨菪碱

（ morphine hydrochloride+hyoscine hydrobromide ）

【临床证据】Vermeire 等[1]研究发现，盐酸吗啡和氢溴酸东莨菪碱（0.25mg/ml）在 22℃或 32℃下混合 7 天，没有出现物理方面的不相容性（可见的颜色、浑浊等）和化学方面的不稳定性（HPLC 检测药物浓度大于 90%）。提示氢溴酸东莨菪碱和盐酸吗啡不存在配伍禁忌，可以在同一容器或输液通路中混合。

【临床建议】可以配伍

盐酸吗啡 + 双氯芬酸（ morphine hydrochloride+diclofenac ）

【临床证据】临终关怀病人因无法口服，往往需要多种肠外制剂混合输注。Destro 等[1]考察了盐酸吗啡和双氯芬酸磷酸钠在氯化钠注射剂中于 25℃混合 48 小时的物理相容性。观察混合物浊度、沉淀、气体产生和颜色变化，测定 pH 变化。结果发现，双氯芬酸磷酸钠和盐酸吗啡混合后立即出现了白色沉淀，加入 0.9% 氯化钠注射剂后沉淀不溶解。提示两药混合存在配伍禁忌。

【临床建议】配伍禁忌

盐酸吗啡 + 酮咯酸（ morphine hydrochloride+ketorolac ）

【临床证据】临终关怀病人因无法口服，往往需要多种肠外制剂混合输注。Destro 等[1]考察了盐酸吗啡和酮咯酸氨丁三醇在氯化钠注射剂中于 25℃混合 48 小时的物理相容性和化学稳定性。观察混合物浊度、沉淀、气体产生和颜色变化，测定 pH 变化。通过 HPLC 法测定药物浓度变化考察化学稳定性。结果发现，盐酸吗啡（＜4.70mg/ml）和酮咯酸氨丁三醇（＜1.76mg/ml）混合后保持澄清和无色，pH 没有明显变化（＜0.2单位），没有出现气体和沉淀，两药浓度没有明显变化。但是盐酸吗啡（＞4.70mg/ml）和酮咯酸氨丁三醇（＞1.76mg/ml）混合出现了化学不稳定性。提示盐酸吗啡（＜4.70mg/ml）和酮咯酸氨丁三醇（＜1.76mg/ml）在上述实验条件下混合无配伍禁忌，但是高浓度混合存在配伍禁忌。

【临床建议】谨慎配伍

盐酸吗啡 + 酮咯酸 + 地塞米松
（morphine hydrochloride+ketorolac+dexamethasone）

【临床证据】临终关怀病人因无法口服，往往需要多种肠外制剂混合输注。Destro 等[1]在已经证明无配伍禁忌的盐酸吗啡（＜4.70mg/ml）和酮咯酸氨丁三醇（＜1.76mg/ml）的 0.9% 氯化钠混合液中加入地塞米松磷酸钠考察其在 25℃混合 48 小时的物理相容性。观察混合物浊度、沉淀、气体产生和颜色变化，测定 pH 变化。结果发现，盐酸吗啡（4.70mg/ml）、酮咯酸氨丁三醇（1.76mg/ml）和地塞米松磷酸钠（0.23 和 0.47mg/ml）的混合溶液保持澄清，无颜色变化，无气体产生，提示实验条件下盐酸吗啡和酮咯酸氨丁三醇与地塞米松磷酸钠混合具有物理相容性。[编者注：无化学稳定性研究资料。]

【临床建议】谨慎配伍

盐酸吗啡 + 酮咯酸 + 丁溴东莨菪碱
（morphine hydrochloride+ketorolac+hyoscine butylbromide）

【临床证据】临终关怀病人因无法口服，往往需要多种肠外制剂混合输注。Destro 等[1]在已经证明无配伍禁忌的盐酸吗啡（＜4.70mg/ml）和酮咯酸氨丁三醇（＜1.76mg/ml）的 0.9% 氯化钠混合液中加入丁溴东莨菪碱考察其在 25℃混合 48 小时的物理相容性。观察混合物浊度、沉淀、气体产生和颜色变化，测定 pH 变化。结果发现，盐酸吗啡（4.70mg/ml）、酮咯酸氨丁三醇（1.76mg/ml）和丁溴东莨菪碱（5.88mg/ml）的混合溶液保持澄清，无颜色变化，无气体产生，提示实验条件下盐酸吗啡和酮咯酸氨丁三醇与丁溴东莨菪碱混合具有物理相容性。[编者注：无化学稳定性研究资料。]

【临床建议】谨慎配伍

Y

盐酸吗啡 + 酮咯酸 + 氟哌啶醇

（morphine hydrochloride+ketorolac+haloperidol）

【临床证据】临终关怀病人因无法口服，往往需要多种肠外制剂混合输注。Destro 等[1]在已经证明无配伍禁忌的盐酸吗啡（< 4.70mg/ml）、酮咯酸氨丁三醇（< 1.76mg/ml）的 0.9% 氯化钠混合液中加入乳酸氟哌啶醇考察其在 25℃混合 48 小时的物理相容性。观察混合物浊度、沉淀、气体产生和颜色变化，测定 pH 变化。结果发现，盐酸吗啡（< 4.70mg/ml）、酮咯酸氨丁三醇（< 1.76mg/ml）和乳酸氟哌啶醇（0.12mg/ml）混合物保持澄清，无颜色变化，无气体产生，但是与 0.23mg/ml 乳酸氟哌啶醇混合后出现乳白色浑浊。提示盐酸吗啡和酮咯酸氨丁三醇与低浓度乳酸氟哌啶醇混合具有物理相容性，和高浓度（0.23mg/ml）的乳酸氟哌啶醇混合存在配伍禁忌。

【临床建议】谨慎配伍

盐酸吗啡 + 酮咯酸 + 甲氧氯普胺

（morphine hydrochloride+ketorolac+metoclopramide）

【临床证据】临终关怀病人因无法口服，往往需要多种肠外制剂混合输注。Destro 等[1]在已经证明无配伍禁忌的盐酸吗啡（4.70mg/ml）和酮咯酸氨丁三醇（1.76mg/ml）的 0.9% 氯化钠混合液中加入盐酸甲氧氯普胺考察其在 25℃混合 48 小时的物理相容性。观察混合物浊度、沉淀、气体产生和颜色变化，测定 pH 变化。结果发现，盐酸吗啡（4.70mg/ml）、酮咯酸氨丁三醇（1.76mg/ml）和盐酸甲氧氯普胺（1.18mg/ml）混合物保持澄清，无颜色变化，无气体产生，但是与 1.76mg/ml 盐酸甲氧氯普胺混合 48 小时后出现沉淀。提示盐酸吗啡和酮咯酸氨丁三醇与低浓度盐酸甲氧氯普胺混合具有物理相容性，和高浓度（1.76mg/ml）的盐酸甲氧氯普胺混合存在配伍禁忌。

【临床建议】谨慎配伍

氧氟沙星 + 利巴韦林（ofloxacin+ribavirin）

【临床证据】陆卫英[1]模拟临床条件考察了氧氟沙星（100ml ∶ 0.2g）与 2ml 的三氮唑核苷（即利巴韦林，100mg/ml）注射液配伍的稳定性，测定药物含量的变化、pH 以及外观变化。结果发现，室温下混合 6 小时内，混合液中药物终浓度都在起始浓度的 97.0% 以上，混合物的外观和 pH 均未发生明显变化。结果提示氧氟沙星与利巴韦林注射液在上述实验条件下混合 6 小时内不存在配伍禁忌。

【临床建议】可以配伍

依达拉奉 + 氨基酸（edaravone+amino acid）

【临床证据】［药品说明书］"不可和高能量输液、氨基酸制剂混合或由同一通道静脉滴注，混合后可致依达拉奉的浓度降低。"

【临床建议】配伍禁忌

依达拉奉 + 苯妥英钠（edaravone+phenytoin sodium）

【临床证据】［药品说明书］本品（依达拉奉）"与抗癫痫药物地西泮、苯妥英钠等混合产生浑浊；与坎利酸钾混合产生浑浊"。

【临床建议】配伍禁忌

依达拉奉 + 地西泮（edaravone+diazepam）

【临床证据】［药品说明书］本品（依达拉奉）"与抗癫痫药物地西泮、苯妥英钠等混合产生浑浊；与坎利酸钾混合产生浑浊"。

【临床建议】配伍禁忌

依达拉奉 + 坎利酸钾（edaravone+potassium canrenoate）

【临床证据】［药品说明书］本品（依达拉奉）"与抗癫痫药物地西泮、苯妥英钠等混合产生浑浊；与坎利酸钾混合产生浑浊"。

【临床建议】配伍禁忌

依达拉奉 + 氯化钠（edaravone+sodium chloride）

【临床证据】［药品说明书］"本品原则上必须用生理盐水［编者注：氯化钠注射液］稀释，与各种含有糖分的输液混合时，可使依达拉奉的浓度降低。"

【临床建议】可以配伍

依达拉奉 + 葡萄糖（edaravone+dextrose）

【临床证据】［药品说明书］"本品原则上必须用生理盐水稀释，与各种含有糖分的输液混合时，可使依达拉奉的浓度降低。"

【临床建议】配伍禁忌

依达拉奉 + 头孢呋辛（edaravone+cefuroxime）

【临床证据】韦敏等[1]考察了依达拉奉注射液（南京先声东元制药，5ml∶10mg）与头孢呋辛（上海新亚药业，2.5g/支）注射液配伍的稳定性和相容性。模拟临床依达拉奉的用量，将 30mg 依达拉奉与头孢呋辛注射溶液（2.5g 溶于 0.9% 氯化钠注射液 250ml 中配伍。配伍溶液在 25℃下放置 8 小时，分别在 0、1、2、3、4、5、6、8 小时观察配伍溶液的外观变化，测定 pH 变化，采用 HPLC 法测定药物含量变化（以 0 时为 100%）。结果发现，配伍溶液在各时间点外观均无色、澄明，未见结晶、沉淀、变色现象；配伍溶液 pH 无明显变化；依达拉奉注射液与头孢呋辛输液配伍在 3 小时内是稳定的（百分含量＞95.71%），基本能保持有效含量；但是超过 3 小时后依达拉奉含量下降较多，已不能供临床治疗使用；在 5 小时内头孢呋辛含量（＞95%）符合规定要求。作者认为在实验条件下依达拉奉注射液与头孢呋辛 0.9% 氯化钠注射液混合至少可以配伍 3 小时。[**编者注：该研究未考察配伍溶液不溶性微粒数的变化及是否符合《中国药典》规定，建议谨慎配伍。**]

【临床建议】谨慎配伍

依达拉奉 + 头孢拉定（edaravone+cephradine）

【临床证据】韦敏等[1]考察了依达拉奉注射液（南京先声东元制药，5ml：10mg）与头孢拉定（中诺药业石家庄）注射液配伍的稳定性和相容性。模拟临床依达拉奉的用量，将 30mg 依达拉奉分别与头孢拉定注射液（2.0g 溶于 0.9% 氯化钠注射液 250ml 中）配伍。配伍溶液在 25℃下放置 8 小时，分别在 0、1、2、3、4、5、6、8 小时观察配伍溶液的外观变化，测定 pH 变化，采用 HPLC 法测定药物含量变化（以 0 时为 100%）。结果发现，配伍溶液在各时间点外观均无色、澄明，未见结晶、沉淀、变色现象；配伍溶液 pH 无明显变化；依达拉奉注射液与头孢拉定输液配伍在 3 小时内是稳定的（百分含量＞95.71%），基本能保持有效含量；但是超过 3 小时后依达拉奉含量下降较多，已不能供临床治疗使用；在 5 小时内头孢拉定百分含量（＞95%）符合规定要求。作者认为在实验条件下依达拉奉注射液与头孢拉定 0.9% 氯化钠注射液混合至少可以配伍 3 小时。[**编者注：该研究未考察配伍溶液不溶性微粒数的变化及是否符合《中国药典》规定，建议谨慎配伍。**]

【临床建议】谨慎配伍

依达拉奉 + 头孢曲松（edaravone+ceftriaxone）

【临床证据】韦敏等[1]考察了依达拉奉注射液（南京先声东元制药，5ml：10mg）与头孢曲松（中诺药业石家庄，1.0g/ 支）注射液配伍的稳定性和相容性。模拟临床依达拉奉的用量，将 30mg 依达拉奉分别与头孢曲松注射液（2.0g 溶于 0.9% 氯化钠注射液 250ml 中）配伍。配伍溶液在 25℃下放置 8 小时，分别在 0、1、2、3、4、5、6、8 小时观察配伍溶液的外观变化，测定 pH 变化，采用 HPLC 法测定药物含量变化（以 0 时为 100%）。结果发现，配伍溶液在各时间点外观均无色、澄明，未见结晶、沉淀、变色现象；配伍溶液 pH 无明显变化；依达拉奉注射液与头孢曲松输液配伍在 3 小时内是稳定的（百分含量＞95.71%），基本能保持有效含量；但是超过 3 小时后依达拉奉含量下降较多，已不能供临床治疗使用；

在 5 小时内头孢曲松含量（＞95%）符合规定要求。作者认为在实验条件下依达拉奉注射液与头孢曲松 0.9% 氯化钠注射液混合至少可以配伍 3 小时。[编者注：该研究未考察配伍溶液不溶性微粒数的变化及是否符合《中国药典》规定，建议谨慎配伍。]

【临床建议】谨慎配伍

依达拉奉 + 头孢噻肟（edaravone+cefotaxime）

【临床证据】韦敏等[1] 考察了依达拉奉注射液（南京先声东元制药，5ml∶10mg）与头孢噻肟钠（上海新哑药业）注射液配伍的稳定性和相容性。模拟临床依达拉奉的用量，将 30mg 依达拉奉分别与头孢噻肟钠注射液（2.0g 溶于 0.9% 氯化钠注射液 250ml 中）配伍。配伍溶液在 25℃下放置 8 小时，分别在 0、1、2、3、4、5、6、8 小时观察配伍溶液的外观变化，测定 pH 变化，采用 HPLC 法测定药物含量变化（以 0 时为 100%）。结果发现，配伍溶液在各时间点外观均无色、澄明，未见结晶、沉淀、变色现象；配伍溶液 pH 无明显变化；依达拉奉注射液与头孢噻肟钠输液配伍在 3 小时内是稳定的（百分含量＞95.71%），基本能保持有效含量；但是超过 3 小时后依达拉奉含量下降较多，已不能供临床治疗使用；在 5 小时内头孢噻肟含量（＞95%）符合规定要求。作者认为在实验条件下依达拉奉注射液与头孢噻肟钠 0.9% 氯化钠注射液混合至少可以配伍 3 小时。[编者注：该研究未考察配伍溶液不溶性微粒数的变化及是否符合《中国药典》规定，建议谨慎配伍。]

【临床建议】谨慎配伍

依达拉奉 + 头孢他啶（edaravone+ceftazidime）

【临床证据】韦敏等[1] 考察了依达拉奉注射液（南京先声东元制药，5ml∶10mg）与头孢他啶（海口康力元制药，1.5g/ 支）注射溶液配伍的稳定性和相容性。模拟临床依达拉奉的用量，将 30mg 依达拉奉分别与头孢他啶注射溶液（3.0g 溶于 0.9% 氯化钠注射液 250ml 中）配伍。配伍溶液在 25℃下放置 8 小时，分别在 0、1、2、3、4、5、6、8 小时观察配伍溶液的外观变化，测定 pH 变化，采用 HPLC 法测定药物含量变化（以 0 时为 100%）。结果发现，配伍溶液在各时间点外观均无色、澄明，未见结晶、沉淀、变色现象；配伍溶液 pH 无明显变化；依达拉奉注射液与头孢他啶输液配伍在 3 小时内是稳定的（百分含量＞95.71%），基本能保持有效含量；但是超过 3 小时后依达拉奉注射液含量下降较多，已不能供临床治疗使用；在 5 小时内头孢他啶含量（＞95%）符合规定要求。作者认为在实验条件下依达拉奉注射液与头孢他啶 0.9% 氯化钠注射溶液混合

Y

至少可以配伍 3 小时。[编者注：该研究未考察配伍溶液不溶性微粒数的变化及是否符合《中国药典》规定，建议谨慎配伍。]

【临床建议】谨慎配伍

伊立替康 + 表柔比星（irinotecan+ epirubicin）

【临床证据】Ozdemir 等[1]研究发现，将盐酸伊立替康和盐酸表柔比星注射液混合到相同的输液中，混合溶液没有明显的气泡、沉淀和颜色改变等物理方面的不相容性，pH 保持稳定，但是采用分光光度法观察到化学方面的不相容性。当盐酸表柔比星和盐酸伊立替康的分子比为 2 : 1 时有最大的化学反应，这种化学反应出现在混合瞬间，一旦反应完成，24 小时内没有可见的或分光光度方面的变化，提示两药存在配伍禁忌。由于这个化学反应对疗效的影响未知，临床应该避免配伍。

【临床建议】配伍禁忌

依那普利拉 + 多巴胺（enalaprilat+dopamine）

【临床证据】Schaaf 等[1]考察了依那普利拉和多巴胺在 5% 葡萄糖注射液中于室温下混合 24 小时后的物理相容性和化学稳定性。结果发现，依那普利拉和多巴胺混合后无外观和颜色的变化，药物浓度也没有明显改变。提示两药在上述实验条件下混合不存在配伍禁忌。

【临床建议】可以配伍

依那普利拉 + 多巴酚丁胺（enalaprilat+dobutamine）

【临床证据】Schaaf 等[1]考察了依那普利拉和多巴酚丁胺在 5% 葡萄糖注射液中于室温下混合 24 小时后的物理相容性和化学稳定性。结果发现，依那普利拉和多巴酚丁胺混合后无外观和颜色的变化，药物浓度也没有明显改变。提示两药在上述实验条件下混合不存在配伍禁忌。

【临床建议】可以配伍

依那普利拉 + 肝素（enalaprilat+heparin）

【临床证据】Schaaf 等[1]考察了依那普利拉和肝素钠在 5% 葡萄糖注射液中于室温下混合 24 小时后的物理相容性和化学稳定性。结果发现，依那普利拉和肝素钠混合后无外观和颜色的变化，药物浓度也没有明显改变。提示两药在上述实验条件下混合不存在配伍禁忌。

【临床建议】可以配伍

依那普利拉 + 硝普钠（enalaprilat+nitroprusside）

【临床证据】Schaaf 等[1]考察了依那普利拉和硝普钠在 5% 葡萄糖注射液中室温混合 24 小时后的物理相容性和化学稳定性。结果发现，依那普利拉和硝普钠混合后无外观和颜色的变化，药物浓度也没有明显改变。

提示两药在上述实验条件下混合不存在配伍禁忌。

【临床建议】可以配伍

依那普利拉 + 硝酸甘油（enalaprilat+nitroglycerin）

【临床证据】Schaaf 等[1]考察了依那普利拉和硝酸甘油在 5% 葡萄糖注射液中于室温混合 24 小时后的物理相容性和化学稳定性。结果发现，依那普利拉和硝酸甘油混合后无外观和颜色的变化，药物浓度也没有明显改变。提示两药在上述实验条件下混合不存在配伍禁忌。

【临床建议】可以配伍

依诺沙星 + 丹参酮ⅡA（enoxacin+tanshinone ⅡA）

【临床证据】朱小青[1]在临床工作中输注丹参酮ⅡA 磺酸钠注射液（40mg 溶于 5% 葡萄糖注射液 250ml 中）完毕后，接续输注依诺沙星注射液（0.2g 溶于 5% 葡萄糖注射液 100ml 中），当两种液体在莫菲氏滴管中混合时，输液器内管腔呈现红棕色絮状浑浊。立即停止输液，更换输液器后液体清澈、透明，患者无不良反应。作者随后进行了实验验证：将丹参酮ⅡA 磺酸钠注射液（2ml：10mg）40mg 溶于 5% 葡萄糖注射液 250ml 中（红色澄明液体），将依诺沙星注射液 0.2g 溶于 5% 葡萄糖注射液 100ml 中（无色或微黄色的澄明液体）。用一次性注射器分别抽取上述两种注射溶液各 10ml 直接混合，注射器内红色澄明液出现乳白色浑浊物，5 分钟后注射器内药液呈现红棕色，红棕色絮状沉淀物吸附在注射器上。提示在临床和实验条件下，丹参酮ⅡA 磺酸钠注射液和依诺沙星稀释溶液混合存在配伍禁忌。

【临床建议】配伍禁忌

依诺沙星 + 呋苄西林（enoxacin+furbenicillin）

【临床证据】汪宇等[1]在临床工作中发现，注射用呋苄西林钠（3g 溶于 0.9% 氯化钠注射液 100ml 中）输注完毕后，经同一输液通路继续输注葡萄糖酸依诺沙星（0.2g 溶于 5% 葡萄糖注射液 250ml 中）时，输液管内出现白色絮状浑浊。随后进行了验证实验：按配制好上述浓度的呋苄西林钠和葡萄糖酸依诺沙星溶液各取 2ml 直接在注射器中混合后，注射器内混合液立刻出现白色絮状浑浊，剧烈振摇放置 24 小时后仍为絮状浑浊。临床观察和实验结果提示两药在上述条件下混合存在配伍禁忌。

【临床建议】配伍禁忌

依诺沙星 + 青霉素（enoxacin+penicillin）

【临床证据】范金球[1]将葡萄糖酸依诺沙星 0.2g 溶于 5% 葡萄糖注射液 250ml 中，将青霉素钠 480 万 IU 溶于 0.9% 氯化钠注射液 100ml 中，模拟临床静脉滴注过程。葡萄糖酸依诺沙星输注一段时间后，在同一输液管路继续输注青霉素钠时，输液器内出现白色浑浊现象，继而出现白色絮状沉淀。后将青霉素钠直接用注射用水溶解后，在滴注葡萄糖酸依诺沙星的莫菲氏滴管中加入青霉素钠，莫菲氏滴管内出现白色絮状物。实验结果提示两药在上述实验条件下混合存在配伍禁忌。

【临床建议】配伍禁忌

依替米星 + 复方甘草酸苷（etimicin+compound glycyrrhizin）

【临床证据】李慧敏等[1]在临床工作中发现，当硫酸依替米星溶液（100mg 溶于 0.9% 氯化钠注射液 100ml 中）输注完毕，在同一输液管路继续输注复方甘草酸苷溶液（160mg 溶于 5% 葡萄糖注射液 100ml 中）时，输液管内即刻呈现白色浑浊。随后进行了验证实验：注射用硫酸依替米星 100mg 用 0.9% 氯化钠注射液 100ml 溶解，注射用复方甘草酸苷 160mg 溶于 5% 葡萄糖注射液 100ml 中，分别取配制好的依替米星溶液 5ml 和复方甘草酸苷溶液 5ml 直接混合后，注射器内呈现白色浑浊，并有絮状物析出，24 小时后出现白色沉淀。临床观察和实验结果提示两药在上述条件下混合存在配伍禁忌。

【临床建议】配伍禁忌

依替米星 + 头孢匹胺（etimicin+cefpiramide）

【临床证据】徐娟[1]在临床工作中发现，硫酸依替米星氯化钠注射液（海南爱科制药）100ml 静脉输注完毕后，在同一输液管路连续输注头孢匹胺钠（山西省大恒药业，2g 溶于 0.9% 氯化钠注射液 250ml 中）时，莫菲氏滴管内液体出现乳白色浑浊及絮状物。随后进行了验证实验：将注射用头孢匹胺钠 2g 溶于 0.9% 氯化钠注射液 250ml 中，取 10ml 与硫酸依替米星氯化钠注射液 10ml 直接在干燥试管内混合后，立即出现白色浑浊及絮状物，放置 24 小时后出现沉淀。临床观察和实验结果提示两药在上述条件下混合存在配伍禁忌。

【临床建议】配伍禁忌

依替米星 + 异甘草酸镁
（etimicin+magnesium isoglycyrrhizinate）

【临床证据】李华芳[1]在临床工作中发现，输注硫酸依替米星氯化钠注射液（海南爱科制药）100ml（0.3g）完毕后，在同一管路接续输注异甘草酸镁溶液（正大天晴药业集团，200mg 溶于果糖注射液 500ml）时，当硫酸依替米星残余液体与异甘草酸镁注射液在管路中混合时，输液管内即刻出现白色浑浊，立即停止输液，更换输液管并观察病情变化，患者未发生输液不良反应。作者随后进行了实验验证：按临床用法和用量，用20ml 注射器抽取硫酸依替米星氯化钠注射液 5ml，与果糖注射液 5ml 混合后为无色澄明液体。将异甘草酸镁注射液 200mg 溶于果糖注射液 500ml 中，再用 20ml 注射器抽吸稀释液 5ml，与前述依替米星果糖混合溶液 5ml 直接混合，结果发现注射器内出现白色浑浊现象，摇晃后无改变，7 分钟后出现细小颗粒悬浮物。更换两种药物抽取顺序，重复多次，实验结果相同。提示在临床和实验条件下，硫酸依替米星氯化钠注射液和异甘草酸镁注射液混合存在配伍禁忌。

【临床建议】配伍禁忌

依托泊苷 + 阿糖胞苷 + 柔红霉素
（ etoposide+cytarabine+daunorubicine ）

【临床证据】Chevrier 等[1]考察了依托泊苷、阿糖胞苷和柔红霉素 3 种抗肿瘤药物在 5% 葡萄糖注射液中混合的稳定性。依托泊苷和阿糖胞苷的浓度通过 HPLC 方法测定，柔红霉素的浓度通过可见光分光光度计法测定。结果发现，三者混合后无明显外观变化，药物浓度没有显著变化，提示实验条件下 3 种药物混合不存在配伍禁忌。

【临床建议】可以配伍

依托泊苷 + 丙氯拉嗪（ etoposide+prochlorperazine ）

【临床证据】Trissel 等[1]考察了磷酸依托泊苷和乙二磺酸丙氯拉嗪在 Y 型输液管路中配伍的物理相容性。磷酸依托泊苷溶于 5% 葡萄糖注射液或 0.9% 氯化钠注射液中配制成 5mg/ml 浓度，取 5ml 与 5ml 乙二磺酸丙氯拉嗪混合 4 小时，然后在普通日光灯或廷德尔光下观察沉淀和浑浊情况，并测定浊度。结果发现，磷酸依托泊苷和乙二磺酸丙氯拉嗪混合后出现了浊度增加颗粒形成或沉淀，提示两药混合存在配伍禁忌，临床应该避免在同一容器或同一通路中混合输注。

【临床建议】配伍禁忌

依托泊苷 + 长春地辛 + 吡柔比星
（ etoposide+vindesine+pirarubicin ）

【临床证据】刘秀兰等[1]考察了依托泊苷注射液（江苏恒瑞医药，5ml：0.1g）、注射用吡柔比星（深圳万乐药业，20mg/ 支）和长春地辛（杭州民生药业，1mg/ 支）3 种化疗药物直接配伍的相容性和稳定性。模拟临床用量并以患者体表面积（1.75m²）计算用药剂量，即依托泊苷注射液 4.375ml、注射用吡柔比星 26mg、长春地辛 1.75mg 依次溶解在 0.9% 氯化钠注射液 500ml 中。配伍溶液分别在 25℃或 4℃放置 36 小时，在 2、4、

Y

6、12、18、24、36 小时观察配伍溶液的外观，检测 pH 和不溶性微粒数量变化，采用 HPLC 法测定配伍溶液中依托泊苷、长春地辛、吡柔比星的含量。结果发现，配伍溶液在 25℃和 4℃下能够稳定 36 小时，外观无变化，pH 和不溶性微粒含量无明显变化，符合《中国药典》规定。依托泊苷、长春地辛、吡柔比星的含量变化范围在 ±5% 以内。提示实验条件下依托泊苷注射液与注射用长春地辛、吡柔比星的氯化钠注射溶液混合可以配伍至少 36 小时。

【临床建议】可以配伍

依托泊苷 + 长春地辛 + 表阿霉素
（etoposide+vindesine+epirubicin）

【临床证据】石金芳等[1]考察了依托泊苷注射液（江苏恒瑞医药，5ml：0.1g）、注射用表阿霉素（海正辉瑞药业，20mg/ 支）和长春地辛（杭州民生药业，1mg/ 支）3 种化疗药物直接配伍的相容性和稳定性。模拟临床用量并以患者体表面积（1.75m²）计算用药剂量，即依托泊苷注射液 4.325ml、注射用表阿霉素 51.9mg、长春地辛 1.0mg 依次溶解在 0.9% 氯化钠注射液 500ml 中。配伍溶液分别在 25℃或 4℃放置 48 小时，在 2、4、6、12、18、24、36、48 小时观察配伍溶液的外观，检测 pH 和不溶性微粒数量变化，采用 HPLC 法测定配伍溶液中依托泊苷、长春地辛、表阿霉素的含量。结果发现，配伍溶液在 25℃和 4℃下能够稳定 48 小时，外观无变化，pH 和不溶性微粒含量无明显变化，符合《中国药典》规定。依托泊苷、长春地辛、表阿霉素的含量变化范围在 ±5% 以内。提示实验条件下依托泊苷注射液与注射用长春地辛、表阿霉素的氯化钠注射溶液混合可以配伍至少 48 小时。

【临床建议】可以配伍

依托泊苷 + 长春新碱 + 多柔比星
（etoposide+vincristine+doxorubicin）

【临床证据】孙尧等[1]考察了依托泊苷注射液（江苏恒瑞医药，5ml：0.1g）、注射用多柔比星（浙江海正药业，10mg/ 支）和注射用硫酸长春新碱（浙江海正药业，1mg/ 支）3 种化疗药物配伍的相容性和稳定性。模拟临床用量，分别取注射用多柔比星、长春地辛适量溶于无菌注射用水，然后取依托泊苷注射液和上述两种注射液适量依次稀释于 0.9% 氯化钠注射液 100ml 中，得到最终质量浓度分别为 175、35 和 1.4μg/ml。配伍溶液在室温 25℃避光或不避光的情况下放置 36 小时，在 0、6、12、18、24、36 小时观察配伍溶液的外观，检测 pH 和不溶性微粒数量变化，采用

HPLC 法测定配伍溶液中依托泊苷、长春新碱、多柔比星的含量。结果发现，配伍溶液在室温下能够稳定 36 小时，外观无变化，pH 和不溶性微粒含量无明显变化，符合《中国药典》规定。依托泊苷、长春新碱、多柔比星的含量变化范围在 ±5% 以内。提示实验条件下依托泊苷注射液与注射用长春新碱、多柔比星的氯化钠注射溶液混合可以配伍至少 36 小时。

【临床建议】可以配伍

依托泊苷 + 甲泼尼龙（etoposide+methylprednisolone）

【临床证据】Trissel 等[1]考察了磷酸依托泊苷和琥珀酸钠甲泼尼龙在 Y 型输液管路中配伍的物理相容性。磷酸依托泊苷溶于 5% 葡萄糖注射液或 0.9% 氯化钠注射液中配制成 5mg/ml 浓度，取 5ml 与 5ml 琥珀酸钠甲泼尼龙混合 4 小时，然后在普通日光灯或廷德尔光下观察沉淀和浑浊情况，并测定浊度。结果发现，磷酸依托泊苷和琥珀酸钠甲泼尼龙混合后出现了浊度增加、颗粒形成或沉淀，提示两药混合存在配伍禁忌，临床应该避免在同一容器或同一通路中混合输注。

【临床建议】配伍禁忌

依托泊苷 + 两性霉素 B（etoposide+amphotericin B）

【临床证据】Trissel 等[1]考察了磷酸依托泊苷和两性霉素 B 在 Y 型输液管路中配伍的物理相容性。将磷酸依托泊苷溶于 5% 葡萄糖注射液或 0.9% 氯化钠注射液中配制成 5mg/ml 浓度，取 5ml 与 5ml 两性霉素 B 混合 4 小时，然后在普通日光灯或廷德尔光下观察沉淀和浑浊情况，并测定浊度。结果发现，磷酸依托泊苷和两性霉素 B 混合后出现了浊度增加、颗粒形成或沉淀，提示两药混合存在配伍禁忌，临床应该避免在同一容器或同一通路中混合输注。

【临床建议】配伍禁忌

依托泊苷 + 氯丙嗪（etoposide+chlorpromazine）

【临床证据】Trissel 等[1]考察了磷酸依托泊苷和盐酸氯丙嗪在 Y 型输液管路中配伍的物理相容性。将磷酸依托泊苷溶于 5% 葡萄糖注射液或 0.9% 氯化钠注射液中配制成 5mg/ml 浓度，取 5ml 与 5ml 盐酸氯丙嗪混合 4 小时，然后在普通日光灯或廷德尔光下观察沉淀和浑浊情况，并测定浊度。结果发现，磷酸依托泊苷和盐酸氯丙嗪混合后出现了浊度增加、颗粒形成或沉淀，提示两药混合存在配伍禁忌，临床应该避免在同一容器或同一通路中混合输注。

【临床建议】配伍禁忌

依托泊苷 + 丝裂霉素（etoposide+mitomycin）

【临床证据】Trissel 等[1]考察了磷酸依托泊苷和丝裂霉素在 Y 型输液管路中配伍的物理相容性。将磷酸依托泊苷溶于 5% 葡萄糖注射液或 0.9% 氯化钠注射液中配制成 5mg/ml 浓度，取 5ml 与 5ml 的丝裂霉素混合 4 小时，然后在普通日光灯或廷德尔光下观察沉淀和浑浊情况，并测定浊度。结果发现，磷酸依托泊苷和丝裂霉素混合后出现了浊度增加、颗粒形成或沉淀，提示两药混合存在配伍禁忌，临床应该避免在同一容器或同一通路中混合输注。

【临床建议】配伍禁忌

依托泊苷 + 头孢吡肟（etoposide+cefepime）

【临床证据】Trissel 等[1]考察了磷酸依托泊苷和盐酸头孢吡肟在 Y 型输液管路中配伍的物理相容性。将磷酸依托泊苷溶于 5% 葡萄糖或 0.9% 氯化钠注射液中配制成 5mg/ml 浓度，取 5ml 与 5ml 的盐酸头孢吡肟混合 4 小时，然后在普通日光灯或廷德尔光下观察沉淀和浑浊情况，并测定浊度。结果发现，磷酸依托泊苷和盐酸头孢吡肟混合后出现了浊度增加、颗粒形成或沉淀，提示两药混合存在配伍禁忌，临床应该避免在同一容器或同一通路中混合输注。

【临床建议】配伍禁忌

依托泊苷 + 亚胺培南西司他丁（etoposide+imipenem cilastatin）

【临床证据】Trissel 等[1]考察了磷酸依托泊苷和亚胺培南西司他丁钠在 Y 型输液管路中配伍的物理相容性。磷酸依托泊苷溶于 5% 葡萄糖注射液或 0.9% 氯化钠注射液中配制成 5mg/ml 浓度，取 5ml 与 5ml 的亚胺培南西司他丁钠混合 4 小时，然后在普通日光灯或廷德尔光下观察沉淀和浑浊情况，并测定浊度。结果发现，磷酸依托泊苷和亚胺培南西司他丁钠混合后出现了浊度增加、颗粒形成或沉淀，提示两药混合存在配伍禁忌，临床应该避免在同一容器或同一通路中混合输注。

【临床建议】配伍禁忌

胰岛素 + 川芎嗪（insulin+ligustrazine）

【临床证据】王桂芝等[1]在临床工作中经常静脉输注 5% 葡萄糖注射液 250ml+ 盐酸川芎嗪注射液 80mg+ 胰岛素注射液 4U。因此模拟临床治疗情况考察了胰岛素注射液（江苏万邦生化医药）与川芎嗪注射液（黑龙江格润药业，2ml：40mg）在 5% 葡萄糖注射液中配伍的稳定性和相容性。将胰岛素注射液 4U 溶于 5% 葡萄糖注射液 250ml 中（A 液），将川芎嗪注射液 80mg 溶于 5% 葡萄糖注射液 250ml 中（B 液），将胰岛素注射液 4U

和川芎嗪注射液 80mg 依次溶于 5% 葡萄糖注射液 250ml 中（C 液）。3 种溶液室温下放置 8 小时，每隔 1 小时观察溶液外观变化，测定 pH 和不溶性微粒数量变化，采用 HPLC 法测定胰岛素和川芎嗪含量变化。结果发现，3 种配伍溶液在 8 小时内均为澄清溶液，无可见异物；配伍溶液不溶性微粒数量无明显变化，符合《中国药典》规定；pH 无明显变化；配伍溶液（C 液）及对照溶液（B 液）中川芎嗪的含量无明显变化，8 小时时其相对含量均 > 98%。但是随着时间延长，胰岛素含量逐渐减少，4 小时后降低超过 10%，但是配伍溶液（C 液）与对照溶液（A 液）中胰岛素含量无明显变化。提示在实验条件下，胰岛素注射液和盐酸川芎嗪注射液在 5% 葡萄糖注射液中可以配伍至少 4 小时。

【临床建议】可以配伍

胰岛素 + 红花（insulin+honghua）

【临床证据】王桂芝等[1] 在临床工作中经常执行医嘱 5% 葡萄糖注射液 250ml+ 红花注射液 15ml+ 胰岛素注射液 4U 静脉滴注。因此模拟临床治疗情况，考察了胰岛素注射液（江苏万邦生化医药）与红花注射液（太原华卫药业）在 5% 葡萄糖注射液中配伍的稳定性和相容性。将胰岛素注射液 4U 溶于 5% 葡萄糖注射液 250ml 中（A 液），将红花注射液 15ml 溶于 5% 葡萄糖注射液 250ml 中（B 液），将胰岛素注射液 4U 和红花注射液 15ml 依次溶于 5% 葡萄糖注射液 250ml 中（C 液）。三种溶液室温下放置 8 小时，每隔 1 小时观察溶液外观变化，测定 pH 和不溶性微粒数量变化，采用 HPLC 法测定胰岛素和红花主要成分含量变化。结果发现，3 种配伍溶液在 8 小时内均为澄清溶液，无可见异物；配伍溶液不溶性微粒数量无明显变化，符合《中国药典》规定;pH 无明显变化；配伍溶液（C 液）及对照溶液（B 液）中羟基红花黄色素 A 含量无明显变化，8 小时时其相对含量均 > 98%。但是随着时间延长，胰岛素含量逐渐减少，4 小时后降低超过 10%，但是配伍溶液（C 液）与对照溶液（A 液）中胰岛素含量无明显变化。提示在实验条件下，胰岛素注射液和红花注射液在 5% 葡萄糖注射液中可以配伍至少 4 小时。

【临床建议】可以配伍

胰岛素 + 黄芪（insulin+huangqi）

【临床证据】胡海涛等[1] 在临床工作中经常遇到将 5% 葡萄糖注射液 250ml+ 黄芪注射液 10ml（2 支）+ 胰岛素注射液 4U 混合静脉滴注的情况，因此模拟临床用药条件考察了胰岛素注射液与黄芪注射液在 5% 葡萄糖注射液中配伍的稳定性和相容性。将胰岛素注射液 (江苏万邦生化医药）

Y

4U 溶于 5% 葡萄糖注射液 250ml 中（A 液），将黄芪注射液（正大青春宝药业）10ml（2 支）稀释于 5% 葡萄糖注射液 250ml 中（B 液），将胰岛素注射液 4U 和黄芪注射液 10ml 依次稀释于同一 5% 葡萄糖注射液 250ml 中（C 液），然后在室温下放置 8 小时，每隔 1 小时进行外观观察，比较 3 种配伍溶液 pH 变化和不溶性微粒含量变化。测定 A、B、C 液的胰岛素及黄芪注射剂的含量变化。结果发现，8 小时内 B 液与 C 液均为浅黄色，2 组液体均澄清，无可见异物，B 液与 C 液颜色随时间变化均无明显变化；配伍溶液 pH 差异、不溶性微粒数量差异均无统计学意义。8 小时内胰岛素峰面积变化差异无统计学意义，黄芪含量百分比也保持稳定。提示在实验条件下，胰岛素注射液与黄芪注射液在 5% 葡萄糖注射液中可以配伍至少 8 小时。

【临床建议】可以配伍

胰岛素 + 肌苷（insulin+inosine）

【临床证据】于宏等[1]在临床输液时发现，5% 葡萄糖注射液（大连金港制药）500ml+ 氯化钾注射液（湖南洞庭药业）15ml+ 胰岛素（徐州万邦生化制药）6U+ 肌苷注射液（山东泗水制药）0.4g+ 酚磺乙胺注射液（山东泗水制药）2.0g 混合输注近 3 小时剩余液体 100ml 时，剩余液体变成微红色。随后模拟临床条件做了 6 组配伍实验：① 5% 葡萄糖注射液 500ml+ 酚磺乙胺注射液 2.0g；② 5% 葡萄糖注射液 500ml+ 肌苷注射液 0.4g；③ 5% 葡萄糖注射液 500ml+ 酚磺乙胺注射液 2.0g+ 肌苷注射液 0.4g；④ 5% 葡萄糖注射液 500ml+ 酚磺乙胺注射液 2.0g+ 胰岛素 6U；⑤ 5% 葡萄糖注射液 500ml+ 肌苷注射液 0.4g+ 胰岛素 6U；⑥ 5% 葡萄糖注射液 500ml+ 酚磺乙胺注射液 2.0g+ 肌苷注射液 0.4g+ 胰岛素 6U+ 氯化钾注射液 15ml，分别测定混合后 0、0.5、1.0、1.5、2.0、2.5 和 3.0 小时后的 pH 及外观变化。结果发现，肌苷和胰岛素配伍 2.5 小时后呈微黄色，pH 逐渐变小。临床观察和实验结果提示两药在上述条件下混合存在配伍禁忌。

【临床建议】配伍禁忌

胰岛素 + 榄香烯乳（insulin+elemene emulsion）

【临床证据】彭家志等[1]考察了榄香烯注射液（石药集团远大制药）和胰岛素注射液（江苏万邦生化医药）在 10% 葡萄糖注射液中配伍的稳定性和相容性。按临床胰岛素和榄香烯配伍用药浓度，将 16U 胰岛素注射液与 20ml 榄香烯注射液同时溶于 10% 葡萄糖注射液 500ml 中，摇匀，在室温、自然光下放置 12 小时，分别在 0、1、2、4、6、8、12 小时时观察配伍溶液外观变化，测定 pH 以及不溶性微粒的变化。采用 HPLC

考察配伍液中胰岛素含量的变化。结果发现配伍液在 12 小时内无浑浊、沉淀和气体产生，颜色无明显变化，溶液 pH、不溶性微粒数等也无明显变化，胰岛素含量无明显变化。提示在实验条件下，胰岛素注射液和榄香烯注射液在 10% 葡萄糖注射液中可以配伍至少 12 小时。

【临床建议】可以配伍

胰岛素 + 参麦（insulin+shenmai）

【临床证据】欧庆霞[1]考察了参麦注射液（正大青春宝药业，5ml/ 支）在 5% 葡萄糖注射液中与胰岛素（万邦生化医药）配伍的稳定性和相容性。将参麦注射液溶于 5% 葡萄糖注射液 250ml 中（溶液①），或者溶于胰岛素 4IU+5% 葡萄糖注射液 250ml 中（溶液②），混匀，室温放置 6 小时，分别在 0、2、4、6 小时观察两组配伍溶液的外观变化，测定溶液 pH 变化和不溶性微粒数的变化。结果发现，两种配伍溶液在 2 小时内澄明度好，颜色透明，但是自 4 小时开始变为棕黄色，出现少许白点。配伍溶液的不溶性微粒有所增加，但未超出《中国药典》的限量规定，①组和②组各时间点测量值无显著性差异；输液加药后的配伍溶液 pH 升高，但是①组与②组的测量值无显著性差异。由于该研究没有测定药物质量浓度百分比有无变化，建议临床谨慎配伍。

【临床建议】谨慎配伍

胰岛素 + 生脉（insulin+shengmai）

【临床证据】欧庆霞[1]考察了生脉注射液（上海和黄药业，10ml/ 支）在 5% 葡萄糖注射液中与胰岛素（万邦生化医药）配伍的稳定性和相容性。将生脉注射液溶于 5% 葡萄糖注射液 250ml 中（溶液①），或者溶于胰岛素 4IU+5% 葡萄糖注射液 250ml 中（溶液②），混匀，室温放置 6 小时，分别在 0、2、4、6 小时观察两组配伍溶液的外观变化，测定溶液 pH 变化和不溶性微粒数的变化。结果发现，两种配伍溶液在 4 小时内澄明度好，颜色透明。配伍溶液的不溶性微粒有所增加，但未超出《中国药典》的限量规定，①组和②组各时间点测量值无显著性差异；输液加药后的配伍溶液 pH 升高，但是①组与②组的测量值无显著性差异。由于该研究没有测定药物质量浓度百分比有无变化，建议临床谨慎配伍。

【临床建议】谨慎配伍

胰岛素 + 香丹（insulin+xiangdan）

【临床证据】欧庆霞[1]考察了香丹注射液（神威药业，10ml/ 支）在 5% 葡萄糖注射液中与胰岛素（万邦生化医药）配伍的稳定性和相容性。将香丹注射液溶于 5% 葡萄糖注射液 250ml 中（溶液①），或者溶于胰岛素

4IU+5% 葡萄糖注射液 250ml 中（溶液②），混匀，室温放置 6 小时，分别在 0、2、4、6 小时观察两组配伍溶液的外观变化，测定溶液 pH 变化和不溶性微粒数的变化。结果发现，两种配伍溶液在 4 小时内澄明度好，颜色透明。配伍溶液的不溶性微粒有所增加，但未超出《中国药典》的限量规定，①和②组各时间点测量值无显著性差异；输液加药后的配伍溶液 pH 升高，但是①组与②组的测量值无显著性差异。由于该研究没有测定药物质量浓度百分比有无变化，建议临床谨慎配伍。

【临床建议】谨慎配伍

胰岛素 + 亚硝酸钠（insulin+sodium nitrite）

【临床证据】[药品说明书]"部分药物加到胰岛素溶液中可引起胰岛素的降解，如含有硫醇和亚硝酸盐的药物。"

【临床建议】配伍禁忌

胰岛素 + 银杏达莫（insulin+ginkgo leaf extract and dipyridamole）

【临床证据】欧庆霞[1]考察了银杏达莫注射液（上海第一生化药业，2ml/ 支）在 5% 葡萄糖注射液中与胰岛素（万邦生化医药）配伍的稳定性和相容性。将银杏达莫注射液溶于 5% 葡萄糖注射液 250ml 中（溶液①），或者溶于胰岛素 4IU+5% 葡萄糖注射液 250ml 中（溶液②），混匀，室温放置 6 小时，分别在 0、2、4、6 小时观察两组配伍溶液的外观变化，测定溶液 pH 变化和不溶性微粒数的变化。结果发现，两种配伍溶液在 2 小时内澄明度好，颜色透明，4 小时后开始出现少许白点。配伍溶液的不溶性微粒数有所增加，但未超出《中国药典》的限量规定，①和②组各时间点测量值无显著性差异；输液加药后的配伍溶液 pH 升高，但是①组与②组测量值无显著性差异。由于该研究没有测定药物质量浓度百分比有无变化，建议临床谨慎配伍。

【临床建议】谨慎配伍

乙酰半胱氨酸 + 非诺特罗（acetylcysteine+fenoterol）

【临床证据】Lee 等[1]考察了乙酰半胱氨酸雾化液与氢溴酸非诺特罗室温下混合 7 小时的相容性和稳定性。测定混合物渗透压的变化和 pH 变化，用 HPLC 法测定混合物中各组分浓度的变化。结果发现，乙酰半胱氨酸加入氢溴酸非诺特罗雾化液后 pH 从 3.20 升至 7.90，渗透压达到（1400.67±4.51）mOsm/kg，7 小时后非诺特罗和乙酰半胱氨酸的药物浓度分别为起始浓度的 93.7% 和 92.5%。提示实验条件下乙酰半胱氨酸雾化液与氢溴酸非诺特罗混合 7 小时无配伍禁忌。

【临床建议】可以配伍

乙酰半胱氨酸 + 异丙托溴铵（acetylcysteine+ipratropium bromide）

【临床证据】Lee 等[1]考察了乙酰半胱氨酸雾化液与异丙托溴铵室温下混合 7 小时的相容性和稳定性。测定混合物渗透压的变化和 pH 变化，用 HPLC 法测定混合物中各组分浓度的变化。结果发现，乙酰半胱氨酸加入异丙托溴铵雾化液中后 pH 从 3.74 升至 7.95，渗透压达到（1413±11.79）mOsm/kg；与起始浓度相比，1 小时和 2 小时后异丙托溴铵的药物浓度分别下降 7.39% 和 10.91%。提示实验条件下乙酰半胱氨酸雾化液与异丙托溴铵混合 1 小时无配伍禁忌。

【临床建议】可以配伍

乙酰谷酰胺 + 氨茶碱（aceglutamide+aminophylline）

【临床证据】纪春青[1]在临床工作中发现，乙酰谷酰胺（0.6g 溶于0.9% 氯化钠 250ml 中）输注完毕，在同一输液管路继续输注氨茶碱注射液时，莫菲氏滴管内出现白色浑浊。按照临床配制方法，模拟输注乙酰谷酰胺，同时缓慢滴入氨茶碱溶液时，两药交界处迅速变成乳白色，药液直接混匀后出现白色絮状物。临床观察和实验结果提示两药在上述条件下混合存在配伍禁忌。

【临床建议】配伍禁忌

乙酰左卡尼汀 + 倍他米松（acetyl-L-carnitine+betamethasone）

【临床证据】乙酰左卡尼汀广泛用于神经病变、糖尿病神经病变和帕金森病。Sinicropi 等[1]研究了乙酰左卡尼汀注射剂 500mg（含甘露醇和水，4ml）和倍他米松磷酸二钠 1.5mg 和 4mg（含苯酚、氯化钠、焦亚硫酸钠、EDTA 钠和水，2ml）注射剂配伍时理化性质的变化，包括颜色、澄明度、pH 和室温混合前后药物浓度的变化。结果发现，乙酰左卡尼汀与倍他米松磷酸二钠室温混合前后颜色、澄明度、pH 和各药物含量没有明显变化，提示二者混合不存在配伍禁忌。

【临床建议】可以配伍

乙酰左卡尼汀 + 吡罗昔康（acetyl-L-carnitine+piroxicam）

【临床证据】乙酰左卡尼汀广泛用于神经病变、糖尿病神经病变和帕金森病。Sinicropi 等[1]研究了乙酰左卡尼汀注射剂 500mg（含甘露醇和水，4ml）和吡罗昔康 20mg（含磷酸二氢钠 2.5mg、烟酰胺 30mg、丙二醇 400mg、乙醇 100mg、苯甲醇 20mg、氢氧化钠 4.8mg、盐酸 4.3mg 和水，1ml）注射剂配伍时理化性质的变化，包括颜色、澄明度、pH 和室温混合前后药物浓度的变化。结果发现，乙酰左卡尼汀与吡罗昔康室温混合前后颜色、澄明度、pH 和各药物含量没有明显变化，提示二者混合不存

Y

在配伍禁忌。

【临床建议】可以配伍

乙酰左卡尼汀 + 复方维生素 B
（ acetyl-L-carnitine+compound vitamin B ）

【临床证据】乙酰左卡尼汀广泛用于神经病变、糖尿病神经病变和帕金森病。Sinicropi 等[1]研究了乙酰左卡尼汀注射剂 500mg（含甘露醇和水，4ml）和复方维生素 B 注射液（Benexol B12，含维生素 B_1 38mg、维生素 B_6 300mg、维生素 B_{12} 5mg、氢氧化钠、对羟苯甲酸丙酯、对羟苯甲酸甲酯和水，2ml）注射剂配伍时理化性质的变化，包括颜色、澄明度、pH 和室温混合前后药物浓度的变化。结果发现，乙酰左卡尼汀与复方维生素 B 室温混合前后颜色、澄明度、pH 和各药物含量没有明显变化，提示不存在配伍禁忌。

【临床建议】可以配伍

乙酰左卡尼汀 + 硫秋水仙苷（ acetyl-L-carnitine+thiocolchicoside ）

【临床证据】乙酰左卡尼汀广泛用于神经病变、糖尿病神经病变和帕金森病。Sinicropi 等[1]研究了乙酰左卡尼汀注射剂 500mg（含甘露醇和水，4ml）和硫秋水仙苷 4mg（含氯化钠和水，2ml）注射剂配伍时理化性质的变化，包括颜色、澄明度、pH 和室温混合前后药物浓度的变化。结果发现，乙酰左卡尼汀与硫秋水仙苷室温混合前后颜色、澄明度、pH 和各药物含量没有明显变化，提示不存在配伍禁忌。

【临床建议】可以配伍

乙酰左卡尼汀 + 曲马多（ acetyl-L-carnitine+tramadol ）

【临床证据】乙酰左卡尼汀广泛用于神经病变、糖尿病神经病变和帕金森病。Sinicropi 等[1]研究了乙酰左卡尼汀注射剂 500mg（含甘露醇和水，4ml）和盐酸曲马多 100mg（含醋酸钠和水，2ml）注射剂配伍时理化性质的变化，包括颜色、澄明度、pH 和室温混合前后药物浓度的变化。结果发现，乙酰左卡尼汀与盐酸曲马多室温混合前颜色、澄明度、pH 和各药物含量没有明显变化，提示不存在配伍禁忌。

【临床建议】可以配伍

乙酰左卡尼汀 + 双氯芬酸（ acetyl-L-carnitine+diclofenac ）

【临床证据】乙酰左卡尼汀广泛用于神经病变、糖尿病神经病变和帕金森病。Sinicropi 等[1]研究了乙酰左卡尼汀注射剂 500mg（含甘露醇和水，4ml）和双氯芬酸钠 75mg（含甘露醇、焦亚硫酸钠、苯甲醇、丙二醇、氢氧化钠和水，3ml）注射剂配伍时理化性质的变化，包括颜色、澄明度、

pH 和室温混合前后药物浓度的变化。结果发现，乙酰左卡尼汀与双氯芬酸钠室温混合前后颜色、澄明度、pH 和各药物含量没有明显变化，提示不存在配伍禁忌。

【临床建议】可以配伍

乙酰左卡尼汀 + 酮咯酸（acetyl-L-carnitine+ketorolac）

【临床证据】乙酰左卡尼汀广泛用于神经病变、糖尿病神经病变和帕金森病。Sinicropi 等[1]研究了乙酰左卡尼汀注射剂 500mg（含甘露醇和水，4ml）和酮咯酸氨丁三醇 30mg（含乙醇 100mg、氯化钠 4.35mg 和水，1ml）注射剂配伍时理化性质的变化，包括颜色、澄明度、pH 和室温混合前后药物浓度的变化。结果发现，乙酰左卡尼汀与酮咯酸氨丁三醇室温混合前后颜色、澄明度、pH 和各药物含量没有明显变化，提示不存在配伍禁忌。

【临床建议】可以配伍

乙酰左卡尼汀 + 酮洛芬（acetyl-L-carnitine+ketoprofen）

【临床证据】乙酰左卡尼汀广泛用于神经病变、糖尿病神经病变和帕金森病。Sinicropi 等[1]研究了乙酰左卡尼汀注射剂 500mg（含甘露醇和水，4ml）和酮洛芬赖氨酸盐 160mg（含苯甲醇、碳酸氢钠、氯化钠和水，2ml）注射剂配伍时理化性质的变化，包括颜色、澄明度、pH 和室温混合前后药物浓度的变化。结果发现，乙酰左卡尼汀与酮洛芬赖氨酸盐室温混合前后颜色、澄明度、pH 和各药物含量没有明显变化，提示不存在配伍禁忌。

【临床建议】可以配伍

异丙嗪 + 氨茶碱（promethazine+aminophylline）

【临床证据】［药品说明书］"盐酸异丙嗪不宜与氨茶碱混合注射。"

【临床建议】配伍禁忌

异丙嗪 + 地塞米松（promethazine+dexamethasone）

【临床证据】李娜[1]在临床工作中发现，盐酸异丙嗪 1ml 与地塞米松磷酸钠注射液 1ml 混合肌内注射时，两药在室温下一经混合就立即出现白色浑浊，室温静置 2 小时后仍有浑浊物残留，临床观察提示两药在临床条件下混合存在配伍禁忌。

【临床建议】配伍禁忌

异甘草酸镁 + 氨溴索（magnesium isoglycyrrhizinate+ambroxol）

【临床证据】谢泸兰[1]在临床工作中静脉输注异甘草酸镁注射液（200mg 溶于 5% 葡萄糖注射液 100ml 中）时，遵医嘱经莫菲氏滴管内推注氨溴索注射液 30mg。结果莫菲氏滴管内立即出现白色浑浊。迅速停止输液，更换输液器，用 0.9% 氯化钠注射液冲管，患者未出现不良事件。作者随后进行了实验验证：取异甘草酸镁注射液（正大天晴药业）2 支加入 5% 葡萄糖注射液 50ml 中，配伍溶液为无色透明，用 5ml 一次性注射器抽取 2ml 的配伍溶液与盐酸氨溴索注射液（上海勃林格殷格药业）2ml 混合，配伍溶液立即呈现白色浑浊状，静置 10 分钟后出现白色絮状物，充分摇匀后不消失，静置 24 小时后仍有白色絮状物。提示在临床和实验条件下，异甘草酸镁注射液与盐酸氨溴索注射液混合存在配伍禁忌。

【临床建议】配伍禁忌

异甘草酸镁 + 昂丹司琼
（ magnesium isoglycyrrhizinate+ondansetron ）

【临床证据】何雪梅[1]在临床工作中静脉输注异甘草酸镁输液（100mg 溶于 5% 葡萄糖注射液 100ml 中）时，遵医嘱经莫菲氏滴管内给予盐酸昂丹司琼 8mg 静脉推注，结果莫菲氏滴管内混合溶液出现白色浑浊。立即停止输液，更换输液装置。通知医生，更换为 0.9% 氯化钠注射液 100ml 静脉滴注，重新予盐酸昂丹司琼 8mg 静脉"入壶"，未出现外观变化，患者也无输液不良反应。作者随后进行了实验验证：用 10ml 注射器抽取异甘草酸镁稀释液和昂丹司琼注射液 5ml 直接混合，注射器内立即出现白色浑浊，静置 10、30 和 60 分钟后，注射器内仍呈浑浊状。提示在临床和实验条件下，异甘草酸镁稀释溶液与盐酸昂丹司琼注射液混合存在配伍禁忌。

【临床建议】配伍禁忌

异甘草酸镁 + 环磷腺苷葡胺
（ magnesium isoglycyrrhizinate+meglumine adenosine cyclophosphate ）

【临床证据】赵雯雯等[1]考察了甘草酸镁注射液与注射用环磷腺苷葡胺在不同溶媒中配伍的稳定性和相容性。按照临床配伍的浓度，将异甘草酸镁注射液（正大天晴药业）和注射用环磷腺苷葡胺（无锡凯夫制药）溶于 250ml 5% 葡萄糖注射液、10% 葡萄糖注射液、0.9% 氯化钠注射液、5% 葡萄糖氯化钠注射液、转化糖注射液中，在 5 种不同的溶媒中配制成含有异甘草酸镁 0.69mg/ml、注射用环磷腺苷葡胺 0.62mg/ml 的混合溶液。室温（25℃）或 4℃放置 24 小时，在 0、1、3、6、10、24 小时时观察溶液外观变化，测定 pH、不溶性微粒数量变化，HPLC 法测定异甘草酸镁和环磷腺苷葡胺含量变化。结果发现在 25℃和 4℃条件下，5 种配伍溶液在 24 小时内外观无色澄清透明，无沉淀产生；pH 和不溶性微粒数量无明显改变，符合《中国药典》规定；24 小时内异甘草酸镁和环磷腺苷葡胺的含量为 95%~105%，在临床用药的有效范围内；24 小时色谱图无其他吸收峰产生。提示在实验条件下异甘草酸镁注射液与注射用环磷腺苷葡胺在常规的溶媒中稀释后可以配伍至少 24 小时。

【临床建议】可以配伍

异甘草酸镁 + 甲磺酸加贝酯
（ magnesium isoglycyrrhizinate+gabexatemesylate ）

【临床证据】刘灿等[1]在临床工作中输注异甘草酸镁溶液（200mg 溶于 0.9% 氯化钠注射液 100ml 中）完毕后，接续输注甲磺酸加贝酯（0.3g 溶于 5% 葡萄糖注射液 100ml 中），约 20 秒后当两种液体在莫菲氏滴管内混合时，滴管及输液器内液体变浑浊，呈乳白色。立即停止输液，更换输液器，患者未出现不良反应。作者随后进行了实验验证：将注射用甲磺酸加贝酯 0.1g 溶于 5% 葡萄糖注射液 20ml 中，用 5ml 的一次性注射器取 1ml 溶液与异甘草酸镁注射液 1ml 直接混合，注射器内液体出现浑浊，呈乳白色，放置 1 小时后浑浊未消失。提示在临床和实验条件下，异甘草酸镁注射液与注射用甲磺酸加贝酯的稀释溶液混合存在配伍禁忌。

【临床建议】配伍禁忌

异帕米星 + 氨苄西林（ isepamicin+ampicillin ）

【临床证据】［药品说明书］"本品（硫酸异帕米星，依克沙）与氨苄西林、头孢替安、头孢呋辛混合，则两剂反应形成酰胺，而降低本剂活性，故应分不同途径给药。"

【临床建议】配伍禁忌

异帕米星 + 果糖（ isepamicin+fructose ）

【临床证据】［药品说明书］"本品（硫酸异帕米星，依克沙）可以用 0.9% 的氯化钠注射液、5% 葡萄糖、林格液、果糖、5% 木糖醇等溶解稀释。"

【临床建议】可以配伍

异帕米星 + 林格液（ isepamicin+Ringer's solution ）

【临床证据】［药品说明书］"本品（硫酸异帕米星，依克沙）可以用 0.9% 的氯化钠注射液、5% 葡萄糖、林格液、果糖、5% 木糖醇等溶解稀释。"

【临床建议】可以配伍

异帕米星 + 木糖醇（ isepamicin+xylitol ）

【临床证据】［药品说明书］"本品（硫酸异帕米星，依克沙）可以

Y

用 0.9% 的氯化钠注射液、5% 葡萄糖、林格液、果糖、5% 木糖醇等溶解稀释。"

【临床建议】可以配伍

异帕米星 + 头孢呋辛（isepamicin+cefuroxime）

【临床证据】[药品说明书]"本品（硫酸异帕米星，依克沙）与氨苄西林、头孢替安、头孢呋辛混合，则两剂反应形成酰胺，而降低本剂活性，故应分不同途径给药。"

【临床建议】配伍禁忌

异帕米星 + 头孢替安（isepamicin+cefotiam）

【临床证据】[药品说明书]"本品（硫酸异帕米星，依克沙）与氨苄西林、头孢替安、头孢呋辛混合，则两剂反应形成酰胺，而降低本剂活性，故应分不同途径给药。"

【临床建议】配伍禁忌

异帕米星 + 维生素 C（isepamicin+vitamin C）

【临床证据】[药品说明书]"本品（硫酸异帕米星，依克沙）与抗坏血酸注射液混合，有时会降低本剂活性，故应分不同途径给药。"

【临床建议】配伍禁忌

银杏达莫 + 阿昔洛韦
（ginkgo leaf extract and dipyridamole+acyclovir）

【临床证据】陈玲玲等[1]在临床工作中静脉输注银杏达莫注射液（20ml 溶于 0.9% 氯化钠注射液 250ml 中，淡黄色液体）完毕后，接续输注阿昔洛韦注射液（20ml 溶于 0.9% 氯化钠注射液 250ml 中，透明澄清液体），当阿昔洛韦注射液与莫菲氏滴管内残留的银杏达莫注射溶液混合时，莫菲氏滴管及下游管路中淡黄色液体颜色明显加深变为黄色，考虑配伍禁忌，即刻停止输液，更换输液器，患者未出现不良反应。作者随后进行了实验验证：将银杏达莫注射液 20ml 溶于 0.9% 氯化钠注射液 250ml 中，将阿昔洛韦注射溶液（10ml：0.25g）20ml 溶于 0.9% 氯化钠注射液 250ml 中，用 2 个 20ml 一次性注射器分别抽取银杏达莫溶液、阿洛韦溶液各 10ml，将两种液体混合，立即出现淡黄色液体颜色加深，静置 10 分钟 ~1 小时，液体颜色仍然较深。实验多次反应及结果均一致。提示在临床和实验条件下银杏达莫注射液与阿昔洛韦注射液的稀释液混合存在配伍禁忌。

【临床建议】配伍禁忌

银杏达莫 + 氨基酸（flavonoids+amino acid）

【临床证据】全英南等[1]在临床工作中发现，银杏达莫注射液输注完毕，在同一输液管路继续输注氨基酸注射液，两种药物在莫菲氏滴管处接触时出现黄白色絮状沉淀。随后模拟输液情况，改变两种药物输入顺序仍出现黄白色絮状沉淀。临床观察和实验结果提示两药在上述条件下混合存在配伍禁忌。

【临床建议】配伍禁忌

银杏达莫 + 脑蛋白水解物

（ginkgo leaf extract and dipyridamole+cerebroprotein hydrolysate）

【临床证据】尚勤华等[1]在临床工作中静脉滴注银杏达莫注射液时，遵医嘱经莫菲氏滴管推注脑蛋白水解物注射液时，莫菲氏滴管中立即出现浑浊。在输注脑蛋白水解物注射液（20ml 溶于 0.9% 氯化钠注射液 500ml中）完毕后，接续输注银杏达莫注射液（20mg 溶于 5% 葡萄糖注射液500ml 中）时，输液器莫菲氏滴管内混合溶液变为草绿色。作者随后进行了验证实验：①取脑蛋白水解物原液 2ml 与银杏达莫注射液原液 2ml直接在试管中混合；②将银杏达莫 10mg 或 20mg 溶于 5% 葡萄糖注射液500ml 中，将脑蛋白水解物 10ml 或 20ml 溶于 0.9% 氯化钠注射液 500ml 中，分别取两种稀释液 2ml 在试管中混合。结果发现，两种注射液改变混合次序，配伍溶液仍出现草绿色，颜色的深浅与药液浓度成正比。静置 4 小时试管内液体仍呈草绿色，但无浑浊沉淀现象。提示临床和实验条件下，银杏达莫注射液与脑蛋白水解物注射液的稀释溶液混合存在配伍禁忌。

【临床建议】配伍禁忌

银杏叶提取物 + 低分子右旋糖酐

（ginkgo biloba extract+dextran 40）

【临床证据】［药品说明书］"给药时可将本品（银杏叶提取物）溶于生理盐水、葡萄糖输液或低分子右旋糖酐或羟乙基淀粉中，混合比例为1∶10。"

【临床建议】可以配伍

银杏叶提取物 + 多巴胺（ginkgo biloba extract+dopamine）

【临床证据】赵秀丽[1]在临床工作中发现，盐酸多巴胺静脉输注完毕后，在同一输液管路连续输注金纳多注射液（银杏叶提取物）时，莫菲氏滴管内立即出现白色浑浊。临床观察提示两药在临床条件下混合存在配伍禁忌。

【临床建议】配伍禁忌

银杏叶提取物 + 呋塞米（ginkgo biloba extract+furosemide）

【临床证据】赵秀丽等[1]在临床输液中发现，金纳多注射液（银杏

Y

叶提取物）20ml 稀释于 0.9% 氯化钠注射液 250ml 中静脉滴注时，遵医嘱给予呋塞米 20mg "入壶" 静脉注射时，发现两种药物混合后出现变色反应。随后进行了验证实验：将银杏叶提取物注射液 20ml 稀释于 0.9% 氯化钠注射液 250ml 中，取 1ml 与呋塞米 1ml 直接混合后，混合液立即出现变色反应，淡黄色澄明液体颜色明显变深，放置 24 小时无改变。临床观察和实验结果提示两药在上述条件下混合存在配伍禁忌。

【临床建议】配伍禁忌

银杏叶提取物 + 氯化钠（ginkgo biloba extract+sodium chloride）

【临床证据】［药品说明书］"给药时可将本品（银杏叶提取物，金纳多）溶于生理盐水、葡萄糖输液或低分子右旋糖酐或羟乙基淀粉中，混合比例为 1∶10。"

【临床建议】可以配伍

银杏叶提取物 + 葡萄糖（ginkgo biloba extract+glucose）

【临床证据】［药品说明书］"给药时可将本品（银杏叶提取物，金纳多）溶于生理盐水、葡萄糖输液或低分子右旋糖酐或羟乙基淀粉中，混合比例为 1∶10。"

【临床建议】可以配伍

银杏叶提取物 + 前列腺素 E_1

（ginkgo biloba extract+ prostaglandin E_1）

【临床证据】朱旭英[1] 在临床输液过程中发现，在静脉滴注银杏叶提取物（20ml 溶于 100ml 0.9% 氯化钠注射液或 100ml 5% 葡萄糖注射液中）过程中，在 "小壶"（滴斗）中加入前列腺素 E_1 10μg 后，输液管中会出现乳白色团簇状沉淀物。临床观察结果提示两药在临床条件下混合存在配伍禁忌。

【临床建议】配伍禁忌

银杏叶提取物 + 羟乙基淀粉

（ginkgo biloba extract+hydroxyethyl starch）

【临床证据】［药品说明书］"给药时可将本品（银杏叶提取物，金纳多）溶于生理盐水、葡萄糖输液或低分子右旋糖酐或羟乙基淀粉中，混合比例为 1∶10。"

【临床建议】可以配伍

银杏叶提取物 + 小牛血清去蛋白提取物

（ginkgo biloba extract+deproteinized calf blood extractives）

【临床证据】［药品说明书］"银杏叶提取物注射液应避免与小牛血提

取物制剂混合使用。"

【临床建议】配伍禁忌

罂粟碱 + 碘克沙酸（papaverine+ioxaglate）

【临床证据】Burbridge 等[1]在体外混合罂粟碱和碘克沙酸出现了沉淀，提示在上述实验条件下两药混合存在配伍禁忌。

【临床建议】配伍禁忌

罂粟碱 + 碘帕醇（papaverine+iopamidol）

【临床证据】Pallan 等[1]在常规血管造影中发现，碘帕醇注射剂和盐酸罂粟碱混合导致上肢动脉血流出现完全性血栓栓塞，给予尿激酶冲击和持续输注无法溶解血栓，患者不得不行手术血栓切除术而最终恢复血流。提示两药混合输注存在配伍禁忌。

【临床建议】配伍禁忌

罂粟碱 + 泛影葡胺（papaverine+diatrizoate meglumine）

【临床证据】Irving 等[1]通过体外研究发现，盐酸罂粟碱和造影剂泛影葡胺混合后可出现沉淀，临床应该避免血管造影时在同一容器或同一输液通路中配伍盐酸罂粟碱和泛影葡胺。Burbridge 等[2]在体外混合罂粟碱和泛影葡胺出现了沉淀，提示在上述实验条件下两药混合存在配伍禁忌。

【临床建议】配伍禁忌

罂粟碱 + 泛影酸（papaverine+diatrizoate）

【临床证据】Burbridge 等[1]在体外混合罂粟碱和泛影酸镁/泛影酸钠出现了沉淀，提示在上述实验条件下两药混合存在配伍禁忌。

【临床建议】配伍禁忌

罂粟碱 + 冠心宁（papaverine+guanxinning）

【临床证据】李乃丽[1]在临床工作中发现，盐酸罂粟碱（东北制药集团公司沈阳第一制药厂 30mg：1ml）输注完毕，在同一输液管路继续输注冠心宁注射液（东北制药集团公司沈阳第一制药厂，10ml/ 支）时，在输液管道下段产生明显的白色絮状沉淀物。随后进行了验证实验：取不同体积的盐酸罂粟碱与不同体积的冠心宁注射液按不同比例混合，结果发现，冠心宁注射液与盐酸罂粟碱按不同配伍比例混合都出现了浑浊和白色絮状沉淀物，用力摇晃试管，白色絮状沉淀物不能完全散开，在白色絮状物的试管内加入 0.9% 氯化钠注射液不能使之完全溶解。临床观察和实验结果提示两药在上述条件下混合存在配伍禁忌。

【临床建议】配伍禁忌

Y

罂粟碱 + 氯丙嗪（papaverine+chlorpromazine）

【临床证据】施平等[1]考察了盐酸罂粟碱与氯丙嗪配伍的相容性和稳定性。取盐酸罂粟碱注射液（30mg/ml）与氯丙嗪注射液（原液）等体积混合，在室温下放置 24 小时，分别在 0.5、1、2、24 小时观察配伍溶液外观颜色、澄明度变化，测定溶液 pH 变化。结果发现盐酸罂粟碱与氯丙嗪配伍后颜色有变化，从混合前的无色变为黄色；pH 没有明显变化。提示盐酸罂粟碱与氯丙嗪直接混合存在配伍禁忌，临床应该分别注射。

【临床建议】配伍禁忌

罂粟碱 + 异丙嗪（papaverine+promethazine）

【临床证据】施平等[1]考察了盐酸罂粟碱与异丙嗪配伍的相容性和稳定性。取盐酸罂粟碱注射液（30mg/ml）与异丙嗪注射液（原液）等体积混合，室温下放置 24 小时，分别在 0.5、1、2、24 小时观察配伍溶液外观颜色、澄明度变化，测定溶液 pH 变化，结果发现盐酸罂粟碱与异丙嗪配伍后颜色有变化，从混合前的无色变为淡黄色，pH 没有明显变化。提示盐酸罂粟碱与异丙嗪直接混合存在配伍禁忌，临床应该分别注射。

【临床建议】配伍禁忌

荧光素钠 + 硫酸亚铁（fluorescein sodium+ferrous sulfate）

【临床证据】[药品说明书]"本品（荧光素钠注射液）忌与酸、酸式盐和重金属盐混合使用。"

【临床建议】配伍禁忌

荧光素钠 + 转化糖电解质
（fluorescein sodium+multiple electrolytic and invert sugar）

【临床证据】郑松[1]在行眼底血管造影时，经输液器莫菲氏滴管推注荧光素钠注射液（广州白云山明兴制药），推注完毕后，再接续输注转化糖电解质（扬子江药业集团上海海尼药业），转化糖电解质注射液与莫菲氏滴管内残留的荧光素钠注射液混合时，莫菲氏滴管及输液管内液体立即由棕色澄明溶液变为暗褐色浑浊液。立即夹闭输液管，更换输液器，同时报告医生，患者无不良反应。作者随后进行了实验验证：将荧光素钠注射液 3ml 溶于 0.9% 氯化钠注射液 100ml 中，混匀后抽取 1ml 注入干燥无菌试管中，再抽取转化糖电解质注射液 1ml 与无菌试管中的荧光素钠溶液混合均匀，配伍溶液呈现暗褐色浑浊。提示临床和实验条件下荧光素钠注射液与转化糖电解质直接混合或稀释后混合存在配伍禁忌。

【临床建议】配伍禁忌

右雷佐生 + 醋酸钠林格
（dexrazoxane+sodium acetate Ringer's）

【临床证据】宗在伟等[1]考察了注射用右雷佐生（奥赛康药业，250mg/支）与醋酸钠林格注射液（湖北多瑞药业）配伍的稳定性。先用25ml注射用水将注射用右雷佐生复溶，再用醋酸钠林格注射液稀释成浓度为 1.3 和 3mg/ml 的配伍溶液。在室温下放置 0、1、2 小时，在 2~8℃下放置 0、2、4、6 小时，观察各温度条件下各时间点配伍溶液外观和性状，不溶性微粒数变化，测定 pH 变化、有关物质及右雷佐生百分含量的变化。结果发现，两种温度下配伍溶液外观保持澄清，无肉眼可见漂浮物、混悬物；pH 均保持稳定；不溶性微粒均在《中国药典》规定范围内；有关物质和右雷佐生的含量无明显变化。提示在实验条件下，注射用右雷佐生与醋酸钠林格注射液混合室温下至少可以配伍 2 小时，2~8℃下至少可以配伍 6 小时。

【临床建议】可以配伍

右雷佐生 + 氯化钠（dexrazoxane+sodium chloride）

【临床证据】宗在伟等[1]考察了注射用右雷佐生（奥赛康药业，250mg/支）与 0.9% 氯化钠注射液（安徽双鹤药业）配伍的稳定性。先用25ml注射用水将注射用右雷佐生复溶，然后用 0.9% 氯化钠注射液稀释成浓度为 1 和 5mg/ml 的配伍溶液。在室温下放置 0、1、2 小时，在 2~8℃下放置 0、2、4、6 小时，观察各温度条件下各时间点配伍溶液外观和性状、不溶性微粒数变化，测定 pH 变化、有关物质及右雷佐生百分含量变化。结果发现，两种温度下配伍溶液外观保持澄清，无肉眼可见漂浮物、混悬物；pH 均保持稳定；不溶性微粒均在《中国药典》规定范围内；有关物质和右雷佐生的含量无明显变化。提示在实验条件下，注射用右雷佐生与 0.9% 氯化钠注射液混合室温下至少可以配伍 2h，2~8℃下至少可以配伍 6h。

【临床建议】可以配伍

右雷佐生 + 葡萄糖（dexrazoxane+dextrose）

【临床证据】宗在伟等[1]考察了注射用右雷佐生（奥赛康药业，250mg/支）与 5% 葡萄糖注射液（安徽双鹤药业）配伍的稳定性。先用25ml注射用水将注射用右雷佐生复溶，然后用 5% 葡萄糖注射液稀释成浓度为 1 和 5mg/ml 的配伍溶液。在室温下放置 0、1、2 小时，在 2~8℃下放置 0、2、4、6 小时，观察各温度条件下各时间点配伍溶液外观和性状、不溶性微粒数变化，测定 pH 变化、有关物质及右雷佐生百分含量变

Y

化。结果发现，两种温度下配伍溶液外观保持澄清，无肉眼可见漂浮物、混悬物；pH 均保持稳定；不溶性微粒均在《中国药典》规定范围内；有关物质和右雷佐生的含量无明显变化。提示在实验条件下，注射用右雷佐生与 5% 葡萄糖注射液混合室温下至少可以配伍 2 小时，2~8℃下至少可以配伍 6 小时。

【临床建议】可以配伍

右雷佐生 + 乳酸钠林格（dexrazoxane+sodium lactate Ringer's）

【临床证据】宗在伟等[1]考察了注射用右雷佐生（奥赛康药业、250mg/ 支）与乳酸钠林格注射液（安徽双鹤药业）配伍的稳定性。先用 25mL 注射用水将注射用右雷佐生复溶，再用乳酸钠林格注射液稀释成浓度为 1.3 和 3mg/ml 的配伍溶液。在室温下放置 0、1、2 小时，在 2~8℃下放置 0、2、4、6 小时，观察各温度条件下各时间点配伍溶液外观和性状、不溶性微粒数变化，测定 pH 变化、有关物质及右雷佐生百分含量变化。结果发现，两种温度下配伍溶液外观保持澄清，无肉眼可见漂浮物、混悬物；pH 均保持稳定；不溶性微粒均在《中国药典》规定范围内；有关物质和右雷佐生的含量无明显变化。提示在实验条件下，注射用右雷佐生与乳酸钠林格注射液混合室温下至少可以配伍 2 小时，2~8℃下至少可以配伍 6 小时。

【临床建议】可以配伍

鱼精蛋白 + 碳酸氢钠（protamine+sodium bicarbonate）

【临床证据】[药品说明书]"碱性药物可使其（硫酸鱼精蛋白）失去活性。"

【临床建议】配伍禁忌

扫码看参考文献

Z

藻酸双酯钠 + 环丙沙星（alginic sodium diester+ciprofloxacin）

【临床证据】吴世芹[1]在临床输液中发现，环丙沙星注射液（湖南科伦制药有限公司，100ml/瓶）输注完毕，在同一输液管路继续输注藻酸双酯钠（东北制药集团公司沈阳第一制药厂）溶液（0.1g 溶于 5% 葡萄糖注射液 100ml）时，输液管中出现白色浑浊现象，并有白色渣样物析出。随后进行了验证实验：取藻酸双酯钠注射液（0.1g ：2ml）直接加入环丙沙星注射液 100ml 中混合，混合液出现白色浑浊，并有白色渣样物出现，放置 24 小时后出现大量白色沉淀。临床观察和实验结果提示两药在上述条件下混合存在配伍禁忌。

【临床建议】配伍禁忌

脂肪乳剂 + 鱼精蛋白（fat emulsion+protamine）

【临床证据】Lamontagne 等[1]发现丙泊酚乳剂（得普利麻）和鱼精蛋白混合后液体中出现了大量的小球（globules）。由于丙泊酚乳剂和英脱利匹特注射液（10%）一样都是静脉乳剂，作者随之对鱼精蛋白和英脱利匹特（10%）配伍情况进行研究。结果发现，鱼精蛋白与英脱利匹特等脂肪乳剂混合后同样出现了大量的小球（> 6μm），可能导致肺栓塞。提示脂肪乳剂和鱼精蛋白在同一容器或同一输液通路中混合存在配伍禁忌。

【临床建议】配伍禁忌

脂肪乳氨基酸（17）葡萄糖（11%）+ 多种微量元素〔fat emulsion, aminoacids（17） and glucose（11%）+multitrace elements〕

【临床证据】杨培培等[1]考察了脂肪乳氨基酸（17）葡萄糖（11%）注射液（华瑞制药）与多种微量元素（华瑞制药）配伍的相容性。取多种微量元素注射液 10ml 加入脂肪乳氨基酸（17）葡萄糖（11%）注射液 1440ml 中混合均匀，室温下放置 12 小时，分别在 0、4、8、12 小时时观察配伍溶液外观变化，测定 pH、渗透压、不溶性微粒数的变化，以纳米粒度分析仪分析乳剂粒径分布情况。结果发现，配伍溶液在 12 小时内 pH 基本无变化，且均在规定范围内；渗透压无明显变化；不溶性微粒和乳剂粒径（集中在 1~10nm）符合《中国药典》标准。提示在实验条件下，脂肪乳氨基酸（17）葡萄糖（11%）注射液与多种微量元素注射液至少可以配伍 12 小时。

【临床建议】可以配伍

脂肪乳氨基酸（17）葡萄糖（11%）＋ 氯化钾 ＋ 浓氯化钠

［fat emulsion, amino acids（17）and glucose（11%）+potassium chloride+concentrated sodium chloride］

【临床证据】杨培培等[1]考察了脂肪乳氨基酸（17）葡萄糖（11%）注射液（华瑞制药）与氯化钾注射液（大冢制药）和浓氯化钠注射液（天圣康迪制药）配伍的相容性。取氯化钾注射液 3g、浓氯化钠注射液 5g 加入脂肪乳氨基酸（17）葡萄糖（11%）注射液 1440ml 中混合均匀，室温下放置 12 小时，分别在 0、4、8、12 小时时观察配伍溶液外观变化，测定 pH、渗透压、不溶性微粒数的变化，以纳米粒度分析仪分析乳剂粒径分布情况。结果发现，配伍溶液在 12 小时内 pH 基本无变化，且均在规定范围内；渗透压增加（900mOsmol/kg），但是在规定范围内。不溶性微粒和乳剂粒径（集中在 1~10nm）符合《中国药典》标准。［编者注：考虑到渗透压的增加，建议经中心静脉输注，临床应谨慎配伍。］

【临床建议】谨慎配伍

脂肪乳氨基酸（17）葡萄糖（11%）＋ 氯化钾、浓氯化钠、水溶性维生素、脂溶性维生素、多种微量元素

［fat emulsion, aminoacids（17）and glucose（11%）+potassium chloride、concentrated sodium chloride、water soluble vitamin、fat soluble vitamin、multitrace elements］

【临床证据】杨培培等[1]考察了脂肪乳氨基酸（17）葡萄糖（11%）注射液（华瑞制药）与氯化钾注射液（大冢制药）、浓氯化钠注射液（天圣康迪制药）、水溶性维生素（华瑞制药）、脂溶性维生素（华瑞制药）、多种微量元素（华瑞制药）同时配伍的相容性。取氯化钾注射液 3g，浓氯化钠注射液 5g、水溶性维生素注射液 1 支、脂溶性维生素注射液 10ml、多种微量元素注射液 10ml 加入脂肪乳氨基酸（17）葡萄糖（11%）注射液 1440ml 中混合均匀，室温下放置 12 小时，分别在 0、4、8、12 小时时观察配伍溶液外观变化，测定 pH、渗透压、不溶性微粒数的变化，以纳米粒度分析仪分析乳剂粒径分布情况。结果发现，配伍溶液在 12 小时内 pH 基本无变化，且均在规定范围内；但电解质对渗透压影响较大，当加入电解质（氯化钠和氯化钾合计超过 8g）时，渗透压大于 900mOsmol/kg

（仍在规定范围内，建议经中心静脉输注）。不溶性微粒和乳剂粒径（集中在 1~10nm）符合《中国药典》标准。[编者注：**本研究未测定配伍溶液中主要成分（包括维生素、微量元素等）的含量变化，建议临床谨慎配伍。**]

【临床建议】谨慎配伍

脂肪乳氨基酸（17）葡萄糖（11%）+ 水溶性维生素 + 脂溶性维生素

［fat emulsion, amino acids（17）and glucose（11%）+water soluble vitamin+fat soluble vitamin］

【临床证据】杨培培等[1]考察了脂肪乳氨基酸（17）葡萄糖（11%）注射液（华瑞制药）与水溶性维生素及脂溶性维生素同时配伍的相容性。取水溶性维生素注射液 1 支和脂溶性维生素注射液 10ml 加入脂肪乳氨基酸（17）葡萄糖（11%）注射液 1440ml 中混合均匀，室温下放置 12 小时，分别在 0、4、8、12 小时时观察配伍溶液外观变化，测定 pH、渗透压、不溶性微粒数的变化，以纳米粒度分析仪分析乳剂粒径分布情况。结果发现，配伍溶液在 12 小时内 pH 基本无变化，且均在规定范围内；渗透压无明显变化；不溶性微粒和乳剂粒径（集中在 1~10nm）符合《中国药典》标准。[编者注：**本研究未测定主要成分（如维生素）的含量变化，建议临床谨慎配伍。**]

【临床建议】谨慎配伍

脂肪乳氨基酸（17）葡萄糖（11%）+ 痰热清

［fat emulsion, aminoacids（17）and glucose（11%）+tanreqing］

【临床证据】夏继群[1]在临床工作中输注痰热清溶液（20ml 稀释于0.9% 氯化钠注射液 250ml）完毕后，接续输注脂肪乳氨基酸（17）葡萄糖（11%）注射液（商品名卡文）时，在莫菲氏滴管内当痰热清残余液体与脂肪乳氨基酸（17）葡萄糖（11%）注射液混合时出现浑浊并伴有颗粒状成分，导致头皮针处的过滤端堵塞。立即停止输液，更换输液器，患者未出现不良反应。作者随后进行了实验验证：用 10ml 注射器抽取 2ml 脂肪乳氨基酸（17）葡萄糖（11%）注射液和 2ml 痰热清注射液直接在注射器中混合后立即出现浑浊，且有白色结晶体形成。提示在临床和实验条件下，痰热清溶液和脂肪乳氨基酸（17）葡萄糖（11%）注射液（卡文）混合存在配伍禁忌。

【临床建议】配伍禁忌

脂溶性维生素 II + 低分子右旋糖酐
（fat soluble vitamin II +dextran40）

【临床证据】赖敏灵[1]在临床工作中发现脂溶性维生素 II 冻干粉（西安德天药业，1940μg）注射液和低分子右旋糖酐注射液（江苏正大丰海制药，500ml/瓶）存在配伍禁忌。随后进行了实验验证：用 20ml 一次性注射器抽取低分子右旋糖酐 10ml 溶解脂溶性维生素 II 冻干粉 1940μg，结果注射器内即刻出现白色浑浊物。提示在临床和实验条件下，脂溶性维生素 II 冻干粉和低分子右旋糖酐注射液混合存在配伍禁忌。

【临床建议】配伍禁忌

转化糖 + 奥美拉唑（invert sugar+omeprazole）

【临床证据】刘美琴等[1]在临床工作中输注转化糖注射液（四川美大康佳乐药业）250ml 过程中，遵医嘱将注射用奥美拉唑（山东北大高科华泰制药）40mg 溶于 0.9% 氯化钠注射液 10ml 中，然后经输液器的莫菲氏滴管静脉注射以预防应激性溃疡。当两种液体在莫菲氏滴管内接触混合时，输液器滤过器及头皮针内溶液变为紫薯色，立即停止注射，更换输液器，继续静脉滴注转化糖注射液，患者未出现不良反应。作者随后进行了实验验证：将注射用奥美拉唑钠 40mg 溶于 0.9% 氯化钠注射液 5ml 中，用 10ml 一次性注射器抽取 3ml，再抽取 7ml 转化糖注射液直接在注射器中混合，混合液立即变成紫薯色，放置 2 小时后仍无变化。提示在临床和实验条件下转化糖注射液与奥美拉唑的 0.9% 氯化钠稀释液混合存在配伍禁忌。

【临床建议】配伍禁忌

转化糖电解质 + 阿奇霉素
（multiple electrolytic and invert sugar+azithromycin）

【临床证据】[药品说明书]"转化糖电解质注射液与其他药物合用时，注意药物（如大环内酯类、生物碱、磺胺类）因 pH 及离子强度变化而产生配伍禁忌。"

孙成春等[1]在 25℃下，将注射用乳糖酸阿奇霉素 100mg（扬子江药业集团）溶于转化糖电解质注射液 100ml 中，观察配伍溶液外观、pH 以及含量变化；观察配伍溶液对兔血管的刺激性，是否会产生体外溶血现象；观察动物重复注射配伍溶液后所产生的变态反应情况。结果发现，配伍溶液颜色为无色透明，在 4 小时内无明显变化，无沉淀结晶、气泡产生，未发现肉眼可见的絮状物、色斑、色块等异物。配伍后在 4 小时内 pH 无明显变化，阿奇霉素的含量无显著变化。配伍溶液对兔血管无刺激性，未发生溶血和变态反应。提示在临床和实验条件下，阿奇霉素与转化糖电解质注射液在25℃下混合4小时内可以保持配伍相容性。[编者注：该研究未考察配伍溶液不溶性微粒数的变化及是否符合《中国药典》规定，考虑到说明书的推荐意见，应避免配伍。]

【临床建议】配伍禁忌

转化糖电解质 + 氨茶碱
（ multiple electrolytic and invert sugar+aminophylline ）

【临床证据】[药品说明书]"转化糖电解质注射液与其他药物合用时，注意药物（如大环内酯类、生物碱、磺胺类）因pH及离子强度变化而产生配伍禁忌。"

【临床建议】配伍禁忌

转化糖电解质 + 奥美拉唑
（ multiple electrolytic and invert sugar+omeprazole ）

【临床证据】贾永霞等[1]在临床工作中发现2例转化糖电解质注射液与注射用奥美拉唑混合存在配伍禁忌的病例。病例1是烧伤患儿，输注转化糖电解质注射液时，将注射用奥美拉唑40mg溶于0.9%氯化钠注射液10ml中，经输液器的莫菲氏滴管静脉注射，结果输液管和滴管内的液体出现变色。病例2是30岁男性患者，拟将注射用奥美拉唑20mg溶于转化糖电解质注射液200ml中混合输注，结果发现配伍溶液变为蓝黑色，说明存在配伍禁忌，最终未使用该治疗手段。提示在临床条件下转化糖电解质注射液与注射用奥美拉唑混合存在配伍禁忌。

【临床建议】配伍禁忌

转化糖电解质 + 红霉素
（ multiple electrolytic and invert sugar+erythromycin ）

【临床证据】[药品说明书]"转化糖电解质注射液与其他药物合用时，注意药物（如大环内酯类、生物碱、磺胺类）因pH及离子强度变化而产生配伍禁忌。"

【临床建议】配伍禁忌

转化糖电解质 + 磺胺嘧啶
（ multiple electrolytic and invert sugar+sulfadiazine ）

【临床证据】[药品说明书]"转化糖电解质注射液与其他药物合用时，注意药物（如大环内酯类、生物碱、磺胺类）因pH及离子强度变化而产生配伍禁忌。"

【临床建议】配伍禁忌

Z

转化糖电解质 + 磺胺异噁唑
（multiple electrolytic and invert sugar+sulfisoxazole）

【临床证据】［药品说明书］"转化糖电解质注射液与其他药物合用时，注意药物（如大环内酯类、生物碱、磺胺类）因 pH 及离子强度变化而产生配伍禁忌。"

【临床建议】配伍禁忌

转化糖电解质 + 氯化钙
（multiple electrolytic and invert sugar+calcium chloride）

【临床证据】［药品说明书］本品（转化糖电解质）"遇钙离子可能会产生沉淀，与含碳酸根离子的药物混合时可能产生沉淀。"

【临床建议】配伍禁忌

转化糖电解质 + 葡萄糖酸钙
（multiple electrolytic and invert sugar+calcium gluconate）

【临床证据】［药品说明书］本品（转化糖电解质）"遇钙离子可能会产生沉淀，与含碳酸根离子的药物混合时可能产生沉淀。"

【临床建议】配伍禁忌

转化糖电解质 + 碳酸锂
（multiple electrolytic and invert sugar+lithium carbonate）

【临床证据】［药品说明书］本品（转化糖电解质）"遇钙离子可能会产生沉淀，与含碳酸根离子的药物混合时可能产生沉淀。"

【临床建议】配伍禁忌

转化糖电解质 + 头孢哌酮舒巴坦
（multiple electrolytic and invert sugar+cefoperazone sulbactam）

【临床证据】孙成春等[1]在 25℃下，将注射用头孢哌酮舒巴坦钠 800mg（扬子江药业集团）与转化糖电解质注射液 100ml 配伍，观察配伍溶液外观变化，测定 pH 以及药物百分含量变化；观察配伍溶液对兔血管刺激性，是否会产生体外溶血现象；观察动物重复注射配伍溶液后所产生的变态反应情况。结果发现，配伍溶液颜色为无色透明，在 4 小时内无明显变化，无沉淀、结晶、气泡产生，未发现肉眼可见的絮状物、色斑、色块等异物。配伍后在 4 小时内 pH 无明显变化，头孢哌酮舒巴坦钠的含量无显著变化。配伍溶液对兔血管无刺激性，未产生溶血和变态反应。作者认为在临床和实验条件下，头孢哌酮舒巴坦钠与转化糖电解质注射液在 25℃下混合 4 小时内可以保持配伍相容性。[编者注：该研究未考察配伍溶液不溶性微粒数变化及是否符合《中国药典》规定。]赖燕霞等[2]考察了注射用头孢哌酮钠舒巴坦钠（2：1）（1.5g/支，辉瑞制药）与转化糖电解质（四川美大康佳乐）配伍的相容性和稳定性。模拟临床常用剂量，精密称取注射用头孢哌酮钠舒巴坦钠 1.5g，以转化糖电解质注射液为溶媒定容成 100ml 的配伍溶液，在室温、自然光照射下放置 12 小时，分别在 0、1、2、3、4、5、6、7、8、9、10、11、12 小时各时间点观察溶液外观变化，测定 pH，测定头孢哌酮钠舒巴坦钠的含量变化百分比（以 0 时为 100%）。结果发现，各时间点头孢哌酮与舒巴坦含量介于 98.09%~100.40%，pH 介于 4.18~4.37；配伍溶液无色变，无沉淀、结晶、气泡等外观变化。作者认为注射用头孢哌酮钠舒巴坦钠与转化糖电解质注射液至少可以配伍 12 小时。

【临床建议】可以配伍

转化糖电解质 + 维生素 C
（multiple electrolytic and invert sugar+vitamin C）

【临床证据】王雅棋等[1]考察了转化糖电解质注射液（扬子江上海海尼药业）与维生素 C 注射液（天津金耀集团）配伍的相容性和稳定性。按照临床常用浓度，将维生素 C 注射液 1g 溶于转化糖电解质注射液 250ml 中混匀，配伍溶液在室温放置 4 小时，分别在 0、0.5、2、4 小时时观察配伍溶液外观变化，测定不溶性微粒数变化，测定 pH 的变化，紫外分光光度法测定维生素 C 的百分含量变化。结果发现，配伍溶液在 0.5~4 小时内不溶性微粒数（≥ 10μm 和 ≥ 25μm）严重超过《中国药典》规定，维生素 C 含量在配伍后显著降低（在 267nm 处的吸光度从空白组 0.44988 降至配伍溶液的 0.33875）。提示在实验条件下转化糖电解质注射液与维生素 C 注射液混合存在配伍禁忌。

【临床建议】配伍禁忌

紫杉醇 + 昂丹司琼（paclitaxel+ondansetron）

【临床证据】Burm 等[1]考察了泰素（紫杉醇注射液，终浓度 0.3 和 1.2mg/ml）2ml 和等体积的昂丹司琼（0.03、0.1 和 0.3mg/ml）在 5% 葡萄糖或 0.9% 氯化钠注射液中通过 Y 型管路室温混合 12 小时的相容性和稳定性。HPLC 法测定药物浓度变化，目视观察混合物外观变化（澄清度、颜色和沉淀），测定 pH 变化。结果发现，泰素和昂丹司琼混合无外观和 pH 变化，紫杉醇的药物浓度也没有显著改变。提示在上述实验条件下两药混合无配伍禁忌。

【临床建议】可以配伍

Z

紫杉醇 + 多柔比星（paclitaxel+doxorubicin）

【临床证据】Trissel 等[1]考察了紫杉醇（300 和 1200μg/ml）和盐酸多柔比星（200μg/ml）在 0.9% 氯化钠注射液或 5% 葡萄糖注射液中于 4℃、23℃和 32℃下混合 7 天的物理相容性和化学稳定性。用普通荧光灯和高强度单向灯束考察物理变化，测定浊度和微粒大小，HPLC 法测定药物的含量变化。结果发现，所有混合物在第 1 天都很稳定，在第 3 天有部分紫杉醇微结晶沉淀出现，第 5 天全部混合物都出现了沉淀。紫杉醇和多柔比星的含量在不同温度下的整个实验过程中保持稳定（变化小于 10%）。提示在上述实验条件下，紫杉醇和多柔比星的混合溶液可以在 1 天内保持稳定而无配伍禁忌。

【临床建议】可以配伍

紫杉醇 + 卡铂（paclitaxel+carboplatin）

【临床证据】Zhang 等[1]考察了紫杉醇（终浓度 0.3 和 1.2mg/ml）与卡铂（2mg/ml）在 0.9% 氯化钠注射液和 5% 葡萄糖注射液中于 4℃、23℃和 32℃混合 7 天的相容性和稳定性。观察混合物在荧光灯和廷德尔光下混合物外观变化，测定浊度和微粒大小含量，HPLC 测定药物浓度考察化学稳定性。结果发现，药物混合后 1 天具有物理相容性，但是混合 5 天后出现紫杉醇微晶体沉淀。紫杉醇浓度始终保持在起始浓度的 90% 以上。与紫杉醇在 4℃混合 7 天时卡铂浓度保持稳定，但是在 23℃和 32℃下与紫杉醇混合 3 天时卡铂浓度损失分别为 10% 和 12%。提示紫杉醇和卡铂在 4℃和 23℃下混合 1 天不存在配伍禁忌。

【临床建议】可以配伍

紫杉醇 + 雷尼替丁（paclitaxel+ranitidine）

【临床证据】Burm 等[1]考察了泰素（紫杉醇注射液，终浓度 0.3 和 1.2mg/ml）2ml 和等体积的雷尼替丁（0.5 和 2mg/ml）在 5% 葡萄糖或 0.9% 氯化钠注射液中通过 Y 型管路室温混合 12 小时的相容性和稳定性。HPLC 法测定药物浓度变化，目视观察混合物外观变化（澄清度、颜色和沉淀），测定 pH 变化。结果发现，紫杉醇和雷尼替丁混合无外观和 pH 变化，紫杉醇的药物浓度也没有显著改变。提示在上述实验条件下两药混合无配伍禁忌。

【临床建议】可以配伍

紫杉醇 + 氯化钠（paclitaxel+sodium chloride）

【临床证据】[药品说明书]"本品（紫杉醇脂质体，力朴素）只能用 5% 葡萄糖注射液溶解和稀释，不可用生理盐水或其他溶液溶解、稀释，以免发生脂质体聚集。"

【临床建议】配伍禁忌

紫杉醇 + 葡萄糖（paclitaxel+dextrose）

【临床证据】［药品说明书］"本品（紫杉醇脂质体，力朴素）只能用5% 葡萄糖注射液溶解和稀释，不可用生理盐水或其他溶液溶解、稀释，以免发生脂质体聚集。"

【临床建议】可以配伍

紫杉醇 + 顺铂（paclitaxel+cisplatin）

【临床证据】Zhang 等[1]考察了紫杉醇（终浓度 0.3 和 1.2mg/ml）与顺铂（0.2mg/ml）在 0.9% 氯化钠和 5% 葡萄糖注射液中于 4℃、23℃和32℃混合 7 天的相容性和稳定性。观察混合物在荧光灯和廷德尔光下混合物外观变化，测定浊度和微粒大小含量，HPLC 测定药物浓度考察化学稳定性。结果发现，药物混合 1 天具有物理相容性，但是混合 5 天后出现紫杉醇微晶体沉淀。紫杉醇浓度保持在起始浓度 90% 以上，但是顺铂浓度降低并表现出紫杉醇浓度依赖性，23℃和 32℃下与 1.2mg/ml 的紫杉醇混合 4 小时和 1 天时浓度损失分别为 5%~8% 和 20%，与 0.3mg/ml 的紫杉醇混合 7 天时浓度损失为 10%。提示紫杉醇和顺铂在上述实验条件下混合 4 小时不存在配伍禁忌。

【临床建议】可以配伍

紫杉醇 + 头孢吡肟（paclitaxel+cefepime）

【临床证据】Burm 等[1]考察了泰素（紫杉醇注射液，终浓度 0.3和 1.2mg/ml）2ml 和等体积的盐酸头孢吡肟（20mg/ml）在 5% 葡萄糖或0.9% 氯化钠注射液中通过 Y 型管路室温混合 12 小时的相容性和稳定性。HPLC 法测定药物浓度变化，目视观察混合物外观变化（澄清度、颜色和沉淀），测定 pH 变化。结果发现，紫杉醇和盐酸头孢吡肟混合无外观和pH 变化，紫杉醇的药物浓度也没有显著改变。提示在上述实验条件下两药混合无配伍禁忌。

【临床建议】可以配伍

紫杉醇 + 头孢拉定（paclitaxel+cephradine）

【临床证据】Burm 等[1]考察了紫杉醇注射液（终浓度 0.3 和 1.2mg/ml）2ml 和等体积的头孢拉定（20mg/ml）在 5% 葡萄糖或 0.9% 氯化钠注射液中通过 Y 型管路室温混合 12 小时的相容性和稳定性。HPLC 法测定药物浓度变化，目视观察混合物外观变化（澄清度、颜色和沉淀），测定pH 变化。结果发现，紫杉醇和头孢拉定混合后无外观和 pH 变化，紫杉

Z

醇的药物浓度也没有显著改变。提示在上述实验条件下两药混合无配伍禁忌。

【临床建议】可以配伍

紫杉醇＋头孢美唑（paclitaxel+cefmetazole）

【临床证据】Burm 等[1]考察了紫杉醇注射液（终浓度 0.3 和 1.2mg/ml）2ml 和等体积的头孢美唑（20mg/ml）在 5% 葡萄糖或 0.9% 氯化钠注射液中通过 Y 型管路室温混合 12 小时的相容性和稳定性。HPLC 法测定药物浓度变化，目视观察混合物外观变化（澄清度、颜色和沉淀），测定 pH 变化。结果发现，紫杉醇和头孢美唑混合后无外观和 pH 变化，紫杉醇的药物浓度也没有显著改变。提示在上述实验条件下两药混合无配伍禁忌。

【临床建议】可以配伍

紫杉醇＋头孢孟多（paclitaxel+cefamandole）

【临床证据】Burm 等[1]考察了紫杉醇注射液（终浓度 0.3 和 1.2mg/ml）2ml 和等体积的头孢孟多钠（20mg/ml）在 5% 葡萄糖或 0.9% 氯化钠注射液中通过 Y 型管路室温混合 12 小时的相容性和稳定性。HPLC 法测定药物浓度变化，目视观察混合物外观变化（澄清度、颜色和沉淀），测定 pH 变化。结果发现，紫杉醇和头孢孟多钠混合后无外观和 pH 变化，紫杉醇的药物浓度也没有显著改变。提示在上述实验条件下两药混合无配伍禁忌。

【临床建议】可以配伍

紫杉醇＋头孢哌酮（paclitaxel+cefoperazone）

【临床证据】Burm 等[1]考察了紫杉醇紫杉醇注射液（终浓度 0.3 和 1.2mg/ml）2ml 和等体积的头孢哌酮钠（20mg/ml）在 5% 葡萄糖或 0.9% 氯化钠注射液中通过 Y 型管路室温混合 12 小时的相容性和稳定性。HPLC 法测定药物浓度变化，目视观察混合物外观变化（澄清度、颜色和沉淀），测定 pH 变化。结果发现，紫杉醇和头孢哌酮钠混合后无外观和 pH 变化，紫杉醇的药物浓度也没有显著改变。提示在上述实验条件下两药混合无配伍禁忌。

【临床建议】可以配伍

紫杉醇＋头孢噻肟（paclitaxel+cefotaxime）

【临床证据】Burm 等[1]考察了紫杉醇注射液（终浓度 0.3 和 1.2mg/ml）2ml 和等体积的头孢噻肟钠（20mg/ml）在 5% 葡萄糖或 0.9% 氯化钠注射液中通过 Y 型管路室温混合 12 小时的相容性和稳定性。HPLC 法测定药物浓度变化，目视观察混合物外观变化（澄清度、颜色和沉淀），测定 pH 变化。结果发现，紫杉醇和头孢噻肟钠后混合无外观和 pH 变化，紫杉醇的药物浓度也没有显著改变。何英[2]在临床工作中发现，紫杉醇（180mg 溶于 0.9% 氯化钠注射液 500ml 中）静脉输注完毕后，经同一输液通路继续输注头孢噻肟钠（0.3g 溶于 0.9% 氯化钠注射液 100ml 中）时，两药混合 1 分钟后输液管内出现白色浑浊。随后进行了实验验证：将头孢噻肟钠 1.0g 溶于 0.9% 氯化钠注射液 100ml 中，取紫杉醇 2ml 与头孢噻肟钠 2ml 直接混合后，注射器内的混合液出现白色浑浊，放置 24 小时后仍有浑浊。临床观察和实验结果提示两药在上述条件下混合存在配伍禁忌。

【临床建议】配伍禁忌

紫杉醇 + 头孢替唑（paclitaxel+ceftezole）

【临床证据】Burm 等[1]考察了紫杉醇注射液（终浓度 0.3 和 1.2mg/ml）2ml 和等体积的头孢替唑钠（20mg/ml）在 5% 葡萄糖或 0.9% 氯化钠注射液中通过 Y 型管路室温混合 12 小时的相容性和稳定性。HPLC 法测定药物浓度变化，目视观察混合物外观变化（澄清度、颜色和沉淀），测定 pH 变化。结果发现，紫杉醇和头孢替唑钠混合后无外观和 pH 变化，紫杉醇的药物浓度也没有显著改变。提示在上述实验条件下两药混合无配伍禁忌。

【临床建议】可以配伍

紫杉醇 + 万古霉素（paclitaxel+vancomycin）

【临床证据】Burm 等[1]考察了紫杉醇注射液（终浓度 0.3 和 1.2mg/ml）2ml 和等体积的万古霉素（1、5 和 10mg/ml）在 5% 葡萄糖或 0.9% 氯化钠注射液中通过 Y 型管路室温混合 12 小时的相容性和稳定性。HPLC 法测定药物浓度变化，目视观察混合物外观变化（澄清度、颜色和沉淀），测定 pH 变化。结果发现，紫杉醇和万古霉素混合后无外观和 pH 变化，紫杉醇的药物浓度也没有显著改变。提示在上述实验条件下两药混合无配伍禁忌。

【临床建议】可以配伍

左沙丁胺醇 + 色甘酸钠（levalbuterol+sodium cromoglicate）

【临床证据】Bonasia 等[1]考察了左沙丁胺醇与色甘酸钠在雾化液中混合的物理相容性和化学稳定性。将左沙丁胺醇（2.5mg/ ml）与色甘酸钠（10mg/2ml）室温混合 30 分钟，观察混合物外观变化，测定混合物 pH 变化，HPLC 法测定药物浓度。结果发现，药物混合后没有物理方面的不相容性，含量测定显示两种药物的浓度也没有显著变化，为起始浓度的

Z

93.2%~102.6%。提示实验条件下左沙丁胺醇和色甘酸钠混合无配伍禁忌。

【临床建议】可以配伍

左沙丁胺醇 + 乙酰半胱氨酸（levalbuterol+acetylcysteine）

【临床证据】Bonasia 等[1]考察了左沙丁胺醇与乙酰半胱氨酸钠在雾化液中混合的物理相容性和化学稳定性。将左沙丁胺醇（2.5mg/ml）与乙酰半胱氨酸钠（200g/ml）室温混合 30 分钟，观察混合物外观变化，测定混合物 pH 变化，HPLC 法测定药物浓度。结果发现，药物混合后没有物理方面的不相容性，含量测定显示两种药物的浓度也没有显著变化，为起始浓度的 93.2%~102.6%。提示实验条件下左沙丁胺醇和乙酰半胱氨酸钠混合无配伍禁忌。

【临床建议】可以配伍

左沙丁胺醇 + 异丙托溴铵
（levalbuterol+ipratropium bromide）

【临床证据】Bonasia 等[1]考察了左沙丁胺醇与异丙托溴铵在雾化液中混合的物理相容性和化学稳定性。将左沙丁胺醇（2.5mg/ml）与异丙托溴铵（0.2mg/ ml）室温混合 30 分钟，观察混合物外观变化，测定混合物 pH 变化，HPLC 法测定药物浓度。结果发现，药物混合后没有物理方面的不相容性，含量测定显示两种药物的浓度也没有显著变化，为起始浓度的 93.2%~102.6%。提示实验条件下左沙丁胺醇和异丙托溴铵混合无配伍禁忌。

【临床建议】可以配伍

左氧氟沙星 + 氨苄西林（levofloxacin+ampicillin）

【临床证据】马慧芬[1]将氨苄西林注射液直接与乳酸左氧氟沙星注射液混合后，测得 pH 明显提高，而左氧氟沙星在碱性条件下不稳定，易出现结晶现象，提示两药在上述实验条件下混合存在配伍禁忌。

【临床建议】配伍禁忌

左氧氟沙星 + 氨基己酸（levofloxacin+aminocaproic acid）

【临床证据】汤永玖等[1]采用紫外分光光度法考察了盐酸左氧氟沙星与氨基己酸在室温下配伍 3 小时内的稳定性（药物含量变化情况）及相容性（外观、pH 变化）。结果发现，盐酸左氧氟沙星注射液与氨基己酸配伍后药物含量和 pH 都出现明显变化。提示两药在上述实验条件下混合存在配伍禁忌。

【临床建议】配伍禁忌

左氧氟沙星 + 氨甲苯酸（levofloxacin+aminomethylbenzoic acid）

【临床证据】汤永玖等[1]采用紫外分光光度法考察了盐酸左氧氟沙星与氨甲苯酸注射液在室温下配伍3小时内的稳定性（药物含量变化情况）及相容性（外观、pH变化）。结果发现，盐酸左氧氟沙星注射液与氨甲苯酸配伍后药物含量和pH都出现明显变化。提示两药在上述实验条件下混合存在配伍禁忌。

【临床建议】配伍禁忌

左氧氟沙星 + 氨甲环酸（levofloxacin+tranexamic acid）

【临床证据】汤永玖等[1]采用紫外分光光度法考察了盐酸左氧氟沙星与氨甲环酸在室温下配伍3小时内的稳定性（药物含量变化情况）及相容性（外观、pH变化）。结果发现，盐酸左氧氟沙星注射液与氨甲环酸配伍后药物含量和pH都出现明显变化。提示两药在上述实验条件下混合存在配伍禁忌。

【临床建议】配伍禁忌

左氧氟沙星 + 氨溴索（ciprofloxacin+ambroxol）

【临床证据】吴琼莲等[1]考察了乳酸左氧氟沙星氯化钠注射液与注射用盐酸氨溴索配伍的相容性和稳定性。将注射用盐酸氨溴索30mg溶于5ml注射用水中，然后加入乳酸左氧氟沙星氯化钠注射液100ml中，摇匀，在室温下放置24小时。分别在0、2、5、10和24小时观察溶液外观变化，测定pH变化，采用HPLC法测定0~24小时内左氧氟沙星及盐酸氨溴索的含量。结果发现，配伍溶液在24小时内保持浅黄绿色澄明，无沉淀、浑浊产生，无颜色变化；配伍溶液pH维持在5.1。配伍溶液24小时内稳定，其中左氧氟沙星含量在1.9207~1.9218g/L之间。盐酸氨溴索含量在0.2866~0.2884g/L之间，作者认为在实验条件下，乳酸左氧氟沙星氯化钠注射液与注射用盐酸氨溴索可以配伍使用。[编者注：该研究未考察配伍溶液不溶性微粒数的变化及是否符合《中国药典》规定，建议谨慎配伍。]

【临床建议】谨慎配伍

左氧氟沙星 + 丹红（levofloxacin+danhong）

【临床证据】沈克芬[1]在临床工作中输注丹红注射液（溶于0.9%氯化钠注射液中）完毕后，接续输注左氧氟沙星氯化钠注射液后不到1分钟，输液管与莫菲氏滴管内立即出现白色絮状沉淀，逐渐变成不溶性的颗粒状，堵住管道造成液体不滴，立即更换输液器，并用0.9%氯化钠注射液100ml冲管，患者没有发生不良反应。陈烨[2]在临床工作中发现丹红

Z

注射液（20ml 加入 0.9% 氯化钠注射液 250ml 中）输注完毕后，接续输注乳酸左氧氟沙星氯化钠注射液时，在莫菲氏滴管内液体接触混合时立即出现浑浊，呈淡棕色。立即停止输液，更换输液器，并用 0.9% 氯化钠注射液 100ml 冲管，患者未出现不良反应。作者随后进行了实验验证：配制上述浓度的丹红输液，用无菌注射器取 10ml 注入无菌玻璃试管中，再另取 10ml 乳酸左氧氟沙星氯化钠注射液混合到同一试管中，混合液立即变成淡棕色浑浊液体，静置 30 分钟后液体出现分层，上层为淡棕色液体，下层为淡棕色絮状物，有少量沉积在试管底部，摇晃后沉淀物不消失，且液体更浑浊，静置 24 小时后无变化。提示在临床和实验条件下左氧氟沙星氯化钠注射液与丹红的氯化钠稀释溶液混合存在配伍禁忌。

【临床建议】配伍禁忌

左氧氟沙星 + 酚磺乙胺（levofloxacin+etamsylate）

【临床证据】汤永玖等[1]采用紫外分光光度法考察了盐酸左氧氟沙星与酚磺乙胺在室温下配伍 3 小时内的稳定性（药物含量变化情况）及相容性（外观、pH 变化）。结果发现，盐酸左氧氟沙星注射液与酚磺乙胺配伍后药物含量和 pH 都出现明显变化。提示两药在上述实验条件下混合存在配伍禁忌。

【临床建议】配伍禁忌

左氧氟沙星 + 复方丹参（levofloxacin+compound danshen）

【临床证据】陈祥梅[1]在临床输液中发现，左氧氟沙星 0.3g 输注完毕，在同一输液管路继续输注复方丹参注射液时，输液管中出现大量黄色浑浊。更换输液管，先输注复方丹参，后滴注左氧氟沙星，出现相同的现象。随后进行验证实验：取左氧氟沙星 2ml 与复方丹参注射液 2ml 直接混合，结果立即产生大量黄色絮状物，静置 30 分钟后瓶底出现大量黄色沉淀物。罗明英等[2]在静脉输液过程中观察到，复方丹参与盐酸左氧氟沙星溶液先后在同一管路连续静脉滴注时，在输液器莫菲氏滴管内立即出现浑浊。临床观察和实验结果提示两药在上述条件下混合存在配伍禁忌。

【临床建议】配伍禁忌

左氧氟沙星 + 肝素钠（levofloxacin+heparin sodium）

【临床证据】丁伟[1]在临床工作中给予血液透析导管感染的患者导管内注射盐酸左氧氟沙星注射液 0.2g+ 肝素钠注射液 1.25 万单位。当用注射器先抽取盐酸左氧氟沙星注射液 0.2g，再同时抽取肝素钠注射液 1.25 万单位时，注射器内出现白色浑浊。立即停止导管注入，报告医生，更换医嘱。作者随后进行了实验验证：用 10ml 的一次性无菌注射器抽取盐酸左氧氟沙星注射液稀释液 5ml 和肝素钠注射液 2ml 直接混合，结果发现注射器内出现白色浑浊产物；再用 10ml 一次性无菌注射器抽取盐酸左氧氟沙星注射液原液 2ml 与肝素钠注射液的稀释液 5ml 混合，随即发现注射器内出现了白色的浑浊产物，经摇晃和静置 60 分钟后白色浑浊产物仍存在。提示在临床和实验条件下盐酸左氧氟沙星与肝素钠注射液混合存在配伍禁忌。

【临床建议】配伍禁忌

左氧氟沙星 + 冠心宁（levofloxacin+guanxinning）

【临床证据】张玲[1]等将左氧氟沙星注射液与冠心宁注射液混合后，出现黑色浑浊。实验结果提示两药在上述实验条件下混合存在配伍禁忌。

【临床建议】配伍禁忌

左氧氟沙星 + 果糖（levofloxacin+fructose）

【临床证据】黄攀豪等[1]在 10% 果糖注射液 250ml（江苏正大丰海）中加入左氧氟沙星注射液 6ml（扬子江药业，0.1g：2ml）混合均匀。在室温（25℃）条件下，考察配伍溶液放置 0、3、6 小时的外观变化。结果发现，除去本身药液颜色外，配伍溶液颜色无明显变化，保持澄清透明，无气泡产生，无浑浊产生，并且随着时间变化，混合液外观无明显变化。采用校准 pH 酸度计测定 0、3、6 小时的 pH，发现左氧氟沙星的 pH 变化 > 0.2。配伍后的溶液在 0、3、6 小时 3 个时间点的不溶性微粒（≥ 10μm 和 ≥ 25μm）的数量都符合注射剂的要求。含量测定结果显示，10% 果糖注射液与左氧氟沙星配伍后，果糖的含量（以 0 小时为 100%）在 3 小时时为 96.5%，在 6 小时时降至 89.6%，但是没有测定左氧氟沙星百分含量变化。作者认为在实验条件下，左氧氟沙星与 10% 果糖注射液应该避免配伍。[编者注：如果确定左氧氟沙星 3 小时内含量无变化，两者可以配伍 3 小时，但目前缺乏数据。]

【临床建议】谨慎配伍

左氧氟沙星 + 甲硝唑（levofloxacin+metronidazole）

【临床证据】申金娥[1]考察了盐酸左氧氟沙星与甲硝唑注射液配伍的稳定性和相容性。模拟临床用药浓度，取盐酸左氧氟沙星注射液（扬子江药业，2ml：0.1g）2ml 加入 0.5% 甲硝唑注射液（青岛华仁药业）100ml 中，摇匀即得配伍混合液。在室温（25℃）下放置 8 小时，分别在 0、1、2、4、6、8 小时观察外观变化，并测定 pH。结果发现，配伍溶液在 6 小时内外观保持淡黄色透明，无沉淀产生，无颜色加深现象；pH 无明显变化；配伍溶液的吸收曲线未见改变，左氧氟沙星和甲硝唑的相对百分含量无明显变化（6小时时均＞99.7%）。作者认为在实验条件下，盐酸左氧氟沙星注射液与甲硝唑注射液混合至少可以配伍6小时。[**编者注：该研究未考察配伍溶液不溶性微粒数变化及是否符合《中国药典》规定，建议谨慎配伍。**]

【临床建议】谨慎配伍

左氧氟沙星 + 甲氧氯普胺（levofloxacin+metoclopramide）

【临床证据】李旭炜[1]在临床输液中发现，在输注左氧氟沙星过程中，从莫菲氏滴管中注入盐酸甲氧氯普胺，滴斗中的液体立刻变浑浊，提示两药在上述条件下混合存在配伍禁忌。

【临床建议】配伍禁忌

左氧氟沙星 + 氯化钾（levofloxacin+potassium chloride）

【临床证据】崔英惠[1]在临床输液中发现，氯化钾与左氧氟沙星注射液存在配伍禁忌，左氧氟沙星（左克）或乳酸左氧氟沙星（来立信）与氯化钾配制时，都出现黄色絮状沉淀。提示两药在上述条件下混合存在配伍禁忌。

【临床建议】配伍禁忌

左氧氟沙星 + 米卡芬净（levofloxacin+micafungin）

【临床证据】王丹[1]在临床工作中执行抗感染方案：左氧氟沙星 + 米卡芬净钠。遵医嘱先输注注射用米卡芬净钠溶液（100mg溶于0.9%氯化钠注射液100ml中）完毕后，接续输注左氧氟沙星注射液100ml，当两种输液在莫菲氏滴管内接触混合时，输液器莫菲氏滴管内液体变为乳白色，并且出现少量白色沉淀，立即停止输液，更换输液器，患者未出现不良反应。作者随后进行了实验验证：将注射用米卡芬净钠50mg溶于0.9%氯化钠注射液100ml中，用10ml一次性注射器抽取5ml与左氧氟沙星氯化钠注射液5ml直接混合，注射器内液体变为乳白色，并且出现少量白色沉淀，放置20分钟后沉淀不消失。提示在临床和实验条件下，左氧氟沙星氯化钠注射液与注射用米卡芬净钠的氯化钠稀释溶液混合存在配伍禁忌。

【临床建议】配伍禁忌

左氧氟沙星 + 帕瑞昔布（ciprofloxacin+parecoxib）

【临床证据】朱新青[1]在临床工作中静脉滴注乳酸左氧氟沙星氯化钠注射液（浙江新昌制药）100ml完毕后，接续输注注射用帕瑞昔布钠溶液（大连辉瑞制药，40mg溶于0.9%氯化钠注射液250ml中）时，输液管中及输液瓶中即刻出现乳白色浑浊物，继而在滴管中及输液瓶内迅速出现絮状物。立即停止输液，更换输液器及输液瓶，患者未出现不良反应。谷丽娜[2]等在临床输注左氧氟沙星注射液时，在同一管路中给予帕瑞昔布（40mg溶于0.9%氯化钠注射液10ml中）静脉推注，溶液在莫菲氏滴管中混合时出现白色浑浊，立即停止输液，回抽药液，患者无不良反应发生。作者随后进行实验验证：取注射用帕瑞昔布40mg溶于0.9%氯化钠注射液10ml中，加入左氧氟沙星注射液后出现白色浑浊，放置时间延长后浑浊加重。朱春莲等[3]在临床工作中输注帕瑞昔布钠溶液（辉瑞制药，40mg溶于0.9%氯化钠注射液100ml中）完毕后，接续输注左氧氟沙星氯化钠注射液（第一三共制药），当左氧氟沙星注射液与莫菲氏滴管内残留的帕瑞昔布钠注射液接触混合时，输液器的管壁及莫菲氏滴管内可见少许白色浑浊，立即更换输液器，继续输注左氧氟沙星氯化钠注射液，患者未出现不适。作者随后进行了实验验证：将注射用帕瑞昔布钠40mg溶于0.9%氯化钠注射液100ml中，用5ml灭菌注射器抽取2ml，再用5ml灭菌注射器抽取左氧氟沙星氯化钠注射液2ml，将两种注射溶液在无菌试管中混合，立即出现白色絮状浑浊物，静置10分钟、1小时后絮状浑浊物未见消失。重复实验2次，结果相同。张义春等[4]输注乳酸左氧氟沙星氯化钠注射液（0.4g/100ml）完毕后，接续输注注射用帕瑞昔布钠溶液（40mg溶于0.9%氯化钠注射液100ml中），更换液体约30秒左右，发现莫菲氏滴管内和整个静脉滴注管路有大量白色浑浊、沉淀，立即停止输液。提示在临床和实验条件下，注射用帕瑞昔布钠的氯化钠稀释溶液与左氧氟沙星氯化钠注射液混合存在配伍禁忌。

【临床建议】配伍禁忌

左氧氟沙星 + 蛇毒血凝酶
（levofloxacin+hemocoagulase atrox）

【临床证据】汤永玖等[1]采用紫外分光光度法考察了盐酸左氧氟沙星与注射用蛇毒血凝酶在室温下配伍3小时内的稳定性（药物含量变化情况）及相容性（外观、pH变化）。结果发现，盐酸左氧氟沙星注射液与注射用蛇毒血凝酶配伍后药物含量和pH都出现明显变化。提示两药在上述实验条件下混合存在配伍禁忌。

【临床建议】配伍禁忌

左氧氟沙星 + 替考拉宁（levofloxacin+teicoplanin）

【临床证据】张建松[1]在临床工作中发现左氧氟沙星氯化钠注射液（第一三共制药）与注射用替考拉宁（赛诺菲制药）溶液直接混合滴注后产生淡黄色浑浊物。作者进行了实验验证：将替考拉宁200mg用自带溶

Z

媒完全溶解后，溶于 0.9% 氯化钠注射液 100ml 中，抽取 1ml 置于干燥试管中，然后再抽取左氧氟沙星氯化钠注射液 1ml 置于试管中混合，混合溶液出现淡黄色浑浊物，静置后浑浊不消失。提示在临床和实验条件下，左氧氟沙星氯化钠注射液与注射用替考拉宁氯化钠稀释溶液混合存在配伍禁忌。

【临床建议】配伍禁忌

左氧氟沙星 + 硝酸甘油（levofloxacin+nitroglycerin）

【临床证据】左卉川等[1] 在临床输液中发现，盐酸左氧氟沙星氯化钠注射液输注完毕，在同一输液管路继续输注硝酸甘油后，莫菲氏滴管内出现白色浑浊。更换两种药物输注的先后顺序，也出现白色浑浊。随后进行了体外验证实验：将两种药液在同一个注射器中混合，亦出现白色浑浊状液体。临床观察和实验结果提示两药在上述条件下混合存在配伍禁忌。

【临床建议】配伍禁忌

左乙拉西坦 + 果糖（levetiracetam+fructose）

【临床证据】马晓黎等[1] 考察了左乙拉西坦注射液（成都天台山制药，5ml：500mg）与果糖注射液（四川科伦）配伍的相容性和稳定性。将左乙拉西坦注射液 0.5g 溶于果糖注射液 100ml 中混匀，配伍溶置置于 30℃放置 24 小时，分别在 0、1、2、4、6、8 和 24 小时观察配伍溶液外观变化，测定配伍溶液 pH 和不溶性微粒数，HPLC 法测定有关物质和左乙拉西坦百分含量变化。结果发现，24 小时内配伍溶液外观无明显变化，保持无色澄明；pH 和不溶性微粒数无明显变化，符合《中国药典》要求；有关物质（如 5- 羟甲基糠醛）含量符合《中国药典》要求，24 小时时左乙拉西坦的百分含量 > 99.3%。提示在实验条件下，左乙拉西坦注射液在果糖注射液可以配伍至少 24 小时。

【临床建议】可以配伍

左乙拉西坦 + 氯化钠（levetiracetam+sodium chloride）

【临床证据】黄凤玲等[1] 考察了左乙拉西坦注射液（成都天台山制药，5ml：500mg）与 0.9% 氯化钠注射液配伍的相容性和稳定性。模拟临床常用剂量，在 25℃未避光条件下，将左乙拉西坦注射液 1g 溶于 0.9% 氯化钠注射液 100ml 中混匀，在室温下放置 24 小时，分别在 0、1、2、4、6、8、24 小时观察配伍溶液外观变化，测定配伍溶液 pH 和不溶性微粒数变化，HPLC 法测定左乙拉西坦百分含量变化。结果发现，24 小时内配伍溶液保持无色澄清；pH 和不溶性微粒数无显著变化，符合《中国药典》规定；配伍溶液杂质和有关物质含量符合标准，24 小时时左乙拉西坦的含量 >

99.8%。提示在实验条件下，左乙拉西坦在 0.9% 氯化钠注射液中可以配伍至少 24 小时。马晓黎等[2]考察了左乙拉西坦注射液（成都天台山制药，5ml：500mg）与 0.9% 氯化钠注射液（四川科伦）配伍的相容性和稳定性。将左乙拉西坦注射液 0.5g 溶于 0.9% 氯化钠注射液 100ml 中混匀，配伍溶液置于 30℃放置 24 小时，分别在 0、1、2、4、6、8 和 24 小时时观察配伍溶液外观变化，测定配伍溶液 pH 和不溶性微粒数，HPLC 法测定有关物质和左乙拉西坦百分含量变化。结果发现，24 小时内配伍溶液外观无明显变化，保持无色澄明；pH 和不溶性微粒数无明显变化，符合《中国药典》要求；有关物质（如 5- 羟甲基糠醛）含量符合《中国药典》要求，24 小时时左乙拉西坦的百分含量 > 99.3%。提示在实验条件下，左乙拉西坦注射液在 0.9% 氯化钠注射液中可以配伍至少 24 小时。

【临床建议】可以配伍

左乙拉西坦 + 葡萄糖（levetiracetam+dextrose）

【临床证据】黄凤玲等[1]考察了左乙拉西坦注射液（成都天台山制药，5ml：500mg）与 5% 葡萄糖注射液配伍的相容性和稳定性。模拟临床常用剂量，在 25℃非避光条件下，将左乙拉西坦注射液 1g 溶于 5% 葡萄糖注射液 100ml 中混匀，在室温下放置 24 小时，分别在 0、1、2、4、6、8、24 小时时观察配伍溶液外观变化，测定配伍溶液 pH 和不溶性微粒数变化，HPLC 法测定左乙拉西坦百分含量变化。结果发现，24 小时内配伍溶液保持无色澄清；pH 和不溶性微粒数无显著变化，符合《中国药典》规定；配伍溶液杂质和有关物质含量符合标准，24 小时时左乙拉西坦的含量 > 99.8%。提示在实验条件下，左乙拉西坦在 5% 葡萄糖注射液中可以配伍至少 24 小时。马晓黎等[2]考察了左乙拉西坦注射液（成都天台山制药，5ml：500mg）与 5% 葡萄糖注射液（四川科伦）配伍的相容性和稳定性。将左乙拉西坦注射液 0.5g 溶于 5% 葡萄糖注射液 100ml 中混匀，配伍溶液置于 30℃放置 24 小时，分别在 0、1、2、4、6、8 和 24 小时时观察配伍溶液外观变化，测定配伍溶液 pH 和不溶性微粒数，HPLC 法测定有关物质和左乙拉西坦百分含量变化。结果发现，24 小时内配伍溶液外观无明显变化，保持无色澄明；pH 和不溶性微粒数无明显变化，符合《中国药典》要求；有关物质（如 5- 羟甲基糠醛）含量符合《中国药典》要求，24 小时时左乙拉西坦的百分含量 > 99.3%。提示在实验条件下，左乙拉西坦注射液在 5% 葡萄糖注射液中可以配伍至少 24 小时。

【临床建议】可以配伍

Z

左乙拉西坦 + 乳酸钠林格（levetiracetam+sodium lactate Ringer's）

【临床证据】黄凤玲等[1]考察了左乙拉西坦注射液（成都天台山制药，5ml：500mg）与乳酸钠林格注射液配伍的相容性和稳定性。模拟临床常用剂量，在25℃非避光条件下，将左乙拉西坦注射液1g溶于乳酸钠林格注射液100ml中混匀，在室温下放置24小时，分别在0、1、2、4、6、8、24小时时观察配伍溶液外观变化，测定配伍溶液pH和不溶性微粒数变化，HPLC法测定左乙拉西坦百分含量变化。结果发现，24小时内配伍溶液保持无色澄清；pH和不溶性微粒数无显著变化，符合《中国药典》规定；配伍溶液杂质和有关物质含量符合标准，24小时时左乙拉西坦的含量＞99.8%。提示在实验条件下，左乙拉西坦在乳酸钠林格注射液中可以配伍至少24小时。马晓黎等[2]考察了左乙拉西坦注射液（成都天台山制药，5ml：500mg）与乳酸钠林格注射液（四川科伦）配伍的相容性和稳定性。将左乙拉西坦注射液0.5g溶于乳酸钠林格注射液100ml中混匀，配伍溶液置于30℃放置24小时，分别在0、1、2、4、6、8和24小时时观察配伍溶液外观变化，测定配伍溶液pH和不溶性微粒数，HPLC法测定有关物质和左乙拉西坦百分含量变化。结果发现，24小时内配伍溶液外观无明显变化，保持无色澄明；pH和不溶性微粒数无明显变化，符合《中国药典》要求；有关物质（如5-羟甲基糠醛）含量符合《中国药典》要求，24小时时左乙拉西坦的百分含量＞99.3%。提示在实验条件下，左乙拉西坦注射液在乳酸钠林格注射液中可以配伍至少24小时。

【临床建议】可以配伍

左乙拉西坦 + 转化糖（levetiracetam+invert sugar）

【临床证据】马晓黎等[1]考察了左乙拉西坦注射液（成都天台山制药，5ml：500mg）与转化糖注射液（四川美大康佳乐）配伍的相容性和稳定性。将左乙拉西坦注射液0.5g溶于转化糖注射液100ml中混匀，配伍溶液置于30℃放置24小时，分别在0、1、2、4、6、8和24小时时观察配伍溶液外观变化，测定配伍溶液pH和不溶性微粒数，HPLC法测定有关物质和左乙拉西坦百分含量变化。结果发现，24小时内配伍溶液外观无明显变化，保持无色澄明；pH和不溶性微粒数无明显变化，符合《中国药典》要求；有关物质（如5-羟甲基糠醛）含量符合《中国药典》要求，24小时时左乙拉西坦的百分含量＞99.3%。提示在实验条件下，左乙拉西坦注射液在转化糖注射液中可以配伍至少24小时。

【临床建议】可以配伍

唑来膦酸 + 乳酸林格
（**zoledronic acid+lactated Ringer's**）

【临床证据】[药品说明书]"本品（唑来膦酸，择泰）不得与含钙溶液配伍使用，应与其他药品分开进行单次静脉输注。"

【临床建议】配伍禁忌

唑来膦酸 + 林格液（**zoledronic acid+Ringer's solution**）

【临床证据】[药品说明书]"本品（唑来膦酸，择泰）不得与含钙溶液配伍使用，应与其他药品分开进行单次静脉输注。"

【临床建议】配伍禁忌

唑来膦酸 + 氯化钙（**zoledronic acid+calcium chloride**）

【临床证据】[药品说明书]"本品（唑来膦酸，择泰）不得与含钙溶液配伍使用，应与其他药品分开进行单次静脉输注。"

【临床建议】配伍禁忌

唑来膦酸 + 葡萄糖酸钙（**zoledronic acid+calcium gluconate**）

【临床证据】[药品说明书]"本品（唑来膦酸，择泰）不得与含钙溶液配伍使用，应与其他药品分开进行单次静脉输注。"

【临床建议】配伍禁忌

唑来膦酸 + 亚叶酸钙（**zoledronic acid+calcium folinate**）

【临床证据】[药品说明书]"本品（唑来膦酸，择泰）不得与含钙溶液配伍使用，应与其他药品分开进行单次静脉输注。"

【临床建议】配伍禁忌

扫码看参考文献